John Patten · Neurologische Differentialdiagnose

Springer

Berlin
Heidelberg
New York
Barcelona
Budapest
Hongkong
London
Mailand
Paris
Santa Clara
Singapur
Tokio

JOHN PATTEN

Neurologische Differentialdiagnose

Zweite, komplett überarbeitete und ergänzte Auflage

Übersetzt von FRIEDHELM GLAUNER

Mit 278 Abbildungen und 16 Tabellen

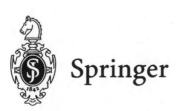 Springer

Autor

JOHN PHILIP PATTEN, BSc, MB, BS, FRCP
Pelham, Mead Road
Hindhead, Surrey GU256 6SG, Great Britain

Übersetzer

FRIEDHELM GLAUNER
Collinistraße 5/Apt. 0301
68161 Mannheim

Titel der englischen Originalausgabe

John Patten, Neurological Differential Diagnosis
2nd Edition
© Springer-Verlag London Limited 1996

ISBN-13:978-3-642-80380-2   e-ISBN-13: 978-3-642-80379-6
DOI: 10.1007/978-3-642-80379-6

Die Deutsche Bibliothek – CIP-Einheitsaufnahme
Patten, John: Neurologische Differentialdiagnose/John P. Patten. [Friedhelm Glauner
(Übers.)]. – 2., komplett überarb. und erg. Aufl. – Berlin; Heidelberg; New York; Barcelona;
Budapest; Hongkong; London; Mailand; Paris; Santa Clara; Singapur; Tokio: Springer, 1998
Engl. Ausg. u.d.T.: Patten, John: Neurological differential diagnosis

Dieses Werk ist urheberrechtlich geschützt. Die dadurch begründeten Rechte, insbesondere
die der Übersetzung, des Nachdrucks, des Vortrags, der Entnahme von Abbildungen und Tabellen, der Funksendung, der Mikroverfilmung oder der Vervielfältigung auf anderen Wegen
und der Speicherung in Datenverarbeitungsanlagen, bleiben, auch bei nur auszugsweiser Ver-
wertung, vorbehalten. Eine Vervielfältigung dieses Werkes oder von Teilen dieses Werkes ist
auch im Einzelfall nur in den Grenzen der gesetzlichen Bestimmungen des Urheberrechtsgesetzes der Bundesrepublik Deutschland vom 9. September 1965 in der jeweils geltenden Fassung
zulässig. Sie ist grundsätzlich vergütungspflichtig. Zuwiderhandlungen unterliegen den Straf-
bestimmungen des Urheberrechtsgesetzes.

© Springer-Verlag Berlin Heidelberg 1982, 1998
Softcover reprint of the hardcover 2nd edition 1998

Die Wiedergabe von Gebrauchsnamen, Handelsnamen, Warenbezeichnungen usw. in diesem
Werk berechtigt auch ohne besondere Kennzeichnung nicht zu der Annahme, daß solche Namen im Sinne der Warenzeichen- und Markenschutz-Gesetzgebung als frei zu betrachten wären und daher von jedermann benutzt werden dürfen.

Produkthaftung: Für Angaben über Dosierungsanweisungen und Applikationsformen kann
vom Verlag keine Gewähr übernommen werden. Derartige Angaben müssen vom jeweiligen
Anwender im Einzelfall anhand anderer Literaturstellen auf ihre Richtigkeit überprüft werden.

Datenkonvertierung: Universitätsdruckerei H. Stürtz AG, Würzburg
Umschlaggestaltung: de'blik, Berlin
SPIN 1053 8152   25/3135-543210

Für meine Patienten,
deren Mut, Leiden und Vertrauen mich ständig inspirierten.

Für meine Familie in Vergangenheit und Gegenwart,
deren Liebe und Unterstützung alles möglich gemacht haben.

Vorwort zur zweiten Auflage

Seit dieses Buch vor 19 Jahren zum ersten Mal veröffentlicht wurde, fragte man mich oft, was mich dazu veranlaßte, es zu schreiben, und von wem die Illustrationen stammen. Die Antworten auf diese Fragen hängen in umgekehrter Reihenfolge eng zusammen. Dieses Buch entwickelte sich eigentlich rund um die Sammlung von Zeichnungen, die ich seit meiner vorklinischen Ausbildung 1954 angefertigt und ständig überholt habe, um mein Wissen auf dem Gebiet der Neuroanatomie zu verbessern. Mein Kunstlehrer in der Schule war bestürzt darüber, daß ich im Alter von 14 Jahren nicht auf die Kunstakademie wechseln wollte, und meinen Vater bekümmerte sehr, daß er mich nicht zum Architekturstudium überreden konnte. Allerdings durfte ich bis zum Abitur Kunst als Extrafach belegen.

Schließlich wurde ich mir darüber klar, daß meine Versuche die oft unverständlichen Illustrationen in den damaligen Lehrbüchern der Neurologie erfolgreich erklärten. Diese bestanden gewöhnlich nur aus Klecksen und Linien und waren so schlecht strukturiert, daß man sie kaum mit einem Gehirn, einer Wirbelsäule oder irgendeiner anderen Stelle im menschlichen Körper in Verbindung hätte bringen können. Somit entwickelte sich dieses Buch rund um einige meiner Schlüsselillustrationen. Als ich von 1968 bis 1971 an der medizinischen Fakultät der University of Texas in Galveston lehrte, nahmen diese Zeichnungen ihre endgültige Form an, denn dort hatte ich die Gelegenheit, einen Abendkurs in Neurologie für Fortgeschrittene zu geben. Jede der zweistündigen Vorlesungen baute auf einem einzigen Diagramm des zu besprechenden Bereichs auf. Dies hat sich sehr gut bewährt und war eine solide Diskussionsgrundlage für unterschiedliche Diagnosen.

Die damals zur Verfügung stehenden Lehrbücher waren stilistisch sehr schwerfällig und enthielten wenig über die praktische Diagnose und Behandlung. Illustrationen, die den Text hätten vereinfachen und erklärend unterstützen können, fehlten fast völlig. Ich wollte daher hauptsächlich das Lehrbuch schreiben, das ich mir gewünscht hätte, als ich mit der Neurologie anfing. Die Kühnheit, zu einem relativ frühen Zeitpunkt meiner Karriere ein solches Buch zu schreiben, entwickelte sich aus dem Gefühl heraus, daß ich dies tun müßte, bevor ich dem anfänglichen Lernprozeß zu fern wäre und die Probleme, die mir die meisten Schwierigkeiten bereitet hatten, vergessen hätte. Das war mir deshalb so bewußt, weil meine eigenen Lehrer, wenn ich nach Erklärungen für einige ungewöhnliche Symptome bei einem Fall fragte, mich mit „das ist eben so" als Erklärung abspeisen wollten. Mir wurde klar, daß sie die anatomische Grundlage mancher etwas bizarrer, aber doch bekannter Eigentümlichkeiten im Verhalten neurologischer Krankheitsverläufe entweder vergessen oder nie verstanden hatten.

Die Gestaltung dieses damals einzigartigen Buches wurde zweifelsohne von drei völlig unterschiedlichen Lehrbüchern beeinflußt, die einen starken Einfluß auf mich hatten. Das erste, „Biological drawings" von Maud Jepson (1938), ein Lehrbuch der Zoologie und Botanik für Fortgeschrittene, zeigte mir, wie viele Informationen sorgfältig aufgebaute Illustrationen mit detaillierten Anmerkungen anstelle kurzer Beschriftungen vermitteln können. Das zweite Buch hieß „Bedside Diagnosis" von Charles Seward und war das erste Kurzlehrbuch, das zeigte, daß selbst grobe Beschreibungen von spezifischen Krankheiten eine enorme Fülle von Informationen vermitteln können, ohne in telegrammartige, bedeutungslose Sätze auszuarten. Schließlich hatte ich als Krankenhausarzt auf meiner ersten Station als einziges Lehrbuch Frank Walshs „Clinical neuro-ophthalmology" (1947), ein riesiger Wälzer, dessen Text durch Fallbeispiele aufgelockert und aufgewertet wurde. Dadurch wurden die trockenen Informationen sofort lebendig, und das Wissen schien sich, auf eine Art, die ich vorher nicht kannte, unauslöschbar ins Gedächtnis einzuprägen. Zweifellos hat das vorliegende Buch seine Vorzüge diesen Einflüssen zu verdanken.

Neuroanatomische Illustrationen erfordern eine Mischung von gegenständlichen und schematischen Elementen, einschließlich vergrößerter Teilansichten, sowie gewisse Fertigkeiten in technischem Zeichnen, um bestimmte Punkte verdeutlichen zu können. All diese Arten von Zeichnungen sind im Originalband enthalten. Mein Sohn Graham, der in der ersten Ausgabe als Modell für die Duchenne-Muskeldystrophie diente und jetzt Hochschulabsolvent für wissenschaftliche Illustrationen und Leiter für Design und moderne Anwendungen am Virtuality PLC ist, half mir, und die bessere Qualität der Illustrationen ist seinem Rat, seinen Fähigkeiten und seinen Überarbeitungen einiger meiner Originale zu verdanken. Wenn eine dritte Ausgabe dieses Buches möglich wird, hoffe ich, daß unsere vereinten Bemühungen, vielleicht unter Verwendung moderner Techniken zur Aktualisierung des Textes, zu einem noch besseren Ergebnis führen.

Wegen der grundlegenden Veränderung des Fachgebiets durch bildgebende Verfahren und neurophysiologische Fortschritte in den letzten 15 Jahren wurde bei der Überarbeitung dieser Ausgabe sehr viel mehr Zeit als ursprünglich vorgesehen in den Text investiert. Als die erste Ausgabe fertiggestellt war, befand sich die Computertomographie noch in den Kinderschuhen, visuell evozierte Potentiale waren gerade erst standardisiert worden, und die Hauptuntersuchungstechniken waren noch immer Lumbalpunktion, Angiographie, Myelographie und Pneumenzephalographie. All diese Verfahren haben schwerwiegende Nachteile und können bei falscher Anwendung sogar zum Tod des Patienten führen. Es zeigte sich deutlich, daß sich ein erstaunlich großer Teil der ersten Auflage mit der Vermeidung solcher Komplikationen auseinandersetzte und damit, eine klinische Diagnose zu ermöglichen und diese mit minimalen Untersuchungen und dem geringsten Risiko für den Patienten zu bestätigen oder zu widerlegen. Leider ist es aber auch so, daß Neurologen nicht überall Zugang zu allen modernen Untersuchungstechniken haben, und selbst in den Industrienationen ist ihr Einsatz durch begrenzte Verfügbarkeit und hohe Kosten eingeschränkt.

Die verwendeten Untersuchungsmethoden mögen sich geändert haben, aber die praktische Bedeutung einer soliden, klinisch gestützten Diagnose vor der Untersuchung bleibt gleich. Alle verfügbaren Techniken haben ihre Grenzen, und selbst für die schlüssige Interpretation eines MRTs müssen die klinischen Symptome berücksichtigt werden. Die „zuerst scannen, dann denken"-Mentalität ist nicht zu empfehlen und droht doch als erstens teure und zweitens häufig ineffektive Arbeitsmethode Einzug zu halten. Mindestens 75% der neurologischen Praxis befassen sich nicht mit Krankheiten für die sich durch bildgebende Verfahren eine einfache Lösung finden läßt.

Es besteht auch die Gefahr, daß sich die Haltung „CT und MRT sind völlig normal, deshalb muß alles in Ordnung sein" einschleicht. Dies ist die unvermeidbare Folge schlampiger und im Schnellverfahren praktizierter Neurologie. Aus diesem Grund ist der größte Teil des Inhalts dieses Lehrbuches auf der detaillierten Analyse der Beschwerden der Patienten sowie auf der sorgfältigen Suche nach möglichen körperlichen Begleitsymptomen aufgebaut, und dieses Buch sollte nicht der letzte Atemzug der klinischen Neurologie sein, wie sie meine Generation noch kennt. Ich denke, diese Informationen werden neu gelernt werden müssen, wenn das hart erworbene Wissen erst einmal verloren ist, und die neurologische Konsultation daraufhin auf fünf Minuten begrenzt wird, der Patient nicht mehr untersucht wird, und nur noch entschieden wird, welcher Körperteil gescannt werden soll. Dieser Weg läßt nämlich die Tatsache außer Acht, daß mindestens die Hälfte der überwiesenen Patienten weder eine neurologische, noch überhaupt eine Krankheit hat, und daß besonders diese Patienten nur durch eine sehr detaillierte Analyse ihrer Symptome effektiv erkannt werden können und außerdem immer mehr Zeit beanspruchen als Patienten mit klaren und leicht zu identifizierenden neurologischen Krankheiten.

Der Erfolg der vorhergehenden Ausgabe war überraschend: Zahlreiche Übersetzungen, mehrfache Nachdrucke, wohlwollende Kritiken und freundliche Kommentare von vielen Kollegen waren die Quelle größter Zufriedenheit, und die anhaltende Popularität der Ausgabe noch viele Jahre, nachdem einige der Forschungsdetails längst überholt sind, ist eine Bestätigung. Aus verschiedenen persönlichen Gründen gab es bis vor kurzem leider keine Möglichkeit, das Werk zu überarbeiten oder neu zu schreiben.

Viele der ursprünglichen Rezensionen äußerten sich über die Qualität und den Wert der einfachen klinischen Informationen. Diese wurden nun, nachdem ich in den letzten 20 Jahren jährlich über 2000 neue ambulante Patienten und 400 Notfälle gesehen habe, erweitert und ausgefeilt. Die ersten acht Jahre verbrachte ich in einem Haus ohne Neurochirurgie und ohne den Vorteil der Computertomographie, die, wie auch die Kernspintomographie, bis zu ihrer Etablierung als wichtige neue Untersuchungstechnik vom National Health Service mehrere Jahre lang als teurer Luxus angesehen wurde. Das Aufkommen dieser Techniken demonstrierte mehr als deutlich, daß die hart erworbenen Fähigkeiten einiger Generationen von Neurologen präzise und wertvoll sind. Es ist sehr erfreulich, wenn man sieht, wie der Tomograph exakt das zum Vorschein bringt, auf was das klinische Bild schließen ließ. Bis die bildgebenden Verfahren zur Verfügung standen, mußten wichtige, schnelle Entscheidungen über die weitere Behandlung allein aufgrund klinischer Erfahrungen getroffen werden.

Diese zweite Ausgabe wird hoffentlich einer neuen Generation von Neurologen zu einem guten Start auf diesem Spezialgebiet verhelfen. Das vermittelte klinische Wissen soll die Freude an ihrer Arbeit erhöhen und denjenigen zugute kommen, die ihren Rat suchen.

Ich möchte meine Dankbarkeit für die Hilfe, die ich in den letzten 20 Jahren erhalten habe, sowie für den Rat und die Ermutigung während der Vorbereitung dieses Bandes ausdrücken. Ich kann mich sehr glücklich schätzen, Dr. Tony Broadbridge fast die ganze Zeit, in der wir ohne die Computertomographie dem 20. Jahrhundert angemessen arbeiten sollten, als Neuroradiologen an meiner Seite gehabt zu haben. Seine Fähigkeiten im Umgang mit den altmodischen Techniken Myelographie, Angiographie und Pneumenzephalographie sind unübertroffen. Auch sein späteres Geschick bei der Interpretation von CTs hat sehr dazu beigetragen, meine klinische Praxis zu untermauern. In den letzten Jahren hatte ich auch das Glück, auf die radiologischen Fähigkeiten von Dr. B. J. Loveday, Dr. R. Hoare und Dr. E. Burrows zählen zu können, die mir durch ihre besonderen Fähigkeiten beim Einsatz und der Interpretation der Kernspintomographie zweifelsohne geholfen haben, meine eigenen diagnostischen Fähigkeiten zu verbessern.

Ich konnte mich auf das neurochirurgische Können von David Uttley, Prof. David Thomas, Sean O'Laoire, und in der letzten Zeit, Henry Marsh, verlassen. Sie haben alle mit großem Geschick und Erfolg ihre Sachkenntnis zum Nutzen meiner Patienten eingesetzt. Auch mein früherer Kollege in der Neurophysiologie, Dr. Sam Bayliss, und die Aufopferung und harte Arbeit seiner leitenden Technikerinnen Kathy Spink und Cindy Brayshaw sollen hier erwähnt werden. Des weiteren muß ich mich auch bei Dr. Mary Hill für ihr Interesse und ihre Fähigkeiten auf dem Gebiet der klinischen Neuropsychologie bedanken. Außerdem bei Dr. Jane Thompson, die über 14 Jahre lang viel meiner enormen Arbeitslast mit mir teilte, und mich durch ihr besonderes Interesse an der Versorgung junger chronisch Kranker und von Epilepsiepatienten sehr unterstützte. Von unschätzbarem Wert waren auch die Freundschaft und Unterstützung von Dr. William Gooddy während einiger schwieriger Zeiten in den letzten Jahren.

Auch die Freundschaft und Hilfe des mittlerweile verstorbenen Michael Jackson vom Springer Verlag, der mich ursprünglich bat, diese Überarbeitung vorzunehmen, war sehr wertvoll für mich. Seinen Platz nahm Dr. Gerald Graham ein, der mich schließlich von diesem Projekt überzeugte. Die undankbare Aufgabe, mich zum Ende zu drängen, bleibt Dr. Andrew Colborne. Herausragend in ihrer Aufmerksamkeit für Details waren Roger Dobbing und das Produktionsteam des Springer Verlags, die sicherstellten, daß die Illustrationen, Tabellen und Röntgenbilder bestmöglich im Text plaziert wurden. Mit dem Endergebnis bin ich sehr zufrieden.

Schließlich möchte ich noch meiner Frau und meinen Kindern danken, die in den vergangenen 22 Jahren meine Bemühungen, mit einer fast unmöglichen Arbeitslast fertig zu werden, unterstützten. Ich bin froh, sagen zu können, daß wir diese Erfahrung überlebt haben!

John Patten (1996)

Vorwort zur ersten Auflage

Den meisten Ärzten wird noch immer unbehaglich zumute, wenn sie Patienten mit einer neurologischen Krankheit gegenüberstehen, und Studenten fürchten sich davor, in ihren Prüfungen einen neurologischen „Problemfall" zugeteilt zu bekommen.

Hier sollen nun ernsthafte Überlegungen über die Qualität der neurologischen Ausbildung angestellt werden, da es an manchen medizinischen Fakultäten noch immer möglich ist, daß Studenten das gesamte klinische Ausbildungsprogramm ohne einen Einsatz auf einer neurologischen Abteilung absolvieren. Der steigende Wettbewerb um Lehrzeiten hat dazu geführt, daß an den meisten medizinischen Fakultäten in den USA, und an mindestens einer neuen medizinischen Fakultät in Großbritannien ein zweiwöchiger klinischer Einsatz auf einer neurologischen Station als ausreichend angesehen wird. Die Studenten, die das große Glück haben, an einem Anschlußkurs teilzunehmen, halten ein Intensivtraining von mindestens drei Monaten für notwendig, um die nötige Sicherheit zur Bewältigung eines neurologischen Problems zu erlangen.

Leider scheinen neurologische Lehrbücher nur selten die äußerst praktische Natur des Faches zu erkennen. Es gibt viele kurze Texte, die ihre Knappheit durch den Verzicht auf Erklärungen erreichen, und deshalb sowohl schwer zu lesen als auch schwer verständlich sind. Das andere Extrem bilden die neurologischen Handbücher, die wegen der äußerst ausführlichen Erörterung seltener Krankheiten unausgewogen sind und außerdem davon ausgehen, daß Patienten ihrem Arzt gleich am Anfang sagen, daß sie eine demyelinisierende, heredofamiliäre, neoplastische oder sonstige Störung hätten. Solche Werke nützen nur jenen, die bereits ein fundiertes Wissen auf dem Gebiet neurologischer Krankheiten haben.

Patienten stellen sich mit Symptomen vor, die erst einmal sorgfältig beurteilt werden müssen, und die anschließend durchgeführte körperliche Untersuchung sollte ihrerseits auf den von der Anamnese vorgegebenen diagnostischen Möglichkeiten basieren. Um neurologische Beschwerden und Symptome zu verstehen, ist eine gute Kenntnis der makroskopischen Anatomie des Nervensystems, seiner Blutversorgung und seiner Stützgewebe nötig. Dennoch ist das Fehlen anschaulicher Abbildungen ein fast universelles Charakteristikum neurologischer Lehrbücher. Die meisten Studenten geben offen zu, daß dies ein nahezu unlösbares Problem ist, da sie sich kaum an die neurologische Anatomie erinnern können, und wenn, reicht ihr Wissen für die klinische Praxis nicht aus.

Der vorliegende Text ist eine persönliche Annäherung an dieses komplizierte und zugleich faszinierende Gebiet, und soll hauptsächlich zeigen, wie der Autor diese Schwierigkeit bewältigt hat. Der Stoff wird auf zwei Arten behandelt:

1. Eine symptomatische, regionale anatomische Beschreibung derjenigen Areale, in denen die lokale Anatomie Beschwerden und Symptome bestimmt. Dadurch soll die „kleingedruckte" Anatomie verständlich werden.
2. Eine umfassende Erörterung der diagnostisch entscheidenden Punkte der Anamnese bei denjenigen Krankheiten, die nahezu ausschließlich anhand von Symptomen wie Kopfschmerzen, Gesichtsschmerzen und Bewußtseinsverlust diagnostiziert werden.

Dabei habe ich immer versucht, mich an das Motto „häufige Dinge sind häufig" zu halten, von dem man sagt, daß es das Geheimnis für bestandene Prüfungen und die Grundlage guter klinischer Praxis ist. Seltene Störungen werden kurz behandelt. Der Anfänger muß aber begreifen, daß seltene Krankheiten gewöhnlich dann diagnostiziert werden, wenn sich zeigt, daß die Störung zu *keiner* häufigen Symptomatik paßt. Deshalb sollte das Hauptziel eher darin liegen, sich die alltäglichen Störungen einzuprägen, als sich damit abzumühen, lange Listen sehr seltener Krankheiten auswendig zu lernen.

Der Text ist reich illustriert, und obwohl die anatomische Genauigkeit erhalten blieb, wurden künstlerische Zugeständnisse gemacht, wenn dies zur Veranschaulichung wichtiger Punkte nötig war. Die Diagramme wurden aus einem speziellen Sichtwinkel gezeichnet, der es dem Leser ermöglichen soll, sich die Lage der zur Diskussion stehenden Region am Patienten in situ vorzustellen. Es ist recht einfach, ein Diagramm zu zeichnen, das der eigentlichen Anatomie so fremd ist, daß es dadurch unverständlich wird. Hoffentlich konnte dieses Problem hier vermieden werden.

Neurologische Fachbegriffe und neurologischer Jargon werden erklärt, wenn sie verwendet werden. Allerdings möchte ich dem Anfänger raten, lieber bei sachlichen Aussagen zu bleiben, bis er sich vollkommen sicher ist. Das folgende Beispiel aus einem Arztbericht soll den unkorrekten Gebrauch von Fachjargon verdeutlichen (tatsächlich hatte der Patient eine linksseitige Abduzenslähmung und eine leichte Hemiparese aufgrund von zerebralen Metastasen):

Der Patient hat den für Multiple Sklerose typischen spastisch dystonen Gang, zudem eine Paraplegie des N. oculomotorius, nach links gerichtete Augenbewegungen und Nystagmus. Außerdem hat er ein Zahnradphänomen der oberen Extremitäten, und die Babinski-Reflexe fehlen. Seine Sprache wird verwaschen, und er zeigt das „Maskengesicht" der Multiplen Sklerose. ... Ich denke nicht, ... daß weitere Untersuchungen nötig sind, da alle klinischen Symptome absolut eindeutig sind.

Der Autor ist der Ansicht, daß spezielle Verweise nicht notwendig sind. Deshalb werden auch keine gemacht, da dieses Buch Anfängern helfen soll, ein „Gefühl" für die Materie zu entwickeln. Damit soll allerdings nicht gesagt werden, daß der Autor Anspruch auf die Originalität der gegebenen Informationen erhebt. Das in diesem Text enthaltene Wissen ist ein Destillat aus den Weisheiten vieler verschiedener Lehrer, tatsächlich von Generationen von Lehrern, die ihre Beobachtungen weitergegeben haben. Der persönliche Teil dieses Textes besteht in dem Versuch, diese Informationen rund um die Anatomie des Nervensystems zu ordnen, dieses Wissen zu festigen und die Materie für Anfänger etwas weniger einschüchternd zu gestalten. Ganz besonders möchte ich meinem ersten Lehrer, Dr. Swithin Meadows, meine tiefste Dankbarkeit aussprechen. Er weckte meine Begeisterung für dieses Fach und inspirierte mich, ihm als fähigem klinischem Neurologen nachzueifern.

Ich stehe auch in der Schuld vieler Studentinnen und Studenten der Westminster Medical School, des University College Hospital und der medizinischen Fakultät der University of Texas. Außerdem danke ich den Postgraduierten des National Hospital for Nervous Diseases, deren Fragen, Anregungen und Enthusiasmus mich ursprünglich dazu ermutigten, diesen Ansatz einer größeren Leserschaft zugänglich zu machen.

Dr. John R. Calverley, außerordentlicher Professor der Neurologie an der medizinischen Fakultät der University of Texas ermutigte mich während der frühen Entwicklungsphase dieses Projekts und erlaubte mir, den Entwurf dieses Buches an einigen Generationen postgraduierter Studenten seines Fachbereichs zu erproben. Ich möchte ihm und seinen Kollegen dafür danken, daß sie meinen Aufenthalt so instruktiv und angenehm gemacht haben. Auch Dr. M. J. Harrison, der das Originalmanuskript las und viele wertvolle Anregungen gab, die auch in den Text eingeflossen sind, bin ich zu großem Dank verpflichtet.

Bei meiner Frau und meiner Familie möchte ich mich für ihre andauernde Unterstützung während all der Jahre bedanken, in denen ich dieses Werk verfaßt habe, und bei Frau Gillian Taylor, die das oft sehr unleserliche Manuskript tippte.

JOHN PATTEN (1975)

Inhaltsverzeichnis

1 Anamneseerhebung und körperliche Untersuchung

Traditionell wird im ersten Kapitel eines Lehrbuches der Krankheiten des Nervensystems auf die große Bedeutung der Anamnese hingewiesen. Dies ist auch heute noch wichtig. In der Neurologie kann die Anamnese derart wichtige Hinweise auf den wahrscheinlichen Ort und die mögliche Art einer Läsion geben, daß es eigentlich unmöglich ist, sie in einem einzigen Kapitel umfassend abzuhandeln. Die Merkmale der klinischen Anamnese, die für die einzelnen Regionen des Nervensystems charakteristisch sind, werden in den folgenden Kapiteln ausführlich besprochen und hervorgehoben. Zum jetzigen Zeitpunkt wird sich die Erörterung auf einige allgemeine Gesichtspunkte beschränken.

Das Geheimnis einer guten Anamneseerhebung besteht darin, daß man gut zuhören kann. Auch wenn Sie in Eile sein sollten, muß der Patient spüren, daß Sie ihm während der Befragung Ihre ganze Zeit und Ihre volle Aufmerksamkeit widmen. Sie müssen sich auch ständig bewußt sein, daß die Mehrzahl der Patienten sehr verängstigt ist, auch wenn ihr Verhalten von „sprachloser", zitternder Angst bis zu dem übertrieben selbstbewußten Typ reichen kann, der angeblich nur gekommen ist, weil sich seine Frau Sorgen um ihn macht. Die Patienten, die die meiste Fürsorge und Vorsicht erfordern, sind die zurückhaltenden, die sich dafür entschuldigen, Ihre Zeit zu vergeuden. Mit bemerkenswerter Regelmäßigkeit haben gerade diese Patienten eine ernste Krankheit.

Außerdem darf man nicht annehmen, daß Patienten, weil sie in einer neurologischen Klinik sind, auch tatsächlich krank sind und daß sie eine neurologische Krankheit haben. Dies ist ein Eindruck, der an vielen medizinischen Fakultäten vorherrscht, an denen nicht nur der Anschein erweckt wird, daß jeder Patient eine Krankheit hat, sondern auch, daß es sich wahrscheinlich um eine seltene handelt. Ich bezweifle, daß sich irgendein Student daran erinnert, einen interessanten Patienten gezeigt bekommen zu haben, dem nichts fehlte, obwohl man gerade anhand solcher Patienten sehr viel lernen kann.

Zuerst sollte man bestimmen, ob die Symptome des Patienten auf eine bestimmte Krankheit schließen lassen. Liest der Patient eine große Zahl nicht zusammenhängender Symptome von einer dreiseitigen Checkliste vor, nimmt die Wahrscheinlichkeit einer ernsten Krankheit rasch ab. Dennoch sollte jedes genannte Symptom genau analysiert werden. Eines davon könnte diagnostisch entscheidend sein, und überraschenderweise ist es häufig dasjenige, das der Patient für am wenigsten wichtig hält.

Man soll alles tun, um dem Patienten seine Befangenheit zu nehmen. Schaut man dagegen wiederholt auf die Uhr, blickt nicht von den Notizen auf, vermeidet den Blickkontakt und fällt ihm häufig ins Wort, verunsichert man den Patienten und verringert die Möglichkeit, eine schlüssige Anamnese zu erhalten. Eine kurze Unterhaltung über das Wetter, die Tagesnachrichten, die Arbeit oder die Freizeitbeschäftigungen des Patienten mag dem Unerfahrenen wie Zeitverschwendung erscheinen. Der Patient wird sich aber dabei entspannen, und man erhält bessere Einblicke in seine Stimmung, seine Reaktion auf die Konsultation und seine intellektuellen Fähigkeiten als durch mehrere Minuten einer formalen Prüfung oder durch eine gezielte Befragung, bevor sich der Patient an die Untersuchungssituation gewöhnen konnte.

Ist der Patient entspannt und erzählt frei, kann die Erörterung der aktuellen Symptome beginnen. Der Brief des überweisenden Arztes kann für die Richtung der Exploration hilfreich sein, aber der Patient soll immer selbst die ganze Anamnese berichten. Anderenfalls können die Vermutungen Anderer als Tatsachen und nicht als Annahmen in die Anamnese eingehen. Eine Überprüfung der Anamnese mit Hilfe eines Freundes oder von Angehörigen kann wichtig sein. Bei Krankheiten, die sich auf das Bewußtsein oder die intellektuellen Leistungen des Patienten auswirken, kann die Vorgeschichte verworren sein. Manchmal ist eine geordnete Anamnese nur mit Hilfe Dritter zu erhalten. Wenn der Patient möchte, daß ein Freund oder Angehöriger bei der Konsultation anwesend ist, sollte man das begrüßen. Ihre Anwesenheit kann die entspannte Atmosphäre fördern und zusätzliche, wichtige Informationen liefern. Allerdings besteht dabei das Risiko, daß sich ein Dritter zu stark einmischt. Gerät die Exploration dabei außer Kontrolle, könnten Sie sich eher als Schiedsrichter vorkommen als ein Gesprächspartner.

Patienten neigen dazu, Dauer und Schwere ihres Leidens zu unterschätzen, und die Befragung des begleitenden Angehörigen kann eine völlig andere Vorgeschichte ergeben. Diese ergänzenden Befragungen werden am besten in einem anderen Raum durchgeführt, während sich der Patient auszieht. Im Fall von epileptischen Anfällen bei Kindern schildern Eltern häufig nur sehr ungern die Einzelheiten des Anfallsablaufs in Anwesenheit des Kindes. Ich ziehe es dennoch vor, daß das Kind anwesend ist, da es verstehen muß, was mit ihm geschieht: Schließlich muß das Kind mit der Krankheit leben und nicht nur die Eltern. Merkwürdige Verhaltensweisen können natürlich, unabhängig vom Alter, nicht in Anwesenheit des Patienten besprochen werden. Eine getrennte Befragung von Angehörigen, Mitarbeitern und anderen Personen, die Kontakt zum Patienten haben, kann dann sehr aufschlußreich sein. Zu großen Schwierigkeiten kommt es, wenn Angehörige vor der Konsultation schriftlich oder telefonisch wichtige Fakten mitteilen, die sie in Anwesenheit des Patienten nicht erwähnen möchten, und wenn sie verlangen, daß der Patient davon unter keinen Umständen etwas erfahren darf. Dies kann dazu führen, daß sich der Arzt während der Konsultation wie ein Hellseher verhalten muß, um nicht zu verraten, daß er schon vorher wußte, was er nun durch die Formulierung geeigneter Fragen vom Patienten selbst zu erfahren sucht. Außerdem können forensische und ethische Probleme auftreten, wenn beispielsweise ein Patient mit Epilepsie leugnet, daß er Anfälle hat, um seinen Führerschein zurückzubekommen, die Angehörigen aber insgeheim mitgeteilt haben, daß er noch immer Anfälle hat.

Von größter Bedeutung ist in allen Fällen die genaue Erfassung des zeitlichen Verlaufs der Krankheit. Die Unterscheidung, ob sich die Schwäche eines Arms über Nacht, über eine Woche oder über mehrere Monate entwickelt hat, ist diagnostisch so wichtig, daß vage Aussagen wie „allmählich" nicht akzeptiert werden dürfen. Ein Angestellter, der sonntagmorgens mit einer Radialislähmung aufwachte, wurde gefragt, ob er getrunken habe. Er gab ziemlich verlegen zu, daß er sich in der Nacht vor Auftreten der Lähmung zum ersten Mal in seinem Leben betrunken hatte. Mit dieser einzigen Frage konnte ein Schlaganfall (eine Diagnose, die anderswo gestellt worden war) ausgeschlossen und dem erleichterten Patienten die Ätiologie und die sehr günstige Prognose einer „Samstagnacht-Radialislähmung" erklärt werden.

Manche Patienten verschweigen auffällige Ereignisse bewußt, da sie ihnen peinlich sind, oder weil sie eine moralische Bewertung durch den Arzt fürchten. Das Einsetzen von Symptomen während sexueller Aktivitäten oder nach übermäßigem Alkoholgenuß wird aus diesem Grund häufig verheimlicht, und nur direkte Fragen können die Tatsachen ans Licht bringen.

Ein Chirurg unterzog sich lieber zwei Lumbalpunktionen mit normalem Befund und anschließend vier Angiographien, als zuzugeben, daß Geschlechtsverkehr während der Mittagspause in seinem Büro die Ursache seiner gutartigen Belastungsmigräne war und nicht eine Subarachnoidalblutung – eine Diagnose, die er nicht in Zweifel zog. Ähnlich verhielt es sich im Fall einer älteren Patientin mit periodischer Verwirrtheit und Amnesie, die anderswo ohne pathologischen Befund intensiv untersucht worden war, und deren Familie nach ihren Trinkgewohnheiten gefragt wurde. Anfängliches, ärgerliches Leugnen wurde nach einer Familienkonferenz aufgegeben, und es wurde eingestanden, daß ihr Schrank voll von leeren Sherryflaschen war. Solche Situationen erfordern ein beträchtliches Maß an Taktgefühl. Diesen persönlichen Angelegenheiten muß man aber nachge-

hen, wenn man unnötige Untersuchungen und falsche Diagnosen vermeiden will.

In der neurologischen Medizin stellt der Arzt nicht nur die Eingangsdiagnose. Er muß auch häufig dem Patienten helfen, sein Leiden, das unter Umständen lebenslang anhalten oder sogar fortschreiten wird, anzunehmen und damit umzugehen. Eine freundliche, vertraute Beziehung bei der ersten Exploration wird dem Arzt helfen, im weiteren Verlauf eine nützliche, unterstützende Rolle zu übernehmen. Einige Neurologen glauben, daß diese Rolle beispielsweise an soziale Berater oder das Pflegepersonal abgegeben werden sollte. Wenn aber offensichtlich so wenig Interesse an der weiteren Betreuung der Patienten besteht, wie sollen dann frischgebackene Neurologen ein gut fundiertes Wissen über den natürlichen Verlauf der Krankheiten entwickeln? Von einem eher praktischen Gesichtspunkt aus verringert eine Weiterbetreuung der Patienten auch die Wahrscheinlichkeit, an einer Fehldiagnose festzuhalten.

Sieht man in den Notizen den Kommentar „anamnestisch ein hoffnungsloser Fall", so sagt dies über den Arzt, der die Anamnese aufgenommen hat, ebensoviel aus wie über den Patienten. Die Befragung muß auf den einzelnen Patienten zugeschnitten werden, und die Fähigkeit dazu muß man erwerben, sie kann nicht gelehrt werden. Sich zurückzulehnen und zuzuhören fällt vielen nicht leicht. Erkennt man allerdings, daß man eine Exploration nicht beschleunigen kann, ohne daß sie an Wert verliert, so wird klar, daß dies der einzige Weg ist, um eine gute Anamnese aufzunehmen. Selbst von dem ängstlichsten und verschlossensten Patienten kann man eine Fülle nützlicher Informationen erhalten, wenn man verständnisvoll mit ihm umgeht. Stellt man die Befragung dagegen unter das Motto „Meine Zeit ist kostbar", verringert dies die Wahrscheinlichkeit, eine nützliche Anamnese zu erhalten, und kann – was noch schlimmer ist – den Patienten unzufrieden und ärgerlich machen. Wenn ein Patient Hilfe sucht, will er keine Vorträge gehalten bekommen, auch darf die Konsultation nicht in eine Auseinandersetzung ausarten.

Die schwierigsten Fälle sind Patienten, die um den heißen Brei herumreden oder jedes noch so unwichtige Detail erzählen. Jeder Versuch, die Richtung der Befragung zu verändern, löst eine neue Flut von Belanglosigkeiten aus. Die Frage nach den genauen Umständen, unter denen ein Ereignis auftrat, kann dann beispielsweise zu einer Kontroverse darüber führen, welche Tante anwesend war oder in welchem Laden der Patient sich aufhielt, als es geschah. Am besten hört man dann ruhig zu und wartet darauf, daß brauchbare Informationen auftauchen. Dies sind häufig die Fakten, denen der Patient am wenigsten Bedeutung beimißt.

Bedenkt man, wie unendlich variabel Symptome sein können, ist es erstaunlich, wie oft Patienten ihre Empfindungen und Symptome mit fast identischen Worten beschreiben. Die Diagnose mehrerer klassischer Syndrome hängt von typischen Symptombeschreibungen ab, zum

Beispiel die wie „glühende Nadeln" stechenden Schmerzen beim Tic douloureux; das bei Temporallappenanfällen auftretende „Déjà-vu"; oder die „eiskalte Bandage um Hüfte oder Beine", die von Patienten mit Läsionen des Rückenmarks beschrieben wird. Einige dieser Empfindungen sind so bizarr, daß der Patient zögert, sie zu erwähnen, weil er befürchtet, der Arzt könnte glauben, daß er sich diese Dinge nur einbildet. Das Risiko, Suggestivfragen zu stellen, muß aber in Kauf genommen werden, wenn man genau feststellen will, was der Patient zu beschreiben versucht. In der medizinischen Ausbildung wird die Vermeidung von Suggestivfragen so sehr betont, daß die Fähigkeit, sie zu stellen, ernsthaft beeinträchtigt wird. Verzichtet man aber auf solche Fragen, kann es dazu kommen, daß sich der Informationsgehalt der Anamnese eines Patienten mit Kopfschmerzen auf die Angabe von Schmerzen im Kopf beschränkt. Hat der Patient Schwierigkeiten bei der Beschreibung seiner Symptome, ist es durchaus legitim, ihm eine Auswahl von Adjektiven ohne eine besondere Reihenfolge und Betonung anzubieten. In den späteren Kapiteln dieses Buches habe ich sehr darauf geachtet, eher die tatsächlich von den Patienten benutzte Terminologie zu verwenden als die wissenschaftlichen Begriffe zur Beschreibung von Symptomen. So sollten Patienten bei der Anamnese beispielsweise gefragt werden, ob sie ein „Kribbeln" verspüren, und nicht, ob sie „Parästhesien" haben.

Patienten, die jeder Aussage die Bemerkung voranstellen, daß sie „absolut wahr" sei, sind ebenfalls schwierig. Sie vermitteln den Eindruck, als würden sie einen großen Teil ihrer Zeit damit verbringen zu lügen, oder daß sie die Anamnese, die sie berichten, sorgfältig überprüft haben. Man kann dabei zu der Überzeugung kommen, daß sie nur das erzählen, was sie für wichtig halten und daß es bestimmte Gebiete gibt, die nicht in die Exploration einbezogen werden sollen. Diese Patienten vermeiden gewöhnlich direkten Blickkontakt. Solche Konsultationen können zeitaufwendig und wenig aufschlußreich sein und hinterlassen häufig das Gefühl, daß die Patienten etwas verheimlichen. Dies war beispielsweise bei einer älteren Pfarrersfrau der Fall, die seit 30 Jahren atypische Gesichtsschmerzen hatte: Mit Hinblick auf die psychologische Grundlage dieser Störung versuchte ich herauszufinden, ob es vor oder während dieses sehr langen Zeitraums irgendwelche Belastungen gab. Beim ersten Besuch räumte sie ein, daß dies zutreffe, und daß sie später vielleicht alles offenbaren werde. Nach einer deutlichen Besserung unter geeigneter Medikation erklärte sie bei ihrem dritten Besuch, daß ihre Ehe seit ihrer Hochzeit eine Täuschung gewesen sei. Damals hatte ihr Mann ihr gestanden, daß er homosexuell sei und sie nur geheiratet habe, weil dies für seine Zukunft in der Kirche erforderlich war.

Der am meisten einschüchternde Patient ist vermutlich derjenige, der zur Unterstützung der Befragung „ein paar Notizen" gemacht hat und einer erschreckend großen Aktentasche einen Stoß Papiere entnimmt, die nur er selbst lesen darf. Selbst der gelassenste Arzt wird sich dabei ertappen, daß er immer wieder auf die Uhr schaut. In dieser schwierigen Lage kann man nur darauf bestehen, die Liste selbst zu lesen, oder aber man hört aufmerksam zu und findet sich mit dem unvermeidlichen völligen Stillstand der Arbeitsabläufe in der Klinik ab, wenn der Patient schließlich den Raum verlassen hat.

Diese Vorschläge werden denjenigen nicht gefallen, die glauben, daß Ärzte keine passive Rolle spielen sollten, und sich für zu beschäftigt und wichtig halten, um sich mit Patienten aufzuhalten, die sich unklar ausdrücken. Solche Personen wären schlecht beraten, eine Laufbahn in der Neurologie anzustreben, bei der die Erhebung der Anamnese größte Geschicklichkeit erfordert.

Eine nützliche Regel der Neurologie besagt, daß die Ursache eines Symptoms umso wahrscheinlicher organischer Natur ist, je bizarrer und ungewöhnlicher es ist. Die arrogante Annahme, daß ein Symptom, das dem untersuchenden Arzt nicht bekannt ist, funktionell oder eingebildet sein muß, führt sehr wahrscheinlich zu einer Fehldiagnose. Die Anmaßung universellen Wissens ist gefährlich. Bei der Aufnahme der Anamnese sollte man sich beim Auftreten verschiedener Merkmale genau überlegen, wie die weitere Untersuchung verlaufen sollte, um die Symptome genauer beurteilen zu können. Dabei muß man untersuchen, ob weitere Anzeichen dafür oder dagegen sprechen, daß ein bestimmtes Symptom diagnostisch bedeutsam ist.

Ist die Befragung über die aktuellen Beschwerden abgeschlossen, müssen noch einige weitergehende, direkte Fragen gestellt werden. Diese betreffen Vorkrankheiten, die bisherige berufliche Tätigkeit und die Familienanamnese. Letztere ist in der Neurologie von herausragender Bedeutung, da dieses Fachgebiet eine außergewöhnliche Spanne von Erbkrankheiten umfaßt, die sich häufig erst im Erwachsenenalter äußern.

Die Anamnese sollte alle früheren chirurgischen Eingriffe umfassen, wobei man besonders auf eine mögliche Malignität achtet. In manchen Fällen wurde der Patient nicht über die Malignität seines Tumors aufgeklärt oder hat sie vergessen, oder – noch schlimmer – die Angehörigen wissen Bescheid, der Patient aber nicht. Auch die Art der Therapie kann von Bedeutung sein. Einige Patienten, die vor 25 Jahren eine Röntgentiefentherapie gegen ein Seminom erhielten, stellen sich jetzt mit einem Myelopathie-Syndrom als Spätfolge vor, das einer Motoneuronkrankheit gleicht. Metastasen, die bis zu 20 Jahre nach einer scheinbar erfolgreichen chirurgischen Behandlung auftreten, sind bei Läsionen mit so unterschiedlichem biologischem Verhalten wie malignem Melanom oder Schilddrüsenkarzinom nicht ungewöhnlich.

Internistische Leiden, zum Beispiel arterielle Verschlußkrankheit, können sich neurologisch auswirken, und Diabetes und vaskuläre Kollagenosen können mit einer Vielzahl von neurologischen Komplikationen verbunden sein, die auf der Krankheit selbst, aber auch auf

der Behandlung beruhen können, im letzteren Fall insbesondere auf Steroiden und Immunsuppressiva. Es gibt
nur sehr wenige internistische und chirurgische Krankheiten, die nicht mit neurologischen Komplikationen
verbunden sein können. Früher war die Frage nach Ge-
schlechtskrankheiten in der Anamnese wegen der viel-
fältigen Manifestationen der Neurosyphilis äußerst
wichtig. Heutzutage muß die Anamnese genaue Informationen über die sexuelle Orientierung des Patienten
enthalten, wenn die Differentialdiagnose auf AIDS hinweist. Bei AIDS ist die Spanne direkter und indirekter
Komplikationen noch größer als bei Syphilis.

Alle jemals verabreichten Medikamente können wichtig sein. Zwei klassische Beispiele beziehen sich auf die
Verwendung von Phenothiazinen. Die Spätdyskinesie
kann 20 Jahre nach der Behandlung einer akuten Psychose mit einem Antipsychotikum auftreten. Bei älteren
Patienten, die scheinbar an idiopathischem Parkinsonismus leiden, kann sich herausstellen, daß sie seit 20 Jahren Prochlorperazin einnehmen, um dem Wiederauftre-
ten von „Schwindelgefühlen" vorzubeugen.

Schädliche Einwirkungen am Arbeitsplatz sind heute
vielleicht von geringerer Bedeutung, weil der Einsatz potentiell gefährlicher Substanzen strenger überwacht wird.
Allerdings können überraschend kurze Expositionszei-
ten doch diagnostisch bedeutsam sein und werden darüber hinaus leicht vergessen. Ein gutes Beispiel hierfür
ist eine frühere Asbestexposition, und Nasopharyngeal-
karzinome wurden mit einer nur sechsmonatigen Einwirkung von Holzstaub in einer Möbelfabrik korreliert.
Aus diesem Grund sollte jede auch noch so kurze Be-
schäftigung in die Vorgeschichte aufgenommen werden.

Traditionell wird bei einer Routinebefragung auf Al-
kohol- und Nikotinkonsum eingegangen. Leider muß
heute auch der Konsum von „entspannenden" Drogen
berücksichtigt werden, da sowohl die Wirkstoffe selbst
als auch die Art der Zufuhr neurologische Auswirkungen haben können.

Von großer Wichtigkeit ist die Familienanamnese. Die
Todesursache verstorbener Verwandter, insbesondere
der Eltern, sollte erfragt werden. Eine meiner Patientinnen antwortete auf die Frage nach der Todesursache ihrer Eltern: „Ich bin mir nicht sicher, Herr Doktor, aber
ich weiß, daß es nichts Ernstes war." Dies umschreibt
man am besten mit „natürliche Ursachen". Bei Erbkrankheiten, die in der Kindheit ausbrechen wie die Duchenne-Muskeldystrophie oder die Friedreich-Ataxie,
gibt es häufig noch lebende betroffene Verwandte, so
daß nur geringe diagnostische Zweifel bestehen bleiben.
Bei Krankheiten wie der Chorea Huntington, die zwischen dem 40. und 50. Lebensjahr ausbrechen können,
ist der betroffene Elternteil vielleicht schon vor vielen
Jahren gestorben, wobei die Todesursache vom Rest der
Familie verheimlicht wurde. Es kann auch zu peinlichen
Situationen kommen, wenn sich herausstellt, daß die betroffene Person unehelich ist oder adoptiert wurde. Gelegentlich führt die Identifizierung einer Erbkrankheit

bei einem Patienten zu der Feststellung, daß bei anderen
betroffenen Familienmitgliedern verschiedene Fehldiagnosen gestellt worden sind.

Erst bei der körperlichen Untersuchung erweist sich
der volle Wert einer sorgfältigen Anamnese. Wollte man
bei jedem Patienten eine vollständige neurologische Untersuchung ausführen, würde das ungefähr eine Stunde
dauern, die Aufmerksamkeit könnte nachlassen, und
man könnte subtile körperliche Symptome übersehen.
Die Anamnese zeigt an, welche Teile der Untersuchung
mit besonderer Sorgfalt und Sachkenntnis durchgeführt
werden sollten. Zwar würde wohl niemand bei einem Patienten mit Kopfschmerzen genau dieselbe körperliche
Untersuchung durchführen wie bei einem Patienten mit
Schmerzen im Bein, doch hängt die Fähigkeit, eine Untersuchung an die jeweiligen Umstände anzupassen, völlig von der Anamnese ab.

Kann nach Abschluß der Anamnese keine sichere
Diagnose des Orts und der wahrscheinlichen Natur der
Läsion gestellt werden, ist es sehr unwahrscheinlich, daß
die Diagnose während der anschließenden körperlichen
Untersuchung plötzlich aufgeklärt werden kann. Paradoxerweise ist eine vollständige Untersuchung des Nervensystems gerade bei solchen Patienten erforderlich, bei
denen nach der Anamnese eine neurologische Krankheit
unwahrscheinlich ist.

Hat man anhand der Anamnese eine vorläufige Diagnose gestellt, sollte die körperliche Untersuchung ebenso aufmerksam erfolgen. Ein gut temperierter, ungestör-
ter Raum ist für eine neurologische Untersuchung sehr
wichtig. Obwohl der Arzt an den Anblick von Reflexhammer und Stimmgabel gewöhnt ist, darf er nicht vergessen, daß der Patient zuvor vielleicht noch keines dieser Instrumente gesehen hat. Die ängstlichen Blicke, die
Patienten auf die Untersuchungsinstrumente werfen,
während sie sich auf die Untersuchungsbank legen, zeigen deutlich ihre Ängstlichkeit. Erklären Sie dem Patienten immer, was Sie tun werden, bevor Sie es tun. Das Vertrauen und die Mitarbeit des Patienten werden nicht ge-
fördert, wenn Sie ihm plötzlich mit einer Taschenlampe
ins Auge leuchten oder ihn ohne Vorwarnung mit einer
Nadel stechen. Weisen Sie den Patienten vor der Auslösung des Babinski-Reflexes darauf hin, daß dies unangenehm ist. Patienten ertragen ein beträchtliches Maß an
Unannehmlichkeiten, wenn man sie darum bittet – aber
keine unangekündigten. Die Auslösung des Supinator-
und des Achillessehnenreflexes kann für den Patienten
ziemlich schmerzhaft sein. Dennoch schlagen einige
Ärzte wiederholt auf die Sehnen und wundern sich, daß
sich der Patient nicht entspannt. Notizen wie „der Patient entspannt sich nicht" oder „Auslösung des Babinski-
Reflexes nicht möglich" deuten gewöhnlich auf eine
schlechte Untersuchungstechnik hin und nicht auf eine
mangelnde Mitarbeit des Patienten.

Die besten Methoden für die Ausführung der verschiedenen Teile einer neurologischen Untersuchung
werden in den folgenden Kapiteln detailliert bespro-

chen. Dies erfolgt immer anhand von Krankheiten, die tatsächlich Anomalien verursachen, welche durch eine geeignete Untersuchung bestätigt oder vielleicht widerlegt werden können.

Den Mechanismus und die korrekte Auslösung objektiver Zeichen versteht man nur in Situationen, in denen es auf die richtige Technik auch wirklich ankommt. So mag bei einem Patienten mit Rückenschmerzen die korrekte Auslösung des Kornealreflexes nicht entscheidend sein. Bei einem Patienten mit Schwindel, mit Fazialislähmung oder Gesichtsschmerz muß der Reflex richtig ausgelöst werden, da eine Abschwächung oder ein Fehlen des Kornealreflexes das einzige Zeichen einer Läsion im Kleinhirnbrückenwinkel sein kann.

In diesem Buch wird durchgängig die Erkennung der diagnostischen Merkmale in der Anamnese hervorgehoben und die Planung der anschließenden klinischen Untersuchung betont, um die vorläufige Diagnose am Krankenbett zu bestätigen oder zu widerlegen. Das endgültige Ziel ist es, die richtige Diagnose auf kürzestem Weg zu stellen. Selbst das Aufkommen moderner bildgebender Verfahren hat die Bedeutung der Anamnese und der klinischen Untersuchung nicht verringert. Schließlich hängt die Entscheidung darüber, welche Schichtdarstellung gewählt und wie der Befund interpretiert werden soll, noch immer von der klinischen Diagnose ab, die anhand der Anamnese und der neurologischen Symptome gestellt wurde. Dies erklärt das Unbehagen von Neuroradiologen, wenn man sie ohne ausreichende klinische Details um eine Stellungnahme zu einer Untersuchung bittet. Wie dramatisch die Fortschritte bei bildgebenden Verfahren und der Verwendung von Datenbanken auch sein mögen, neurologischer Spürsinn wird auch in der nahen Zukunft nicht überflüssig werden.

2 Die Pupillen und ihre Reaktionen

Wegen des langen intrakraniellen, intrazerebralen und extrakraniellen Verlaufs der Nervenbahnen, die die Größe und Reaktionen der Pupillen regulieren, können Läsionen an vielen Orten Pupillenstörungen verursachen. Wichtige differentialdiagnostische Informationen können bei einer flüchtigen Untersuchung der Pupillen leicht übersehen werden, oder es werden unnötige Untersuchungen durchgeführt, weil eine physiologische oder pharmakologische Ungleichheit in der Pupillengröße für ein pathologisches Symptom gehalten wird. Beim bewußtlosen Patienten sind Größe und Reaktionen der Pupillen für die Diagnose und die intensivtherapeutischen Maßnahmen von überragender Bedeutung.

Grundlegende Untersuchungstechnik

1. Größe, Form und Symmetrie der Pupillen sollten unter gedämpfter Beleuchtung beurteilt werden.
2. Die direkten und indirekten Reaktionen der Pupillen auf eine helle Lichtquelle sollten überprüft werden. Eine ungeeignete Lichtquelle ist die häufigste Ursache für ein Ausbleiben der Lichtreflexe: Man soll also moderne Taschenlampen mit hoher Intensität verwenden. Der direkte Lichtreflex ist die Kontraktion der Pupille, die bei direkter Beleuchtung erfolgt. Die indirekte Reaktion oder der konsensuelle Lichtreflex ist die gleichzeitige Kontraktion der anderen Pupille. Achten Sie darauf, daß der Patient in die Ferne schaut, um zu vermeiden, daß sich die Pupillen wegen des Akkomodationsreflexes kontrahieren. Dunkeln Sie gegebenenfalls den Raum ab.
3. Dann sollte die Akkomodationsreaktion getestet werden. Dabei handelt es sich um die Kontraktion der Pupille, die automatisch eintritt, wenn der Patient versucht, seine Augen zu konvergieren. Ein Ausbleiben dieser Reaktion beruht gewöhnlich darauf, daß der Patient keine Konvergenzbewegung zustandebringt. Konvergenz wird am einfachsten erreicht, wenn der Patient versucht, seine Nasenspitze anzuschauen, oder wenn er dem Finger des untersuchenden Arztes folgt, den dieser von unterhalb der Nasenebene auf den Patienten zubewegt. Den meisten Menschen fallen Konvergenzbewegungen leichter, wenn sie nach unten blicken. Es ist nützlich, wenn der Untersucher die Augenlider des Patienten festhält, so daß die Pupillen leicht beobachtet werden können (Abb. 2.1).

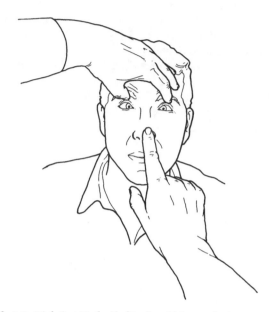

Abb. 2.1 Richtige Technik für den Akkomodationstest

Allgemeine Überlegungen

1. Man muß feststellen, ob irgendwelche Tropfen in die Augen des Patienten gegeben wurden. Viele Patienten wurden wegen einer pharmakologischen Pupillenungleichheit untersucht, weil diese einfache Regel nicht beachtet wurde. Man muß auch überprüfen, ob irgendwelche Medikamente oder Drogen eingenommen wurden, die die Pupillengröße beeinflussen können. Frühere chirurgische Eingriffe am Auge können zu exzentrischen, erweiterten oder kleinen Pupillen führen.
2. Unterscheiden sich die Pupillen in ihrer Größe, ist die Entscheidung wichtig, welche anomal ist. Häufig wird der Fehler gemacht, nach der Ursache einer erweiterten Pupille auf der einen Seite zu suchen, da die größere Pupille immer beeindruckender ist, während der Patient in Wirklichkeit wegen eines Horner-Syndroms eine verengte Pupille auf der anderen Seite hat.
3. Sind die Pupillen nicht gleich groß, gibt es zwei zusätzliche Merkmale, die bei der Bestimmung der Ursache helfen sollten:
   - Besteht auf der Seite der kleineren Pupille eine Ptose des Oberlides, hat der Patient auf dieser Seite ein Horner-Syndrom.
   - Besteht eine Ptose auf der Seite der größeren Pupille, dann hat der Patient eine partielle Läsion des N. oculomotorius auf dieser Seite.

Licht- und Akkomodationsreflexe sind bei einem Horner-Syndrom normal, bei einer partiellen Läsion des N. oculomotorius dagegen beeinträchtigt. Reagieren bei Fehlen einer Ptose beide Pupillen normal auf Licht und Akkomodation, hat der Patient wahrscheinlich eine physiologische Anisokorie, das heißt, daß schon immer eine Pupillenungleichheit bestanden hat. Viele ansonsten normale Menschen haben eine leichte Asymmetrie der Pupillenweite, die aber wichtig wird, wenn sie von einem Neurologen untersucht werden.

4. Findet man bei einem Patienten eine stark erweiterte, gegenüber Licht und Akkomodation unreaktive Pupille ohne begleitende Ptose, sollte man immer die Möglichkeit in Betracht ziehen, daß sich der Patient absichtlich Atropintropfen ins Auge geträufelt hat. Ich selbst habe dies zweimal erlebt, und beide Patienten waren Krankenschwestern. Durch die Gabe von 1 %igen Pilocarpintropfen in beide Augen kann dies nachgewiesen werden. Die pharmakologisch blockierte Pupille wird sich danach nicht kontrahieren. Es sind auch Fälle bekannt, in denen Scopolamin aus Antiemetikapflastern oder bei tiermedizinischem Personal durch Spritzer ins Auge gelangt ist. Die Einführung von Pflanzen der Gattung *Datura* (zu denen auch der Stechapfel gehört) in europäische Gärten hat eine reiche Quelle anticholinerger Substanzen zugänglich gemacht. Vor allem bei kleinen Kindern, die versehentlich mit Pflanzenteilen in Kontakt kommen oder die Samen essen, kann es zu Vergiftungen kommen, die sich durch starre Pupillen sowie ernste toxische Verwirrtheitszustände äußern.

5. Pupillen sind in der frühen Kindheit gewöhnlich klein, vergrößern sich in der Adoleszenz und sind bei Erwachsenen „normal". Im hohen Alter werden sie wieder klein, und die Lichtreflexe sind zunehmend schwieriger zu erkennen, insbesondere bei Menschen mit dunkelbraunen Augen. Bei vielen älteren Patienten wurden wegen dieser normalen Veränderung der Pupillengröße mit dem Alter fälschlicherweise Argyll-Robertson-Pupillen diagnostiziert. Die altersbedingte Verengung der Pupillen wird als „Altersmiosis" bezeichnet (Miosis = Pupillenverengung; Mydriasis = Pupillenerweiterung)

6. Die Pupillen vieler Patienten zeigen bei Licht mit konstanter Intensität eine phasische Verengung und Erweiterung. Dieses Phänomen wird als Hippus oder Pupillenzittern bezeichnet und hat keine bekannte pathologische Bedeutung.

Pupillengröße und -reaktionen

Die Pupillengröße wird durch einen Ring verengender Muskelfasern, die vom parasympathischen Nervensystem innerviert werden, und durch einen Ring radial angeordneter erweiternder Muskelfasern eingestellt, die durch das sympathische Nervensystem kontrolliert werden. Die Ruhegröße der Pupille hängt von der Lichtmenge ab, die ins Auge fällt, und von der Unversehrtheit der parasympathischen Nerven. Gesteigerte Aktivität der sympathischen Nerven zeigt sich in einer leichten Pupillenerweiterung, wie sie beim ängstlichen Patienten auftritt. Gewöhnlich wird das Sehvermögen durch Veränderungen der Pupillengröße nicht beeinflußt, so daß die Mehrzahl der Pupillenstörungen symptomlos ist. Eine völlig erweiterte Pupille auf einer Seite wird sich allerdings nicht auf die Nähe einstellen und beispielsweise beim Lesen verschwommenes Sehen verursachen. Kleine Pupillen unterstützen die Naheinstellung und sind gewöhnlich symptomlos.

Parasympathische Nervenbahnen (Abb. 2.2)

Die neurale Aktivität, die mit der Intensität des Lichteinfalls in das Auge in Zusammenhang steht, wird über den Sehnerv zum Chiasma opticum weitergeleitet. Die Impulse überkreuzen sich dann und werden über **beide** Tractus optici an **beide** Corpora geniculata lateralia weitergegeben. Nur ungefähr 10 % der Fasern, die die Corpora geniculata erreichen, werden für den Lichtreflex benötigt. Sie sind im Griseum centrale mit den beiden Westphal-Edinger-Kernen verknüpft. Daher erregt Licht, das auf ein Auge fällt, beide Kerne und verursacht so die Verengung beider Pupillen – die anatomische Grundlage des konsensuellen Lichtreflexes.

Die Westphal-Edinger-Kerne werden auch durch die Aktivität in dem benachbarten Okulomotoriuskern stimuliert, der den M. rectus medialis kontrolliert. Werden bei einer Konvergenzbewegung der Augen beide Mm. rectus mediales aktiviert, aktiviert dies die Westphal-Edinger-Kerne und löst eine Verengung der Pupillen aus. Diese wird durch die gleichzeitige Kontraktion des Ziliarmuskels unterstützt. Dies ist die Grundlage des Akkomodationsreflexes, der ein viel stärkerer Reiz für die Pupillenverengung ist als der Lichtreflex.

Die parasympathischen Fasern verlaufen im N. oculomotorius zur Orbita. Sie haben eine oberflächliche und dorsale Lage auf dem Nerv. Dies erklärt möglicherweise die variablen Pupillenstörungen bei Okulomotoriuslähmungen (die wir später besprechen; Abb. 2.2a).

Die letzte „Schaltstelle" der parasympathischen Nervenbahn liegt im Ganglion ciliare, das in der hinteren Orbita an dem Zweig des N. oculomotorius zum M. obliquus inferior liegt. Von diesem Ganglion gehen acht bis 10 kurze Ziliarnerven aus, die sich in 16 bis 20 Äste aufteilen und um das Auge herum zum Sphincter pupillae verlaufen. Nur 3 % dieser Fasern innervieren die Muskulatur der Pupille; der Rest versorgt den Ziliarmuskel, der die Form der Linse bei der Naheinstellung verändert.

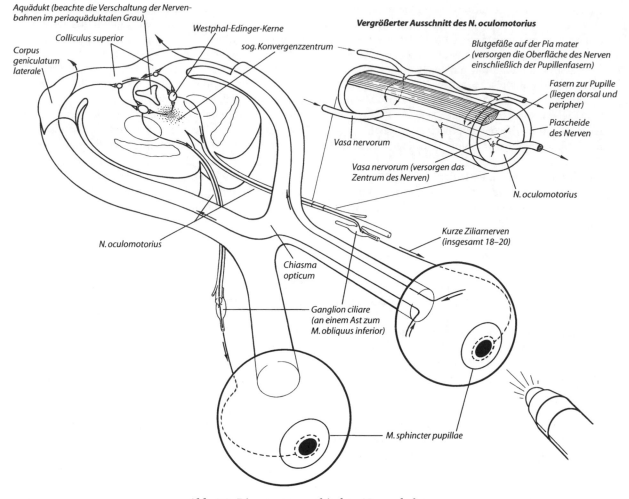

Abb. 2.2 Die parasympathischen Nervenbahnen

Beeinträchtigungen der parasympathischen Nervenbahn

1. Der Lichtreflex und die Ruhegröße der Pupille hängen von der adäquaten Lichtwahrnehmung mindestens eines Auges ab. Bei einem völlig blinden Auge gibt es keine direkte Lichtreaktion, die Ruhegröße der Pupille ist aber die gleiche wie beim intakten Auge. Sind beide Augen blind, sind beide Pupillen weit und lichtstarr, wenn die Ursache vor den Corpora geniculata lateralia liegt.

Beruht die beidseitige Blindheit auf der Zerstörung des visuellen Kortex, sind die Lichtreflexbahnen intakt. Daher ist es möglich, daß ein Patient völlig blind ist und die Lichtreflexe auf beiden Augen erhalten geblieben sind. Wird in einem Auge, das praktisch blind ist, Licht auf irgendeine Weise wahrgenommen, kann der Lichtreflex ebenfalls erhalten bleiben.

Kleinere Läsionen der Netzhaut, des Sehnervs, des Chiasma opticum und des Tractus opticus und insbesondere eine Schädigung des Sehnerven durch Multi-

ple Sklerose verursachen eine sogenannte „Läsion der afferenten Bahn". Dies führt zu einem anomalen Pupillenreflex, der als Marcus-Gunn-Phänomen bezeichnet wird. Wird das gesunde Auge durch helles Licht stimuliert, tritt keine Störung auf; die Pupille verengt sich und bleibt verengt. Wird das betroffene Auge stimuliert, ist die Reaktion langsamer, weniger vollständig und so kurz, daß sich die Pupille schon wieder erweitert, wenn sie noch beleuchtet wird. Dies wird als „pupillary escape phenomenon" bezeichnet. Die Reaktion läßt sich am besten beobachten, wenn das Licht schnell abwechselnd von einem Auge zum anderen bewegt wird. Dabei sollte jede Stimulation ungefähr zwei oder drei Sekunden dauern mit jeweils einer Sekunde Pause. Die normale Pupille verengt sich und bleibt klein, während sich die anomale Pupille erweitert, wenn das Licht auf sie fällt. Diese Prüfung bezeichnet man als Test der Wechselbelichtung (swinging flashlight test). Man nimmt an, daß die Reaktion auf einer weiteren Verringerung der ohnehin schon kleinen Zahl von Fasern beruht, die für den Lichtreflex auf der betroffenen Seite zur Verfügung stehen. Dieselbe Reaktion kann auch bei einer Makuladegeneration des fast blinden Auges auftreten.

2. Eine Läsion in einem Tractus opticus beeinflußt wegen der konsensuellen Natur des Lichtreflexes die Ruhegröße der Pupille nicht. In dieser Situation läßt sich der Lichtreflex aber besser beobachten, wenn das Licht auf die intakte Hälfte der Netzhaut gerichtet wird (für Details über den Gesichtsfeldausfall siehe Kapitel 3). Belichtet man die „blinde" Netzhauthälfte, kommt es dagegen nicht zu einer Pupillenreaktion. Dies wird als Wernicke-Reaktion oder hemianopische Pupillenreaktion bezeichnet. Wegen der unvermeidlichen Lichtstreuung im Auge ist dieses Zeichen nur schwer auszulösen.

3. Läsionen, die die Mittelhirnhaube (das Gebiet des Colliculus superior) komprimieren oder infiltrieren, beeinträchtigen die sich kreuzenden Lichtreflexfasern im periaquädaktalen Grau. Dies führt zu halb erweiterten, starren Pupillen. Häufig liegt gleichzeitig eine vertikale Blickparese vor. In diesem Fall spricht man vom Parinaud-Syndrom (siehe Kapitel 7).

4. Die Argyll-Robertson-Pupille wird traditionsgemäß ebenfalls einer Schädigung des periaquädaktalen Graus zugeordnet und ist ein klassisches Zeichen der Neurosyphilis. Ist sie mit Tabes dorsalis assoziiert, wird sie typischerweise durch eine bilaterale Ptose und eine ausgeprägte kompensatorische Überfunktion des M. frontalis kompliziert. Dies führt zu einem typischen Gesichtsausdruck. Die Argyll-Robertson-Pupille ist klein, entrundet und lichtstarr, reagiert aber bei Akkomodation. Dieses letztere Merkmal legt nahe, daß die Bahnen zu den Westphal-Edinger-Kernen geschädigt sind, doch läßt sich damit weder die Kleinheit noch die unregelmäßige Form der Pupillen erklären. Man sollte sich auch daran erinnern, daß die Akkomodation ein viel stärkerer Reiz für die Pupillenverengung ist als Licht, da für den Akkomodationsreflex viel mehr Fasern zur Verfügung stehen als für den Lichtreflex. Die scheinbare Dissoziation kann daher einfach eine minimale Reaktivität der Pupille widerspiegeln. Es wurde vorgeschlagen, daß dies auf einer lokalen Läsion der Iris beruhen könnte.

Andere Ursachen für Zustände, die möglicherweise zu Unrecht als Argyll-Robertson-Pupillen bezeichnet werden, sind Pinealome, Diabetes, Hirnstammenzephalitis, Multiple Sklerose und Wernicke-Enzephalopathie. Diese Krankheiten führen gewöhnlich zu starren, halb erweiterten Pupillen und manchmal zu ungleichen Pupillen; aber nur eine **kleine, entrundete und lichtstarre Pupille** sollte einer Neurosyphilis zugeschrieben werden. Bei Gabe von Atropin erweitert sich die Argyll-Robertson-Pupille nicht. Dies stützt den Standpunkt, daß bei der Festlegung der Pupillengröße lokale Faktoren eine wichtige Rolle spielen. Argyll-Robertson-Pupillen sind heute zu einem neuro-

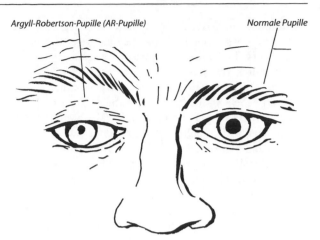

Argyll-Robertson-Pupille (AR-Pupille)   Normale Pupille

Beachte: Ptose, Pupille ist klein, entrundet, lichtstarr, reagiert aber auf Akkomodation.

Mit 1 %iger Atropinlösung in beiden Augen

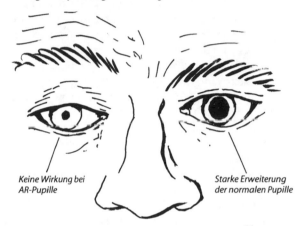

Keine Wirkung bei AR-Pupille   Starke Erweiterung der normalen Pupille

Abb. 2.3 Argyll-Robertson-Pupille (Zur Verdeutlichung ist die linke Pupille des Patienten hier in normaler Größe gezeigt. Argyll-Robertson-Pupillen sind gewöhnlich beidseitig, obwohl sie auch asymmetrisch sein können.)

logischen Kuriosum geworden, da unbehandelte Syphilis sehr selten ist (Abb. 2.3). Andere Ursachen für kleine, scheinbar lichtstarre Pupillen sind die Altersmiosis und die Verwendung von Pilocarpin- oder β-Blockertropfen bei der Glaukombehandlung.

5. Die epidemische Encephalitis lethargica, die zuletzt in den 20er Jahren dieses Jahrhunderts auftrat, verursachte viele Fälle von Parkinsonismus, der mit einer Konvergenzlähmung assoziiert war. Diese Lähmung führte zu Pupillen, die auf Licht, nicht aber auf Akkomodation reagierten, da die Augen nicht konvergieren konnten. Diese „umgekehrte Argyll-Robertson-Pupille" wurde zu einer klinischen Seltenheit, da in den letzten 70 Jahren keine Epidemien aufgetreten sind, obwohl gelegentlich von sporadischen Fällen berichtet wird.

6. Läsionen, die den N. oculomotorius beeinträchtigen, können Pupillenfasern mit einbeziehen. Die pupillo-

motorischen Fasern liegen im ersten Segment des Nerven dorsal, gehen in eine mediale Lage über, wenn der Nerv den Sinus cavernosus passiert, und nehmen schließlich eine inferiore Position ein, wenn der Nerv in die Orbita eintritt. Die Fasern liegen immer an der Oberfläche. Ob die Pupille betroffen ist oder nicht, ist von hohem diagnostischem Wert. Dies wird in Kapitel 5 ausführlich behandelt. Hier genügt es zu bemerken, daß bei einem Infarkt des Nervenstamms die oberflächlich gelegenen Pupillenfasern verschont bleiben können, da ihre Blutversorgung aus der darüber liegenden Pia mater erfolgt.

Als allgemeine Regel gilt: Falls die Pupille betroffen ist, ist die Ursache eine chirurgische Erkrankung (d.h., sie wirkt komprimierend); ist die Pupille nicht betroffen, ist die Ursache eher internistischer Natur (Diabetes, Arteriitis cranialis, Arteriosklerose, meningovaskuläre Syphilis oder, insbesondere bei jüngeren Patienten, Migräne). Bei Patienten mit Läsionen des N. oculomotorius wird der gesamte Untersuchungsansatz vom Zustand der Pupille beeinflußt.

7. Degeneration der Nervenzellen im Ganglion ciliare verursacht eine Holmes-Adie- oder „tonische" Pupille (Pupillotonie). Die Ursache dieses Zustands ist unbekannt. Es wurde eine virale Grundlage diskutiert. Pupillotonie ist häufig mit einem Ausfall des Patellarsehnenreflexes und Störungen der Schweißsekretion verbunden (Adie-Syndrom). Häufig ist das Sehen im Nahbereich verschwommen oder es kommt bei hellem Licht zu Augenschmerzen. Beim Holmes-Adie-Syndrom ist die Pupille stark erweitert und reagiert, wenn überhaupt, nur sehr langsam auf sehr helles Licht, während der Akkomodationsreflex etwas stärker ausgeprägt ist. Diese Dissoziation zeigt die größere verengende Wirkung der Akkomodation. Beide Reaktionen sind minimal. Man nimmt an, daß sie durch eine Kombination aus einer langsamen Hemmung der sympathischen und einer partiellen Reinnervierung durch parasympathische Fasern hervorgerufen werden. Sie kann überraschend akut beginnen, wie die im folgenden Fallbeispiel beschriebene einmalige Situation deutlich zeigt.

Fallbeispiel I

Ein 41jähriger Forscher, der sich auf die Funktionsweise der visuellen Nervenbahnen spezialisiert hatte, war täglich an Experimenten an seinen eigenen Augen beteiligt. Eines Morgens kam er in sein Labor und hatte über Nacht eine klassische Holmes-Adie-Pupille entwickelt. Die Art seiner Studien schloß aus, daß sich diese langsam entwickelt hatte.

Die Holmes-Adie-Pupille tritt zunächst nur auf einem Auge auf und wird häufiger bei Frauen gefunden. Leider werden Holmes-Adie-Pupillen oft unnötigerweise mit Argyll-Robertson-Pupillen verwechselt, die klein und entrundet sind und gewöhnlich beidseitig auftre-

ten. Bei chronischem beidseitigem Holmes-Adie-Syndrom werden die Pupillen zunehmend kleiner und lichtstarr, bleiben aber rund.

Angeborene Syphilis kann starre, erweiterte Pupillen verursachen, doch sind diese bilateral, und man wird gewöhnlich andere Zeichen einer angeborenen Neurosyphilis finden. Ein Holmes-Adie-Syndrom kann durch die Reaktion der Pupillen auf 2,5 %ige Methacholintropfen bestätigt werden. Methacholin wird von Acetylcholinesterase zu schnell hydrolysiert, um einen Effekt auf das normale Auge auszuüben. Bei der denervierten Pupille kann wegen der Denervierungsüberempfindlichkeit (die durch Enzymmangel verursacht wird) eine Pupillenverengung beobachtet werden. Allerdings reagieren 80 % der Patienten mit Diabetes auf diese Weise auf Methacholin, und auch 8 % der Gesunden zeigen eine Reaktion. Der Test kann daher nicht als spezifisch für das Holmes-Adie-Syndrom angesehen werden (Abb. 2.4). Außerdem muß die Lösung frisch angesetzt werden und ist nicht als fertige Substanz im Handel. Dieser Test wurde inzwischen durch die Verwendung von 1,8 %igen Pilocar-

Holmes-Adie-Pupille (HA-Pupille)   *Normale Pupille*

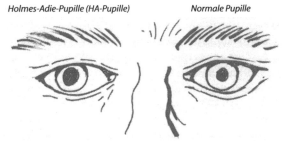

Beachte: Keine Ptose, Pupille ist groß, regulär und lichtstarr (außer bei langer Belichtung), kann aber in einem geringen Maß auf Akkomodation reagieren.

2,5 %iges Methacholin (Mecholyl) in beiden Augen
Die sensibilisierte HA-Pupille verengt sich rasch   Kein Effekt am normalen Auge

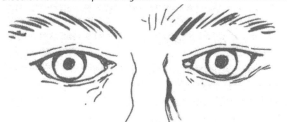

HA-Pupillen sind gewöhnlich einseitig: ein anderes Merkmal, das sie von AR-Pupillen unterscheidet.

1,8 %ige Pilocarpintropfen in das betroffene Auge
Pupille verengt sich   Pupille verengt sich

Abb. 2.4 Holmes-Adie-Pupille

pintropfen ersetzt, die leichter erhältlich sind und dieselbe Reaktion hervorrufen. Bestehen immer noch Zweifel, untersucht man die Pupille mit einer Spaltlampe: Man erkennt dann wellenförmige Bewegungen der Kante der Iris im hellen Licht.

8. Ein stumpfes Trauma der Iris kann dazu führen, daß die feinen, kurzen Filamente der Ziliarnerven in den Skleren zerreißen. Dies verursacht eine unregelmäßig erweiterte Pupille und eine Beeinträchtigung der Lichtreaktion. Ein Trauma in der Anamnese ist ein diagnostischer Hinweis. Dieser Zustand wird als posttraumatische Iridoplegie (Parese der Iris) bezeichnet.

9. Diphtherie ist heute eine seltene Ursache einer Pupillenerweiterung aufgrund einer Schädigung der Ziliarnerven. Diese tritt in der zweiten und dritten Erkrankungswoche auf und ist häufig mit einer Lähmung des Gaumensegels verbunden. Die Pupillenstörung bildet sich gewöhnlich zurück.

Verwirrende Ursachen von Ptosen

Bei der Bestimmung der Pupillengröße haben wir die Wichtigkeit der Ptose als begleitendes objektives Zeichen betont. Immer wenn eine Ptose gefunden wird, muß man an einige andere Ursachen von Ptose denken, die die Bedeutung des Befunds verändern können.

1. Durch Infektionen, venöse Verschlüsse oder allergische Reaktionen (z.B. auf einen Insektenstich) verursachte Ödeme des Augenlides führen zu einer Ptose. Dies stellt man am besten fest, wenn man das Augenlid von unten betrachtet.

2. Die Ptose kann angeboren sein. Man sollte alte Photographien des Patienten betrachten, um festzustellen, ob sich die Ptose erst in letzter Zeit entwickelt hat oder bereits seit langem besteht. Für diesen Zweck eignen sich am besten Paßbilder, da sie den Patienten en face zeigen.

3. Die Ptose kann familiär sein. Hier können Familienphotos der Familie aufschlußreich sein. Häufig zeigen sie ganze Familien, die mit halb geschlossenen Augen auf ihre Nasenspitzen schauen.

4. Myasthenia gravis kann zu einer variablen Ptose führen, aber die Pupille nicht beeinträchtigen. In manchen Fällen ist die Ptose jedoch bemerkenswert statisch und reagiert gelegentlich nicht auf den Tensilontest (Edrophoniumtest), so daß diagnostische Zweifel bestehen bleiben, bis sich andere Symptome der Krankheit entwickeln (siehe Kapitel 18).

Sympathische Nervenbahnen

Der Verlauf der zervikalen sympathischen Nervenbahnen ist in Abbildung 2.5 gezeigt. Obwohl die Nervenbahn scheinbar im Hypothalamus beginnt, wird sie erheblich vom ipsilateralen Kortex kontrolliert. Läsion an einem beliebigen Ort innerhalb der rechten Nervenbahn betrifft die rechte Pupille.

Es gibt drei Neurone: Das erste verläuft vom Hypothalamus zur lateralen grauen Substanz in den zervikalen und thorakalen Rückenmarkssegmenten auf dem Niveau von C8 und Th1, zu den intermediolateralen und intermediomedialen Zellen, dem Centrum ciliospinale. Das zweite Neuron verläuft vom Rückenmark über die weißen Rami communicantes der Nervenwurzeln C8 und Th1 zum oberen Halsganglion. Von dort versorgt das dritte Neuron die Pupille und die Blutgefäße des Auges. Die Fasern treten auf der Oberfläche der Halsschlagader in die Schädelhöhle ein und erreichen das Auge und das Augenlid wie folgt:

1. Fasern aus dem N. oculomotorius innervieren den oberen und unteren Müllerschen Muskel (Mm. tarsalis inferior und superior) und den M. orbitalis. Diese Muskeln unterstützen das Öffnen des Auges, da sie an der Tarsalplatte entspringen und Antagonisten des M. orbicularis oculi sind. Bei einer Lähmung kommt es zu einer Ptose des Oberlides, während das Unterlid sich nach oben zieht – einer sogenannten „upside-down-Ptose". Dadurch verengt sich die Lidspalte, und es entsteht scheinbar ein Enophthalmus.

2. Vasomotorische Fasern im nasoziliaren Ast des N. trigeminus durchqueren das Ganglion ciliare ohne Synapse und versorgen die Blutgefäße des Auges.

3. Pupillenerweiternde Fasern am N. nasociliaris setzen sich als lange Ziliarnerven fort. Sie laufen um das Auge herum und innervieren die Pupille.

Störungen der sympathischen Nervenbahn

Eine Schädigung der zervikalen sympathischen Nervenbahn führt zu einem einzigen objektiven Zeichen, das als Horner-Syndrom bekannt ist. Durch die damit verbundenen objektiven Zeichen kann häufig die Lage der verursachenden Läsion in der langen Nervenbahn bestimmt werden. Das Horner-Syndrom ist manchmal nur sehr schwach ausgeprägt und vielleicht das am häufigsten übersehene Symptom, wenn die Untersuchung nicht mit äußerster Sorgfalt erfolgt. Das Horner-Syndrom ist durch folgende Merkmale charakterisiert:

1. Die betroffene Pupille ist wegen der verringerten pupillenerweiternden Aktivität ein wenig kleiner als die der Gegenseite. Bei hellem Licht ist der Unterschied zwischen den Pupillen minimal, bei Dunkelheit groß. Die Pupille reagiert auf Licht und Akkomodation normal, aber in einem eingeschränkten Bereich. Nach einer Verengung erweitert sie sich langsamer als die nicht betroffene Pupille.

2. Es gibt unterschiedlich ausgeprägte Ptosen des Augenlides. In schweren Fällen erreicht das Augenlid den Rand der Pupille; bei anderen Patienten ist die Ptose kaum wahrzunehmen und kann im Tagesver-

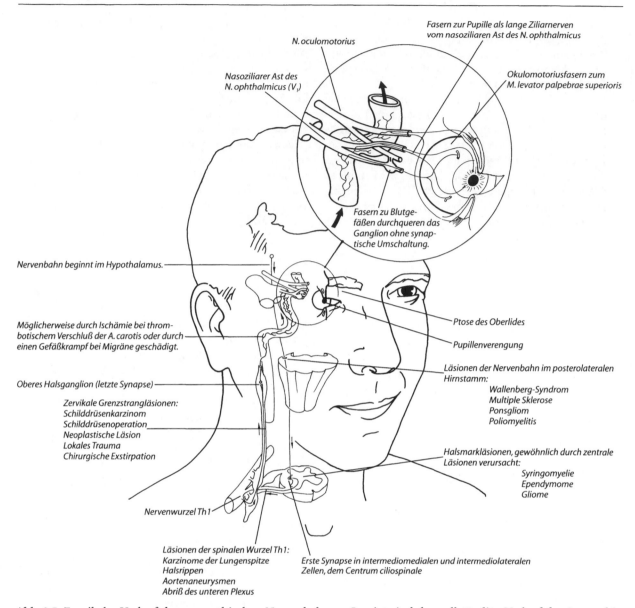

N. oculomotorius

Fasern zur Pupille als lange Ziliarnerven
vom nasoziliaren Ast des N. ophthalmicus

Nasoziliarer Ast des
N. ophthalmicus (V₁)

Okulomotoriusfasern zum
M. levator palpebrae superioris

Fasern zu Blutge-
fäßen durchqueren das
Ganglion ohne synap-
tische Umschaltung.

Nervenbahn beginnt im Hypothalamus.

Ptose des Oberlides

Pupillenverengung

Möglicherweise durch Ischämie bei throm-
botischem Verschluß der A. carotis oder durch
einen Gefäßkrampf bei Migräne geschädigt.

Läsionen der Nervenbahn im posterolateralen
Hirnstamm:
Wallenberg-Syndrom
Multiple Sklerose
Ponsgliom
Poliomyelitis

Oberes Halsganglion (letzte Synapse)

Zervikale Grenzstrangläsionen:
Schilddrüsenkarzinom
Schilddrüsenoperation
Neoplastische Läsion
Lokales Trauma
Chirurgische Exstirpation

Halsmarkläsionen, gewöhnlich durch zentrale
Läsionen verursacht:
Syringomyelie
Ependymome
Gliome

Nervenwurzel Th1

Läsionen der spinalen Wurzel Th1:
Karzinome der Lungenspitze
Halsrippen
Aortenaneurysmen
Abriß des unteren Plexus

Erste Synapse in intermediomedialen und intermediolateralen
Zellen, dem Centrum ciliospinale

Abb. 2.5 Zervikaler Verlauf der sympathischen Nervenbahnen. Gezeigt sind der vollständige Verlauf des Sympathikus und die Lokalisation pathologischer Läsionen

lauf wegen einer Überempfindlichkeit gegen zirkulierende Katecholamine variieren. Blickt der Patient nach oben, wird durch die intakte, vom N. oculomotorius innervierte Muskulatur ein vollständiger Bewegungsablauf erreicht.

3. Das Auge kann leicht kongestioniert erscheinen. Dies beruht auf einem Ausfall der Aktivität, die eine Vasokonstriktion der Blutgefäße der Conjunctiva auslöst.

4. Abhängig vom Ort der Läsion kann die Schweißbildung auf der Stirn oder dem oberen Körperviertel beeinträchtigt sein (siehe unten).

5. Bei angeborenem Horner-Syndrom pigmentiert sich die Iris auf der betroffenen Seite nicht und behält eine blaugraue Farbe. Dies bezeichnet man als Heterochromie.

6. Enophthalmus (eingesunkener Bulbus) ist beim Menschen kein nachweisbares Symptom eines Horner-Syndroms. Vielmehr handelt es sich um eine durch die verengte Lidspalte hervorgerufene optische Täuschung.

Horner-Syndrom

Hemisphärenläsionen

Ein massiver Infarkt einer Hemisphäre oder eine Blutung in den Thalamus, extrem selten eine Hemisphärektomie, können ein Horner-Syndrom auf derselben Seite verursachen.

Hirnstammläsionen

Die sympathischen Nervenbahnen im Hirnstamm liegen über dessen gesamten Verlauf neben dem Tractus spinothalamicus. Ein Horner-Syndrom infolge einer Hirnstammläsion ist daher fast immer mit einem Ausfall der Schmerz- und Temperaturempfindung auf der kontralateralen Körperseite verbunden. Vaskuläre Läsionen, Multiple Sklerose, Ponsgliome und Hirnstammenzephalitis können auf diesem Niveau zu einem Horner-Syndrom führen (siehe Kapitel 11). Außerdem ist es wahrscheinlich mit einer Anhidrose im ganzen oberen vorderen Körperviertel assoziiert.

Läsionen des Halsmarks

Wegen der zentralen Lage der Nervenbahn im Seitenhorn (Columna lateralis) des Rückenmarks in Höhe von C8 und Th1 wird die sympathische Nervenbahn häufig von Läsionen der grauen Substanz im Zentrum des Rückenmarks betroffen, zum Beispiel bei Syringomyelie, Gliomen, Ependymomen oder dem zentralen Rückenmarkssyndrom infolge eines Traumas im Halsmark. Diese Zustände führen auch zu einem Verlust der Schmerzempfindung in den Armen, einem Ausfall der Armreflexe und manchmal zu einem beidseitigen Horner-Syndrom. Dieses ist unter Umständen nur sehr schwer zu diagnostizieren, da gewöhnlich Ptose die Aufmerksamkeit fesselt, während die Pupillen klein aber symmetrisch sind und auf Licht und Akkommodation reagieren (siehe Kapitel 15). Anhidrose des ipsilateralen Armes und des Gesichts kommt bei Läsionen auf dieser Höhe häufig vor. Das Horner-Syndrom kann bei diesen posttraumatischen Rückenmarksläsionen zeitlich variieren und sogar von einer Seite auf die andere wechseln. Der Mechanismus ist nicht sicher.

Läsionen der Nervenwurzel Th1

Die intraspinale Wurzel Th1 wird nur selten von einfachen Bandscheibenläsionen oder degenerativen Krankheiten der Bandscheibe beeinträchtigt, da dieser Abschnitt der Wirbelsäule relativ unbeweglich ist. Außerhalb des Wirbelkanals berührt die Wurzel in ihrem lateralen Verlauf die apikale Pleura und kann daher durch primäre oder metastatische maligne Läsionen geschädigt werden. Das klassische Pancoast-Syndrom, das gewöhnlich auf einem Karzinom der Lungenspitze beruht, äußert sich durch heftige nächtliche Schmerzen in Schulter und Achselhöhle, eine Atrophie der kleinen Handmuskeln und ein Horner-Syndrom. Diese Symptome treten alle auf der Seite der Läsion auf. Andere Ursachen sind Halsrippe (gewöhnlich bei jungen Frauen) und ein Ausriß des unteren Armplexus (Klumpke-Lähmung) infolge von Armverletzungen (siehe Kapitel 16).

Aneurysmen des Aortenbogens und der Arteria subclavia können die sympathische Nervenbahn auf dieser Höhe schädigen.

Grenzstrangläsionen

Über seinen ganzen Verlauf am Hals kann der Grenzstrang durch neoplastische Infiltration oder durch chirurgische Eingriffe an Larynx, Pharynx oder Schilddrüse geschädigt werden. Auch eine operative Entfernung aufgrund verschiedener Indikationen ist möglich. Viele Läsionen der Halsschlagader können die sympathischen Fasern auf ihrer Oberfläche in Mitleidenschaft ziehen. Dazu gehören ein Verschluß oder eine Dissektion der Halsschlagader und Migräneattacken, speziell bei Bing-Horton-Kopfschmerz (Cluster headache; siehe Kapitel 20). Eine maligne Krankheit im Foramen jugulare an der Schädelbasis verursacht verschiedene Kombinationen von Horner-Syndrom mit Läsion der Hirnnerven IX (N. glossopharyngicus), X (N. vagus), XI (N. accessorius) und XII (N. hypoglossus) (siehe Kapitel 6). Bei Läsion auf dieser Höhe tritt eine Anhidrose nur selten auf.

Andere Ursachen

Das angeborene Horner-Syndrom wurde oben beschrieben. Läsionen des Sinus cavernosus oder der Orbita betreffen gewöhnlich gleichzeitig die sympathischen und parasympathischen Nervenbahnen. Dies führt zu einer weiten, lichtstarren Pupille. Zusätzlich treten Lähmungen der Augenmuskelnerven N. oculomotorius (III), N. trochlearis (IV) und N. abducens (VI) auf (siehe Kapitel 5).

Andere Merkmale des Horner-Syndroms

Die assoziierten objektiven Zeichen oder die Anamnese lassen gewöhnlich wenig Zweifel über den Ort der Läsion und die Natur der Krankheit, die dem Horner-Syndrom zugrundeliegt. Es gibt noch einige andere nützliche diagnostische Hinweise. Zentrale Läsionen führen gewöhnlich zu ipsilateralen Störungen der Schweißsekretion am ganzen Kopf, an Hals, Arm und oberem Rumpf. Läsionen im unteren Halsbereich führen zu Störungen der Schweißsekretion im ganzen Gesicht. Läsionen oberhalb des oberen Halsganglions müssen nicht zu Schweißsekretionsstörungen führen, da die Nervenfasern zu den Blutgefäßen und Schweißdrüsen des Gesichts unterhalb des oberen Halsganglions verlaufen.

Der Aufbau der Nervenbahn aus drei Neuronen ermöglicht einige nützliche pharmakologische Tests, die auf dem Phänomen der Denervierungsüberempfindlichkeit beruhen. Die Abnahme der Aminoxidase an den Nervenendigungen, die durch eine Läsion am oder jenseits des oberen Halsganglions verursacht wird, erhöht die Empfindlichkeit der Pupille gegenüber Adrenalin in der Konzentration 1:1000. Auf die normale Pupille hat Adrenalin in dieser Konzentration keine Wirkung. Der Effekt von Kokain auf die Pupille hängt von seiner blockierenden Wirkung auf die Wiederaufnahme von Noradrenalin ab. Deshalb wirkt sich Kokain – unabhängig davon, auf welcher Höhe die Läsion lokalisiert ist, – nicht auf die sympathisch denervierte Pupille aus, weil dort kein Noradrenalin vorhanden ist.

Diese beiden Tests wurden durch eine neue Methode verdrängt, bei der 1 %ige Hydroxyamphetamintropfen verabreicht werden, durch die Noradrenalin freigesetzt wird. Ist die Läsion präganglionär, ist Noradrenalin vorhanden und wird freigesetzt, so daß sich die Pupille erweitert. Ist die Läsion postganglionär, ist kein Noradrenalin vorhanden, und man beobachtet keine Reaktion. Das Reaktionsmuster ist in Abbildung 2.6 zusammengefaßt.

Es muß betont werden, daß sich ziemlich häufig selbst nach umfangreichen Untersuchungen und langer Weiterbetreuung keine Ursache für ein Horner-Syndrom finden läßt. Bei 30 % der Fälle bleibt die Ursache ungeklärt. Ein vorübergehendes Horner-Syndrom ist bei ge-

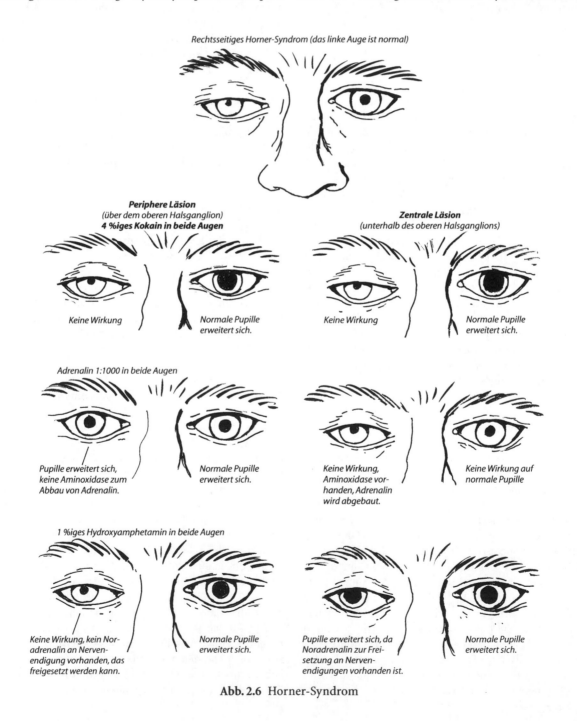

Abb. 2.6 Horner-Syndrom

wöhnlicher Migräne und bei Bing-Horton-Kopfschmerz häufig und wird dann nicht korrekt zugeordnet.

Pupillenstörungen beim bewußtlosen Patienten

Die Behandlung von Kopfverletzungen und bewußtlosen Patienten wird in Kapitel 23 ausführlich behandelt. Die Pupillenstörungen sollen jedoch schon hier besprochen werden.

Normal reagierende, gleich große Pupillen

Bei einem bewußtlosen Patienten sind normale Pupillen ein beruhigendes Zeichen und weisen darauf hin, daß keine lebensbedrohliche Schädigung vorliegt, die ein sofortiges neurochirurgisches Eingreifen erfordert. Sind keine Anzeichen für ein Schädeltrauma vorhanden, muß sofort nach metabolischen oder pharmakologischen Ursachen des Komas gesucht werden. Bei 70 % der bewußtlosen Patienten liegt kein intrakranieller Prozeß vor. Sie haben vielmehr ein diabetisches, ein hypoglykämisches oder anderes metabolisches Koma oder eine Überdosis Medikamente oder Drogen eingenommen. Normale Pupillenreflexe sind ein wichtiger Hinweis auf diese Möglichkeiten.

Ungleiche Pupillen

Dies ist das wichtigste objektive Zeichen beim bewußtlosen Patienten. Bis zum Beweis des Gegenteils deutet eine erweiterte Pupille darauf hin, daß ein Prolaps des Temporallappens den N. oculomotorius auf dieser Seite überdehnt. Eine schnelle Behandlung mit Steroiden und/oder Mannitol ist erforderlich, während ein CT und ein chirurgischer Eingriff vorbereitet werden. Diagnostische Probleme können auftreten, wenn das betroffene Auge durch die Verletzung direkt in Mitleidenschaft gezogen wurde, oder wenn jemand bei der vergeblichen Suche nach einer Stauungspapille unklugerweise mydriatische Tropfen in das Auge gegeben hat – vergeblich deshalb, weil Patienten mit schweren Kopfverletzungen sterben können, lange bevor sich eine Stauungspapille bemerkbar macht. Alle dem Patienten gegebenen Augentropfen sollten im Krankenblatt deutlich vermerkt werden. Die exakte Pupillengröße und -form bei der ersten Untersuchung sollten routinemäßig notiert werden. Dies ist bei der späteren Überwachung des Patienten von überragender Bedeutung.

Beidseitig erweiterte Pupillen

Das Endstadium einer fortschreitenden Einklemmung im Tentoriumschlitz kündigt sich durch eine progressive Erweiterung der vorher nicht betroffenen Pupille an. Die Chancen, daß sich ein Patient erholt, der dieses Stadium erreicht hat, sind schlecht. Dies ist auch eines der Symptome für einen irreversiblen Hirnschaden nach einem Herzstillstand. Trotz der schlechten Prognose bei solchen Fällen sollten alle medizinischen Maßnahmen ergriffen werden, um den intrakraniellen Druck zu verringern, während computertomographisch festgestellt wird, ob weitere therapeutische Schritte unternommen werden können. Zu den pharmakologischen Ursachen gehören Glutethimid sowie anticholinergische und amphetaminähnliche Wirkstoffe. Das folgende Beispiel schildert einen interessanten und möglicherweise einzigartigen Fall von autopharmakologisch erweiterten Pupillen.

Fallbeispiel II

Zu der Zeit, als einige Neurologen Kopfverletzungen routinemäßig durch eine neuromuskuläre Blockade und assistierte Beatmung behandelten, wurde ein 11jähriges Kind nach einer Kopfverletzung aufgenommen und von einem Neurologen auf diese Weise versorgt. Vier Stunden später wurde ein anderer Neurologe zum ersten Mal gerufen, weil das Kind jetzt starre, erweiterte Pupillen und einen Blutdruck von 230/140 entwickelt hatte. Auf der Intensivstation war ein Druckkonus diagnostiziert worden. Seltsamerweise betrug der Puls des Kindes 160. Dies war mit der gestellten Diagnose nicht zu vereinbaren. Es wurde vorgeschlagen, die neuromuskuläre Blockade aufzuheben, da es wahrscheinlicher schien, daß das Kind sein Bewußtsein wiedererlangt hatte und daß die körperlichen Befunde auf die massive Adrenalinausschüttung bei einem verängstigten Kind zurückzuführen seien. Als der gerufene Neurologe 15 Minuten später in der Klinik eintraf, war das Kind bei vollem Bewußtsein, die Pupillen waren reaktiv und der Blutdruck betrug 120/80. Glücklicherweise erinnerte sich das Kind nicht an diese Ereignisse, die Genesung verlief ohne Komplikationen, und das Kind wurde nach 48 Stunden aus dem Krankenhaus entlassen.

Beidseitige stecknadelkopfgroße Pupillen

Dieser Befund ist das Kennzeichen einer anderen letalen neurologischen Situation: einer massiven Blutung in die Brücke. Diese ist gewöhnlich durch einen plötzlichen Kollaps, die Entwicklung von stecknadelkopfgroßen Pupillen, tiefes Koma und eine spastische Tetraparese mit gesteigerten Reflexen charakterisiert. Opiate rufen ähnliche Pupillenstörungen hervor, verursachen aber schwache Reflexe. Bei älteren Patienten sollte man im Hinblick auf die hoffnungslose Prognose im Fall einer intrapontinen Blutung daran denken, daß sie möglicherweise Pilocarpintropfen zur Behandlung eines Glaukoms erhalten haben. Wurde Pilocarpin verwendet, sollten andere Ursachen für ein Koma rasch ausgeschlossen werden. Dies kann normalerweise durch ein CT erreicht werden, mit dem sich derartige Blutungen leicht nachweisen lassen.

Pupillenveränderungen aufgrund von Vergiftungen durch Medikamente oder Drogen

1. Kleine miotische Pupillen: Narkotika, Phenothiazine, Alkohol und Barbiturate können zu kleinen und daher zwangsläufig schlecht reagierenden Pupillen führen, wenn bei der Untersuchung nicht sehr helles Licht und eine Lupe verwendet werden.
2. Große mydriatische Pupillen: Atropin, Scopolamin, Amphetamine, Marihuana, LSD, Ecstasy, Kokain und Glutethimid können zu erweiterten Pupillen und zu psychischen Veränderungen führen. Wie bereits erwähnt, sollte eine Atropinvergiftung durch Pflanzen der Gattung *Datura*, giftige Pilze oder Tollkirschen bei Kindern mit einem toxischen Verwirrtheitszustand und starren, erweiterten Pupillen – dem

diagnostischen Hinweis auf diese Zustände – in Betracht gezogen werden. Bei jedem verwirrten, bewußtlosen oder im Verhalten auffälligen Patienten sollte an eine Vergiftung mit Medikamenten oder Drogen gedacht werden, und der Zustand der Pupillen kann der wichtigste Hinweis auf die Art der Substanz sein.

Die Pupillen sollten immer unter Berücksichtigung der übrigen Befunde des betroffenen Patienten untersucht werden. So ist das Risiko geringer, daß eine leichte Störung übersehen wird. Auch die unnötige Untersuchung physiologischer Variationen wird so weitgehend vermieden. Als Gedächtnisstütze für die Diagnose sind in Tabelle 2.1 die wichtigsten Pupillenstörungen und ihre wahrscheinlichen Ursachen zusammengefaßt.

Tabelle 2.1 Pupillenstörungen

Reaktion	Kleine (miotische) Pupillen	Große (mydriatische) Pupillen

Lichtstarr	Argyll-Robertson-Pupillen (gewöhnlich entrundet)
	Blutung in der Brücke – kann bei sehr hellem Licht reagieren (mit Lupe beobachten)
	Opiate
	Pilocarpintropfen
		Holmes-Adie-Pupillen (reagieren langsam auf sehr helles Licht)
		Posttraumatische Iridoplegie
		Mydriatika
		Atropintropfen
		Überdosis
		  Glutethimid
		  Amphetamin
		  Kokain oder dessen Derivate
		Vergiftung
		  Tollkirsche
		  Datura (Stechapfel)
		Hirntod

Reagieren auf Licht	Hohes Alter Holmes-Adie-Pupille (in verengtem Zustand) Horner-Syndrom Anisokorie (physiologisch kleiner) Entzündliche Erkrankungen der Iris (gewöhnlich entrundet)	Kindheit Angstzustände Physiologische Anisokorie

3 Sehvermögen, die Gesichtsfelder und der N. olfactorius

Sehnerv und Sehbahn erstrecken sich von der Retina bis zum Okzipitalpol. Zum Teil verlaufen sie extrazerebral, zum Teil in der Substanz der Hemisphäre. Wegen der komplexen Überkreuzungen und Rotationen der Nervenfasern in den Sehbahnen können Gesichtsfelddefekte sehr genaue Informationen über den Ort einer Läsion liefern. Patienten bemerken gewöhnlich akute Verschlechterungen des Sehvermögens und können den Ausfall unter Umständen genau beschreiben. Langsam einsetzende Defekte entwickeln sich dagegen häufig unbemerkt.

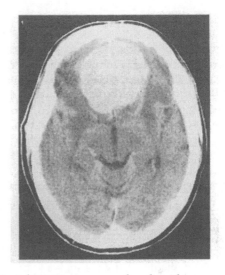

Fallbeispiel I

Ein 43jähriger Direktor einer Schule in Kenia stellte sich vor, nachdem er bei zwei Unfällen Fußgänger überfahren hatte, die auf der linken Straßenseite gegangen waren (in Kenia gilt Linksverkehr). Bei ihm hatte sich schleichend eine homonyme Hemianopsie nach links entwickelt. Als Ursache wurde ein Gliom des rechten Temporallappens festgestellt. Der Patient verstarb nach der Biopsie.

Fallbeispiel III Meningeom, das das Chiasma opticum komprimiert

Fallbeispiel II

Eine 63jährige Frau wurde von der Polizei festgenommen, nachdem sie bei drei Unfällen innerhalb von zwei Wochen auf der linken Seite geparkte Fahrzeuge gestreift hatte. Sie hatte diese Kollisionen nicht bemerkt und sich gewundert, wer ihren Wagen beschädigt hatte. Ein Zeuge eines der Unfälle zeigte sie bei der Polizei an. Es wurde eine linksseitige homonyme Hemianopsie ohne Makulaaussparung festgestellt, die von einem Okzipitallappengliom verursacht wurde. Sie wurde operiert und bestrahlt, verstarb aber sechs Monate später.

Eine Spiegelung des Augenhintergrunds und eine Überprüfung des Visus sowie der Gesichtsfelder sollte bei allen Patienten mit neurologischen Krankheiten routinemäßig durchgeführt werden. Man darf nicht annehmen, daß die Gesichtsfelder des Patienten normal sind, nur weil er keine Sehstörungen bemerkt hat. Das andere Extrem stellen Patienten mit stark eingeschränktem Sehvermögen dar, bei denen eine sehr sorgfältige Prüfung der Gesichtsfelder erforderlich ist, auch wenn dies noch so schwierig sein mag.

Fallbeispiel III

Ein 70jähriger Mann hatte wegen einer fortschreitenden Sehstörung über ein Jahr eine Augenklinik aufgesucht. Wegen der Schwere der Sehstörung waren seine Gesichtsfelder bei den früheren Besuchen nicht dokumentiert worden. Als sein Sehvermögen auf beiden Augen schlechter als 0,1 geworden war, wurde er an einen Neurologen überwiesen. Trotz des schwachen Visus ergab eine Gesichtsfeldprüfung mit der Konfrontationsmethode eine bitemporale Hemianopsie. Bei der Untersuchung wurde ein sehr großes subfrontales Meningeom entdeckt, das das Chiasma opticum komprimierte. Die erfolgreiche Entfernung des Meningeoms führte leider nur zu einer minimalen Erholung der Sehfunktion. Allerdings zeigte sich eine dramatische Verbesserung seiner starken Persönlichkeitsstörung, die sich über mehrere Jahre hinweg entwickelt hatte.

In jedem Teil der neurologischen Untersuchung werden pathologische Symptome leichter entdeckt, wenn der untersuchende Arzt eine ungefähre Vorstellung von dem hat, was er finden könnte oder ausschließen müßte. Die Technik und Durchführung einer Gesichtsfeldprüfung mit der Konfrontationsmethode am Krankenbett wird deshalb weiter unten in diesem Kapitel im Zusammenhang mit den verschiedenen klinischen Situationen behandelt, in denen Gesichtsfelddefekte erwartet werden können.

Vor diesem Hintergrund ist auch eine Erörterung des N. olfactorius angebracht. Seine große Nähe zum Dach und der medialen Wand der Orbita, seine enge Verbindung zum N. opticus und zum Chiasma opticum und seine Endaufzweigung unmittelbar über dem Tractus opticus bringen es mit sich, daß Läsionen des Tractus olfactorius mit hoher Wahrscheinlichkeit auch die vor dem Corpus geniculatum laterale gelegenen Teile der Sehbahn in Mitleidenschaft ziehen können. Der Verlauf, die Verbindungen und klinische Störungen des sogenannten N. olfactorius werden deshalb am Ende dieses Kapitels besprochen.

Visus

In Europa, wo der Testabstand fünf (oder wie in Großbritannien sechs) Meter beträgt, wird der Visus als 5/5–5/50 (bzw. 6/6–6/60) angegeben. In den USA wird er als 20/20–20/200 dokumentiert, da dort der Testabstand 20 Fuß beträgt. Häufig wird auch der Dezimalwert (1–0,1) angegeben. Die Größe der Schrift ist so gewählt, daß jeder Buchstabe fünf Winkelminuten eines Kreisbogens mit dem angegebenen Radius entspricht. Die Buchstaben in der 5/50-Linie sind deshalb zehnmal größer als die der 5/5-Linie. Patienten mit Gesichtsfeldausfällen müssen unter Umständen ihre Augen bewegen, um einzelne Buchstaben zu erkennen. Falls sie den Buchstaben auf diese Weise erkennen können, ist dies erlaubt. Die kleinste Schrift, die der Patient lesen kann, wird als die Sehschärfe dokumentiert. Kann der Patient mindestens die Hälfte der Buchstaben einer Linie erkennen, bezeichnet man dies als partiell. So bezeichnet beispielsweise „5/12 partiell", daß der Patient mindestens vier Buchstaben auf der 5/12-Linie erfolgreich identifiziert hat. Es sollte festgehalten werden, ob der Patient bei der Messung eine Brille getragen hat oder nicht und ob Refraktionsfehler dadurch ausgeschlossen wurden, daß beim Lesen eine Lochblende vorgehalten wurde. Eine regelmäßige Messung und Dokumentation des Visus liefert sehr genaue Hinweise auf eine Verbesserung oder Verschlechterung des Sehvermögens.

Farbensehen

In der Neuroophthalmologie spielt das Farbensehen bei der Erkennung von Läsionen vor dem Corpus geniculatum eine besonders wichtige Rolle. Aus bisher ungeklärten Gründen wird das Gesichtsfeld für ein rotes Objekt durch Läsionen dieser Nervenbahnen besonders beeinflußt. Kann ein Patient mit eingeschränktem Visus ein rotes Objekt noch wahrnehmen, ist eine Läsion der Nervenbahn vor dem Corpus geniculatum unwahrscheinlich. Umgekehrt kann das früheste Zeichen einer Hypophysenläsion eine bitemporale Hemianopsie sein, insbesondere für rote Gegenstände. Auf ähnliche Weise kann eine Läsion des Tractus opticus zu einer inkongruenten Hemianopsie für Rot führen (siehe später). Andere Formen der Farbenfehlsichtigkeit werden routinemäßig mit Ishihara-Tafeln getestet, wobei diejenigen Muster für den Neurologen besonders wertvoll sind, bei denen eine genaue Wahrnehmung von Rot erforderlich ist.

Gesichtsfelder

Die Konfrontationsmethode für die Gesichtsfeldprüfung

Die Resultate eines Konfrontationstests werden in den klinischen Unterlagen häufig etwas geringschätzig behandelt, so als wäre der Test ein schwacher Ersatz für genauere Untersuchungen. Bei sachkundiger Anwendung kann der Konfrontationstest ebenso genaue Ergebnisse wie ein alternierender Abdecktest oder eine Perimetrie liefern. Außerdem können die Gesichtsfelder in manchen Situationen nur mit dem Konfrontationstest geprüft werden. Zu diesen Situationen gehören die Untersuchung von Patienten mit schweren Störungen des Geisteszustands, mit körperlichen Gebrechen, die das Sitzen am Gerät unmöglich machen, oder mit einem vollständigen, zentralen Gesichtsfeldausfall, der verhindert, daß der Patient ein Zielobjekt fixieren kann. Dies ist aber notwendig, um das Auge während der Gesichtsfeldprüfung ruhig zu halten.

Werden Patienten mit stark vermindertem Visus getestet, sind qualitative Gesichtsfeldprüfungen mit Hilfe von Handbewegungen und der Fingerzählprobe **ausschließlich** mit der Konfrontationsmethode möglich. Zur Dokumentation dieser Befunde verwendet man die Abkürzungen HBW (nur Handbewegungen werden wahrgenommen) und FZ (Zählen der Finger im betroffenen Gebiet). Diese Abkürzungen werden auch in den Abbildungen dieses Kapitels verwendet.

Die Technik (Abb. 3.1)

Für genaue Messungen sind Hutnadeln mit roten und weißen Köpfen mit einem Durchmesser von 5 mm und 10 mm ideal. Bei der Routineuntersuchung benutzt man üblicherweise eine weiße Nadel von 10 mm. Mit den kleineren Nadeln kann man kleine Skotome (Gesichtsfelddefekte innerhalb der Gesichtsfelder) nachweisen. Die roten Nadeln sind besonders bei Gesichtsfeldprüfungen nützlich, bei denen eine Druckläsion des N. opticus, des Chiasma opticum oder des Tractus opticus vermutet wird.

1. Der Untersucher sollte dem Patienten zweckmäßigerweise auf einem Stuhl gegenübersitzen oder sich gegebenenfalls vor dem Patienten über das Bett beugen. Jedes Auge wird einzeln geprüft. Hält der Arzt dabei das andere Auge mit ausgestrecktem Arm zu, wird ein konstanter Abstand zwischen Arzt und Patient eingehalten. Man erhält schnell eine Vorstellung von der Größe des normalen Gesichtsfelds in diesem Abstand und kann schon bald frühe periphere Gesichtsfeldausfälle erkennen.

2. Der Patient wird gebeten, während des Tests das Auge des Untersuchers zu fixieren (das rechte Auge, wenn

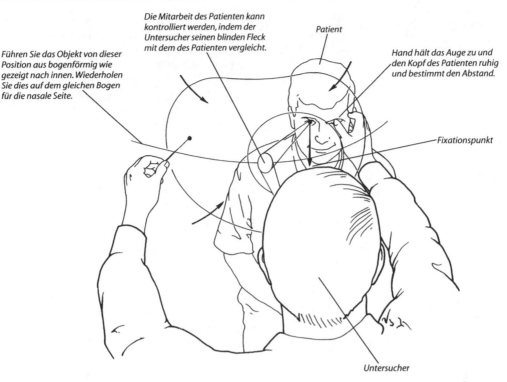

Führen Sie das Objekt von dieser Position aus bogenförmig wie gezeigt nach innen. Wiederholen Sie dies auf dem gleichen Bogen für die nasale Seite.

Die Mitarbeit des Patienten kann kontrolliert werden, indem der Untersucher seinen blinden Fleck mit dem des Patienten vergleicht.

Patient

Hand hält das Auge zu und den Kopf des Patienten ruhig und bestimmt den Abstand.

Fixationspunkt

Untersucher

Abb. 3.1 Gesichtsfeldprüfung mit der Konfrontationsmethode

das linke Auge des Patienten untersucht wird, und umgekehrt). Dadurch ist gewährleistet, daß der Patient das Auge während des Tests ruhig hält. Kann der Patient das Auge des Untersuchers nicht sehen, bittet man ihn, dem Untersucher starr ins Gesicht zu blicken, während das periphere Gesichtsfeld getestet wird. In dieser Position kann der Untersucher optimal feststellen, ob der Patient sein Auge bewegen muß, um das Testobjekt zu finden.

3. Die Testnadel, gewöhnlich die mit dem weißen Kopf von 10 mm Durchmesser, wird wiederholt bogenförmig auf einen Punkt zubewegt, der sich ungefähr 45 cm vor dem Auge des Patienten befindet. Würde nicht ein Bogen von hinten beschrieben, würde sich das temporale Gesichtsfeld des Patienten bis ins Unendliche erstrecken, wenn das Testobjekt groß genug wäre. Die Nadel sollte von außerhalb des Gesichtsfelds des Patienten aus vier Richtungen – NO, SO, SW und NW – auf diesen Punkt zubewegt werden. Auf diese Weise werden Defekte in jedem der oberen und unteren temporalen und nasalen Gesichtsfelder entdeckt. Das Objekt sollte ziemlich schnell bewegt werden. Wird es zu langsam bewegt, können nur sehr wenige Patienten der Versuchung widerstehen, in die Richtung zu blicken, aus der sie das Auftauchen des Testobjekts erwarten.

4. Da der Untersucher diese Vorgänge genau kontrollieren kann, können rasch Wiederholungstests gemacht werden, so daß sich „unechte" Gesichtsfeldausfälle aufgrund buschiger Augenbrauen, Ptose des Oberli-

des oder einer großen Nase leicht identifizieren lassen. Häufig werden Gesichtsfeldausfälle infolge solcher anatomischen Gegebenheiten bei einer Standardperimetrie versehentlich aufgezeichnet. Dreht man den Kopf des Patienten ein wenig aus der Richtung des störenden Objekts weg, läßt sich dieses Problem lösen.

5. Falls sich ein Defekt organisch schwer interpretieren läßt, kann man zur Überprüfung der Kooperation und Verläßlichkeit den blinden Fleck des Patienten bestimmen und direkt mit dem eigenen blinden Fleck vergleichen. Mit etwas Übung sollte man den blinden Fleck des Patienten identifizieren können. Er sollte in seiner lateralen und vertikalen Ausdehnung mit dem des Untersuchers übereinstimmen.

Die Resultate des Konfrontationstests werden konventionsgemäß aus der Sicht des Patienten aufgezeichnet. Dies bedeutet, daß der Untersucher bei der Protokollierung rechts und links vertauschen muß. Zur Vermeidung von Mißverständnissen sollten darüber hinaus das rechte und linke Gesichtsfeld eindeutig gekennzeichnet und die Art des gefundenen Defekts notiert werden, zum Beispiel homonyme Hemianopsie oder eine bitemporale obere Quadrantenanopsie. Die korrekte Verwendung der verschiedenen Begriffe wird in Abbildung 3.2 illustriert.

Es gibt auch ausgefeiltere Tests, die zeitaufwendig sind, sich nicht am Krankenbett durchführen lassen und hauptsächlich in der Ophthalmologie eingesetzt werden. Dazu gehören:

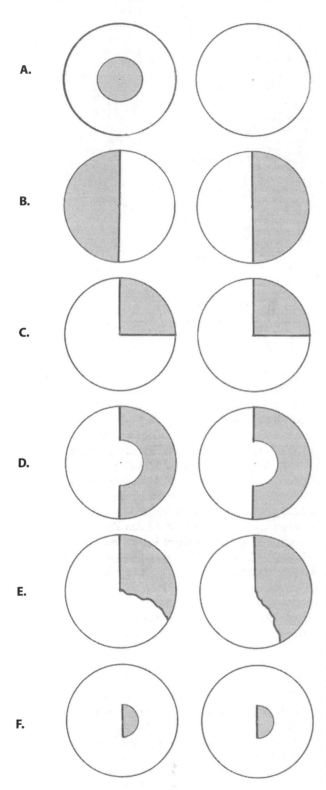

- Der Amsler-Test, mit dem sich am besten solche Gesichtsfelddefekte nachweisen lassen, die auf Krankheiten der Makula oder der Retina beruhen. Dabei wird ein geometrisches Gitter, das sogenannte Amsler-Gitter, vor dem Auge des Patienten plaziert. Bei einer Krankheit der Retina erscheinen die vertikalen und horizontalen Linien verzerrt (Metamorphopsie), während bei einer Krankheit des N. opticus ein Teil des Gitters verschwindet oder verschwommen wahrgenommen wird.
- Der Test mit dem Bjerrum-Schirm, mit dem sich am besten Defekte der zentralen 25° des Gesichtsfelds identifizieren lassen. Diese Methode ist für Neurologen am nützlichsten und wird im nächsten Abschnitt detailliert behandelt.
- Der Goldmann-Perimetertest, bei dem mit Hilfe einer beleuchteten Halbkugel, auf die farbige Lichtpunkte projiziert werden, ungewöhnliche Defekte wie gekrümmte Skotome genau erfaßt werden können. Diese Methode ist in der neuroophthalmologischen Praxis unverzichtbar, kann aber in diesem Buch nicht näher behandelt werden.

Bjerrum-Schirmtest

Der Bjerrum-Schirm ist ein schwarzes Tuch, das wie eine Zielscheibe mit konzentrischen Ringen markiert ist, die bei einem Abstand von 2 m jeweils 5° auseinanderliegen. Die Augen werden einzeln getestet. Ein Sortiment farbiger Scheiben – dabei sind weiße und rote für neurologische Zwecke am wichtigsten – mit unterschiedlichem Durchmesser wird auf einem schwarzen Stab montiert. Der Patient wird gebeten, auf einen weißen Punkt in der Mitte des Ziels zu blicken. Dies ist der erste Nachteil dieser Methode, da es fast unmöglich ist, den Test auszuführen, wenn der Patient nicht fixieren kann oder wenn sein Visus zu schwach ist. Man kann allerdings auch ein größeres Objekt in der Mitte des Ziels plazieren, falls das nötig ist.

Das Objekt wird dann vom Rand des Schirms nach innen oder von der Mitte nach außen bewegt, um das Gesichtsfeld in alle Richtungen von dem fixierten Punkt (dem Zentrum des Gesichtsfelds) aus zu untersuchen. Die Größe des Objekts kann erhöht oder verringert werden, um zu zeigen, ob der Defekt relativ oder vollständig ist. Ein vollständiger Ausfall ist scharf begrenzt, und kein Objekt, mag es auch noch so groß sein, wird in dem entsprechenden Bereich gesehen, den man auf dem Schirm mit Kreide markieren kann. Ein unscharf begrenzter Defekt hat einen Randbereich, in dem ein immer kleineres Objekt wahrgenommen werden kann, bis das Feld schließlich normal wird. Bei Läsionen hinter dem Corpus geniculatum findet man am Rand des Defekts einen scharfen Übergang zum normalen Feld. Bei Läsionen vor dem Corpus geniculatum kann ein unscharf begrenzter Defekt gefunden werden, der für rote Objekte schärfer begrenzt ist.

A. Linksseitiges Zentralskotom (Läsion des N. opticus)
B. Bitemporale Hemianopsie (Chiasmaläsion)
C. Quadrantenanopsie rechts oben (Läsion des linken Temporallappens)
D. Hemianopsie mit Makulaaussparung (Läsion der linken Sehrinde)
E. Inkongruente, rechtsseitige Hemianopsie (Läsion des Tractus opticus)
F. Rechtsseitiges homonymes hemianopisches Skotom (Läsion der Spitze des Okzipitalpols)

Abb. 3.2 Bezeichnung der Gesichtsfeldausfälle

Werden über einen längeren Zeitraum mehrere Tests mit dem Bjerrum-Schirm durchgeführt und auf standardisierten Blättern dokumentiert, erhält man wertvolle Aufschlüsse über die jeweiligen Veränderungen des Gesichtsfelds. Eine derartige Dokumentation ist auch dann nützlich, wenn eine kleine Hypophysenläsion gefunden wurde und eine Operation aufgeschoben wird, bis Sehstörungen auftreten. Der Test ist billig, läßt sich leicht reproduzieren und kann den Bedarf an häufigen und teureren CTs verringern. Diese Methode hat sich auch bei prolaktinsezernierenden Tumoren sehr bewährt, bei denen die endokrinen Symptome pharmakologisch kontrolliert werden können und die einzige Indikation für einen chirurgischen Eingriff eine progressive Beeinträchtigung des Sehvermögens ist. Das Anfangsstadium eines bitemporalen Defekts für Rot kann bei dieser Entscheidung mehr Gewicht haben als CT-Aufnahmen.

Anwendung des Konfrontationstests in speziellen klinischen Situationen

Patienten, die ein „Loch" in ihrem Gesichtsfeld bemerkt haben

Kleine Skotome werden häufig zufällig bemerkt, wenn der Patient eine Notiz liest oder auf eine Uhr schaut (ein Skotom ist ein Ausfall eines kleinen Teils im Gesichtsfeld). Der Beginn ist scheinbar akut, da der Defekt dem Patienten plötzlich auffällt. Eine Ausnahme bildet hierbei ein Embolus, der sich in der A. centralis retinae festsetzt und sich anschließend in die Peripherie bewegt. Die plötzliche Blindheit, auf die ein Nachlassen der Sehstörung folgt, kann von einem intelligenten Patienten gewöhnlich minutiös beschrieben werden, so daß über den akuten Beginn und die Art der Sehstörung kein Zweifel bestehen bleibt. Bei der Untersuchung eines Patienten mit diesem Symptom läßt man den Patienten am besten den Defekt selbst lokalisieren, indem er die weiße Nadel in seinem Gesichtsfeld hin und her bewegt. Ist die Position gefunden, können Größe und Form des Gesichtsfelddefekts bestimmt werden, indem die Nadel in das blinde Gebiet hinein und heraus bewegt wird.

Besonders aufmerksam sollte darauf geachtet werden, ob

1. der Defekt den horizontalen Meridian überquert. Bei Läsionen der Retina aufgrund von Gefäßverschlüssen ist dies nicht der Fall.
2. der Defekt sich in den blinden Fleck hinein erstreckt. Defekte, die auf Vitamin-B_{12}-Mangel, Toxinen oder auf einem Glaukom beruhen, reichen gewöhnlich bis in den blinden Fleck hinein. Dies wird als zentrozökales Skotom bezeichnet.
3. der Defekt den vertikalen Meridian überquert. Organische Gesichtsfeldausfälle aufgrund von Schäden der Nervenbahnen haben eine scharfe vertikale Begrenzung an der Mittellinie.

Bei allen Fällen muß unbedingt überprüft werden, ob der Patient einen identischen Defekt im anderen Auge hat, den er nicht bemerkt hat. Allgemein gilt, daß Patienten einen Defekt im temporalen Gesichtsfeld sehr viel leichter entdecken als einen im viel kleineren nasalen Gesichtsfeld. Homonyme hemianopische Skotome können übersehen werden, wenn diese Regel nicht befolgt wird.

Patienten, die auf einem Auge verschwommen sehen

Der Untersucher sollte den Patienten bitten, in die ungefähre Richtung seines Auges zu blicken, wenn das Sehvermögen des Patienten zu schlecht ist, um tatsächlich etwas zu sehen. Dann sollte der Untersucher versuchen, Größe und Form des Skotoms zu bestimmen, indem er eine weiße Nadel von 10 mm vom Defekt aus nach außen bewegt. Wird die Nadel überhaupt nicht gesehen, sollte man es mit zwei oder drei unbewegten Fingern versuchen und schließlich, wenn alles andere scheitert, sollte eine bewegte Hand von der Peripherie nach innen geführt werden. Kann der Untersucher feststellen, daß es einen Rand intakten peripheren Sehens gibt, mag es auch noch so schwach sein, hat der Patient ein zentrales Skotom. Dies bedeutet gewöhnlich, daß entweder eine Retrobulbärneuritis oder eine Kompression des N. opticus (siehe unten) vorliegt. Wurde ein zentrales Skotom in einem Auge gefunden, ist es wichtig, das periphere Gesichtsfeld des anderen Auges zu überprüfen und nach einem Ausfall im oberen temporalen Gesichtsfeld zu suchen. Ist ein derartiger Defekt vorhanden, liegt sehr wahrscheinlich eine Kompression des N. opticus vor (die Erklärung finden Sie in Abb. 3.12). Der zentrale Kreis des Gesichtsfelds von 5° ist für den Visus von 5/5 zuständig, während die periphere Retina nur 5/50 sehen kann. Dies erklärt die starken Auswirkungen eines scheinbar kleinen zentralen Skotoms auf das Sehvermögen.

Patienten mit einer plötzlichen Verschlechterung des Sehvermögens auf beiden Augen

Eine akute beidseitige Entzündung des N. opticus (Retrobulbärneuritis) kann vorkommen, ist aber ungewöhnlich. Dabei muß ausgeschlossen werden, ob schwere beidseitige Stauungspapillen gleich welcher Ursache oder eine Kompression des Chiasma opticum vorliegen, bei der sich das Sehvermögen des Patienten rasch verschlechtert.

Stauungspapillen allein sollten das zentrale Sehvermögen nicht beeinträchtigen. Kommt es aber im Gebiet der Makula zu einer Blutung oder einem Exsudat, hat das eine Störung des Sehvermögens zur Folge. Diese Möglichkeit kann ophthalmoskopisch leicht ausgeschlossen werden.

Kommt es im Verlauf einer bestehenden Störung des Sehvermögens zu einer raschen Verschlechterung, zeigt eine Ophthalmoskopie häufig eine Optikusatrophie. Liegt bereits eine Optikusatrophie vor, wenn der Patient die Beeinträchtigung seines Sehvermögens bemerkt, kann dies auf einen chronischen Verlauf hinweisen. Die Gesichtsfelder müssen daher unabhängig vom Grad der Visusschwäche sorgfältig getestet werden.

Eine Kompression des Chiasma opticum kann irrtümlich als Retrobulbärneuritis oder als sogenannte Tabak-Alkohol-Amblyopie diagnostiziert werden, wenn die Gesichtsfelder nicht geprüft werden. Patienten mit einer Kompression des Chiasma opticum entwickeln häufig schwere, aber unerkannte bitemporale Gesichtsfeldausfälle und suchen erst dann ärztlichen Rat, wenn das zentrale Sehvermögen akut beeinträchtigt wird. Wird ein bitemporaler Gesichtsfeldausfall gefunden, ist dringend eine weitergehende Untersuchung zum Ausschluß einer Läsion geboten, die das Chiasma opticum komprimiert. Der folgende Fall ist ein gutes Beispiel für diese Situation.

Fallbeispiel IV

Eine 36jährige Frau war wegen Unfruchtbarkeit untersucht worden und wurde später nach dem Einsatz von Clomifen schwanger. Während der Schwangerschaft wurde sie toxikämisch, und ihr Blutdruck stieg auf Werte bis zu 200/120. In der 34. Woche kam es zu einer rasch fortschreitenden Verschlechterung ihres Sehvermögens, die man auf den Bluthochdruck zurückführte. Bei der neurologischen Untersuchung waren beide Sehnervenpapillen blaß. Es bestand aber kein Verdacht auf Stauungspapillen oder Blutungen in die Maculae. Obwohl der Visus schlechter als 0,1 war, konnte mit Hilfe von Handbewegungen und der Fingerzählprobe eine vollständige bitemporale Hemianopsie nachgewiesen werden, die auf eine Kompression des Chiasma opticum hindeutete. Das Kind wurde sofort durch Kaiserschnitt entbunden und das Chiasma am nächsten Tag operativ freigelegt. Dabei wurden die Reste eines Hypophysentumors gefunden, denen Blutgerinnsel beigemischt waren. Nach der Druckentlastung normalisierte sich ihr Sehvermögen, und das Frühgeborene entwickelte sich normal. Jede Verzögerung bei der Erkennung der klinischen Situation hätte zu bleibender Blindheit geführt. Dieser Fall ereignete sich 1973, also vor Einführung der Computertomographie.

Ein bitemporaler Gesichtsfeldausfall kann mit der Standardmethode nachgewiesen werden. Dabei ist die Verwendung einer roten Nadel besonders nützlich. Der typische, voll ausgeprägte Defekt bei einer Läsion des Chiasma ist eine bitemporale Hemianopsie. In frühen Stadien kann dieser Defekt nur bei roten Objekten bemerkbar sein. Der Patient beschreibt dann, daß ihm die rote Nadel in der betroffenen Hälfte des Gesichtsfelds grau erscheint und beim Übergang in das intakte nasale Feld wieder rot. Man muß aber berücksichtigen, daß die meisten Gesunden das Rot der Nadel im temporalen Gesichtsfeld trüber sehen, während es im nasalen Gesichtsfeld merklich heller ist. Dies ist eine physiologische Variation ohne krankhafte Bedeutung. In frühen Stadien der Kompression des Chiasma opticum kann der temporale Defekt für eine rote Nadel nur den oberen oder den unteren Quadranten betreffen. Dies hängt von der Richtung der Kompression ab (siehe unten). Im späteren Verlauf der Krankheit ist nicht mehr nur die Wahrnehmung einer roten Nadel im betroffenen temporalen Feld gestört, sondern auch die einer weißen. Ist der Defekt vollständig, werden nicht einmal mehr Finger- oder sogar Handbewegungen erkannt.

Erfolgt die Kompression des Chiasma von unten durch eine Hypophysenläsion, kann die obere Hälfte des temporalen Gesichtsfelds völlig verlorengehen, während im unteren temporalen Quadranten noch einige Handbewegungen erkannt werden. Das Umgekehrte gilt bei einer Kompression des Chiasma von oben und hinten durch ein Kraniopharyngeom (eine Erklärung finden Sie in den Abb. 3.6 und 3.13). Dies traf bei dem zu Anfang des Kapitels gegebenen Fallbeispiel III zu, in dem ein Meningeom von oben auf das Chiasma drückte.

Patienten, die über Schwierigkeiten beim Lesen oder darüber klagen, daß sie auf einer Seite mit Gegenständen zusammenstoßen

Recht oft suchen Patienten eine Klinik auf, weil mit ihrem Sehvermögen etwas nicht stimmt, ohne daß sie wissen, daß sie einen kompletten homonymen Gesichtsfeldausfall haben. Viele dieser Patienten glauben, daß sie auf einem Auge blind sind, weil sie zu dieser Seite hin nichts sehen können. Es gibt auch Patienten, die darauf bestehen, eine Brille zu bekommen, um die Sehkraft ihres schlechten Auges zu verbessern, selbst wenn man ihnen erklärt, daß ihr Defekt beide Augen betrifft und eine Brille nicht helfen kann. Blindheit auf einem Auge beeinträchtigt zwar die Entfernungswahrnehmung, das andere Auge liefert aber ein auf beiden Seiten vollständiges Gesichtsfeld, so daß die betroffenen Patienten nicht mit Gegenständen zusammenstoßen (siehe Fallbeispiel V).

Wenn der Defekt durch die Mittellinie verläuft, klagen die Patienten sehr darüber, daß sie nicht lesen können. Haben sie einen linksseitigen Gesichtsfeldausfall, können sie den Anfang der nächsten Zeile nicht finden, während sie bei einem rechtsseitigen Defekt der Zeile nicht bis zum nächsten Wort folgen können. Bei einem schwereren Grad der Beeinträchtigung kann es zu wiederholten Verkehrsunfällen kommen, bevor der Gesichtsfeldausfall erkannt wird.

Ist sich ein Patient seiner Sehstörung bewußt, teilt der Defekt sehr wahrscheinlich die Makula im zentralen Gesichtsfeld. Stößt der Patient dagegen nur mit Dingen zusammen, ohne sich einer Störung bewußt zu sein, kann er eine Hemianopsie mit Makulaaussparung oder eine hemianopische Aufmerksamkeitsstörung haben. Letztere ist kein absoluter Defekt, sondern die Unfähigkeit, in der einen Hälfte des Gesichtsfelds etwas zu sehen, wenn ein zweites Objekt in der anderen Hälfte die Aufmerksamkeit beansprucht.

Die Untersuchung auf eine homonyme Hemianopsie sollte drei Phasen umfassen:

1. Der Untersucher sollte überprüfen, ob eine visuelle Aufmerksamkeitsstörung vorliegt. Er sitzt dabei vor dem Patienten, der beide Augen geöffnet hat. Die Hände des Untersuchers werden etwa 30 cm seitlich und 45 cm vor die Augen des Patienten gehalten. Der Patient wird dann gebeten, auf die Hand zu zeigen, deren Finger sich bewegen. Sieht der Patient die Hand auf einer Seite überhaupt nicht, hat er mit großer Wahrscheinlichkeit eine vollständige Hemianopsie. Sieht er dagegen die Bewegung der Finger, wenn nur die einer Hand bewegt werden, aber nicht, wenn beide Hände gleichzeitig bewegt werden, liegt eine hemianopische Aufmerksamkeitsstörung vor. Die anatomische Grundlage dieses Befunds zeigt Abbildung 3.3. Weitere Informationen liefert die Überprüfung des optokinetischen Nystagmus (Eisenbahnnystagmus) mit Hilfe einer Drehtrommel (siehe auch Kapitel 7). Dabei folgt das Auge einem Objekt, bis es sich aus dem Blickfeld herausbewegt, um sich dann schnell zurückzubewegen und das nächste Objekt zu erfassen, was zu einer Art Folgenystagmus führt. Der optokinetische Nystagmus hängt von der Unversehrtheit des Parietallappens ab und wird bei einer Läsion des Parietallappens häufig aufgehoben. Eine Trommel mit senkrechten schwarzen Streifen auf weißem Hintergrund wird vor den Augen des Patienten gedreht. Hat der Patient eine Läsion des rechten Parietallappens, fehlt der Nystagmus, wenn die Trommel nach rechts gedreht wird, und ist intakt, wenn sie sich nach links dreht. Dabei handelt es sich um ein ipsilaterales Phänomen.

2. Mit der Konfrontationsmethode sollte dann das gesamte Gesichtsfeld beider Augen mit einer weißen Nadel getestet werden, um festzustellen, ob der Patient auf der einen oder anderen Seite einen homonymen Gesichtsfeldausfall hat.

3. Das Gesichtsfeld muß danach nochmals untersucht werden, um zu sehen, ob der Ausfall die Makula ausspart oder teilt. Dies ist von erheblicher diagnostischer und prognostischer Bedeutung. Im Grunde sucht man dabei nach einem kleinen Kreis von 5°, innerhalb dessen im Zentrum des hemianopischen Felds die Sehkraft erhalten geblieben ist. Die Nadel wird ober- und unterhalb des Zentrums des Gesichtsfelds von der betroffenen Seite zur gesunden Seite bewegt, um die Mittellinie des Gesichtsfelds zu bestimmen. Dann wird die Nadel am zentralen Meridian entlanggeführt. Wird die Nadel an einem Punkt wahrgenommen, der auf der Verbindungslinie zwischen den ersten beiden Punkten liegt, teilt der Defekt die Makula. Liegt dieser Punkt ungefähr 4 bis 5 cm abseits der Mittellinie, liegt eine Makulaaussparung vor (Abb. 3.4). Die Bedeutung dieses Unterschieds wird später behandelt und ist diagnostisch sehr wichtig. Ein Konfrontationstest stellt den zugrundeliegenden Defekt fest. Bleiben über das zentrale Gesichtsfeld Zweifel bestehen, sind weitere Untersuchungen mit dem Bjerrum-Schirm, einem konventionellen oder dem Goldmann-Kugelperimeter erforderlich.

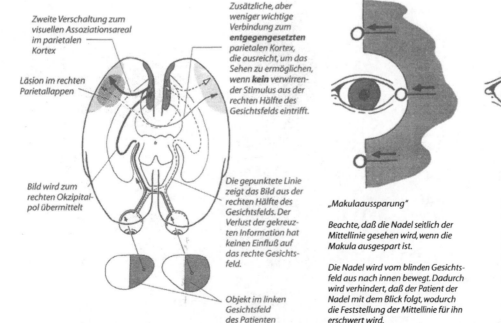

Zweite Verschaltung zum visuellen Assoziationsareal im parietalen Kortex

Läsion im rechten Parietallappen

Bild wird zum rechten Okzipitalpol übermittelt

Zusätzliche, aber weniger wichtige Verbindung zum entgegengesetzten parietalen Kortex, die ausreicht, um das Sehen zu ermöglichen, wenn kein verwirrender Stimulus aus der rechten Hälfte des Gesichtsfelds eintrifft.

Die gepunktete Linie zeigt das Bild aus der rechten Hälfte des Gesichtsfelds. Der Verlust der gekreuzten Information hat keinen Einfluß auf das rechte Gesichtsfeld.

Objekt im linken Gesichtsfeld des Patienten

Abb. 3.3 Hypothetische Erklärung der hemianopischen Aufmerksamkeitsstörung

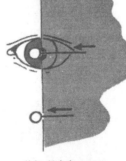

„Makulaaussparung"

Beachte, daß die Nadel seitlich der Mittellinie gesehen wird, wenn die Makula ausgespart ist.

Die Nadel wird vom blinden Gesichtsfeld aus nach innen bewegt. Dadurch wird verhindert, daß der Patient der Nadel mit dem Blick folgt, wodurch die Feststellung der Mittellinie für ihn erschwert wird.

Keine Makulaaussparung („macular splitting")

Sind Patient und Untersucher exakt ausgerichtet, wird der Nadelkopf, wie gezeigt, genau auf der Mittellinie der Pupille sichtbar.

Abb. 3.4 Nachweis einer Makulaaussparung im Konfrontationstest

Visuell evozierte Potentiale (VEP)

Bei der Untersuchung von Krankheiten der Sehbahn lassen sich Läsionen der Nervenbahn mit VEPs nachweisen und quantifizieren: Bei der einfachsten und am häufigsten eingesetzten Technik sitzt der Patient 1 m vor einem Schachbrettmuster, dessen weiße und schwarze Felder alle 1 bis 2 s ihre Plätze tauschen. Die evozierten Potentiale werden dabei mit drei Elektroden über dem Okzipitalgebiet und einer Zeitbasis von 300 ms aufgezeichnet. Das resultierende Potential wird aus 100 oder mehr Stimuli gemittelt. Die Aufzeichnung zeigt eine langsame biphasische Welle, bei der die Latenz der ersten Welle, der P100, und die Amplitude gemessen werden. Es gibt noch keinen universellen Standard, und für jedes Gerät müssen Eichkurven aufgestellt werden. P100 liegt gewöhnlich zwischen 95 und 110 ms, wobei jede Verlängerung auf eine Verzögerung, insbesondere in der Nervenbahn vor dem Corpus geniculatum, hindeutet. Größe und Form des Potentials können mit denen der anderen Seite oder mit einem Standard verglichen werden.

Diese Technik ist relativ billig, reproduzierbar und verläßlich. Sie war bis zum Aufkommen der Kernspintomographie die Untersuchungsmethode der Wahl bei der Diagnose der Multiplen Sklerose. Mit dieser Methode läßt sich sogar eine viele Jahre zurückliegende Läsion des N. opticus nachweisen. Sie bestätigte eine solche Läsion bei vermuteter Abblassung der Papille, die bei Verdacht auf Multiple Sklerose häufig als Hinweis auf eine zusätzliche Läsion des Nervensystems gewertet wurde. Die Vermutung einer Abblassung der Papille hatte manchmal verhängnisvolle Folgen, wenn etwa eine Kompression des Rückenmarks aufgrund dieses unbestätigten Verdachts übersehen wurde. Anomale VEPs dagegen stützten die Diagnose so verläßlich, daß eine Myelographie vermieden werden konnte. Seit die Kernspintomographie zur Verfügung steht, hat die Bedeutung der VEPs etwas nachgelassen. VEPs können auch bei der Bestätigung eines nicht organisch bedingten Verlusts der Sehkraft wertvoll sein. Schaut der Patient auf den Bildschirm, erhält man bei Stimulation durch Blitzlicht normale Reaktionen, wenn das Sehvermögen intakt ist.

Anatomie der Sehbahnen

Für das Verständnis von Gesichtsfeldausfällen ist die Kenntnis der komplizierten Anatomie der visuellen Nervenbahnen erforderlich. Hat man den Verlauf der Nervenbahnen erst einmal verstanden, kann man sich die Details gut merken.

1. Die Makula der Retina (die wichtigste Zellgruppe der Retina, die für das zentrale Sehen verantwortlich ist) liegt auf der temporalen Seite der Sehnervenpapille (die Makula ist nicht mit der Papille identisch, wie häufig fälschlicherweise angenommen wird). Die Fasern aus der Makula müssen sich zusammen auf die Seite verlagern, um die richtige Position im N. opticus einzunehmen. Aus diesem Grund häufen sich die Fasern aus der Makula auf der temporalen Hälfte der Papille, die in Abbildung 3.5 gezeigt ist.

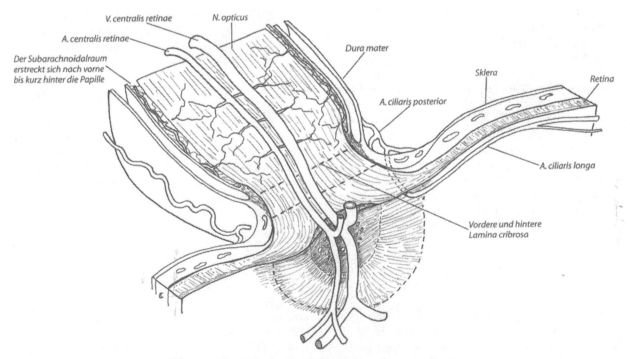

Abb. 3.5 Schematische Darstellung der Sehnervenpapille

2. Die Fasern aus der Makula laufen allmählich ins Zentrum des N. opticus. Diese Verlagerung in die Mitte ist abgeschlossen, wenn der Nerv das Chiasma erreicht. Der N. opticus spaltet sich dann in der Mitte. Die lateralen Fasern verlaufen im Tractus opticus auf derselben Seite weiter, während die medialen Fasern auf die andere Seite kreuzen. Sie folgen dabei einem spezifischen Muster, das später ausführlich besprochen wird. Die Funktion des Chiasma besteht darin, die Informationen aus den Hälften der beiden Netzhäute, die nach rechts blicken, und die der nach links gerichteten Hälften im selben Tractus opticus zu vereinen (Abb. 3.6).

3. Wenn die Information, die ausschließlich aus der rechten oder linken Hälfte des Gesichtsfelds stammt, im Tractus opticus ankommt, wird sie zuerst in der inneren und äußeren Hälfte des Trakts weitergeleitet. Dadurch ist die Bildinformation in den Sehnerven doppelt vorhanden. Informationen von sich entsprechenden Punkten der Netzhäute müssen an unmittelbar benachbarte Teile der Sehrinde weitergeleitet werden. Dieser Vorgang beginnt mit einer Drehung der Fasern im Tractus opticus um 90° nach innen, so daß die Fasern aus dem oberen und dem unteren Gesichtsfeld zusammen in der medialen beziehungsweise lateralen Hälfte des Trakts liegen. Im hinteren Teil teilen sich dann die Fasern, wie in Abbildung 3.6 gezeigt, auf die sechs Lager des Corpus geniculatum auf. Dadurch können sich die Fasern aus entsprechenden Teilen der Netzhäute miteinander verflechten. Die gekreuzten Fasern treten in die Lager 1, 4 und 6 ein, während die ungekreuzten Fasern in die Lager 2, 3 und 5 ziehen. Die Fasern aus je einem Quadranten der Makula bilden einen großen keilförmigen Bereich im Zentrum des Corpus geniculatum, wobei die unteren Felder medial und die oberen lateral liegen.

4. Nach synaptischer Umschaltung ziehen die Fasern dann in zwei fächerförmigen Projektionen in die Hemisphäre. Beim Erreichen des okzipitalen Kortex kommen sie wieder zusammen, wie Abbildung 3.7 zeigt. Die unteren Fasern schwenken als Meyersche Schleife nach vorne in den vorderen Temporallappen. Die oberen Fasern nehmen einen direkteren Weg in den Parietallappen. Obwohl dieser Verlauf graphisch fast nicht dargestellt werden kann, ziehen die Fasern in der Tiefe der Hemisphäre zurück zum okzipitalen Kortex und nicht dicht unter der medialen Oberfläche. Daher werden die Fasern zu der für die Makula zuständigen Region des Kortex, die in diesem Bereich tief in der Hirnsubstanz liegen, durch eine Läsion im Gebiet 5 in Abbildung 3.7 nicht geschädigt.

5. Die Sehrinde (Area calcarina) oder Area striata umgibt den Sulcus calcarinus. Die Zellen für die peripheren Gesichtsfelder liegen anterior, während die für das makuläre Sehen an der äußersten Spitze konzentriert sind: Die oberen Gesichtsfelder werden in der unteren Hälfte und die unteren Felder in der oberen Hälfte des Kortex repräsentiert. Die langgestreckte Form der Sehrinde erklärt, weshalb vaskuläre Läsionen in diesem Bereich überraschend abgegrenzte Sehstörungen auslösen können.

Sehstörungen aufgrund von Läsionen vor dem Corpus geniculatum

Läsionen der Retina

Die Retina besteht aus den retinalen Nervenzellen, die auf der Aderhaut an der Hinterwand des Auges liegen. Die Nervenfasern laufen von diesen Zellen geradeaus nach vorne, biegen dann scharf ab und verlaufen auf der Oberfläche der Retina zur Sehnervenpapille. Sie folgen dabei einem bestimmten Muster, wie Abbildung 3.5 zeigt. Der funktionell wichtigste Teil der Retina ist die sehr dicht gepackte Masse von Zellen, die als Makula bekannt ist. Die Fasern aus diesem Gebiet bilden das papillomakuläre Bündel, wenn sie in den N. opticus einmünden. Diese Nervenzellen reagieren besonders empfindlich auf eine Reihe von Toxinen. Werden sie geschädigt, entsteht ein Zentralskotom (Abb. 3.8). Die häufigsten Toxine sind Nikotin und Alkohol. Vitamin-B_1- und Vitamin-B_{12}-Mangel führen ebenfalls zu Zentralskotomen. Ethambutol, Amiodaron, Isoniazid, Chloramphenicol und Iodochin können auf diese Zellen und Nervenfasern toxisch wirken.

Mehrere neurologische Syndrome und Krankheiten sind mit Retinitis pigmentosa assoziiert (siehe Kapitel 4). Diese beginnt gewöhnlich als periphere Degeneration der retinalen Zellen, die Nachtblindheit (Hemeralopie) auslöst, führt aber letztlich zu einer Optikusatrophie, die mit der vielleicht stärksten bekannten Verengung der retinalen Gefäße verbunden ist. Man nimmt an, daß diese Gefäßverengung eine Hauptrolle bei der Verursachung der Optikusatrophie und der schweren Sehstörung spielt.

Chorioretinitis aufgrund einer lokalen Entzündung der Retina verursacht Skotome, deren Form und Größe dem geschädigten Netzhautgebiet entspricht. Das Erscheinungsbild der Retina ist charakteristisch: Die normale rosa Retina verschwindet, und die Pigmentschicht zieht sich zurück, so daß die darunterliegenden weißen Skleren sichtbar werden. Dies führt zu typischen kleinen rundlichen weißen Flecken mit einem schwarzen Rand, die von normaler Retina umgeben sind. Eine besonders schwere Form ist die juxtapapilläre Chorioretinitis, bei der die Läsion der Papille benachbart ist und die eintretenden Nervenfasern schädigt. Dies führt zu einem stärkeren Gesichtsfeldausfall, bei dem ein bogenförmiges Skotom vom blinden Fleck ausgeht. Bogenförmige Skotome sind typisch für Läsionen des zentralen Nervenbündels (siehe Abb. 3.10). Die Schwere der visuellen Beeinträchtigung hängt vom genauen Ort der entzündli-

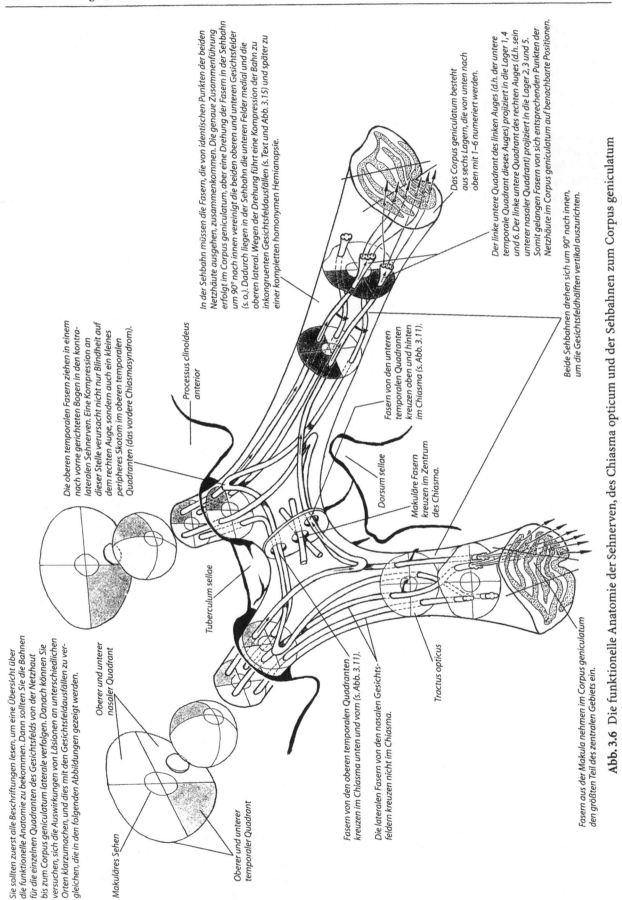

Sie sollten zuerst alle Beschriftungen lesen, um eine Übersicht über die funktionelle Anatomie zu bekommen. Dann sollten Sie die Bahnen für die einzelnen Quadranten des Gesichtsfelds von der Netzhaut bis zum Corpus geniculatum laterale verfolgen. Danach können Sie versuchen, sich die Auswirkungen von Läsionen an unterschiedlichen Orten klarzumachen, und dies mit den Gesichtsfeldausfällen zu vergleichen, die in den folgenden Abbildungen gezeigt werden.

Makuläres Sehen

Oberer und unterer nasaler Quadrant

Oberer und unterer temporaler Quadrant

Die oberen temporalen Fasern ziehen in einem nach vorne gerichteten Bogen in den kontralateralen Sehnerven. Eine Kompression an dieser Stelle verursacht nicht nur Blindheit auf dem rechten Auge, sondern auch ein kleines peripheres Skotom im oberen temporalen Quadranten (das vordere Chiasmasyndrom).

Processus clinoideus anterior

Tuberculum sellae

Fasern von den oberen temporalen Quadranten kreuzen im Chiasma unten und vorn (s. Abb. 3.11).

Die lateralen Fasern von den nasalen Gesichtsfeldern kreuzen nicht im Chiasma.

Tractus opticus

Dorsum sellae

Makuläre Fasern kreuzen im Zentrum des Chiasma.

Fasern von den unteren Quadranten kreuzen oben und hinten im Chiasma (s. Abb. 3.11).

In der Sehbahn müssen die Fasern, die von identischen Punkten der beiden Netzhäute ausgehen, zusammenkommen. Die genaue Zusammenführung erfolgt im Corpus geniculatum, aber eine Drehung der Fasern in der Sehbahn um 90° nach innen vereinigt die beiden oberen und unteren Gesichtsfelder (s. o.). Dadurch liegen in der Sehbahn die unteren Felder medial und die oberen lateral. Wegen der Drehung führt eine Kompression der Bahn zu inkongruenten Gesichtsfeldausfällen (s. Text und Abb. 3.15) und später zu einer kompletten homonymen Hemianopsie.

Das Corpus geniculatum besteht aus sechs Lagern, die von unten nach oben mit 1–6 numeriert werden.

Der linke untere Quadrant des linken Auges (d.h. der untere temporale Quadrant dieses Auges) projiziert in die Lager 1, 4 und 6. Der linke untere Quadrant des rechten Auges (d.h. sein unterer nasaler Quadrant) projiziert in die Lager 2, 3 und 5. Somit gelangen Fasern von sich entsprechenden Punkten der Netzhäute im Corpus geniculatum auf benachbarte Positionen.

Beide Sehbahnen drehen sich um 90° nach innen, um die Gesichtsfeldhälften vertikal auszurichten.

Fasern aus der Makula nehmen im Corpus geniculatum den größten Teil des zentralen Gebiets ein.

Abb. 3.6 Die funktionelle Anatomie der Sehnerven, des Chiasma opticum und der Sehbahnen zum Corpus geniculatum

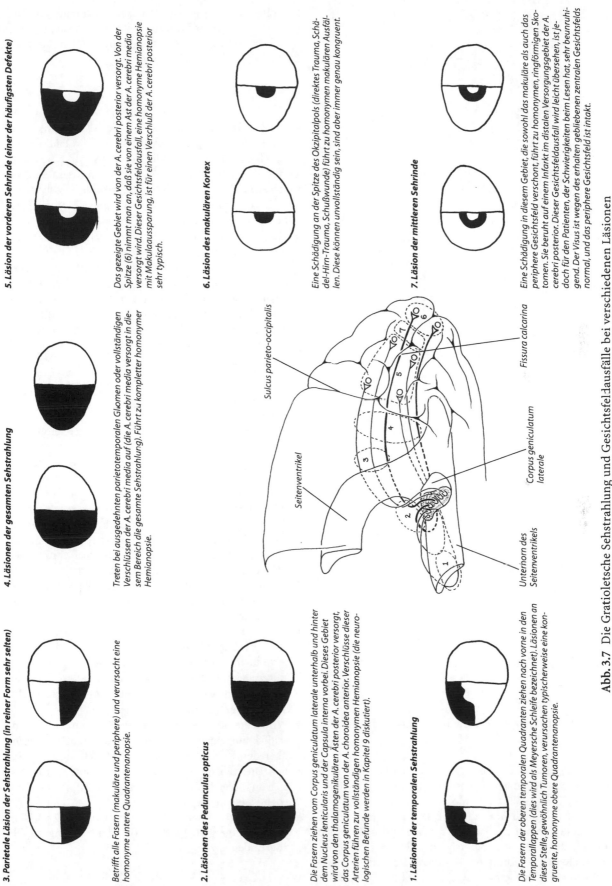

3. Parietale Läsion der Sehstrahlung (in reiner Form sehr selten)

Betrifft alle Fasern (makuläre und periphere) und verursacht eine homonyme untere Quadrantenanopsie.

5. Läsion der vorderen Sehrinde (einer der häufigsten Defekte)

Das gezeigte Gebiet wird von der A. cerebri posterior versorgt. Von der Spitze (6) nimmt man an, daß sie von einem Ast der A. cerebri media versorgt wird. Dieser Gesichtsfeldausfall, eine homonyme Hemianopsie mit Makulaaussparung, ist für einen Verschluß der A. cerebri posterior sehr typisch.

4. Läsionen der gesamten Sehstrahlung

Treten bei ausgedehnten parietotemporalen Gliomen oder vollständigen Verschlüssen der A. cerebri media auf (die A. cerebri media versorgt in diesem Bereich die gesamte Sehstrahlung). Führt zu kompletter homonymer Hemianopsie.

6. Läsion des makulären Kortex

Eine Schädigung an der Spitze des Okzipitalpols (direktes Trauma, Schädel-Hirn-Trauma, Schußwunde) führt zu homonymen makulären Ausfällen. Diese können unvollständig sein, sind aber immer genau kongruent.

2. Läsionen des Pedunculus opticus

Die Fasern ziehen vom Corpus geniculatum laterale unterhalb und hinter dem Nucleus lenticularis und der Capsula interna vorbei. Dieses Gebiet wird von den thalamogenikulären Ästen der A. cerebri posterior versorgt, das Corpus geniculatum von der A. choroidea anterior. Verschlüsse dieser Arterien führen zur vollständigen homonymen Hemianopsie (die neurologischen Befunde werden in Kapitel 9 diskutiert).

7. Läsion der mittleren Sehrinde

Eine Schädigung in diesem Gebiet, die sowohl das makuläre als auch das periphere Gesichtsfeld verschont, führt zu homonymen, ringförmigen Skotomen. Sie beruht auf einem Infarkt im distalen Versorgungsgebiet der A. cerebri posterior. Dieser Gesichtsfeldausfall wird leicht übersehen, ist jedoch für den Patienten, der Schwierigkeiten beim Lesen hat, sehr beunruhigend. Der Visus ist wegen des erhalten gebliebenen zentralen Gesichtsfelds normal, und das periphere Gesichtsfeld ist intakt.

1. Läsionen der temporalen Sehstrahlung

Die Fasern der oberen temporalen Quadranten ziehen nach vorne in den Temporallappen (dies wird als Meyersche Schleife bezeichnet). Läsionen an dieser Stelle, gewöhnlich Tumoren, verursachen typischerweise eine kongruente, homonyme obere Quadrantenanopsie.

Sulcus parieto-occipitalis

Seitenventrikel

Fissura calcarina

Corpus geniculatum laterale

Unterhorn des Seitenventrikels

Abb. 3.7 Die Gratioletsche Sehstrahlung und Gesichtsfeldausfälle bei verschiedenen Läsionen

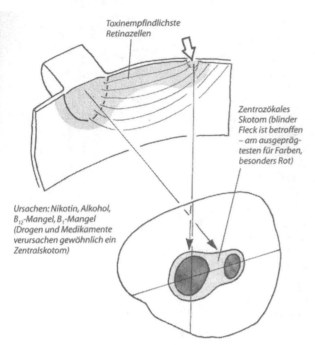

Abb. 3.8 Tabak-Alkohol-Amblyopie

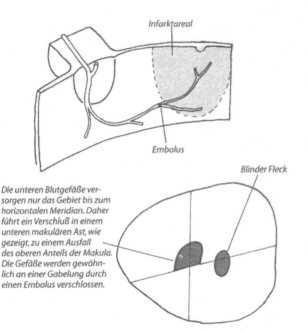

Abb. 3.9 Verschluß eines Astes der A. centralis retinae

chen Läsionen ab. Die häufigste Ursache für Chorioretinitis ist eine vorangegangene Infektion mit dem Zytomegalievirus oder Toxoplasmose.

Die Retina wird über die A. centralis retinae durchblutet, die sich auf der Papille in obere und untere Äste aufteilt, die dann die Bereiche der Retina ober- und unterhalb des horizontalen Meridians des Auges versorgen. Ein Verschluß eines Astes, gewöhnlich durch einen

Embolus, verursacht in dem entsprechenden Gebiet einen Defekt. Dieser reicht wegen der beschriebenen Gefäßversorgung nur bis zum horizontalen Meridian (Abb. 3.9).

Läsionen der Papille

Entwicklungsstörungen der Papille (Kolobome) und hyaline Ablagerungen (Drusen), die sich im Lauf des Lebens bilden, können zentrale Skotome verursachen, oder sie führen zu bogenförmigen Skotomen, wenn sie Nervenfaserbündel in der Sehnervenpapille beschädigen. Ein Glaukom führt wegen der Dehnungswirkung des erhöhten Augeninnendrucks immer zu Schäden an retinalen Nervenfasern an den Papillenrändern. Dadurch entstehen bogenförmige Skotome, die sich anfangs häufig vom blinden Fleck aus nach oben oder unten erstrecken und als Bjerrum-Skotome bezeichnet werden. Später dehnen sie sich dann vom blinden Fleck weiter aus, bis ein geschlossenes Ringskotom entsteht (Abb. 3.10).

Eine Stauungspapille (Schwellung der Sehnervenpapille) kann auf verschiedene Arten zu Gesichtsfeldausfällen führen:

- Vergrößerung des blinden Flecks, indem das Ödem die Zellen der Retina schädigt, die der Papille direkt benachbart sind.
- Blutungen oder Exsudat in die Makula können zu akuten Sehstörungen führen.
- Vorübergehende Ausfälle des Sehvermögens bei Bewegungen oder Lageveränderungen, die den intrakraniellen Druck weiter erhöhen, zum Beispiel beim Bücken, Strecken oder beim plötzlichen Aufstehen.
- Chronische Papillenstauung kann eine progressive Gliose (Vernarbung) der Sehnervenpapille verursachen. Schließlich kommt es zu einer fortschreitenden Sehstörung, bei der sich das periphere Gesichtsfeld verengt. Dies beruht auf einer Schädigung der Nervenfasern, die den geschwollenen Rand der Papille überqueren.
- Beruht die Stauungspapille auf einem Hydrozephalus (Erweiterung des Ventrikelsystems), kann der erweiterte dritte Ventrikel das Chiasma dehnen. Dies führt wegen des seitlichen Drucks durch den Karotissiphon zu einer binasalen Hemianopsie. Dieser Gesichtsfeldausfall ist extrem selten (siehe später).
- Wird eine der Großhirnhemisphären im Tentoriumschlitz eingeklemmt, kann die A. cerebri posterior über den Rand des Tentorium cerebelli gezerrt werden. Dies führt zu einer Hemianopsie mit Makulaaussparung, die dann ein falsches lokalisatorisches Zeichen ist (siehe Kapitel 23).
- Sehstörungen können auch mit dem Ort der Läsion in Zusammenhang stehen, die der Stauungspapille zugrundeliegt.

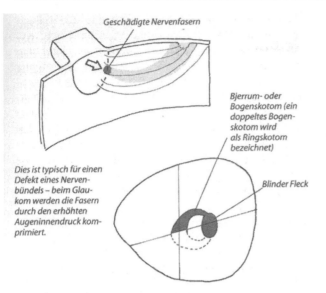

Geschädigte Nervenfasern

Bjerrum- oder Bogenskotom (ein doppeltes Bogen-skotom wird als Ringskotom bezeichnet)

Blinder Fleck

Dies ist typisch für einen Defekt eines Nerven-bündels – beim Glau-kom werden die Fasern durch den erhöhten Augeninnendruck kom-primiert.

Abb. 3.10 Läsion des zentralen Nervenbündels durch Glaukom

Läsionen des N. opticus

Akute retrobulbäre Optikusneuritis

Der N. opticus reagiert auf eine Reihe toxischer und metabolischer Noxen mit einer akuten retrobulbären Optikusneuritis. Eine akute retrobulbäre Neuritis ist nicht unbedingt mit einem Schub von Multipler Sklerose gleichzusetzen. Die Zahl der Patienten mit retrobulbärer Neuritis, die im weiteren Verlauf andere Manifestationen der Multiplen Sklerose entwickeln, liegt zwischen 35 und 75 %. Frauen haben dabei ein doppelt so hohes Risiko, innerhalb der nächsten 15 Jahre andere MS-Symptome zu entwickeln. Umgekehrt zeigen die VEPs bei ungefähr 90 % der Patienten mit bekannter Multipler Sklerose Hinweise auf eine vorausgegangene, manchmal symptomlose retrobulbäre Neuritis.

Kennzeichnenderweise klagen die Patienten darüber, ihr zentrales Gesichtsfeld sei von einem „flaumigen Ball", einem „Rauchwölkchen", einem „beschlagenen Fenster" oder einem „Schleier" bedeckt. Häufig erklären sie, daß ihre Sehkraft normal wäre, wenn sie nur um das störende Objekt herum sehen könnten. Der Visus ist gewöhnlich auf 5/50 oder 5/30 herabgesetzt (20/200 in den USA). Gewöhnlich haben die Patienten unbestimmte Beschwerden im Auge, die insbesondere durch Bewegungen hervorgerufen werden und stark sein können. Sehr starke Augenschmerzen mit verschwommenem Sehen können auch beim Bing-Horton-Kopfschmerz auftreten, wodurch eine retrobulbäre Neuritis vorgetäuscht werden kann. Umgekehrt kann eine sehr kurzfristig auftretende retrobulbäre Neuritis als Migräneanfall fehldiagnostiziert werden.

Bei der Mehrzahl der Patienten mit akuter retrobulbärer Neuritis erholt sich das Sehvermögen innerhalb

von 10 bis 20 Tagen zufriedenstellend, obwohl die VEPs bei jenen Fällen pathologisch bleiben, bei denen eine demyelinisierende Krankheit zugrundeliegt.

Die Bedeutung einer durch Gefäßkrankheiten verursachten ischämischen Optikusneuritis wurde in jüngerer Zeit zunehmend erkannt. Sie ist eine spezifische Komplikation bei Arteriitis cranialis, kann aber auch bei Patienten auftreten, die nur eine degenerative Gefäßkrankheit haben. Die ischämische Optikusneuritis ist irreversibel. Im akuten Stadium sind Blutungen und Ödeme der Sehnervenpapille die Regel. Diese Merkmale sind bei idiopathischer retrobulbärer Neuritis ungewöhnlich.

Eine Optikusneuritis kann mit Autoimmunkrankheiten und malignen Prozessen in anderen Teilen des Körpers zusammenhängen. Sie ist eine klassische Komplikation bei Syphilis. Seit kurzem tritt diese Krankheit wieder häufiger auf und sollte daher wieder in die Differentialdiagnose aufgenommen werden. Eine Reihe opportunistischer Infektionen bei Patienten mit AIDS kann ebenfalls eine Optikusneuritis und Retinitis auslösen. Dazu zählen Infektionen mit dem Zytomegalievirus, Varizellen und Kryptokokken. Auch die Lyme-Borreliose führt – neben zahlreichen anderen neurologischen Manifestationen – zu einer Optikusneuritis.

Bei Fällen, die auf toxischen Ursachen beruhen, kann eine Rückbildung ausbleiben. Die Schädigung des N. opticus durch Ethambutol, das bei der Behandlung von Tuberkulose eingesetzt wird, ist dosisabhängig, und das Risiko ist bei Patienten mit Nierenversagen besonders hoch. Die Serumkonzentration sollte bei Patienten, die dieses Medikament erhalten, ständig überwacht werden. Es gibt Berichte, nach denen Amiodaron einen dauerhaften beidseitigen Verlust des Sehvermögens ausgelöst hat, der möglicherweise mit einer Ischämie des N. opticus zusammenhängt. Auch von Isoniazid wurde berichtet, daß es Schädigungen des N. opticus verursacht. Dies ist aber sehr selten. Bei Kindern kann Chloramphenicol über eine Optikusneuritis zu irreversibler Erblindung führen. Iodochin, das bei der Behandlung von Amöbiasis verwendet wird, kann eine Optikusneuritis verursachen, wenn die maximal zulässige Dosis überschritten wird.

Der klassische Gesichtsfeldausfall bei einer retrobulbären Neuritis ist das zentrale Skotom. Normalerweise kommt es zwar zu einer vollständigen Wiederherstellung des Gesichtsfelds, es bleibt aber in der Regel ein Defekt für rote Objekte zurück. Einige Patienten nehmen Farben mit dem betroffenen Auge als weniger leuchtend wahr und bemerken, daß die Farben – als Folge der anhaltenden Beeinträchtigung der Rotwahrnehmung – „ausgewaschen" oder weniger satt wirken. Im akuten Stadium erscheint die Papille normal, außer wenn die Entzündung die Papille selbst erreicht hat. In diesem Fall kann eine „Papillitis" mit einer Schwellung beobachtet werden. Diese läßt sich von einer Stauungspapille durch den begleitenden schweren Verlust des Visus unterscheiden, da bei einer Stauungspapille das Sehvermögen nicht beeinträchtigt wird, falls nicht spezifische, zuvor beschriebene Komplikationen auftreten. Die wichtigste Differentialdiagnose zu einer retrobulbären Neuritis ist eine Kompression des N. opticus.

Lebersche Optikusatrophie

Die Lebersche Optikusatrophie ist eine ungewöhnliche Erbkrankheit, die auf einem Defekt der Mitochondrien-DNA beruht. Die Störung wird ausschließlich von der Mutter vererbt und betrifft hauptsächlich junge Männer im Alter zwischen 20 und 25 Jahren. Sie beginnt plötzlich, schmerzlos und einseitig. Das andere Auge wird einige Wochen oder Monate später betroffen. Es kommt zu einem rasch fortschreitenden Verlust des Sehvermögens, und eine Gesichtsfeldprüfung zeigt ein Zentralskotom. Nach sechs bis acht Wochen klingt die Sehstörung ab, und ungefähr 30 % der Patienten erlangen ihre Sehkraft zum Teil zurück, doch bleibt bei allen eine Optikusatrophie zurück, und eine Untersuchung zeigt teleangiektatische Gefäße in der Peripherie der Retina.

Kompression des N. opticus (Abb. 3.11)

Das papillomakuläre Bündel, das die Informationen aus dem zentralen Gesichtsfeld transportiert, kann durch äußere Kompression leicht geschädigt werden. Daher führt eine komprimierende Läsion auch eher zu einem zentralen Skotom als zu einem Gesichtsfeldausfall, der sich von der Peripherie her ausbreitet, wie man anhand rein anatomischer Gegebenheiten erwarten könnte. Der zentrale Defekt kann sich so langsam entwickeln, daß der Patient den Verlust des Sehvermögens nur zufällig entdeckt, wenn beispielsweise ein Sandkorn oder Seife in das gesunde Auge gelangen. Ein nützliches Unterscheidungsmerkmal zur retrobulbären Neuritis liefert eine Untersuchung des Augenhintergrunds: Während bei Kompression des N. opticus bereits häufig eine ausgeprägte Optikusatrophie besteht, wenn die Sehschwäche entdeckt wird, tritt bei akuter retrobulbärer Neuritis eine Optikusatrophie erst nach einigen Wochen auf.

Fallbeispiel V

Ein 28jähriger Italiener fuhr ohne Schutzbrille auf einem Motorroller. Dabei flog ihm ein Sandkorn ins linke Auge. Er hielt sich die Hand vor das Auge und stellte fest, daß er nichts mehr sehen konnte. Durch diesen Zufall fand er heraus, daß er auf dem rechten Auge blind geworden war. Als Ursache wurde eine Kompression des N. opticus durch ein Neurofibrom festgestellt, das vom ersten Trigeminusast ausging.

Bei jedem zentralen Skotom, das zufällig bemerkt wird, und jeder „akuten retrobulbären Neuritis", die nicht wie erwartet zurückgeht, sollte solange eine Kompression des N. opticus als Ursache angesehen werden, bis eine andere Ursache nachgewiesen werden kann. Ein wichtiger Teil der initialen und Folgeuntersuchungen ist die Suche nach einem peripheren Skotom im oberen, tem-

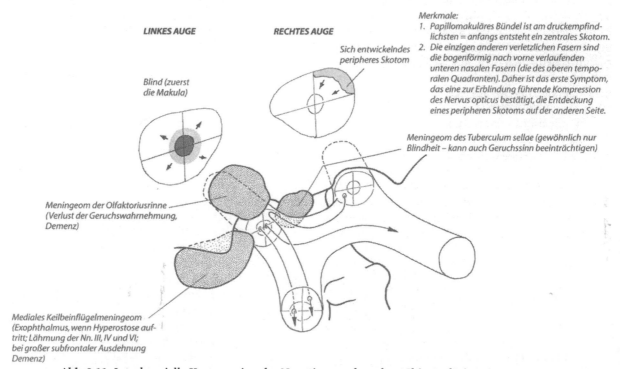

Abb. 3.11 Intrakranielle Kompression des N. opticus und vordere Chiasmaläsionen

poralen Quadranten des anderen Auges, das durch eine Schädigung derjenigen kreuzenden Nervenfasern verursacht wird, die einen nach vorne gerichteten Bogen im N. opticus beschreiben. Dies ist als vorderes Chiasmasyndrom bekannt.

Bei allen Fällen von einseitigem Visusverfall sollten das Geruchsvermögen, die Funktion der Hirnnerven III (N. oculomotorius), V (N. trigeminus) und VI (N. abducens) sowie der Kornealreflex sorgfältig getestet werden.

Die Kernspintomographie ist die sensitivste Technik zur Untersuchung von Läsionen der Orbita und des Canalis opticus.

Tumoren des N. opticus

Maligne Tumoren, gewöhnlich pilozytische Astrozytome im N. opticus, im Chiasma opticum oder im Tractus opticus, treten hauptsächlich bei Kindern oder bei Patienten mit Neurofibromatose auf. Die durch ein Gliom im N. opticus hervorgerufene Sehstörung ist im allgemeinen ein „Loch", das überall im Gesichtsfeld liegen kann. Die Optikusatrophie ist normalerweise schon deutlich sichtbar, wenn der Defekt entdeckt wird. Spezielle Röntgenaufnahmen können eine Vergrößerung eines oder beider Canales optici anzeigen. Tumoren im Chiasma opticum und im Tractus opticus führen zu Gesichtsfeldausfällen, die für Läsionen in diesen Bereichen typisch sind (siehe unten).

Metastasen

Der N. opticus kann durch lokale oder weit entfernte maligne Prozesse, einschließlich maligner Lymphome, sekundär beeinträchtigt werden. Eine maligne Krankheit in der Orbita führt eher zu einem Exophthalmus als zu Gesichtsfeldausfällen. Paradoxerweise scheint der N. opticus sehr widerstandsfähig gegen Dehnung und Zerrung zu sein.

Läsionen des Chiasma opticum

Die funktionelle Anatomie des Chiasma wurde bereits in Abbildung 3.6 detailliert dargestellt. Vom praktischen Gesichtspunkt aus sind vier anatomische Merkmale wichtig (Abb. 3.12):

1. Das Chiasma opticum liegt nicht, wie häufig angenommen wird, auf dem Tuberculum sellae, sondern gewöhnlich über und hinter der Hypophyse und dem Dorsum sellae. Die genaue Lage, etwas mehr nach anterior oder nach posterior, kann anatomisch ein wenig variieren. Aus diesem Grund können auch die resultierenden Gesichtsfeldausfälle unterschiedlich sein. Die unten besprochene Topographie wird am häufigsten beobachtet.

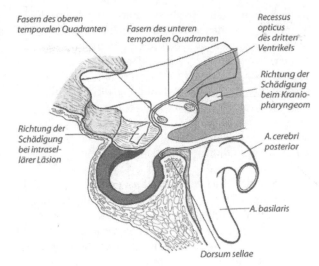

Die Lage des Chiasma und der in ihm kreuzenden Fasern führt zu drei allgemeinen Punkten von großer klinischer Bedeutung:
1. Druck verursacht bitemporale Sehstörungen.
2. Von der Sella ausgehende Läsionen verursachen einen Gesichtsfelddefekt, der in den oberen Quadranten beginnt.
3. Läsionen von hinter oder oberhalb der Sella führen zu Gesichtsfelddefekten, die im unteren Quadranten beginnen.

Abb. 3.12 Beziehung des Chiasma opticum zum dritten Ventrikel und zur Hypophyse

2. Das zentrale papillomakuläre Bündel scheint durch eine Kompression im Chiasma weniger verletzlich zu sein. Sehstörungen breiten sich normalerweise von der Peripherie aus, so daß das makuläre Sehen erst spät im Verlauf der Krankheit beeinträchtigt wird. Dies steht im Gegensatz zu den Auswirkungen einer Kompression des N. opticus in seinem kurzen intrakraniellen Verlauf.
3. Die unteren nasalen Fasern (obere temporale Gesichtsfelder) kreuzen unten und hinten im Chiasma und werden durch Läsionen geschädigt, die von der Sella turcica ausgehen und sich nach oben ausdehnen.
4. Die oberen nasalen Fasern (untere temporale Gesichtsfelder) kreuzen oben und hinten im Chiasma und werden von Läsionen beeinträchtigt, die das Chiasma von oben und hinten schädigen, insbesondere von Kraniopharyngeomen.

Läsionen vor dem Chiasma (siehe Abb. 3.11)

Der Übergang vom N. opticus zum Chiasma kann aus allen Richtungen geschädigt werden. Meningeome gehen im allgemeinen von der dicht anliegenden Dura mater in diesem Gebiet aus und führen zu fortschreitenden Sehstörungen auf einem Auge, die von einem Verlust des Geruchssinns und Läsionen der Nn. optici (II), trochlearis (IV), trigeminus (V) und abducens (VI) begleitet werden. Der ipsilaterale Gesichtsfeldausfall kann auch von einem peripheren Defekt auf dem anderen

Auge begleitet sein (vorderes Chiasmasyndrom). Einige Tumoren erreichen eine beträchtliche Größe, bevor sie entdeckt werden. Dabei kommt es häufig zu einem unbemerkten Verlust der Geruchswahrnehmung. Die Tumoren können auch zu Symptomen einer Demenz führen, die durch eine Schädigung des Frontallappens oder einen Hydrozephalus verursacht wird.

Läsionen des Chiasma (Abb. 3.13 und 3.14)

Der typische Gesichtsfeldausfall ist eine bitemporale Hemianopsie oder das Scheuklappengesichtsfeld. Der Defekt kann sich schleichend entwickeln, wobei es später zu einem akuten Verlust des Sehvermögens kommt, wenn schließlich die makulären Nervenfasern miteinbezogen werden.

Bei beiden Geschlechtern kommt es gewöhnlich viele Jahre vor den visuellen Symptomen zu einer endokrinen Funktionsstörung. Bei Männern ist Impotenz und bei Frauen sekundäre Amenorrhoe das wichtigste endokrine Symptom. Heute ist bekannt, daß dies auf einer Hyperprolaktinämie beruht, und die Identifizierung prolaktinsezernierender Makro- und Mikroadenome ist einer der größten Fortschritte der Neuroendokrinologie in den letzten Jahren.

MRTs erlauben die Identifizierung sehr kleiner Tumoren, die am besten mit Bromocriptin behandelt werden, das die Sekretion von Prolaktin blockiert. Es ist noch nicht klar, ob sich diese Läsionen zwangsläufig zu Makroadenomen weiterentwickeln. Diese Tumoren sind chromophobe Adenome, von denen man früher annahm, daß sie nicht endokrinologisch aktiv seien.

Eosinophile Adenome (die das Wachstumshormon sezernieren und Akromegalie verursachen), Aneurysmen des Karotissiphons und Chordome, die von Überbleibseln des Chordakanals im Dorsum sellae ausgehen, können alle zum gleichen Syndrom führen. Alle verursachen eine bitemporale Hemianopsie, die sich typischerweise von den oberen Feldern auf die unteren ausbreitet, da die Schädigung des Chiasma von unten erfolgt.

Kraniopharyngeome, die das Chiasma von oben und hinten deformieren, führen neben der Sehstörung zu einem von drei unterschiedlichen Syndromen. Die Sehstörung ist eine bitemporale Hemianopsie, die sich von den unteren auf die oberen Felder ausdehnt (Abb. 3.14). Die Syndrome sind:

1. In der Kindheit kann der Tumor hypophysären Zwergwuchs verursachen.
2. Bei Erwachsenen kommt es zu einer fortschreitenden Beeinträchtigung des Sehvermögens und unterschiedlichen Funktionsstörungen der Hypophyse.
3. Im Alter kann ein Kraniopharyngeom den dritten Ventrikel blockieren. Dies führt zu einem Hydrozephalus und Demenz.

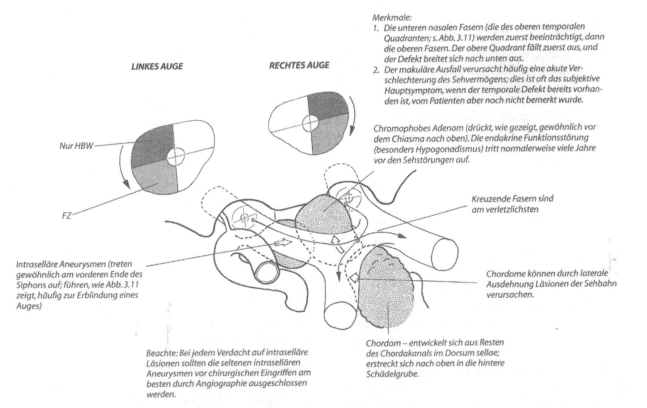

Merkmale:
1. *Die unteren nasalen Fasern (die des oberen temporalen Quadranten; s. Abb. 3.11) werden zuerst beeinträchtigt, dann die oberen Fasern. Der obere Quadrant fällt zuerst aus, und der Defekt breitet sich nach unten aus.*
2. *Der makuläre Ausfall verursacht häufig eine akute Verschlechterung des Sehvermögens; dies ist oft das subjektive Hauptsymptom, wenn der temporale Defekt bereits vorhanden ist, vom Patienten aber noch nicht bemerkt wurde.*

Chromophobes Adenom (drückt, wie gezeigt, gewöhnlich vor dem Chiasma nach oben). Die endokrine Funktionsstörung (besonders Hypogonadismus) tritt normalerweise viele Jahre vor den Sehstörungen auf.

LINKES AUGE

RECHTES AUGE

Nur HBW

FZ

Kreuzende Fasern sind am verletzlichsten

Intraselläre Aneurysmen (treten gewöhnlich am vorderen Ende des Siphons auf; führen, wie Abb. 3.11 zeigt, häufig zur Erblindung eines Auges)

Chordome können durch laterale Ausdehnung Läsionen der Sehbahn verursachen.

Chordom – entwickelt sich aus Resten des Chordakanals im Dorsum sellae; erstreckt sich nach oben in die hintere Schädelgrube.

Beachte: Bei jedem Verdacht auf intraselläre Läsionen sollten die seltenen intrasellären Aneurysmen vor chirurgischen Eingriffen am besten durch Angiographie ausgeschlossen werden.

Abb. 3.13 Kompression des Chiasma von unten

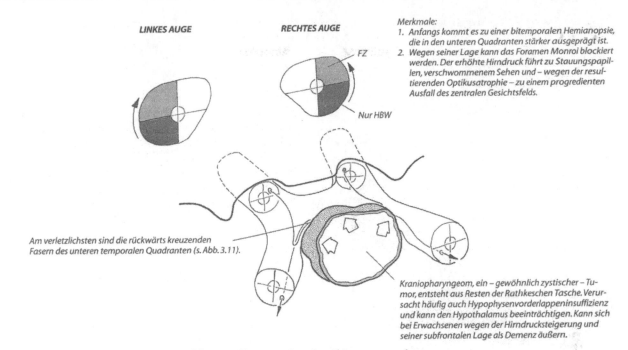

LINKES AUGE

RECHTES AUGE

FZ

Nur HBW

Merkmale:
1. *Anfangs kommt es zu einer bitemporalen Hemianopsie, die in den unteren Quadranten stärker ausgeprägt ist.*
2. *Wegen seiner Lage kann das Foramen Monroi blockiert werden. Der erhöhte Hirndruck führt zu Stauungspapillen, verschwommenem Sehen und – wegen der resultierenden Optikusatrophie – zu einem progredienten Ausfall des zentralen Gesichtsfelds.*

Am verletzlichsten sind die rückwärts kreuzenden Fasern des unteren temporalen Quadranten (s. Abb. 3.11).

Kraniopharyngeom, ein – gewöhnlich zystischer – Tumor, entsteht aus Resten der Rathkeschen Tasche. Verursacht häufig auch Hypophysenvorderlappeninsuffizienz und kann den Hypothalamus beeinträchtigen. Kann sich bei Erwachsenen wegen der Hirndrucksteigerung und seiner subfrontalen Lage als Demenz äußern.

Abb. 3.14 Kompression des Chiasma von oben

Laterale Läsionen des Chiasma (Abb. 3.15)

Eine laterale Kompression des Chiasma ist ziemlich selten. Die häufigste Ursache ist eine fusiforme Erweiterung des intrakavernösen Teils einer arteriosklerotischen Karotis. Dieser Zustand tritt am häufigsten bei älteren Frauen mit hohem Blutdruck auf. Der Defekt ist gewöhnlich einseitig, kann aber beidseitig werden, wenn das Chiasma gegen die gegenüberliegende Karotis gedrückt wird. Ist der Beginn akut, ist die Sehstörung im allgemeinen mit einer Kongestion des Auges und Lähmungen der Augenmuskelnerven verbunden (siehe Kapitel 5). Ein anderer möglicher Mechanismus umfaßt eine Erweiterung des dritten Ventrikels in Verbindung mit einer chronischen Stenose des Aquädukts oder einer Blockade des Abflusses aus dem vierten Ventrikel. Das Chiasma wird von dem sich erweiternden dritten Ventrikel lateral gedehnt und durch die pulsierenden Karotisarterien geschädigt, die gegen seine lateralen Seiten drücken.

Läsionen des Tractus opticus (Abb. 3.15)

Läsionen des Tractus opticus führen zu auffälligen inkongruenten homonymen Hemianopsien (inkongruente Defekte sind solche, bei denen die Form des Defekts in den beiden Gesichtsfeldhälften unterschiedlich ist; siehe Abb. 3.2E). Obwohl die Inkongruenz gewöhnlich bei einem Konfrontationstest festgestellt werden kann, erfolgt der Nachweis bei kleineren Abweichungen am besten mit einer formalen Gesichtsfeldprüfung. Der Nachweis der Inkongruenz zeigt an, daß die Ursache eine Läsion

des Tractus opticus oder eine laterale Läsion des Corpus geniculatum ist, wenn die Inkongruenz ausgeprägt ist. Hypophysentumoren, Chordome und Meningeome können durch eine Ausdehnung nach oben, hinten und lateral zu Läsionen des Tractus opticus führen. Oft ist der Hirnschenkel auf derselben Seite geschädigt, und es können leichte Pyramidenbahnzeichen in der kontralateralen Extremität nachgewiesen werden. Normalerweise sind komprimierende Läsionen die Ursache. Multiple Sklerose kann eine Läsion des Tractus opticus hervorrufen, dies ist aber ziemlich selten.

Laterale Läsionen des Corpus geniculatum

Laterale Läsionen des Corpus geniculatum sind extrem selten und verursachen stark ausgeprägte inkongruente homonyme Hemianopsien.

Alle vor dem Corpus geniculatum gelegenen Läsionen verursachen Unterschiede in der Dichte des Defekts, der unscharf begrenzt ist. Es ist möglich, daß sich der Defekt von einem einfachen Gesichtsfeldausfall für eine rote Nadel zu einem für eine weiße Nadel weiter entwickelt. Schließlich können nicht einmal mehr Handbewegungen wahrgenommen werden, wenn der Ausfall komplett ist. Um frühe Defekte entdecken zu können, ist ein großes Maß an Wissen und Erfahrung erforderlich. Eine frühe Diagnose ist aber unter diesen Umständen ausgesprochen wertvoll. Da die Läsion vor dem Corpus geniculatum liegt, kann bei einem lange bestehenden Schaden eine afferente Pupillenstörung und sogar eine Optikusatrophie gefunden werden.

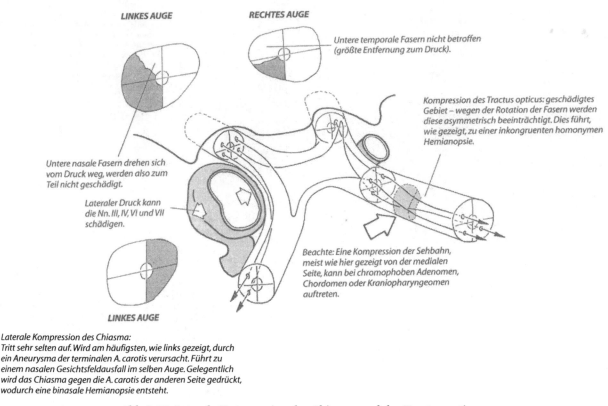

LINKES AUGE   *RECHTES AUGE*

Untere temporale Fasern nicht betroffen (größte Entfernung zum Druck).

Kompression des Tractus opticus: geschädigtes Gebiet – wegen der Rotation der Fasern werden diese asymmetrisch beeinträchtigt. Dies führt, wie gezeigt, zu einer inkongruenten homonymen Hemianopsie.

Untere nasale Fasern drehen sich vom Druck weg, werden also zum Teil nicht geschädigt.

Lateraler Druck kann die Nn. III, IV, VI und VII schädigen.

Beachte: Eine Kompression der Sehbahn, meist wie hier gezeigt von der medialen Seite, kann bei chromophoben Adenomen, Chordomen oder Kraniopharyngeomen auftreten.

LINKES AUGE

Laterale Kompression des Chiasma:
Tritt sehr selten auf. Wird am häufigsten, wie links gezeigt, durch ein Aneurysma der terminalen A. carotis verursacht. Führt zu einem nasalen Gesichtsfeldausfall im selben Auge. Gelegentlich wird das Chiasma gegen die A. carotis der anderen Seite gedrückt, wodurch eine binasale Hemianopsie entsteht.

Abb. 3.15 Laterale Kompression des Chiasma und des Tractus opticus

Betrachten wir postgenikuläre Läsionen der Sehbahnen, ist die Situation ganz anders. Mit Ausnahme der hemianopischen Aufmerksamkeitsstörung sind alle Defekte scharf begrenzt und gewöhnlich komplett. Manchmal ist die Beeinträchtigung des Sehvermögens auch unterschiedlich groß. Eine weiße Nadel von 10 mm genügt, um diese Defekte nachzuweisen. Solche Defekte beeinträchtigen den Visus nicht und führen nicht zu Pupillenstörungen oder einer Optikusatrophie.

Läsionen, die die Gratioletsche Sehstrahlung betreffen (siehe Abb. 3.7)

Läsionen des Pedunculus opticus

Da die Fasern, die das Corpus geniculatum lateral verlassen, über das Trigonum der Seitenventrikel hinwegziehen, das unterhalb und hinter dem Gebiet der Capsula interna liegt (siehe auch Kapitel 9), sind Gesichtsfeldausfälle kein konstantes Merkmal eines einfachen kapsulären Schlaganfalls. Dieser Bereich der Gratioletschen Sehstrahlung wird am häufigsten durch den Verschluß der A. thalamoperforata oder der A. thalamogeniculata geschädigt, die von der A. cerebri posterior abzweigen. Dies führt zu einem klinischen Bild mit homonymer Hemianopsie und halbseitiger Sensibilitätsstörung (Läsion des hinteren Thalamus) und einer sehr leichten motori-

schen Störung, die gewöhnlich wieder zurückgeht und vermutlich durch Ödem in den benachbarten motorischen Nervenbahnen in der Capsula interna verursacht wird. Läsionen, die ausschließlich den Pedunculus opticus betreffen, sind sehr selten.

Läsionen des Temporallappens

Die Fasern, die die visuelle Information von den kontralateralen temporalen Gesichtsfeldern transportieren, verlaufen in der Meyerschen Schleife nach vorne und unten in den Temporallappen. Wird der vordere Teil der Schleife gedehnt, kann ein inkongruenter Defekt entstehen. Haben die Fasern aber die Schleife durchlaufen und ziehen nach hinten, sind kongruente Defekte die Regel. Bei einem kongruenten Defekt ist die Form des Defekts – unabhängig davon, wie bizarr sie ist – in beiden Augen gleich. Bei Patienten mit Verdacht auf eine Temporallappenläsion ist eine sorgfältige Überprüfung der oberen Gesichtsfeldhälften angezeigt.

Läsionen des Parietallappens

Der Teil der Gratioletschen Sehstrahlung, der im vorderen Teil des Parietallappens liegt, transportiert die Information aus den unteren Gesichtsfeldern. Daher wird eine Läsion im vorderen parietalen Teil der Sehstrahlung zu einer unteren Quadrantenanopsie führen. Diese Art von Gesichtsfeldausfall ist extrem selten und wurde bisher vom Autor erst ein einziges Mal beobachtet: Der Patient war ein 8jähriger Junge mit einem Hirnabszeß. Diese Fasern vereinigen sich rasch wieder mit den Fasern für die oberen Halbfelder, die von unten aus dem Temporallappen kommen, so daß eine Läsion des Parietallappens im allgemeinen alle Fasern beeinträchtigt. Hemianopische Aufmerksamkeitsstörungen aufgrund von kortikalen Läsionen des hinteren Parietallappens wurden bereits früher in diesem Kapitel ausführlich besprochen.

Eine Untersuchung auf Gesichtsfeldausfälle als Komplikation bei Läsionen des Parietallappens ist oft schwierig, da die zugrundeliegende Störung auch intellektuelle, agnostische oder aphasische Probleme verursacht. Unter diesen Umständen kann eine Gesichtsfeldprüfung mit abrupten Handbewegungen hilfreich sein.

Gesichtsfeldprüfung durch abrupte Handbewegungen

Während der Patient Sie direkt anschaut, bewegen Sie Ihre Handfläche sehr schnell von außerhalb des normalen temporalen Felds auf das Auge zu. Ist das Gesichtsfeld intakt, sollte der Patient das Auge reflektorisch schließen, wenn die Hand in sein Blickfeld gelangt. Schließt der Patient bei wiederholter abrupter Annäherung der Hand von einer Seite aus das Auge nicht, kann man einen hemianopischen Defekt annehmen. Bei diesem Test muß man aber unbedingt darauf achten, daß die Hand nicht so nahe an den Patienten herangeführt wird, daß dieser einen Luftzug spürt. Dadurch würde ein Kornealreflex hervorgerufen, der eine visuelle Reaktion auf die Handbewegung vortäuscht.

Läsionen der vorderen Sehrinde

Die peripheren Gesichtsfelder sind im vordersten Teil der Kalkarinarinde repräsentiert. Die Blutversorgung erfolgt über die A. cerebri posterior. Ein Infarkt dieser Region durch einen Verschluß dieses Gefäßes führt zu einer Hemianopsie mit Makulaaussparung. Die andere, seltene Ursache dieses besonderen Gesichtsfeldausfalls ist ein Meningeom des Tentorium cerebelli, das gegen diese Rindenregion drückt. Gefäßverschlüsse in diesem Gebiet treten ziemlich häufig bei Migräne auf. Ein bilateraler Infarkt dieser Region führt zu Röhrensehen mit einem kleinen Ring von 2–5°, in dem die Sehkraft erhalten bleibt. Dies ist eine schwere Behinderung, da die Patienten nur Objekte sehen können, die direkt auf ihrer Sehachse liegen und ihren Blick nicht auf Objekte im peripheren Gesichtsfeld richten können, auch wenn der Visus relativ normal bleibt. Dies kann die Folge einer zerebralen Luft- oder Fettembolie sein. Röhrensehen, das

nicht auf einer organischen Ursache beruht, kommt bei Hysterie vor und wird später behandelt.

> **Fallbeispiel VI**
>
> *Ein 72jähriger Mann wurde mit Verdacht auf eine hysterische Sehstörung überwiesen. Sein Visus wurde mit 1,0 angegeben. Er gab aber an, daß er nicht sehen könne, ständig über Möbelstücke fiele und wegen seiner Sehstörung nicht einmal eine Mahlzeit zu sich nehmen könne. Seine Gesichtsfelder waren nicht getestet worden. Bei der Untersuchung stellte sich heraus, daß er einen totalen Ausfall der peripheren Gesichtsfelder hatte und nur in einem Bereich von 1 oder 2° sein makuläres Gesichtsfeld intakt war. Der totale Ausfall des peripheren Sehvermögens bedeutete, daß er nur in Blickrichtung sehen konnte. Änderungen der Blickrichtung fielen ihm sehr schwer, da er wegen des peripheren Gesichtsfeldausfalls kein Ziel hatte, an dem er sich orientieren konnte. Alles was er sah, sah er nur durch Zufall. Sein Problem läßt sich am besten nachvollziehen, wenn man sich vorstellt, daß man sich Pappröhren von 1 m Länge vor die Augen hält und dann versucht, in einem Zimmer herumzugehen. Ein Computertomogramm zeigte einen bilateralen Infarkt im Gebiet der A. cerebri posterior, bei dem die Rindenregion, die die Makula repräsentiert, verschont geblieben war.*

Läsionen des für die Makula zuständigen Kortex

Wird die Spitze des Okzipitalpols geschädigt, kommt es zu einer kongruenten, homonymen und sehr kleinen Hemianopsie: Man nimmt an, daß der Okzipitalpol eine eigenständige Blutversorgung besitzt, die aus der A. cerebri media stammt, und daß dies der Grund für die Makulaaussparung bei Verschlüssen der A. cerebri posterior ist (siehe oben). Aus demselben Grund können bei einer Störung dieser separaten Blutversorgung kleine hemianopische Gesichtsfelddefekte entstehen. Gewöhnlich bemerken die Patienten in dieser Situation den im temporalen Gesichtsfeld lokalisierten Defekt. Dies unterstreicht, wie wichtig es ist, nach einem identischen Defekt im nasalen Feld des anderen Auges zu suchen, um zu bestätigen, daß der Defekt homonym ist und das vom Patienten bemerkte Skotom nicht auf einer Läsion des N. opticus oder der Retina beruht.

Läsionen der mittleren Sehrinde

Derartige Läsionen sind sehr ungewöhnlich, führen aber zu einem interessanten Gesichtsfelddefekt, bei dem zwischen dem intakten zentralen und peripheren Gesichtsfeld ein bogenförmiger (halbringartiger) Ausfall liegt. Je nach der Breite des Defekts stellt der Patient beim Lesen eine Lücke innerhalb eines langen Wortes oder in einer Zahlenkolonne fest. Wird die Untersuchung nicht gewissenhaft ausgeführt, kann ein derartiger Defekt übersehen werden, so daß die Krankheit des Patienten als nicht organisch eingestuft wird, wie es in der Neurologie leider so häufig geschieht.

Kortikale Blindheit

Eine vollständige Zerstörung des okzipitalen Kortex durch einen Infarkt oder ein Trauma führt zu kortikaler Blindheit. Dies ist die einzige Situation, in der Blindheit mit intakten Lichtreflexen verbunden ist. Die Pupillen sind normal groß, und ihre Größe verändert sich entsprechend der Stärke der Beleuchtung. Die Situation kann noch weiter kompliziert werden, wenn auch die visuellen Assoziationsareale betroffen sind. Dann kommt es zum Antonschen Syndrom (Anosognosie für kortikale Blindheit), bei dem sich der Patient nicht bewußt ist, daß er nichts sieht, und die Blindheit sogar leugnet.

Fallbeispiel VII

Ein 56jähriger Mann wurde wegen einer Beeinträchtigung des Sehvermögens und Unbeholfenheit überwiesen, die etwa sechs Wochen zuvor plötzlich aufgetreten waren. Er wurde von einer Krankenschwester ins Zimmer gebracht, lief geradeaus in die Richtung, aus der die Stimme des Untersuchers kam und fiel über einen Stuhl. Er entschuldigte sich und schaute weiter geradeaus. Zu diesem Zeitpunkt war der untersuchende Arzt aber bereits an seiner Seite, und der Patient blickte erst in die neue Richtung, als er angesprochen wurde. Dies erregte Verdacht, und eine Hand, die vor seinem Gesicht hin und her bewegt wurde, wurde völlig ignoriert. Als er gefragt wurde, ob er irgend etwas sehen könne, sagte er, daß eine Person vor ihm sei, und er bejahte die Frage, ob er eine Hand vor seinem Gesicht sehen könne, obwohl gar keine Hand dargeboten wurde. Während der Befragung und der Untersuchung verhielt er sich weiterhin so, als ob er sehen könnte, und räumte trotz der überwältigenden Beweise für seine Blindheit nur ein, daß er „verschwommen" sähe. Er hatte keine weiteren pathologischen Befunde. Der Untersucher nahm an, daß bei dem Patienten eine vaskuläre Läsion vorlag. Dieser Fall trat auf, als noch kein CT zur Bestätigung der Diagnose zur Verfügung stand.

Gesichtsfeldausfälle ohne organische Ursachen

Es gibt eine Reihe von Gesichtsfeldausfällen, die nicht organischer Art sind, und eine nicht organisch bedingte Sehstörung ist eine der häufigsten Manifestationen von Hysterie oder Simulation.

Gesichtsfeldeinengung

Dies ist wahrscheinlich der am häufigsten simulierte Gesichtsfeldausfall. Der Patient zeigt im zentralen Bereich normales Sehvermögen, kann aber in der Peripherie nichts sehen. Die nicht organische Natur wird am besten nachgewiesen, wenn man zeigt, daß der Gesichtsfeldausfall immer gleich groß ist, unabhängig davon, wie weit das Objekt entfernt wird. Theoretisch sollte sich die durch den Defekt betroffene Fläche proportional zur Entfernung des Untersuchers vergrößern. Dieser Defekt

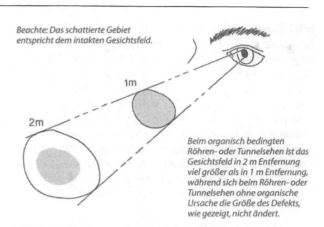

Beachte: Das schattierte Gebiet entspricht dem intakten Gesichtsfeld.

1m

2m

Beim organisch bedingten Röhren- oder Tunnelsehen ist das Gesichtsfeld in 2 m Entfernung viel größer als in 1 m Entfernung, während sich beim Röhren- oder Tunnelsehen ohne organische Ursache die Größe des Defekts, wie gezeigt, nicht ändert.

Abb. 3.16 Nicht organisch bedingtes Röhrensehen

ist für die Patienten nie eine ernste Behinderung. Sie kommen ins Zimmer und setzen sich, ohne irgend einen Hinweis auf ihren Defekt spüren zu lassen, zum Beispiel, daß sie Möbelstücke im blinden Teil ihres Gesichtsfelds umstoßen. Anschließend behaupten sie, daß der Durchmesser ihres intakten Gesichtsfelds bei normalem Leseabstand vielleicht nur 7 cm beträgt. Wird der Test wiederholt, wobei der Untersucher mehrere Meter entfernt ist, hat das intakte Gesichtsfeld angeblich genau die gleiche Größe. Dies ist physikalisch unmöglich, da der Durchmesser des Gesichtsfelds bei der doppelten Entfernung genau doppelt so groß ist. Dieser Defekt wird genauer als tubuläres Sehen (Röhrensehen ohne organische Ursache) bezeichnet (Abb. 3.16).

Fallbeispiel VIII

Ein 12jähriges Mädchen klagte über Sehstörungen. Eine Untersuchung ergab, daß es sich dabei um einen derartigen Gesichtsfeldausfall handelte. Die Eltern der Patientin wollten trotz eingehenderer Untersuchungen, als den Symptomen nach gerechtfertigt gewesen wären, eine nicht organische Erklärung nicht akzeptieren. Nach heftigen Diskussionen, in denen die Eltern leugneten, daß es irgendeine Art von Belastungen gäbe, wurde eine zweite Meinung eingeholt. Später stellte sich heraus, daß das Kind von einem Verwandten sexuell mißbraucht worden war.

Psychogene Blindheit

Blindheit aufgrund einer nicht organischen Ursache tritt meist infolge eines persönlichen Konflikts auf. Die betroffenen Patienten benehmen sich oft weiterhin so, als ob sie sehen könnten (zum Beispiel stoßen sie nicht gegen Gegenstände oder Türrahmen und stolpern oder fallen nicht über kleinere Unebenheiten), während sie einen vollständigen Ausfall ihres Sehvermögens beklagen. Die Pupillenreflexe und VEPs sind normal. Kann der Patient überrascht werden, läßt sich gewöhnlich zeigen, daß er bei einer bedrohlichen Bewegung das Auge schließt.

Fallbeispiel IX

Ein 10jähriges Mädchen wurde in die Klinik gebracht und behauptete, daß es blind sei, seit ihr eine Mitschülerin beim Einladen ihrer Schultasche den Kofferraumdeckel auf den Kopf geschlagen hatte. Da keine Zeichen einer organischen Krankheit vorlagen, wurde eine abwartende Haltung eingenommen. Drei Monate später erlangte sie ihr Sehvermögen wie durch ein Wunder zurück. Dies geschah erst, nachdem das Mädchen, das den Kofferraumdeckel zugeschlagen hatte, in der Schule von allen geschnitten wurde, da sie für die Blindheit verantwortlich gemacht wurde. Die Patientin gab daraufhin zu, daß sie aus Eifersucht auf die Beliebtheit des anderen Mädchens so gehandelt hatte.

Fallbeispiel X

Eine 42jährige Frau hatte mehrere Jahre lang über einen fast vollständigen Verlust ihres Sehvermögens geklagt, der auf Multiple Sklerose zurückgeführt wurde. Trotz ihrer Beschwerden gab sie weiterhin Schulunterricht, fuhr Fahrrad und spielte Gitarre. Ihre Augen zeigten keine organischen Symptome und ihr Gesichtsfeldausfall war asymmetrisch und spiralförmig – ein deutlicher Hinweis darauf, daß keine organische Krankheit vorliegt. Die VEPs waren normal und ihre Fähigkeiten sprachen gegen die Schwere der behaupteten Sehstörung. Später mußte eine Kürettage durchgeführt werden, und sie wurde vor der Operation untersucht. Es wurden keine Zeichen von Multipler Sklerose gefunden, doch war sie sich darüber im klaren, daß durch eine Operation ein Schub ausgelöst werden könnte. Als sie aus der Narkose erwachte, behauptete sie, völlig erblindet zu sein. Die Augen waren noch immer symptomlos, und als Beispiel ihres erhalten gebliebenen Sehvermögens konnte sie im Beisein ihrer Familie und des behandelnden Arztes Salz und Pfeffer über ihr Essen streuen. Die Familie nahm dies kommentarlos hin. Dieser Zustand hielt über ein Jahr an, und als ihr Ehemann darauf hingewiesen wurde, daß wahrscheinlich keine organische Ursache vorhanden sei, bestand er darauf, daß sie in die Klinik zurückkehrte, in der die ursprüngliche Diagnose gestellt worden war. Überraschenderweise konnte sie über Nacht wieder sehen. Weitergehende Nachforschungen über die Gründe dieser Episode, die vier Jahre gedauert hatte, wurden nicht für klug gehalten!

Einseitige Blindheit

Auch dieser Zustand folgt gewöhnlich auf dramatische Ereignisse, etwa ein Trauma im oder in der Umgebung des Auges in einem emotionalen Zusammenhang. Bei der Untersuchung zeigen sich keine pathologischen Veränderungen. Man findet einen normalen direkten und indirekten Lichtreflex, normale VEPs und eine positive Reaktion auf die Nystagmustrommel (siehe oben).

Durch moderne Untersuchungsmethoden können nicht organische Krankheiten mit größerer Sicherheit erkannt werden, und dies gilt besonders für nicht organische Sehstörungen. Leider können wir solchen Patienten genauso wenig helfen wie früher. Sie werden weiterhin auf ihren Behauptungen beharren, und ihre Verwandten und Freunde werden an dem Glauben festhalten, daß die Ärzte nicht wissen, was sie tun sollen. Allerdings sind sie durchaus bereit, an Wunder zu glauben, wenn es bei solchen Patienten zu einer gleichermaßen dramatischen Genesung kommt!

Visuelle Halluzinationen

Eine Schädigung der Sehbahnen kann zu irritativen Phänomenen führen, die vom Patienten als Licht- oder Farbblitze wahrgenommen werden. Komplexere visuelle Bilder beruhen gewöhnlich auf einer anomalen Aktivität in den visuellen Assoziationsarealen, insbesondere in den Temporallappen. Ein Schaden der Retina ist vielleicht allgemein am bekanntesten, zum Beispiel, daß man nach einem Schlag auf das Auge „Sterne sieht". Eine Netzhautschädigung oder eine -ischämie verursachen Halluzinationen, die auf ein Auge beschränkt sind und aus formlosen „Lichtblitzen" oder „-flecken" bestehen, etwa Sternen vor einem dunklen Hintergrund. Dies ist häufig die letzte Phase vor einer Synkope, also kurz bevor die Bewußtlosigkeit eintritt, und hat zu dem Ausdruck „blackout" geführt.

Ähnliche Sehstörungen auf einem Auge können auch zu Beginn einer Migräne auftreten. Ödeme der Retina aufgrund einer zentralen Retinitis serosa verursachen Metamorphopsie (eine wellige Verzerrung der Sehobjekte) und Veränderungen in der Farbwahrnehmung, doch ist dies eher eine Veränderung der visuellen Wahrnehmung als eine Halluzination. Gelbsucht und Digitalisüberdosierung können die Farbwahrnehmung verändern, so daß alles gelb erscheint.

Läsionen des N. opticus, des Chiasma und des Tractus opticus führen nicht zu visuellen Halluzinationen. Obwohl es Berichte über komplexe visuelle Halluzinationen bei Patienten mit von Tumoren verursachten Läsionen des Chiasma gibt, ist es wahrscheinlich, daß diese auf einer gleichzeitigen Schädigung des Hypothalamus oder der medialen Temporallappen durch die gleiche Läsion beruhen.

Visuelle Halluzinationen aufgrund einer Ischämie des Okzipitalpols oder aufgrund von Anfällen, die vom selben Gebiet ausgehen, bestehen gewöhnlich aus formlosen farbigen Flecken, die normalerweise im rot-orangen Teil des Spektrums liegen. Zweifellos die häufigste Ursache ist eine Ischämie der Okzipitalpole vor oder während eines Migräneanfalls. Es kann auch vorkommen, daß ein Patient wiederholt derartige Attacken hat, ohne Kopfschmerzen zu bekommen. Solche Patienten sollten sorgfältig überwacht oder einer Computertomographie unterzogen werden. Läsionen des Okzipitallappens können einer Migräne sehr stark ähneln.

Fallbeispiel XI

Eine 56jährige Frau hatte innerhalb von vier Jahren drei epileptische Anfälle im Anschluß an visuelle Halluzinationen. Diese Halluzinationen, die in diesem Zeitraum viele Male pro Jahr auftraten,

bestanden aus versetzt angeordneten, blitzenden gelben Drei-
ecken, die wie die Warnzeichen an einer Straßenbaustelle wirkten.
Blieb das gelbe Dreieck auf der Spitze stehen, kam es zu keinem
Anfall. In den drei Fällen aber, in denen sich die auf der Spitze stehenden Dreiecke umdrehten, krampfte sie innerhalb von 30 Sekunden nach der Veränderung der Sehwahrnehmung. Es konnte
keine zugrundeliegende Läsion gefunden werden, und alle Symptome verschwanden, als eine Therapie mit Carbamazepin begonnen wurde.

Visuelle Halluzinationen bei Migräne können einseitig,
hemianopisch oder beidseitig sein. Sie bestehen aus
Zickzack- oder kreisförmigen Linien auf einem dunklen
Hintergrund. Diese Halluzination wird auch als Fortifi-
kationsskotom bezeichnet. Oft werden rote und orange-
farbene Flecken beschrieben, die ihre Größe verändern
und scheinbar explodieren. Bei einer anderen Variante
entsteht der Eindruck, als ob in einer Hälfte des Blick-
felds Wasser über eine Fensterscheibe läuft. Dies kann
mehrere Stunden anhalten.

Strukturierte Bilder, unbewegte Bilder wie ein Gemäl-
de, Mikropsie oder Makropsie, bei denen die Umgebung
sehr klein beziehungsweise sehr groß erscheint, sind
Merkmale von epileptischen Phänomenen im Temporallappen oder treten während der Gefäßkrämpfe bei Migräne auf, wobei es zu einer Ischämie des medialen Temporallappens kommt. Es wurde diskutiert, daß Lewis
Carroll durch die Makropsie während eines Migräneanfalls auf die Idee zu „Alice im Wunderland" kam.

Schmerzen steigerten sich daraufhin zu ausgeprägten Migränekopfschmerzen. Dies war ihre erste derartige Erfahrung, und
während der nächsten sechs Monate kam es zu keinen weiteren
Vorfällen.

Eine Halluzination, die wie ein unbewegliches Bild
wirkt, wird als „Déjà vu" bezeichnet. Dabei kommt es zu
einem extrem kurzen Gefühl der Vertrautheit mit einer
Szene, die abrupt „eingefroren" ist, als ob in einen Spiel-
film ein Standbild eingeblendet wird. Typische Anfälle
dauern nur den Bruchteil einer Sekunde und treten gelegentlich auch bei normalen Menschen auf. Einige Patienten mit Temporallappenepilepsie können viele Déjà-
vu-Erlebnisse pro Tag haben, und manchmal sind diese
ein Vorzeichen für einen epileptischen Anfall.

Komplexere und länger anhaltende visuelle Halluzinationen können als Teil eines Temporallappenanfalls
auftreten, kommen aber häufiger bei toxischen Verwirrtheitszuständen oder Schizophrenie vor. Dem Neurologen begegnet ein derartiger halluzinatorischer Zustand
am häufigsten bei Patienten, die Antiparkinsonmittel erhalten. Ein Merkmal dieser Halluzinationen ist, daß sie
stumm sind. Eine Reihe älterer Menschen hat berichtet,
daß sie sich durch die halluzinierte Person auf ihrem
Sofa nicht gestört fühlen. Sie wünschten sich aber, daß
diese Person antworten würde, wenn sie angesprochen
wird! An diesen Halluzinationen sind gewöhnlich Tiere
oder Menschen mit gelegentlich anomaler Größe beteiligt.

Fallbeispiel XII

*Eine 65jährige Frau, die ihr ganzes Leben unter Migräne mit visu-
ellen Phänomenen gelitten hatte, berichtete von ihrem er-
schreckendsten Erlebnis. Ein Anfall hatte wie üblich mit flackernden Lichtern begonnen. Als aber nach 20 Minuten die Kopfschmerzen einsetzten, blieb ihr Sehen abnorm und begann sich
zu verzerren. Alle vertikalen Linien im Raum wurden wellenför-
mig, und der Türrahmen schien oben sehr viel schmaler zu sein als
unten. Als sie ihren Hund streicheln wollte, schien ihr Arm ungefähr 4 m lang zu sein und sich auf eine winzige Hand hin zu ver-
jüngen. Sie konnte sehen, wie sie mit dieser Hand ihren Hund tät-
schelte, der wie eine kleine Porzellanfigur aussah. Diese Verzerrung ihres Sehvermögens hielt 20 Minuten an, bevor sie nachließ.*

Fallbeispiel XIII

*Eine 35jährige Frau kam an eine Kreuzung mit Ampeln. Sie hatte
das Auto voller Kinder, die sie zur Schule fuhr. Schon seit dem Aufwachen hatte sie leichte Kopfschmerzen gehabt. Als sie anhielt,
schien sich die Szene zu verändern, und die Autos auf der anderen
Seite der Kreuzung schienen sehr weit entfernt zu sein. Die heran-
kommenden Wagen waren so groß wie Spielzeug. Die Ampel
schaltete auf Grün, aber sie hatte Angst loszufahren, da sie dachte, daß sie es nie auf die andere Seite der Kreuzung schaffen würde. Sie blieb verängstigt in ihrem Wagen sitzen, bis ihn ein anderer
Autofahrer für sie an den Straßenrand fuhr. Dort hielt sie noch 15
Minuten, bis sich ihr Sehvermögen wieder normalisierte. Ihre*

Fallbeispiel XIV

*Ein 70jähriger Mann mit langjährigem Parkinsonismus fing an,
leichte visuelle Halluzinationen zu haben. Als aber eines Tages seine Frau vom Einkaufen zurückkam, fragte er sie, wer all die Leute
seien, die zu einer Party gekommen seien. Das einzige Merkwürdige war für ihn, daß sie alle nur ungefähr einen Meter groß waren.*

Fallbeispiel XV

*Ein 65jähriger Mann, dessen Parkinsonismus gut eingestellt war,
ging mit seinem Hund spazieren. Als er nach Hause zurückkam,
erzählte er seiner Frau, daß auf einem Grundstück der Gemeinde
eine Menge riesiger, etwa 3 m großer Menschen war und alle Bäume mit Fahnen geschmückt waren. Der weitere Verlauf bei diesem
Patienten wird in Kapitel 12 näher ausgeführt (Fallbeispiel VII).
Seine Halluzinationen besserten sich erst, nachdem die Dosierung
seiner Medikamente verringert wurde.*

Ein Merkmal der visuellen Halluzinose ist, daß selbst
während eines Anfalls kein nachweisbarer Gesichtsfeldausfall besteht. Treten die Halluzinationen allerdings zu
Beginn einer ischämischen Schädigung auf, kann nach
der Episode unter Umständen ein Gesichtsfelddefekt gefunden werden. Charakteristischerweise erinnert sich
der Patient außerdem lebhaft und genau an die Vorfälle
während des Anfalls von visueller Halluzinose.

Der N. olfactorius und das olfaktorische System

Nach dem Abschnitt über visuelle Halluzinationen wollen wir nun die olfaktorischen Mechanismen besprechen, da Aberrationen oder Halluzinationen der Geruchswahrnehmung ein wichtiger Bestandteil des klinischen Bildes sind.

Anatomische Merkmale (Abb. 3.17)

Die Rezeptorzellen des Riechepithels liegen in der Riechspalte in den oberen 10 mm der Nasenscheidewand, dem Dach der Nasenhöhle und in der lateralen Wand der Nase bis gerade oberhalb der oberen Nasenmuschel. Das Epithel wird von dem lipidreichen Sekret der Bowman-Drüsen befeuchtet. Dies legt nahe, daß die Lipidlöslichkeit bei der Geruchswahrnehmung wichtig ist. Die Rezeptorzellen leiten sich vom Ektoderm ab und sind insofern einzigartig, als sie alle 30 Tage aus Stammzellen ersetzt werden. Die Zellkörper liegen im Epithel, und die zentralen Fasern gelangen als marklose Axone ohne Synapsen durch die Siebbeinplatte in die Schädelhöhle. Diese Zellen bilden mit den Mitralzellen der Glo-

merula olfactoria Synapsen. Die Axone dieser Mitralzellen bilden den Tractus olfactorius, der sowohl afferente als auch efferente Fasern enthält. Letztere regeln wahrscheinlich die Aktivität in den Glomerula. Dies erlaubt die Unterscheidung einer Vielzahl von Gerüchen durch eine relativ kleine Zahl von Rezeptorzellen und Fasern.

Die Riechbahnen verlaufen unter den Frontallappen gerade oberhalb der Nn. optici und dem Chiasma opticum nach hinten und enden als drei Striae olfactoriae vor der Substantia perforata anterior. Der Bestimmungsort der medialen Striae ist unbekannt. Viele treten in die gegenüberliegenden medialen Striae ein und sind vielleicht der Ursprung der efferenten Fasern, die in der gegenüberliegenden Riechbahn zurücklaufen. Die intermediären Striae enden im Bulbus olfactorius, die weitergehenden Verbindungen des Bulbus olfactorius sind jedoch unbekannt. Die lateralen olfaktorischen Striae bilden Synapsen mit den Neuronen der Substantia perforata anterior, des Gyrus olfactorius lateralis, des präpyriformen Kortex und des medialen Mandelkerns. Diese ganze Gruppe bildet beim Menschen das Riechhirn. Die Riechbahn ist auch darin einzigartig, daß sie als einzige sensorische Bahn keine Schaltstelle im Thalamus besitzt.

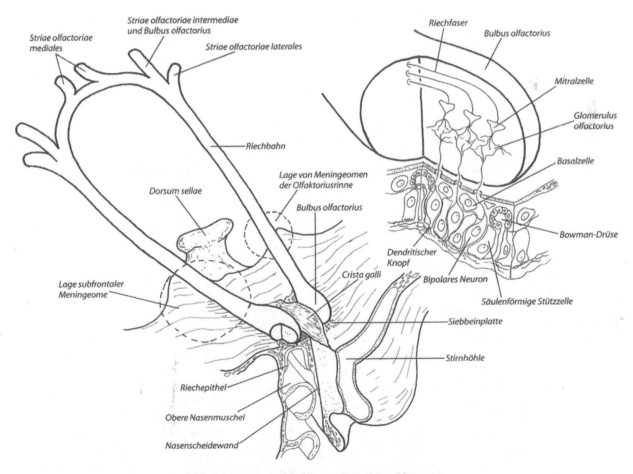

Abb. 3.17 Die Riechbahnen mit Bulbus olfactorius

Die anschließende Verteilung der olfaktorischen Information im limbischen System (siehe Kapitel 10) trägt dazu bei, daß wir manche Gerüche als angenehm (oder auch als unangenehm) empfinden, und löst über den Hypothalamus die entsprechenden autonomen Reaktionen aus. Dies wird durch Schaltstellen in der sekundären olfaktorischen Rinde der Regio entorhinalis kontrolliert, die den Uncus gyri hyppocampi und den rückwärtigen orbitofrontalen Kortex umfaßt. Die aus diesen Gebieten zur Formatio reticularis pontis absteigenden Bahnen vermitteln Reflexe wie zum Beispiel die Speichelabsonderung.

Untersuchung des Geruchsvermögens

Einige Patienten sind nicht in der Lage Brandgeruch, Zwiebeln oder Benzin zu riechen. Die Patienten erwähnen auch fast immer, daß ihr Geschmackssinn gestört ist, da der Geschmack von Nahrungsmitteln zum größten Teil auf ihrem Geruch beruht, während mit dem Geschmackssinn nur süß, sauer, salzig und bitter wahrgenommen werden können. Die für den Test verwendeten Standardgerüche sind Pfefferminzöl, Nelkenöl und Asa foetida (Asant, Teufelsdreck). Für eine Routineuntersuchung reichen wahrscheinlich Nelken- oder Pfefferminzöl aus. Asa foetida, das einen unangenehmen Geruch hat, zersetzt sich gewöhnlich in der Probenflasche, und konventionelles Riechsalz führt zu Absonderung von Tränen und Nasenflüssigkeit und ist daher für einen Test nicht geeignet. Man sollte ein paar Tropfen Nelken- oder Pfefferminzöl auf einem Wattebausch aus einer kleinen Flasche mit dicht schließendem Deckel verwenden. Nachdem überprüft wurde, ob die Luftwege frei sind und der Geruch vom untersuchenden Arzt selbst noch wahrgenommen werden kann, sollte die Substanz an jeweils einem Nasenloch getestet werden. Der Verlust des Geruchssinns auf einem Nasenloch ist diagnostisch sehr viel wichtiger als ein beidseitiger Verlust der Geruchswahrnehmung, der mit einem der unten diskutierten allgemeineren Zustände zusammenhängen kann.

Klinische Störungen der Geruchswahrnehmung

Lokale Traumen, ausgetrocknete Luftwege, allergische Rhinitis, Polypen, Fremdkörper und entzündliche Krankheiten wie die Wegenersche Granulomatose können einen Verlust der Geruchswahrnehmung verursachen, indem sie die Mukosa direkt schädigen oder verhindern, daß die Luft das Riechepithel erreicht.

Medikamente, Drogen und Stoffwechselkrankheiten können die metabolisch hochaktiven Zellen des nasalen Riechepithels beeinträchtigen. Antihistaminika, Antibiotika, Antimetaboliten, Entzündungshemmer und Thyreostatika können den Zellstoffwechsel und damit die Wahrnehmung von Gerüchen behindern.

Kopfverletzungen, insbesondere Schläge auf die Stirn oder das Hinterhaupt, durch die das Gehirn vor und zurück bewegt wird, können mit gewisser Wahrscheinlichkeit zum Abriß der Nervenfasern führen, die durch die Siebbeinplatte hindurchtreten. Ein Verlust der Geruchswahrnehmung ist eine Komplikation bei bis zu 30 % der Fälle von Kopftrauma. Wird die Dura zerrissen, besteht auch das Risiko einer nasalen Liquorrhoe und einer aufsteigenden Meningitis. In manchen Fällen kann eine partielle Beeinträchtigung der Geruchswahrnehmung zu bizarren Veränderungen der Wahrnehmung führen, bei denen alles seltsam, parfümiert oder faulig riecht. Dies hat starke Auswirkungen auf die Geschmackswahrnehmung und den Appetit. Leider bleiben solche durch Kopfverletzungen hervorgerufenen Beeinträchtigungen meist andauernd bestehen.

Tumoren, besonders Meningeome, der Riechspalte führen zu einer unbemerkten einseitigen Anosmie und können, wenn sie groß sind, Demenz verursachen. Schließlich kommt es zu einem fortschreitenden Verlust des Sehvermögens des ipsilateralen Auges, weshalb bei allen Patienten, die sich mit einseitiger Blindheit und Demenz vorstellen, eine Untersuchung der Geruchswahrnehmung wichtig ist. Hypophysentumoren und Aneurysmen im vorderen Hirnkreislauf können die Riechbahn ebenfalls schädigen.

Die Geruchswahrnehmung verschlechtert sich mit dem Alter. Dies ist die erste Sinnesmodalität, die betroffen ist. Das könnte erklären, warum ältere Menschen dazu neigen, ihren Appetit zu verlieren und ihr Essen zu stark zu würzen.

Ein Verlust der Geruchswahrnehmung aus zentraler Ursache wurde noch nicht beschrieben, doch kommen Veränderungen der Geruchswahrnehmung auf dieser Grundlage häufig vor. Dies kann bei Patienten mit psychomotorischen Anfällen, die vom Gyrus uncinatus ausgehen, kurzzeitig der Fall sein. Dabei prägen plötzlich und sehr kurz auftretende Gerüche, die immer unangenehm sind, die olfaktorische Seite des Anfalls. Am häufigsten werden die Gerüche als brennendes Gummi oder faulender Kohl beschrieben. Die Klage über anhaltende üble Gerüche oder darüber, daß alles unangenehm riecht, beruht fast immer auf einer Psychose oder einer monosymptomatischen depressiven Krankheit, die nur sehr schwer zu behandeln sind. Anhaltende schlechte Gerüche aufgrund einer eitrigen Nebenhöhlenkrankheit scheinen heute sehr viel seltener zu sein als vor der Einführung von Antibiotika und Dekongestionsmitteln.

Ein einseitiger Verlust des Geruchssinns ohne offensichtliche lokale Ursache sollte immer durch Computer- oder Kernspintomographie abgeklärt werden.

4 Untersuchung des Augenhintergrunds

Eine vollständige Erörterung der Veränderungen des Augenhintergrunds würde den Rahmen dieses Buches sprengen. Allerdings ist es äußerst wichtig, daß Studenten den Augenhintergrund bei so vielen Patienten wie möglich untersuchen, um eine klare Vorstellung von der Bandbreite normaler Erscheinungsformen zu bekommen. Sie sollten auch jede Gelegenheit zur Untersuchung pathologischer Befunde am Augenhintergrund nutzen. Solche Veränderungen können nur mit einiger Erfahrung und guter Technik klar erkannt werden. Die Diskussion wird sich deshalb auf die Technik, einige normale Erscheinungsbilder sowie auf die Beschreibung einiger pathologischer Phänomene beschränken, die bei Patienten mit neurologischen Störungen vorkommen.

Hinweise zur Untersuchung des Augenhintergrunds

1. Idealerweise sollte der Augenhintergrund in einem abgedunkelten Raum untersucht werden. Es ist nicht nötig, die Pupillen routinemäßig weitzustellen, da dies später zu diagnostischer Verwirrung führen könnte und bei älteren Menschen das Risiko eines Glaukomanfalls besteht.
2. Der Patient wird gebeten, ein entferntes Objekt zu fixieren, das sich gerade vor ihm auf Augenhöhe befindet. Dadurch wird das Auge ruhig gehalten und die Pupille erweitert. Der Patient soll diesen Punkt auch dann fixieren, wenn der Kopf des Untersuchers in die Sehachse gerät, was unweigerlich geschehen wird. Man muß lernen, das rechte Auge des Patienten mit seinem rechten, und das linke mit seinem linken zu betrachten. Dies erleichtert es dem Patienten nicht nur, mit seinem anderen Auge in die Ferne zu blicken, sondern verhindert auch unerwünschte Nähe (und daß Sie mit den Nasen zusammenstoßen). Es ist auch sinnvoll, wenn Sie lernen, den Augenhintergrund im umgekehrten Bild zu spiegeln, indem Sie sich über den Kopf des Patienten beugen. Dies ist besonders in der Notaufnahme und auf der Intensivstation von Nutzen, wo der übliche Zugang durch andere Maßnahmen erschwert werden kann. Am häufigsten scheitert eine Ophthalmoskopie daran, daß der Patient das Licht des Ophthalmoskops verfolgt, statt sein Auge ruhig zu halten.
3. Bei korrekter Spiegelung liegt die Sehnervenpapille direkt im Blickfeld. Der Untersucher sollte durch das Loch des Ophthalmoskops schauen und sich dann aus circa 30 cm Entfernung dem Patienten nähern, wobei er die rosa leuchtende Pupille immer im Auge behält. Er soll den Lichtstrahl dann so zielen, als ob er in Augenhöhe auf der Mittellinie des Hinterkopfes des Patienten wieder austreten würde. Der blasse Kreis der Sehnervenpapille sollte dabei sofort ins Blickfeld kommen, sofern der Patient weiterhin geradeaus blickt und das Auge ruhig hält (Abb. 4.1).
4. Sind nur Blutgefäße auf einem rosafarbenen Hintergrund zu sehen, sollte man sie entgegen der Verzweigungen zurückverfolgen, bis schließlich die Sehnervenpapille sichtbar wird (Abb. 4.2).

Noch ein allgemeiner Hinweis zur Ophthalmoskopie: Hat man erst einmal eine gewisse Fertigkeit erreicht, kann aber die Papille trotzdem nur mit großen Schwierigkeiten finden, ist es möglich, daß der Patient unter einer Stauungspapille leidet. Die rosa Papille verschmilzt mit der Retina, und die Blutgefäße enden plötzlich in dem Ödem anstatt in der Papille. Sieht die Papille dagegen schneeweiß aus, hat der Patient wahrscheinlich eine primäre Optikusatrophie, bei der sich die Papillenabblassung deutlich gegen die normale Retina abhebt. Das Erscheinungsbild der normalen Sehnervenpapille ist in Abbildung 4.3 gezeigt.

Der normale Augenhintergrund

In der Kindheit erscheinen die Sehnervenpapille und die Retina immer naß und glänzend, und die Blutgefäße sind markanter als bei Erwachsenen. Dies kann die frühen Veränderungen einer sich entwickelnden Stauungspapille vortäuschen. Selbst in dieser Altersklasse ist das Zentrum der Sehnervenpapille immer blasser als die umgebende Papille. Ist dies der Fall, ist eine beginnende Stauungspapille unwahrscheinlich.

Beim erwachsenen Patienten variiert die Farbe der Papille von blaß bis fleischfarben, und der Gefäßreichtum variiert. Überqueren nur die vier Hauptgefäße die Papille, ist die normale blasse Farbe der Papille auffallend. Verzweigen sich die Gefäße früh, so daß viele Gefäße den Rand der Papille überqueren, ist die Farbe der darunter liegenden Papille schwerer zu erkennen, und man kann Verdacht auf eine beginnende Schwellung der Papille haben.

Der nasale Rand der Papille ist immer weniger stark abgegrenzt als der temporale Rand. Dieser Effekt wird durch einen kleinen pigmentierten Streifen am tempo-

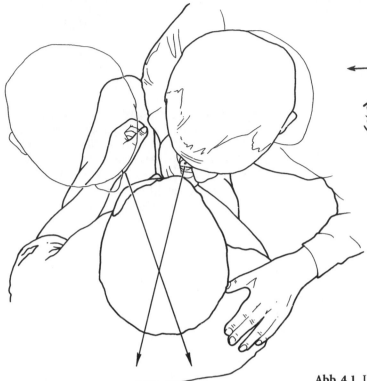

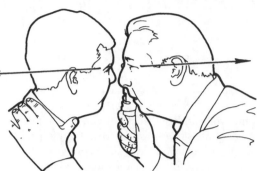

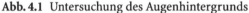

Beachte: Die Augen des Untersuchers und des Patienten müssen auf einer horizontalen Ebene sein, und das Ophthalmoskop sollte, wie gezeigt, auf die Mitte des Kopfes gerichtet werden. Die Papille befindet sich nicht im Zentrum des Fundus, sondern weiter auf der nasalen Seite, wie Abbildung 4.2 zeigt. Man muß daher leicht schräg in das Auge schauen.

Abb. 4.1 Untersuchung des Augenhintergrunds

ralen Rand – eine ziemlich häufige normale Variante – noch unterstrichen (siehe Abb. 4.8).

Bei alten Menschen ist die Ophthalmoskopie durch die normalerweise eng gestellte Pupille erschwert. Die Papille ist oft gelbgefärbt, so daß ihre Ränder weniger ausgeprägt sind. Die Blutgefäße sind häufig dünner als bei jüngeren Patienten. Diese Erscheinungsbilder können eine ischämische Retinaveränderung mit ischämischer Optikusatrophie vortäuschen.

Häufige pathologische Veränderungen des Augenhintergrunds

Stauungspapillen

Einige Ärzte glauben, daß die neurologische Untersuchung des Augenhintergrunds nur dem Ausschluß von Stauungspapillen dient. Andere meinen, daß die Abwesenheit von Stauungspapillen eine Erhöhung des intrakraniellen Drucks ausschließt. Beides trifft nicht zu. Eine durch intrakranielle Druckerhöhung ausgelöste Stauungspapille braucht für ihre Entwicklung mehrere Wochen, und ein Patient mit einem raschen intrakraniellen Druckanstieg kann sterben, ohne daß sich eine Stauungspapille ausbildet. In jeder klinischen Situation, in der die Anamnese auf einen Anstieg des intrakraniellen Drucks schließen läßt, bedeutet eine normale Papille nicht, daß eine Lumbalpunktion ohne Risiko durchgeführt werden kann (siehe auch Kapitel 15).

Wegen der langsamen Entwicklung von Papillenveränderungen gibt es eine Abfolge von Befunden, die darauf hindeuten, daß sich eine Stauungspapille entwickelt. Eine akute Stauungspapille entwickelt sich in folgendem Verlauf (Abb. 4.4):

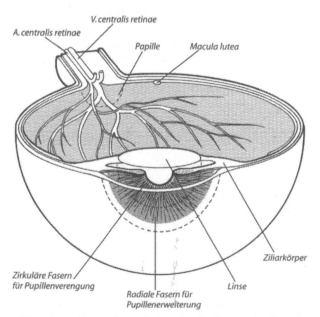

Abb. 4.2 Horizontaler Schnitt durch das Auge, der die relative Lage von Pupille, Makula, Sehnervenpapille und der pupillären Muskelfasern zeigt

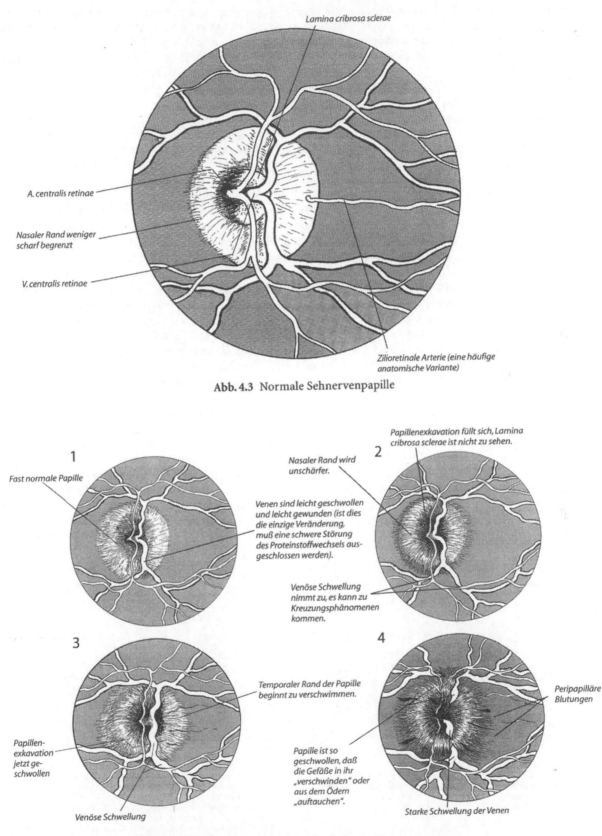

Lamina cribrosa sclerae

A. centralis retinae

Nasaler Rand weniger
scharf begrenzt

V. centralis retinae

Zilioretinale Arterie (eine häufige
anatomische Variante)

Abb. 4.3 Normale Sehnervenpapille

1

Fast normale Papille

2

Papillenexkavation füllt sich, Lamina
cribrosa sclerae ist nicht zu sehen.

Nasaler Rand wird
unschärfer.

Venen sind leicht geschwollen
und leicht gewunden (ist dies
die einzige Veränderung,
muß eine schwere Störung
des Proteinstoffwechsels ausgeschlossen werden).

Venöse Schwellung
nimmt zu, es kann zu
Kreuzungsphänomenen
kommen.

3

4

Temporaler Rand der Papille
beginnt zu verschwimmen.

Peripapilläre
Blutungen

Papillen-
exkavation
jetzt ge-
schwollen

Papille ist so
geschwollen, daß
die Gefäße in ihr
„verschwinden" oder
aus dem Ödem
„auftauchen".

Venöse Schwellung

Starke Schwellung der Venen

*Das endgültige Erscheinungsbild ist identisch mit dem bei einer Thrombose der V. centralis
retinae, doch ist letztere einseitig und führt gewöhnlich zu schweren Stauungsblutungen.*

Abb. 4.4 Abfolge bei der Ausbildung einer Stauungspapille

1. Durchmesser und Windungen der Venen nehmen zu. Ist diese Veränderung sehr ausgeprägt, ohne daß andere Anomalien vorliegen, sollten schwere Störungen des Proteinstoffwechsels wie Makroglobulinämie ausgeschlossen werden.

2. Das zentrale Gebiet der Papille (die Papillenexkavation) ist gewöhnlich etwas blasser als der Rest der Papille, und man sieht gewöhnlich, wie die Blutgefäße hineinlaufen. Bei einer frühen Stauungspapille wird dieses Gebiet stärker rosa und weniger abgegrenzt, und die Blutgefäße scheinen plötzlich auf der Oberfläche der Papille zu verschwinden.

3. Die Papillenränder beginnen zu verschwimmen. Man muß sich anhand vieler Untersuchungen von normalen Papillen der Tatsache bewußt werden, daß der nasale Rand immer weniger scharf ist als der temporale, und dieses Verschwimmen und sogar eine leichte Wölbung ist bei solchen Patienten am stärksten, bei denen die Blutgefäße weiter auf der nasalen Seite in die Papille hineinlaufen als gewöhnlich. Bei einer echten Stauungspapille sieht man die früheste Schwellung am oberen und unteren Rand, an dem die eintretenden Fasern am dichtesten sind, und anschließend am nasalen Rand. Eines der häufigsten „falsch positiven" Zeichen in der Neurologie ist ein zweifelhaftes Verschwimmen der nasalen Papillenränder.

4. Schließlich ist die ganze Papille kongestioniert, geschwollen und leicht erhaben. Die Ränder können verschwinden, und die Schwellung verdeckt den Ursprung der Blutgefäße vollständig, so daß die Gefäße scheinbar aus einer weichen, rosafarbenen Schwellung hervortreten. Es kommt zu streifigen, perivenösen Blutungen, und es erscheinen Cotton-wool-Herde – kleine weiße Flecken, die wie Wattebäusche wirken.

Dies zeigt eine tiefgreifende Schädigung der Axone an, bei der es bereits zu irreversiblen Sehstörungen gekommen sein kann. Bei bestehenden Stauungspapillen sollte sich die Vergrößerung des blinden Flecks leicht erkennen lassen, wenn man die Konfrontationsmethode beherrscht.

Die frühen Veränderungen sind sehr subjektiv. Diese Schwierigkeit kann in vielen Fällen durch eine Fluoreszenzangiographie der Retina überwunden werden. Die Einführung bildgebender Verfahren hat aber die Notwendigkeit der fachkundigen Beurteilung einer Papille bei Verdacht auf Stauungspapille verringert, die früher eine der am meisten geschätzten Fähigkeiten des Neurologen war. Das Fehlen einer Stauungspapille sollte niemals als absolutes Zeichen dafür gesehen werden, daß der intrakranielle Druck nicht erhöht ist. Die bildgebenden Verfahren haben gelehrt, wie unzuverlässig und damit gefährlich das Vorliegen oder Fehlen einer Stauungspapille bei der Beurteilung solcher Fälle war. Heute wird regelmäßig eine starke Verlagerung intrakranieller Strukturen ohne Stauungspapillen diagnostiziert. Früher wurden zweifellos viele Patienten geschädigt, wenn eine Lumbalpunktion durchgeführt wurde, weil keine Stauungspapille vorlag.

Chronische Stauungspapillen können durch sekundäre Veränderungen im Gebiet der Makula kompliziert werden. Bei einem Makulaödem strahlt das Ödem sternförmig von der Makula aus und beeinträchtigt das Sehvermögen stark. Diese Veränderungen sieht man häufiger bei Stauungspapillen ohne raumfordernde intrakranielle Läsion, etwa bei maligner arterieller Hypertonie, Nierenversagen und gutartiger Hirndrucksteigerung (Pseudotumor cerebri).

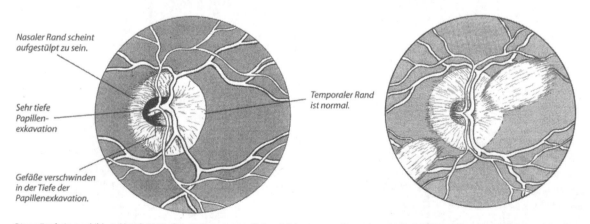

Nasaler Rand scheint aufgestülpt zu sein.

Sehr tiefe Papillenexkavation

Gefäße verschwinden in der Tiefe der Papillenexkavation.

Temporaler Rand ist normal.

Dieses Erscheinungsbild wird häufig irrtümlich als Stauungspapille beschrieben. Bei der Stauungspapille ist die Exkavation der erste Teil der Papille, der sich füllt und eine Veränderung zeigt.

Abb. 4.5 Eine tiefe Papillenexkavation täuscht eine Stauungspapille vor

Normalerweise sind die Nervenfasern jenseits der Lamina cribrosa sclerae marklos. Manchmal sind sie aber auf der Papille oder – wie in diesem Fall – sogar auf der Netzhaut myelinisiert, wodurch ein typischer, geflammter Eindruck entsteht. Eine sorgfältige Scharfeinstellung wird gewöhnlich die Fasern zeigen, die über das Gebiet verlaufen. Diese Anomalie führt zu einem Gesichtsfeldausfall, da sie die Zellen der Netzhaut verdunkelt. Der Patient bemerkt diesen Gesichtsfeldausfall nicht, da er angeboren ist.

Abb. 4.6 Markhaltige Nervenfasern

Zustände, die Stauungspapillen vortäuschen

Eine außergewöhnlich tiefe Papillenexkavation oder markhaltige Nervenfasern sind häufige Erscheinungen, die mit Stauungspapillen verwechselt werden. Diese sind in den Abbildungen 4.5 und 4.6 gezeigt.

Das merkwürdige Aussehen der Papille von stark kurzsichtigen Patienten sollte bei der Betrachtung durch ein Ophthalmoskop bedacht werden. Es kann sehr schwer sein, die Papille solcher Patienten scharf zu sehen, wodurch der Eindruck einer Schwellung der Papillenränder und einer Erhöhung der Papille entstehen kann. Dieses Problem läßt sich lösen, indem man während der Untersuchung die Brille des Patienten aufsetzt. Man sollte dann eine ziemlich kleine, aber normale Papille erkennen.

Ursachen von Stauungspapillen

Anläßlich der Untersuchung des Augenhintergrunds können wir nicht alle Ursachen von Stauungspapillen erörtern. Einige häufige Ursachen sind in Tabelle 4.1 aufgelistet.

Man sollte beachten, daß die Ursachen nicht nur neurologischer, sondern auch hämatologischer und biochemischer Art sein können. Eine Hirndrucksteigerung aufgrund eines raumfordernden Prozesses im Gehirn muß in Betracht gezogen werden, aber auch Zustände, die die Zirkulation des Liquors beeinträchtigen, etwa eine vorausgegangene Meningitis oder eine Subarachnoidalblutung, die die Liquorresorption erschweren. Eine Blockierung der Liquorzirkulation durch eine Aquäduktstenose oder durch angeborene Anomalien der hinteren Schädelgrube kommen ebenfalls in Betracht.

Es gibt eine Reihe anderer Ursachen für Stauungspapillen, allerdings ist der Mechanismus von vielen unklar. Manchmal verhindern ein hoher Proteingehalt des Liquors oder veränderte Blutprodukte die Rückresorption des Liquors durch die Arachnoidalzotten. In einigen Fällen liegt eine diffuse Hirnschwellung vor, in anderen ist ein beeinträchtigter venöser Abfluß aus dem Gehirn oder der Retina selbst die Ursache. Die häufigsten Ursachen für Thrombosen der V. centralis retinae wurden daher in Tabelle 4.1 mitaufgenommen.

Sekundäre Optikusatrophie

Überlebt der Patient die Ursache der Stauungspapille, kann es nach deren Abklingen zu weiteren Papillenveränderungen kommen. Gelegentlich suchen Allgemeinmediziner neurologischen Rat, wenn sich bei einem Patienten eine Stauungspapille unter erfolgreicher antihypertensiver Behandlung nicht innerhalb weniger Tage zurückbildet. Diese Sorge ist im wesentlichen unbegründet: Bevor eine Rückbildung deutlich erkennbar ist, können mehrere Wochen vergehen. Dies läßt sich am leichtesten am Aussehen der Papille bei einem Patienten verfolgen, der wegen einer gutartigen Hirndrucksteigerung behandelt wird.

Selbst wenn die Schwellung der Papille noch sichtbar ist, kann der Sehnervenkopf eine grau-weiße Farbe an-

Tabelle 4.1 Ursachen von Stauungspapille und Papillenödem

Hirndrucksteigerung aufgrund raumfordernder Läsionen	Hirntumoren
	  Benigne
	  Maligne
	Intrakranielle Hämatome
	  Epidurale
	  Subdurale
	  Intrazerebrale
	Hirnabszeß
	  Bakteriell
	  Durch Pilze verursacht

Hirndrucksteigerung aufgrund einer Blockade der Liquorzirkulation	Aquäduktstenose Intraventrikuläre Tumoren Blockade des Abflusses aus dem vierten Ventrikel
Hirnödem	Bei Hirntumor Nach Kopfverletzung Nach zerebraler Anoxie Gutartige intrakranielle Drucksteigerung (Pseudotumor cerebri) Bleivergiftung Steroidentzug Vitamin-A-Vergiftung
Erhöhter Proteingehalt des Liquors oder veränderte Blutprodukte, die eine Beeinträchtigung der Liquorresorption verursachen	Nach Subarachnoidalblutung Nach Meningitis Bei Guillain-Barré-Syndrom Hypertrophische Polyneuritis Rückenmarkstumoren
Maligne arterielle Hypertonie	
Stoffwechselstörungen	Hyperkapnie Hypokalzämie (besonders bei Kindern) Hochgradiger Exophthalmus bei Hyperthyreose
Zirkulationsstörungen	Thrombose der V. centralis retinae Thrombose des Sinus transversus Thrombose der V. jugularis Abflußbehinderung in der oberen Hohlvene Polycythaemia rubra Multiples Myelom Makroglobulinämie Diabetes mellitus Hyperlipidämie Arteriosklerotische Veränderung der Netzhautgefäße Vaskulitis, einschließlich Arteriitis cranialis

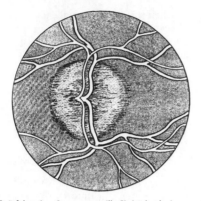

Dies ist eine Spätfolge einer Stauungspapille. Sie ist durch eine verminderte Deutlichkeit der Blutgefäße und eine gräuliche, abgeflachte Papille mit unscharfen Rändern gekennzeichnet.

Abb. 4.7 Sekundäre Optikusatrophie

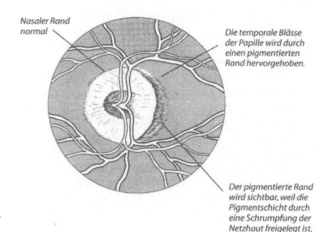

Nasaler Rand normal

Die temporale Blässe der Papille wird durch einen pigmentierten Rand hervorgehoben.

Der pigmentierte Rand wird sichtbar, weil die Pigmentschicht durch eine Schrumpfung der Netzhaut freigelegt ist.

Abb. 4.8 Ein pigmentierter Ring täuscht eine Optikusatrophie vor

nehmen, und der Patient kann eine Abnahme der Sehschärfe feststellen. Ist die Schwellung schließlich abgeklungen, kann eine grau-weiße Papille mit sehr unscharfen Rändern zurückbleiben. Diese Vernarbung – Gliose – der Papille kann zu einer weiteren erheblichen Verschlechterung des Sehvermögens führen, noch lange nachdem der erhöhte Hirndruck gesenkt wurde. Dies nennt man sekundäre Optikusatrophie (Abb. 4.7). Typisch ist ein fortschreitender Ausfall des peripheren Gesichtsfelds, der nasal beginnt und zu fast völliger Blindheit führt. Aus diesem Grund ist die frühestmögliche Senkung eines erhöhten Hirndrucks angezeigt. Für die Sehkraft eines Patienten, der bei der ersten Konsultation Anzeichen einer Optikusatrophie aufweist, kann aber keine verläßliche Prognose gestellt werden. Die Verschlechterung des Sehvermögens kann auch dann noch fortschreiten, wenn der Hirndruck wirksam verringert wird. Stauungspapillen sollten immer als Notfallsituationen angesehen werden, und zwar nicht nur wegen der ernsten Grundkrankheit, sondern auch weil sie zu einer Erblindung führen können, wenn sie nicht rasch durch die Gabe von Diuretika, Steroiden, Mannitol oder chirurgisch – wenn dies angebracht erscheint – behandelt werden.

Primäre Optikusatrophie

Nach einer toxischen Schädigung, einer Verletzung, einem Verschluß der A. centralis retinae und nach komprimierenden, infiltrierenden oder demyelinisierenden Prozessen, die den N. opticus betreffen, kann sich bei dem Patienten eine primäre Optikusatrophie entwickeln. Die Papille wird extrem blaß, und die Lamina cribrosa sclerae ist stark ausgeprägt. Dies ist ein sehr subjektives Bild, und zweifelhafte Fälle werden häufig als „leichte Papillenabblassung" bezeichnet. Früher wurde bei vielen Patienten, gestützt auf dieses subjektive Zei-

chen, zu unrecht eine Multiple Sklerose diagnostiziert. Visus und Gesichtsfeld für rote Objekte können normal sein, das spricht also nicht gegen eine primäre Optikusatrophie. Zur Bestätigung des Verdachts auf einen pathologischen Befund sollten immer VEPs registriert werden.

Die normalen Variationen der Papillenfarbe sind beträchtlich. Der temporale Rand der Papille ist relativ gefäßarm und wirkt daher, verglichen mit der nasalen Hälfte der Papille, immer blaß. Die Lamina cribrosa sclerae ist häufig gut ausgeprägt und bildet das sehr blasse Zentrum der Papille. Die Blässe einer normalen Papille kann durch einen pigmentierten Rand hervorgehoben werden. Dieser Rand zeigt sich häufig auf der temporalen Seite der Papille und wird durch eine leichte, entwicklungsbedingte Schrumpfung der Retina verursacht (Abb. 4.8).

Verschiedenartige Erscheinungsbilder

1. Bei Patienten mit abnehmender Sehschärfe kann eine Makuladegeneration vorliegen, und eine genaue Inspektion der Makula (die man in zwei Papillendurchmessern Entfernung vom temporalen Rand der Papille findet) ist notwendig. Dazu müssen in den meisten Fällen die Pupillen erweitert werden. Die normale Makula ist ein kleiner, blaßgelber Fleck in einem etwas dunkleren Gebiet der Retina. Für eine vollständige Beurteilung dieses Gebiets ist der fachkundige Rat eines Ophthalmologen nötig.
2. Patienten mit TIAs, also rasch vorübergehenden ischämischen Insulten, können Zeichen für eine Embolisierung in die Blutgefäße der Retina aufweisen. Man kann erkennen, wie kleine, stark lichtbrechende Cholesterinpartikel die Arteriolen, gewöhnlich an den Gabelungen, blockieren. Distal davon erscheinen die Gefäße blaß und leer.

3. Patienten mit Nachtblindheit und Patienten mit einer Reihe erblicher neurologischer Störungen können eine Retinitis pigmentosa haben. Dabei handelt es sich um spinnenähnliche, netzartige Pigmentanhäufungen, die anfangs in der Peripherie der Retina auftreten (Abb. 4.9). Später ist dieser Zustand mit einer schweren primären Optikusatrophie assoziiert, nachdem sich die Arteriolen stark verengt haben und dadurch die Zellen der Retina zerstört wurden. Eine periphere Gesichtsfeldeinengung ist mit einer kontinuierlichen Abnahme der Sehschärfe verbunden. Schließlich kommt es zur Erblindung. Die ausgeprägte Verengung der Arteriolen ist ein wichtiges diagnostisches Zeichen. Retinitis pigmentosa tritt bei Laurence-Moon-Biedl-Syndrom, Abetalipoproteinämie, Kearns-Sayre-Syndrom und Refsum-Krankheit auf.

4. Ein schneller Verlust des zentralen Sehvermögens, das der Patient oft als roten oder orangefarbenen Ball vor dem Auge beschreibt, mit lang anhaltenden Nachbildern, Metamorphopsie oder Mikropsie ist ein Merkmal einer Retinitis centralis serosa. Bei diesem Zustand kann es zu ausgeprägten Ödemen und einer Abhebung der Retina kommen, die das verzerrte Sehen auslöst. Diese Krankheit betrifft hauptsächlich junge Männer und reagiert auf Steroide.

Andere ungewöhnliche Erscheinungsbilder der Papille

Präpapilläre arterielle Schlingen

Diese werden bei etwa 5 % der Patienten gefunden. Sie ragen als spiralförmig gewundene, auf sich selbst zurücklaufende Schlingen gewöhnlich ungefähr 1,5 mm nach vorn über das Zentrum der Papille. Bei 75 % dieser Patienten ist gleichzeitig eine zilioretinale Arterie vorhanden (Abb. 4.10). Die Schlinge entspringt normalerweise aus der unteren Arterie und kann von einer glänzend weißen Scheide bedeckt sein. Bei erhöhtem venö-

sem Druck können kleine venöse Schlingen auftreten. Diese sind kleiner als arterielle Schlingen und entspringen nicht direkt auf der Papille.

Persistierende A. hyaloidea

Diese ist ein Überbleibsel der Arterie, die in der Embryonalentwicklung die Linse versorgt. Sie ragt gerade nach vorn aus der Papille und endet blind. Sie ist nicht gewunden und kann gelegentlich die Ursache einer Glaskörperblutung sein (Abb. 4.11).

Persistierende Bergmeister-Papille

Bei der Bergmeister-Papille handelt es sich um eine Schicht von Gliazellen, die die A. hyaloidea im Embryonalstadium umgibt. Normalerweise verschwindet sie im siebten Schwangerschaftsmonat. Wenn Reste zurückblei-

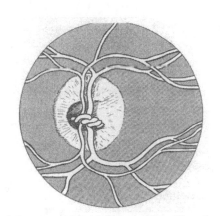

Auf der Papille können verschiedene Schleifen von Blutgefäßen gefunden werden. Die häufigsten sind arteriell, und eine sorgfältige Scharfeinstellung zeigt gewöhnlich, daß das Gefäß um sich selbst gedreht ist und zur Papille zurückkehrt, bevor sich das Gefäß in den oberen und unteren Ast aufteilt.

Abb. 4.10 Präpapilläre arterielle Schlingen

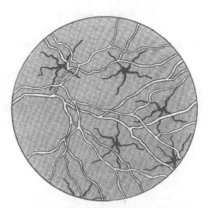

Starke Blässe der Blutgefäße: Arterien und Venen sind extrem verengt, und man sieht spinnenähnliche Pigmentflecken. Anfangs treten diese nur in der Peripherie auf, deshalb ist in dieser Abbildung die Papille nicht gezeigt.

Abb. 4.9 Retinitis pigmentosa

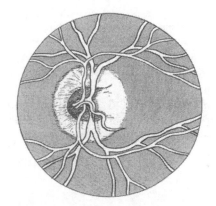

Im Embryonalstadium verläuft die Arterie im Cloquet-Kanal nach vorne zur Linse. Ein Überbleibsel ist nach vorne gerichtet und wirkt wie eine Schlange. Eine genaue Untersuchung zeigt seine ganze Ausdehnung.

Abb. 4.11 Persistierende A. hyaloidea

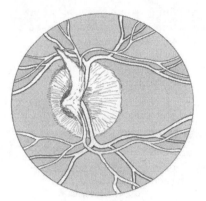

Dies sind Überbleibsel der Gliamembran, die gewöhnlich von der Papille ausgehen und oft mit den austretenden Blutgefäßen verbunden sind oder diese
teilweise einhüllen. Sie wirken wie ein weißer Schleier.

Abb. 4.12 Bergmeister-Papille

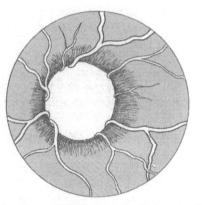

Kolobome sind angeborene Fehlbildungen der Papille, die zu einer flachen,
weißen Papille führen. Die Blutgefäße scheinen an den Rändern einer tiefen
Tasse aufzutauchen.

Abb. 4.13 Kolobom

ben, können sie wie ein weißer Schleier oder ein Segel aus
der Papille nach vorne in den Glaskörper ragen. Dies wird
als permanente Gliamembran bezeichnet (Abb. 4.12).

Kolobome der Papille

Kolobome beruhen auf dem Fortbestehen der unteren
embryonalen Spalte des sich entwickelnden Bulbus und
führen zu einem weißen Loch in der Retina. Sie können
sich nach vorne erstrecken und einen Defekt der Iris
verursachen. Liegen sie aber in der Papille, wirkt dies, als

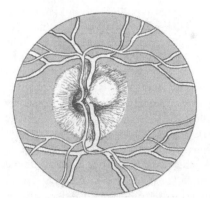

Eine ziemlich häufige angeborene Anomalie unsicheren Ursprungs. Treten sie in
der Mitte der Papille auf, können sie eine Stauungspapille vortäuschen und zu
bogenförmigen Skotomen führen, die den Gesichtsfeldausfällen bei Glaukom
ähneln. Oft kann ihr Vorhandensein durch eine sorgfältige Scharfeinstellung der
Papille gezeigt werden. Eine Fluoreszenzangiographie kann bei der Differentialdiagnose nützlich sein.

Abb. 4.14 Drusen

ob eine weiße Untertasse in die Sehnervenpapille gedrückt worden wäre (Abb. 4.13).

Drusen

Hier handelt es sich um eine Entwicklungsstörung der
Sehnervenpapille, die zu einer stark lichtbrechenden
Masse führt, die zunimmt und bogenförmige Gesichtsfeldausfälle verursacht, wie sie bei Läsionen von Nerven-
bündeln auftreten. Liegen die Drusen direkt hinter der
Papille, kann das Erscheinungsbild eine Stauungspapille
vortäuschen. Ihre genaue Natur ist nicht gesichert, doch
sind sie recht häufig. Eine Fluoreszenzangiographie
kann bei der Differentialdiagnose sehr nützlich sein
(Abb. 4.14).

Die Spiegelung des Augenhintergrunds verlangt ein
gewisses Können. Hat man ihre Technik erst einmal erlernt, muß man auch mit den normalen Erscheinungs-
bildern des Augenhintergrunds sehr vertraut sein, um
leichte aber möglicherweise bedeutsame Veränderungen
zu entdecken. In vielen Fällen ist die Interpretation der
Befunde sehr subjektiv. Man darf sich daher nicht allzu
sehr auf umstrittene Erscheinungsbilder verlassen, wenn
der Verdacht auf eine pathologische Veränderung nicht
durch andere Befunde gestützt wird, zum Beispiel durch
Gesichtsfeldprüfungen, Fluoreszenzangiographie oder
visuell evozierte Potentiale.

5 N. oculomotorius, trochlearis und abducens

Diese Gruppe von drei Hirnnerven (die Augenmuskelnerven) kontrolliert das Oberlid, die Augenbewegungen und die Pupillen. Jeder dieser Nerven hat einen langen intrakraniellen Verlauf. Daher können sie durch eine große Zahl von Krankheitsprozessen an verschiedenen Stellen geschädigt werden. Eine sorgfältige Anamnese und klinische Untersuchung liefern gewöhnlich alle notwendigen Informationen für eine genaue Diagnose. Viele Studenten können sich die verschiedenen Funktionen der äußeren Augenmuskeln und ihre Nervenversorgung nur schwer einprägen. Deshalb werden diese Aspekte hier ausführlich behandelt.

Die äußeren Augenmuskeln

Namen, Topographie und Funktionen der äußeren Augenmuskeln sind in den Abbildungen 5.1 bis 5.4 gezeigt. Die wichtigsten Punkte sind:

1. Der mediale gerade Augenmuskel (M. rectus medialis) des einen Auges und der laterale des anderen Auges (der M. rectus lateralis) arbeiten bei Augenbewegungen nach seitwärts synergistisch. Die zentralen Mechanismen für die Synchronisation dieser Funktionen werden in Kapitel 7 diskutiert.
2. Die vertikal wirkenden geraden Augenmuskeln (M. rectus inferior und superior) sind am wirksamsten,

wenn das Auge abduziert ist, das heißt, wenn es nach außen blickt, da in dieser Position die Zugrichtung der Muskeln entlang der vertikalen Achse des Auges verläuft.
3. Auf die gleiche Weise sind die beiden schrägen Augenmuskeln (M. obliquus inferior und superior) am wirksamsten, wenn das Auge adduziert ist, das heißt, wenn es nach innen blickt, da ihre Zugrichtung dann zur vertikalen Achse des Auges parallel ist.

Dies sind die wichtigsten Punkte, die man sich merken muß, wenn man die Augenbewegungen von einem neurologischen Gesichtspunkt beurteilt. Fast alle Muskeln haben sekundäre Funktionen, und manche haben Torsionswirkungen. Wahrscheinlich liegt es an der starken Hervorhebung dieser zusätzlichen Funktionen in anatomischen Lehrbüchern, daß so wenige Leser die einfachen Fakten verstehen oder sich an sie erinnern, die für eine angemessene neurologische Untersuchung benötigt werden!

Doppeltsehen

Häufig ist Doppeltsehen das einzige Zeichen für eine Schädigung eines der drei hier behandelten Nerven. Das soll aber nicht bedeuten, daß Doppeltsehen immer auf einer Nervenläsion beruht. Andere Ursachen für

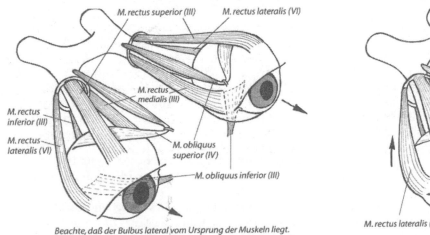

Beachte, daß der Bulbus lateral vom Ursprung der Muskeln liegt. Dies ist für das Verständnis der Funktionen der vertikal arbeitenden Mm. rectus und obliquus sehr wichtig.

Abb. 5.1 Funktionen der äußeren Augenmuskeln

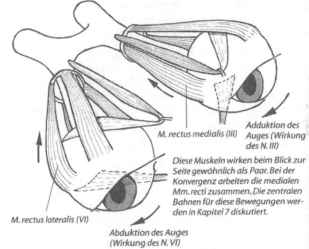

Abb. 5.2 Funktionen des medialen und lateralen M. rectus (Blick nach rechts)

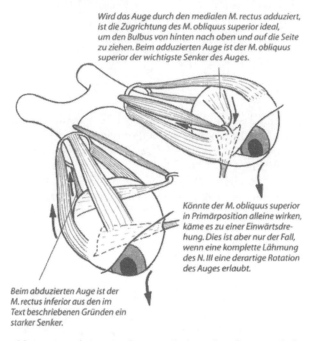

Wird das Auge durch den medialen M. rectus adduziert, ist die Zugrichtung des M. obliquus superior ideal, um den Bulbus von hinten nach oben und auf die Seite zu ziehen. Beim adduzierten Auge ist der M. obliquus superior der wichtigste Senker des Auges.

Könnte der M. obliquus superior in Primärposition alleine wirken, käme es zu einer Einwärtsdrehung. Dies ist aber nur der Fall, wenn eine komplette Lähmung des N. III eine derartige Rotation des Auges erlaubt.

Beim abduzierten Auge ist der M. rectus inferior aus den im Text beschriebenen Gründen ein starker Senker.

Abb. 5.3 Funktionen der vertikal wirkenden Muskeln beim Blick nach unten

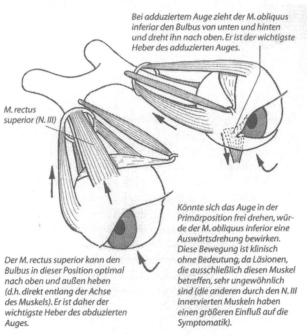

Bei adduziertem Auge zieht der M. obliquus inferior den Bulbus von unten und hinten und dreht ihn nach oben. Er ist der wichtigste Heber des adduzierten Auges.

M. rectus superior (N. III)

Könnte sich das Auge in der Primärposition frei drehen, würde der M. obliquus inferior eine Auswärtsdrehung bewirken. Diese Bewegung ist klinisch ohne Bedeutung, da Läsionen, die ausschließlich diesen Muskel betreffen, sehr ungewöhnlich sind (die anderen durch den N. III innervierten Muskeln haben einen größeren Einfluß auf die Symptomatik).

Der M. rectus superior kann den Bulbus in dieser Position optimal nach oben und außen heben (d.h. direkt entlang der Achse des Muskels). Er ist daher der wichtigste Heber des abduzierten Auges.

Abb. 5.4 Funktionen der vertikal wirkenden Muskeln beim Blick nach oben

Doppeltsehen werden wir am Ende dieses Kapitels diskutieren.

Erklärung für das Doppeltsehen

Die Augen sind normalerweise so ausgerichtet, daß das Bild in jedem Auge auf den gleichen Punkt der Retina fällt. Schon die leichteste Verschiebung eines der Augen führt zu Doppeltsehen, da das Bild jetzt auf einen nicht korrespondierenden Teil der Retina des verschobenen Auges fällt (Sie können dies bestätigen, indem Sie eines Ihrer Augen durch leichten Druck gegen das Augenlid verlagern). Im Fall von Nervenschädigungen können der oder die schwachen Muskeln gewöhnlich durch die direkte Beobachtung der Augenbewegungen identifiziert werden. Gelegentlich führen aber leichte Läsionen oder andere Krankheiten zu Doppeltsehen, bei dem der Grad der Muskelschwäche zu gering ist, um beobachtet zu werden. In diesen Fällen empfiehlt sich ein Abdecktest.

Abdecktest

Dieser Test beruht auf der Tatsache, daß die Verschiebung der beiden Bilder am größten wird, wenn die Augen in die Zugrichtung des geschwächten Muskels blicken, da dann die Ungleichheit der Augenbewegungen maximal ist. Das falsche Bild fällt immer weiter von der Makula des zurückbleibenden Auges weg und wird daher immer als das äußere der beiden Bilder gesehen. Bit-

tet der Untersucher den Patienten einen Bleistift zu verfolgen, bis maximales Doppeltsehen erreicht ist, und bestimmt dann, welches Auge er abdecken muß, um das äußere Bild zu eliminieren, ist das betroffene Auge identifiziert. Der schwache Muskel kann dann aus der Blickrichtung bestimmt werden (Abb. 5.5).

Klinische Manifestationen von Läsionen der Augenmuskelnerven

Okulomotoriuslähmung (Abb. 5.6)

Eine vollständige Läsion des N. oculomotorius führt zu einer kompletten Lähmung des Oberlides. Doppeltsehen tritt daher nur dann auf, wenn das Lid offengehalten wird. Dann kommt es zu starkem Doppeltsehen in allen Richtungen, außer bei lateralem Blick auf die Seite der Okulomotoriusläsion (da der M. rectus lateralis intakt ist).

Beim Anheben des Augenlides ist das Auge nach außen (Wirkung des M. rectus lateralis) und unten abgewichen (sekundäre, senkende Wirkung des M. obliquus superior). Die Unversehrtheit dieser Muskeln, und damit ihrer Nervenversorgung, muß sorgfältig beurteilt werden, um sicher zu gehen, daß der N. oculomotorius der *einzige* betroffene Nerv ist. Dazu sollte der Untersucher den Seitwärtsblick des betroffenen Auges testen und ein Verschwinden des Doppeltsehens in dieser Richtung überprüfen. Die normale Senkung durch den M. obliquus superior kann nicht getestet werden, da der ge-

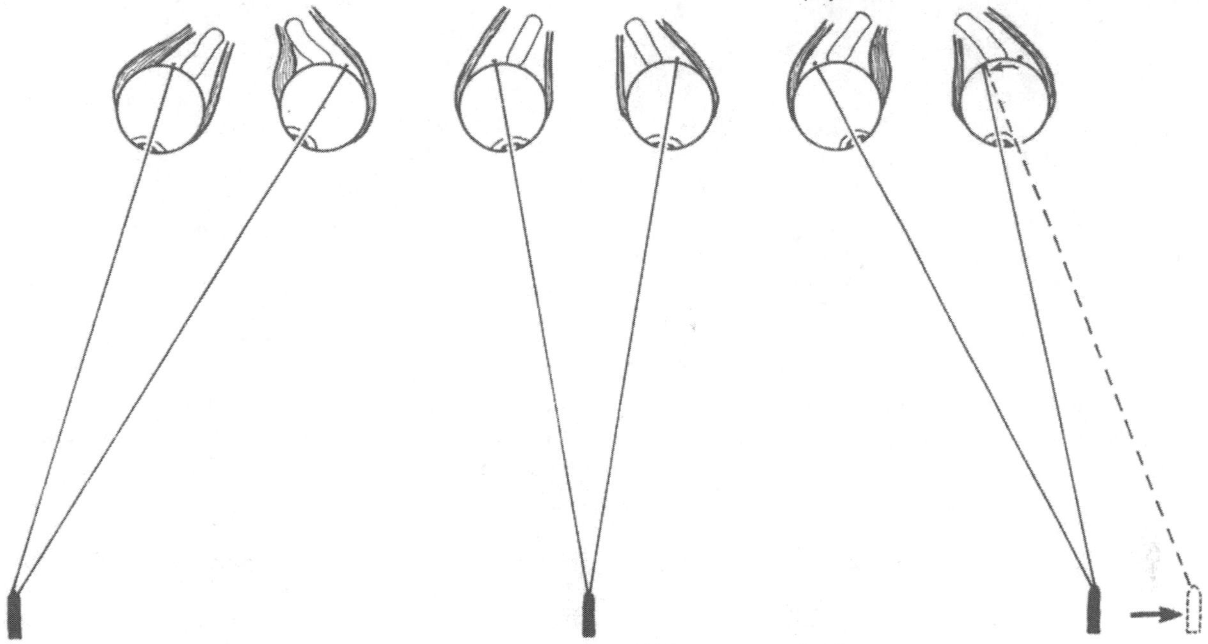

(Hier ist eine linksseitige Abduzenslähmung gezeigt)

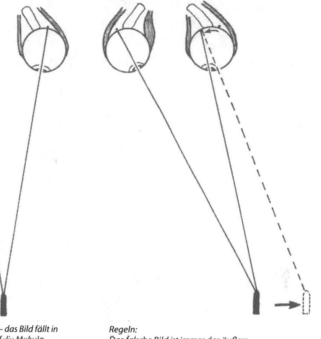

Beim Blick nach links bewegt sich das linke Auge nicht. Während sich das Objekt bewegt, fällt das Bild auf die nasale Seite der Retina und wird in immer größerem Abstand von der Makula in das temporale Gesichtsfeld projiziert.

Beim Blick nach rechts bewegen sich beide Augen genügend, um das Bild auf der jeweiligen Makula zu halten.

Blick nach vorne – das Bild fällt in beiden Augen auf die Makula.

Regeln:
Das falsche Bild ist immer das äußere.
Das falsche Bild kommt immer vom betroffenen Auge.

Abb. 5.5 Mechanismus des Doppeltsehens

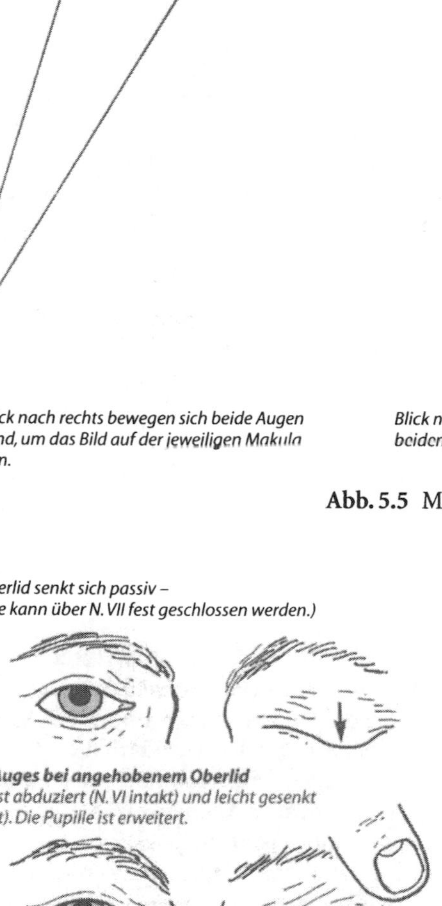

(Das Oberlid senkt sich passiv – das Auge kann über N. VII fest geschlossen werden.)

Lage des Auges bei angehobenem Oberlid
Das Auge ist abduziert (N. VI intakt) und leicht gesenkt (N. IV intakt). Die Pupille ist erweitert.

Zur Bestätigung der Unversehrtheit des N. IV; beachte die Einwärtsrotation des Auges, wenn der Patient versucht, nach unten zu blicken. Diese beruht auf der Drehwirkung des M. obliquus superior, wenn das Auge nicht adduziert werden kann.

Abb. 5.6 Ptose bei vollständiger Okulomotoriuslähmung

lähmte M. rectus medialis eine Adduktion des Auges verhindert. Statt dessen beobachtet man die sekundäre Wirkung des Muskels. Die gesenkte Position des Auges ist normalerweise bereits sichtbar. Versucht der Patient weiter nach unten zu blicken, wird sich das Auge nach innen drehen, da der M. obliquus superior in dieser Lage seitlich über das Auge zieht. Die Beobachtung dieser Bewe-

gung ist der beste Hinweis auf einen intakten M. obliquus superior und somit auch auf die Unversehrtheit des N. trochlearis.

Die Pupille kann normal sein oder weit und lichtstarr. Dieses wichtige Merkmal wird später ausführlich behandelt. Die Läsion wird als äußere Okulomotoriuslähmung bezeichnet, wenn die Pupille normal reagiert. Dieses Merkmal und die Angabe, ob der Beginn schmerzhaft war oder nicht, ist für die Differentialdiagnose sehr wichtig.

Trochlearislähmung (Abb. 5.7)

Eine Läsion des N. trochlearis verursacht eine Schwäche des M. obliquus superior, die zu sehr leichtem Doppeltsehen führt. Die Schwäche des Muskels bei gerade nach vorn gerichtetem Blick löst eine leichte Auswärtsrotation aus. Da ihm kein Widerstand entgegengesetzt wird, zieht der M. rectus inferior das Auge leicht nach oben. Die sehr leichte Schräglage des Bildes bringt die Patienten dazu, ihren Kopf ein wenig von der Seite des betroffenen Auges wegzudrehen, um es mit dem vertikalen Bild des gesunden Auges zur Deckung zu bringen. Bei Kindern kann diese Neigung des Kopfes fälschlicherweise als Torticollis diagnostiziert werden.

Blickt der Patient nach unten und von der Seite des betroffenen Auges weg, kommt es zu starkem Doppeltse-

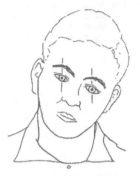

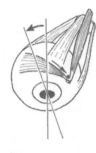

Der Patient neigt den Kopf nach links, um das Bild des gesunden Auges mit dem des nach außen gedrehten rechten Auges zur Deckung zu bringen.

Normalerweise dreht der M. obliquus superior das Auge leicht nach innen, indem er schräg über die Oberseite des Bulbus zieht. Ist er gelähmt, dreht sich das Auge leicht nach außen, so daß ein schrägstehendes Bild entsteht.

Abb. 5.7 Kompensatorische Neigung des Kopfes bei Parese des M. obliquus superior des rechten Auges

(Es besteht keine Ptose – das Auge ist fest geschlossen.)

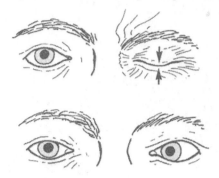

Position des Bulbus bei geöffnetem Auge

Das betroffene Auge ist zur Nase hin abgelenkt. Zur Vermeidung des Doppelsehens wird der Patient den Kopf drehen, bis das rechte Auge so weit abduziert ist, daß ein einziges Bild entsteht.

Abb. 5.9 Absichtliches Schließen des Auges zur Ausschaltung des Doppeltsehens bei Abduzenslähmung des linken Auges

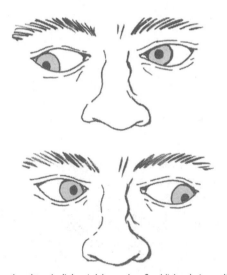

Beim Blick nach rechts oder links wird das nach außen blickende Auge plötzlich nach unten gezogen, da das Gehirn versucht, die Schwäche des M. obliquus superior zu kompensieren, wenn sich das Auge nach innen bewegt. Die Überreaktion des synergistisch wirkenden M. rectus inferior zieht das Auge nach unten. Dieser überraschende Befund kann als bilaterale Lähmung des M. rectus superior fehldiagnostiziert werden.

Abb. 5.8 Beidseitige Trochlearislähmung (täuscht eine beidseitige Lähmung des M. rectus superior vor)

hen. Dies kann beim Hinabgehen einer Treppe Schwierigkeiten bereiten, da der Patient beim Blick nach unten und seitwärts zwei Stufen sieht. Entsprechend kann es beim Lesen eines Buches oder einer Zeitung zum Doppeltsehen kommen.

Ein häufiger Irrtum ist die Diagnose einer Schwäche des M. rectus superior auf der gesunden Seite, da das nicht betroffene Auge nach unten blickt, wenn der Patient ein Objekt mit dem betroffenen Auge fixiert. Bei einer beidseitigen Trochlearislähmung – einer häufigen Komplikation bei Kopfverletzungen – scheint bei einem

Wechsel der Blickrichtung von einer auf die andere Seite das nach außen blickende Auge nach unten zu rutschen. Dies erscheint dann wie eine alternierende Lähmung des M. rectus superior, obwohl es sich in Wirklichkeit um eine Überfunktion des gegenüberliegenden M. rectus inferior handelt, des Antagonisten des gelähmten M. obliquus superior (Abb. 5.8).

Abduzenslähmung

Eine Lähmung des N. abducens (Abb. 5.9) stellt den Patienten vor die größten Schwierigkeiten, da er keine Ptose hat, die das falsche Bild auslöscht, und es in fast allen Blickrichtungen zu Doppeltsehen kommt, außer wenn der Patient von der betroffenen Seite weg blickt. Gelegentlich halten Patienten das betroffene Auge absichtlich geschlossen, um das Doppeltsehen zu vermeiden. Dies kann als Ptose fehlinterpretiert werden. Hält der Untersucher das Lid des gesunden Auges zu, wird sich das Lid auf der Seite der „Pseudoptose" öffnen. In Ruhe wird das betroffene Auge zur Mitte gezogen, da dem M. rectus medialis kein Widerstand entgegenwirkt. Der Patient kann dies kompensieren, indem er den Kopf auf die Seite des gelähmten Muskels dreht, um so ein einfaches Bild zu sehen.

Intrakranielle Anatomie der Nn. oculomotorius, trochlearis und abducens (Abb. 5.10)

Diese Nerven haben einen im großen und ganzen konvergierenden Verlauf von ihren weit auseinanderliegenden Ursprüngen im Hirnstamm zur Spitze der Orbita. Die Anatomie der Nervenkerne wird in Kapitel 7 ausführlicher beschrieben.

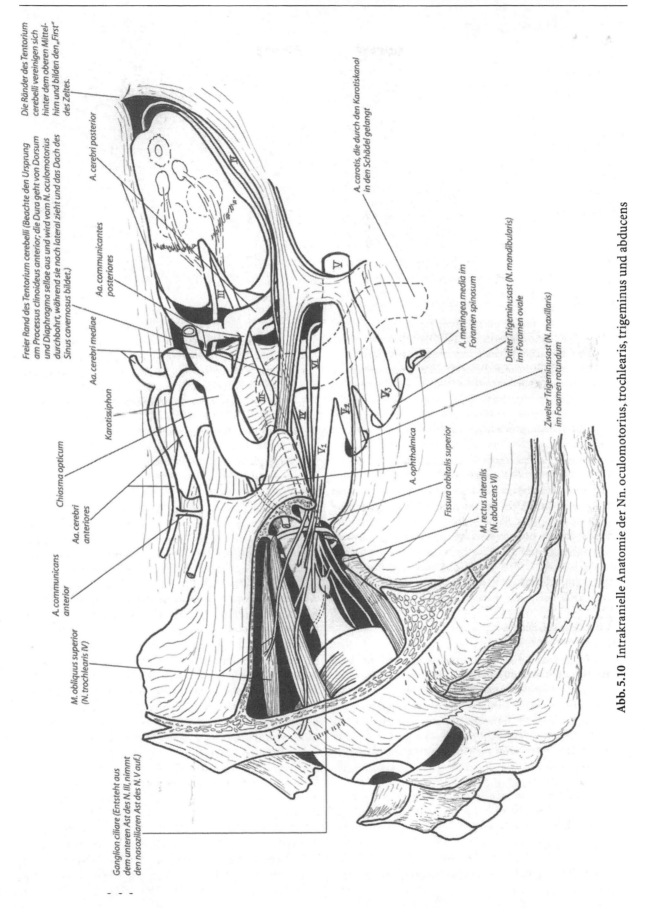

Die Ränder des Tentorium cerebelli vereinigen sich hinter dem oberen Mittelhirn und bilden den „First" des Zeltes.

A. carotis, die durch den Karotiskanal in den Schädel gelangt

A. cerebri posterior

Freier Rand des Tentorium cerebelli (Beachte den Ursprung am Processus clinoideus anterior; die Dura geht von Dorsum und Diaphragma sellae aus und wird vom N. oculomotorius durchbohrt, während sie nach lateral zieht und das Dach des Sinus cavernosus bildet.)

Aa. communicantes posteriores

A. meningea media im Foramen spinosum

A. cerebri mediae

Dritter Trigeminusast (N. mandibularis) im Foramen ovale

Karotisiphon

Zweiter Trigeminusast (N. maxillaris) im Foramen rotundum

Chiasma opticum

A. ophthalmica

Aa. cerebri anteriores

Fissura orbitalis superior

A. communicans anterior

M. rectus lateralis (N. abducens VI)

M. obliquus superior (N. trochlearis IV)

Ganglion ciliare (Entsteht aus dem unteren Ast des N. III, nimmt den nasoziliaren Ast des N. V auf.)

Abb. 5.10 Intrakranielle Anatomie der Nn. oculomotorius, trochlearis, trigeminus und abducens

N. oculomotorius (III. Hirnnerv)

Die Nn. oculomotorii entspringen im Mittelhirn zwischen den Hirnschenkeln. Sie breiten sich auf ihrem Weg nach vorne zwischen den Aa. cerebri anteriores und den Aa. cerebelli superiores aus und verlaufen dann parallel zu den Aa. communicantes posteriores bis sie in den Sinus cavernosus eintreten. Sie liegen dann zwischen den beiden Lagen der Dura, die die laterale Wand des Sinus bilden. Der Nerv gelangt durch die Fissura orbitalis superior in die Orbita und teilt sich in zwei Hauptäste. Der obere Ast versorgt das Augenlid und den M. rectus superior. Der untere Ast versorgt den medialen und unteren Rectus, den unteren Obliquus und, über das Ganglion ciliare, die Pupille (siehe Kapitel 3).

N. trochlearis (IV. Hirnnerv)

Dieser Nerv hat einige ungewöhnliche Merkmale. Seine supranukleäre Innervation ist vollständig gekreuzt. Sein Kern liegt dorsal im Hirnstamm auf der Höhe des Colliculus inferior, und die Fasern kreuzen um das Stratum griseum centrale herum und im Velum medullare anterius, so daß der rechte Nerv dem linken Trochleariskern entstammt und umgekehrt. Dies ist der einzige Nerv, der dorsal im Hirnstamm entspringt. Der Nerv hat einen langen intrakraniellen Verlauf von der hinteren Schädelgrube zum Sinus cavernosus, nachdem er um den Hirnstamm gezogen und auf der gegenüberliegenden Seite nach vorne verlaufen ist. Er tritt durch die Fissura orbitalis superior in die Orbita ein und kreuzt dabei den N. oculomotorius. Sein Name leitet sich von der Tatsache her, daß der M. obliquus superior, der einzige Muskel, den er versorgt, um eine Trochlea (Rolle) im anteromedialen Dach der Orbita verläuft, gerade unterhalb vom inneren Ende der Augenbraue.

N. abducens (VI. Hirnnerv)

Dieser Nerv entspringt ventral im Hirnstamm am pontomedullären Übergang tief in der hinteren Schädelgrube. Er verläuft an der Vorderseite des Hirnstamms nach oben, biegt an der Kante des Felsenbeins scharf nach vorne ab und in den Kanal unter dem Ligamentum petrosellare ein. Er liegt frei im Sinus, tritt durch die Fissura orbitalis superior in die Orbita ein und verläuft seitlich zum M. rectus lateralis.

Ursachen für Läsionen der Augenmuskelnerven

Abbildung 5.11 zeigt fünf wichtige Stellen für potentielle Schäden an diesen Nerven.

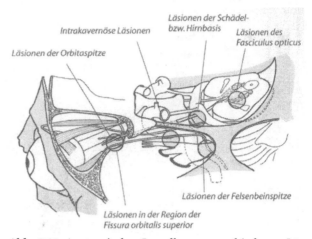

Abb. 5.11 Anatomische Grundlagen verschiedener Läsionen (Läsionsorte sind im Text definiert)

Nukleäre und faszikuläre Läsionen

Diese werden detailliert in dem Kapitel über Läsionen des Hirnstamms (Kapitel 11) behandelt. Gewöhnlich liegen andere Symptome einer Läsion des Hirnstamms vor, die eine Schädigung an dieser Stelle bestätigen. Es werden einige Hirnstammsyndrome beschrieben, an denen diese Nerven beteiligt sind. Zu den Ursachen gehören Gefäßkrankheiten des Hirnstamms, Multiple Sklerose, Ponsgliome, Kompressionen des Hirnstamms, Poliomyelitis, Wernicke-Enzephalopathie und kongenitale Mißbildungen der Hirnnervenkerne. Multiple Sklerose ist die häufigste Ursache für isolierte Läsionen des N. abducens im Hirnstamm.

Läsionen im Gebiet der Hirn- und Schädelbasis

Alle drei Nerven werden durch basale meningeale Krankheitsprozesse geschädigt. Dazu gehören tuberkulöse, durch Pilze bedingte und bakterielle Meningitis, Meningitis carcinomatosa, direkte neoplastische Infiltration aus den Nebenhöhlen und dem Nasenrachenraum, meningovaskuläre Syphilis, Sarkoid, Guillain-Barré-Syndrom und Herpes zoster. Bei vielen dieser Zustände kommt es zu multiplen oder beidseitigen Nervenläsionen, die einen diffusen pathologischen Prozeß anzeigen. Eine umschriebene oder fusiforme aneurysmatische Erweiterung der A. basilaris kann ebenfalls zu multiplen Nervenlähmungen führen.

Eine spezifische Beteiligung des N. oculomotorius in diesem Gebiet kann auf zwei Arten erfolgen, die beide rasches Eingreifen erfordern:

1. Direkte Kompression durch ein Aneurysma der A. communicans posterior. Der Beginn ist gewöhnlich akut mit starken Kopfschmerzen. Die Pupille ist fast immer weit und lichtstarr (Abb. 5.12).

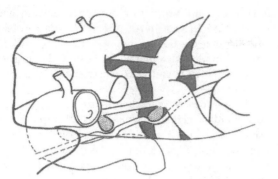

Aneurysmen an einem der Enden (typischerweise treten sie an diesen Stellen auf) können den N. oculomotorius schädigen, da er der Arterie unmittelbar benachbart ist.

Abb. 5.12 Aneurysmen der A. communicans posterior

2. Der Nerv kann fortschreitend durch den Temporallappen geschädigt werden, wenn die Hemisphäre durch einen raumfordernden Prozeß nach lateral und kaudal verschoben wird. Dies wird als tentorielle Herniation bezeichnet. Der Patient wird schläfrig, die Pupille auf der betroffenen Seite wird weit, eine Ptose entwickelt sich, und schließlich folgt eine komplette Okulomotoriuslähmung (Abb. 5.13). Eine Okulomotoriuslähmung weist in dieser Situation fast immer auf den richtigen Läsionsort hin (siehe Kapitel 23), so daß ein CT und neurochirurgischer Eingriff dringend indiziert sein können.

Der N. abducens kann an der Hirnbasis ebenfalls durch eine Erhöhung des intrakraniellen Drucks beeinträchtigt werden, obwohl dies nach einem anderen Mechanismus geschieht. Dieser Situation begegnet man gewöhnlich bei Kindern, da Tumoren in der hinteren Schädelgrube in der Kindheit häufiger auftreten. Diese Abduzenslähmung deutet häufig auf einen falschen Läsionsort hin, da ein Tumor in der hinteren Schädelgrube typischerweise zu einem Hydrozephalus führt – einer Erwei-

terung der Ventrikel –, so daß das ganze Gehirn in den Tentoriumschlitz gedrückt wird. Dabei wird der gesamte Hirnstamm nach unten gepreßt, und der N. abducens wird über der Felsenbeinspitze gedehnt. Auf diese Weise können einer oder beide Nerven durch eine Läsion beeinträchtigt werden, die von den Nerven selbst weit entfernt ist (siehe Abb. 5.13).

Läsionen an der Felsenbeinspitze

Der N. abducens ist eindeutig der einzige verwundbare Nerv in diesem Gebiet, und es gibt vier Hauptursachen für eine Schädigung.

1. Mastoiditis oder Infektionen des Mittelohrs können eine diffuse Entzündung des Felsenbeins und eine Thrombose der darüber liegenden Sinus petrosi zur Folge haben. Dieser als Gradenigo-Syndrom bekannte Zustand verursacht starke Ohrenschmerzen und eine Kombination von Läsionen der Nn. abducens, facialis und stato-acusticus sowie gelegentlich des N. trigeminus. Dieses Syndrom muß vom Ramsay-Hunt-Syndrom bei Zoster oticus mit Bläschenbildung im Ohr und einer Fazialislähmung abgegrenzt werden, bei dem gelegentlich auch Läsionen anderer Hirnnerven auftreten (siehe auch Kapitel 6).

2. Eine Thrombose des Sinus transversus infolge einer Mastoiditis kann einen raschen Anstieg des intrakraniellen Drucks auslösen, weil der venöse Abfluß aus dem Gehirn beeinträchtigt wird. Dies kann, wie oben besprochen, zu einer direkten oder indirekten Abduzenslähmung führen. Diese Situation war vor der Einführung der Computertomographie nur schwer von einem Abszeß in der hinteren Schädelgrube abzugrenzen. Früher konnte diese Diagnose ausschließlich mit Hilfe einer Liquoruntersuchung unter Kompression der V. jugularis gestellt werden. Lag eine Thrombose des Sinus transversus vor, stieg der intrakraniel-

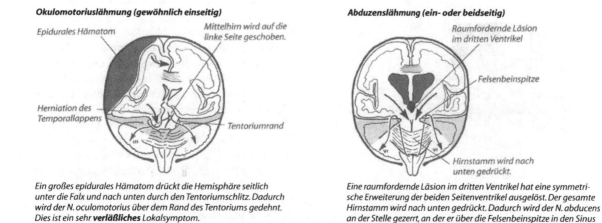

Okulomotoriuslähmung (gewöhnlich einseitig)

Epidurales Hämatom

Mittelhirn wird auf die linke Seite geschoben.

Herniation des Temporallappens

Tentoriumrand

*Ein großes epidurales Hämatom drückt die Hemisphäre seitlich unter die Falx und nach unten durch den Tentoriumschlitz. Dadurch wird der N. oculomotorius über dem Rand des Tentoriums gedehnt. Dies ist ein sehr **verläßliches** Lokalsymptom.*

Abduzenslähmung (ein- oder beidseitig)

Raumfordernde Läsion im dritten Ventrikel

Felsenbeinspitze

Hirnstamm wird nach unten gedrückt.

*Eine raumfordernde Läsion im dritten Ventrikel hat eine symmetrische Erweiterung der beiden Seitenventrikel ausgelöst. Der gesamte Hirnstamm wird nach unten gedrückt. Dadurch wird der N. abducens an der Stelle gezerrt, an der er über die Felsenbeinspitze in den Sinus cavernosus einbiegt. Dies ist ein sehr **unzuverlässiges** Symptom.*

Abb. 5.13 Die unterschiedlichen Mechanismen von Okulomotorius- und Abduzenslähmungen bei Patienten mit erhöhtem Hirndruck (von vorne gesehen)

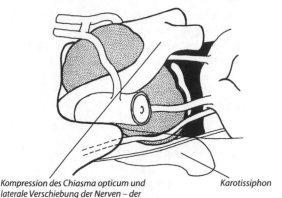

Kompression des Chiasma opticum und
laterale Verschiebung der Nerven – der
N. oculomotorius ist besonders vulnerabel.   Karotissiphon

Abb. 5.14 Intrasellärer Tumor mit lateraler Ausbreitung

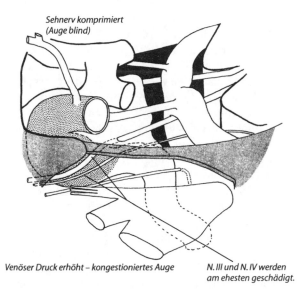

Sehnerv komprimiert
(Auge blind)

Venöser Druck erhöht – kongestioniertes Auge   N. III und N. IV werden
                                                     am ehesten geschädigt.

Abb. 5.15 Intrakavernöses Aneurysma (vordere Lokalisation)

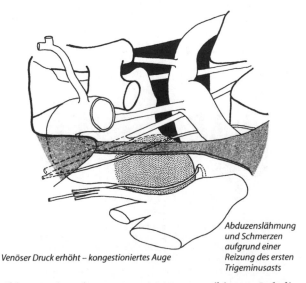

Venöser Druck erhöht – kongestioniertes Auge

Abduzenslähmung
und Schmerzen
aufgrund einer
Reizung des ersten
Trigeminusasts

Abb. 5.16 Intrakavernöses Aneurysma (hintere Lokalisation)

le Druck nach Kompression der V. jugularis nicht an, und es kam zu keinem Anstieg des Liquordrucks. Es bestand aber die Gefahr, daß bei einer falschen klinischen Diagnose der plötzliche Anstieg des ohnehin schon erhöhten Hirndrucks ernste Auswirkungen haben konnte.

3. Karzinome des Nasenrachenraums oder der Nasennebenhöhlen neigen dazu, durch die Spalten der Schädelbasis in den intrakraniellen Raum zu infiltrieren. Eine plötzliche, schmerzlose Abduzenslähmung kann das erste Anzeichen einer malignen Krankheit in der Region der Hirnbasis sein.

4. Gutartige, vorübergehende Abduzenslähmungen können bei Kindern nach leichten Infektionen auftreten. Die Einführung der bildgebenden Verfahren hat den Umgang mit dieser beunruhigenden Situation sehr vereinfacht. Früher war diese Diagnose nur schwer zu stellen und wurde nur durch die anschließende Genesung wirklich bestätigt, die häufig mehrere Wochen dauerte. In dieser Zeit mußte das Kind ständig überwacht werden.

Läsionen im Bereich des Sinus cavernosus

1. Eine Thrombose des Sinus cavernosus ist ein sehr ernster Zustand, der üblicherweise als Komplikation bei einer Sepsis der Haut im oberen Teil des Gesichts oder in den Nasennebenhöhlen auftritt, und bei Patienten mit Diabetes häufig letal ist. Da der N. abducens im Sinus freiliegt, ist er der verwundbarste Nerv. Diese Abduzenslähmung ist mit starken Schmerzen, Exophthalmus und Ödem der Augenlider verbunden. Später entwickelt sich auch am Augenlid der anderen Seite ein Ödem, da ein Übergreifen der Thrombose auf den gegenüberliegenden Sinus cavernosus fast unausweichlich ist.

2. Intraselläre Tumoren wie chromophobe Adenome können sich lateral in den Sinus cavernosus ausdehnen und den N. oculomotorius schädigen (Abb. 5.14).

3. Ein Aneurysma des intrakavernösen Abschnitts der A. carotis tritt gewöhnlich bei älteren Frauen mit Bluthochdruck auf. Liegt die Schwellung der Arterie am vorderen Ende des Sinus, kann es gleichzeitig zu einem Ödem des Augenlides, Exophthalmus, Blindheit und einer Läsion des N. oculomotorius kommen, die von starken Schmerzen angekündigt werden. Liegt das Aneurysma im hinteren Ende des Sinus, kann der erste Trigeminusast (N. ophthalmicus) gereizt werden. Dabei treten starke Schmerzen im Versorgungsgebiet des N. ophthalmicus und eine Abduzenslähmung auf. Das Auge wird kongestioniert und exophthalmisch (Abb. 5.15 bzw. 5.16). Rupturiert das Gefäß in den Sinus, ist dies selten tödlich, da der Sinus cavernosus die Blutung aufnimmt. Es kommt aber zu einem schweren ein- oder beidseitigen pulsierenden Exophthalmus. Dies wird als Carotis-Ca-

vernosus-Fistel bezeichnet und kann auch die Folge einer Kopfverletzung sein, wenn ein Schädelbasisbruch die A. carotis bei ihrem Eintritt in den Sinus cavernosus zerreißt. Diese Komplikation wird heute endovaskulär mit einer Embolisation anstelle eines direkten neurochirurgischen Eingriffs behandelt.

4. Primärtumoren im Sinus sind selten, aber Meningeome des Keilbeinflügels können den Sinus von lateral infiltrieren. Tumoren in der Keilbeinhöhle und infektionsbedingte Mukozelen in den Keilbein- oder Siebbeinhöhlen können sich von medial oder unten in den Sinus ausdehnen. Chordome der Keilbeinbasis können sich nach oben in die Fossa hypophysialis oder lateral in die beiden Sinus cavernosi ausdehnen. Kraniopharyngeome können sich von oben und hinten entsprechend verhalten. Metastasen von Karzinomen können im Sinus selbst oder in der Schädelbasis auftreten, und Karzinome des Nasenrachenraums können sich direkt in den Sinus ausdehnen. Dies ist eine der häufigsten Verlaufsformen bei Karzinomen des Nasenrachenraums.

Läsionen der Fissura orbitalis superior und der Orbita

Es gibt zahlreiche Neoplasmen, die in der hinteren Orbita entstehen und zu einem relativ wohldefinierten Syndrom führen können. Diese Läsionen sind in Tabelle 5.1 aufgelistet. Da alle Nerven relativ eng beieinanderliegen, kann es zu verschiedenen Kombinationen von Lähmungen der Augenmuskelnerven kommen. Eine Beteiligung des N. trigeminus kann Schmerzen verursachen und später zu Hypästhesie und Taubheitsgefühl im Bereich des ersten Trigeminusasts mit einer Abschwächung des Kornealreflexes führen.

Man kann folgende allgemeinen Regeln aufstellen:

1. Eine maligne Infiltration der Orbita (durch lokale Metastasen von Karzinomen des Nasenrachenraums oder Fernmetastasen von Karzinomen an anderen Stellen) führt zu sich rasch entwickelnden Lähmungen der Augenmuskelnerven und Exophthalmus.
2. Benigne Tumoren in der Orbita können einen sehr langsam fortschreitenden, aber ausgeprägten Exophthalmus verursachen, bei dem es bemerkenswerterweise nur zu geringen Sehstörungen und Nervenlähmungen kommt, bis die Krankheit ein ziemlich fortgeschrittenes Stadium erreicht hat. Das Doppeltsehen ist häufig nur die Folge der mechanischen Verschiebung des Bulbus.
3. Läsionen in der Fissura orbitalis superior oder intrakranielle Läsionen direkt hinter der Fissura führen zu Nervenlähmungen mit geringem oder keinem Exophthalmus.
4. Läsionen in der Orbita verursachen gewöhnlich einen Exophthalmus als Frühsymptom. Treten darüber hinaus starke Schmerzen und eine Rötung des Auges auf,

Tabelle 5.1 Läsionen, die von der Orbita und den Canales optici ausgehen

Meningeome	40 %
Hämangiome	10 %
Gliome	5 %
Pseudotumor orbitae	5 %
Karzinome des Tränengangs	
Neurofibrome	
fibröse Osteodysplasie	
Sarkome	
Epidermoide	40 %
Melanome	
Lipome	
Hand-Schüller-Christian-Krankheit	
Tolosa-Hunt-Syndrom	
arteriovenöse Mißbildungen	

muß eine als „Pseudotumor orbitae" bezeichnete Krankheit in Betracht gezogen werden. Diese ist gewöhnlich mit einer hohen BSG verbunden und reagiert auf Steroide. Es kann sich hierbei um eine leichte Variante des Tolosa-Hunt-Syndroms handeln, bei dem eine Masse granulomatösen Gewebes hinter dem Auge und in der Fissura orbitalis gefunden wird. Die Möglichkeit, daß der einseitige Exophthalmus mit Lähmung des M. rectus superior auf einer endokrinen Störung beruht, muß immer ausgeschlossen werden. Auch beim Fehlen einer manifesten Schilddrüsenüberfunktion ist Hyperthyreose die häufigste Ursache eines einseitigen Exophthalmus.

5. Gefäßtumoren oder arteriovenöse Mißbildungen in der Orbita können unter Umständen nur dann zu einem Exophthalmus führen, wenn sich der Patient hinlegt, nach vorne beugt oder sich während des Valsalva-Versuchs bewegt.

Fallbeispiel I

Ein 64jähriger Mann mit einem bekannten Prostatakarzinom und Knochenmetastasen stellte sich mit einer unvollständigen Abduzenslähmung vor. Diese war relativ schmerzfrei eingetreten. Die Untersuchung ergab keine Hinweise auf einen Exophthalmus oder andere Läsionen der Augenmuskelnerven. Angesichts einer kürzlichen Umstellung seiner Hormontherapie, mit der Schmerzen bei einer bekannten Rippenmetastase erfolgreich behandelt werden konnten, wurde entschieden, konservativ zu beobachten. Drei Wochen änderte sich sein Zustand nicht. In der vierten Woche wurde die Abduzenslähmung plötzlich komplett, obwohl es keine andere Veränderung der Symptomatik gab. Eine Computertomographie zeigte eine ausgedehnte Zerstörung des kleinen Keilbeinflügels auf der rechten Seite. Der Patient erhielt eine Bestrahlung des betroffenen Gebiets und hatte sich nach drei Monaten völlig erholt.

Dieser Fall bestätigt die extreme Empfindlichkeit des N. abducens gegenüber Infektionen und Karzinomen aufgrund seines langen Verlaufs in der Nachbarschaft der Meningen und der Schädelbasis.

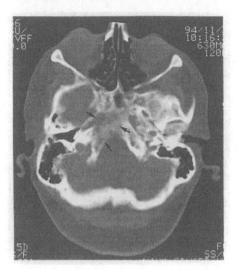

Fallbeispiel I Zerstörung der Schädelbasis durch Metastasen eines Prostatakarzinoms

Bildgebende Verfahren haben die Untersuchung von Läsionen der Orbita revolutioniert, die früher ein „diagnostisches Minenfeld" war.

Verschiedene Krankheitsprozesse, die zu Läsionen der Augenmuskelnerven führen

1. Eine Reihe internistischer Krankheiten kann schmerzlose, akute Lähmungen der Augenmuskelnerven auslösen. Dabei handelt es sich um Diabetes mellitus, meningovaskuläre Syphilis und Arteriosklerose. Eine *schmerzhafte* Okulomotoriuslähmung, von der die Pupille *nicht* betroffen ist, beruht fast immer auf Diabetes. Als pathologische Grundlage wird ein Infarkt des Nervenstamms angenommen, weshalb bei einer Läsion des N. oculomotorius aufgrund dieser Ursache die Pupille gewöhnlich nicht beeinträchtigt wird (zur Erläuterung siehe Abb. 2.4a). Die Prognose lautet bei allen Fällen, daß innerhalb von 4–12 Wochen eine vollständige Erholung eintritt. Kommt es nicht zur Genesung, muß die Diagnose noch einmal überdacht werden.
   Im Vergleich dazu sind Lähmungen der Augenmuskelnerven aufgrund einer chirurgischen Ursache fast *immer* schmerzhaft. Ist der N. oculomotorius beteiligt, *ist auch die Pupille betroffen*. Eine andere, seltene, vaskuläre Ursache für schmerzhafte Lähmungen der Augenmuskelnerven ist die Arteriitis cranialis, die gewöhnlich erst bei über 60jährigen Patienten auftritt und von schweren nächtlichen Kopfschmerzen und Berührungsempfindlichkeit der Kopfhaut begleitet wird (siehe auch Kapitel 20).
2. Während akuter Migränekopfschmerzen können vorübergehende Lähmungen der Augenmuskelnerven oder ein Horner-Syndrom auftreten. Eine unvoll-

ständige Okulomotoriuslähmung, bei der im allgemeinen eine weite Pupille vorliegt, ist der typische Befund. Weniger oft kommt es zu einer Abduzenslähmung. Beim ersten Auftreten sollte ein Aneurysma ausgeschlossen werden. Eine lange Anamnese von Anfällen erlaubt dagegen eine sichere Diagnose ohne weitergehende Untersuchungen.
3. Okulomotorius- und Abduzensläsionen können während eines akuten Zoster ophthalmicus auftreten. Die Diagnose ist im allgemeinen anhand einer ausgedehnten Bläschenbildung auf der Stirn, der starke Schmerzen vorausgehen, sehr leicht. Die Prognose ist günstig.
4. Isolierte Trochlearisläsionen sind ziemlich selten. Diabetes ist wahrscheinlich die häufigste internistische Ursache. Bei Kindern können Medulloblastome, die das Velum medullare anterius infiltrieren, beidseitige Trochlearislähmungen auslösen. Traumen sind die häufigste chirurgische Ursache für ein- oder beidseitige Trochlearisläsionen. Eine sichtbare einseitige Funktionsstörung des M. obliquus superior kann die Folge einer Schädigung der Trochlea durch ein Trauma des oberen Orbitarandes sein. Eine Kompression durch Tumoren von außen führt nur selten zu Trochlearisläsionen, da der Nerv lang genug ist, um sich von der Läsion wegzubewegen, ohne geschädigt zu werden.

Fallbeispiel II

Eine 42jährige Frau wurde von einem Ophthalmologen zur weiteren Untersuchung einer Trochlearislähmung überwiesen, die während eines ansonsten normalen Migräneanfalls fünf Wochen vorher akut aufgetreten war. Die Patientin klagte über verschwommenes Sehen, hatte aber kein Doppeltsehen bemerkt, da sie eine kompensatorische Kopfneigung entwickelt hatte. Sie hatte seit 20 Jahren Migräne, gab aber an, daß in letzter Zeit die Kopfschmerzen plötzlicher und anfallsartig und ohne begleitende Übelkeit oder Erbrechen auftraten. Außer der linksseitigen Trochlearisläsion gab es keine anderen neurologischen Befunde. Sie wurde einen Monat später erneut untersucht. Im vorangegange-

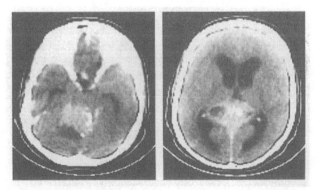

Fallbeispiel II Ausgedehnter Tumor mit Ursprung im Bereich des Corpus pineale

nen Monat hatte sie ein neues Symptom bemerkt: Beugte sie ihren Kopf nach hinten und rechts, bekam sie plötzlich Kopfschmerzen, die vergingen, sobald sie wieder die normale Kopfhaltung einnahm. Dieses Symptom und die Trochlearislähmung deuteten darauf hin, daß möglicherweise eine Läsion im hinteren Mittelhirn oder im Velum medullare anterius den vierten Ventrikel blockierte. Ein CT zeigte einen extrem großen Tumor, der sich von etwas hinter dem Corpus pineale um den hinteren Hirnstamm herum und durch den Tentoriumschlitz hinauf in beide Seitenventrikel erstreckte, und einen mäßigen Hydrozephalus. Eine Viergefäßangiographie war ohne Befund. Bei der Operation stellte sich heraus, daß der Tumor vom Kleinhirnwurm ausging, sich in beide Klein- und Großhirnhemisphären ausgebreitet hatte und den vierten Ventrikel völlig verschloß. Er war sehr gefäßreich und enthielt zahlreiche Blutungsherde. Postoperativ war die Patientin stumm und bewegungslos. Ein CT zeigte massive Blutungen in die Tumoranteile in den Seitenventrikeln und im oberen Hirnstamm. Histologisch handelte es sich bei dem Tumor um ein malignes oligodendrozytisches Gliom der Stufe III. Überraschenderweise erholte sich die Patientin stetig, und sie erhielt eine Strahlentherapie. Sechs Wochen später zeigte sich als einziger Befund des ZNS ein Nystagmus retractorius. Die Patientin konnte allerdings ihre Arbeit nicht wieder aufnehmen, und es mußte ein Shunt gelegt werden. Sie überlebte drei Jahre. Zwei Jahre nachdem der Shunt gelegt worden war, wurde er durch den rezidivierenden Tumor verlegt. Tiefgreifende chirurgische Maßnahmen und eine Strahlentherapie wurden nicht für gerechtfertigt gehalten.

Aus diesem Fall lassen sich einige Lehren ziehen. Geringfügige Veränderungen der Schmerzcharakteristika bei der Migräne eines Patienten sollten immer sorgfältig überprüft werden. Anfallsartige Kopfschmerzen bei einer Veränderung der Kopfhaltung können ein wichtiges Symptom sein, und in anderen Kapiteln finden sich mehrere ähnliche Fallbeispiele. Die geringe Zahl körperlicher Befunde bei Patienten mit sehr großen Tumoren in wichtigen Arealen muß hervorgehoben werden. Auch hier waren es Hinweise aus der Anamnese und nicht körperliche Befunde, die zur Entdeckung des Tumors führten.

Beim Tolosa-Hunt-Syndrom kommt es zu wiederkehrenden, einseitigen Schmerzen in der Orbita, die von vorübergehenden Lähmungen der Augenmuskelnerven sowie einer hohen BSG begleitet werden. CT-Aufnahmen zeigen granulomatöses Gewebe hinter der Orbita und in der Fissura orbitalis cerebralis. Die dramatische Reaktion auf Steroide sichert die Diagnose.

Die Wegenersche Granulomatose ist eine sehr seltene Kollagenose. Bei einer Variante kommt es zu einer medialen, ulzerösen Läsion des Nasenrachenraums. Blutiges Nasensekret, Lähmungen der Augenmuskelnerven sowie eine hohe BSG sind klassische Merkmale dieses Zustands.

Fallbeispiel III

Ein 68jähriger Mann wurde an einen HNO-Arzt überwiesen. Seine Luftwege waren seit vier Monaten blockiert, sein Geruchssinn erheblich eingeschränkt, und seit drei Wochen hatte er starke Kopf-

schmerzen, die sich bei Belastung oder beim Niesen verschlimmerten. Er berichtete von vorübergehendem, zwei Tage andauerndem Doppeltsehen mit lateral versetzten Bildern. Da ein klinischer Verdacht auf eine Wegenersche Granulomatose bestand, wurde der HNO-Arzt gebeten, vor der Untersuchung des Patienten die BSG zu bestimmen. Mit 66 mm in der ersten Stunde war sie stark beschleunigt. Eine weitergehende Bewertung der Anamnese ließ den Schluß zu, daß der Patient unter einer vorübergehenden Abduzenslähmung gelitten hatte. Die direkte Befragung ergab, daß sich der Patient in den letzten drei Monaten unwohl gefühlt und ungefähr 6 kg abgenommen hatte. Bis auf leicht hervortretende, kongestionierte Augen war die körperliche Untersuchung normal. Eine Biopsie des Nasenrachenraums unter Vollnarkose zeigte granulomatöse Veränderungen, die mit einer Wegenerschen Granulomatose übereinstimmten. Weitere Untersuchungen schlossen Krankheitsherde an anderen Stellen des Körpers aus, obwohl Tests auf rheumatoide Arthritis und auf Antikörper gegen glatte Muskulatur positiv waren. Er wurde mit Steroiden und Azathioprin behandelt und blieb gesund, bis er fünf Jahre später einen Herzinfarkt erlitt. Jährliche Untersuchungen des Nasenrachenraums und Biopsien waren negativ. Allerdings hatte sich die BSG nach seinem Herzinfarkt zunehmend erhöht, und zwei Monate später kam es zum Durchbruch eines bis dahin symptomlosen Karzinoms des Querkolons. Er starb zwei Jahre darauf an einem erneuten Herzinfarkt ohne Hinweise auf eine aktive granulomatöse Krankheit.

Andere Krankheiten, die Nervenläsionen vortäuschen

Lähmungen der Augenmuskelnerven folgen gewöhnlich dem Alles-oder-Nichts-Prinzip. Partielle Lähmungen sind relativ selten, und üblicherweise zeigen alle von einem Nerven versorgten Muskeln ein gewisses Maß an Schwäche. Bei Trochlearis- oder Abduzenslähmungen kann nur ein Muskel betroffen sein. Daher sollten die folgenden Krankheiten in Betracht gezogen werden, wenn zwei Muskeln betroffen sind, die von *verschiedenen* Nerven versorgt werden.

Hyperthyreose

Eine Schwäche der Mm. rectus superior und rectus lateralis bei Hyperthyreose führt gewöhnlich zum Doppeltsehen, unabhängig vom Vorliegen eines Exophthalmus. Die pathologischen Veränderungen der Muskeln weisen darauf hin, daß ein entzündlicher myopathischer Prozeß vorliegt. Ein Exophthalmus infolge Hyperthyreose kann durch die rein mechanische Verschiebung des Bulbus zum Doppeltsehen führen.

Myasthenia gravis

Doppeltsehen und eine Ptose des Augenlides sind die üblichen Hauptsymptome einer Myasthenia gravis. Variable Augensymptome oder eine schnelle Ermüdbarkeit der Augenlider oder der Augenbewegungen sollten diesen Verdacht wecken. Bei einigen Patienten treten länger anhaltende oder sogar fortschreitende Symptome auf, die zu diagnostischer Verwirrung führen können. Manchmal ist selbst der Tensilontest negativ (siehe Kapitel 18). Es sind Fälle bekannt, in denen Patienten wegen eines Strabismus operiert wurden, der – wie sich später herausstellte – auf Myasthenia gravis beruhte. Hyperthyreose kann mit Myasthenia gravis assoziiert sein, so daß das klinische Bild weiter kompliziert wird.

Fallbeispiel IV

Ein 62jähriger Mann, der seit vier Wochen vertikale Doppelbilder sah, wurde von einem Ophthalmologen überwiesen. Einige Monate vorher war bei ihm ein Myxödem diagnostiziert worden, und er wurde mit Thyroxin behandelt. Seine Familienanamnese war insofern außergewöhnlich, als sein Vater, Großvater und seine Schwester an perniziöser Anämie gelitten hatten und seine Mutter 1931 an Hyperthyreose gestorben war. Seine beiden Töchter hatten Nierenversagen – eine aufgrund eines Prader-Labhart-Willi-Syndroms, die andere wegen einer autoimmun vermittelten Nephritis. Bei der Untersuchung hatte er eine ausgeprägte beidseitige Ptose, eine Parese für die Hebung der Bulbi und eine bilaterale Abduktionsschwäche. Außerdem war er auf der linken Seite zu fast keiner Adduktion fähig. Alle diese Zeichen verschwanden innerhalb von einer Minute nach der Gabe von 4 mg Edrophoniumhydrochlorid (Tensilon). Ein kompletter Autoimmuntest war ohne pathologischen Befund, und selbst Antikörper gegen Schilddrüsen- und Azetylcholinrezeptoren konnten nicht nachgewiesen werden. Er wurde mit Pyridostigmin und Prednisolon behandelt, wodurch seine schweren Augensymptome aber nicht völlig beherrscht werden konnten. Daher wurde Azathioprin in die Medikation aufgenommen. In den darauffolgenden Monaten nahm sein Gewicht ab, und er entwickelte eine Retraktion der Augenli-

der und einen Exophthalmus. Bluttests ergaben nun, daß er thyreotoxisch war. Das Schilddrüsenhormon wurde abgesetzt, Carbimazol gegeben und seine Behandlung gegen Myasthenie fortgesetzt. In den nächsten drei Monaten entwickelte sich ein fortschreitender hochgradiger Exophthalmus mit durch Verschiebung der Bulbi verursachtem Doppeltsehen und variabler Schwäche verschiedener äußerer Augenmuskeln. Es wurden sehr hohe Steroiddosen gegeben, worauf sich der Exophthalmus fast völlig zurückbildete und die Symptome der Myasthenie sehr viel besser unter Kontrolle waren. Drei Jahre nach Beginn der Erkrankung ist seine Schilddrüsenfunktion normal. Es bestehen noch immer ein leichtes vertikales Doppeltsehen bei Ermüdung und ein leichter Exophthalmus. Es haben sich keine anderen Symptome einer Myasthenie entwickelt.

Drei Jahre lang zeigte dieser Patient Bewegungsstörungen der Augen aufgrund von Myasthenia gravis, mechanische Verschiebung der Bulbi und möglicherweise eine thyreotoxische Myopathie der äußeren Augenmuskeln. Das starke Ausmaß der mit der Hyperthyreose in Zusammenhang stehenden Schwellung der äußeren Augenmuskeln wird auf den CT-Aufnahmen der Orbita deutlich.

Latenter Strabismus

Kommt es bei Erschöpfung, Schläfrigkeit oder nach einer Beeinträchtigung des Sehvermögens eines Auges zu Doppeltsehen, beruht dies häufig auf der Manifestation eines lebenslangen Schielens. Finden sich in der Anamnese Hinweise auf Schielen in der Kindheit oder orthoptische Übungen, ist die Ursache rasch gefunden. Gibt es keine derartigen Hinweise, kann eine Variante des Abdecktests hilfreich sein.

Der Untersucher deckt ein Auge des Patienten ab und bittet ihn, einen Finger in ungefähr 45 cm Entfernung zu fixieren. Wird das Auge wieder aufgedeckt, sieht man, daß es nach außen oder innen abweicht und sich rasch auf die Blickrichtung des anderen Auges einstellt. Dadurch kann man eine latente Abweichung erkennen, deren dauerhafte Kompensation eine Muskelaktivität erfordert. Ermüdung läßt das Auge abweichen und führt – gewöhnlich abends beim Fernsehen – zum Doppeltsehen. Auch die Entwicklung einer einseitigen, unkorrigierten Sehschwäche kann dem Patienten die Aufrechterhaltung des binokularen Sehens erschweren und ein latentes Schielen aufdecken.

Progrediente okuläre Myopathie

Dies ist eine relativ seltene Form der Muskeldystrophie, bei der die fortschreitende Muskelschwäche hauptsächlich die äußeren Augenmuskeln und Augenlider betrifft und so zu Ptose und Doppeltsehen führt. Eine sorgfältige Untersuchung zeigt, daß auch eine Schwächung der

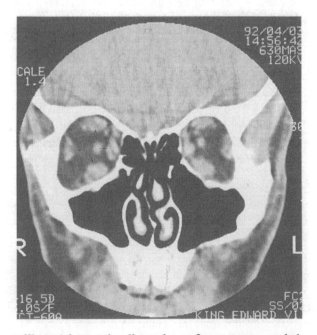

Fallbeispiel IV Schwellung der äußeren Augenmuskeln bei malignem Exophthalmus

Gesichts- und Gliedergürtelmuskulatur vorliegt (siehe auch Kapitel 18). Familiäre Ptose ist wahrscheinlich eine leichte Form dieser Krankheit, die gewöhnlich erst im Erwachsenenalter manifest wird und mit einer Beeinträchtigung für die Hebung der Bulbi assoziiert sein kann. Bei manchen Patienten sind an der Brille montierte Lidhalter erforderlich, um das Lid über der Pupille zu halten.

Kearns-Sayre-Syndrom

Dies ist ein sehr seltenes, aber wichtiges Syndrom und ein Beispiel für eine Erbkrankheit, die auf einem Defekt der Mitochondrien-DNA beruht. Sie beginnt gewöhnlich vor Erreichen des 20. Lebensjahres als progrediente äußere Ophthalmoplegie mit Pigmentdegeneration der Retina. Damit verbunden sind Demenz und zerebelläre Ataxie. Gewöhnlich liegt eine Erregungsleitungsstörung des Herzens vor, die häufig die Todesursache ist.

Internukleäre Ophthalmoplegie

Multiple Sklerose kann sich in Form von Lähmungen der Augenmuskelnerven äußern – gewöhnlich als Abduzenslähmung. Häufiger kommt es aber ohne eine Schwäche irgendeiner bestimmten Augenbewegung wegen einer Aufhebung der konjugierten Augenbewegung zum Doppeltsehen. Dies wird in Kapitel 7 ausführlich besprochen.

Allgemeine Vorgehensweise beim Doppeltsehen

Bei einem Patienten mit dem subjektiven Hauptsymptom Doppeltsehen kann mit den folgenden Fragen gewöhnlich der Ort der Läsion festgestellt werden, und man erhält einen deutlichen Hinweis auf die Ursache.

1. War der Beginn akut oder allmählich? Natürlich hat man entweder Doppeltsehen oder nicht, eine anhaltende Verschlechterung legt aber eine Infiltration der Nerven oder eine mechanische Verschiebung des Bulbus nahe.
2. Ist das Doppeltsehen variabel, oder kommt es zu Remissionen? Läsionen der Hirnnerven III, IV und VI gleich welcher Ursache gehorchen üblicherweise dem Alles-oder-Nichts-Prinzip. Ist das Symptom aber zeitlich variabel, muß ein latenter Strabismus oder Myasthenia gravis in Betracht gezogen werden.
3. Ist eine Ptose des Augenlides mit dem Doppeltsehen verbunden? Eine akute Okulomotoriuslähmung schließt gewöhnlich eine komplette Ptose des Augenlides mit ein. Bei weniger stark ausgeprägten oder variablen Ptosen sollte man an Myasthenia gravis oder progrediente okuläre Myopathie denken. Gele-

gentlich wird bei Patienten mit einer allergischen Schwellung des Augenlides fälschlicherweise eine rezidivierende partielle Okulomotoriuslähmung diagnostiziert: Ein gut sichtbares Ödem des Augenlides während der allergischen Reaktion erlaubt die eindeutige Diagnose.

4. Traten Schmerzen auf? Ein schmerzhafter Beginn weist gewöhnlich auf eine aneurysmatische Erweiterung eines Blutgefäßes hin: entweder ein sackförmiges Aneurysma, das eine Okulomotoriuslähmung verursacht, oder ein Aneurysma im intrakavernösen Teil der A. carotis, das zu einer Okulomotorius- oder Abduzenslähmung führt. Bei partiellem Ausfall der Augenbewegungen und hochgradiger Kongestion des Auges sollte eine granulomatöse Läsion in der Orbita in Betracht gezogen werden: entweder ein Pseudotumor orbitae oder das Tolosa-Hunt-Syndrom.
Man sollte auch an Zoster ophthalmicus mit einer Lähmung der Augenmuskelnerven denken, da es einige Tage dauern kann, bis sich die Bläschen bilden. In dieser Zeit kommt es im Versorgungsgebiet des ersten Trigeminusasts zu starken Schmerzen.
Migränekopfschmerzen können durch eine vorübergehende Lähmung der Augenmuskelnerven kompliziert werden. Finden sich in der Anamnese frühere Migräneanfälle, oder ist die Familienanamnese positiv, kann dieser Verdacht leicht aufkommen. Bei einer ersten Attacke kann dies eine naheliegende Diagnose sein, insbesondere, wenn man bedenkt, daß Migräneanfälle so verschiedenartig verlaufen können, daß sie häufig ernstere intrakranielle Krankheiten vortäuschen. Bei älteren Patienten besteht bei starken Kopfschmerzen und Lähmungen der Augenmuskelnerven die Möglichkeit einer Arteriitis cranialis.
5. Liegt ein Exophthalmus vor? Ein Hervortreten des Bulbus, besonders wenn es mit einer Schwellung und Kongestion der Bindehaut verbunden ist, deutet auf das Vorliegen eines Aneurysma im Sinus cavernosus, einer Thrombose des Sinus cavernosus mit einer Gefäßstauung oder eines Tumors in der Orbita hin. Anhand der Geschwindigkeit des Beginns und des Vorhandenseins von Schmerzen können beide Krankheiten gewöhnlich unterschieden werden. Man sollte aber auch an die entzündlichen, auf Steroide reagierenden Krankheiten der Orbita denken. Vergessen Sie aber nicht, daß die häufigste Ursache eines Exophthalmus – auch eines einseitigen – eine Hyperthyreose ist.

Exophthalmus und Tumoren der Orbita
(Abb. 5.17 und 5.18)

Es gibt einige interessante Aspekte dieser Läsionen, die sichere klinische Rückschlüsse ermöglichen.

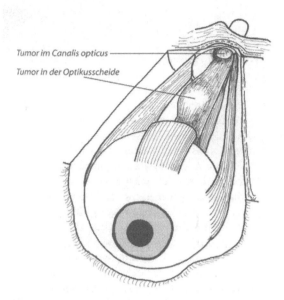

Tumor im Canalis opticus
Tumor in der Optikusscheide

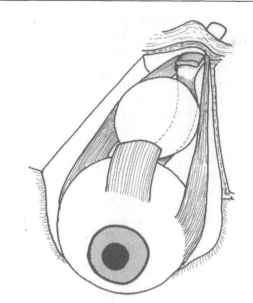

Abb. 5.17 Läsion innerhalb der Optikusscheide (frühe Kompression des N. opticus mit Erblindung)

Abb. 5.18 Läsion innerhalb des äußeren Muskeltrichters (Exophthalmus, aber keine Sehstörungen)

Sehstörungen

Tumoren innerhalb der meningealen Scheide des N. opticus führen zu ausgeprägten visuellen Ausfällen. Tumoren innerhalb des kegelförmigen, von den äußeren Augenmuskeln umschlossenen Raums verursachen einen ausgeprägten Exophthalmus; das Sehvermögen wird aber oft überraschend wenig beeinträchtigt. Tumoren im Canalis opticus lösen sehr früh einen Verlust des Sehvermögens aus, der gewöhnlich das subjektive Hauptsymptom ist.

Schmerzen

Schmerz ist kein Merkmal langsam wachsender Tumoren, selbst wenn es zu einem starken Exophthalmus kommt. Infektiöse oder metastatische Läsionen können zu starken Schmerzen führen, bevor ein Exophthalmus sichtbar wird. Schmerzt das Auge und ist gerötet, sollten als wichtigste Ursachen Schilddrüsenkrankheiten, Pseudotumor orbitae, eine Carotis-Cavernosus-Fistel sowie Herpes zoster in Betracht gezogen werden.

Augenbewegungen

Scheint die Störung der Augenbewegungen auf einer reinen Verschiebung des Bulbus zu beruhen, handelt es sich wahrscheinlich um eine gutartige Läsion. Liegen klare Anzeichen für eine Lähmung der Augenmuskelnerven vor, sind Infektionen, metastatische oder primäre Karzinome in der Orbita wahrscheinlicher.

Die Richtung der Verschiebung gibt Hinweise auf die mögliche Läsion (Abb. 5.19).

1. Läsionen im Muskeltrichter der Orbita verschieben das Auge entlang der Achse des Sehnerven nach lateral und leicht nach unten, und es kommt zu einem ausgeprägten Exophthalmus. Versucht man, das Auge in die Orbita zurückzudrücken, spürt man einen Widerstand, als ob der Bulbus gegen eine harte Begrenzung gedrückt würde.
2. Läsionen in der Tränendrüsengrube verschieben das Auge nach medial und leicht nach oben.
3. Läsionen des Siebbeins verschieben das Auge lateral und leicht nach unten.
4. Läsionen des Sinus maxillaris verschieben das Auge nach oben und lateral.

Die Pupille

Die Pupille kann durch eine direkte Schädigung des Ziliarnerven betroffen sein oder infolge einer Schädigung des N. opticus, die zu einem Marcus-Gunn-Phänomen führt.

Alter bei Erkrankung

Bei Kindern sind Teratome, Dermoide, Hämangiome, Rhabdomyosarkome, Burkitt-Lymphome, Metastasen von Neuroblastomen und Tumoren des N. opticus als Komplikation bei Neurofibromatose wahrscheinliche Ursachen. Bei Erwachsenen können Tumoren der Tränendrüse, Karzinome des Antrum, Metastasen, speziell von Prostatakarzinomen, oder maligne Lymphome in der Orbita auftreten.

schmerzhaft ist, läßt gewöhnlich auf infektiöse oder metastatische Krankheiten schließen. Ein akuter, beidseitiger Beginn kann auf eine Störung der Schilddrüsenfunktion hinweisen, wenn er schmerzlos ist, und – falls Schmerzen auftreten – auf einen Pseudotumor orbitae.

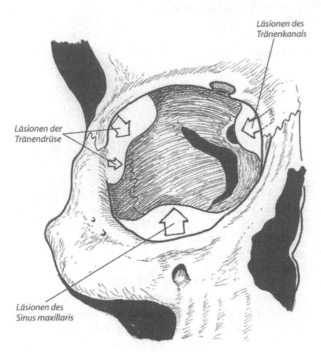

Läsionen des Tränenkanals

Läsionen der Tränendrüse

Läsionen des Sinus maxillaris

Abb. 5.19 Invasive Läsionen der Orbitaränder

Dauer der Symptome

Schleichend beginnende Symptome weisen gewöhnlich auf gutartige Läsionen wie Meningeome oder Neurofibrome hin. Ein akuter Beginn, insbesondere, wenn er

Klinische Untersuchung von Patienten mit Exophthalmus

Bindehaut, Iris und Pupille sollten routinemäßig untersucht werden. Der Bulbus sollte auf seine Sensibilität abgetastet werden, und man sollte versuchen ihn in die Orbita zurückzudrücken. Der Bulbus sollte mit dem Stethoskop auf Geräusche auskultiert werden. Die Retinae und Optikuspapillen sollten überprüft werden. Eine primäre Optikusatrophie zeigt eine chronische Läsion an. Eine Venenerweiterung kann auf einen Tumor der Optikusscheide hindeuten, der die V. ophthalmica komprimiert, oder auf eine arteriovenöse Mißbildung. Manchmal kann man erkennen, wie die Rückseite des Bulbus von der Läsion, die den Exophthalmus verursacht, von hinten eingedrückt wird. Eine Gesichtsfeldprüfung kann Hinweise auf eine intrakranielle Ausdehnung der Läsion ergeben, besonders, wenn im anderen Auge ein Ausfall des oberen temporalen Quadranten gefunden wird (siehe Kapitel 3).

Bei Patienten mit Exophthalmus sollte grundsätzlich eine allgemeine Untersuchung auf Systemerkrankungen durchgeführt werden.

6 Kleinhirnbrückenwinkel und Foramen jugulare

Der Kleinhirnbrückenwinkel

Die zweite wichtige Gruppe von Hirnnerven findet man in der als Kleinhirnbrückenwinkel bezeichneten Region. Diese besteht aus einem Dreieck, das zwischen dem Kleinhirn, der lateralen Brücke und dem inneren Drittel der Kante des Felsenbeins liegt (Abb. 6.1). In vertikaler Ausdehnung ist der Kleinhirnbrückenwinkel dorsal vom N. trigeminus (V), der von der Brücke zur Felsenbeinspitze verläuft, basal vom N. glossopharyngicus (IX) begrenzt, der von der lateralen Medulla oblongata zum Foramen jugulare zieht. Der N. abducens (VI) verläuft am medialen Rand des Gebiets entlang nach oben und vorne, und die Nn. facialis (VII) und stato-acusticus (VIII) durchqueren den Kleinhirnbrückenwinkel auf ihrem Weg zum inneren Gehörgang (siehe Abb. 6.7).

Kennzeichnend für Läsionen in diesem Gebiet sind klinische Hinweise auf Funktionsstörungen der Nn. facialis und stato-acusticus, durch die es zu vielerlei vestibulären, akustischen und motorischen Symptomen kommen kann. Einige einfache und gutartige Zustände wie die Fazialislähmung (Bellsche Lähmung) spielen bei der Differentialdiagnose zu ernsteren Krankheiten wie Akustikusneurinomen eine Rolle. Man muß die Nerven in dieser Region am Krankenbett beurteilen können und zumindest die Methodik und Leistungsfähigkeit von Untersuchungen des N. stato-acusticus verstehen, wie Hörprüfungen, Kalt- und Warmspülung und evozierte Hirnstammpotentiale. Diese Untersuchungen werden in diesem Kapitel beschrieben.

Klinische Untersuchung der Hirnnerven

Der N. trigeminus versorgt sensibel das Gesicht und motorisch die Kaumuskulatur. Das Innervationsmuster der Gesichtshaut ist von großer klinischer Bedeutung. Die sensible Versorgung des Gesichts ist in Abbildung 6.2 gezeigt. Beachten Sie, daß sich das vom ersten Trigeminusast (N. ophthalmicus) versorgte Gebiet nach hinten bis zum Scheitel erstreckt und nicht am Haaransatz endet. Zu diesem Gebiet gehören auch die Nase und ein Teil der Oberlippe. Embryologisch ist dies die Nervenversorgung des Frontonasalhöckers. Der dritte Trigeminusast (N. mandibularis) innerviert ein relativ kleines Gebiet. Man muß berücksichtigen, daß ein großes Gebiet oberhalb des Kieferwinkels von den Nervenwurzeln C2 und C3

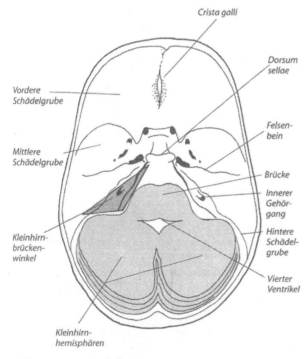

Abb. 6.1 Die Schädelbasis

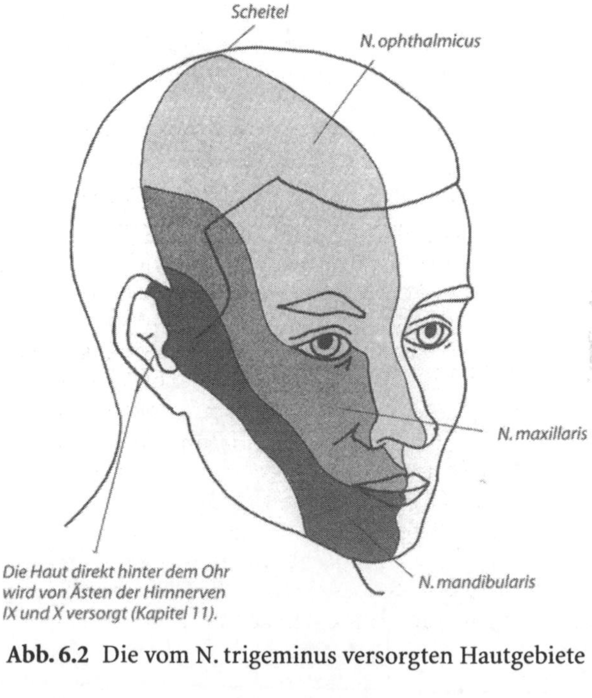

Abb. 6.2 Die vom N. trigeminus versorgten Hautgebiete

versorgt wird. Patienten mit einem nicht organischen Sensibilitätsverlust im Gesicht behaupten gewöhnlich, daß sich die Anästhesie bis zur Kante des Kiefers und zum Haaransatz erstreckt. Die sehr komplexe Anatomie des N. trigeminus wird unten beschrieben. Seine Hauptäste sind in Abbildung 6.3 gezeigt.

Der N. trigeminus (V)

Der N. trigeminus ist der größte Hirnnerv. Er entspringt in der Mitte der Brücke und zieht durch den Subarachnoidalraum nach vorne und zur Seite. Sein großes Ganglion liegt über der Felsenbeinspitze, an der sich der Nerv in seine drei Äste aufteilt.

Der N. ophthalmicus (erster Trigeminusast)

Der erste Trigeminusast liegt unterhalb des N. abducens in der seitlichen Wand des Sinus cavernosus und kann durch ähnliche pathologische Prozesse geschädigt werden wie letzterer. Wegen seines ausgedehnten sensiblen Versorgungsgebiets kann eine solche Schädigung zu starken Schmerzen in Stirn, Nase und in der Kopfhaut bis nach hinten zum Scheitel führen.

Bei seinem Eintritt in die Fissura orbitalis superior teilt sich der Nerv in drei Äste.

1. Der N. lacrimalis verläuft entlang des M. rectus lateralis zur Glandula lacrimalis und versorgt die Haut lateral über dem Augenlid und der Augenbraue. Er nimmt sekretorische Fasern des Ramus zygomaticotemporalis n. zygomatici auf, die er an die Glandula lacrimalis weiterleitet. In der Haut empfängt er propriozeptive Fasern vom N. facialis.
2. Der N. frontalis teilt sich in zwei Äste, den N. supratrochlearis und den N. supraorbitalis, die die Haut der Stirn und die Kopfhaut bis zum Scheitel versorgen. Sie können durch leichte Verletzungen über der Augenbraue geschädigt werden, und nach einem lokalen Trauma kann es zu einer Kausalgie kommen.
3. Der N. nasociliaris erfüllt wichtige autonome und sensible Funktionen:
   - Der Hauptast durchquert die Orbita und gelangt durch das Foramen ethmoidale anterius in die Schädelhöhle. Er läuft über die Siebbeinplatte und tritt durch einen Schlitz in der Crista galli in die Nase ein. Er versorgt die Mukosa der Nasenhöhle und tritt an der Spitze des Nasenbeins an die Oberfläche. Dort versorgt er die Haut von Nasenspitze, -flügel und -vorhof.
   - In der Orbita zweigen vom N. nasociliaris Äste zum Ganglion ciliare und zwei oder drei lange Ziliarnerven ab, die sympathische Fasern für die Pupillenerweiterung enthalten und sensible Informationen von der Cornea transportieren. Diese sind

für den Schutz der sehr empfindlichen Cornea von großer Bedeutung.
   - Der N. infratrochlearis entspringt gerade hinter dem Foramen ethmoidale anterius und liegt an der medialen Wand der Orbita. Er versorgt die Haut der medialen Hälfte des Oberlides und die Oberseite der Nase.

Der N. maxillaris (zweiter Trigeminusast)

Der mittlere Ast des Ganglion semilunare liegt ganz unten in der lateralen Wand des Sinus cavernosus und verläßt den Schädel durch das Foramen rotundum. Er durchquert die Fossa pterygopalatina und gelangt durch die Fissura orbitalis inferior in die Orbita. Zuerst liegt er in einer Rinne am Boden der Orbita. Dann verläuft er durch den kurzen Canalis infraorbitalis und erreicht durch das Foramen infraorbitale das Gesicht. Er versorgt die Haut der Wange, der mediolateralen Nase und des seitlichen Teils des Nasenflügels, das Unterlid und die Mukosa von Wange und Oberlippe. In seinem Verlauf zweigen folgende Äste ab:

1. Meningealäste zum Boden der mittleren Schädelgrube.
2. Zwei Äste zum Ganglion pterygopalatinum mit sekretorischen Fasern zur Glandula lacrimalis.
3. Der N. zygomaticus, der im Boden der Orbita liegt und sich in den Ramus zygomaticotemporalis n. zygomatici (sekretorische Fasern zur Glandula lacrimalis und kutane Sensibilität des Schläfengebiets) und den Ramus zygomaticofacialis n. zygomatici aufspaltet. Nachdem er in das Jochbein eingetreten ist, versorgt letzterer die kutane Sensibilität der Wölbung der Wange.
4. Die drei Nn. alveolares, die über den Plexus dentalis superior die Zähne, das Zahnfleisch und den benachbarten Gaumen versorgen. Der vordere, obere Ast ist der größte und versorgt nicht nur die Schneide- und Eckzähne, sondern auch die seitliche Nasenwand, die Nasenscheidewand, das Unterlid und die Haut der Oberlippe.

Das Ganglion pterygopalatinum (sphenopalatinum)

Dieses sehr große Ganglion hängt tief in der Fossa pterygopalatina am N. maxillaris. Seine Hauptverbindung stammt vom N. canalis pterygoidei. Dieser enthält präganglionäre Fasern vom N. intermedius (einem Ast des N. facialis) und sympathische Fasern von der A. meningea media. Auf einem komplexen Weg gelangen dann beide Fasergruppen zur Glandula lacrimalis. Die wichtigsten Efferenzen erfolgen über die orbitalen, nasalen und pharyngealen Nerven zu den Schleimhäuten der

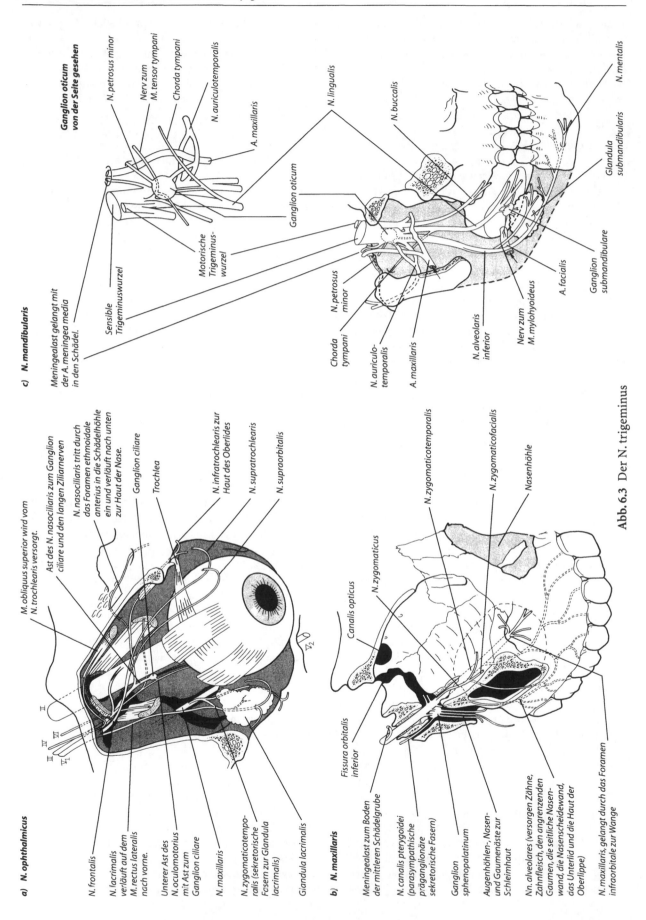

a) N. ophthalmicus

M. obliquus superior wird vom
N. trochlearis versorgt.

Ast des N. nasociliaris zum Ganglion
ciliare und den langen Ziliarnerven

N. nasociliaris tritt durch
das Foramen ethmoidale
anterius in die Schädelhöhle
ein und verläuft nach unten
zur Haut der Nase.

N. frontalis

N. lacrimalis
verläuft auf dem
M. rectus lateralis
nach vorne.

Unterer Ast des
N. oculomotorius
mit Ast zum
Ganglion ciliare

N. maxillaris

N. zygomaticotempo-
ralis (sekretorische
Fasern zur Glandula
lacrimalis)

Glandula lacrimalis

Ganglion ciliare

Trochlea

N. infratrochlearis zur
Haut des Oberlides

N. supratrochlearis

N. supraorbitalis

b) N. maxillaris

Meningealast zum Boden
der mittleren Schädelgrube

N. canalis pterygoidei
(parasympathische
präganglionäre
sekretorische Fasern)

Ganglion
sphenopalatinum

Augenhöhlen-, Nasen-
und Gaumenäste zur
Schleimhaut

Nn. alveolares (versorgen Zähne,
Zahnfleisch, den angrenzenden
Gaumen, die seitliche Nasen-
wand, die Nasenscheidewand,
das Unterlid und die Haut der
Oberlippe)

N. maxillaris, gelangt durch das Foramen
infraorbitale zur Wange

Fissura orbitalis
inferior

Canalis opticus

N. zygomaticus

N. zygomaticotemporalis

N. zygomaticofacialis

Nasenhöhle

**Ganglion oticum
von der Seite gesehen**

N. petrosus minor

Nerv zum
M. tensor tympani

Chorda tympani

N. auriculotemporalis

A. maxillaris

c) N. mandibularis

Meningealast gelangt mit
der A. meningea media
in den Schädel.

Sensible
Trigeminuswurzel

Motorische
Trigeminus-
wurzel

N. lingualis

N. buccalis

N. mentalis

Glandula
submandibularis

Ganglion
submandibulare

A. facialis

Nerv zum
M. mylohyoideus

N. alveolaris
inferior

A. maxillaris

N. auriculo-
temporalis

N. petrosus
minor

Chorda
tympani

Ganglion oticum

Abb. 6.3 Der N. trigeminus

Orbita, der Nasengänge, des Pharynx, des Gaumens und des oberen Zahnfleisches.

Der N. mandibularis (dritter Trigeminusast)

Dieser größte Trigeminusast enthält die motorische Komponente des Nerven. Er verläßt den Schädel durch das Foramen ovale. Der sensible Hauptstrang verbindet sich im Cavum Meckeli (Cavum trigeminale) gerade außerhalb des Schädels mit der viel kleineren motorischen Wurzel. Ein meningealer Ast gelangt mit der A. meningea media durch das Foramen spinosum wieder in den Schädel und versorgt die mittlere und vordere Schädelgrube. Ein kleiner Ast, der Nerv zum M. pterygoideus medialis, versorgt außer diesem auch die Mm. tensor tympani und tensor veli palatini. Der Hauptnerv teilt sich dann in einen vorderen und hinteren Strang. Der vordere Strang enthält den Großteil der Fasern aus der motorischen Wurzel und versorgt die Mm. masseter, temporalis und pterygoideus lateralis. Der Hauptast des vorderen Strangs ist der N. buccalis, der mit den Wangenästen des N. facialis verschmilzt und die Haut über dem M. buccinator sowie die Schleimhaut der Wange und den hinteren Teil der Außenseite des Zahnfleisches versorgt.

Der hintere Strang ist überwiegend sensibel und teilt sich in drei Hauptnerven.

1. Der N. auriculotemporalis läuft hinter dem Kiefergelenk vorbei und verbindet sich mit dem N. facialis, mit dem er sich aufteilt und die Haut über dem Tragus, der Helix, dem Gehörgang und das Trommelfell innerviert sowie über oberflächliche temporale Äste die Haut über dem M. temporalis. Er enthält auch sekretorische Fasern, die zur Glandula parotis führen, und Fasern, die vom tympanalen Ast des N. glossopharyngicus (IX) aus dem Ganglion oticum stammen.
2. Der N. lingualis übernimmt die sensible Versorgung der vorderen zwei Drittel der Zunge, des Mundbodens und des unteren Zahnfleisches. Er führt die Geschmacksfasern der Chorda tympani von der Schleimhaut der Zunge. Er befördert auch sekretorische Fasern aus dem Ganglion submandibulare zu den Glandulae sublingualis und lingualis anterior. Er steht mit dem N. hypoglossus (XII) in Verbindung.
3. Der N. alveolaris inferior tritt in den Canalis mandibulae ein, in dem er innerhalb des Kiefers bis nach vorne zum Kinn verläuft. Dort tritt er aus dem Foramen mentale aus, teilt sich in Äste für die Schneidezähne und das Kinn auf und versorgt die Haut und die Schleimhaut der Unterlippe, des Kiefers sowie die Schneide- und Eckzähne. Der motorische Anteil des hinteren Strangs verläßt den N. alveolaris inferior, gerade bevor er in den Canalis mandibulae eintritt, und versorgt als N. mylohyoideus den M. mylohyoideus und den vorderen Muskelbauch des M. digastricus.

Klinische Beurteilung des N. trigeminus

Zu den Symptomen einer Schädigung des N. trigeminus kann spontaner Gesichtsschmerz gehören, der sich manchmal nicht von einem Tic douloureux unterscheiden läßt. Dies ist aber sehr ungewöhnlich (siehe Kapitel 21). Häufiger stellen sich die Patienten mit einem schmerzlosen Taubheitsgefühl in Teilen des Gesichts vor, gewöhnlich in dem Versorgungsgebiet eines der Äste. Dieses sehr bedenkliche Zeichen weist häufig auf eine maligne Infiltration des Nerven hin.

Das betrifft überwiegend Erwachsene und ist eine besondere Komplikation bei Metastasen von Brustkrebs im Kieferknochen, kann aber in allen Altersklassen auftreten. Ein elfjähriger Junge stellte sich mit einer zehntägigen Anamnese von Taubheitsgefühl in der rechten Unterlippe und im Kinn vor, dem Versorgungsgebiet des N. mentalis. Ein CT zeigte, daß dies auf einer erheblichen Vergrößerung des M. pterygoideus medialis beruhte. Eine Biopsie bestätigte ein malignes Rhabdomyosarkom. Trotz intensiver Strahlen- und Chemotherapie dehnte sich der Tumor aus und zog in den drei Monaten, bevor der Patient verstarb, alle anderen Hirnnerven an der Schädelbasis in Mitleidenschaft.

Eine Schädigung der motorischen Versorgung verursacht eine Schwäche der Kaumuskulatur. Tritt diese nur einseitig auf, führt dies kaum zu einer nennenswerten Beeinträchtigung, und der Patient ist sich dieses Ausfalls gewöhnlich nicht bewußt.

Der gegenüber Druck oder Zerrung empfindlichste Teil des N. trigeminus scheinen die Fasern für den Kornealreflex zu sein. Das früheste Zeichen einer Trigeminusläsion ist häufig ein beeinträchtigter oder fehlender Kornealreflex. Treten Taubheitsgefühle im ganzen Gesicht bei intaktem Kornealreflex auf, hat man gute Gründe, eine organische Ursache für die behauptete Sensibilitätsstörung anzuzweifeln. Patienten mit nicht organischen Sensibilitätsstörungen behaupten oft, daß sich das Taubheitsgefühl vom Haaransatz bis zum Kieferwinkel erstreckt. Dies ist ein wichtiger Punkt, da Anästhesie des Gesichts eine häufige Manifestation einer nicht organischen Funktionsstörung ist. Nach organischen Schäden kann es zu einer Abschwächung der Wahrnehmung von Nadelstichen und schließlich zu Anästhesie kommen. Der Verlust des Kornealreflexes ist jedoch ein wichtiges Frühsymptom.

Der M. masseter ist der stärkste Muskel des Körpers, und selbst bei einer offensichtlichen Atrophie der Mm. temporalis und masseter auf einer Seite ist eine einseitige Parese des Kieferschlusses nur schwer nachzuweisen. Man sollte den Kieferschluß nicht mit dem Finger im Mund des Patienten prüfen – der Biß eines Menschen kann sehr unangenehm sein. Gewöhnlich reicht es aus, wenn man den knochigen Vorsprung am Kinn des Patienten mit dem Daumen nach unten drückt.

Das Öffnen des Mundes ist eine sehr viel schwächere Bewegung (diese Tatsache ist Menschen, die mit Alliga-

toren und Krokodilen umgehen, gut bekannt), und obwohl eine Atrophie der Mm. pterygoidei nicht nachzuweisen ist, läßt sich eine Parese leicht feststellen. Dies te-
stet man, indem man einen Finger oder die Faust mitten
unter das Kinn des Patienten hält und ihn bittet, seinen
Mund zu öffnen, wobei man mäßigen Widerstand leistet
und den Mund langsam öffnen läßt. Ist der Muskel auf
der rechten Seite geschwächt, wird der Kiefer auf die
rechte Seite hinüber gedrückt. Dies beruht darauf, daß
die beiden schräg angeordneten Mm. pterygoidei den
Kiefer aufklappen und ihn gleichzeitig nach vorne ziehen. Da sich der Kiefer auf der beeinträchtigten Seite
nicht nach vorne bewegen kann, weicht der Kiefer zur
Seite der betroffenen Muskeln ab.

Der N. trigeminus versorgt keine mimischen Muskeln.

Der Kornealreflex (Abb. 6.4)

Zur Untersuchung benötigt man einen zu einer Spitze
gedrehten Wattebausch. Der Untersucher sollte das Unterlid des Patienten unten halten und ihn bitten, nach
oben und zur Seite zu blicken. Die Watte darf nicht vor
der Pupille vorbeigeführt werden, da der Patient sie
sonst sieht und blinzelt. Die weniger empfindliche Conjunctiva bulbi am Rand der Iris sollte nicht berührt werden, da die schwache Reaktion als Abschwächung des
Kornealreflexes fehlgedeutet werden könnte. Ist der Kornealreflex auslösbar, sollten sich beide Augen gleichzeitig schließen. Blinzelt der Patient nicht, sollte man immer fragen, ob er den Stimulus gespürt hat: Einige Patienten sind sehr stoisch und unterdrücken das Blinzeln,
bestätigen aber auf Nachfrage, daß es tatsächlich weh getan hat.

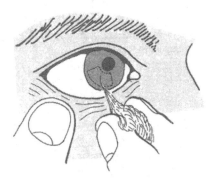

Abb. 6.4 Die richtige Auslösung des Kornealreflexes

Der N. abducens (VI)

Anatomie und klinische Beurteilung dieses Nerven sind
in den Kapiteln 5 und 7 ausführlich beschrieben.

Der N. facialis (VII) (Abb. 6.5)

Der N. facialis übernimmt hauptsächlich die motorische
Versorgung der mimischen Muskeln. Er enthält auch die
wichtigen Geschmacksfasern von den vorderen zwei
Dritteln der Zunge in der Chorda tympani und leitet Geschmacksinformationen vom Gaumen im N. pterygoideus. Ein kleines, aber klinisch wichtiges kutanes Versorgungsgebiet am Außenohr wird vom N. vagus (X) innerviert. Diese sensiblen Fasern sind in einem eigenen
Strang, dem N. intermedius, enthalten, der im Subarachnoidalraum zusammen mit dem N. stato-acusticus
(VIII) und nicht mit dem N. facialis verläuft. Die Zellkörper der sensiblen Wurzel liegen im Ganglion geniculi. Der N. intermedius enthält auch präganglionäre sekretorische Fasern zu den Glandulae submandibularis
und sublingualis. Diese Fasern entspringen im Nucleus
salivatorius cranialis im Hirnstamm.

Von dem innerhalb des Felsenbeins gelegenen Abschnitt des Nerven gehen mehrere wichtige Äste aus.

1. Der N. petrosus major hat seinen Ursprung im Ganglion geniculi. Er enthält Geschmacksfasern vom Gaumen und transportiert präganglionäre parasympathische Fasern zum Ganglion pterygopalatinum und
   weiter über die Nn. zygomaticotemporalis und lacrimalis zur Glandula lacrimalis. Er verbindet sich mit
   dem N. petrosus profundus (der aus dem sympathischen Plexus an der A. carotis stammt) zum N.
   pterygoideus.
2. Ein Ast vom Ganglion geniculi verbindet sich mit
   dem N. petrosus minor und zieht dann zum Ganglion
   oticum. Dadurch gelangen sekretorische Fasern im N.
   auriculotemporalis zur Glandula parotis. Er führt
   auch sympathische Fasern, die von der A. carotis
   stammen, zu den Blutgefäßen der Speicheldrüse.
3. Der Nerv zum M. stapedius entspringt 6 mm über
   dem Foramen stylomastoideum.
4. Auf derselben Höhe entspringt die Chorda tympani.
   Sie gelangt durch den Canaliculus chordae tympani
   in die Paukenhöhle, verläßt sie durch die Fissura pe-
   trotympanica, zieht durch eine Rinne der Spina angularis ossis sphenoidalis und vereinigt sich mit dem
   Zungenast des N. trigeminus (dem N. lingualis). Mit
   diesem versorgen die Fasern die vorderen zwei Drittel der Zunge.
5. Am Foramen stylomastoideum verbinden sich Äste
   mit den Nn. vagus und glossopharyngicus.
6. Der N. auricularis posterior versorgt die Muskeln des
   Ohrs und den Venter occipitalis des M. occipitofrontalis.
7. Die Äste zu den mimischen Gesichtsmuskeln verlaufen durch die Glandula parotis und werden von oben
   nach unten als Rami temporales, zygomatici, bucca-
   les, marginalis mandibulae und colli bezeichnet.
8. Kutane Fasern verteilen sich mit dem Ramus auricularis n. vagi und versorgen die Haut auf beiden Seiten

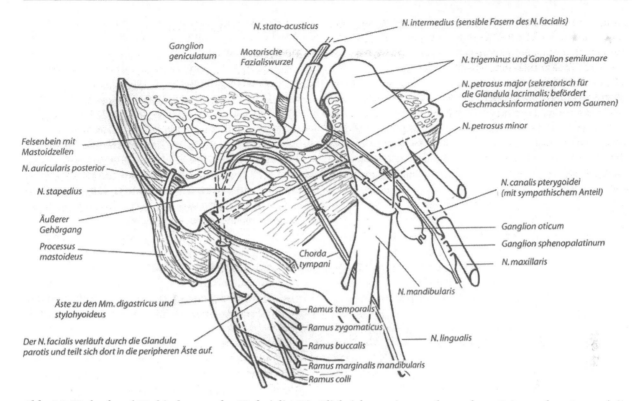

Abb. 6.5 Verlauf und Verbindungen des N. facialis. Die Blickrichtung ist von der rechten Seite nach unten auf die Mittellinie. Das Dach des Felsenbeins wurde entfernt

der Ohrmuschel, einen Teil des äußeren Gehörgangs und das Trommelfell.

Das Ganglion submandibulare

Das Ganglion submandibulare liegt am N. lingualis. Seine präganglionären Fasern stammen von Nucleus salivatorius cranialis im Hirnstamm und erreichen es über den N. facialis, die Chorda tympani und den N. lingualis.

Diese Fasern wirken sekretorisch auf die Glandulae submandibularis und sublingualis. Die sympathischen Komponenten stammen aus dem Plexus an der A. facialis und ziehen ohne Unterbrechung durch das Ganglion zu denselben Drüsen.

Klinisch wichtige Merkmale des N. facialis

Häufig wird fälschlicherweise angenommen, daß der N. trigeminus die motorische Versorgung der mimischen Gesichtsmuskeln übernimmt und der N. facialis die sensiblen Fasern für das Gesicht enthält. Für praktische Zwecke kann der N. facialis als ausschließlich motorisch angesehen werden, wenn man von der klinisch wichtigen sensiblen Bahn zum äußeren Gehörgang absieht, die der Ramus auricularis n. vagi aufnimmt. Er nimmt auch die Chorda tympani auf, die Geschmacksinformation

von den vorderen zwei Dritteln der Zunge liefert. Da sich die Chorda tympani im Mittelohr mit dem N. facialis verbindet, sollte das Vorliegen oder Fehlen einer Beeinträchtigung der Geschmackswahrnehmung bei der Lokalisierung einer Läsion theoretisch sehr wertvoll sein. In der Praxis ist dies aber nicht sehr hilfreich, da diese Geschmacksfasern von Läsionen im Bereich des Mittelohrs häufig nicht betroffen werden.

Der Nerv versorgt den M. frontalis und alle mimischen Gesichtsmuskeln einschließlich des Platysma. Er versorgt auch den M. stapedius, der sich gleichzeitig mit dem M. tensor tympani (der vom N. maxillaris, dem zweiten Trigeminusast, innerviert wird) kontrahiert, um die Schwingungen des Trommelfells und des Steigbügels zu dämpfen, wenn das Ohr sehr starkem Schall ausgesetzt ist. Eine vollständige Läsion des N. facialis wird deshalb die Hörschärfe auf der betroffenen Seite verändern.

Der N. facialis ist nicht an der normalen Öffnung der Augen beteiligt, aber eindeutig an der forcierten Augenöffnung. Eine Ptose ist kein Merkmal einer Fazialislähmung. Allerdings ist der Lidschluß abgeschwächt, da der M. orbicularis im Ober- und im Unterlid gelähmt ist, so daß die Lidspalte nicht mehr so fest geschlossen werden kann, daß die Wimpern völlig bedeckt sind. Das Oberlid kann die Cornea nur passiv bedecken, so daß sie bei Patienten mit einer Fazialislähmung nur zum Teil geschützt ist. Manchmal wird daher fälschlicherweise eine Ptose als eine der Manifestationen einer Fazialislähmung genannt. Der N. auricularis posterior versorgt die Ohrmuskeln, die bei Patienten, die mit den Ohren wackeln können, manchmal erstaunlich gut entwickelt sind und unter willkürlicher Kontrolle stehen.

Häufig wird vergessen, daß der N. facialis das Platysma versorgt, das als großer Muskel auf der Vorderseite des Halses liegt. Bei einigen Menschen ist die willkürliche Innervation dieses Muskels stark ausgeprägt, und sie können ihre Halshaut durch eine forcierte Anspannung dieses Muskels spreizen. Dies läßt sich am besten demonstrieren, wenn der Patient versucht, seine Unterlippe vorzustülpen.

Klinische Beurteilung des N. facialis

Eines der am meisten diskutierten und dennoch häufig mißverstandenen Probleme ist der Unterschied zwischen einer Läsion des 1. und einer des 2. Motoneurons des N. facialis (Abb. 6.6). Der Unterschied basiert auf der supranukleären Innervation des Nucleus n. facialis. Diese wird in Kapitel 8 ausführlich besprochen. Einfach gesagt, sorgt die Großhirnhemisphäre überwiegend für die Mimik und übt deshalb die Hauptkontrolle über die kontralateralen unteren Gesichtsmuskeln aus. Die Mechanismen für die Bewegung der Stirnmuskeln und den Lidschluß dienen hauptsächlich dem Lidschlußreflex und sind daher doppelt innerviert. Beide Augen schließen sich ohne Intervention der Großhirnhemisphäre gleichzeitig, wenn eines von beiden bedroht wird.

Daraus folgt, daß eine Läsion der Fasern des 1. Motoneurons aus der Hemisphäre, wie sie bei einem typischen Schlaganfall vorkommen kann, zu einer leicht festzustellenden Lähmung der unteren Gesichtsmuskeln auf der Gegenseite führt. Der Lidschluß und die Bewegungen der Stirn bleiben dagegen relativ unbeeinträchtigt, weil die Nervenbahnen aus der anderen Hemisphäre für eine ausreichende gekreuzte Innervation sorgen. Eine sehr sorgfältige Beurteilung zeigt aber häufig, daß auf der betroffenen Seite eine leichte Schwäche des willkürlichen Stirnrunzelns und des Lidschlusses vorliegen.

Bei einer Läsion des 2. Motoneurons in einem der Nuclei, im Faszikulus oder im Hauptstrang des N. facialis, sind *alle* vom N. facialis innervierten Muskeln betroffen, so daß die Innervation der Gesichtsmuskeln auf der geschädigten Seite völlig verloren geht.

Funktionsprüfung des N. facialis

Bei der Beurteilung einer vermuteten Gesichtslähmung sollte eine systematische Untersuchung durchgeführt werden.

1. Die Fähigkeit des Patienten, seine Stirn zu runzeln, wird untersucht (M. occipitofrontalis). Bei einer Läsion des 2. Motoneurons wird diese Funktion deutlich beeinträchtigt sein.
2. Man überprüft, ob der Patient die Augen schließen und fest geschlossen halten kann. Bei einer Läsion des 2. Motoneurons sieht man, wie sich der Bulbus beim vergeblichen Versuch, die Augenlider zu schließen, nach oben dreht (Bellsches Phänomen). Bei einer Läsion des 1. Motoneurons läßt sich gewöhnlich eine

Gesichtslähmung bei Läsion des 1. Motoneurons – linke Seite

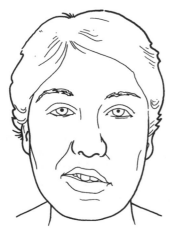

Mund hängt leicht nach unten, Lidspalte etwas weiter, oberer Teil des Gesichts aber nicht betroffen.

Gesichtslähmung bei Läsion des 2. Motoneurons – linke Seite

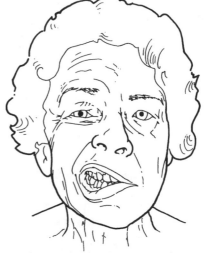

Ausgeprägte Schwäche von Stirn, Lidschluß und Mund, starke Asymmetrie des Gesichts

Eine Gesichtslähmung bei Läsion des 2. Motoneurons betrifft das ganze Gesicht.
Eine Läsion des 1. Motoneurons betrifft hauptsächlich den unteren Teil des Gesichts.

Abb. 6.6 Gesichtslähmung bei einer Schädigung des 1. und des 2. Motoneurons. (Der Patient wurde aufgefordert, die Zähne zu zeigen.)

sehr leichte Schwäche des Lidschlusses feststellen, so daß der Patient nicht in der Lage ist, sein Auge auf der betroffen Seite so fest zu schließen, daß die Wimpern des Unterlides völlig verschwinden.

3. Es wird getestet, ob der Patient seine Nasenlöcher erweitern, lächeln und die Zähne blecken kann. Bei einer Läsion des 2. Motoneurons zeigt sich eine ausgeprägte Asymmetrie. Bei einer Läsion des 1. Motoneurons kann eine langsame und unvollständige Bewegung des Mundes auf der anderen Seite der zugrundeliegenden Läsion festgestellt werden. Die Schwäche ist bei einer Läsion des 1. Motoneurons selten vollständig. Eine weitere Variation entsteht, wenn die Schwäche bei Gemütsbewegungen, beispielsweise einem spontanen Lächeln, stärker sichtbar wird als beim Blecken der Zähne. Dies wird in Kapitel 8 eingehender besprochen.

4. Das Platysma wird getestet. Am besten bittet man den Patienten, seine Unterlippe vorzustülpen, während man die Halsmuskeln beobachtet. Man sieht eine Kontraktion des M. mentalis, durch die sich das Kinn kräuselt, und die Haut des Halses wird – manchmal erheblich – gespreizt.

Wäre dies alles, gäbe es wenig Probleme. Es gibt aber noch drei weitere Überlegungen.

1. Fast alle Gesichter sind in einem gewissen Maß asymmetrisch. Häufig wird einfach angenommen, daß der Patient eine Gesichtslähmung hat, und klinische Notizen enthalten häufig die Anmerkung „Asymmetrie des Gesichts, Parese?". Wenn irgendwelche Zweifel bestehen, sollte man am besten davon ausgehen, daß das Gesicht normal ist. Die sehr leichte, aber definitive Schwäche des Lidschlusses, die für eine Läsion des 1. Motoneurons typisch ist, ist die beste Kontrolle. Ist der Lidschluß ziemlich normal und symmetrisch, besteht keine Gesichtslähmung.

2. Bei Patienten mit einer partiellen Läsion des 2. Motoneurons des N. facialis sind die Muskeln der Stirn und um das Auge häufig relativ unbeeinträchtigt, oder sie erholen sich bald. Zusammen mit der zurückbleibenden Schwäche der unteren Gesichtsmuskeln kann dies eine schwere Läsion des 1. Motoneurons vortäuschen.

3. Bei einigen Patienten innerviert das 1. Motoneuron den kontralateralen N. facialis stärker als gewöhnlich. Bei solchen Patienten verursacht eine Läsion des 1. Motoneurons eine ausgeprägte Schwäche des Mundes und eine mittelschwere Schwäche des Lidschlusses und selbst der Stirnmuskulatur. Dadurch kann eine abheilende oder unvollständige Läsion des 2. Motoneurons vorgetäuscht werden.

In beiden oben geschilderten Situationen müssen unter Umständen andere Symptome herangezogen werden, um die Art der Fazialisläsion sicher zu bestimmen. Bestehen noch Zweifel, ist es immer sinnvoll, alte Photographien des Patienten zu betrachten und Verwandte zu befragen. Erkennt ein naher Verwandter keine Veränderung des Gesichtsausdrucks des Patienten, ist fast sicher alles in Ordnung.

Geschmackswahrnehmung

Die Geschmackswahrnehmung sollte bei allen Patienten überprüft werden, bei denen eine Läsion des 2. Motoneurons des N. facialis vorliegt. Der Patient wird gebeten, die Zunge herauszustrecken, deren Oberfläche dann getrocknet wird. Ein Tropfen eines süßen, sauren oder salzigen Geschmackstoffs wird auf ein Wattestäbchen gegeben, mit dem man an allen Seiten der Zungenspitze entlang streicht. Der Patient soll dann seine Zunge wieder zurückziehen, aber nicht schlucken, bis er festgestellt hat, ob er den Geschmack auf beiden Seiten wahrnimmt. Die Geschmackswahrnehmung kann völlig verloren oder verzögert sein. Bei partiellen Läsionen der Chorda tympani tritt häufig ein metallischer Geschmack auf. Eine intakte Geschmackswahrnehmung ist leider kein verläßliches Zeichen dafür, daß die Läsion distal vom Mittelohr liegt, da diese Fasern oft nicht betroffen sind. *Ist* die Geschmackswahrnehmung dagegen beeinträchtigt, bestätigt dies sicher, daß sich die Läsion im Felsenbein oder in dessen Nahe befindet.

Untersuchung des Kornealreflexes bei einer Lähmung für den Lidschluß

Bei einem Patienten mit einer Läsion des 2. Motoneurons des N. facialis ist der Lidschluß geschwächt, so daß der normale Kornealreflex beeinträchtigt ist. In dieser Situation muß man unbedingt sicher sein, daß die Sensibilität der Cornea intakt ist. Ist sie beeinträchtigt, hat der Patient offensichtlich mehr als eine einfache Bellsche Lähmung, und es besteht das Risiko, daß das Auge durch Fremdkörper geschädigt wird, wenn es sowohl *anästhetisch* als auch *ungeschützt* ist. Unter diesen Umständen sollte die Untersuchung wie folgt vorgenommen werden:

1. Der Patient wird gebeten, die Wahrnehmungen beim Berühren der Cornea mit einem Stückchen Watte (siehe oben) auf beiden Seiten zu vergleichen.
2. Der Untersucher sollte beobachten, ob sich der Bulbus nach oben und vom Reiz weg dreht. Dies ist der Fall, wenn die Sensibilität der Cornea erhalten ist.
3. Beobachten Sie auch, ob sich das andere Auge gleichzeitig schließt. Der Kornealreflex ist wie der Lichtreflex der Pupille ein konsensueller Reflex, und das nicht betroffene Auge sollte sich sofort fest schließen, wenn die Cornea auf der Seite des gelähmten Augenlides stimuliert wird und die Sensibilität der Cornea intakt ist.

Ist der Kornealreflex gestört, sollten sofort geeignete Schutzmaßnahmen für die Cornea ergriffen werden. Da-

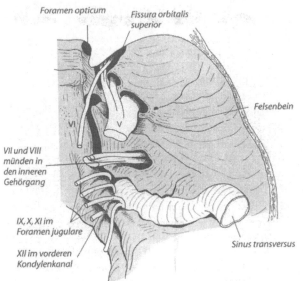

Abb. 6.7 Normaler Kleinhirnbrückenwinkel

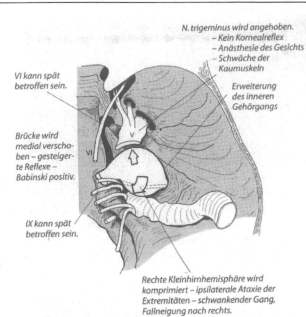

Abb. 6.8 Akustikusneurinom

bei kann als kurzfristige Maßnahme eine einfache Augenklappe genügen oder als langfristige Maßnahme eine Schutzbrille oder eine Tarsorraphie erforderlich sein. Bestehen bereits Anzeichen für eine Ulzeration der Cornea, kann eine therapeutische Lähmung des Augenlides mit Botulinustoxin erforderlich sein.

Der N. stato-acusticus (VIII)

Die klinische Physiologie des N. stato-acusticus ist ein wichtiges Thema, das wir am Ende dieses Kapitels detailliert erörtern werden.

Läsionen des Kleinhirnbrückenwinkels

Die Termini Kleinhirnbrückenwinkeltumor und Akustikusneurinom sind keine Synonyme. Es gibt eine Reihe anderer, weniger häufiger Läsionen, die in diesem Gebiet auftreten können (Abb. 6.7 und 6.8).

Akustikusneurinome

Wenn sich ein Akustikusneurinom im Kleinhirnbrückenwinkel entwickelt, kommt es zu einer typischen Folge von Ereignissen. Der Tumor geht zwar vom vestibulären Ast des Nerven aus, die frühesten Symptome sind aber gewöhnlich Hörstörungen. Es kommt zu einem langsam fortschreitenden und häufig unbemerkten Verlust des Gehörs, dem manchmal ein Tinnitus vorausgeht. Episodischer Schwindel ist in den frühen Stadien eines Akustikusneurinoms ein ungewöhnliches Merkmal, dennoch wird diesen Tumoren bei der Differential-

diagnose des Schwindels ein ungerechtfertigt hoher Stellenwert beigemessen.

Fallbeispiel I

Ein 19jähriger Mann wurde zur Untersuchung einer einseitigen Taubheit überwiesen. Diese wurde entdeckt, als er bei seinem Radiohändler zum dritten Mal einen Kopfhörer zurückgeben wollte, weil einer der Lautsprecher defekt sei, was aber nicht der Fall war. Der Patient hatte nicht bemerkt, daß er auf seinem linken Ohr taub geworden war. Er hatte einige Male leichte Kopfschmerzen gehabt und sich bei schnellen Bewegungen schwindelig gefühlt, hatte aber keine anderen Beschwerden. Ein CT zeigte ein Akustikusneurinom von 2,5 cm Durchmesser, das erfolgreich entfernt wurde. Leider hat er seit dieser Zeit unangenehme akustische Halluzinationen im tauben Ohr. Dies ist eine sehr seltene Komplikation.

Fallbeispiel II

Ein 38jähriger Flugzeugmechaniker wurde wegen Schwindelattacken bei Lageveränderungen überwiesen, und weil ihm beim raschen Aufstehen schwarz vor Augen wurde. Ein Optiker hatte starke Stauungspapillen festgestellt. Der Patient gab leicht zögernd an, daß er in letzter Zeit gelegentlich leichte Kopfschmerzen gehabt hatte, leugnete aber andere Beschwerden. Bei einer Untersuchung der Hirnnerven stellte sich dann jedoch heraus, daß er links taub war. Er entschuldigte sich, daß er dies nicht erwähnt hatte, und erzählte, daß der Hörverlust entdeckt wurde, als er mit 18 Jahren in die Royal Air Force eintrat. Man hatte ihm aber damals gesagt, daß dagegen nichts unternommen werden könne. Er hatte starke Stauungspapillen mit Sehstörungen, Nystagmus nach rechts und leichte linksseitige Kleinhirnsymptome. Ein großes Akustikusneurinom mit 5 cm Durchmesser wurde erfolgreich entfernt, der N. facialis konnte aber nicht erhalten werden.

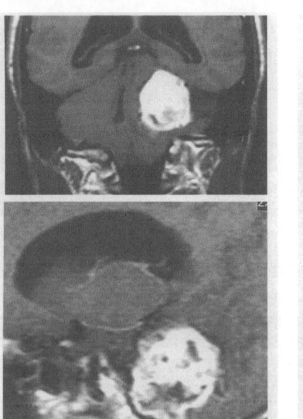

Fallbeispiel II Akustikusneurinom mit seit 18 Jahren bestehender Taubheit. Das subjektive Hauptsymptom war eine akute Sehstörung aufgrund von Stauungspapillen

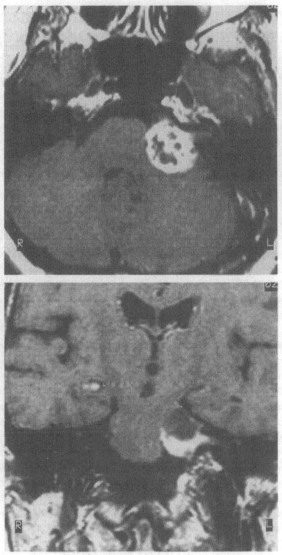

Fallbeispiel III

*Eine 57jährige Frau wurde mit Gesichtsschmerz überwiesen. Seit ungefähr sieben Monaten hatte sie periodisch plötzliche, sehr starke Schmerzattacken, die sich auf das linke Nasenloch und die linke Seite der Nase beschränkten. Der Schmerz hatte alle Merkmale einer Trigeminusneuralgie, die Verteilung war aber äußerst ungewöhnlich, und die Reaktion auf Carbamazepin, das ihr Hausarzt verordnet hatte, war enttäuschend. Es stellte sich heraus, daß sie bereits zehn Jahre zuvor wegen linksseitiger Taubheit, die auf einen lang anhaltenden Tinnitus folgte, untersucht worden war. Ihr war damals gesagt worden, „daß man da nichts tun könne". Eine körperliche Untersuchung ergab einen Ausfall des Kornealreflexes auf der linken Seite. Dies kommt bei einer Trigeminusneuralgie **nie** vor. Eine MRT zeigte ein Akustikusneurinom, das unter vollständiger Erhaltung des N. facialis erfolgreich reseziert wurde.*

Aus diesen Fällen lassen sich eine Reihe wichtiger Lehren ziehen: Man darf einen Patienten mit zufällig entdeckter einseitiger Taubheit niemals ohne eine gründliche Untersuchung wegschicken. Die natürliche Entwick-

Fallbeispiel III Akustikusneurinom mit der Symptomatik einer Trigeminusneuralgie

lung von Akustikusneurinomen erfolgt sehr langsam – in den beiden Fallbeispielen oben über 10–20 Jahre – ohne andere dramatische Ereignisse; ein sehr großer Tumor, der zu Stauungspapillen führt, muß nicht unbedingt starke Kopfschmerzen verursachen, selbst wenn er einen großen Teil der hinteren Schädelgrube einnimmt; und schließlich ist es gefährlich, irgendeinen körperlichen Befund damit abzutun, daß man „dagegen eben nichts tun kann". Stellt sich schließlich heraus, daß die Ursache ein großer gutartiger Tumor ist, wird dies zu einer äußerst peinlichen Aussage.

Obwohl man aus anatomischen Gründen eine frühe Schädigung des N. facialis erwarten würde, ist Fazialislähmung in Wirklichkeit eine sehr späte und ungewöhnliche Manifestation einer Akustikusläsion. Allerdings können als subjektives Hauptsymptom Zuckungen der mimischen Muskulatur auftreten – ein Zustand, der als Spasmus facialis bekannt ist. Ist der N. facialis in dieser Weise beteiligt, steigt die Wahrscheinlichkeit stark an, eine andere Läsion als ein Akustikusneurinom zu finden. In solchen Fällen sind ein Meningeom oder Cholesteatom (Epidermoidzyste) wichtige differentialdiagnostische Alternativen.

Das konsistenteste körperliche Frühsymptom ist eine Abschwächung oder der Ausfall des Kornealreflexes. Der N. trigeminus wird vom Tumor angehoben, und die afferenten Fasern für den Kornealreflex scheinen auf eine derartige Verformung sehr empfindlich zu reagieren. Später kann eine Anästhesie des Gesichts auftreten, eine komplette Trigeminusläsion mit motorischen und sensiblen Ausfällen ist aber sehr ungewöhnlich.

Die Leichtigkeit, mit der andere Hirnnerven in der näheren Umgebung ohne klinische Auswirkungen gedehnt und verformt werden können, ist ein herausragendes Merkmal des natürlichen Verlaufs. Darauf beruht auch die geringe Zahl klinischer Befunde bei vielen Patienten mit extrem großen Akustikusneurinomen.

Wird der Tumor nicht entdeckt, dehnt er sich im Lauf der Zeit nach medial aus und verformt den Hirnstamm und das Kleinhirn, worauf es zu schwereren Symptomen kommt. Schwindelanfälle, die lageabhängig sein können, Gangataxie und eine leichte spastische Tetraparese können auftreten. Die Ataxie ist gewöhnlich in der oberen Extremität auf der Seite des Tumors am stärksten ausgeprägt. In diesem Stadium können die Reflexe gesteigert und der Babinski-Reflex positiv sein, aber außer Taubheit und einem verminderten Kornealreflex findet man wenige Lokalsymptome. Wird der Patient nicht behandelt, kann die weitere Verformung des Hirnstamms einen Verschluß des Aquädukts bewirken, der zu Hydrozephalus, Kopfschmerzen, Stauungspapillen und sogar Demenz führt.

Die natürliche Entwicklung eines Akustikusneurinoms kann bis zu 30 Jahre dauern. Beidseitige Akustikusneurinome treten bei Patienten mit Neurofibromatose auf, deren spezifischer genetischer Defekt jetzt identifiziert ist. Diese Form wird als Neurofibromatose Typ 2 klassifiziert.

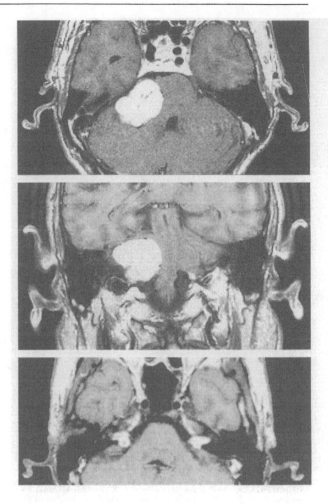

Fallbeispiel IV *Oben/Mitte*: Familiäres Akustikusneurinom. Auf einer Seite wurde der Tumor bereits entfernt. *Unten*: Beidseitige Akustikusneurinome bei dem 24jährigen Sohn des Patienten aus Fallbeispiel IV

Fallbeispiel IV

Ein 37jähriger Mann stellte sich 1977 mit radikulären Schmerzen in einem von Th8 versorgten Gebiet auf der linken Seite vor. Zuerst waren die Schmerzen nur bei körperlicher Anstrengung aufgetreten, zur Zeit der Überweisung waren sie aber ständig vorhanden. Das einzige körperliche Symptom war das Fehlen des Bauchhautreflexes oben links. Eine Myelographie zeigte ein Neurofibrom an der linken Nervenwurzel von Th8, das erfolgreich entfernt wurde. Als dem Patienten mitgeteilt wurde, um welche Art von Tumor es sich handelte, berichtete er, daß seine Mutter unter beidseitigen Akustikusneurinomen gelitten hatte. Eine erneute Untersuchung ergab einige ziemlich kleine Café-au-lait-Flecken, aber keine anderen Anzeichen für eine Neurofibromatose. Fünf Jahre später entwickelte sich bei ihm ein pfeifendes Ohrgeräusch auf der lin-

ken Seite, und er bemerkte, daß sich sein Gehör verschlechterte. Eine otoneurologische Untersuchung ergab einen beidseitigen Verlust der thermischen Reaktion und eine Taubheit für hohe Töne im linken Ohr. Wiederholte CTs zeigten in den nächsten drei Jahren keinen pathologischen Befund, obwohl sich die akustische und vestibuläre Funktion weiter verschlechterte. Zu diesem Zeitpunkt waren bei seinem älteren Bruder beidseitige Akustikusneurinome gefunden worden. 1985 zeigte ein MRT eine Läsion von 4 cm am linken und von 1 cm Durchmesser am rechten N. acusticus. Die größere Läsion wurde unter Erhaltung des N. facialis erfolgreich entfernt. Er wurde bis zum Frühjahr 1994 alle zwei Jahre einer MRT unterzogen. Damals begann die Läsion auf der rechten Seite, die sich in den vergangenen zwei Jahren erheblich vergrößert hatte, den Hirnstamm zu verformen und verursachte einen leichten Hydrozephalus. Eine Entfernung war nun dringend geboten. Der N. facialis konnte erhalten werden, doch wurde der Patient infolge dieses Eingriffs völlig taub. Sein ältester, 24jähriger Sohn, bei dem sich im Alter von 14 Jahren kutane Zeichen der Neurofibromatose gezeigt hatten, leidet nun unter beidseitigen kleinen, spindelförmigen Akustikusneurinomen, die durch Kern-

spintomographie nachgewiesen wurden. Seine 26jährige Cousine mußte einseitig operiert werden. Ein Gentest hat ergeben, daß seine beiden jüngsten Söhne das Gen nicht geerbt haben.

Fallbeispiel V

*Bei einer 46jährigen Frau war ein MRT der Hypothalamus- und Hypophysenregion durchgeführt worden, nachdem ein Diabetes insipidus diagnostiziert worden war. Wegen der beunruhigenden Befunde aus dieser Untersuchung wurde sie an einen Neurologen überwiesen. Die einzigen weiteren Symptome waren eine leichte beidseitige Verschlechterung des Gehörs und gelegentlicher Schwindel bei plötzlichen Bewegungen. Die körperliche Untersuchung ergab ausgedehnte Café-au-lait-Flecken und subkutane Neurofibrome. Sie hatte **keinen** pathologischen neurologischen Befund. Das MRT zeigte multiple Meningeome, eine Hypophysenläsion, eine Läsion des Corpus pineale, bilaterale Läsionen im Kleinhirnbrückenwinkel, zwei spinale Neurofibrome in Höhe der Halswirbelsäule und eine Syrinx des Halsmarks. Seit diesen Befunden wird sie alle sechs Monate untersucht, wobei sich ihr klinischer Zustand in den letzten zwei Jahren nicht verändert hat. Ihr Diabetes insipidus wird mit Desmopressin (DDAVP) kontrolliert. Sie hat keine ihr bekannten betroffenen Familienangehörigen.*

Dieser besondere Fall unterstreicht eine Tatsache, die erst seit Einführung der Tomographie deutlich wurde: Selbst bei starken pathologischen Veränderungen liegen manchmal nur sehr wenige oder sogar überhaupt keine klinischen Symptome vor. Früher wurde angenommen, daß diese Läsionen aus mangelnder klinischer Sachkenntnis übersehen wurden. Vielleicht sollte man aber eher darüber staunen, wie häufig solche Läsionen entdeckt wurden, als die in diesem Buch geschilderten klinischen Befunde das einzige verfügbare diagnostische Mittel darstellten und Spezialuntersuchungen unpräzise und oft riskant waren.

Andere Läsionen des Kleinhirnbrückenwinkels

Im Kleinhirnbrückenwinkel können Meningeome, Cholesteatome, Hämangioblastome, Ektasien der A. basilaris (Megadolichobasilaris) sowie Metastasen von Karzinomen und Lymphomen auftreten. Neurinome an den Nn. trigeminus, facialis und glossopharyngicus sind selten, können aber zu ähnlichen klinischen Bildern führen. In

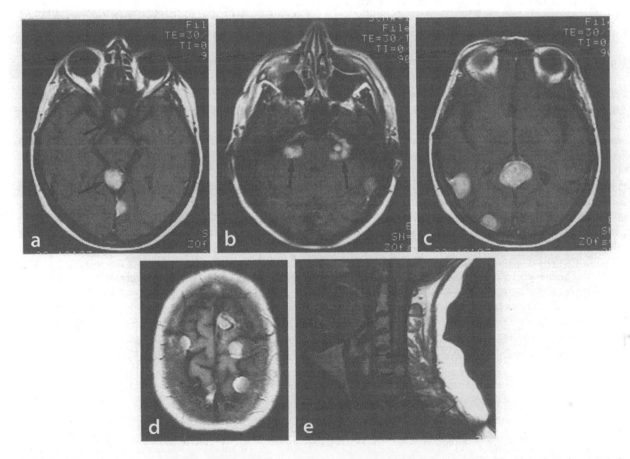

Fallbeispiel V a Tumoren im Gebiet der Hypophyse und des Corpus pineale; **b** beidseitige Kleinhirnbrückenwinkel-tumoren; **c** Konvexitätsmeningeome und Läsion des Corpus pineale; **d** mehrere Konvexitätsmeningeome; **e** Syrinx und zwei Neurofibrome im Zervikalkanal

all diesen Fällen kann die genaue Reihenfolge der klinischen Ereignisse einen Hinweis auf eine alternative Ursache liefern. Eine frühe Fazialislähmung ist immer ein wichtiges Indiz, da sie bei Akustikusneurinomen sehr selten ist. Gelegentlich zeigt sich die Art der Läsion erst bei einem chirurgischen Eingriff.

Ein sogenanntes Ponsgliom, ein seltener Tumor des Hirnstamms, kommt gewöhnlich bei kleinen Jungen und älteren Patienten mit Neurofibromatose vor. Es treibt gewöhnlich die Brücke auf und bildet auf der Oberfläche des Hirnstamms eine Reihe hervorstehender Knoten aus Tumorgewebe. Einer dieser Knoten kann in den Kleinhirnbrückenwinkel hineinragen und das klinische Bild eines extrazerebralen Tumors in diesem Gebiet verursachen. Diese mögliche Diagnose sollte immer dann erwogen werden, wenn der Patient ein Kind ist oder unter Neurofibromatose leidet. Eine gleichzeitig bestehende Läsion des N. abducens ist ein starker Hinweis auf diese Diagnose, da Ponsgliome häufig vom Gebiet des Abduzenskerns ausgehen.

Medulloblastome und Astrozytome des Kleinhirns können nach vorne in den Kleinhirnbrückenwinkel drängen. Die stets vorhandene Ataxie und das frühe Auftreten von Kopfschmerzen, Stauungspapillen und Erbrechen sowie die Dauer der Symptome von höchstens einigen Wochen sollten auf diese Diagnose hinweisen. Derartige Tumoren findet man üblicherweise bei Kindern, obwohl sie auch bei Erwachsenen vorkommen können.

Karzinome des Nasenrachenraums können zwischen dem Clivus und dem Felsenbein in die Schädelbasis vordringen. Hier ist der N. abducens besonders verletzlich. Eine maligne Infiltration des N. trigeminus verursacht gewöhnlich fleckförmige Areale schmerzlosen Taubheitsgefühls. Sie sind nie ein Frühsymptom des Akustikusneurinoms. Karzinome können diese Region auch von entfernten Stellen erreichen. So hat der Autor zwei Patienten gesehen, bei denen Metastasen eines Hodgkin-Lymphoms zu akuten Läsionen des Kleinhirnbrückenwinkels geführt hatten. Eine lokale Beteiligung der Meningen bei Syphilis oder Tuberkulose war früher eine wichtige Ursache für dieses Syndrom.

Im allgemeinen sollten bei Verdacht auf eine Läsion im Kleinhirnbrückenwinkel die klinische Anamnese und die körperlichen Zeichen sehr sorgfältig dokumentiert und mit dem typischen klinischen Bild eines Akustikusneurinoms verglichen werden. Jedes ungewöhnliche Merkmal sollte auf eine andere Ursache hinweisen.

Untersuchung von Patienten mit vermuteten Läsionen des Kleinhirnbrückenwinkels

Eine sorgfältige Anamnese und Untersuchung können alle Informationen liefern, die für eine vernünftig begründete Vermutung über die Art der Läsion benötigt werden. Die Untersuchungstechnik der Wahl ist heute die Kernspintomographie mit Gadolinium. Heute sind einfache Röntgenbilder des Schädels oder die Spezialaufnahmen zur Darstellung der inneren Gehörgänge kaum noch angezeigt, da sie lange dauern und wenig Informationen liefern.

Die Mortalität bei Operationen dieser Tumoren war mit 15–20 % relativ hoch. Dies beruht darauf, daß die Blutgefäße, die den Tumor versorgen, auch den Hirnstamm versorgen. Die Tomographie und der Einsatz des Operationsmikroskops haben die Mortalität stark reduziert, obwohl selbst bei sehr erfahrenen Chirurgen ein tödlicher Ausgang noch immer nicht selten ist. Ist der Tumor sehr groß, so ist die Sterblichkeit aufgrund von Schädigungen benachbarter Hirnnerven und des Hirnstamms beträchtlich. Die Erhaltung des N. facialis ist ein Hauptziel des chirurgischen Eingriffs, da der Nerv immer eng mit dem Tumor verbunden ist. Dies ist unter Umständen nur sehr schwer zu erreichen.

Andere Ursachen für Schäden der Hirnnerven in diesem Bereich

Trigeminusläsionen

Hier müssen vier Zustände behandelt werden.

Sensible Trigeminusneuropathie

Dies ist eine seltene Krankheit, bei der es zu einem progredienten Taubheitsgefühl des Gesichts im Versorgungsgebiet des N. trigeminus kommt. Sie kann in jedem Alter ausbrechen, und die Differentialdiagnose muß die wiederholte Suche nach einem Neoplasma im Nasenrachenraum einschließen. Bis das Neoplasma nachgewiesen werden kann, können zwei Jahre vergehen, so daß die Diagnose einer sensiblen Trigeminusneuropathie nicht zu schnell gestellt werden sollte und der Patient regelmäßig untersucht werden muß.

Tic douloureux (Trigeminusneuralgie)

Diese Krankheit wird in Kapitel 21 ausführlich behandelt. Für dieses Kapitel ist relevant, daß sich der Schmerz nicht ausschließlich auf einen Trigeminusast beschränkt, sondern gewöhnlich entlang der Linie zwischen dem dritten und zweiten beziehungsweise dem zweiten und ersten Trigeminusast auftritt. Wird die Sensibilität unmittelbar nach einem Schmerzanfall getestet, kann eine vorübergehende Beeinträchtigung gefunden werden. Es gilt die allgemeine Regel, daß es nur unter dieser Voraussetzung zu einem Tic-douloureux-Ausfall kommt und daß ein andauernd anästhetisches Gebiet oder ein Ausfall des Kornealreflexes diese Diagnose ausschließt, wenn nicht vorher der Nerv durchtrennt wurde. Die Diagnose ist nur vertretbar, wenn keine körperlichen Zeichen für eine Trigeminusläsion vorliegen. Eine Trigeminusneuralgie beruht nur selten auf einer greifbaren Läsion. Dies steht in krassem Gegensatz zu der sehr viel selteneren Glossopharyngikusneuralgie, die oft durch pathologische Prozesse ausgelöst wird.

Zoster ophthalmicus

Dieser Zustand wird auch in den Kapiteln 5 und 21 besprochen. Obwohl der Zoster jede Nervenwurzel im Körper befallen kann, sind bei jüngeren Patienten gewöhnlich die thorakalen Wurzeln betroffen. Bei älteren Menschen befällt das Virus bevorzugt den ersten Trigeminusast.

Der typische Verlauf besteht aus zwei bis drei Tage anhaltenden unerträglichen Schmerzen auf einer Stirnhälfte. Zwischen dem dritten und fünften Tag erscheinen zuerst kleine Bläschen an der Augenbraue. Innerhalb der nächsten 48 Stunden kann sich auf derselben Seite rasch ein ausgeprägtes Ödem des ganzen Gesichts und des Halses entwickeln. Zu diesem Zeitpunkt kann der Ausschlag das ganze kutane Versorgungsgebiet des Nerven bedecken. Es kann zu Lähmungen der Augenmuskelnerven kommen, die gewöhnlich innerhalb von sechs bis acht Wochen vollständig zurückgehen. In den meisten Fällen lassen die starken Schmerzen mit Ausbildung der Bläschen nach. Ist dies nicht der Fall, muß schnell gehandelt werden, um der Entwicklung einer Zosterneuralgie vorzubeugen. Der Einsatz starker Analgetika zur Linderung der Schmerzen und einer Kombination von Phenytoin und Imipramin kann hilfreich sein. Es gibt keine Hinweise, daß Aciclovir die Entwicklung einer Zosterneuralgie verhindern kann, obwohl es die Abheilung der Bläschen beschleunigt und die Narbenbildung verringert.

Multiple Sklerose

Ein vorübergehendes Taubheitsgefühl einer Gesichtshälfte, das manchmal nach einer zahnärztlichen Lokalanästhesie auftritt, ist bei jungen Menschen ein überraschend häufiges Symptom von Multipler Sklerose. Normalerweise kommt es innerhalb von 6–12 Wochen zu einer Erholung. Später kann allerdings eine Trigeminusneuralgie als Komplikation auftreten. Das Auftreten von Taubheitsgefühl im Gesicht als Anfangssymptom von MS scheint eine ungünstige Prognose zu bedeuten, und die Wahrscheinlichkeit weiterer Schübe ist hoch.

Abduzensläsionen

Die möglichen Ursachen von Abduzensläsionen wurden bereits in Kapitel 5 vollständig dargestellt. Zentrale Lä-

sionen von Nucleus und Faszikel werden in Kapitel 8 behandelt.

Fazialisläsionen

Hier müssen wir drei wichtige klinische Zustände betrachten.

Bellsche Lähmung

Die Bellsche Lähmung ist eine der häufigsten neurologischen Störungen. Sie besteht aus einer akuten Parese des 2. Motoneurons des N. facialis. In der Anamnese finden sich oft – manchmal starke – Schmerzen im und um das Ohr, die 24 Stunden vor Beginn auftreten. Das Gesicht wird häufig als steif oder gefühllos beschrieben. Hier muß man unbedingt sicher sein, daß tatsächlich kein sensibler Ausfall vorliegt, da dies in Widerspruch zu der Diagnose steht. Die Lähmung ist gewöhnlich wenige Stunden nach ihrem Beginn komplett. Es kann aber zu einer derart raschen Erholung kommen, daß die Lähmung zum Zeitpunkt der ersten Untersuchung partiell zu sein scheint.

Die Prognose ist ausgezeichnet. Ungefähr 80 % der Patienten erholen sich ohne Komplikationen in zwei bis sechs Wochen. Ist die Genesung verzögert und beginnt erst nach 12 Wochen, kommt es gewöhnlich nicht zu einer völligen Wiederherstellung. Darüber hinaus tritt als häufige Komplikation eine Synkinese (Mitbewegungen) des Gesichts auf. Dies beruht auf der Bildung sehr großer motorischer Einheiten, die entstehen, wenn intakte Nervenfasern benachbarte Muskelzellen innervieren, deren eigene Nervenversorgung sich nicht erholt hat. Dies kann letztlich zum Grimassieren auf der betroffenen Seite führen, wodurch der Eindruck entstehen kann, daß die normale Seite die gelähmte ist. Diese Mitbewegungen können durch Injektionen von Botulinustoxin sehr gut behandelt werden. Es ist zweifelhaft, ob die Prognose der Bellschen Lähmung durch die Gabe von Steroiden verbessert werden kann, obwohl diese seit über 30 Jahren gerne eingesetzt werden.

Man nimmt an, daß die Lähmung mit einer Virusinfektion in Zusammenhang steht, wobei der Nerv anschwillt und durch Kompression im Canalis facialis geschädigt wird. Die wichtigsten Krankheiten, die für eine Bellsche Lähmung prädisponieren, sind Diabetes und Bluthochdruck. Seltene Ursachen sind die Lyme-Borreliose, Sarkoidose und das Melkersson-Rosenthal-Syndrom. Bei letzterem kommt es auch zu einem Gesichtsödem und einer Faltenzunge. Bei all diesen Zuständen kann es zu rezidivierenden und beidseitigen Lähmungen kommen. Häufig wird dem Patienten fälschlicherweise gesagt, daß die Bellsche Lähmung Folge eines „leichten Hirnschlags" ist. Dies ist nicht der Fall! Dieser Begriff mit all seinen Auswirkungen auf die Zukunft des Patienten sollte im Zusammenhang mit dieser gutartigen Störung niemals verwendet werden.

Ramsay-Hunt-Syndrom (Zoster oticus)

Bei dieser Krankheit wird der N. facialis durch das Herpes-zoster-Virus geschädigt. Dies führt zu gewissen Besonderheiten im klinischen Bild. 24–72 Stunden vor der Gesichtslähmung treten unerträgliche Schmerzen im Ohr auf. Später bilden sich im oder um den äußeren Gehörgang und über dem Processus mastoideus Bläschen. In diesem Stadium können massive Ödeme, Rötung und Berührungsempfindlichkeit des Ohrs auftreten. Eine Untersuchung des äußeren Gehörgangs wird dadurch unmöglich. Auch andere Hirnnerven können beteiligt sein, und es kann aufgrund einer Läsion des N. glossopharyngicus zu einem sensiblen Ausfall im Gesicht oder zu Taubheitsgefühl am Gaumen kommen. Werden nur kleine oder gar keine Bläschen gefunden, kann die Krankheit für eine schwere bakterielle Infektion des Ohrs gehalten werden. Manchmal ist ein einzelnes Bläschen im äußeren Gehörgang oder hinter dem Ohr der einzige oberflächlich sichtbare Hinweis auf Zoster oticus. Diese Art der Gesichtslähmung tritt überraschend häufig als Komplikation in der Schwangerschaft auf, möglicherweise wegen des veränderten Immunstatus. Die Mehrzahl der Patienten erholt sich, doch ist die Wahrscheinlichkeit einer unvollständigen Genesung etwas größer als bei einer nicht durch Zoster verursachten Gesichtslähmung.

Gutartiger Spasmus facialis

Diese einseitige Störung hat viele pathologische Ähnlichkeiten mit der Trigeminusneuralgie, und tatsächlich können beide Zustände nebeneinander bestehen. Heute glaubt man, daß beide durch kleinere anatomische Variationen der Blutgefäße verursacht werden, die an den Nerven entlang laufen und vermutlich zu einer Irritation des Nerven führen. Der Spasmus facialis besteht aus andauernden zuckenden Bewegungen, die gewöhnlich um Mund und Auge am stärksten sind. Der Zustand ist eher lästig und peinlich als schmerzhaft oder bedenklich. Eine zugrundeliegende Läsion sollte immer erwogen werden, obwohl wie beim Tic douloureux die Zahl der Fälle, bei denen eine Läsion gefunden wird, gering ist. Die häufigste nachweisbare Ursache ist ein Cholesteatom (Epidermoidzyste) im Kleinhirnbrückenwinkel. Diese Tumoren stehen in keinerlei Zusammenhang mit der Art von Cholesteatomen, die im äußeren Gehörgang infolge chronischer Infektionen des Ohrs auftreten können.

Fallbeispiel VI

Ein 67jähriger Mann stellte sich mit rasch zunehmender Ataxie, Übelkeit und Erbrechen vor. Seit 30 Jahren litt er unter Spasmus

facialis. Ein CT zeigte eine massive hypodense Läsion, die die linke Hälfte der hinteren Schädelgrube einnahm. Das Erscheinungsbild war typisch für eine Epidermoidzyste. Die Läsion wurde erfolgreich entfernt, es blieben aber Lähmungen mehrerer unterer Hirnnerven zurück. Der Patient verstarb sechs Wochen nach der Operation an Aspirationspneumonie.

Spasmus facialis kann bei beiden Geschlechtern in jedem Alter auftreten, wird aber gewöhnlich bei älteren Patienten gefunden, insbesondere bei Frauen mit Bluthochdruck. Tumoren im Kleinhirnbrückenwinkel, Aneurysmen oder Ektasien der A. basilaris und Meningeome im Recessus lateralis können diesen Zustand auslösen. In der Mehrzahl der Fälle kann aber keine definitive Ursache gefunden werden. Er kann heute durch Injektionen von Botulinustoxin wirksam behandelt werden. Dadurch wird eine partielle Parese der krampfenden Muskeln erreicht, ohne daß es zu einer kompletten Lähmung kommt wie bei den früher verwendeten Behandlungsformen, bei denen Alkohol injiziert oder der Nerv durchtrennt wurde. Besteht die Störung seit vielen Jahren, entwickelt sich allmählich eine leichte Lähmung der betroffenen Seite, so daß Injektionen von Botulinustoxin nicht mehr unbedingt erforderlich sind. Bei jungen Patienten sollte eine neurovaskuläre Dekompression in Betracht gezogen werden.

Der N. stato-acusticus (VIII)

Der N. stato-acusticus leitet Informationen von zwei hochspezialisierten Endorganen, dem Vestibularapparat und dem Cortischen Organ, weiter. Beide liegen tief im Felsenbein. Sie sind von Perilymphe umgeben, die im Grunde Liquor ist und mit dem Subarachnoidalraum in Verbindung steht. Eine hochspezialisierte Flüssigkeit mit hohem Proteingehalt, die Endolymphe, füllt die Bogengänge (Canales semicirculares) und den Schneckengang (Ductus cochlearis).

Der Vestibularapparat

Die Bogengänge (Abb. 6.9 und 6.10)

Die Bogengänge sind drei dünne Röhren, die wie in Abbildung 6.9 gezeigt angeordnet sind. Beachten Sie, daß der laterale Bogengang vorne um 30° nach oben gekippt ist; er ist nicht horizontal. Die sechs Bogengänge arbeiten als drei gekoppelte Paare in drei Ebenen, wie in der Abbildung angegeben. An der Mündung der Bogengänge in den Utriculus befindet sich eine als Ampulle bezeichnete Erweiterung. Diese enthält die Cupula und die Haarzellen. Die Zellen sind so ausgerichtet, daß sie durch die Position des einzigen Kinoziliums an jeder Zelle auf eine Bewegung in nur eine Richtung reagieren. Im lateralen Bogengang stimuliert eine Bewegung in

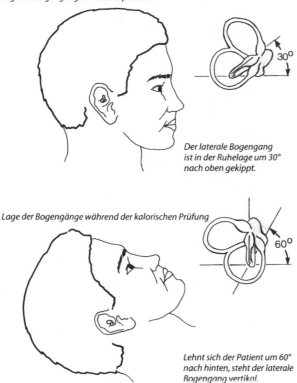

Lage der Bogengänge in Normalposition

30°

Der laterale Bogengang
ist in der Ruhelage um 30°
nach oben gekippt.

Lage der Bogengänge während der kalorischen Prüfung

60°

Lehnt sich der Patient um 60°
nach hinten, steht der laterale
Bogengang vertikal.

Abb. 6.9 Lage der Bogengänge in der Normalposition

Richtung des Utriculus die Cupula. Die vertikalen Bogengänge werden durch Bewegungen weg vom Utriculus stimuliert (Abb. 6.10). Die in den Bogengängen erzeugte nervale Aktivität wird auf den Nucleus vestibularis auf der gleichen Seite des Hirnstamms und weiter auf die Augenmuskelkerne übertragen. Dies wird in Kapitel 7 beschrieben. Das gewünschte Ergebnis ist, daß die Augen unabhängig von der Position des Kopfes stets gerade nach vorne blicken.

Die Otolithenorgane (Abb. 6.10)

Wirkungsweise des Utriculus

Das Otolithenorgan im Utriculus registriert die Neigung des Kopfes. Es ist wie eine flache Platte geformt, die an ihrem Vorderende gekippt und mit Haaren bedeckt ist, die zur Biegung hin ausgerichtet sind. Eine Kopfneigung wird über die Veränderung des Drucks der Kalziumkarbonatkristalle auf die Haare wahrgenommen, die durch die Schwerkraft verursacht wird.

Mechanismus des Sacculus

Das Organ im Sacculus registriert die Winkelbeschleunigung des Kopfes. Es ist wie ein Schild mit einem nach vorne gerichteten Kiel geformt. Eine Vorwärtsbewegung führt dazu, daß die Kristalle versuchen, die schiefe Ebene auf beiden Seiten proportional zur Geschwindigkeit und dem Winkel der Bewegung hinunterzurutschen.

Funktionsprüfung des Vestibularapparats

Gang

Ein Patient mit einer einseitigen vestibulären oder zerebellären Störung wird sich auf diese Seite drehen oder fallen und sich auf der betroffenen Seite an der Wand festhalten. Um das Gleichgewicht zu halten, gehen diese Patienten breitbeinig. Diese Schwierigkeit kann noch gesteigert werden, wenn man den Patienten bittet, beim Gehen wie ein Seiltänzer einen Fuß direkt vor den anderen zu setzen. Bei Patienten mit einer diffusen Krankheit des Kleinhirns oder zentralen vestibulären Läsionen besteht eine allgemeine Instabilität der Gleichgewichtsregulation. Der Patient geht breitbeinig, taumelt in alle Richtungen und hält sich verzweifelt an allem fest, um das Gleichgewicht halten zu können und sich abzustützen. Patienten mit einer Gangataxie, die auf einem Ausfall der Lagewahrnehmung beruht, gehen unsicher, machen aber hoch ausfahrende Schritte. Dies ist ein zusätzliches und faktisch ein diagnostisches Merkmal. Sie fallen auch um, wenn sie die Augen schließen.

Romberg-Versuch. Die Standunsicherheit (Standataxie) kann am besten mit dem Romberg-Versuch bewertet werden. Dies ist kein spezifischer Test der vestibulären Funktion. Häufig wird er eingesetzt, um einen Verlust der Wahrnehmung geführter Bewegungen nachzuweisen. Dabei fallen die Patienten um, wenn sie die Augen schließen. Der Test fiel bei Patienten mit Tabes dorsalis besonders stark pathologisch aus, die einen totalen Ausfall der Lagewahrnehmung hatten.

Beim normalen Romberg-Versuch steht der Patient mit geschlossenen Beinen und offenen Augen und schließt dann die Augen. Beim Schließen der Augen kann sich das normale leichte Schwanken etwas verstärken, der Patient sollte aber nicht umfallen oder taumeln. Bei einer einseitigen vestibulären oder zerebellären Krankheit schwankt der Patient zur betroffenen Seite. Der erweiterte Romberg-Versuch ist ähnlich. Hierbei stellt der Patient jedoch einen Fuß vor den anderen und faltet die Arme über der Brust. Bei geöffneten und anschließend bei geschlossenen Augen werden die gleichen Beobachtungen gemacht.

Eine weitere Modifikation dieser Art von Test ist der Unterberger-Tretversuch, bei dem man den Patienten mit geschlossenen Augen auf der Stelle gehen läßt. Dreht sich der Patient um mehr als 30° oder bewegt sich mehr als 90 cm seitwärts, ist das Testergebnis pathologisch. Die Bewegung erfolgt in Richtung der betroffenen Seite.

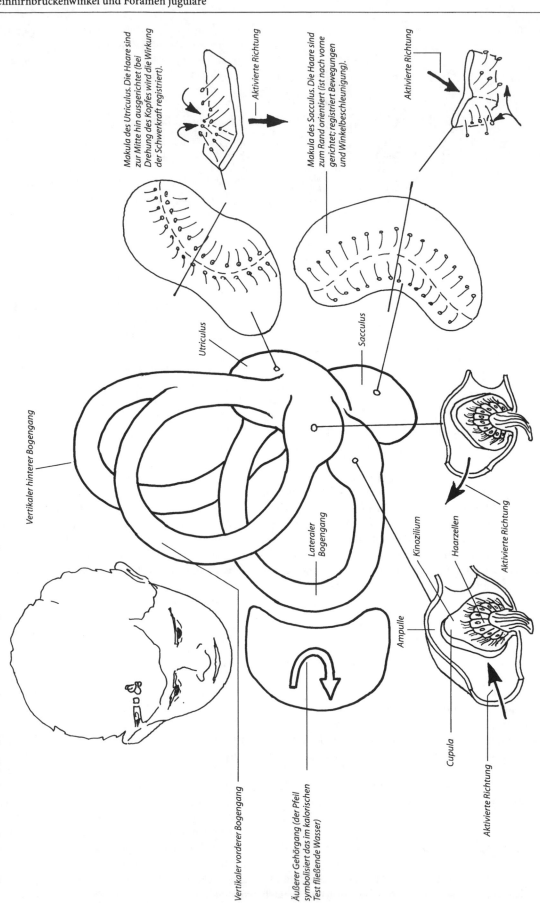

Der Blickwinkel ist in der Zeichnung links oben gezeigt. Das bei der kalorischen Prüfung im äußeren Gehörgang fließende Wasser, das den lateralen Bogengang stimuliert, ist schematisch dargestellt. (Beachten Sie, daß die Cupulae im lateralen und im vorderen Bogengang in unterschiedliche, durch Pfeile markierte Richtungen ausgerichtet sind. Die Ausrichtung des Utriculus und des Sacculus wird durch große Pfeile für die Bewegung gezeigt, während kleine die Auslenkung der Kinozilien zeigen.)

Makula des Utriculus. Die Haare sind zur Mitte hin ausgerichtet (bei Drehung des Kopfes wird die Wirkung der Schwerkraft registriert).

Aktivierte Richtung

Makula des Sacculus. Die Haare sind zum Rand orientiert (ist nach vorne gerichtet; registriert Bewegungen und Winkelbeschleunigung).

Aktivierte Richtung

Utriculus

Sacculus

Vertikaler hinterer Bogengang

Lateraler Bogengang

Kinozilium

Haarzellen

Aktivierte Richtung

Ampulle

Vertikaler vorderer Bogengang

Äußerer Gehörgang (der Pfeil symbolisiert das im kalorischen Test fließende Wasser)

Cupula

Aktivierte Richtung

Abb. 6.10 Der rechte Vestibularapparat und seine Bestandteile

Koordinationstests

Zeigeversuche. Vor der Durchführung dieser beiden Tests muß festgestellt werden, ob die Kraft und die Lagewahrnehmung des Patienten normal sind, da nur dann Defizite sicher einer zerebellären oder vestibulären Krankheit zugeschrieben werden können.

Beim Finger-Finger-Versuch wird der Patient gebeten, die Spitzen seiner Zeigefinger in Augenhöhe mit ausgestreckten Armen aneinanderzulegen. Dann soll er mit geschlossenen Augen die Arme ausbreiten und versuchen, die Fingerspitzen wieder zusammenzuführen. Die Hand auf der betroffenen Seite wird das Ziel wiederholt verfehlen, wobei Entfernung und Richtung variieren.

Eine noch schwierigere Modifikation ist der Bárány-Zeigeversuch, bei dem der Untersucher seinen Finger als Ziel anbietet, den der Patient zuerst mit offenen und anschließend mit geschlossenen Augen berühren soll. Abweichungen des vermutlich betroffenen Arms sind leicht zu entdecken.

Finger-Nase- und Knie-Hacken-Versuch. Diese Tests dienen hauptsächlich zur Feststellung von Koordinationsstörungen bei zerebellären Krankheiten, bei denen die Koordinationsstörungen mit offenen Augen genauso schwer sind wie mit geschlossenen. Sie können auch Hinweise auf vestibuläre Störungen liefern. Vorausgesetzt, daß die Wahrnehmung geführter Bewegungen normal ist, wird der Patient diese Versuche richtig ausführen, solange er die Augen offen hat, und mit geschlossenen Augen schlecht. Diese Tests werden in Kapitel 12 ausführlich besprochen.

Man muß sich darüber im Klaren sein, daß für diese Tests die Funktion vieler motorischer, sensorischer, vestibulärer und zerebellärer Komponenten von Lage und Bewegung erforderlich ist, und daß für eine korrekte Interpretation *alle* diese Faktoren berücksichtigt werden müssen, bevor man entscheiden kann, welche Komponente fehlerhaft ist. Der häufigste Irrtum besteht darin, die Schwierigkeiten einer *gelähmten* Extremität auf eine veränderte vestibuläre oder zerebelläre Funktion zurückzuführen (siehe Kapitel 12).

Nystagmus

Nystagmus wird in Kapitel 7 detailliert behandelt.

Kalorische Prüfung. Diese ist trotz der Entwicklung der modernen Verfahren mit evozierten Potentialen die nützlichste Untersuchung der vestibulären Funktion. Idealerweise sollte eine standardisierte Untersuchung verwendet werden, bei der die Wassertemperatur thermostatisch kontrolliert wird. Das Verfahren basiert auf der Tatsache, daß die Cupula durch Konvektionsströmungen ausgelenkt werden kann, die sich in den Bogengängen bilden, wenn diese erwärmt oder gekühlt wer-

den. Die lateralen Bogengänge können leicht mit einer warmen oder kalten Flüssigkeit stimuliert werden, die durch den äußeren Gehörgang fließt. Ein weiterer Vorteil besteht darin, daß der Kopf des Patienten ruhig gehalten werden kann, so daß sich der ausgelöste Nystagmus leicht beobachten läßt.

1. Der Patient sitzt auf einer Liege und neigt seinen Kopf um 60° nach hinten, so daß die lateralen Bogengänge in der Vertikalen liegen. Man tut dies deshalb, weil Konvektionsströmungen in einer vertikalen Flüssigkeitssäule leichter entstehen. Bei einer Perforation des Trommelfells kann die Untersuchung nicht ausgeführt werden.
2. Wasser von 30 und 44 °C wird nacheinander in beide Ohren gegeben. Man verwendet einen Thermostaten, um die Temperatur konstant zu halten. Im standardisierten Test läßt man 250 ml Wasser in 40 Sekunden fließen.
3. Während das Wasser läuft, schaut der Patient auf einen Punkt gerade vor sich. Dies führt zu Schwindel und leicht zu beobachtendem Nystagmus, während die Bogengänge stimuliert oder gehemmt und die Augen auf eine der beiden Seiten geschoben oder gezogen werden. Die Dauer des Nystagmus wird registriert. Die normale Dauer beträgt 2 Minuten ± 15 Sekunden. Der resultierende Nystagmus wird heute häufig mit Hilfe der Elektronystagmographie bei geschlossenen Augen dokumentiert.

Die Interpretation der Ergebnisse der kalorischen Prüfung basiert auf folgenden Merkmalen (Abb. 6.11):

1. Kaltes Wasser kühlt den Scheitelpunkt des Bogengangs, und die Flüssigkeit fließt auf die kühle Zone zu und weg vom Utriculus. Die Cupula wird gehemmt.
2. Warmes Wasser erhitzt den Scheitelpunkt des Bogengangs, wodurch eine Konvektionsströmung zum Utriculus entsteht. Dies stimuliert die Cupula.
3. Aus der Tatsache, daß ein aktiver Bogengang eine Bewegung der Augen in die entgegengesetzte Richtung auslöst, folgt, daß die Kaltspülung das Gleichgewicht stört und der normale Bogengang die Augen auf den kalten Stimulus zubewegt. Umgekehrt aktiviert warmes Wasser den Bogengang und schiebt die Augen vom stimulierten Ohr weg. Auf diese Weise können zwei Anomalien nachgewiesen werden: Kanalparese (periphere vestibuläre Funktionsstörung) und Richtungsüberwiegen.

Kanalparese. Sind die Bogengänge oder der N. stato-acusticus auf einer Seite geschädigt, findet man auf dem betroffenen Ohr eine unvollständige oder fehlende Reaktion auf warmes und kaltes Wasser. Spülung des anderen Ohrs liefert normale Reaktionen.

Richtungsüberwiegen. Die zentralen Verbindungen des N. vestibularis bewirken, daß kaltes Wasser in einem Ohr

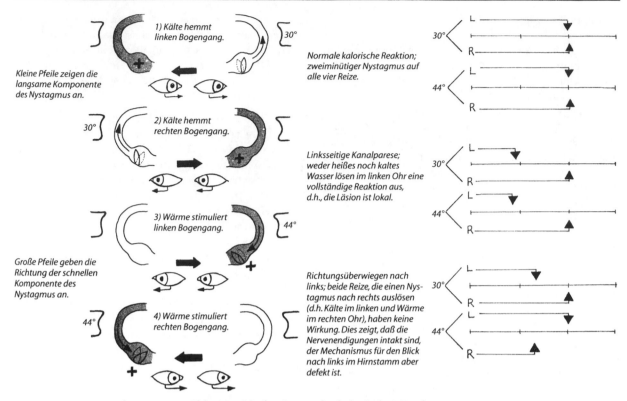

Abb. 6.11 Mechanismus der kalorischen Prüfung

dieselbe Reaktion hervorruft wie warmes im anderen. Stellt sich heraus, daß ein Nystagmus in eine bestimmte Richtung nicht ausgelöst werden kann, zeigt dies, daß der Nucleus vestibularis auf dieser Seite geschädigt ist. Dies ist als Richtungsüberwiegen bekannt und deutet auf eine Läsion im Hirnstamm hin.

Es gibt einige Situationen, in denen eine Kanalparese (periphere vestibuläre Funktionsstörung) und Richtungsüberwiegen gleichzeitig vorliegen können, beispielsweise, wenn ein Akustikusneurinom oder eine andere Läsion der hinteren Schädelgrube den Nerv selbst schädigt und gleichzeitig den Hirnstamm verschiebt. Dies kann zu verwirrenden Ergebnissen führen, die von einem Fachmann interpretiert werden müssen.

Der Test kann weiter verbessert werden, indem der Nystagmus bei geschlossenen Augen aufgezeichnet wird, um die Fixation auszuschalten. Der resultierende Nystagmus wird bei offenen Augen unterdrückt und bei geschlossenen Augen verstärkt. Liegt eine zentrale Läsion vor, tritt diese Verstärkung nicht auf. Dies ist ein weiterer Hinweis, daß eine zentrale und keine periphere Läsion vorliegt. Letzendlich liegt in dieser Unterscheidung der größte Nutzen der Untersuchung.

Lagerungsnystagmus

Ist das Hauptsymptom des Patienten Schwindel, der nur auftritt, wenn der Kopf eine bestimmte Lage einnimmt,

kann eine Lagerungsprüfung nützlich sein. Der Untersucher hält dabei den Kopf des Patienten, während der Patient mit dem Rücken zum Ende der Liege sitzt. Der Patient wird dann rasch mit nach rechts oder links geneigtem Kopf nach hinten gelegt, bis der Kopf über das Ende der Liege hinausragt und unter der Horizontalen liegt. Ist der betroffene Vestibularapparat der untere, treten akuter Schwindel und ein kurzer Nystagmus auf. Es gibt zwei Arten von Reaktionen:

1. Der Nystagmus setzt mit 10–15 Sekunden Verzögerung ein, dauert ungefähr 30 Sekunden und ist zum unten liegenden Ohr gerichtet. Dies ist der benigne Typ und eine Reaktion auf die Lagerung.
2. Tritt der Nystagmus sofort auf, hält so lange an, wie die Lage beibehalten wird oder hat die entgegengesetzte Richtung, liegt eine zentrale Läsion zugrunde. Wiederholte Prüfungen führen zu wiederholten Reaktionen. Die Wahrscheinlichkeit ist hoch, daß der Patient einen Tumor in der hinteren Schädelgrube hat. Der Schwindel ist eine Reaktion auf die Lage.

Komplexere Gleichgewichtsprüfungen einschließlich der Elektronystagmographie können hier nicht detailliert besprochen werden. Ihr Hauptvorteil besteht darin, daß durch die elektrische Aufzeichnung bei geschlossenen Augen die Fixationsreflexe ausgeschlossen werden. Diese Reflexe sind stark genug, um einen peripheren vestibulären Nystagmus zu unterdrücken, haben aber keinen Einfluß auf einen Nystagmus, der auf einer Läsion der zentralen Bahn oder einer Krankheit des Kleinhirns beruht. In der Poliklinik kann man die Fixation auch mit einer Frenzel-Brille ausschalten, die die Augen des Patienten defokussiert und durch die erhebliche Vergrößerung der Augen die Beobachtung von minimalem Nystagmus und von Störungen der Sakkadenbewegung sehr erleichtert. Beide Techniken ermöglichen eine Differenzierung des Nystagmus, die bei einer Untersuchung mit bloßem Auge schwierig sein kann. Andere neu entwickelte Testverfahren schließen die Posturographie ein, doch ist ihre klinische Bedeutung bis jetzt noch ungewiß. Diese elektronischen und computergestützten Untersuchungen sind zeitaufwendig und ziemlich schwer zu interpretieren, und die diagnostische Präzision der Kernspintomographie ist so hoch, daß möglicherweise ein MRT schneller und billiger ist als intensive otoneurologische Untersuchungen, wenn ein starker Verdacht auf ein Akustikusneurinom, eine Hirnstamm- oder Kleinhirnläsion besteht.

Der Gehörapparat (Abb. 6.12)

Das Cortische Organ hat eine ähnliche Grundstruktur wie der Vestibularapparat und besteht aus Haarzellen als Rezeptoren, die in einer flüssigkeitsgefüllten spiralförmigen Röhre angeordnet sind. Das Lumen der Röhre wird durch zwei Membranen, die obere, die Reissnersche Membran (Membrana vestibularis) und die straff gespannte Basilarmembran, in drei Kompartimente unterteilt. Der geschlossene Raum zwischen den beiden Membranen ist mit Endolymphe gefüllt, die beiden anderen Hohlräume mit Perilymphe. Die Rezeptorzellen liegen auf Stützgewebe, das von der Basilarmembran ausgeht. Die Haarfortsätze sind in eine dünne Membran eingebettet, die das Cortische Organ überragt und als Membrana tectoria bezeichnet wird. Vibriert die Basilarmembran als Reaktion auf eine Schallwelle, übt die Membrana tectoria eine Scherkraft auf die Haarfortsätze aus. An der Spitze der Cochlea hat die Membran eine Dicke von 0,5 mm und an ihrer Basis von 0,04 mm. Sie reagiert auf tiefe beziehungsweise hohe Töne. Die Druckwelle wird durch die Perilymphe übertragen und durch die pumpenähnliche Wirkung des Steigbügels am ovalen Fenster erzeugt. Die Stoßwelle läuft zum runden Fenster, an dem ihre Energie an die Umgebung abgegeben wird.

Das Gehör kann am Krankenbett auf folgende Arten geprüft werden:

1. Ein einfacher Test kann mit einer mechanischen Armband- oder Taschenuhr durchgeführt und quantifiziert werden, indem man den Abstand vom Ohr mißt, in dem das Ticken gerade noch gehört wird. Leider können Digitaluhren hierfür nicht verwendet werden.

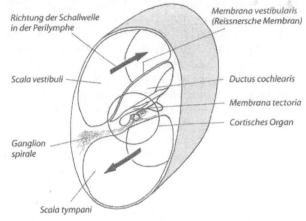

Schnitt durch eine Windung der Cochlea

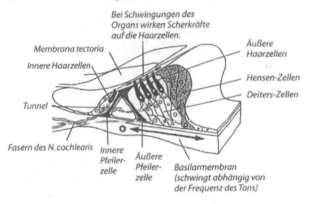

Anatomie des Cortischen Organs

Abb. 6.12 Schnitt durch einen Teil der Cochlea und das Cortische Organ

2. Kann Uhrenticken nicht gehört werden, sollte man Flüstersprache in ungefähr 0,5 m Entfernung überprüfen. Dabei erhöht man die Lautstärke solange, bis die Stimme gehört wird. Bei dieser Untersuchung muß das andere Ohr unbedingt mit einem Finger zugehalten werden.

3. Mit den Stimmgabeltests läßt sich ein Hörverlust aufgrund einer Krankheit des Mittelohrs (Schalleitungsschwerhörigkeit) von einem durch Läsion des N. stato-acusticus (Schallempfindungsschwerhörigkeit) unterscheiden.

Rinne-Versuch

Eine Stimmgabel mit 256, 512 oder 1024 Hz wird an den Processus mastoideus gehalten, während das andere Ohr abgedeckt wird. Sie wird dann abwechselnd ungefähr 1 cm vom äußeren Gehörgang entfernt und auf den Processus mastoideus gehalten, bis sie in einer dieser Positionen nicht mehr gehört wird. Das Ergebnis des Rinne-Versuchs ist positiv, wenn die Stimmgabel vor dem Ohr noch gehört werden kann, aber nicht mehr auf dem Processus mastoideus. Dies ist die normale Situation und wird als Luftleitung > Knochenleitung festgehalten. Ein negativer Rinne-Versuch wird aufgezeichnet, wenn die Stimmgabel auf dem Processus mastoideus länger gehört wird als vor dem äußeren Gehörgang. Dies wird als Knochenleitung > Luftleitung dokumentiert und weist auf eine Schalleitungsschwerhörigkeit hin, da luftgeleiteter Schall nur bei intakter Gehörknöchelchenkette übertragen wird.

Weber-Versuch

Wird die Stimmgabel (256 oder 512 Hz) auf den Scheitel gesetzt, sollte sie bei normalem Gehör mit beiden Ohren gleich gut gehört werden. Bei Schallempfindungsschwerhörigkeit wird die Stimmgabel mit dem betroffenen Ohr nicht gehört. Bei Schalleitungsschwerhörigkeit wird die Stimmgabel mit dem betroffenen Ohr lauter gehört, da die Gehörknöchelchen umgangen werden.

Die Lärmtrommel

Bei manchen Patienten, die behaupten auf einem oder beiden Ohren taub zu sein, besteht der Verdacht auf eine nicht organische Taubheit. Ein sehr einfacher Test macht sich dasselbe Phänomen zunutze, auf dem das Ansteigen des Geräuschpegels von Unterhaltungen bei Parties beruht. Die Stimme wird automatisch lauter, wenn der Pegel der Hintergrundgeräusche hoch ist.

Der Patient wird gebeten, laut vorzulesen. Dabei wird das normale Ohr verschlossen und eine aufgezogene Lärmtrommel an das angeblich betroffene Ohr gehalten. Läßt man die Trommel laufen, wird der Patient beim Einsetzen des Lärms sofort lauter lesen, wenn das Gehör intakt ist. Dieser sehr einfache und wirksame Test kann dann durch elektrophysiologische Prüfung des Gehörs und der Leitung in den Hörbahnen bestätigt werden.

Elektrophysiologische Hörprüfungen

Die klassische audiometrische Prüfung umfaßt Tonaudiometrie, Sprachaudiometrie und die Messung des Schwellenabfalls. Diese Tests erfordern beträchtliche Erfahrung und die Kooperation des Patienten. Bei kleinen Kindern sind sie nur schwer durchzuführen. Dies ist ein Thema für sich und kann nur beurteilt werden, wenn man weiß, wie diese Untersuchungen ausgeführt werden. Im wesentlichen werden dem Patienten Töne von bekannter Frequenz und Intensität oder eine Reihe von Worten über Kopfhörer dargeboten. Die positive oder richtige Antwort wird auf Formularen aufgezeichnet, und Schalleitungs- kann so von Schallempfindungsschwerhörigkeit unterschieden werden.

Neuere Fortschritte bei elektrophysiologischen Verfahren ermöglichen nicht nur die Prüfung des Gehörs, sondern zeigen auch die neurale Aktivität in Cochlea, N. acusticus und in den Bahnen im Hirnstamm an.

Die Prüfung des Stapediusreflexes wird mit einer luftdichten Sonde im äußeren Gehörgang durchgeführt. Die Sonde führt den Schall zu, ermöglicht die Kontrolle des Drucks im Gehörgang und ermittelt die Bewegung des Trommelfells. Die Straffung des Trommelfells bei Darbietung eines Tons kann ohne die Kooperation des Patienten ermittelt werden.

Bei der Elektrokochleographie wird eine lange Nadelelektrode durch das Trommelfell eingeführt. Kleine Potentiale, die in der Cochlea, dem N. acusticus und im Hirnstamm erzeugt werden, können aufgenommen und über Mittelwertbildung analysiert werden.

Akustisch evozierte Potentiale (AEPs) des Hirnstamms

Für Neurologen ist die Aufzeichnung einer Abfolge von Potentialen im Hirnstamm von besonderem Interesse, die durch einen akustischen Reiz ausgelöst werden. Diese werden als AEPs (akustisch evozierte Potentiale) bezeichnet. Weitere gebräuchliche Synonyme sind FAHP, BAEP, BERA und BER. Die AEPs bestehen aus einer Folge von fünf Potentialen, die mit einer Elektrode über dem Processus mastoideus abgeleitet werden und Informationen über die Funktion des Hirnstamms liefern. Die fünf Potentiale haben unterschiedliche Latenzen, wie Abbildung 6.13 zeigt. Die Latenz zwischen den Potentialen I und II repräsentiert die Aktivität in der Cochlea und im N. acusticus. Die Latenz zwischen II und III entspricht der ersten Schaltstelle im Hirnstamm, und die zwischen III und IV zeigt die weiteren Schaltstellen im Hirnstamm, bevor der Impuls den Colliculus inferior erreicht. Abnorme Latenzen zwischen I und II deuten auf eine Läsion des N. acusticus hin. Abnorme Verzögerungen in I–V oder III–V zeigen eine Läsion des Hirnstamms. Dies kann für die Entdeckung subklinischer Hirnstammläsionen bei MS nützlich sein. In Fällen, in denen es kein klinisches Korrelat zu den pathologischen AEPs gibt, ist es allerdings nicht ungewöhnlich, daß ein anschließendes MRT unauffällig ist. AEPs haben noch nicht die gleiche diagnostische Aussagekraft erreicht wie VEPs.

Klinische Störungen des N. stato-acusticus und seiner Verbindungen

Die schleichende, frühe Entwicklung von Taubheit und das überraschend späte Auftreten des Symptoms Schwindel bei Läsionen des Kleinhirnbrückenwinkels wurde bereits mehrfach betont. Nur akute Krankheiten des N. stato-acusticus und seiner Verbindungen führen zu dramatischen Symptomen wie Tinnitus, akuter Taub-

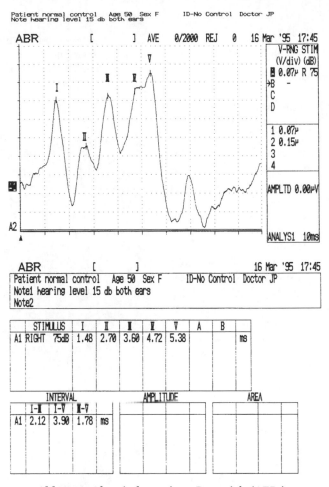

Abb. 6.13 Akustisch evozierte Potentiale (AEPs)

heit oder Schwindel. Die häufigste Manifestation von Tinnitus ist wahrscheinlich das pulsierende, rauschende Geräusch, das synchron zum Puls ist, bei älteren Patienten mit degenerativen Arterienveränderungen auftritt und schwere Depressionen verursachen kann. Für die meisten Fälle von Tinnitus gibt es keine Erklärung, und es gibt keine wirksame Behandlungsmethode. Einigen Patienten kann mit einem sogenannten Tinnitusmasker geholfen werden, der einem Hörgerät ähnelt und ein „anderes" Geräusch erzeugt.

Schwindel ist ein häufiges und belastendes Symptom. Es muß unbedingt festgestellt werden, ob es sich bei dem, was der Patient beschreibt, wirklich um Schwindel handelt. Eine eingehendere Befragung kann ergeben, daß der Patient eigentlich „benommen", „wirr im Kopf" oder „matt" meint, aber nicht die charakteristische Drehbewegung des Schwindels wahrnimmt. Schwindel wird am besten definiert als die Illusion einer Bewegung entweder des Patienten oder seiner Umgebung.

Hat man erst einmal „nicht-schwindelige" Patienten ausgeschlossen, müssen nur noch relativ wenige Störungen berücksichtigt werden. In den meisten Fällen ist schon die Anamnese sehr charakteristisch, so daß eine

ziemlich sichere klinische Diagnose gestellt werden kann. Die meisten Patienten der „nicht-schwindeligen" Gruppe leiden an Angstzuständen oder Hyperventilationssyndrom. Diese Zustände werden in Kapitel 22 ausführlich besprochen. Bei diesen Patienten werden leicht sehr intensive, teure und häufig unnötige Untersuchungen ausgeführt, wenn man nicht strenge Kriterien für die Diagnose des Schwindels anlegt.

Die Anamnese ist bei Patienten mit Schwindel überaus wichtig. Dabei müssen die Art der Wahrnehmung, die Umstände, unter denen der Schwindel auftritt, die Begleitsymptome, die Dauer und die Häufigkeit der Anfälle festgestellt werden.

Die wichtigsten Ursachen von Schwindel sind:

- Gutartiger Lagerungsschwindel
- Nicht gutartiger Lagerungsschwindel
- Neuronitis vestibularis
- Menière-Krankheit
- Migräne
- Multiple Sklerose
- Medikamente und Alkohol
- Ischämische Durchblutungsstörungen im Hirnstamm

– Komplexe partielle Anfälle
– Labyrinthfistel

Gutartiger Lagerungsschwindel

Dieser Zustand kann in jedem Alter auftreten, vor allem aber im mittleren Alter. Die Anamnese ist sehr bemerkenswert. Der Beginn ist immer akut, und zum ersten Anfall kommt es häufig ein paar Sekunden, nachdem der Patient vom Bett aufgestanden ist. Wenn er sich aufgerichtet hat, entwickelt sich ein akuter Drehschwindel, und er kann taumeln oder fallen und sich dabei verletzen. Nach 15 Sekunden ist der Anfall vorüber, und in dieser Zeit gelingt es dem Patienten normalerweise, sich aufs Bett zu setzen. Er wird sich dann gewöhnlich vorsichtiger bewegen, und es kommt zu keinem weiteren Anfall, bis der Patient versucht, sich wieder hinzulegen. Die Patienten bemerken dann rasch, daß sich Aufsetzen, Hinlegen, Nach-oben- oder Nach-unten-Blicken, insbesondere, wenn der Kopf auf eine bestimmte Seite gedreht ist, weitere Attacken auslösen. Sie stellen auch fest, daß der Schwindel erst mit einer kurzen Latenzzeit von vielleicht 5 Sekunden nach der auslösenden Bewegung einsetzt. Der starke Schwindel dauert typischerweise nur 10–15 Sekunden und ist gewöhnlich zu kurz, um Übelkeit oder Erbrechen auszulösen.

Einige couragierte Patienten können herausfinden, daß sie sich direkt nach einem Anfall für ungefähr ein bis zwei Minuten relativ sicher bewegen können, bevor ein neuer Anfall provoziert werden kann. Allerdings trauen sich nur sehr wenige zu experimentieren! Einige Patienten können durch Schwindel geweckt werden, der dadurch ausgelöst wurde, daß sie sich im Schlaf umgedreht haben. Bei anderen führt das Aufhängen von Wäsche besonders leicht zu Anfällen, da sie dabei den Kopf in den Nacken und auf die Seite drehen müssen.

Die Anfälle dauern gewöhnlich zwischen zwei und 20 Wochen an und können in den folgenden ein bis zwei Jahren noch zwei- bis dreimal auftreten. Lagerungsschwindel ist bei Migränepatienten besonders häufig. In manchen Fällen scheint er eine Variante der Migräne zu sein und zeigt dasselbe zyklische Muster wie die üblichen Kopfschmerzen des Patienten. Bei Kindern ist er fast immer mit Migräne verbunden. Ungefähr 30 % der Anfälle geht eine Virusinfektion der oberen Luftwege voraus, weitere 30 % folgen auf ein – manchmal sehr leichtes – Schädeltrauma. Bei ungefähr 40 % der Fälle läßt sich keine klare Ursache ermitteln.

Nicht gutartiger Lagerungsschwindel

Eine bedrohlichere Form des Lagerungsschwindels tritt im Zusammenhang mit Läsionen in der hinteren Schädelgrube auf. Er unterscheidet sich vom gutartigen Lagerungsschwindel in mehreren wichtigen Punkten.

Fallbeispiel VII

Eine 58jährige Frau wurde mit einer Anamnese von 10 Tage anhaltendem Kopfschmerz im Hinterhaupt, Übelkeit und Gleichgewichtsstörungen überwiesen. Als sie im Wartezimmer aufgerufen wurde, stand sie auf, fiel nach vorne und wurde von einer Krankenschwester aufgefangen. Sie hatte bemerkt, daß jede Lagever-

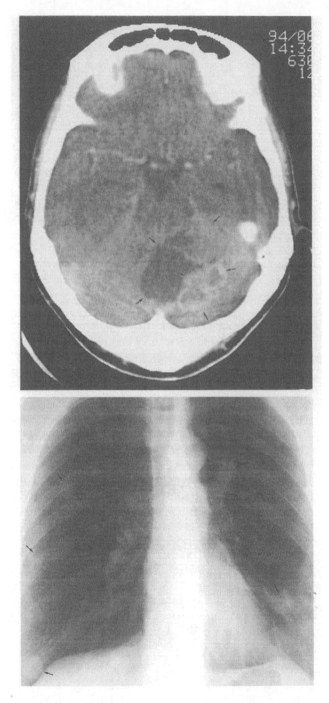

Fallbeispiel VII *Oben:* Metastase eines Mammakarzinoms, die sich als Lagerungsschwindel äußert. Zyste in der Mittellinie und metastatischer Tumor. *Unten:* Mehrere Lungenmetastasen

änderung, vom Liegen zum Sitzen oder vom Sitzen zum Stehen, dieselbe Reaktion auslöste. Manchmal hatte der resultierende Schwindel so lange angehalten, bis ihr übel wurde und sie sich erbrechen mußte. Die körperliche Untersuchung ergab einen Nystagmus nach links und minimale Koordinationsstörungen des linken Arms. Zuvor hatte sie ein Mammakarzinom gehabt, das vor sechs Jahren mit einer lokalen Exzision behandelt worden war. Jährliche Nachuntersuchungen hatten keine Hinweise auf ein Rezidiv ergeben. Ein CT zeigte eine Zyste in der Mittellinie und eine benachbarte kontrastverstärkende Läsion in der linken Kleinhirnhemisphäre. Leider zeigte eine Thoraxröntgenaufnahme sechs Metastasen in der Lunge.

Dieser Fall zeigt alle im folgenden aufgeführten Merkmale, die für diesen Zustand typisch sind. Der Schwindel setzt augenblicklich und ohne Latenz ein. Er kann durch **jede** plötzliche Bewegung des Kopfes in **jede beliebige** und nicht nur eine bestimmte Richtung ausgelöst werden und hält länger an – oft so lange, daß es zu Erbrechen kommt, das plötzlich auftreten und explosionsartig sein kann. Der Schwindel kann auch sofort wieder durch weitere Bewegungen provoziert werden, da es nach einem Anfall keine Refraktärphase gibt. Wird die zugrundeliegende Ursache nicht festgestellt und behandelt, setzen sich die Anfälle fort, bis andere Hinweise einer Hirnstamm- oder zerebellären Krankheit erscheinen.

Bei Erwachsenen, bei denen Primärtumoren der hinteren Schädelgrube selten sind, ist die Ursache üblicherweise eine zerebelläre Metastase. Aus eigener Erfahrung kann ich sagen, daß Metastasen von Dickdarmtumoren mit besonders hoher Wahrscheinlichkeit in die hintere Schädelgrube streuen und sich in dieser Weise äußern.

Neuronitis vestibularis

Dies ist eine häufige, gutartige Störung, die gelegentlich epidemisch auftritt und von der angenommen wird, daß sie auf einer Virusinfektion des Ganglion vestibulare oder des vestibulären Systems im Hirnstamm beruht. Der Beginn ist akut, mit sehr starkem Schwindel und Ataxie, und ist häufig von starkem Erbrechen begleitet. Akustische Komponenten fehlen. Dies sollte einen Anfall von Menière-Krankheit ausschließen. Das akute Stadium dauert fünf bis sieben Tage, an die sich häufig eine längere Erholungsphase anschließt, in der es zu gutartigem Lagerungsschwindel kommt, der immer schwächer wird. Im akuten Stadium gibt es keine Körperlage, in der sich die Patienten völlig wohl fühlen, so daß sie vorzugsweise ruhig auf dem Rücken liegen. Das Erbrechen kann so stark sein, daß der Patient stationär aufgenommen und intravenös mit Flüssigkeit versorgt werden muß. Die Neuronitis vestibularis neigt nicht zu Rezidiven und ist ein gutartiger, wenn auch belastender Zustand.

Menière-Krankheit

Obwohl häufig der Verdacht auf diese Diagnose besteht, ist die Menière-Krankheit tatsächlich eine seltene Erkrankung, die gewöhnlich im mittleren Alter auftritt. Die Anfälle beginnen gewöhnlich akut. Den Anfällen geht gewöhnlich ein Völlegefühl im Kopf voraus, auf das ein brüllendes oder zischendes Geräusch im Ohr folgt. Dieses verschwindet, wenn das Ohr im weiteren Verlauf des Anfalls taub wird. Von Beginn an besteht starker Schwindel. Die Störung der Otolithenfunktion ist häufig das Hauptsymptom. Die Patienten können das Gefühl haben, daß sie einen Rückwärtspurzelbaum schlagen, sich daraufhin in die entgegengesetzte Richtung stürzen und zu Boden fallen. Die Patienten liegen bevorzugt völlig ruhig mit dem betroffenen Ohr nach oben, da jede Bewegung den Schwindel verschlimmert. Die Anfälle können bis zu 24 Stunden dauern und den Patienten erschöpfen.

Die assoziierten akustischen Symptome sind der Schlüsselfaktor in der Anamnese. Der Mechanismus der Anfälle ist noch nicht genau erklärt, man nimmt aber an, daß eine ischämische Schädigung das Flüssigkeitsgleichgewicht der verschiedenen Kompartimente des Innenohrs verändert. Eine salzfreie Diät, Diuretika und Medikamente, die die vestibuläre Erregbarkeit dämpfen, können einen gewissen Nutzen haben. Auch Medikamente, die die Blutversorgung des Innenohrs verbessern wie Betahistin oder Kalziumantagonisten können nützlich sein. Bei ungefähr 80 % der Patienten kommt es innerhalb von fünf Jahren zur Remission, so daß destruktive chirurgische Eingriffe nur bei chronischen Fällen gerechtfertigt sind, die nicht auf einfachere Maßnahmen reagieren. Obwohl diese Krankheit gutartig ist, gehört sie zu den unangenehmsten. Bei manchen Patienten besteht ein enger Zusammenhang mit Migräne, so daß medikamentöse Migräneprophylaxe helfen kann. Nach wiederholten Attacken entwickelt sich im betroffenen Ohr eine fortschreitende Schwerhörigkeit. Häufig wird die Diagnose erst in diesem Stadium gestellt.

Migräne

Übelkeit und Schwindel sind häufige Komponenten des Migränesyndroms, und bei manchen Patienten sind diese Symptome schlimmer als die Kopfschmerzen. Das Einsetzen eines charakteristischen Kopfschmerzes (siehe Kapitel 20) sollte wenig Zweifel über die Diagnose bestehen lassen. Probleme können dann auftreten, wenn die Kopfschmerzen völlig durch die vestibulären Symptome ersetzt werden. Es ist äußerst wichtig, Patienten mit unerklärlichen Anfällen von Schwindel und Erbrechen nach früheren Kopfschmerzen zu befragen. Gutartiger Lagerungsschwindel ist in der Kindheit sehr häufig eine Variante der Migräne. Bei Jugendlichen kann Basilarismigräne mit starkem Schwindel und anderen Hirnstammphänomenen, wie Doppeltsehen, Dysarthrie, Tetraparese und sogar kortikaler Blindheit, auftreten. Die Attacken dauern typischerweise 30–60 Minuten. Anschließend treten Kopfschmerzen auf, die überraschend schwach sein können. Einige Fälle von Menière-Krankheit können mit Migräne zusammenhängen. Erwachsene Migränepatienten können als Variante der Migräne ebenfalls kurze Anfälle erleben, die einem gutartigen Lagerungsschwindel ähneln.

Multiple Sklerose

Obwohl Multiple Sklerose akute Schwindelattacken verursachen kann, hat die Mehrzahl dieser Patienten zusätzlich Doppeltsehen, Taubheitsgefühl im Gesicht, Schwäche oder Ataxie einer Extremität oder Dysarthrie, die auf eine ausgedehntere Läsion des Hirnstamms hinweisen. Keines dieser zusätzlichen Symptome tritt bei einfachen Funktionsstörungen des Vestibularapparats auf. Außerdem können bei Multipler Sklerose auch die Fasern aus der Cochlea geschädigt sein, die in den Hirnstamm eintreten. Dann besteht einseitige Taubheit. Diese Kombination von Symptomen könnte zu Fehldiagnosen führen und eine Menière-Krankheit vermuten lassen. Die Dauer eines Anfalls von zwei bis sechs Wochen, das Alter des Patienten und andere körperliche Symptome schließen die Menière-Krankheit aus und weisen auf Multiple Sklerose hin. Bei überraschend vielen Patienten, die später andere Symptome von MS entwickelten, wurde eine Symptomatik, die vom Hirnstamm ausging, bei der ersten Untersuchung fälschlicherweise einer Menière-Krankheit zugeschrieben.

Durch Medikamente ausgelöster Schwindel

Viele Medikamente und Alkohol können als Nebenwirkung zu Schwindel führen, beispielsweise praktisch alle Antikonvulsiva, die meisten Sedativa, viele Antibiotika und Tuberkulostatika, insbesondere Streptomycin. Chlorochin, Methysergidmaleat und Aspirin können auch Tinnitus verursachen. Eine sorgfältige Anamnese bezüglich der Einnahme und Dosierung von Medikamenten sowie des Alkoholkonsums sollte bei allen Patienten, die über Schwindel klagen, Teil der Routinebefragung sein.

Gefäßkrankheiten des Hirnstamms

Schwindel ist das häufigste Symptom von Gefäßkrankheiten des Hirnstamms. Daraus folgt aber nicht, daß bei älteren Patienten Schwindel immer auf einer vertebrobasilären Ischämie beruht. Wie beim Verdacht auf Multiple Sklerose sollte sorgfältig nach anderen Symptomen einer Krankheit des Hirnstamms gefragt werden. Diese Diagnose sollte nicht unkritisch gestellt werden, sondern erst, wenn andere Hinweise auf eine Funktionsstörung des Hirnstamms vorliegen.

Gefäßkrankheiten des Hirnstamms werden bei älteren Patienten, die an heißen Tagen, im Badezimmer oder beim plötzlichen Aufstehen kurze Schwindelanfälle haben, viel zu häufig diagnostiziert. Es ist nicht ungewöhnlich, daß man auf ältere Patienten mit einem medikamentenbedingten Parkinsonismus trifft, die jahrelang unnötigerweise Prochlorperazin eingenommen haben, weil aufgrund eines derartigen Anfalls zu Unrecht ein Hirnstamminsult diagnostiziert wurde.

Komplexe partielle Anfälle

Einige Patienten mit komplexen partiellen Anfällen haben als Prodromalsymptom eines Anfalls Schwindel. Die darauffolgenden Anfälle sollten aber zeigen, daß der Schwindel Teil eines epileptischen Anfalls war. Wahrscheinlich sind epileptische Entladungen, die vom hinteren Temporallappen ausgehen, die Ursache (siehe auch Kapitel 10 und 22).

Labyrinthfistel

Dieser belastende Zustand ähnelt dem gutartigen Lagerungsschwindel in der Symptomatik sehr, doch dauern die einzelnen Anfälle länger und werden von Hörstörungen begleitet. Die Fistel folgt gewöhnlich auf ein Trauma des Ohrs oder tritt bei einer plötzlichen Anstrengung auf und beruht auf einer Ruptur des ovalen Fensters. Der Patient erholt sich üblicherweise in zwei bis drei Wochen, wenn er plötzliche Anstrengungen vermeidet. Ein charakteristisches und bemerkenswertes Symptom dieser Krankheit ist das sogenannte Tullio-Phänomen. Durch laute Geräusche werden akuter Schwindel, Nystagmus, Oszillopsie und Gleichgewichtsstörungen ausgelöst. Der Mechanismus dieses Phänomens ist noch unklar, doch klingt es ab, wenn die Fistel abheilt.

Das Foramen jugulare (Abb. 6.14 und 6.15)

Das Foramen jugulare ist sehr schwer topographisch darzustellen und zu verstehen. Die Nn. glossopharyngicus (IX), vagus (X) und accessorius (XI) münden in den inneren Teil des Foramen, der auf der medialen Seite des Sinus sigmoideus liegt. Das Foramen selbst verläuft in einem Winkel nach vorne und lateral unter dem Felsenbein, das durch die leichte Aufblähung des Sinus sigmoideus ausgehöhlt wird, der den Schädel verläßt und zum Bulbus superior venae jugularis wird. Die drei Hirnnerven tauchen vor dem Bulbus jugularis auf und liegen zwischen ihm und der A. carotis, die gerade vor der herauskommenden V. jugularis in den Canalis caroticus eintritt. In diesem Gebiet liegen noch zwei weitere Strukturen von differentialdiagnostischer Bedeutung:

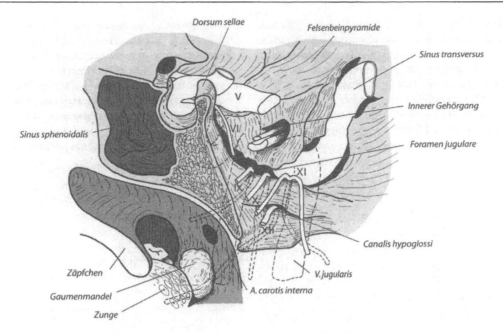

Abb. 6.14 Sagittaler Schnitt der Schädelbasis im Bereich des Foramen jugulare. Hier ist die rechte Seite gezeigt

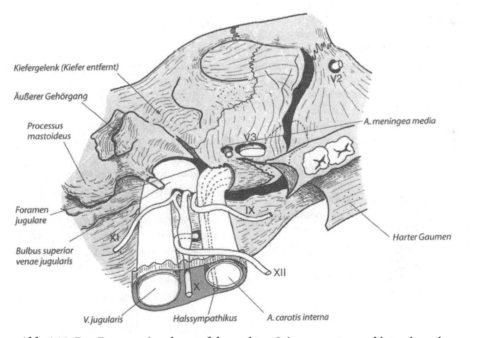

Abb. 6.15 Das Foramen jugulare auf der rechten Seite von unten und lateral gesehen

1. Der N. hypoglossus (XII), der durch den vorderen Kondylenkanal posteromedial vom Foramen jugulare austritt und mit den drei anderen Hirnnerven *außerhalb* des Schädels in engen Kontakt kommt.
2. Der Halssympathikus, der entlang der A. carotis in dieses Gebiet *aufsteigt*. Er verläßt den Schädel nicht durch das Foramen jugulare. Daraus folgt, daß bei einer Beteiligung des Halssympathikus an einem Foramen-jugulare-Syndrom die Läsion außerhalb des Schädels liegen muß.

Die Anatomie der letzten vier Hirnnerven

N. glossopharyngicus (IX)

Der N. glossopharyngicus hat sensible, motorische und autonome Anteile. Die sensiblen Ganglienzellen liegen im oberen und unteren Ganglion des Nerven, und die zentralen Fortsätze laufen zum Kern des Tractus solitarius, dem Nucleus tractus solitarius, wohin sie Geschmacksinformationen übermitteln. Sie leiten auch somatische Reize zum Nucleus spinalis n. trigemini weiter.

Der motorische Kern ist der obere Teil des Nucleus ambiguus, dessen bilaterale supranukleäre Innervation über kortikobulbäre Fasern erfolgt. Dieser Kern versorgt den M. stylopharyngeus. Die autonomen parasympathischen Fasern stammen aus dem Nucleus salivatorius caudalis. Diese präganglionären Fasern erreichen den N. petrosus minor über den N. tympanicus und sind im Ganglion oticum verschaltet. Die postganglionären Fasern erreichen die Glandula parotis über den N. auriculotemporalis. Der N. glossopharyngicus tritt in einer Reihe mit den Nn. vagus und accessorius aus dem Hirnstamm aus und verläßt den Schädel durch das Foramen jugulare. Er verläuft zwischen der V. jugularis und der A. carotis nach unten und nimmt sympathische Fasern aus dem Plexus caroticus auf, während er eine Schleife nach vorne und zur Mitte bildet, um den Oropharynx, den hinteren Teil der Zunge und den weichen Gaumen zu erreichen. In seinem Verlauf zweigt der N. tympanicus (Jacobson-Nerv) ab, der die sekretorischen Fasern für die Glandula parotis über den Plexus tympanicus und den N. petrosus minor zum Ganglion oticum führt.

Ein wichtiger Ast, der N. caroticus, innerviert das Glomus caroticum und den Sinus caroticus und leitet Informationen von Chemorezeptoren beziehungsweise Dehnungsreflexe für die Funktion der Atmung und des Kreislaufs nach zentral. Die letzten Äste sind die Rami pharyngeales, tonsillares und linguales, die Allgemeinempfindungen und Geschmacksinformationen aus den entsprechenden Gebieten vermitteln.

Ganglion oticum

Das Ganglion oticum liegt gerade unterhalb des Foramen ovale und ist zwar mit dem N. mandibularis verbunden, leitet aber funktionell Informationen vom N. glossopharyngicus weiter. Die parasympathischen Fasern bilden in ihm Synapsen und versorgen die Glandula parotis über die Nn. auriculotemporales. Sympathische Fasern von der A. meningea media passieren das Ganglion ohne Synapse und werden im selben Nerv auf die Blutgefäße der Glandula parotis verteilt.

N. vagus (X)

Der N. vagus ist der Hirnnerv mit dem größten Versorgungsgebiet. Die zentralen Verbindungen ähneln denen des N. glossopharyngicus.

1. Der dorsale Kern des N. vagus enthält motorische und sensorische Komponenten. Die motorischen Fasern sind viszerale Efferenzen zur glatten Muskulatur der Bronchien, des Herzens, des Ösophagus, des Magens und des Darms. Die sensiblen Fasern sind viszerale Afferenzen, die vom Ösophagus und dem oberen Teil des Darms ausgehen und ihre Nervenzellen im oberen und unteren Ganglion des N. vagus haben.

2. Vom Nucleus ambiguus gehen Fasern aus, die die quergestreifte Muskulatur des Pharynx und die innere Muskulatur des Larynx innervieren. Seine supranukleäre Innervation ist bilateral.

3. Am Nucleus tractus solitarius hat auch der N. glossopharyngicus teil. Der Kern empfängt Fasern von den Geschmacksknospen der Epiglottis und der Vallecula.

4. Der Nucleus spinalis n. trigemini empfängt somatische afferente Fasern von Pharynx und Larynx.

Wegen dieser ausgedehnten nukleären Verbindungen gehen vom anterolateralen Hirnstamm viele kleine Wurzeln aus und bilden ein flaches Band, das ins Foramen jugulare eintritt. Die oberen und unteren Ganglien liegen, genau wie beim N. glossopharyngicus, im Foramen jugulare und gerade darunter. Beide Ganglien haben Verbindungen zu den Nn. accessorius und hypoglossus und nehmen Fasern vom sympathischen Plexus der A. carotis auf. Unterhalb des unteren Ganglions verschmilzt die obere Akzessoriuswurzel mit dem N. vagus, der die Fasern dann auf Pharynx und Larynx verteilt. Folgende Vagusäste sind von praktischer Bedeutung:

1. Im Foramen jugulare wird ein meningealer Ast abgegeben, der die Dura der hinteren Schädelgrube versorgt.

2. Der Ramus auricularis n. vagi geht vom oberen Ganglion aus. Er verbindet sich mit einem Ast des N. glossopharyngicus und versorgt zusammen mit einem Ast des N. facialis die Haut des Außenohrs. Diese Fasern münden schließlich alle im Nucleus tractus spinalis trigemini.

3. Der Ramus pharyngealis n. vagi entspringt gerade oberhalb des unteren Ganglions und gibt die akzessorischen Komponenten an den Plexus pharyngicus ab, der Pharynx und Gaumen versorgt.

4. Der N. laryngicus superior geht vom unteren Ganglion ab und teilt sich in zwei Äste. Der Ramus internus übernimmt die sensible Versorgung des Larynx und befördert propriozeptive Informationen von den Muskelspindeln und Dehnungsrezeptoren des Larynx. Der Ramus externus versorgt den M. cricothyroideus und trägt zum Plexus pharyngicus bei. Dies ist für die Sprechmotorik von beträchtlicher Bedeutung.

5. Der N. laryngicus recurrens hat auf jeder Seite einen anderen Verlauf. Rechts bildet er einen Bogen unter der A. subclavia und links unter dem Aortenbogen. Auf beiden Seiten steigt er dann auf der Seite der Trachea zum Larynx auf. Er versorgt alle Muskeln des Larynx außer dem M. cricothyroideus und enthält sensible Fasern von den Schleimhäuten und Dehnungsrezeptoren des Larynx.

N. accessorius (XI)

Der kranielle Anteil dieses Nerven ist ein abgetrennter Teil des N. vagus, und der spinale Teil übernimmt die motorische Versorgung der Mm. sternocleidomastoideus und trapezius. Die kranielle Wurzel geht vom unteren Teil des Nucleus ambiguus aus und ein kleiner Teil vom hinteren efferenten Vaguskern. Die kleinen Nervenwurzeln treten in einer Reihe mit dem N. vagus aus, verbinden sich mit der absteigenden spinalen Komponente und ziehen dann lateral ins Foramen jugulare. Die kranielle Wurzel verschmilzt auf der Höhe des unteren Ganglions mit dem N. vagus und wird dann auf die Vagusäste Nn. pharyngicus und laryngicus recurrens verteilt. Diese Fasern versorgen wahrscheinlich die Muskeln des weichen Gaumens.

Die spinale Akzessoriuswurzel geht von den Zellen im Vorderhorn des Rückenmarks von C1 bis C5 aus. Die Fasern verlassen das Rückenmark lateral zwischen den vorderen und hinteren Wurzeln der Spinalnerven und bilden einen getrennten Nervenstamm, der durch das Foramen occipitale magnum in den Schädel aufsteigt. Anschließend verläßt er in derselben Durascheide wie der N. vagus den Schädel durch das Foramen jugulare. Sobald er austritt, verläuft er nach hinten und versorgt den M. sternocleidomastoideus und den oberen Teil des M. trapezius. Er erhält einen wichtigen Beitrag von Ästen der Vorderwurzeln C3 und C4 und bildet einen Plexus, der die Halsmuskeln versorgt. Chirurgische Erfahrungen lassen darauf schließen, daß diese Wurzelfasern einen wichtigen Beitrag leisten, da die oberen zervikalen Wurzeln durchtrennt werden müssen, um die Mm. sternocleidomastoideus und trapezius vollständig zu denervieren. Der periphere Anteil des Nerven wird leicht bei Lymphknotenbiopsien und anderen Operationen im seitlichen Halsdreieck geschädigt.

Der N. accessorius ist insofern ungewöhnlich, als es klinische Hinweise darauf gibt, daß seine supranukleäre Innervation ipsilateral ist. Bei hemiparetischen vaskulären Läsionen liegen die Schwäche des M. sternocleidomastoideus und die Läsion auf der *selben* Seite. Bei epileptischen Anfällen, die vom Frontalpol ausgehen, dreht sich der Kopf von der Seite der Läsion *weg*. Dies zeigt, daß sich der ipsilaterale M. sternocleidomastoideus kontrahiert. Kennt man dieses Versorgungsmuster nicht, weisen die Symptome bei einem Patienten mit einer linksseitigen Hemiparese scheinbar auf eine Läsion des rechten N. accessorius hin und damit auf eine Läsion des unteren Hirnstamms anstatt auf einen einfachen Schlaganfall in der Capsula interna. Dies ist eine häufige Fehldiagnose.

N. hypoglossus (XII)

Der N. hypoglossus geht von einer Kernsäule am Boden des vierten Ventrikels aus, die sich von denselben embryologischen Zellgruppen ableitet wie die Kerne der Hirnnerven III, IV und VI. Wie bei den Nn. oculomotorius und abducens müssen die faszikulären Fasern den ganzen sagittalen Durchmesser der Medulla oblongata durchqueren, bevor sie auf der ventralen Oberfläche zwischen der Pyramide und der Olive hervortreten. Die zahlreichen kleinen Wurzeln vereinigen sich zu zwei Hauptbündeln mit eigenen Durascheiden und verlassen den Schädel durch den Canalis hypoglossi gerade unterhalb des Foramen jugulare. Der Nerv tritt deshalb, verglichen mit den anderen Strukturen, tief aus und muß nach unten und vorn verlaufen, um zwischen der V. jugularis und der A. carotis hervorzutreten. Er kreuzt dann das untere Ganglion des N. vagus, zieht auf dem M. hyoglossus nach oben und hinten und verzweigt sich zur Versorgung aller Zungenmuskeln. Er empfängt sympathische Fasern vom oberen Halsganglion, einige Fasern vom N. vagus und von den motorischen Wurzeln C1 und C2 über die Ansa cervicalis. Viele Filamente verbinden und verteilen sich mit dem N. lingualis.

Fasern, die sich vom Nucleus n. hypoglossi ableiten, versorgen die Mm. styloglossus, hyoglossus, geniohyoideus und genioglossus. Die Fasern, die sich von der C1-Komponente ableiten, versorgen die Mm. sternohyoideus, sternothyroideus, omohyoideus, thyrohyoideus und geniohyoideus. Obwohl das deutlichste Symptom einer Hypoglossusläsion die einseitige Zungenlähmung ist, wird beim Schlucken auch der Larynx auf die andere Seite gezogen, weil das Zungenbein auf der gelähmten Seite nicht angehoben werden kann.

Die supranukleäre Innervation des Nucleus hypoglossi ist gewöhnlich bilateral, kann aber auch überwiegend kontralateral sein. Der Nerv ist besonders empfindlich gegenüber chirurgischer Traumatisierung bei Operationen am Hals wegen maligner Läsionen oder bei einer Endarteriektomie. Auch beim Legen eines zentralen Venenkatheters sind schon Paresen aufgetreten.

Klinische Beurteilung der letzten vier Hirnnerven

N. glossopharyngicus (IX)

Eine „Glossopharyngikuslähmung" gibt es nicht. Der Nerv ist praktisch rein sensibel, und die sensiblen Fasern enden im Tractus spinalis des N. trigeminus, wenn sie in den Hirnstamm eintreten. Die periphere Verteilung erfolgt über die Pharynxäste auf die Schleimhaut des Pharynx. Der einzige Muskel, der von diesem Nerv innerviert wird, ist der M. stylopharyngeus, der klinisch nicht getestet werden kann. Zu dem oben angeführten Irrtum kommt es, weil viele Mediziner glauben, daß der N. glossopharyngicus den Gaumen motorisch versorgt. Bei der Auslösung des Würgreflexes wird der sensible Reiz über den N. glossopharyngicus übertragen, die resultierende sichtbare Bewegung des Gaumens wird aber über den N. vagus vermittelt. Dieser Reflex ist für die genaue klinische Diagnose einer Glossopharyngikusläsion nicht empfindlich genug.

Die Sensibilität sollte sorgfältig geprüft werden, indem der Gaumen mit einem Holzstäbchen sanft auf jeder Seite berührt wird. Anschließend berührt man die hintere Rachenwand auf beiden Seiten, während der Patient „Aah" sagt. Der Patient soll dann diese leichten Stimuli miteinander vergleichen. Bestehen Zweifel, kann die Schmerzempfindung in denselben Gebieten mit einer langen sterilen Nadel getestet werden. Eine Bewertung der Geschmackswahrnehmung im hinteren Drittel der Zunge hat für die klinische Diagnose keinen nachweisbaren Wert.

N. vagus (X)

Das motorische Versorgungsgebiet des N. vagus umfaßt den Gaumen und die Stimmbänder. Eine Schwäche des Gaumens kann zu einem Reflux von Nahrung in die Nase und zu nasalem Sprechen führen. Die gelähmte Seite des Gaumens bewegt sich nicht und wird auf die intakte Seite hinübergezogen, wenn der Patient „Aah" sagt. Die Parese eines Stimmbands läßt dieses dauernd und schlaff zur Mittellinie abduziert liegen. Dadurch kommt es zu Heiserkeit, Verringerung der Lautstärke der Stimme und zur Unfähigkeit, explosionsartig zu husten.

Bei der Untersuchung des N. vagus sollten auch die Bewegungen des Gaumens, die Stimme des Patienten und seine Fähigkeit zu husten überprüft werden. Die sensiblen Fasern des N. vagus versorgen über den Ramus auricularis die Haut über dem kopfwärts gelegenen Teil der Ohrmuschel und die hintere Wand und den Boden des äußeren Gehörgangs. Aus diesem Grund werden bei malignen Krankheiten im Rachen die Schmerzen zum Ohr und zum Gehörgang fortgeleitet. Diese Fasern enden im Nucleus spinalis n. trigemini, wenn sie in den Hirnstamm eintreten.

N. accessorius (XI)

Der N. accessorius versorgt den M. sternocleidomastoideus und den oberen Teil des M. trapezius motorisch. Die komplexe zentrale Innervation dieses Nerven wird auch in Kapitel 11 behandelt. Praktisch gesehen führt eine Schädigung des Nerven zu Schwäche und Atrophie von Sternocleidomastoideus und oberem Trapezius. Wie so Vieles in der Neurologie werden diese Zeichen sehr leicht übersehen, wenn man nicht bereits einen pathologischen Befund erwartet.

N. hypoglossus (XII)

Der N. hypoglossus ist der motorische Nerv der Zunge. Der Zungenmuskel bewegt die Zunge nicht nur von einer Seite auf die andere, sondern auch auf und ab und hinein und heraus. Tatsächlich ist die Zunge ein Muskelstück, das gegen sich selbst zieht. Eine einseitige Läsion der Nervenversorgung führt zu ipsilateraler Atrophie,

Schwäche und Fibrillieren der Zunge. Atrophie und Fibrillieren sind am besten zu sehen, wenn die Zunge auf dem Mundboden liegt. Auch bei Gesunden zeigt die Zunge leichte, zuckende Bewegungen, wenn sie länger als ein paar Sekunden herausgestreckt wird. Dies hat Generationen von Medizinstudenten ziemlich verängstigt! Versucht der Patient die Zunge herauszustrecken, kann der Muskel auf der gelähmten Seite der Vorwärtsbewegung des Muskels auf der intakten Seite nicht entgegenwirken, so daß die Zunge *zur* gelähmten Seite hin abweicht. Die Patienten bemerken die einseitige Zungenlähmung nicht. Sie wird gewöhnlich vom Patienten oder seinem Zahnarzt zufällig entdeckt und führt nur zu einer geringen oder keiner Beeinträchtigung. Die häufigste Ursache für diesen seltenen Zustand ist ein Neurofibrom des N. hypoglossus. Dieses wird fast ausschließlich bei Frauen gefunden. Eine beidseitige Läsion verursacht schwere Beeinträchtigungen beim Kauen, Schlucken und Sprechen, die subjektiven Hauptsymptome bei älteren Patienten mit progressiver Bulbärparalyse (siehe Kapitel 11).

Halssympathikus

Das Horner-Syndrom wurde bereits in Kapitel 2 ausführlich beschrieben.

Die Anatomie des Schluckaktes

Am Kauen, der Formung eines Bissens und am Schlucken sind gleichzeitig mehrere Hirnnerven beteiligt. Der Ablauf der Ereignisse wird in Abbildung 6.16 ausführlich erläutert.

Klinische Bilder

Da die letzten vier Hirnnerven sehr nahe beieinander liegen, sind, abhängig vom genauen Ort der ursächlichen Läsion, mehrere Kombinationen von Nervenläsionen möglich. Die subjektiven Hauptsymptome ähneln sich, unabhängig von der Diagnose. Zu ihnen gehören kraftlose oder heisere Stimme, nasales Sprechen, Schwierigkeiten beim Schlucken mit nasalem Reflux von Flüssigkeiten oder Aspiration von Nahrungspartikeln mit Erstickungsanfällen.

Eine Schwäche der Mm. sternocleidomastoidei oder trapezii kann vom Patienten bemerkt werden, oder ein Zahnarzt entdeckt zufällig eine Atrophie der Zunge und überweist den Patienten. Die Nn. glossopharyngicus und vagus enthalten beide sensible Fasern aus dem Gebiet des äußeren Gehörgangs und dem Gebiet hinter dem Ohr. Starke Schmerzen im und um das Ohr deuten auf eine Schädigung dieser Nerven im Bereich des Foramen jugulare hin. Auch Kopfschmerzen können auftreten, da diese Nerven Schmerzfasern aus der Dura der hinte-

Erste Phase (willkürlich kontrolliert)

Zweite Phase (reflektorisches Schlucken)

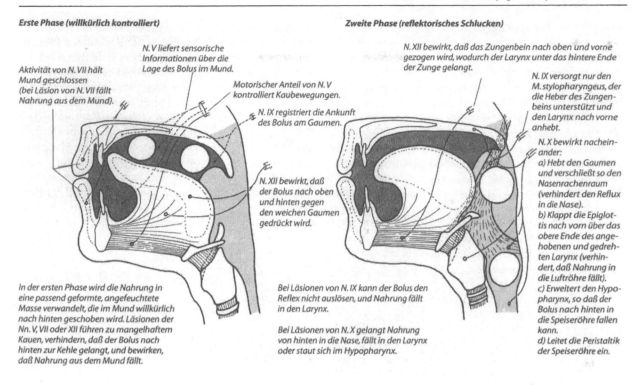

N.V liefert sensorische Informationen über die Lage des Bolus im Mund.

Aktivität von N.VII hält Mund geschlossen (bei Läsion von N.VII fällt Nahrung aus dem Mund).

Motorischer Anteil von N.V kontrolliert Kaubewegungen.

N.IX registriert die Ankunft des Bolus am Gaumen.

N.XII bewirkt, daß der Bolus nach oben und hinten gegen den weichen Gaumen gedrückt wird.

N.XII bewirkt, daß das Zungenbein nach oben und vorne gezogen wird, wodurch der Larynx unter das hintere Ende der Zunge gelangt.

N.IX versorgt nur den M.stylopharyngeus, der die Heber des Zungenbeins unterstützt und den Larynx nach vorne anhebt.

N.X bewirkt nacheinander:
a) Hebt den Gaumen und verschließt so den Nasenrachenraum (verhindert den Reflux in die Nase).
b) Klappt die Epiglottis nach vorn über das obere Ende des angehobenen und gedrehten Larynx (verhindert, daß Nahrung in die Luftröhre fällt).
c) Erweitert den Hypopharynx, so daß der Bolus nach hinten in die Speiseröhre fallen kann.
d) Leitet die Peristaltik der Speiseröhre ein.

In der ersten Phase wird die Nahrung in eine passend geformte, angefeuchtete Masse verwandelt, die im Mund willkürlich nach hinten geschoben wird. Läsionen der Nn. V, VII oder XII führen zu mangelhaftem Kauen, verhindern, daß der Bolus nach hinten zur Kehle gelangt, und bewirken, daß Nahrung aus dem Mund fällt.

Bei Läsionen von N.IX kann der Bolus den Reflex nicht auslösen, und Nahrung fällt in den Larynx.

Bei Läsionen von N.X gelangt Nahrung von hinten in die Nase, fällt in den Larynx oder staut sich im Hypopharynx.

Abb. 6.16 Anatomie und Physiologie des Schluckaktes

ren Schädelgrube enthalten. Eine Irritation dieser Fasern kann zu fortgeleiteten Schmerzen in der Okzipitalregion führen.

Wie in Kapitel 2 ausgeführt, kann ein Horner-Syndrom leicht übersehen werden, ist aber gelegentlich das subjektive Hauptsymptom. Normalerweise wird das hängende Augenlid, nicht aber die kleinere Pupille bemerkt.

Die Syndrome

Syndrom des Foramen jugulare

Hierbei bestehen Symptome für eine Schädigung der drei Hirnnerven, die das Foramen jugulare selbst durchqueren, das heißt der Nn. glossopharyngicus, vagus und accessorius. Eine intrakranielle Läsion wird eher zu diesem umschriebenen Syndrom führen, da eine Läsion außerhalb des Schädels wahrscheinlich auch den N. hypoglossus und den Halssympathikus betrifft.

Collet-Sicard-Syndrom (des hinteren lazerokondylären Gebiets)

Beim Collet-Sicard-Syndrom handelt es sich um eine Schädigung der letzten vier Hirnnerven. Aus Abbildung 6.14 wird ersichtlich, daß die extrakranielle Öffnung des Foramen jugulare vor dem Hinterhauptskondylus dem

Foramen lacerum benachbart ist. In diesem Gebiet liegen die vier letzten Hirnnerven dicht zusammen. Dieses Syndrom könnte auch bei einer intrakraniellen Läsion auftreten. Allerdings würde eine intrakranielle Läsion, die groß genug ist, um alle vier Nerven zu schädigen (siehe Abb. 6.13), sehr wahrscheinlich den Hirnstamm und das Kleinhirn verschieben und zu Symptomen einer Läsion der langen Bahnen oder einer zerebellären Störung führen.

Villaret-Syndrom (des hinteren Retropharyngealraums)

Aus Abbildung 6.15 wird deutlich, daß der Halssympathikus (der entlang der A. carotis verläuft) im vorderen Teil des unmittelbar hinter dem Nasenrachenraum gelegenen Gebiets sehr verwundbar ist. Das Villaret-Syndrom besteht aus einer Schädigung der Hirnnerven IX, X, XI und XII *und* einem Horner-Syndrom. Die Assoziation mit einem Horner-Syndrom weist immer auf eine extrakranielle Läsion hin.

Ursachen für Foramen-jugulare-Syndrome

Intrakranielle Läsionen

Jede Läsion, die ein Kleinhirnbrückenwinkelsyndrom auslösen kann, kann sich auch nach unten in Richtung des Foramen occipitale magnum ausdehnen und die letzten vier Hirnnerven in numerischer Reihenfolge miteinbeziehen. Die Diagnose ist einfach, wenn auch die Nn. trigeminus und facialis betroffen sind, da es keine extrakranielle Läsion gibt, die zu einer derartigen Kombination führen kann. Tumoren, die spezifisch in dieser Region des Schädelinneren auftreten, sind Neurinome der Nn. glossopharyngicus, vagus und hypoglossus. Sie treten am häufigsten am N. hypoglossus und bevorzugt bei jungen Frauen auf. In neun von zehn Fällen ist die linke Seite betroffen. Der Grund dafür ist nicht bekannt. Meningeome und Epidermoidzysten (Cholesteatome) können ebenfalls in diesem Gebiet auftreten und verursachen gewöhnlich eine Verlagerung des Hirnstamms. Dies führt schließlich zu Symptomen einer Läsion der langen Bahnen, wie leichter oder intermittierender Tetraparese. Bei Cholesteatomen in der hinteren Schädelgrube kommt es, wie bereits erwähnt, besonders häufig zu Spasmus facialis.

Laterale Läsionen des Hirnstamms sind außer bei einem Gefäßverschluß ungewöhnlich. Obwohl bei diesen Syndromen ein Horner-Syndrom auftreten kann, führen sie nur selten zu diagnostischen Problemen, weil sie akut beginnen und die begleitende spinothalamische Sensibilitätsstörung auf der gegenüberliegenden Körperhälfte keinen Zweifel aufkommen läßt, daß die Hirnnervenschädigung auf einer Hirnstammläsion beruht. Das klassische vaskuläre Syndrom in diesem Gebiet ist das Wallenberg-Syndrom (siehe Kapitel 11).

Läsionen im Foramen jugulare oder außerhalb des Schädels

Von den oben besprochenen Läsionen können sich Meningeome und Neurofibrome hantelförmig durch die Foramina nach außen ausdehnen. Manchmal zeigen sie sich als Tumor am Kieferwinkel. Ein Horner-Syndrom ist ein sicherer Hinweis darauf, daß es sich um eine extrakranielle Läsion handelt, da der Halssympathikus in dieser Region aufsteigt und nicht durch das Foramen jugulare hindurchtritt. Außerdem sollte man überprüfen, ob sich im Kieferwinkel ein Tumor tasten läßt oder ob ein Befall der Halslymphknoten vorliegt. Man muß aber bedenken, daß sich in diesem Gebiet normalerweise eine knochige, harte Masse tasten läßt: Dabei handelt es sich um die Spitze des Querfortsatzes des Atlas.

Andere Ursachen

Polyneuritis cranialis

Dies ist ein etwas zweifelhafter Symptomenkomplex, bei dem Lähmungen mehrerer Hirnnerven auftreten, für die sich keine Ursache finden läßt. Eine Genesung ist möglich. Einige ältere Patienten, bei denen intensive Untersuchungen einschließlich mehrerer Biopsien im Nasenra-

chenraum keine Ursache ergaben, erholten sich unter Beobachtung vollständig. Einige der berichteten Fälle litten auch an Diabetes oder Syphilis, und die Nervenläsionen könnten eine Reihe vorübergehender Nervenlähmungen sein, die denen der Augenmuskelnerven ähneln.

Ein praktisch wichtiger Punkt ist, daß trotz des starken Verdachts auf ein metastasierendes Karzinom ohne Gewebsdiagnostik keine Bestrahlung angebracht ist, wenn nicht ein anhaltendes Fortschreiten des Syndroms festgestellt wird. Patienten können eine isolierte Hypoglossuslähmung mit einer Genesung nach einigen Wochen bekommen, die eine ähnliche Ursache wie die Bellsche Lähmung haben könnte. Alle Fälle sollten bis zur völligen Rückbildung regelmäßig überwacht werden.

Das Fisher-Syndrom ist möglicherweise der am klarsten zu identifizierende Zustand dieser Art. Es ist eine Variante des Guillain-Barré-Syndroms, die speziell die Hirnnerven betrifft. Das klinische Bild ist durch die rasche Entwicklung von Lähmungen mehrerer Hirnnerven, besonders der Augenmuskelnerven, charakterisiert, begleitet von einer Beeinträchtigung der sogenannten Tiefensensibilität, die zu Ataxie führt. Dem Autor sind zwei Fälle bekannt, bei denen das Syndrom von völliger Taubheit ohne Schwindel begleitet wurde. Die Prognose ist ausgezeichnet. Innerhalb einiger Wochen kommt es zu einer vollständigen Rückbildung. Bis jetzt sind noch keine Fallberichte über eine Behandlung mit Infusionen von Immunglobulinen bekannt, obwohl das Syndrom wahrscheinlich auf diese Behandlung anspricht.

Tumoren des Glomus caroticum

Diese Tumoren gehen von dem nicht chromaffinen Gewebe des Glomus caroticum aus und können ektopisch im Innenohr und in der Umgebung der Nn. glossopharyngicus und vagus gefunden werden. Neoplastische Veränderungen dieses Gewebes führen zu sehr gefäßreichen erosiven Tumoren, die das Felsenbein zerstören und sich als vaskuläres Knötchen im äußeren Gehörgang zeigen können. Abhängig von seiner genauen Lage kann ein Glomustumor zu einem Kleinhirnbrückenwinkelsyndrom führen, das mit einem Syndrom des inneren und/oder äußeren Foramen jugulare verbunden ist. Diese Tumoren treten bei Männern und Frauen auf. Ihre größte Häufigkeit liegt in der dritten und vierten Dekade.

Glossopharyngikusneuralgie

Diese sehr seltene Neuralgieform äußert sich durch Attacken starker Schmerzen in der Kehle beim Schlucken von Flüssigkeit oder Nahrung. Der Schmerz ist unerträglich und ähnelt dem beim Tic douloureux. Bei der Exploration anläßlich einer Durchtrennung des Nerven findet man häufig aberrierende Gefäße, die über den Nerv verlaufen, oder unerwartete Neurofibrome oder Cholesteatome in unmittelbarer Nähe. Hier ist eine neurovaskuläre Dekompression die Behandlung der Wahl, wenn sich keine andere Läsion finden läßt. Dieses Syndrom sollte so lange als Symptom einer zugrundeliegenden morphologischen Läsion betrachtet werden, bis durch MRT oder chirurgische Exploration das Gegenteil bewiesen wird.

Untersuchung bei Foramen-jugulare-Syndrom

Nachdem man die Kombination von Nervenlähmungen festgestellt hat, sind die zwei wichtigsten zusätzlichen klinischen Symptome, die gesucht werden müssen, ein Horner-Syndrom und eine Kompression des Hirnstamms. Ersteres weist auf eine extrakranielle Läsion hin, letzteres auf eine intrakranielle. Liegt die Läsion außerhalb des Schädels, sind eine hämatologische Routineuntersuchung und Röntgenaufnahmen des Thorax und der Nasennebenhöhlen notwendig. Außerdem sollte immer eine direkte Inspektion des Nasenrachenraums und des Larynx durchgeführt werden. Röntgenaufnahmen des Schädels sind nur selten aufschlußreich, man sollte aber eine sorgfältige Aufnahme der Schädelbasis machen. Die Kernspintomographie ist heute für dieses Gebiet die Untersuchungsmethode der Wahl. Da man mit der MRT durch Knochen hindurchsehen kann, lassen sich Läsionen wie Neurofibrome des N. vagus auch innerhalb des Foramen jugulare zeigen. Dies war früher technisch unmöglich, da bei den konventionellen Röntgenverfahren der Knochen die Abbildung verhinderte.

Fallbeispiel VIII

Ein 76jähriger Mann stellte sich mit Gewichtsverlust, einem Tumor am Kieferwinkel, Dysphagie und Heiserkeit vor. Bei der Untersuchung zeigten sich folgende Symptome:

Es fand sich ein harter, berührungsempfindlicher Tumor am Kieferwinkel.

Die linke Seite des Gaumens war gegenüber Berührung und Nadelstichen unempfindlich.

Die linke Seite des Gaumens war gelähmt, der Patient hatte einen explosionsartigen Husten.

Es bestanden Atrophie und Schwäche der linken Mm. sternocleidomastoideus und trapezius.

Seine Zunge war auf der linken Seite leicht atrophisch, runzelig und wich beim Herausstrecken nach links ab.

Er hatte ein Horner-Syndrom.

In diesem Fall wiesen der Tumor und das Horner-Syndrom darauf hin, daß die Läsion extrakraniell war. Die Biopsie zeigte ein Plattenepithelkarzinom, wahrscheinlich eine Metastase eines Bronchialkarzinoms.

Fallbeispiel IX

Eine sehr verängstigte 63jährige Frau wurde 1976 untersucht, weil sie nach Beginn der Behandlung ihres stark erhöhten Blutdrucks (180/120) häufig kollaptisch wurde. Ihre Symptome zeigten Elemente einer orthostatischen Hypotonie und einer angstbedingten Panik. Körperliche Symptome waren nicht vorhanden. Im April 1971 hatte sie über ein Engegefühl in der Kehle und einschießenden Schmerz im rechten Ohr geklagt. Ein Breischluck mit Kontrast war ohne pathologischen Befund, und die HNO-Ärzte beruhigten sie. 1986 wurde sie wieder an einen HNO-Arzt überwiesen, nachdem sie ein Jahr lang wegen einer Lähmung des linken Stimmbands heiser gewesen war. Eine Laryngoskopie und Bronchoskopie waren ansonsten unauffällig. Ein Jahr später klagte sie jedoch über Dysphagie beim Schlucken fester Nahrung. 1988 wurde sie das erste Mal an einen Neurologen überwiesen. Die Familie der Patientin berichtete, daß ihre Sprechstörung 1983 begonnen hatte, als ihre Stimme etwas „kratzig" wurde. In den letzten 18 Monaten hatte sie Schwierigkeiten beim Kauen und Schlucken bemerkt. Zu dieser Zeit waren ihr auch eine linksseitige Atrophie der Muskeln von Hals und Schulter aufgefallen, die ihr Hausarzt einer „Arthritis" zuschrieb. Bei der körperlichen Untersuchung zeigte sich dann eine vollständige Lähmung der Hirnnerven IX bis XII und ein positiver Babinski-Reflex auf der linken Seite. Daraufhin wurde eine intrakranielle oder direkt im Foramen jugulare gelegene Läsion vermutet. Ein MRT zeigte ein Neurofibrom im und gerade unterhalb des Foramen jugulare, das mit fast absoluter Sicherheit vom N. vagus ausging. Im Hinblick auf ihr Alter (sie war damals 75) wurde ein chirurgischer Eingriff nicht für angebracht gehalten. Die lange Anamnese und die vermutlich gutartige Natur der Läsion ließen aber den Schluß zu, daß ein weiteres Fortschreiten unwahrscheinlich sei. Für den positiven Babinski hatte man keine Erklärung.

Die für die Entdeckung von Lähmungen mehrerer unterer Hirnnerven erforderlichen Kenntnisse sind leicht zu erwerben. Die vorläufige Diagnose und der Untersuchungsansatz hängen von der genauen Erkennung der Begleitsymptome ab. Foramen-jugulare-Syndrome sind gute Beispiele für Zustände, bei denen die neurologischen Befunde fast alle für eine wahrscheinliche Diagnose benötigten Informationen liefern. Da mit Hilfe der Kernspintomographie die Diagnose bestätigt werden kann, können chirurgische Eingriffe oder eine Strahlentherapie genau geplant werden.

7 Konjugierte Augenbewegungen und Nystagmus

Die Augen haben zentrale Verbindungen, die wie das Lenkgestänge eines Autos funktionieren und eine gemeinsame, das heißt „konjugierte", Bewegung ermöglichen. Fehlen diese Kontrollmechanismen, schweifen die Augen ziellos umher. Entwickeln sich diese Mechanismen nicht, wie bei blind Geborenen, sind irregulär umherschweifende Augenbewegungen ein markantes Merkmal.

Ist die Sehkraft des Kindes normal, etablieren sich in den ersten Lebensmonaten drei grundlegende Kontrollmechanismen.

1. Die Fähigkeit, in jede gewünschte Richtung zu blicken, bis ein interessierendes Objekt gefunden ist. Diese Bewegungen sind klein und ruckartig und werden als Sakkaden (Blickzielbewegungen) bezeichnet. Im wesentlichen liefern sie dem Gehirn eine Reihe von Standbildern, bis das gewünschte Objekt lokalisiert ist. Sie stehen unter willkürlicher Kontrolle des Frontallappens.
2. Die Fähigkeit, das Objekt auf demselben Punkt der Retina zu halten, auch wenn es sich bewegt. Diese Folgebewegungen der Augen sind stetig, so daß verwackeltes Sehen vermieden wird. Sie werden von der Parieto-okzipitalregion in enger Zusammenarbeit mit der Sehrinde kontrolliert.
3. Idealerweise sind die Augen die meiste Zeit gerade nach vorne gerichtet. Diese Stellung wird durch die fortgesetzte Anpassung der Lage der Augen relativ zur Position des Kopfes im Raum erreicht und durch vestibuläre Aktivität und propriozeptive Informationen aus der Nackenmuskulatur aufrechterhalten, die auf der Ebene des Hirnstamms und des Kleinhirns zusammengefaßt werden.

Augenbewegungen erfordern sehr schnelle, aber kleine und absolut synchrone Kontraktionen der aktiven Muskeln und – über eine reziproke Innervation – eine Entspannung der Muskeln, die diesen Bewegungen entgegenwirken. Die Muskeln müssen dann die neue Position halten. Die rasche Bewegung wird als Sakkade bezeichnet. Die statische Haltephase ist eine tonische Kontraktion derselben Muskeln.

Die plötzliche Bewegung wird durch schnelle Neurone mit einer hohen Entladungsfrequenz in der Brücke kontrolliert, die mit 600 „bursts" pro Sekunde in kurzen Stößen feuern. Die tonische oder Haltephase wird durch ein neuronales Netz aufrechterhalten, das das Auge in der vorherbestimmten Lage hält. Die „Halteneurone" (pause neurons) in der Brücke feuern andauernd, wer-

den während der Sakkaden gehemmt und treten wieder in Aktion, wenn die Sakkade endet.

Bei einem Positionswechsel der Augen geschieht folgendes: Die Halteneurone werden gehemmt; die schnellen Neurone feuern; es kommt zu einer Sakkade; schließlich halten die tonischen und nicht mehr gehemmten Halteneurone die Bulbi in der neuen Position.

Die verschiedenen frontalen, parietalen, willkürlichen und unwillkürlichen Mechanismen beeinflussen diese grundlegenden Kontrollmechanismen im Hirnstamm, und zerebelläre und vestibuläre Einflüsse modifizieren die Lage der Augen kontinuierlich, entsprechend der Position des Kopfes und den Bewegungen des Körpers.

Nervenbahnen der Kontrollmechanismen für die konjugierten Blickbewegungen

Es muß betont werden, daß die Existenz vieler der hier zu besprechenden Bahnen nur vermutet wird. Keine der absteigenden Bahnen kann über das Gebiet der Area praetectalis der lateralen pontinen Formatio reticularis hinaus verfolgt werden. Die ungefähre Lage der Bahnen wurde aus klinischen Hinweisen abgeleitet, die von Läsionen im Hirnstamm und ihren Auswirkungen auf die Augenbewegungen stammen.

Mechanismen der willkürlichen Blickbewegungen
(Abb. 7.1)

Die Rindengebiete, die das willkürliche Blicken kontrollieren, liegen im prämotorischen Streifen des Frontallappens (Area 8). Dieses Gebiet hat eine enge Verbindung zur parietalen Kontrollregion, über die es sich aber jederzeit hinwegsetzen kann, um die Blickrichtung zu ändern. Die absteigenden Bahnen passieren in der Corona radiata den vorderen Schenkel und das Knie der Capsula interna, wobei sie eng mit den kortikobulbären Fasern zu den Kernen im Hirnstamm assoziiert sind. Von der Capsula interna aus drehen sich die Fasern so, daß sie im Hirnschenkel medial und dorsal liegen (folgen Sie den Pfeilen in der Abbildung). Sie kreuzen im oberen Teil der Brücke und laufen in die paramediane pontine Formatio reticularis auf der Höhe des Abduzenskerns hinunter.

Der benachbarte Abduzenskern – und damit der gegenüberliegende paarige M. rectus medialis – wird von diesem Gebiet über eine sehr wichtige Verbindung

Zentrale Mechanismen der Augenbewegungen von oben und vorne gesehen

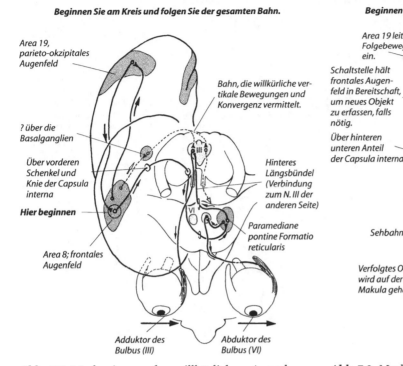

Beginnen Sie am Kreis und folgen Sie der gesamten Bahn.

Beginnen Sie am Kreis und folgen Sie der gesamten Bahn.

Area 19, parieto-okzipitales Augenfeld

Bahn, die willkürliche vertikale Bewegungen und Konvergenz vermittelt.

? über die Basalganglien

Über vorderen Schenkel und Knie der Capsula interna

Hier beginnen

Hinteres Längsbündel (Verbindung zum N. III der anderen Seite)

Area 8; frontales Augenfeld

Paramediane pontine Formatio reticularis

Adduktor des Bulbus (III)

Abduktor des Bulbus (VI)

Area 19 leitet Folgebewegungen ein.

Area 17 – Sehrinde

Schaltstelle hält frontales Augenfeld in Bereitschaft, um neues Objekt zu erfassen, falls nötig.

Corpus geniculatum laterale

Über hinteren unteren Anteil der Capsula interna

Sehbahn

Hier beginnen

Hypothetische Bahn für laterale Folgebewegungen

Verfolgtes Objekt wird auf der Makula gehalten.

Abb. 7.1 Mechanismen der willkürlichen Augenbewegungen

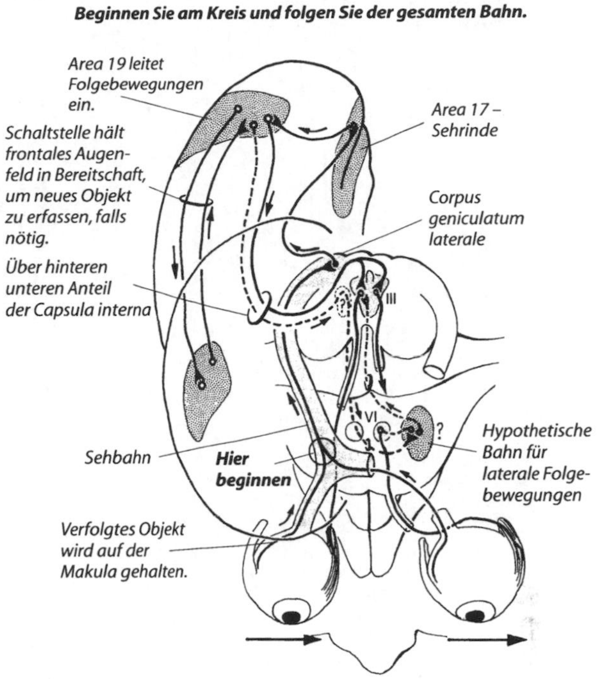

Abb. 7.2 Mechanismen der Blickfolgebewegungen

aktiviert, die über die Mittellinie zurück und hinauf zum gegenüberliegenden Okulomotoriuskern verläuft. Somit blicken beide Augen gleichzeitig nach links oder rechts. Die verbindende Bahn ist das hintere Längsbündel (engl. *medial longitudinal fasciculus*). Die fundamentale Bedeutung dieser Nervenbahn wird durch ihr Vorhandensein bei allen Wirbeltieren deutlich. Sie ist auch die erste Nervenbahn, die beim Menschen myelinisiert wird.

Mechanismus der Folgebewegung (Abb. 7.2)

Das zu verfolgende Objekt wird durch eine willkürliche Augenbewegung lokalisiert. Die Augen „verhaken" sich an dem Objekt und bewegen sich dann nur als Reaktion auf die Bewegung des Objekts, das auf den makulären Teil der Retina fokussiert wird. Somit erfolgt die Kontrolle der Bewegung über eine direkte Verbindung von der Sehrinde nach vorne zur Area 19. Dieses Gebiet projiziert über kortikotektale und kortikotegmentale Fasern in das Mittelhirn und die Brücke, wobei der ipsilaterale Anteil beträchtlich ist. Es gibt auch wichtige Projektionen von den Vestibulariskernen und vom Kleinhirn, die die Folgebewegung modifizieren. Diese werden im nächsten Abschnitt näher behandelt. Außerdem besteht eine große Projektion nach rostral, die den frontalen Augenfeldern Informationen darüber liefert, wohin der will-

kürliche Blick gerichtet werden soll. Es ist allerdings unwahrscheinlich, daß die Parietalregion die Aktivität der frontalen Augenfelder aktiv kontrolliert.

Eine Lähmung der willkürlichen Sakkaden und der Folgebewegung deutet gewöhnlich auf eine Schädigung unterhalb des Thalamus hin, wo die beiden Bahnen zusammentreffen. Dies wird als Roth-Bielschowski-Syndrom bezeichnet.

Vestibuläre Einflüsse auf die Augenbewegungen

Diese Einflüsse lassen sich am besten verstehen, wenn wir untersuchen, was geschieht, wenn ein lateraler Bogengang stimuliert wird. Der laterale Bogengang wird nur durch eine Vorwärtsbewegung der in ihm enthaltenen Endolymphe stimuliert (folgen Sie den Pfeilen in Abb. 7.3; siehe auch Kapitel 6). Wird der Kopf rasch nach links gedreht, bewegt sich die Flüssigkeit im linken Labyrinth nach vorne und stimuliert die Cupula. Damit der Blick weiter gerade nach vorne gerichtet ist, müssen sich die Bulbi nach rechts bewegen. Dies wird durch die Aktivität des mittleren Vestibulariskerns kontrolliert, der durch die Stimulation des Bogengangs angeregt wird und diese Anregung zum kontralateralen N. abducens und über das hintere Längsbündel hinauf zum ipsilateralen Okulomotoriuskern weiterleitet. Daher bewegen sich beide Augen gleichzeitig nach rechts.

Beginnen Sie am Kreis und folgen Sie der gesamten Bahn.

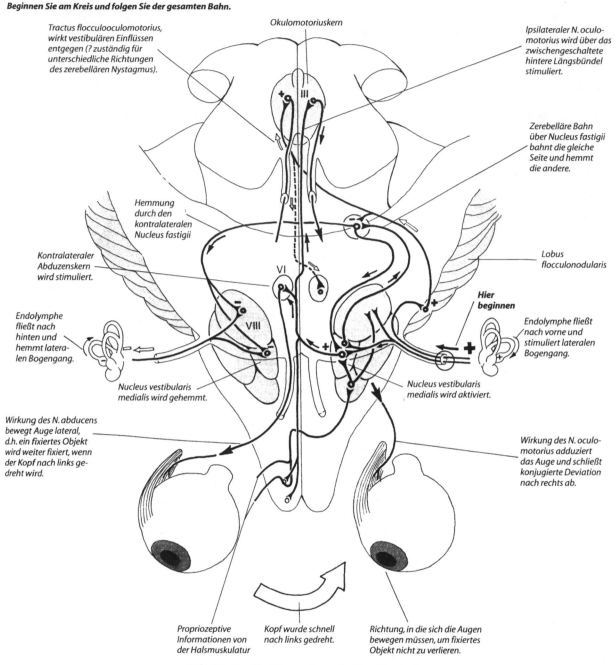

Tractus flocculooculomotorius, wirkt vestibulären Einflüssen entgegen (? zuständig für unterschiedliche Richtungen des zerebellären Nystagmus).

Okulomotoriuskern

Ipsilateraler N. oculomotorius wird über das zwischengeschaltete hintere Längsbündel stimuliert.

Zerebelläre Bahn über Nucleus fastigii bahnt die gleiche Seite und hemmt die andere.

Hemmung durch den kontralateralen Nucleus fastigii

Kontralateraler Abduzenskern wird stimuliert.

Lobus flocculonodularis

Endolymphe fließt nach hinten und hemmt lateralen Bogengang.

Hier beginnen

Endolymphe fließt nach vorne und stimuliert lateralen Bogengang.

Nucleus vestibularis medialis wird gehemmt.

Nucleus vestibularis medialis wird aktiviert.

Wirkung des N. abducens bewegt Auge lateral, d.h. ein fixiertes Objekt wird weiter fixiert, wenn der Kopf nach links gedreht wird.

Wirkung des N. oculomotorius adduziert das Auge und schließt konjugierte Deviation nach rechts ab.

Propriozeptive Informationen von der Halsmuskulatur

Kopf wurde schnell nach links gedreht.

Richtung, in die sich die Augen bewegen müssen, um fixiertes Objekt nicht zu verlieren.

Abb. 7.3 Vestibuläre und zerebelläre Kontrolle

Das Kleinhirn unterstützt die Bewegung über einen Mechanismus, der durch den Nucleus fastigii – einen der Kleinhirnkerne – vermittelt wird. Zusätzliche Informationen kommen über den Tractus spinovestibularis auch von den propriozeptiven Rezeptoren des Halses.

Einflüsse des Kleinhirns auf die Augenbewegungen

Die Rolle des Kleinhirns ist bei weitem noch nicht klar. Außer der oben genannten, im wesentlichen vesti-

bulären Reflexbahn, die durch die zerebelläre Aktivität unterstützt wird, gibt es eine bedeutende flokkulo-okulomotorische Bahn, die einzige direkte Verbindung des Kleinhirns mit den Augenmuskelkernen. Diese Bahn sollte – über ihre Verbindung zum kontralateralen N. oculomotorius und wahrscheinlich über eine Verbindung nach unten zum ipsilateralen N. abducens – die Augen in die entgegengesetzte Richtung bewegen. Läsionen in diesem Gebiet verhindern eine stetige Folgebewegung und führen zu einem horizontalen Nystagmus mit einer nach unten gerichteten Komponente. Experimentelle Studien über die Rolle des Kleinhirns bei Augenbewegungen führten zu komplexen Ergebnissen, und klinische Läsionen sowie Stimulationsexperimente können sogar eine Divergenz der Bulbi auslösen.

Jede Diskussion über Nystagmus wird von Krankheiten des Kleinhirns beherrscht, obwohl der Mechanismus des durch eine derartige Krankheit verursachten Nystagmus am wenigsten bekannt ist. Auf diese Nervenbahnen wird sich später die Erörterung der klinischen Merkmale des Nystagmus beziehen.

Horizontale Augenbewegungen

Der wichtigste beteiligte Kern ist der Abduzenskern. Dieser enthält die Neuronen, die den ipsilateralen M. rectus lateralis kontrollieren, und diejenigen, die über das hintere Längsbündel in den gegenüberliegenden Okulomotoriuskern projizieren, den kontralateralen M. rectus medialis kontrollieren und von hochfrequent feuernden Neuronen in der dem Abduzenskern benachbarten paramedianen pontinen Formatio reticularis aktiviert werden. Diese wurde früher als laterales pontines Blickzentrum bezeichnet. Vestibuläre Einflüsse wirken möglicherweise direkt auf den Abduzenskern und nicht über die Formatio reticularis. Allerdings liegen die grundlegenden neuralen Kontrollmechanismen für alle integrierten Bewegungen in der Formatio reticularis des Hirnstamms und im Kleinhirn.

Vertikale Augenbewegungen

Für vertikale Augenbewegungen ist eine Beteiligung des N. abducens nicht erforderlich, und die Kontrollmechanismen liegen hauptsächlich im dorsalen, rostralen Mittelhirn unter den Vierhügeln.

Für den vertikalen Blick scheint es kein eigentliches Zentrum zu geben. Die hochfrequent feuernden Zellen liegen im rostralen Nucleus interstitialis des hinteren Längsbündels gerade ventral des Aquädukts. Diese Zellen scheinen von aufsteigenden Einflüssen aus der Brücke und nicht durch direkte Bahnen von rostral kontrolliert zu werden.

Die Bahnen für eine nach oben gerichtete Bewegung der Bulbi passieren den Colliculus superior und verlaufen dorsal des Aquädukts zu den nukleären Komponenten, die den M. rectus superior und den M. obliquus inferior versorgen. Die Bahnen für die Abwärtsbewegung zum M. rectus inferior und zum M. obliquus superior ziehen ventral zu den entsprechenden Kernen. Läsionen im ventralen Hirnstamm beeinträchtigen den Blick nach unten. Läsionen im dorsalen Hirnstamm betreffen den Blick nach oben (Parinaud-Syndrom). Die Bedeutung der Nervenbahnen der Basalganglien für diese Bewegungen kann aus einigen klinischen Beobachtungen abgeleitet werden, die später besprochen werden.

Mechanismus der Konvergenz

Die Fähigkeit zur Konvergenz ist für die Aufrechterhaltung des binokularen Sehens im Nahbereich sehr wichtig. Bei dieser Bewegung werden beide Mm. recti mediales gleichzeitig eingesetzt. Für diesen Zweck wurde ein „Konvergenzzentrum" in der Mittellinie postuliert, und man nahm lange an, daß es im Perlia-Kern zwischen den beiden Okulomotoriuskernen liege. Experimentell konnte die Gültigkeit dieser Annahme nicht bestätigt werden. So kann Auswärtsschielen durch Schädigungen ausgelöst werden, die irgendwo zwischen dem Thalamus und der lateralen Brücke oder den Hirnschenkeln liegen. Es ist unwahrscheinlich, daß ein spezifischer, in der Mittellinie angesiedelter Mechanismus für die Konvergenz existiert.

Klinische Störungen der konjugierten Augenbewegung

In jeder Kontrollregion können Läsionen der Nervenbahnen durch eine gesteigerte oder verringerte Aktivität des geschädigten Gebiets zu einem Ungleichgewicht zwischen den beiden Seiten führen.

Läsionen im frontalen Kortex und in der vorderen Capsula interna

Gesteigerte Aktivität des frontalen Augenfelds
(Abb. 7.4)

Epileptische Anfälle, die vom entsprechenden Gebiet des frontalen Kortex ausgehen, führen zu sogenannten „frontalen Adversivanfällen". Bei diesen Ereignissen beginnt der Anfall damit, daß sich der Kopf und die Augen unwillkürlich von der Seite des frontalen Kortex wegbewegen, in dem die Entladungen stattfinden. Die Körperseite, auf die die Bewegung gerichtet ist, kann durch fokale motorische Aktivität miteinbezogen werden, und schließlich kann der Anfall in einen generalisierten Anfall übergehen.

Verringerte Aktivität des frontalen Augenfelds

Eine Schädigung des frontalen Augenfelds durch einen Gefäßverschluß oder infolge einer chirurgischen Entfernung des Frontalpols kann dazu führen, daß der Betroffene nicht auf die entgegengesetzte Seite blicken kann. Tatsächlich wird dieser Ausfall nur selten gesehen, da es zu einer raschen Kompensation kommt und die Augenbewegungen wenige Stunden nach dem Ereignis normal zu sein scheinen. Allerdings können bleibende Hinweise gefunden werden, wenn man zeigt, daß der Patient Schwierigkeiten hat, längere Zeit in diese Richtung zu blicken, oder daß ein durch diese Schwäche verursachter Nystagmus auftritt, wenn er es versucht. Wird der Patient anschließend anästhesiert oder komatös, weichen die Augen zur geschädigten Seite des Kortex ab, da sich nun die nicht kompensierte Aktivität des intakten Kortex zeigt. Der bewußtlose Patient mit einer frontalen Läsion „blickt" deshalb von seiner hemiplegischen Seite weg und auf die Seite der Läsion (Abb. 7.5).

Eine beidseitige Schädigung des frontalen Kortex oder der absteigenden Bahnen in der Capsula interna kann zu einem totalen Verlust der willkürlichen Kontrolle über die Augenbewegungen führen. Für diesen Zustand gibt es mehrere, relativ seltene Ursachen.

Es gibt eine angeborene Variante, die als kongenitale okulomotorische Apraxie bezeichnet wird. Ein betroffenes Kind muß den ganzen Kopf bewegen, um ein gewünschtes Objekt anzuschauen.

Eine erworbene Form der okulomotorischen Apraxie kann bei arteriosklerotischen Patienten auftreten, die beidseitige Schlaganfälle erlitten haben. Befindet sich die Läsion in der vorderen Capsula interna, wird der Verlust der Kontrolle über die Augenbewegungen oft von anderen Symptomen einer Pseudobulbärparalyse begleitet (siehe Kapitel 9).

Bei progressiver supranukleärer Degeneration, Multisystemdegeneration und beim Steele-Richardson-Olszewski-Syndrom entwickelt sich der Schaden beider Nervenbahnen schleichend. Dies kann auch eine Komponente der Creutzfeldt-Jakob-Krankheit sein (siehe Kapitel 10). Diese Zustände werden durch Demenz kompliziert.

Läsionen des parieto-okzipitalen Kortex

Gesteigerte Aktivität des parieto-okzipitalen Kortex

Anfälle, die vom parieto-okzipitalen Gebiet ausgehen, verursachen eine Abweichung der Augen zur entgegengesetzten Seite. Unter diesen Umständen werden die Augenbewegungen aber häufig von visuellen Halluzinationen begleitet. Diese bestehen gewöhnlich aus blitzenden Lichtern und farbigen Flecken. Ein generalisierter Krampf kann sich anschließen, aber eine über Augenbewegungen hinausgehende fokale motorische Aktivität ist kein Merkmal eines fokalen Anfalls, der vom Okzipitallappen ausgeht.

Verringerte Aktivität des parieto-okzipitalen Kortex

Eine Schädigung des parieto-okzipitalen Kortex ist häufig mit anderen vom Parietallappen verursachten Beschwerden verbunden, die eine Überprüfung schwierig machen. Besteht gleichzeitig eine homonyme Hemianopsie – dies ist bei vaskulären Läsionen häufig der Fall –, kann der Patient ein Zielobjekt nicht verfolgen, da es im hemianopischen Gesichtsfeld verschwindet. Bei solchen Fällen muß das Objekt, das verfolgt werden soll, unbedingt langsam bewegt und so geführt werden, daß es sich immer gerade noch im intakten Gesichtsfeld befindet (es darf also nur bis eben an die Mittellinie kommen). Bei einem Patienten mit einer Läsion der dominanten Hemisphäre kann eine gleichzeitig bestehende Aphasie einen formalen Test verhindern, da der Patient die Anweisung, ein Objekt zu verfolgen, nicht versteht.

Optokinetischer Nystagmus

Der physiologische Nystagmus, der beim Betrachten vorbeiziehender Telegraphenmasten aus einem fahrenden Zug heraus auftritt, ist von der Unversehrtheit des parietalen Fixierungsmechanismus abhängig. Ein Ausfall dieses sogenannten optokinetischen Nystagmus zu einer Seite ist ein wichtiger klinischer Hinweis auf eine Läsion im kontralateralen Parietallappen. Der Nystagmus wird mit Hilfe einer Drehtrommel mit vertikalen Streifen überprüft, die der davor sitzende Patient beobachten soll. Die Trommel wird nacheinander in beide Richtungen gedreht, um Nystagmus nach rechts und nach links zu provozieren. Der Patient kann dies willkürlich unterdrücken, indem er einen Punkt hinter der Trommel fixiert. Mit geeigneten Brillen kann dies verhindert werden. Dies ist ein guter Test für nicht organische Blindheit. Die Trommel wird vor den Augen des Patienten gedreht. Kommt es zu einem Nystagmus in Richtung der Drehung, ist das Sehvermögen intakt.

Optokinetischer Nystagmus ist für die Diagnose vestibulärer Krankheiten von großem Wert, da er bei peripheren Läsionen des N. stato-acusticus oder bei Krankheiten des vestibulären Endorgans intakt bleibt und bei zentralen vestibulären Störungen sowie Läsionen des kontralateralen parietalen Kortex beeinträchtigt wird.

Läsionen, die die Basalganglien beeinträchtigen

Obwohl die Anatomie der Nervenbahnen nicht bekannt ist, über die Basalganglien und Augenbewegungen zusammenhängen, gibt es genügend klinische Hinweise auf ihre Bedeutung. Der posteromediale Thalamus und die rostrale Area praetectalis sind die Hauptgebiete für die Generierung von Sakkaden für horizontale und vertikale Augenbewegungen.

Gesteigerte Aktivität der Basalganglien

Eine unkontrollierte Aktivitätssteigerung der Basalganglien ist die Ursache für eine okulogyrische Krise.

Diagramme zur Darstellung von Störungen der Augenbewegungen bei Anfällen und Hemiplegie

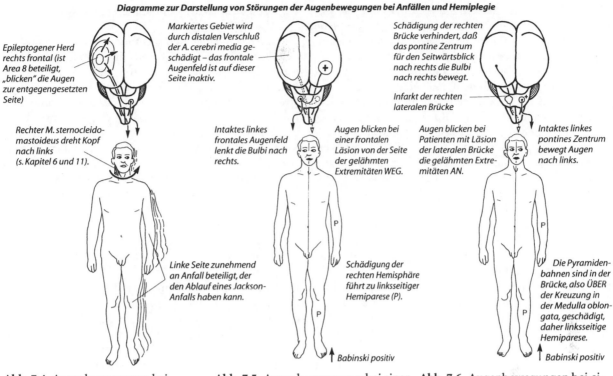

Epileptogener Herd rechts frontal (ist Area 8 beteiligt, „blicken" die Augen zur entgegengesetzten Seite)

Markiertes Gebiet wird durch distalen Verschluß der A. cerebri media geschädigt – das frontale Augenfeld ist auf dieser Seite inaktiv.

Schädigung der rechten Brücke verhindert, daß das pontine Zentrum für den Seitwärtsblick nach rechts die Bulbi nach rechts bewegt.

Infarkt der rechten lateralen Brücke

Rechter M. sternocleidomastoideus dreht Kopf nach links (s. Kapitel 6 und 11).

Intaktes linkes frontales Augenfeld lenkt die Bulbi nach rechts.

Augen blicken bei einer frontalen Läsion von der Seite der gelähmten Extremitäten WEG.

Augen blicken bei Patienten mit Läsion der lateralen Brücke die gelähmten Extremitäten AN.

Intaktes linkes pontines Zentrum bewegt Augen nach links.

Linke Seite zunehmend an Anfall beteiligt, der den Ablauf eines Jackson-Anfalls haben kann.

Schädigung der rechten Hemisphäre führt zu linksseitiger Hemiparese (P).

Die Pyramidenbahnen sind in der Brücke, also ÜBER der Kreuzung in der Medulla oblongata, geschädigt, daher linksseitige Hemiparese.

↑ *Babinski positiv*   ↑ *Babinski positiv*

Abb. 7.4 Augenbewegungen bei frontalen Adversivanfällen

Abb. 7.5 Augenbewegungen bei einer frontalen Läsion auf der rechten Seite

Abb. 7.6 Augenbewegungen bei einer rechtsseitigen Brückenläsion

Bei diesen Attacken kommt es gewöhnlich zu einer anhaltenden Deviation der Augen nach oben. Eine laterale oder nach unten gerichtete Abweichung kommt nicht so häufig vor. Solche Krisen waren ein Hauptmerkmal des postenzephalitischen Parkinsonismus. Bei dieser Krankheit waren oft Zwangsgedanken oder -handlungen und ein ausgeprägter Verwirrtheitszustand mit der Attacke verbunden. Gegenwärtig sind die Hauptursachen eine Überempfindlichkeit gegen Phenothiazin und Zustände nach Kopfverletzung. Am schlimmsten sind Phenothiazinmedikamente mit stark antiemetischer Wirkung. Schon die postoperative Gabe einer einzigen Dosis gegen postanästhetisches Erbrechen kann zu einer schweren und anhaltenden okulogyrischen Krise führen. Junge Frauen sind für diese Komplikation besonders anfällig, und es kann der Verdacht auf Hysterie aufkommen, wenn diese sehr dramatische und seltene Komplikation nicht erkannt wird.

Verringerte Aktivität der Basalganglien

Eine Beeinträchtigung der vertikalen Blickbewegungen ist bei älteren Menschen ein ziemlich häufiger normaler Befund. Ein beeinträchtigter Blick nach oben mit rechteckigen, ruckartigen Bewegungen ist ein frühes und häufiges körperliches Symptom bei Parkinsonismus und Chorea Huntington. Bei beiden Krankheiten kann der Versuch, nach oben zu blicken, einen vertikalen Ruck-

nystagmus auslösen. Dies beruht auf einer Schwäche der konjugierten Bewegung.

Läsionen, die das Gebiet der Vierhügelplatte betreffen

Das Gebiet der Vierhügelplatte erhält über das Corpus geniculatum laterale direkten Input von der Retina. Dies spielt bei visuell evozierten Folgebewegungen eine Rolle. Die zuständige Region liegt oberflächlich in den Vierhügeln. Die tiefere Region ist rein motorisch und erhält Informationen von frontalen und parietalen Rindenzentren sowie Rückmeldungen vom okzipitalen Kortex. Sie ist an der Lokalisierung von Objekten und an Folgebewegungen beteiligt.

Es gibt mehrere Manifestationen von Läsionen in diesem Gebiet. Man nimmt an, daß die Symptome durch Kompression und Verformung darunter liegender Strukturen im Mittelhirn verursacht werden und nicht durch eine Schädigung spezifischer Bahnen, die durch die Colliculi verlaufen. Der übliche Name für das resultierende klinische Bild ist Parinaud-Syndrom. Dabei können beliebige Kombinationen von Beeinträchtigungen des Blicks nach oben oder unten, Pupillenerweiterung, Ausfall des Akkommodationsreflexes und Retraktion der Augenlider auftreten.

Ein Ausfall des Blicks nach oben, assoziiert mit erweiterten, lichtstarren Pupillen, die sich aber bei Konvergenz verengen, läßt auf eine Läsion auf der Höhe der oberen Vierhügel schließen. Ein eindrucksvolleres Symptom für eine Läsion in diesem Gebiet zeigt sich, wenn beim Versuch, nach oben zu blicken, ein konvergierender Nystagmus retractorius auftritt. Dabei scheint es, als ob sich die Augen buchstäblich in die Orbita zurückziehen und sich ruckartig hinein und heraus bewegen.

Ein Ausfall des Blicks nach unten, normale Lichtreflexe der Pupille und ein Ausfall der Konvergenz und somit des Akkommodationsreflexes lassen darauf schließen, daß die Läsion etwas weiter unten im Gebiet der unteren Vierhügelplatte liegt. Eine fortschreitende Verformung kann in beiden Regionen zu einem Hertwig-Magendie-Syndrom (*skew deviation*) führen, bei dem die Augen divergieren und eines nach oben und das andere nach unten abweicht. Dieses klinische Bild kann von Läsionen verursacht werden, die vom Corpus pineale ausgehen. Dabei kann es sich um Pinealome, Teratome, Gliome oder entdifferenzierte Tumoren des Corpus pineale handeln. Tumoren des Thalamus können sich nach kaudal in dieses Gebiet ausdehnen und zu ähnlichen klinischen Befunden führen. Andere Ursachen sind selten, umfassen aber Stenosen des Aquädukts, Enzephalitis, Multiple Sklerose, Wernicke-Enzephalopathie, Neurosyphilis und Tuberkulome. Eine ähnliche Konstellation von Symptomen kann bei Kindern mit Niemann-Pick-Krankheit, Tay-Sachs-Syndrom und Ahornsirupkrankheit auftreten.

Läsionen, die das Gebiet der Brücke betreffen

Pontine Blickparese

Eine Schädigung der paramedianen pontinen Formatio reticularis bewirkt, daß der Patient nicht auf die Seite der Läsion schauen kann. Häufig liegt gleichzeitig eine ipsilaterale Abduzenslähmung vor. Allerdings zeigt die Tatsache, daß sich das andere Auge beim Versuch, auf die Seite zu blicken, nicht bewegen kann, klar eine Blickparese an. Ist der Zustand mit einer Hemiplegie verbunden, betrifft diese die andere Seite, da sich die Läsion oberhalb der Pyramidenbahnkreuzung befindet. Daher weichen die Augen bei einem Patienten, der aufgrund einer einseitigen Hirnstammläsion bewußtlos ist, zur hemiplegischen Seite hin ab (Abb. 7.6). Diese Situation kann auch bei einer Thrombose der A. basilaris, Multipler Sklerose, Ponsgliomen und Wernicke-Enzephalopathie auftreten. Das klinische Bild einer Läsion der lateralen Brücke wird in Kapitel 11 detailliert besprochen.

Internukleäre Ophthalmoplegien (Abb. 7.7)

Es gibt zwei Varianten der internukleären Ophthalmoplegie, die auf einer Schädigung des hinteren Längsbündels beruhen, über das die Bewegungen der Augen koordiniert werden. Die Folge ist, daß sich die Augen beim Seitwärtsblick nicht konjugiert bewegen.

Vordere internukleäre Ophthalmoplegie (Abb. 7.7a)

Bei manchen Patienten besteht nicht nur eine Schwäche der Konvergenz, ihre Augen divergieren sogar. Im wesentlichen handelt es sich um eine Paralyse beider Mm. recti mediales. Dieser Zustand tritt bei hypertensiven hämorrhagischen Läsionen des Hirnstamms und bei Multipler Sklerose auf. Die Divergenz kann durch ein Hertwig-Magendie-Syndrom kompliziert werden. Dann weicht ein Auge nach oben und außen, das andere nach unten und außen ab. Außerdem kann noch ein Schaukelnystagmus (see-saw-Nystagmus) hinzukommen, bei dem sich die Augen abwechselnd auf und ab bewegen.

Hintere internukleäre Ophthalmoplegie (Abb. 7.7b)

Bei dieser klassischen Variante ist das hintere Längsbündel zwischen dem kaudal gelegenen Abduzenskern und dem rostral gelegenen kontralateralen Okulomotoriuskern geschädigt, und der M. rectus medialis kann sich beim Seitwärtsblick – unabhängig auf welche Seite – nicht synchron mit dem kontralateralen M. rectus lateralis bewegen. Wird aber jedes Auge einzeln geprüft, ist die Funktion des M. rectus medialis klar zu erkennen, kann aber eingeschränkt sein. Dies wird überprüft, indem man das abduzierte Auge abdeckt und das adduzierte Auge beobachtet, das dem Finger weiter folgt und in der Mitte anhält, wenn das abduzierte Auge seine äußerste Position erreicht hat. In einem typischen Beispiel zeigt das abduzierte Auge einen Rucknystagmus, das adduzierte Auge dagegen nur einen leichten oder gar keinen Nystagmus. Die Situation kehrt sich um, wenn der Patient zur anderen Seite blickt. Dieser Zustand wurde als „internukleäre Ophthalmoplegie mit ataktischem Nystagmus" bezeichnet. Der Mechanismus des Nystagmus ist bei diesen Fällen sehr umstritten, und es gibt keine allgemein akzeptierte Erklärung. Je weiter sich das intakte Auge aus der Ruhelage entfernt, desto ausgeprägter ist der Nystagmus auf diesem Auge. Dies legt nahe, daß der Grad der Auslenkung an sich wichtig sein könnte. Die Mehrzahl der Fälle von bilateraler internukleärer Ophthalmoplegie tritt bei Multipler Sklerose auf und ist für diese Krankheit fast kennzeichnend.

Bei einem Kind mit Neurofibromatose kann ein Ponsgliom dieses klinische Bild hervorbringen, da Tumoren die Mittellinie nicht respektieren. Eine einseitige internukleäre Ophthalmoplegie wird gewöhnlich durch einen paramedianen Gefäßverschluß im Hirnstamm verursacht, da die Gefäße streng unilateral sind und ihr Versorgungsgebiet nur bis zur Mittellinie reicht (siehe Kapitel 11). Auch bei Multipler Sklerose kann eine asymmetrische internukleäre Ophthalmoplegie auftreten.

Eine wichtige gutartige Ursache für eine vorübergehende beidseitige internukleäre Ophthalmoplegie mit Nystagmus ist ein toxischer Spiegel von Antikonvulsiva,

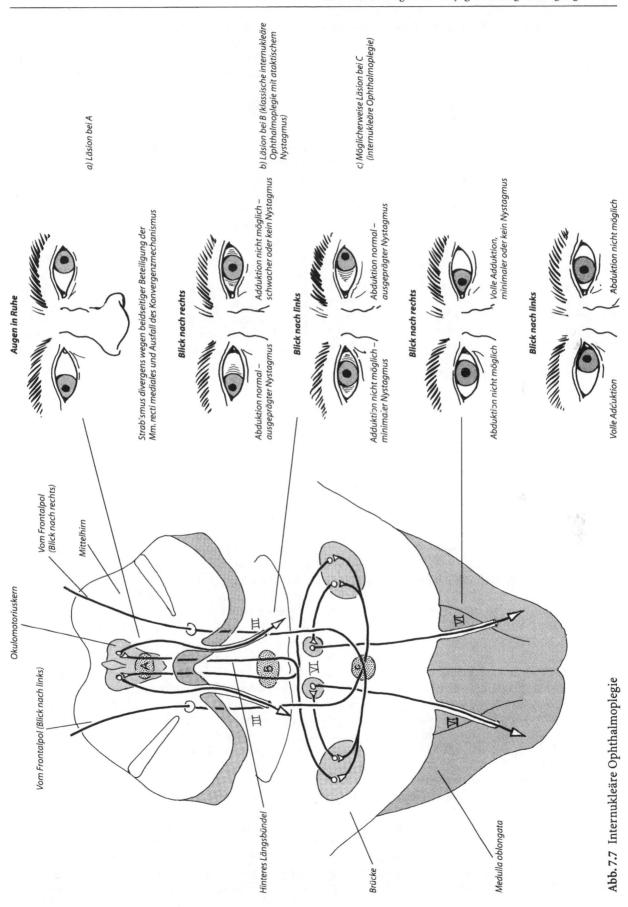

Augen in Ruhe

Strabismus divergens wegen beidseitiger Beteiligung der Mm. recti mediales und Ausfall des Konvergenzmechanismus

a) Läsion bei A

Blick nach rechts

Abduktion normal – ausgeprägter Nystagmus

Adduktion nicht möglich – schwacher oder kein Nystagmus

b) Läsion bei B (klassische internukleäre Ophthalmoplegie mit ataktischem Nystagmus)

Blick nach links

Adduktion nicht möglich – minimaler Nystagmus

Abduktion normal – ausgeprägter Nystagmus

c) Möglicherweise Läsion bei C (internukleäre Ophthalmoplegie)

Blick nach rechts

Abduktion nicht möglich

Volle Adduktion, minimaler oder kein Nystagmus

Blick nach links

Volle Adduktion

Abduktion nicht möglich

Okulomotoriuskern

Vom Frontalpol (Blick nach rechts)

Mittelhirn

Vom Frontalpol (Blick nach links)

Hinteres Längsbündel

Brücke

Medulla oblongata

Abb. 7.7 Internukleäre Ophthalmoplegie

insbesondere von Diphenylhydantoin oder Carbamazepin.

Fallbeispiel I

Eine 23jährige Frau stellte sich während ihres dritten Schubes von Multipler Sklerose mit einer linksseitigen Lähmung des 2. Motoneurons des N. facialis und einer kompletten Divergenz der Augen vor. Drei Tage nach Beginn einer ACTH-Behandlung war die Gesichtslähmung geheilt, und die Augenmotilität besserte sich so weit, daß jetzt eine klassische internukleäre Ophthalmoplegie vorlag. Innerhalb einer Woche normalisierten sich ihre Augenbewegungen. Die Patientin zeigte somit nacheinander die beiden Hauptformen der internukleären Ophthalmoplegie.

Fallbeispiel II

Ein 56jähriger Mann war während eines toxischen Verwirrtheitszustands mit einer Insulinschocktherapie behandelt worden. Nach der Genesung litt er beim Blick nach links unter Doppeltsehen. Ein Jahr später hatte er eine einseitige internukleäre Ophthalmoplegie. Diese beruhte wahrscheinlich auf einer vaskulären Läsion, die sich im Verlauf einer durch Fieber, Dehydration und Hypoglykämie verursachten Folge metabolischer Schädigungen gebildet hatte.

Eine bei Multipler Sklerose ebenfalls häufige Störung der Augenbewegungen ist die Umkehrung einer hinteren internukleären Ophthalmoplegie. Beim Seitwärtsblick nach rechts oder links zeigt das abduzierte Auge im Gegensatz zum adduzierten Auge eine unvollständige Bewegung. Auf den ersten Blick scheint hier eine beidseitige Abduzenslähmung vorzuliegen. Werden die Augen jedoch unabhängig voneinander getestet, ist auf beiden Seiten eine fast vollständige Abduktion möglich. Der Mechanismus dieser Störung ist nicht sicher bekannt, Abbildung 7.7c zeigt aber einen vermutlichen Läsionsort.

Nystagmus

Die grundlegenden pathologischen Merkmale, die alle Ursachen für Nystagmus gemeinsam haben, sind, daß entweder keine konjugierte Deviation der Augen aufrechterhalten werden kann, oder ein Ungleichgewicht in der Positionskontrolle der Augenbewegungen. In beiden Fällen neigen die seitlich ausgelenkten Augen dazu, sich langsam zur Mitte zu bewegen – dies ist die pathologische Komponente –, um dann schnell in die Ausgangslage zurückzukehren. Diese schnelle Bewegung wird konventionsgemäß als die Schlagrichtung des Nystagmus bezeichnet.

Ein Hauptproblem für Studenten ist die Tatsache, daß der Nystagmus in Richtung der schnellen Bewegung definiert wird, die nicht der pathologische Teil des Nystagmus ist. Ein leichter Nystagmus zeigt sich unter Umständen erst bei einem vollständigen Seitwärtsblick auf die schwache Seite. Bei schwereren Fällen kann er schon durch die kleinste Deviation zur schwachen Seite ausgelöst werden. Ist der Nystagmus stark ausgeprägt, können sogar in Ruhe feine, ruckartige Bewegungen von einer Seite zur anderen auftreten. Qualitativ kann er je nach Amplitude als fein-, mittel- oder grobschlägig und je nach Schlagrichtung der Bewegung als horizontal, vertikal oder rotierend definiert werden. Beim sogenannten Pendelnystagmus, der speziell bei okulärem Nystagmus auftritt, sind die Augenbewegungen in beide Richtungen gleich schnell.

Obwohl die schnelle Bewegung beim Nystagmus auf den ersten Blick wie ein willkürlicher Versuch des okzipitoparietalen motorischen Kortex zur Wiederherstellung der Fixierung wirkt, bleibt diese Bewegung auch nach einer transkollikulären Durchtrennung des Hirnstamms erhalten. Die Aktivität wird eindeutig in der Brücke erzeugt. Allerdings ist der okzipitoparietale motorische Kortex für den bereits früher besprochenen physiologischen optokinetischen Nystagmus von Bedeutung. Das Fehlen des optokinetischen Nystagmus ist dagegen pathologisch. Dieser Befund zeigt eine Läsion in den Nervenbahnen für die Folgebewegungen des parieto-okzipitotemporalen Kortex der anderen Hemisphäre oder der Nervenbahnen bis hinunter zur Brücke an.

Bei vestibulärem und zerebellärem Nystagmus können die optischen Fixationsreflexe stark genug sein, um das langsame Abweichen und das Auftreten des Nystagmus zu unterdrücken. Dies läßt sich mit Hilfe der Elektronystagmographie zeigen, die im Dunkeln und mit geschlossenen Augen durchgeführt wird. Die Augenbewegungen werden von Elektroden über den Augenlidern aufgezeichnet.

Seit der ersten Auflage dieses Buches 1975 hat das Wissen über die Physiologie der Augenbewegungen und des Nystagmus explosionsartig zugenommen, wodurch dieses ohnehin schon komplexe Thema noch schwieriger wurde. Leider hatte die klinische Anwendung dieses Wissens nur wenig Einfluß auf Diagnose oder Behandlung. Selbst die Kernspintomographie konnte nicht immer die zentralen Läsionen bestätigen, die aufgrund neurootologischer elektrophysiologischer Befunde vermutet worden waren. Deshalb wird sich die Diskussion hier auf solche Situationen beschränken, die bei Patienten mit Krankheiten, die eindeutig Schwindel, Nystagmus, Doppeltsehen und Koordinationsstörungen verursachen, zu pathologischen Befunden führen, die am Krankenbett nachweisbar sind.

Nystagmusprüfung

1. Sorgen Sie für eine angemessene Beleuchtung, damit Sie die Augen des Patienten gut beobachten können.
2. Häufig verdeutlicht ein im Auge des Patienten reflektierter Lichtpunkt, etwa von einer Lampe oder einem Fenster, das Ausmaß und die Richtung einer beob-

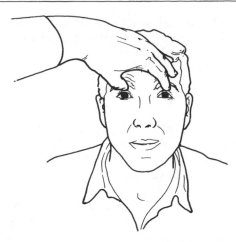

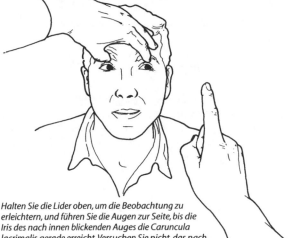

Für die Untersuchung der Pupillenreaktionen und für die Nystagmusprüfung – insbesondere bei vertikalem Nystagmus beim Blick nach unten – müssen die Augenlider offengehalten werden. Die gezeigte Technik, bei der die andere Hand als Zielobjekt frei bleibt, ist die nützlichste.

Halten Sie die Lider oben, um die Beobachtung zu erleichtern, und führen Sie die Augen zur Seite, bis die Iris des nach innen blickenden Auges die Caruncula lacrimalis gerade erreicht. Versuchen Sie nicht, das nach außen blickende Auge bis in den Augenwinkel zu führen.

Abb. 7.8 Untersuchungsposition mit hochgehaltenen Oberlidern

Abb. 7.9 Nystagmusprüfung

achteten Bewegung und ist manchmal besser zu sehen als die Iris selbst.

3. Hat der Patient eine Ptose oder eine schmale Lidspalte, sollten Sie die Augen mit der linken Hand offen halten (siehe Abb. 7.8).

4. Bitten Sie den Patienten, Ihren Zeigefinger, einen Bleistift oder den Griff eines Reflexhammers in ungefähr 45 cm Entfernung von den Augen zu fixieren, um eine Konvergenzbewegung zu vermeiden.

5. Beobachten Sie, ob die Augen des Patienten in Ruhe anomale Bewegungen zeigen. Jeder Nystagmus in dieser Position wird als Nystagmus ersten Grades bezeichnet.

6. Bewegen Sie das Objekt abwechselnd nach links und rechts. Bewegen Sie es nicht zu schnell, da sonst selbst Gesunde scheinbar ruckartige Augenbewegungen haben. Bewegen Sie es nicht zu weit (die Iris des nach innen blickenden Auges soll gerade den Augenwinkel berühren). Halten Sie es dann in dieser Position und beobachten Sie die Augen weiter. Werden die Augen zu schnell oder zu weit bewegt, treten ruckartige Oszillationen auf, die als nystagmoide Zuckungen bezeichnet werden. Letztere können bei Patienten mit einer weiten Lidspalte ein besonderes Problem sein, da bei ihnen das nach außen blickende Auge weiter geführt wird als gewöhnlich. Beobachten Sie gegebenenfalls auftretende Bewegungen am korrekten Endpunkt (Abb. 7.9).

7. Führen Sie die Augen in die Normalstellung zurück und achten Sie genau auf etwaige Überschreitungen der Mittellinie oder Oszillationen, bevor sich das Auge wieder in der Ausgangslage stabilisiert.

8. Führen Sie die Augen nach oben (bei älteren Patienten ist der Aufwärtsblick häufig eingeschränkt) und achten Sie außer auf laterale und vertikale Bewegun-

gen der Augen am Endpunkt auch darauf, ob die Augen konvergieren oder sich zurückziehen, insbesondere, wenn das Ausmaß der Bewegung für das Alter abnorm ist.

9. Führen Sie die Augen nach unten. Dies ist leichter, wenn der Patient den Kopf leicht nach vorn streckt und der Untersucher die Lider mit Zeigefinger und Daumen der linken Hand festhält (Abb. 7.8). Es besteht immer eine leichte Tendenz, daß die Augen konvergieren, da der Untersucher in dieser Position das Zielobjekt fast immer unwillkürlich dem Patienten nähert.

10. Haben Sie schließlich festgestellt, daß keine abnormen Augenbewegungen aufgetreten sind, kann das Objekt absichtlich angenähert werden, um zu überprüfen, ob die Konvergenz normal und der Akkommodationsreflex intakt ist. Hierdurch kann Zeit und Aufwand gespart werden, wenn der Untersucher daran denkt, die entsprechenden Beobachtungen zu machen.

11. Sind die Befunde normal, notieren Sie einfach „äußere Augenmuskeln ohne pathologischen Befund, kein Nystagmus". Anderenfalls geben Sie auf einer Zeichnung Position, Ausmaß, Schlagrichtung und, falls nötig, rotierende Anteile des beobachteten Nystagmus an. Man sollte auch dokumentieren, ob der Patient liegend, halb zurückgelehnt oder aufrecht sitzend untersucht wurde, da die Lage manchmal Einfluß auf Art und Schwere des Nystagmus haben kann.

Anstatt den Nystagmus anhand experimenteller Ergebnisse zu klassifizieren, werden wir den Nystagmus nur in einem klinisch diagnostischen Zusammenhang am Krankenbett betrachten.

Klinische Bewertung des Nystagmus

Diagnostische Fallstricke bei der Bewertung des Nystagmus

Nystagmoide Zuckungen

Dies sind ruckartige Bewegungen, die nach zwei bis drei Schlägen wieder abklingen und bei extremer Auslenkung der Bulbi auftreten können, wenn der Untersucher das Zielobjekt zu weit bewegt. Dies ist kein pathologisch bedeutsames körperliches Symptom.

Angeborener oder Pendelnystagmus

Dieser wird gewöhnlich schon bei Neugeborenen bemerkt, ist häufig familiär und wird dominant vererbt. Er ist schon in der Ruhelage vorhanden und wird durch Bewegungen in beliebige Richtungen – auch vertikal – verstärkt. In allen Positionen ist die Bewegung horizontal, und Geschwindigkeit und Amplitude sind gleich. Das möglicherweise wichtigste Merkmal ist, daß sich der Patient der Bewegung gewöhnlich nicht bewußt ist. Häufig stabilisiert eine kompensatorische Kopfbewegung in die Gegenrichtung das Bild. In manchen Familien tritt der Nystagmus nur bei Augenbewegungen auf und ist in der Primärposition nicht vorhanden.

Fallbeispiel III

Eine 18jährige Patientin mit Nystagmus, bei der bereits eine gründliche neurochirurgische Untersuchung (beidseitige Karotisangiographie und Pneumenzephalographie) keinen pathologischen Befund ergeben hatte, zeigte bei einer erneuten Untersuchung alle klinischen Merkmale eines angeborenen Pendelnystagmus. Ihre Eltern und Geschwister wurden daraufhin zu einer Besprechung gebeten. Als das neurologische Team zu ihnen gerufen wurde, saß die ganze Familie am Krankenbett und bewegte Köpfe und Augen im Gleichklang!

Spasmus nutans

Die klassische Form dieses seltenen, in der Kindheit auftretenden Zustands umfaßt drei Merkmale, obwohl das Bild in manchen Fällen unvollständig sein kann. Er beginnt zwischen dem 6. Lebensmonat und drei Jahren und hält gewöhnlich einige Wochen an. Die Ursache ist unbekannt. Die Trias besteht aus Torticollis, Kopfnicken, das nicht kompensatorisch ist, und einem einseitigen Pendelnystagmus. Wird das scheinbar nicht betroffene Auge mit einer Linse von +15 oder +20 Dioptrien durch das Ophthalmoskop betrachtet, kann eine flimmernde Bewegung wahrgenommen werden. Fälle, bei denen dieser Zustand in Verbindung mit Entwicklungsstörungen des ZNS und mit Läsionen im und um das Chiasma op-

ticum auftritt, sind selten. Klingen die Symptome nicht, wie erwartet, nach einigen Wochen ab, müssen weitere Untersuchungen durchgeführt werden.

Monokulärer Nystagmus

Monokulärer vertikaler Nystagmus kann bei erworbener einseitiger Blindheit vorkommen. Wie bereits in Kapitel 5 erwähnt, kann die Schwäche bei unvollständigen oder in Rückbildung befindlichen Läsionen der Augenmuskelnerven, die die Augenbewegungen beeinträchtigen, dafür ausreichen, daß das Auge beim Blick in Richtung des betroffenen Muskels abweicht. Die Sakkaden zur Wiederherstellung der Position können dann einen monokulären Nystagmus vortäuschen.

Bei Myasthenia gravis kann die Schwäche eines einzelnen Augenmuskels einen Nystagmus auslösen. In diesen Fällen ist es aber häufig der *nicht betroffene* paarige Muskel, der einen Nystagmus zeigt. Dies kann gelegentlich auch bei einer Lähmung der Augenmuskelnerven vorkommen, doch ist ein Nystagmus im kontralateralen Auge sehr typisch für okuläre Myasthenie.

Eine Myokymie des M. obliquus superior ist ein anderer seltener Zustand, bei dem sich der M. obliquus superior auf einer Seite einige Sekunden lang rhythmisch kontrahiert, wobei schräg gegeneinander versetzte Doppelbilder auftreten. Die Funktionsstörung kann auf Carbamazepin ansprechen und könnte vom Hirnstamm ausgehen. Sie kann sich vorübergehend bessern, anschließend wieder auftreten und scheint gutartig zu sein.

Nystagmus aufgrund schwerer Sehstörungen

Kinder mit stark herabgesetzter Sehkraft, die aber nicht völlig blind sind, entwickeln nystagmoide Bewegungen vom Typ eines Pendelnystagmus. Hierzu kommt es bei Aniridie, Achromatopsie, Albinismus, Agenesie des N. opticus, angeborenen Katarakten oder bei einer Krankheit der Makula aufgrund von angeborener Leberscher Optikusatrophie. Jedes Kind mit einem scheinbar angeborenem Nystagmus, der aber in der Familie nicht auftritt, sollte gründlich auf andere okuläre Entwicklungsstörungen untersucht werden.

Erwachsene, die erblinden, entwickeln nystagmoide Bewegungen. Diese sind aber nicht so kraß wie die zufälligen Oszillationen bei blind geborenen Patienten, bei denen lebhafte, weit umherschweifende Augenbewegungen die Regel sind.

Vestibulärer Nystagmus

Ein Nystagmus infolge einer Krankheit des Vestibularapparats oder des N. vestibularis hat mehrere Charakteristika. Die Situation kann aber sehr kompliziert werden, wenn eine Läsion, zum Beispiel ein Akustikusneurinom, außer der reinen Nervenläsion den Hirnstamm verschiebt und Symptome hervorruft, die eher für eine Läsion der vestibulären Bahnen im Hirnstamm typisch sind.

Peripherer vestibulärer Nystagmus

- Ist immer mit Schwindel verbunden, gewöhnlich Drehschwindel, obwohl in der akuten Phase auch Schwindel mit horizontaler Drehachse und ruckartiger Schwindel auftreten können
- Eine vestibuläre Läsion hemmt gewöhnlich die Funktion des Vestibularapparats auf dieser Seite (d.h., daß sie die gleiche Wirkung wie eine Spülung dieses Ohrs mit kaltem Wasser hat)
- Die wahrgenommene Drehempfindung ist deshalb von der Läsion weg gerichtet
- Die schnelle Phase des resultierenden Nystagmus wird unabhängig von der Blickrichtung immer von der Seite der Läsion weg schlagen
- Der Patient zeigt, taumelt oder fällt von der Seite der Läsion weg
- Der Nystagmus und der resultierende Schwindel können abnehmen, wenn der Blick ein Objekt fixiert und der Patient ruhig in einer neutralen Lage liegen bleibt
- Übelkeit und Erbrechen sind markante Merkmale der akuten Phase
- Kann mit Taubheit und Tinnitus verbunden sein (typisch für die Menière-Krankheit oder eine vaskuläre Läsion des Mittelohrs)
- Nystagmus und Schwindel klingen wegen der zentralen Kompensation des veränderten vestibulären Inputs rasch ab

Zentraler vestibulärer Nystagmus

- Beruht gewöhnlich auf einer Verschiebung, einem Tumor, einem Infarkt oder einer entzündlichen Krankheit des Hirnstamms
- Der Beginn kann akut sein, doch können andere Funktionsstörungen des Hirnstamms die Symptome bestimmen; der Schwindel ist schwächer, hält aber an, da eine zentrale Kompensation nicht möglich ist
- Der Nystagmus ist nur selten mit akustischen Phänomenen verbunden
- Der Nystagmus hat keine feste Schlagrichtung und kann vertikale und rotierende Anteile haben. Echter vertikaler Nystagmus ist immer ein Hinweis auf eine Funktionsstörung des Hirnstamms.
- Fixation des Blicks hat keinen Effekt auf den Nystagmus oder den Schwindel; auch ruhiges Liegen mit geschlossenen oder offenen Augen hat wenig Wirkung
- Es kann eine begleitende Abweichung der Augen zur Seite der Läsion vorliegen, da die Augen durch die ungehemmte Aktivität des intakten kontralateralen Vestibulariskerns in diese Richtung geschoben werden

Lagerungsschwindel und Nystagmus

Hier soll noch einmal auf die Beziehung zwischen Lagerungsschwindel und Nystagmus hingewiesen werden (siehe auch Kapitel 6). Lagerungsschwindel ist ein sehr häufiger und wichtiger Zustand. In diesem Zusammenhang sollten die folgenden Punkte wiederholt werden, um zentralen Lagerungsschwindel, der häufig eine ernste Ursache hat, klar vom peripheren Lagerungsschwindel unterscheiden zu können, der üblicherweise auf einer gutartigen Ursache beruht.

Zentraler Schwindel
- Tritt sofort bei einer Lageänderung auf; keine Latenzzeit
- Wird durch Bewegungen in eine beliebige Richtung ausgelöst
- Habituiert nicht; eine weitere Bewegung führt zu einem neuen Schwindelanfall
- Kann leicht sein, ist aber häufig mit Erbrechen bei Lagewechsel verbunden

Peripherer Schwindel
- Hat immer eine Latenzzeit von 5–10 Sekunden
- Läßt rasch wieder nach und tritt bei wiederholter Bewegung nicht mehr auf
- Sehr stark, aber kurz; dauert gewöhnlich weniger als 20 Sekunden
- Erbrechen ist so außergewöhnlich, daß bei seinem Auftreten die Diagnose überdacht werden sollte
- Er klingt gewöhnlich nach 6–12 Wochen von selbst ab

Nystagmus mit anderen Ursachen im Hirnstamm

Mit internukleärer Ophthalmoplegie verbundener Nystagmus wurde bereits früher in diesem Kapitel behandelt. Ob ein Nystagmus oder Schwindel mit dieser Funktionsstörung assoziiert ist oder nicht, hängt von der gleichzeitigen Beteiligung der Vestibulariskerne oder der vestibulären Verbindungen ab. Dabei fällt auf, daß der Nystagmus auf dem abduzierten Auge stärker ausgeprägt ist.

Vertikaler Nystagmus, bei dem sich die Bulbi auf und ab bewegen, zeigt immer eine Hirnstammläsion an. Ein vertikaler Nystagmus mit Schlagrichtung nach oben zeigt eine hohe Korrelation mit Läsionen im Kleinhirnwurm und ist bei Kindern mit Medulloblastom häufig. Ein vertikaler Downbeat-Nystagmus (Schlagrichtung nach unten) ist sehr oft mit Läsionen im Übergangsgebiet zwischen Halsmark und Medulla oblongata verbunden. Er kann bei Patienten mit Platybasie, basilärer Impression und Arnold-Chiari-Mißbildung auftreten. Er kann auch bei vaskulären, demyelinisierenden und neoplastischen Läsionen desselben Gebiets gefunden werden.

Fallbeispiel IV

Ein 17jähriger Junge hatte beim Tanzen kurze Schwindelanfälle gehabt. Er hatte keine anderen Symptome außer einem Downbeat-Nystagmus beim Blick nach links. Ein MRT zeigte einen Tumor unter Beteiligung der Kleinhirntonsille, der sich in die Cisterna magna und bis zum Übergang vom Halsmark zur Medulla oblongata erstreckte. Dieser wurde erfolgreich entfernt.

Nystagmus aufgrund einer Funktionsstörung im Hirnstamm kann durch Alkoholvergiftung, metabolische Störungen und toxische Konzentrationen der meisten Antikonvulsiva, Sedativa und Phenothiazine verursacht werden. Dies sind die häufigsten Situationen, in denen ein vertikaler Nystagmus auftritt. Ein in allen Blickrichtungen symmetrischer Nystagmus sollte immer den Verdacht auf eine Arzneimittelvergiftung wecken.

Nystagmus bei Krankheiten des Kleinhirns

Werden Studenten über Nystagmus befragt, nennen sie immer Krankheiten des Kleinhirns als eine wichtige Ursache. Statistisch gesehen sind zerebelläre Ursachen für Nystagmus eher selten. Selbst Patienten mit Kleinhirntumoren, die klassischerweise zu einem Nystagmus mit der schnellen Phase zur Seite der Läsion führen, haben wegen der gleichzeitigen Verschiebung des Hirnstamms einen sehr viel komplexeren Nystagmus. Ein rein zerebellärer Nystagmus ist äußerst selten. Bei der Mehrzahl der Patienten kann kein Nystagmus nachgewiesen werden. Bei degenerativen und demyelinisierenden Krankheiten des Kleinhirns erschweren die gleichzeitig auftretenden Läsionen der Bahnen im Hirnstamm die Beurteilung des zerebellären Anteils an deren Genese.

Es gibt einige Zustände, bei denen zerebelläre Anteile wichtig sind:

1. Läsionen des Kleinhirnwurms führen zu vertikalem Nystagmus mit nach oben gerichteter Komponente.
2. Läsionen des Flocculus beeinträchtigen die glatten Folgebewegungen und führen zu einem horizontalen Blickrichtungsnystagmus mit einer nach unten gerichteten Komponente.
3. Läsionen des Nodulus können zu Downbeat- und Lagerungsnystagmus führen.
4. Läsionen des Nucleus fastigii führen zu dysmetrischen Sakkaden und können die ruckartigen recht-

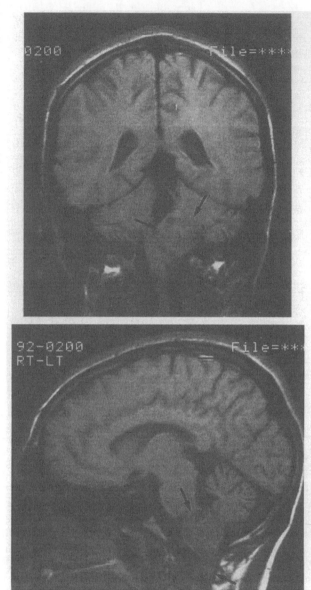

Fallbeispiel IV Niedriggradiges Gliom, das von der Kleinhirntonsille ausgeht

eckigen Bulbusbewegungen verursachen, die für neurodegenerative Krankheiten des Kleinhirns und des extrapyramidalen Systems typisch sind.
5. Dorsale Läsionen der Medulla oblongata und zerebelläre Läsionen können einen periodischen, alternierenden Nystagmus verursachen. Dabei handelt es sich um einen horizontalen Nystagmus, der alle paar Minuten die Schlagrichtung wechselt.

Bei fortschreitenden zerebellären Läsionen entwickeln sich nacheinander drei unterschiedliche Augenbewegungsstörungen:

1. Bei okulärer Dysmetrie oszillieren die Augen bei der Rückkehr vom Seitwärtsblick in die Ausgangslage von einer Seite zur anderen. Dies stabilisiert sich nach einigen Augenblicken.
2. Augenflattern besteht aus kurzen Ausbrüchen, bei denen sich die Augen unwillkürlich aus der Ausgangslage hin- und herbewegen. Dies ist immer mit okulärer Dysmetrie verbunden.
3. Opsoklonus ist eine konjugierte, spontane und fortgesetzte Oszillation in verschiedene Richtungen. Der Patient kann den Opsoklonus nicht unterdrücken, und er hält auch im Schlaf an. Bei Kindern tritt dieser Zustand besonders als Symptom von Neuroblastomen auf. Bei Erwachsenen sollte ein okkultes Karzinom ausgeschlossen werden. Opsoklonus kann als postinfektiöses Symptom auftreten, wobei er häufig mit Ataxie und Myoklonus verbunden ist. Er reagiert auf Steroide. Erholt sich der Patient, durchläuft er bis zur Genesung die Phasen 2 und 1.

Willkürnystagmus

Als Willkürnystagmus wird die Fähigkeit einiger Menschen bezeichnet, kurze Ausbrüche rascher Augenzuckungen hervorzurufen, die nur einige Sekunden anhalten. Normalerweise leiten sie die Zuckungen mit geschlossenen Augen ein. Bei geöffneten Augen werden sie blockiert, weshalb sie auch schnell abklingen. Hierbei handelt es sich um einen „Partytrick" ohne pathologische Bedeutung.

Die Bedeutung einer korrekten Nystagmusprüfung und der genauen Dokumentation aller Merkmale wie Art oder Richtung wird häufig unterschätzt. Die fast immer in neurologischen Untersuchungsberichten auftauchende Feststellung „einige nystagmoide Zuckungen" ist kein Hinweis auf großen klinischen Scharfsinn. Vielmehr deutet er auf geringes klinisches Geschick und die Unfähigkeit hin, diese Bewegungen von einem echten körperlichen Symptom zu unterscheiden.

8 Die Großhirnhemisphären: Die Hirnlappen

Das Gehirn arbeitet zwar als integrierte Einheit, bestimmte Gebiete haben aber großen Einfluß auf spezifische Funktionen. Aus diesem Grund sucht man in der Anamnese oder bei der klinischen Untersuchung nach lokalisatorisch bedeutsamen Symptomen. Derartige Hinweise bleiben der „Goldstandard" der Differentialdiagnose, da ansonsten nur die unbefriedigende Diagnose gestellt werden kann, daß „mit dem Gehirn etwas nicht stimmt".

Intelligenzdefekte und Verhaltensstörungen

Für die höchsten Stufen intellektueller Tätigkeit muß das ganze Gehirn intakt sein. Dennoch führen ziemlich ausgedehnte Läsionen in einigen Gebieten nur zu geringen oder nicht zu nachweisbaren Defiziten, während eine kleine Läsion in der dominanten Hemisphäre verheerende Auswirkungen auf die Sprachfunktion und das Sprachverständnis haben kann. Bei einem zerebralen Neoplasma führen zusätzliche Merkmale wie erhöhter Hirndruck, Hirnödem und Verlagerung des Gehirns zu unspezifischen, generalisierten Intelligenz- und Verhaltensänderungen, die zu den Herdsymptomen der zugrundeliegenden Läsion hinzukommen. Aus diesem Grund sollte jede Äußerung eines Angehörigen des Patienten, daß in letzter Zeit ein intellektueller Abbau oder eine Persönlichkeitsveränderung eingetreten ist, sehr ernst genommen werden, auch wenn durch einfache Tests oder die klinische Untersuchung kein klar erkenn-

barer pathologischer Befund nachweisbar ist. Sehr oft ist sich der Patient dieser Veränderung nicht bewußt oder streitet sie sogar ab. Auch Arbeitgeber und Kollegen sollten unbedingt befragt werden, um die vom Patienten und seiner Familie erhaltene Anamnese zu ergänzen.

Große Schwierigkeiten kann es bereiten, wenn die Familie dem Arzt wichtige Hinweise auf solche Veränderungen mitteilt und darauf besteht, daß der Patient unter gar keinen Umständen von dem Gespräch erfahren darf. Will man nicht vorgeben, ein Hellseher zu sein, ist der Umgang mit dieser Situation äußerst heikel (siehe Fallbeispiel I). Gedächtnisstörungen, Konzentrationsschwäche, Reizbarkeit, Verlust motorischer Fähigkeiten oder unangemessenes Verhalten können den Beginn einer zerebralen Läsion kennzeichnen.

Fallbeispiel I

Ein 58jähriger Mann wurde nach einem generalisierten Krampfanfall überwiesen. Herdsymptome wurden nicht beobachtet. Acht Monate vorher hatte er sich ohne Komplikationen einer Bypass-Operation unterzogen. Bei der Untersuchung fanden sich bis auf leicht gesteigerte Reflexe am rechten Arm und Bein keine pathologischen körperlichen Symptome. Sein Geruchssinn wurde nicht geprüft. Ohne sein Wissen hatte die Familie des Patienten angegeben, daß er sich in den letzten Jahren ziemlich zurückgezogen habe und nach seiner Arbeit als Personalchef abends mehrere Stunden eine Zeitschrift über Bridge redigierte. Allerdings räumten sie ein, daß sein Verhalten schon immer etwas merkwürdig gewesen sei. Auf dieser Grundlage wurde beschlossen, ihn gründlich zu untersuchen, obwohl der klinische Verdacht bestand, daß sein Anfall mit einem vaskulären Ereignis während der Herzoperation zu tun haben könnte. Ein EEG zeigte einige sharp-wave-Komplexe im Frontallappen. Ein Computertomogramm ergab eine große linksseitige frontale Läsion. Bei der Operation stellte sich heraus, daß sie von der Olfaktoriusrinne ausging. Anschließend erklärte der Patient, daß er schon einige Jahre zuvor seinen Geruchssinn verloren hatte. Der postoperative Verlauf wurde durch eine Liquorrhoe durch die Siebbeinplatte kompliziert, die neurochirurgisch behoben werden mußte. Leider verschlimmerte sich sein ohnehin schon schwieriges Verhalten nach dem Eingriff noch, und er konnte seine Arbeit nicht wieder aufnehmen, obwohl sein starkes Interesse für das Bridgespielen anhielt.

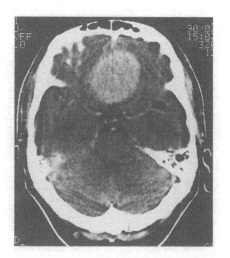

Fallbeispiel I Meningeom der Olfaktoriusrinne, das vom Boden der vorderen Schädelgrube ausgeht

Fallbeispiel II

Das Verhalten eines Industriechemikers mittleren Alters, der immer extrovertiert gewesen war, wurde überschwenglicher. Eines Tages war er mit seiner Frau im Auto unterwegs und schlug vor, daß für eine Weile sie fahren sollte. Kaum war sie ausgestiegen, fuhr er weg und ließ sie zurück. Er hatte keine Erklärung für dieses

Verhalten. Das einzige körperliche Symptom war ein positiver Babinski auf der rechten Seite. Die Untersuchung zeigte ein großes linksseitig parietales Meningeom. Für die Verhaltensänderung gibt es keine befriedigende Erklärung. Das Verhalten normalisierte sich jedoch nach der Entfernung des Meningeoms.

Fallbeispiel III

Der Portier eines großen Londoner Hotels begann, wichtige Gäste vertraulich zu begrüßen. Bis mittags waren zahlreiche Beschwerden beim Manager eingegangen, der den Portier in der Eingangshalle antraf, als er den Gästen Soldatenlieder vorsang. Eine Untersuchung ergab auf beiden Seiten einen positiven Babinski und leichte Stauungspapillen. Bis zu diesem Tag war sein Verhalten unauffällig gewesen. Eine Röntgenaufnahme des Thorax zeigte ein großes Bronchialkarzinom. Anschließend ergab eine Szintigraphie zahlreiche Metastasen im Gehirn.

Klarer umrissene Beeinträchtigungen können Hinweise auf den Ort der zugrundeliegenden Läsionen liefern.

1. Läsionen des Frontallappens führen zu auffallenden Gedächtnisstörungen bis hin zur Demenz, die häufig mit einer ausgeprägten körperlichen Verlangsamung (Erklärung siehe unten) verbunden sind. Ein häufiges Merkmal ist eine Verschlechterung des Sozialverhaltens, insbesondere hinsichtlich der Miktion. Dies hängt wahrscheinlich mit der Lage des kortikalen Miktionszentrums im Gyrus frontalis superior zusammen. Harninkontinenz sollte bei Patienten mit intellektuellem Verfall immer als Hinweis auf eine frontale Läsion gewertet werden, bis das Gegenteil bewiesen wird. Die Patienten neigen häufig auch zu vulgärsprachlichem Reden bei unpassenden Gelegenheiten.
2. Störungen im Temporallappen können ebenfalls zu Persönlichkeitsveränderungen mit Gedächtnisstörungen führen. Die langsame Verschlechterung kann durch gelegentliche bizarre Persönlichkeitsveränderungen unterbrochen werden, die plötzlich beginnen und wieder aufhören. Diese stellen sich oft als komplexe psychomotorische Anfälle heraus, die mehrere Tage dauern können. Zwischen den abgegrenzten Anfällen kann eine Verwirrtheit bestehen bleiben. Bei Patienten mit plötzlichen Anfällen veränderten Verhaltens sollte die Möglichkeit einer Funktionsstörung im Temporallappen in Betracht gezogen werden.
3. Läsionen im Parietallappen haben unterschiedliche Manifestationen, je nachdem, welche Großhirnhemisphäre bei dem Patienten dominant ist. Bei den meisten Patienten (einschließlich der Mehrzahl der Linkshänder) ist die linke Hemisphäre dominant.

Parietale Läsionen der dominanten Hemisphäre führen zu Aphasie mit einer Unfähigkeit, Anweisungen zu verstehen, einer Unfähigkeit zu sprechen oder einer Kombination aus beiden. Die Beurteilung von Patienten, die nicht kommunizieren können, erfordert ein gewisses Maß an Können und Zeit. Ein sehr häufiger Irrtum und

eine gefährliche Annahme ist, daß schlechte Kommunikationsfähigkeit ein Synonym für Verwirrtheit ist.

Fallbeispiel IV

Eine Alkoholikerin mittleren Alters wurde psychisch auffällig und „verwirrt". Dies wurde einem Korsakow-Syndrom zugeschrieben, und sie wurde in eine psychiatrische Klinik eingewiesen. Dort wurde eine Aphasie festgestellt. Eine anschließende Untersuchung und Operation zeigte ein Gliom im Temporallappen der linken, dominanten Hemisphäre.

Fallbeispiel V

Ein älterer Mann wurde von seinen Verwandten ins Krankenhaus gebracht. Sie gingen fort, bevor sie befragt werden konnten. Er war „verwirrt" und konnte keine Angaben über sich machen. Es wurde ein chronisches psychoorganisches Syndrom diagnostiziert und ein Neurologe hinzugezogen. Die Untersuchung des sehr schläfrigen Patienten ergab eine sensorische und eine motorische Aphasie, eine leichte rechtsseitige Hemiparese und eine leicht erweiterte linke Pupille. Eine sofortige weitere Untersuchung ergab ein massives subdurales Hämatom, das erfolgreich entleert werden konnte.

Die Methoden einer orientierenden Aphasieuntersuchung werden später ausführlich behandelt. Es muß aber darauf hingewiesen werden, daß Sprachstörungen von oberflächlichen Untersuchern leicht für Verwirrtheit gehalten werden.

Läsionen des nicht dominanten Parietallappens beeinträchtigen die Sprachfunktion nicht, führen aber zu ungewöhnlichen Defiziten bei erworbenen Fähigkeiten, etwa beim Anrichten von Speisen, beim Anziehen, beim Aus-der-Badewanne-Steigen oder bei der räumlichen Orientierung. Die vollständige Erhaltung der Sprachfunktion, die es dem Patienten ermöglicht, seine Schwierigkeiten zu diskutieren, ohne sie erklären zu können, ist ein Merkmal dieses als Apraxie bekannten Zustands.

Fallbeispiel VI

Beim Nachhausekommen fand ein Mann seine 70jährige Ehefrau, die in der leeren Badewanne saß und wiederholt vergeblich versuchte, herauszusteigen. Sie konnte nicht verstehen, warum sie solche Schwierigkeiten hatte, und saß seit ungefähr vier Stunden in der Wanne. Nachdem ihr Mann ihr aus der Wanne geholfen hatte, brauchte sie Hilfe beim Anziehen. Die körperliche Untersuchung ergab Hinweise auf eine Läsion der rechten Hemisphäre, die sich als Folge eines Hirninfarkts erwies.

Fallbeispiel VII

Ein 56jähriger Zimmermann hatte während eines grippalen Infekts mehrere Anfälle von Parästhesien im linken Arm ohne Folgeerscheinungen. An dem Tag, als er seine Arbeit wieder aufnahm, brauchte er für die 800 m zu seiner Arbeitsstelle 2,5 Stunden, und Nachbarn beobachteten, daß er in die falsche Richtung ging. Als er bei der Arbeit ankam, konnte er den Weg zu seiner Werkbank nicht finden und seine Werkzeuge nicht benutzen. Er wurde heimgeschickt. Seine Frau bemerkte, daß er beim Anziehen des Schlafanzugs große Schwierigkeiten hatte. Eine Angiographie ergab keinen auffälligen Befund, man ging aber von einer vaskulären Läsion im nicht dominanten Parietallappen aus (der Fall ereignete sich 1970 vor der Einführung der Computertomographie).

Kombinationen der folgenden Symptome legen eine Läsion im nicht dominanten Parietallappen nahe: Der Patient verhält sich merkwürdig; er trägt Kleidungsstücke verkehrt herum; er kann sich nicht anziehen; er verirrt sich im Haus oder unterwegs; oder er kann plötzlich keine Tätigkeiten mehr ausüben, für die Fachkenntnisse erforderlich sind, etwa das Zimmerhandwerk.

Manchmal kann – wie im folgenden Fall – die auf klinischen Symptomen beruhende Lokalisation falsch sein.

Fallbeispiel VIII

Ein 55jähriger Mann wurde ins Krankenhaus aufgenommen, nachdem er beim Hockeyspielen akute Kopfschmerzen bekommen hatte. Seine Frau berichtete, daß er sich seit einigen Wochen seltsam verhalten habe: Er war von einer Geschäftsreise mit 20 Paar Schuhen zurückgekommen, und sie hatte eine Schublade voller noch nicht geöffneter Packungen mit Unterhosen gefunden, die er gekauft hatte. Außerdem hatte er ihr Haus beliehen, um einen riesigen Wohnwagen zu kaufen. Dies entdeckte sie erst, als er geliefert wurde. Der Mann hatte keine klaren pathologischen körperlichen Befunde und keine Symptome eines erhöhten Hirndrucks. Man vermutete eine frontale Läsion. Er hatte eine Polyzythämie, zeigte aber ansonsten keine hämatologischen oder biochemischen Veränderungen. Eine Computertomographie ergab eine große zerebelläre Läsion, aber keine anderen Läsionen und keine Anhaltspunkte für einen Hydrozephalus. Postoperativ stellte sich heraus, daß eine Metastase eines Bronchialkarzinom vorlag. Es gibt keine offensichtliche Erklärung für das außergewöhnliche Verhalten, das auch der Patient bis zu seinem Tod ein Jahr später nicht erklären konnte.

Beurteilung der intellektuellen Funktion am Krankenbett

Der Geisteszustand und die Intelligenz eines Patienten sollten geprüft und eine spezifische Untersuchung auf Aphasie durchgeführt werden. Über all diese Gebiete erhält man eine beträchtliche Menge an Informationen, wenn man einige Zeit mit dem Patienten verbringt sowie während der Anamneseerhebung. Die Stimmung, die Einstellung gegenüber ihren Symptomen und dem Untersucher sowie gegenüber Dritten lassen sich leicht ohne spezifische Tests erkennen.

Geisteszustand

Ein formaler Test des Geisteszustands beschränkt sich häufig darauf, daß man die zeitliche und räumliche Ori-

entierungsfähigkeit des Patienten bestimmt. Gibt es irgendwelche Unklarheiten, kann dies um Fragen nach dem Datum, dem Wochentag, der Jahreszeit oder nach dem Wetter der letzten Zeit erweitert werden. Jeder, der mehrere Tage in einem Krankenhausbett verbracht hat, wird wissen, wie schwierig die Beantwortung solcher Fragen unter diesen Umständen sein kann. Die monotone Routine, die Bedeutungslosigkeit des Datums und die Isolation von der Außenwelt führen selbst beim aufmerksamsten Patienten zu einer gewissen Unsicherheit über Zeit und Datum. Näherliegende Fragen, wie nach dem Namen der Station, der Stationsschwester oder des zuständigen Arztes, können besser geeignet sein. Allgemeine Fragen nach dem Inhalt der Tageszeitung oder den Nachrichten im Radio sind gewöhnlich sehr viel sinnvoller, obwohl sie auf den ersten Blick weniger spezifisch sind als das Datum. Pflegeberichte über das Verhalten des Patienten sind für diese allgemeine Bewertung ebenfalls sehr nützlich. Man sollte das Gedächtnis des Patienten für weit zurückliegende, kürzliche und unmittelbare Ereignisse überprüfen und das Ergebnis, wenn möglich, mit einem Angehörigen abgleichen. Man sollte auch die besonderen Interessen des Patienten angemessen berücksichtigen.

Orientierende Untersuchung der intellektuellen Funktionen

Obwohl diese in gewissem Umfang am Krankenbett getestet werden können, ist es extrem unwahrscheinlich, daß ein Untersucher, der den Patienten nur gelegentlich sieht, leichtere Veränderungen bemerkt. Eine Reihe traditionell am Krankenbett durchgeführter Test wurde zum sogenannten „Mini-Mental-Test" zusammengefaßt, durch den sichergestellt wird, daß mehrere intellektuelle Funktionen bewertet werden. Ein formaler psychometrischer Test ist aber sehr wichtig, insbesondere dann, wenn bei einem Patienten, von dem man annimmt, daß er ein verändertes Verhalten oder einen Verlust intellektueller Fähigkeiten zeigt, keine weiteren pathologischen Befunde erhoben werden.

Ein traditioneller Test ist der 100-minus-7-Test, bei dem der Patient gebeten wird, 7 von 100 zu subtrahieren und anschließend 7 von der Differenz und so weiter. Für eine genaue Interpretation sind sowohl die Richtigkeit als auch die benötigte Zeit wichtig. Angst hat einen starken Einfluß auf diesen Test, und es wäre falsch, die Beurteilung ausschließlich auf ihn zu stützen. Ein weniger anspruchsvoller, aber ähnlicher Test besteht darin, den Patienten vorwärts auf 20 und von 20 rückwärts zählen zu lassen.

Ein anderer traditioneller Test prüft die Fähigkeit, einen langen Satz zu lernen. Sowohl die Perseveration von Fehlern als auch die zum Lernen benötigte Zeit liefern nützliche Informationen. Der traditionell verwendete, sogenannte Babcock-Satz (den jeder, der am

National Hospital of Nervous Diseases ausgebildet wurde, auswendig kennen sollte) lautet in deutscher Übersetzung:

„Um reich und groß zu werden, braucht ein Land vor allem eine gute und ausreichende Holzversorgung."

Die meisten Patienten können diesen Satz in drei bis fünf Versuchen ohne Fehler lernen. Allerdings wirken sich auf diesen Test unter anderem Angst, Sprach- und Gedächtnisstörungen aus. Die Ergebnisse sind für keine Diagnose spezifisch.

Andere Gedächtnis- und Konzentrationstests bestehen darin, den Patienten eine Zahlenfolge vorwärts und rückwärts lernen zu lassen. Normalerweise können Patienten sieben Zahlen vorwärts und fünf rückwärts lernen. Als Test des Kurz- und des Langzeitgedächtnisses kann man den Patienten bitten, eine sechsstellige Telephonnummer oder eine Adresse sofort auswendig zu lernen, und ihn nach zehn Minuten sowie im Anschluß an die übrigen Tests noch einmal danach fragen.

Die Erklärung der Bedeutung von Sprichwörtern, Tests der Allgemeinbildung oder Fragen nach den Namen bekannter Persönlichkeiten oder von Ländern und ihrer Hauptstädte sind nicht unproblematisch, da die persönlichen Interessen des Patienten seine Leistung beeinflussen.

Ein aphasischer Patient, der keine einfachen Objekte benennen oder die Bedeutung einfacher Worte wie brünett nicht erklären konnte, wurde nach der Bedeutung des Wortes „piscatorial" (die Fischerei betreffend) gefragt. Er strahlte und gab wie aus der Pistole geschossen die richtige Antwort. Es versteht sich von selbst, daß er begeisterter Angler war.

Screening auf Aphasie

Ein formaler Aphasietest wird am besten erst durchgeführt, wenn man eine klare Vorstellung über das Ausmaß der Verwirrtheit und der Desorientierung des Patienten hat. Dennoch ist es wichtig, daß man *vor* der Anamneseerhebung sicher ist, ob das Sprachverständnis des Patienten intakt ist und ob er eine Frage umfassend und angemessen beantworten kann. Es ist äußerst wichtig, daß der Patient sich durch den Test nicht belästigt fühlt. Außerdem sollte auf etwaige Schwierigkeiten nicht zu intensiv eingegangen werden, insbesondere nicht vor anderen Personen.

Überprüfen Sie zuerst, ob der Patient gesprochene Sprache verstehen kann, indem Sie testen, ob er auf Anweisung die Augen schließen, die Zunge herausstrecken und seine rechte oder linke Hand vorzeigen kann. Ein stark verwirrter oder dementer Patient streckt unter Umständen bei der ersten Aufforderung seine Zunge heraus und tut dies auch bei jeder folgenden Aufforderung. Dabei kann eine Perseveration vorliegen, oder es

ist die einzige motorische Handlung, die der Patient verstehen oder zu der er gebracht werden kann.

Kann der Patient keine gesprochenen Anweisungen verstehen, kann er sie vielleicht lesen. Dieselben einfachen Anweisungen sollten auf Karten geschrieben werden, zum Beispiel „Strecken Sie die Zunge heraus", und dem Patienten gezeigt werden.

Die gesprochenen Antworten des Patienten sollten – falls er welche gibt – notiert werden. Patienten mit Anomie (Schwierigkeiten bei der Benennung von Objekten) beherrschen Sprache ausgesprochen gut, ihren Sätzen fehlen aber die Hauptwörter. Um diese Schwierigkeiten zu umgehen, verwenden sie Alternativen. Ein Patient, der seinen Ehering benennen sollte, zeigte auf seine Frau und sagte: „Ich bin lange mit ihr zusammen." Ein anderer, der nach seiner Brille gefragt wurde, nannte sie „sehen".

Eine sehr interessante und häufige Beobachtung ist in dieser Situation, daß ein Patient, der seine Brille nicht benennen kann, wenn sie ihm gegeben wird, etwas später, ohne zu zögern, nach der Brille greift und sie nimmt, wenn er gebeten wird, sie aufzusetzen. Entsprechend sehen viele Patienten, wenn sie nach der Uhrzeit gefragt werden, auf ihre Uhr, können sie aber weder benennen noch die Uhrzeit angeben.

Der Patient kann sich möglicherweise besser schriftlich ausdrücken, und man sollte ihn bitten, seinen Namen, seine Adresse und einen einfachen diktierten Satz zu schreiben.

Die Benennung von Objekten ist ein sehr einfacher Test und vielleicht der nützlichste am Krankenbett. Gewöhnlich wird geprüft, ob der Patient seine Uhr und ihre Bestandteile, einen Füller oder Objekte wie Früchte auf dem Nachttisch oder die Knöpfe seines Schlafanzugs benennen kann. Gelingt ihm das nicht, kann das für den Patienten sehr belastend sein. Man sollte deshalb niemandem erlauben, bei der Untersuchung zuzuhören oder sich gar über die Schwierigkeiten des Patienten zu amüsieren.

Der Patient soll versuchen, einen Abschnitt aus einem Buch oder einer Zeitung vorzulesen und frei wiederzugeben. So wird überprüft, ob er lesen kann und das Gelesene versteht. Manche Patienten halten den ganzen Tag ein Buch verkehrt herum, und erwecken so den falschen Eindruck, daß sie gedankenversunken lesen. Das Ausmaß der Sprachstörung läßt sich nur durch einen formalen Test erkennen.

Leistungsmängel bei diesen Tests weisen auf eine Beeinträchtigung im Verständnis für gesprochene oder geschriebene Sprache hin und lassen auf eine Aphasie und somit auf eine Läsion im Parietallappen der dominanten Hemisphäre schließen. Fast immer ist dies die Linke. Nur bei einem von zehn linkshändigen Patienten ist die rechte Hemisphäre dominant. Wurde erst einmal eine aphasische Störung entdeckt, liegt der Läsionsort in der dominanten Hemisphäre, und es ist unwahrscheinlich, daß weitergehende Tests noch nützliche lokalisierende Informationen ergeben.

Orientierende Untersuchung auf Apraxie

Apraxie ist eine Störung, die durch eine Läsion des nicht dominanten Parietallappens entsteht, gewöhnlich der rechten Hemisphäre. In der Anamnese finden sich Beispiele für den Verlust erworbener Fähigkeiten, wie Schwierigkeiten bei einfachen Arbeiten im Haushalt oder am Arbeitsplatz. Alltägliche Tätigkeiten, die normalerweise ohne nachzudenken ausgeführt werden, wie das Aufheben von Kleidungsstücken, das Öffnen eines Buches, das Zusammenfalten einer Zeitung, das Anzünden einer Zigarette oder das Zurückstellen einer Tasse auf die Untertasse, können plötzlich große Schwierigkeiten bereiten. Einen Hinweis auf diese Störung geben häufig das völlige Durcheinander auf dem Nachttisch des Patienten und um das Bett verstreute Gegenstände.

Natürlich muß man auch motorische Ausfälle und Ataxie berücksichtigen. Bei vielen Fällen sind diese Funktionen aber normal, was die Schwierigkeiten des Patienten mit scheinbar einfachen Handlungen noch eindrucksvoller macht.

Tests der konstruktiven Fähigkeiten, bei denen mit Streichhölzern einfache Figuren nachgebildet oder ein Zifferblatt, ein Mann oder ein Fahrrad nach dem Gedächtnis gezeichnet werden sollen, gehören alle zur gleichen Kategorie. Das Zeichnen eines Zifferblatts eignet sich besonders zum Nachweis eines linksseitigen Neglects (Neglect ist eine halbseitige Vernachlässigung), der ein häufiges Merkmal bei Läsionen des nicht dominanten Parietallappens ist. Liegt ein linksseitiger Neglect vor, zeichnet der Patient die Zahlen von 1–12 alle in die rechte Hälfte des Kreises.

Auf einem höheren Testniveau kann geprüft werden, ob der Patient einen Plan der Station oder seiner Wohnung zeichnen kann. Ein Taxifahrer zeigte in allen Tests gute Leistungen, bis er gebeten wurde, einen Plan des Trafalgar Square zu zeichnen. Dies lieferte die Erklärung für seine Hauptbeschwerde, daß er Schwierigkeiten bei der Ausübung seines Berufs habe.

Eine der auffallendsten Störungen bei Apraxie ist die Ankleideapraxie, bei der der Patient nicht in der Lage ist, seine Kleidung herauszusuchen und anzuziehen. Ein Patient zeigte in Verbindung mit dieser Störung sogar einen linksseitigen Neglect. Er kam hinter dem Wandschirm hervor und hatte das rechte Hosenbein um seinen rechten Oberschenkel geschlungen, während das linke Hosenbein leer herunterhing. Sein rechter Arm steckte im linken Ärmel seiner Jacke, die er mit der Rückseite nach vorne trug. Selbst vor der Einführung bildgebender Methoden war anhand dieses überraschenden Bildes eine exakte Lokaldiagnose möglich. Der Patient hatte einen Tumor im rechten Parietallappen.

Wie die Aphasie, liefert der Nachweis von Apraxie in einem Tätigkeitsbereich genaue lokalisierende Informationen und weist immer auf eine Läsion im nicht dominanten Parietallappen hin.

Zusammenfassend läßt sich sagen, daß Patienten den Eindruck einer allgemeinen Verschlechterung der intellektuellen Funktion oder von Verwirrtheit machen, der abhängig vom Bewußtseinszustand variieren kann. Dieser Eindruck kann aber auf aphasischen Sprachstörungen beruhen, die zu Schwierigkeiten im Sprachverständnis und in der verbalen Kommunikation führen. Andererseits können die Patienten wegen einer Apraxie auch Schwierigkeiten bei der Ausführung einfacher Aufgaben haben. Die Unterscheidung dieser verschiedenen Möglichkeiten ist sehr wichtig. Aphasie und Apraxie weisen auf eine Läsion in der dominanten beziehungsweise in der nicht dominanten Hemisphäre hin, während Verwirrtheit auf einen veränderten Bewußtseinszustand, eine Infektionskrankheit, multiple Läsionen oder eine Stoffwechselstörung hindeuten kann, die das ganze Gehirn betreffen. Letzteres erfordert einen völlig anderen Ansatz für weitergehende Untersuchungen und Behandlung. Zur Zeit hat die leichte Zugänglichkeit zur Computertomographie dazu geführt, daß zuerst ein CT aufgenommen wird und anschließend nachgedacht wird, wenn sich keine Herdläsion nachweisen läßt.

Untersuchung der motorischen und sensorischen Funktionen bei Krankheiten der Hemisphären

Wegen der großen Bedeutung und Schwierigkeit der körperlichen Untersuchung auf motorische und sensorische Funktionen bei Patienten mit zerebralen Störungen, wird die korrekte Untersuchungsmethode in den folgenden Abschnitten ausführlich behandelt. In den späteren Kapiteln wird sie dann als bekannt vorausgesetzt.

Motorische Störungen bei Krankheiten der Hemisphären

Für eine normale motorische Funktion benötigt der Patient eine intakte sensorische Rückmeldung und zerebellären Input, um seine Extremitäten zu kontrollieren. Patienten sagen häufig, daß sie „unsicher" sind oder unter „Taubheitsgefühlen" leiden, während sie in Wirklichkeit „schwach" meinen. Werden diese beschreibenden Begriffe unkritisch übernommen, entsteht ein vollkommen falsches Bild ihres Leidens. Man sollte den Patienten bitten, diese Begriffe möglichst ebenso genau zu erläutern, wie sie das bei dem Begriff „Blackout" tun sollten.

Die beste Vorprüfung besteht darin, daß man den Patienten bittet, seine Arme auszustrecken. Dieser Test ist sehr gut zur Orientierung geeignet und sollte systematisch ausgewertet werden.

1. Beobachten sie die ausgestreckten Hände. Liegen irgendwelche Auffälligkeiten an den Händen vor wie

Trommelschlegelbildung? Zittern die Hände? Kann ein Arm seine Lage nur schwer beibehalten? Sinkt ein Arm ab, stellt sich bei weiterer Untersuchung wahrscheinlich heraus, daß er schwach ist.

2. Kann der Patient rasch aufeinanderfolgende Fingerbewegungen wie beim Klavierspielen ausführen? Falls nicht, ist die weniger leistungsfähige Hand wahrscheinlich durch eine leichte Pyramidenbahnläsion beeinträchtigt. Bei einem rechtshändigen Patienten sind die motorischen Funktionen der rechten Hand immer etwas besser.

3. Der Patient wird dann gebeten, seine Augen zu schließen. Bleiben die Hände bei geschlossenen Augen auf gleicher Höhe? Steigt ein Arm nach oben oder schwingt er auf und ab, kann dies auf eine zerebelläre Funktionsstörung hindeuten. Sinkt ein Arm ab, ist dies ein Hinweis auf eine Störung in der sensiblen Rückmeldung oder auf eine Schwäche. Letztere sollte bereits ausgeschlossen worden sein, als die Arme mit *offenen* Augen ausgestreckt wurden.

Ist der Patient schläfrig oder bewegt er seine Extremitäten wegen einer aphasischen Störung nicht auf Anweisung, sollte man auf spontane Bewegungen der Extremitäten achten. Kneift der Untersucher die Haut an der vorderen Thoraxwand des Patienten, wird dieser die Hand des Untersuchers immer mit seinem weniger beeinträchtigten Arm wegschieben. Wird der normale Arm dann festgehalten, während man die Untersuchung wiederholt, wird sich die betroffene Extremität bewegen, falls das möglich ist. Die Beine können nacheinander mit Schmerzreizen getestet werden, indem man die Haut kneift oder in den Fuß sticht. Mit diesen Untersuchungen kann auch die sensible Funktion beider Seiten orientierend geprüft werden.

Beurteilung der motorischen Funktion bei einer Hemisphärenläsion

Schwere Defekte der motorischen Funktion bei Patienten, die nicht bei vollem Bewußtsein sind, wurden oben beschrieben. Häufig sucht man aber nach einem sehr subtilen Defizit, und das Geheimnis der Beurteilung liegt darin, daß man weiß, wie und wo man nach leichten motorischen Störungen suchen muß.

Das Gesicht

Das Problem des asymmetrischen Gesichts und die verbreitete Behauptung, daß dies eine leichte Läsion des 1. Motoneurons darstellt, wurden bereits in Kapitel 6 besprochen. Eine durch eine Läsion des 1. Motoneurons verursachte Gesichtslähmung, wie sie bei Patienten mit einer Hemisphärenläsion angetroffen wird, bereitet weitere Schwierigkeiten.

Es gibt zwei Arten von Gesichtsbewegungen: willkürliches Grimassenschneiden und Lächeln und unwillkürliches Grimassenschneiden und Lächeln als echte emotionale Reaktionen. Die erste Funktion wird wahrscheinlich über die klassischen motorischen Bahnen vom Motorkortex vermittelt, während die emotionale Reaktion von zusätzlichen motorischen Gebieten tief in der Insel und in den Temporallappen ausgeht. Bei der Anamneseerhebung sollten die Gesichtsbewegungen aufmerksam beobachtet werden. Der Patient sollte auch dazu gebracht werden, spontan zu lächeln. Anschließend sollte ein forciertes Lächeln geprüft werden, und ob der Patient die Zähne zeigen kann.

Eine ziemlich offensichtliche Gesichtslähmung in einer Untersuchung kann mit normalen Ergebnissen bei einer anderen Aufgabe verbunden sein. Die Art der beobachteten Schwäche kann lokalisatorische Bedeutung haben. Macht sich die Schwäche nur bei emotionalen Veränderungen des Gesichtsausdrucks bemerkbar, beruht sie wahrscheinlich auf einer Läsion im Temporallappen. Erinnern Sie sich, daß die Schwäche um den Mund herum am stärksten ausgeprägt ist. Der Lidschluß kann nur leicht beeinträchtigt sein, während das Stirnrunzeln normalerweise nicht betroffen ist (siehe Kapitel 6).

Die Extremitäten

Beim Test der Funktion der Extremitäten suchen wir nach Hinweisen auf eine Veränderung des Tonus und nach „pyramidaler Schwäche". Dieses Konzept ist für eine genaue Diagnose wichtig, wird aber in den meisten Lehrbüchern und Vorlesungen überraschenderweise vernachlässigt, wie die große Zahl von Ärzten anzeigt, die die Kraft der Extremitäten aufgrund des Händedrucks und der Stärke des M. quadriceps bewerten. Dies sind die beiden Bewegungen, bei denen eine Beeinträchtigung durch eine Krankheit der Pyramidenbahn am unwahrscheinlichsten ist!

Tonus

Der Tonus wird am besten an den Armen geprüft. Dabei hält man die Hand des Patienten wie beim Händeschütteln und dreht den Unterarm und beugt und streckt im Handgelenk und anschließend im Ellenbogengelenk. Ist der Tonus erhöht, spürt man, wie der Arm plötzlich steif wird und sich einer weiteren Bewegung widersetzt. Dies ist am stärksten ausgeprägt, wenn man gegen den Bizeps, die Hand- und die Fingerbeuger zieht. Zieht der Untersucher plötzlich und hält einen starken Zug gegen einen der angespannten Muskeln aufrecht, kann ein Klonus ausgelöst werden. Klonus ist die rhythmische Kontraktion und Entspannung eines gestreckten Muskels. Am Arm läßt er sich am leichtesten nachweisen, wenn man versucht, den Unterarm zu drehen oder im Handgelenk zu strecken.

Der Tonus des Beins wird geprüft, indem man das Knie des Patienten mit beiden Händen festhält und das Bein sanft im Hüftgelenk dreht. Sobald das Bein frei kreist, heben Sie das Knie rasch vom Bett. Bei Gesunden beugt sich das Knie, und die Ferse bleibt immer auf dem Bett. Ist das Bein auch nur leicht spastisch, bewegt sich das ganze Bein nach oben. Leichtere Beeinträchtigungen lassen sich erkennen, indem man die Reaktionen der beiden Extremitäten miteinander vergleicht. Nimmt man an, daß der Oberschenkel spastisch ist, kann ein Patellarklonus vorhanden sein. Dies prüft man, indem man die Patella an ihrem oberen Rand mit Daumen und Zeigefinger hält, die Patella bei flach im Bett liegendem Bein ruckartig in Richtung des Fußes drückt und den Druck nach unten *beibehält*. Liegt ein Patellarklonus vor, wird die Patella rhythmisch auf- und abzucken, solange der Druck anhält.

Auch am Fußgelenk kann auf Klonus untersucht werden. Bei leicht gebeugtem Knie wird der Fuß ruckartig dorsalflektiert, indem man gegen den Fußballen drückt. Die Zuckungen halten solange an, wie dieser Druck aufrechterhalten wird.

Reflexe

Bei einer zerebralen Krankheit suchen wir nach gesteigerten Reflexen. Es ist wichtig, daß die Gliedmaßen bei Auslösung der Reflexe genau die gleiche Lage einnehmen, wenn beide Seiten miteinander verglichen werden. Die Arme werden am besten geprüft, indem der Ellenbogen gebeugt und der Unterarm über die Brust des Patienten gelegt wird. Jede Extremität muß einzeln getestet werden, und in dieser Position sind die Reflexe am besten zu beurteilen, auch kann die Trizepssehne genau getroffen werden.

Der Supinator-, Bizepssehnen- und Trizepssehnenreflex sollten routinemäßig ausgelöst werden. Auf der betroffenen Seite sind diese Reflexe gesteigert. Der Pectoralis-major-Reflex sollte ebenfalls geprüft werden (wird ausgelöst, indem man die Hand auf den Ansatz des M. pectoralis major am Arm legt und mit dem Reflexhammer fest auf die Rückseite der Finger schlägt). Man spürt, wie sich der Muskel kontrahiert, und die Schulter zuckt nach vorne.

In dieser Situation sollte auch der Fingerbeugerreflex gesteigert sein (wird ausgelöst, indem der Untersucher die halb gebeugten Finger des Patienten mit seinen eigenen hält, auf die er dann mit dem Reflexhammer klopft). Man spürt, wie die Finger des Patienten zucken. Wird der freie Daumen beobachtet, sieht man, wie er gleichzeitig gebeugt wird. Ist der Fingerbeugerreflex pathologisch gesteigert, kann unter Umständen auch der Trömner-Reflex ausgelöst werden. Während die Hand des Patienten eine entspannte, halb gebeugte Lage einnimmt,

soll der Untersucher die Endphalanx des Mittelfingers mit dem Daumen beugen und dann plötzlich loslassen. Dadurch kann sich die Phalanx schnell strecken. Währenddessen sieht man, wie sich die Endphalanx des Daumens beugt.

Es soll betont werden, daß alle soeben besprochenen Reflexe auch bei Gesunden vorhanden sind: Nur asymmetrische Steigerung (oder Fehlen) ist ein pathologischer Befund. Bei sehr verängstigten Patienten ist eine allgemeine Steigerung der Reflexe nicht unbedingt pathologisch. Die Lebhaftigkeit der Reflexe wird mit „+", „++" und „+++" dokumentiert. Dabei steht letzteres für eine ausgeprägte Steigerung, während „+" die normale Reflexerregbarkeit angibt. Werden die Reflexe als „+++" eingestuft, sollte der Tonus erhöht sein und sich leicht ein Klonus auslösen lassen. Die Beine werden in Kapitel 13 besprochen.

Lähmung

Die Verteilung der Lähmung kann man sich am besten merken, wenn man sich an die typische Haltung und den Gang eines Patienten erinnert, der sich von einem Schlaganfall erholt. Der Arm ist gebeugt (die beugende Muskelgruppe ist stark) und das Bein ist ausgestreckt (die Extensoren sind stark). Funktionell ist dies ideal; wäre die Verteilung umgekehrt, könnten wohl nur wenige Patienten nach einem Schlaganfall wieder laufen lernen. Aus dieser Haltung läßt sich leicht ableiten, daß im Arm die schwachen Muskelgruppen die sind, die die Abduktion der Schulter und Finger sowie die Streckung von Ellenbogen und Handgelenk bewirken. Die intakten, aber spastischen Muskelgruppen adduzieren den Arm an die Seite des Körpers und beugen den Arm im Ellenbogen- und Handgelenk.

Am Bein sind die schwachen Gruppen die Flexoren der Hüfte, die ischiokrurale Muskulatur und die Extensoren des Fußes. Die starken und spastischen Muskeln sind die Mm. glutaei und quadriceps, die Hüfte und Knie gestreckt halten, und die Plantarflexoren, die den Fuß leicht beugen, so daß er am Boden entlang schleift, wenn der Patient geht. Diese Verteilung der Lähmung zeigt eine Schädigung der Pyramidenbahnen an. Diese kann die motorischen Bahnen in Höhe der Capsula interna, die kortikospinalen Bahnen im Hirnstamm oder die Bahnen im Rückenmark betreffen. Das Muster der verbleibenden Muskelkraft wird von extrapyramidalen Bahnen aufrechterhalten und hängt *völlig* von der normalen Funktion der entsprechenden Gebiete des Kortex ab.

Wird das ganze kortikale Areal geschädigt, das eine Extremität versorgt, können die extrapyramidalen Bahnen nicht einspringen, und es kommt zu einer akuten schlaffen Lähmung der Extremität, die zuerst mit verminderten oder fehlenden Reflexen und einem unklaren Babinski-Reflex verbunden sein kann. Später kehren die

Reflexe zurück, und der Babinski wird positiv. Der schlaffe Muskeltonus der gelähmten Extremität bleibt aber bestehen. Dies erklärt, warum bei einem Patienten mit einem kleinen Infarkt in der linken Capsula interna die Prognose für eine Erholung günstig ist, da extrapyramidale Mechanismen einspringen können, während bei einem Verschluß der A. cerebri media mit einem Infarkt des darüber liegenden Kortex die Prognose für die Genesung schlecht ist. Außerdem leidet der Patient wegen der Schädigung der Sprachregion unter Aphasie. Dies wird im nächsten Kapitel weiter ausgeführt.

Die Beurteilung der motorischen Funktion sollte folgende Fragen beantworten:

1. Liegt eine Schwäche der willkürlichen oder emotionalen Gesichtsbewegungen vor?
2. Sinken die ausgestreckten Hände ab?
3. Besteht eine Ungleichheit bei Klavier spielenden Bewegungen der Hände oder beim Wackeln mit den Zehen, dem entsprechenden Test für die Füße?
4. Ist der Tonus auf der betroffenen Seite erhöht?
5. Sind die Reflexe asymmetrisch (stärker auf der betroffenen Seite) oder ist der Babinski positiv?
6. Liegt eine Schwäche von „pyramidaler" Verteilung vor? Dabei muß man sich bewußt sein, daß stärkere proximale Bewegungen wie die Abduktion der Schulter oder die Beugung der Hüfte nachweislich schwach sein können, während das einzige distale Symptom eine Beeinträchtigung der Feinmotorik ist.

Sensible Störungen bei Krankheiten der Hemisphären

Eine Schädigung des sensiblen Kortex kann zu relativ leichten sensiblen Symptomen auf der kontralateralen Körperseite führen, von denen sensible epileptische Anfälle das dramatischste sind. Diese bestehen gewöhnlich aus Anfällen von Kribbeln, das nach dem Anfall in Taubheit übergeht. Fokale Schmerzen sind selten, können aber vorkommen. Wegen der beträchtlichen motorischen Repräsentation im sensiblen Rindengebiet sind die sensiblen Symptome häufig mit Zuckungen der gleichen Extremität oder Extremitäten verbunden. Überraschend häufig stellt sich heraus, daß eine fokale motorische Epilepsie ihren Ursprung im sensiblen Kortex hat, obwohl nur minimale sensible Phänomene auftreten. Alle sensiblen Symptome sollten streng einseitig sein.

Selbst bei vollständiger Kenntnis dieser Besonderheiten stellt einen manche klinische Situation vor unlösbare diagnostische Schwierigkeiten.

Fallbeispiel IX

Eine 45jährige Frau hatte seit zwei Jahren sensible Störungen im rechten Bein. Diese hatten eingesetzt, während sie eine Maschine mit motorgetriebenem Gürtel für die Massage des Rückens benutzte. Dabei hatte sie plötzlich eine Empfindung, als ob ihr jemand zwei Drähte zum Käseschneiden auf die Hinterseite beider

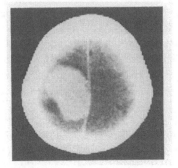

Fallbeispiel IX Oberflächliches Meningeom, das wie eine remittierende Multiple Sklerose verlief. (Beachte: Bei diesem alten CT ist die Läsion links. Frühe CTs wurden von oben betrachtet.)

Beine geschnalzt hätte. Die Symptome – eine Mischung aus Taubheit, Kribbeln, Unbeholfenheit und Schwäche des rechten Beins – prägten sich anschließend auf der rechten Seite stärker aus und nahmen in den nächsten zwei Jahren langsam zu. Nachts hatte sie Anfälle von Kribbeln und Krämpfe im rechten Bein, die sie damals in einem Brief als „fast konvulsiv" beschrieb. Die körperliche Untersuchung ergab gesteigerte Reflexe auf beiden Seiten, einen erschöpflichen Klonus an beiden Beinen sowie linksseitig einen positiven Babinski. Wegen eines ausgedehnten spinothalamischen Defizits, das sich bis Th9 erstreckte, war der Babinski rechts negativ. Das klinische Bild sprach sehr für eine Multiple Sklerose, allerdings waren in den nächsten Monaten alle damals verfügbaren Untersuchungen (VEPs, Myelographie und IgG im Liquor) negativ, obwohl die Gabe von Steroiden zu einer leichten Besserung führte. Sechs Monate später erlitt die Patientin beim Schieben eines Einkaufswagens fünf Anfälle, die nach ihrer Schilderung ein unerschöpflicher rechtsseitiger Klonus zu sein schienen. Im Bett hatte sie zwei weitere derartige Anfälle, die aber sofort aufhörten, als sie ihren Rücken streckte. Die motorischen Symptome waren noch immer beidseitig, der sensible Ausfall war aber auf die rechte Seite unterhalb von Th9 beschränkt. Sechs Monate später war ihr Zustand unverändert, sie hatte aber bemerkt, daß gelegentlich ein kribbelndes Gefühl im rechten Bein auftrat, das sofort aufhörte, wenn sie den Nacken streckte. Auch dies schien für die Diagnose einer demyelinisierenden Krankheit zu sprechen. Die Dinge spitzten sich drei Monate später zu, als sie nach einem einstündigen Flug, bei dem sie gezwungen war, mit nach vorn gebeugtem Kopf zu sitzen, aufstehen wollte und beide Beine gelähmt waren. Erst 90 Minuten später konnte sie ohne Hilfe stehen und gehen. Zur selben Zeit bemerkte sie ein Kribbeln und Taubheitsgefühl im Gesicht. Diese Symptome wiesen darauf hin, daß die Läsion, falls sie existierte, oberhalb des Halsmarks lag. Ein Computertomogramm zeigte ein sehr großes linksseitiges parasagittales Meningeom. Dieses konnte erfolgreich entfernt werden, und ihre Symptome verschwanden völlig.

Dieser außergewöhnliche Fall zeigt einen völlig irreführenden spinothalamischen sensiblen Ausfall auf scheinbar spinalem Niveau, der aber – wie später festgestellt wurde – auf einer kortikalen Läsion beruhte. Dies, zusammen mit beidseitigen Pyramidenbahnzeichen in den Beinen, und das völlige Fehlen von Symptomen, die auf eine intrakranielle Läsion hindeuteten, erklären die Verzögerung in der Diagnose. Viele Symptome dieses Falls bleiben aber unerklärlich.

Ein ähnlicher Fall, dessen wahre Ursache aber sehr schnell geklärt werden konnte, folgt.

Fallbeispiel X

Ein 70jähriger Mann klagte über starke Kreuzschmerzen, die in das ganze rechte Bein ausstrahlten. Eine normale Myelographie war bereits durchgeführt worden. Als ihn sein Orthopäde nochmals untersuchte, fand er am rechten Bein gesteigerte Reflexe und einen positiven Babinski. Er wurde sofort in eine Klinik eingewiesen. Am nächsten Morgen war er hemiplegisch und nicht bei vollem Bewußtsein. Man fand eine große Metastase im Repräsentationsgebiet des Beins im sensiblen Kortex. Wahrscheinlich können seine Frühsymptome als eine Art sensible Epilepsie angesehen werden.

Ein Beispiel für eine lange bestehende sensible Epilepsie, die 23 Jahre nicht erkannt wurde, bis ein schwerer generalisierter epileptischer Anfall auftrat, repräsentiert das andere Ende des Spektrums möglicher Erscheinungsformen sensibler kortikaler Läsionen.

Fallbeispiel XI

Ein 42jähriger Ingenieur hatte, seit er 19 war, unter Anfällen von Kribbeln und Taubheitsgefühlen in der linken Hand gelitten, die sich bis auf die linke Seite der Brust und des Kopfes erstreckten. Da diese Anfälle häufig während der Mahlzeiten auftraten, wurden sie lange auf „Verdauungsstörungen" zurückgeführt. Drei Wochen vor seiner Aufnahme hatte er zwei schwere epileptische Anfälle, die beide mit den geschilderten sensiblen Symptomen begannen, denen aber fokale Zuckungen von Arm und Gesicht und schließ-

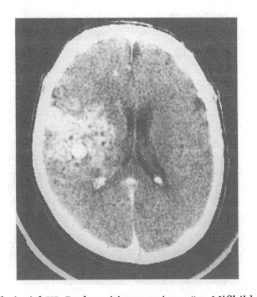

Fallbeispiel XI Rechtsseitige arteriovenöse Mißbildung, die sich als Epilepsie mit lebenslangem Gefäßgeräusch zeigte

lich Bewußtlosigkeit folgten. Auf der ganzen rechten Kopfseite war ein lautes Geräusch zu hören, und eine Angiographie zeigte ein Angiom, das den größten Teil der rechten Hemisphäre einnahm. Der Patient hatte das Geräusch sein ganzes Leben wahrgenommen und deshalb angenommen, daß es normal sei. Zwölf Jahre später entwickelte er eine progrediente linksseitige Hemiparese. Ein Computertomogramm und eine Angiographie zeigten ein schweres intrakranielles Steal-Phänomen. Beim Versuch das ausgedehnte Angiom chirurgisch zu entfernen, wurde die Hemisphäre leider schwer geschädigt, so daß der Patient zu einem Pflegefall wurde.

Der durch eine oberflächliche Läsion verursachte sensible Ausfall ist selten vollständig. Tatsächlich ist ein kompletter Ausfall aller sensiblen Modalitäten auf einer Seite des Körpers äußerst ungewöhnlich und sollte Zweifel wecken, daß die Befunde organisch bedingt sind. Wegen bilateraler kortikaler Projektionen und eines gewissen Maßes von ungenau lokalisierter Wahrnehmung von Berührung, Schmerz und Vibration auf dem Niveau des Thalamus können solche Empfindungen relativ verschont bleiben. Die durch kortikale Läsionen spezifisch beeinträchtigten Modalitäten sind die genaue Lokalisierung von Berührungen, die Zweipunktdiskrimination, die Wahrnehmung geführter Bewegungen und die Temperaturempfindung. Andere bekannte Modalitäten, wie das Erkennen von auf die Haut geschriebenen Zahlen und Stereognosie (Erkennen eines Objekts durch Betasten mit geschlossenen Augen), sind in Wirklichkeit zusammengesetzte sensible Funktionen, für die alle Modalitäten intakt sein müssen, und keine spezifischen Formen der Wahrnehmung. Da sie aber besonders von den auf kortikaler Ebene wahrgenommenen Empfindungen abhängen, werden sie durch eine kortikale Läsion stark beeinträchtigt. Ein nützlicher Vortest besteht darin, daß man den Patienten die Texturen der Bettbezüge mit der rechten und der linken Hand vergleichen läßt. Aber auch dieser Test ist relativ unspezifisch. Einseitige Auffälligkeiten weisen bei diesen Tests auf eine diffuse Schädigung des sensiblen Kortex hin. Sind die Befunde beidseitig, muß eine Krankheit des Rückenmarks oder des peripheren Nervensystems angenommen werden.

Zum Nachweis einer minimalen Funktionsstörung wird die sensible Auslöschung getestet. Die theoretische Grundlage dieses Tests ist wahrscheinlich dieselbe, wie bei der in Abbildung 3.3 gezeigten hemianopischen Aufmerksamkeitsschwäche. Bei geschlossenen Augen berührt man leicht die Extremitäten des Patienten einzeln und gelegentlich beide gleichzeitig. Nimmt der Patient eine leichte Berührung einer Extremität wahr, spürt aber nichts wenn beide Extremitäten gleichzeitig und an der gleichen Stelle berührt werden, liegt eine sensible Auslöschung vor, die gleichbedeutend mit einem kortikalen sensiblen Ausfall ist.

Liegt die Läsion tief in der Hemisphäre auf der Höhe des Thalamus oder im subthalamischen Gebiet, findet man dramatischere sensible Ausfälle. Im Frühstadium einer progredienten Läsion oder in der Erholungsphase nach einer vaskulären Läsion, die die sensiblen Bahnen in Höhe des Thalamus geschädigt hat, kann es auf der anderen Körperseite zu äußerst unangenehmen, tiefen und schlecht lokalisierbaren Schmerzen kommen, die denen bei einer Verbrennung oder Verbrühung ähneln. Diese Empfindungen können spontan auftreten oder durch beliebige Reize provoziert werden, die auf die betroffene Körperseite einwirken. Dieses sogenannte Thalamus- oder Déjerine-Roussy-Syndrom wird im nächsten Kapitel eingehend behandelt.

Fallbeispiel XII

Eine 52jährige Frau hatte seit zwei Monaten Schwierigkeiten auf der rechten Körperseite. Diese hatten als Kribbeln in der rechten Hand und gleichzeitiges Taubheitsgefühl in der rechten großen Zehe begonnen. Damals fiel ihr auch auf, daß ihr rechtes Bein schwerfällig war. In den nächsten sechs Wochen dehnte sich das Taubheitsgefühl auf die ganze rechte Körperseite aus, die aber trotzdem überempfindlich gegen Berührung war. Seit vier Wochen bemerkte sie eine zunehmende Schwäche des rechten Arms und des rechten Beins. Die ganze Zeit über hatte sie leichte linksseitige Kopfschmerzen gehabt. Sieben Jahre zuvor hatte sie sich wegen Brustkrebs einer Mastektomie unterziehen müssen. Die Untersuchung ergab einen hemiplegischen Gang mit minimaler Schwäche bei formaler Prüfung und einen negativen Babinski. Auf der ganzen rechten Körperseite waren alle sensiblen Modalitäten stark beeinträchtigt. Eine Trepanation und operative Freilegung zeigten eine große nekrotische Metastase im hinteren Teil des linken Thalamus.

Dies ist ein typisches Beispiel für die Anamnese bei einer Thalamusläsion und ein gutes Beispiel für die Art der sensiblen Ausfälle, die man bei solchen Fällen vorfindet. Hier folgt ein weiteres Fallbeispiel, um die Eigenschaften einer Schädigung der sensiblen Bahnen im Gehirn zu unterstreichen. Die Patientin hatte eine Läsion im Hirnstamm, ihre subjektiven Hauptsymptome waren aber derart typisch, daß sie hier zur Betonung erwähnt werden sollen.

Fallbeispiel XIII

Eine 70jährige Frau stellte sich mit einer dreiwöchigen Anamnese vor. An einem sehr kalten Tag entwickelte sich auf der linken Kopfseite eine Empfindung wie von kitzelnden Haaren. Später an diesem Tag bemerkte sie ein Kribbeln in ihrer linken Hand, die sich taub anfühlte. Sie hatte aber keine motorische Funktionsstörung. Mehrmals hatte sie ein vorübergehendes Taubheitsgefühl im linken Bein, das sie dann nachzog. Die körperliche Untersuchung ergab keine motorischen Symptome. Sie konnte aber nicht zwischen einem spitzen und stumpfen Objekt unterscheiden und hatte links auch keine Kälteempfindung. Auf der linken Hand war eine Unterscheidung zwischen zwei Punkten in 7,5 cm Abstand trotz normaler Berührungsempfindung für Einzelreize nicht möglich. Auf der nicht betroffenen Seite konnte sie dagegen noch zwei

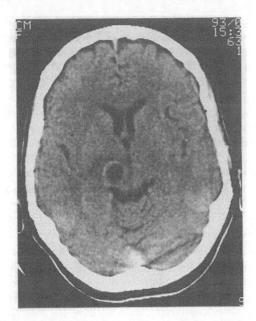

Fallbeispiel XIII Vermutete metastatische Hirnstammläsion, die sich mit rein sensibler Symptomatik äußerte

Punkte mit 5 mm Abstand auseinanderhalten. Diese Symptome hatten innerhalb von drei Wochen zugenommen. Ein MRT zeigte eine kontrastmittelanreichernde Ringstruktur auf der dorsalen Seite des rechten Hirnschenkels. Zwei ähnliche Läsionen waren rechtsseitig auf Scheitelhöhe zu sehen. Eine Primärläsion war nicht bekannt, und die Patientin entschied sich gegen eine weitergehende Untersuchung oder Behandlung. Ihre Symptome schritten bis zu ihrem Tod zehn Wochen später rasch fort.

Die Untersuchung der sensiblen Funktionen bei einer Hemisphärenläsion

Berührungsempfindung

Die Berührungsempfindung untersucht man traditionell mit einem Wattebausch. Eine leichte Berührung mit der Fingerspitze ist genauso effektiv und kann sehr genau auf beiden Seiten wiederholt werden. Diese Methode ist ideal für die Prüfung der sensiblen Auslöschung, die oben beschrieben wurde. Eine Beeinträchtigung der Berührungsempfindung ist bei einer Hemisphärenläsion sehr ungewöhnlich.

Schmerzempfindung

Früher wurde die Schmerzempfindung mit einer Nadel geprüft, die der Untersucher in seinem Revers trug. Dies mußte bereits vor dem Aufkommen von AIDS aufgegeben werden. Heute werden entweder steril verpackte Einwegnadeln oder scharfe Instrumente aus Kunststoff verwendet. Man muß unbedingt sicherstellen, daß der Schmerz wahrgenommen wird und nicht nur die Berührung. Auf diesen Punkt wird später bei der Erörterung der Rückenmarkskrankheiten genauer eingegangen. Es soll aber schon hier darauf hingewiesen werden, daß einer der klassischen Fehler bei der Untersuchung der Sensibilität darin besteht, daß die Antwort des Patienten, er spüre die Nadel, als Hinweis auf eine intakte Schmerzempfindung angesehen wird. Der Patient *muß* fühlen, daß die Empfindung schmerzhaft ist.

Eine Beeinträchtigung der Schmerzempfindung durch zerebrale Krankheiten ist nur wenig wahrscheinlich. Es kann aber durchaus zu einer Veränderung der Wahrnehmung kommen, bei der der Schmerz eine zunehmend unangenehme oder bizarre Qualität bekommt. Unter diesen Umständen kann sich ein einziger Stich wie viele Nadeln anfühlen, und eine über die Haut gezogene Nadel kann eine Empfindung bewirken, als ob die Haut mit einem Skalpell aufgeschlitzt wird. Bei der Untersuchung der Schmerzempfindung ist es wichtig, den Patienten zu bitten, auf qualitative Unterschiede in der Wahrnehmung auf beiden Seiten zu achten.

Zweipunktdiskrimination

Die Zweipunktdiskrimination kann nur geprüft werden, wenn vorher festgestellt wurde, daß der Patient eine einzelne leichte Berührung wahrnehmen und genau lokalisieren kann. Anderenfalls ist die Untersuchung natürlich sinnlos. Der Test ist nur an den Fingerspitzen verläßlich. Durchschnittliche Frauen sollten eine Entfernung zwischen den Punkten von 3–5 mm erkennen können und Männer (insbesondere Handarbeiter) einen Abstand von 5–8 mm. Es wird zwar behauptet, daß die Wahrnehmung einer Entfernung von mehr als 4 cm an den Beinen pathologisch ist, doch variiert dieser Wert so sehr, daß diese Untersuchung für die unteren Extremitäten unverläßlich ist.

Erkennen geführter Bewegungen

Das Erkennen geführter Bewegungen kann an Händen und Füßen genau überprüft werden. Das distale Interphalangealgelenk sollte stabilisiert werden, indem man es von beiden Seiten festhält. Man hält die distale Phalanx des Fingers oder der Zehe an den Seiten fest und bewegt sie auf und ab (Abb. 8.1). Hält man die Unterseite und den Nagel, kann das Ergebnis dadurch verfälscht werden, daß der Patient durch den Druck-Zug-Reiz Hinweise auf die Bewegungsrichtung erhält.

Am Beginn der Untersuchung sollen die Patienten die Zehe oder den Finger beobachten, damit sie verstehen, was verlangt wird. Haben sie begriffen, was sie tun sollen, können sie die Augen schließen.

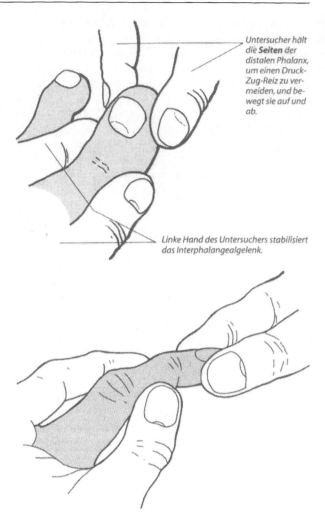

Untersucher hält die **Seiten** *der distalen Phalanx, um einen Druck-Zug-Reiz zu vermeiden, und bewegt sie auf und ab.*

Linke Hand des Untersuchers stabilisiert das Interphalangealgelenk.

Abb. 8.1 Richtige Technik zur Prüfung der Wahrnehmung geführter Bewegungen am Fuß (*oben*) und an der Hand (*unten*)

Bei den Fingern sollten Auslenkungen von 2–3 mm gut wahrgenommen werden. Dies gelingt umso besser, je weiter die Phalanx aus der mittleren Position wegbewegt wird. Patienten spüren Extensionen besser als Flexionen, da einer Extension größerer Widerstand entgegenwirkt und der Zug an den Sehnen die Empfindung verstärkt. Dasselbe gilt auch für die Zehen, bei denen normalerweise Auslenkungen von 3–5 mm erkannt werden sollten. Sowohl an den oberen als auch an den unteren Extremitäten ist die Fähigkeit des Patienten, die Normalstellung mit geschlossenen Augen zu erkennen, eine Bestätigung für die normale Funktion.

Patienten mit ausgeprägter Spastik des Arms oder Beins sind ein eindrückliches Beispiel für die Wirkung des Zugs an den Sehnen. Sie spüren nur die nach oben gerichtete Bewegung in Fingern und Zehen, wenn die Phalanx gegen den spastischen Muskel bewegt wird. Flexionen der Finger und Zehen werden überhaupt nicht wahrgenommen.

Die Wahrnehmung geführter Bewegungen wird durch eine Läsion im sensiblen Kortex stark beeinträchtigt, und es kann sogar vorkommen, daß der Patient nicht einmal Bewegungen des Hand- und Fußgelenks spürt. Die Wahrnehmung geführter Bewegungen sollte bei allen Patienten, bei denen der Verdacht auf eine zerebrale Krankheit besteht, exakt und sorgfältig geprüft werden.

Vibrationsempfindung

Die Vibrationsempfindung wird mit einer Stimmgabel mit 128 Hz geprüft, die auf verschiedene knochige Vorsprünge der Extremitäten und des Rumpfes aufgesetzt wird. Der klinische Nutzen dieses Tests ist zweifelhaft, da die Vibrationsempfindung keine spezifische Modalität ist, die über eine spezifische Bahn weitergeleitet wird. Die Empfindung wird wahrscheinlich in den Hintersträngen des Rückenmarks und den spinothalamischen Bahnen transportiert und auf der Höhe des Thalamus bilateral wahrgenommen. Bei Hemisphärenläsionen geht die Vibrationsempfindung nur in Verbindung mit einem starken Ausfall anderer Modalitäten aufgrund einer Läsion in Höhe des Thalamus verloren. Der Wert der Vibrationsempfindung für die Diagnose von Läsionen der peripheren Nerven und des Rückenmarks wird in Kapitel 13 diskutiert.

Temperaturempfindung

Die Temperaturempfindung muß nur selten geprüft werden. Bei kortikalen Läsionen ist der Verlust gewöhnlich identisch mit dem Ausfall der Schmerzempfindung. Ein Ausfall der Temperaturempfindung tritt nie isoliert auf. Die korrekte Untersuchungsmethode wird ausführlich in Kapitel 13 vorgestellt, da sie unter den dort beschriebenen Umständen eine größere klinische Bedeutung hat.

Eine routinemäßige Untersuchung der Sensibilität sollte bei der Untersuchung eines Patienten mit Verdacht auf eine Hemisphärenläsion folgende Punkte einschließen:

1. Die Berührungsempfindung wird auf beiden Seiten untersucht, und die sensible Auslöschung wird wie beschrieben geprüft.
2. Der Wahrnehmung geführter Bewegungen wird auf beiden Seiten geprüft.
3. Die Schmerzempfindung wird auf beiden Seiten bestimmt. Erinnern Sie sich daran, daß ein qualitativer Unterschied in der Schmerzempfindung ebenso wichtig sein kann wie ein Ausfall.
4. Die Zweipunktdiskrimination wird an beiden Händen geprüft.

Sind die Ergebnisse dieser Untersuchungen normal, werden weitere Untersuchungen wahrscheinlich keine zusätzlichen diagnostischen Informationen liefern.

Klinische Störungen der Hirnlappen

Die Frontallappen (Abb. 8.2)

Die Frontallappen umfassen die gesamte Hemisphäre vor dem Sulcus centralis. Sie erstrecken sich viel weiter nach hinten, als allgemein angenommen wird. An der Oberfläche des Kopfes markiert der Scheitel ihre rückwärtige Ausdehnung. Die beiden Frontallappen sind in der Mittellinie über das Corpus callosum miteinander verbunden. Leider können sich auf diesem Weg Tumoren eines Frontallappens leicht schmetterlingsförmig über die Mittellinie ausbreiten.

Die klinisch wichtigsten Gebiete sind der Motorkortex (Area 4), das supplemetärmotorische Gebiet (Area 6), das frontale Augenfeld (Area 8), das kortikale Miktionszentrum (die mediale Oberfläche des Frontallappens) und die wichtigen Verbindungen mit dem Temporallappen, dem Parietallappen, den Basalganglien, dem Hypothalamus und dem Kleinhirn. Außerdem enthält der Frontallappen der dominanten Hemisphäre das motorische Sprachzentrum (Broca-Zentrum). Dieses Gebiet kontrolliert die motorischen Mechanismen der Artikulation. Der Bulbus olfactorius und der N. opticus liegen unmittelbar unter dem Frontallappen.

Klinische Merkmale einer Frontallappenschädigung

Persönlichkeitsveränderung

Die Frontallappen sind für die Persönlichkeit sehr wichtig, insbesondere für erworbenes Sozialverhalten. Patienten mit Frontallappenläsionen haben häufig Persönlichkeitsstörungen. Es kommt zu Antriebslosigkeit, Apathie, Vernachlässigung der persönlichen Erscheinung, der persönlichen Hygiene, von familiären oder beruflichen Angelegenheiten. Der resultierende Zustand läßt sich am besten als apathische Demenz beschreiben. In einigen Fällen führt eine zunehmende Enthemmung zu Schwierigkeiten, zu denen Urinieren in der Öffentlichkeit, der unangemessene Gebrauch von Schimpfwörtern und antisoziales Verhalten ohne Rücksicht auf die Folgen für andere gehören können. Die Frontallappen spielen auch eine wichtige Rolle bei der Verarbeitung von Informationen, und häufig ist ein starker intellektueller Verfall mit Gedächtnisstörungen verbunden. Schließlich tritt eine voll ausgebildete Demenz auf. Bei dementen Patienten, in deren Anamnese eine Persönlichkeitsveränderung oder Miktionsstörungen vorkommen, die der Manifestation der Demenz vorausgehen, sollte unbedingt die Möglichkeit eines Frontallappentumors erwo-

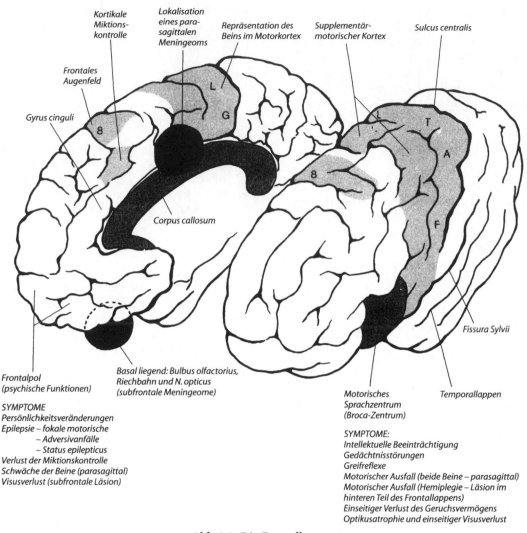

Abb. 8.2 Die Frontallappen

gen werden. Besonders bei Patienten mit parasagittalen Läsionen ist dieses Erscheinungsbild sehr verbreitet.

Fallbeispiel XIV

Eine 60jährige Frau verhielt sich seit fast fünf Jahren sonderbar. Das früheste Symptom trat beim Autofahren auf. Sie fuhr immer an Bushaltestellen durch die Haltebuchten. Ihr Geschäftssinn ließ nach, und sie konnte sich nicht an die Einführung der Mehrwertsteuer gewöhnen. Einmal stieg sie bei einer Fahrt aus dem Wagen, um hinter einem Baum Wasser zu lassen, konnte aber anschließend ihren Wagen nicht mehr finden, der ihr später von der Polizei gebracht wurde. Er war mitten auf der Landstraße gefunden worden. Überraschenderweise wurde nichts unternommen, obwohl sie diesen Vorfall nicht erklären konnte. Ihr Sohn in Kanada beklagte sich, daß ihre Luftpostbriefe nur schwer zu lesen seien, da beim Abreißen der Kanten immer ein Teil des Briefes verloren ging. Der nächste Brief schien leer zu sein, bis der Sohn ihn über Dampf öffnete und feststellte, daß seine Mutter nur auf die gummierten Teile geschrieben hatte. Er reiste daraufhin nach England, um nach dem Rechten zu sehen. Er fand sie seltsam erregt und

leicht hypomanisch vor. Sie hatte aber keine definitiven neurologischen Symptome. Eine Untersuchung zeigte ein großes subfrontales Meningeom. Nach der Operation stellte sich heraus, daß sie sich an die letzten fünf Jahre nicht mehr erinnerte. Sie blieb eine ziemlich exzentrische Frau.

Die besondere Form von Miktionsstörung, die in Verbindung mit einer Frontallappenläsion auftritt, besteht darin, daß der Patient plötzlich spürt, daß seine Blase voll ist, und nicht verhindern kann, daß sie sich sofort entleert. Das heißt, daß der Patient den Miktionsreflex nicht unterdrücken kann. Da es in der Folge zu Persönlichkeitsveränderungen kommt, ist der Patient darüber immer weniger besorgt.

Fallbeispiel XV

Eine 56jährige Frau verlor zunehmend das Interesse an ihren häuslichen Pflichten und wurde harninkontinent. Ihr Mann suchte allerdings erst dann ärztlichen Rat, als sie sich über seinen preis-

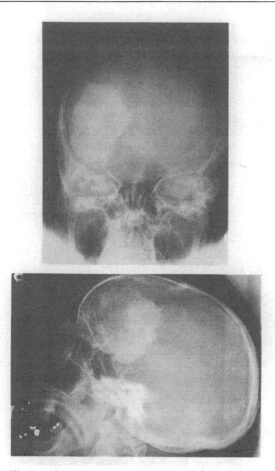

Fallbeispiel XIV Rechtsseitiges subfrontales Meningeom, das sich als Demenz mit Verhaltensstörungen äußerte. Kapilläre Phase des Angiogramms (1976)

Fallbeispiel XVI Parasagittales Meningeom

gekrönten Rosen entleert hatte. Bei der ersten ambulanten Untersuchung wurde sie auf eine Warteliste gesetzt, um stationär auf Parkinsonismus untersucht zu werden. Bei der Aufnahme zeigte sich das Bild einer apathischen Demenz mit generalisiertem Rigor und Bradykinesie (Bewegungsverlangsamung). Sie zeigte aber weder Tremor noch ein Zahnradphänomen. Es entstand der Verdacht auf eine frontale Läsion. Eine Angiographie zeigte ein riesiges parasagittales Meningeom, das entfernt wurde. Die Patientin erholte sich völlig.

Fallbeispiel XVI

Eine 47jährige Frau, die ihr ganzes Leben unter schwerer Migräne mit Erbrechen und visuellen Halluzinationen gelitten hatte, stellte sich mit einer plötzlichen Veränderung von Stärke und Ort der Kopfschmerzen und vier amnestischen Episoden mit Kopfschmerzen vor. Ein Symptom, das diese Diagnose in Frage stellte, war, daß es bei einer dieser Episoden zu Harninkontinenz und bei einer anderen zu Stuhlinkontinenz kam. Dabei hatte sie ein Gefühl, als ob sie träumte, daß sie Wasser lassen würde, und stellte dann zu ihrem Schrecken fest, daß es tatsächlich geschah. Bei einer anderen Gelegenheit lief sie in einem Selbstbedienungsrestaurant an ihren Söhnen vorbei, als ob sie sie nicht erkannte, setzte sich an ei-

nen anderen Tisch und fragte mehrmals, ob sie ihr Essen schon bezahlt habe. Sie war die persönliche Sekretärin ihres Ehemanns in einem sehr bedeutenden Unternehmen, und die ganze Familie hatte den Eindruck, daß ihre intellektuellen Fähigkeiten und ihr Gedächtnis sich in den letzten Wochen dramatisch verschlechtert hätten. Die körperliche Untersuchung zeigte keine Auffälligkeiten am ZNS. Eine Behandlung ihrer Migräne wurde eingeleitet, und ein MRT für den übernächsten Tag anberaumt. Dabei wurde ein sehr großes parasagittales Meningeom gefunden, das von der freien Kante der Falx ausging. Selbst in Kenntnis dieser Information ergab eine erneute Untersuchung keine auffälligen Befunde. Es ist wahrscheinlich, daß die merkwürdigen amnestischen Episoden ausgedehnte komplexe partielle Anfälle waren. Dabei muß die Harninkontinenz als wichtiger diagnostischer Hinweis betrachtet werden. Der Tumor wurde vollständig und ohne Folgeerscheinungen entfernt. Ihre Migräne besteht weiter.

Epileptische Anfälle bei Frontallappenläsionen

Epileptische Anfälle sind ein häufiges Merkmal von Frontallappenläsionen. Es gibt vier Arten von Anfällen, die auf eine Störung im Frontallappen hinweisen.

Adversivanfälle

Das frontale Augenfeld in Area 8 bewirkt, daß sich Kopf und Augen bei einer Entladung in diesem Gebiet von der Seite wegdrehen, auf der die Entladung stattfindet. Diese sogenannten Adversivanfälle sind für eine frontale Läsion typisch.

Fokale motorische Epilepsie

Fokale Jackson-Anfälle und einseitige motorische Krämpfe sollten auf einer Läsion im oder in der Nähe des Motorkortex beruhen, der im Gyrus praecentralis des Frontallappens liegt. Überraschend häufig findet man die Läsion aber tatsächlich parietal. Die Entladung geht in diesen Fällen wahrscheinlich von motorischen Zellen im sensomotorischen Kortex aus. Gleichzeitig mit dem fokalen Anfall beginnende kribbelnde Parästhesien sollten auf diese Möglichkeit hindeuten.

Status epilepticus

Bei 50 % der Patienten, bei denen ein Anfall von Status epilepticus als Erstsymptom oder früh im Krankheitsverlauf auftritt, wird ein frontaler Tumor gefunden. Bei Patienten mit seit langem bestehender Epilepsie hat Status epilepticus *nicht* diese unheilvolle Bedeutung.

Temporallappenanfälle

Die engen Verbindungen der orbitalen Oberfläche des Frontalpols mit dem Temporallappen können zu epileptischen Anfällen führen, die alle Merkmale einer Temporallappenepilepsie aufweisen. Die verursachende Läsion kann im oder unter dem Frontalpol liegen.

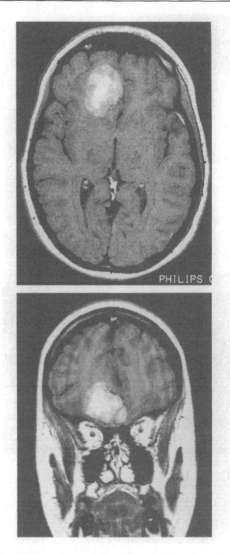

Fallbeispiel XVII Hamartom, das sich in Form komplexer partieller Anfälle zeigte

Fallbeispiel XVII

1975 wurde ein 15jähriges Mädchen nach zwei Ereignissen überwiesen. Beim ersten sahen ihre Mitschüler, wie sie nach oben rechts in die Luft schaute und dann mit dem Gesicht auf ihren Schreibtisch fiel, krampfte und sich in die Zunge biß. Drei Wochen später unterhielt sie sich mit ihrer Mutter, als sie plötzlich mit zusammenhanglosen Worten antwortete. Als ihre Mutter sie anschaute, drehte sie sich nach rechts, und ihr rechter Arm flog nach oben. Sie fiel nicht hin und wurde in den Garten gebracht. Dort kam sie rasch wieder zu sich und fragte, was passiert sei. In ihrer Anamnese gab es einen einzigen Fieberkrampf im Alter von 11 Monaten. Ein EEG zeigte eine anhaltende Asymmetrie in der rechten frontotemporalen Region, und sie wurde daraufhin mit Carbamazepin behandelt. Im folgenden Jahr gab es keine Hinweise auf weitere Episoden, ein Jahr später kam es jedoch zu einer kurzen Folge von vier oder fünf Anfällen, die durch eine Erhöhung ihrer Medikamentendosis unter Kontrolle gebracht werden konnten. Die gutartige Natur ihres Zustands schien festzustehen, als

ihre 13jährige Schwester während einer zahnärztlichen Behandlung in einer Klinik zwei epileptische Anfälle hatte. In den nächsten vier Jahren kam es gelegentlich zu Anfällen mit Episoden, die zunehmend komplexen partiellen Anfällen ähnelten, und sehr häufigen Déja-vus, die besonders bei den Mahlzeiten auftraten. Seit Beginn der Krankheit hatte sie keine motorischen Herdsymptome geboten. Ein erneutes EEG zeigte noch immer eine anhaltende frontale Verlangsamung auf der rechten Seite. CT und MRT zeigten eine Läsion in oder unter dem rechten Frontallappen. Dabei handelte es sich um ein Hamartom, das relativ einfach zu entfernen war. Seit dieser Zeit ist sie anfallsfrei.

Dieser etwas peinliche Fall ist aus mehreren Gründen wichtig. Der sehr frühe Fieberkrampf im Alter von unter einem Jahr hätte mit größerem Argwohn betrachtet werden müssen. Die leichten Anomalien im EEG hätten zu einer früheren CT-Untersuchung Anlaß geben können. Tumoren, die sich als Epilepsie manifestieren, sind aber bei Kindern so ungewöhnlich, daß routinemäßige CT-Untersuchungen schwer zu rechtfertigen sind. Außerdem war das Auftreten von Epilepsie bei der Schwester der Patientin eine weitere, aber irreführende Bestätigung. Nur das Anhalten der Anfälle trotz aller therapeutischen Maßnahmen und das bei weitem nicht dramatische, sondern ähnliche zweite EEG führten zu einer Tomographie. Es soll betont werden, daß sich die Patientin ohne Folgeerscheinungen von dem Eingriff erholt hat und daß die späte Diagnose dieser angeborenen Anomalie wahrscheinlich keine negativen Folgen für sie hat. Dies ist ein ausgezeichnetes Beispiel für eine frontale Läsion, die zu Anfällen führte, die von komplexen partiellen Anfällen nicht zu unterscheiden waren. Selbst die motorischen Ereignisse der beiden ersten Episoden wiesen auf die falsche Seite hin.

Extrazerebrale Manifestationen von Läsionen des Frontallappens

Patienten mit Läsionen im orbitalen Anteil des Frontallappens oder mit subfrontalen Läsionen wie Meningeomen der Olfaktoriusrinne oder des Keilbeinflügels entwickeln besonders leicht intellektuelle Defizite, die auf der Schädigung des Frontallappens beruhen. Diese Läsionen können auch einseitige Blindheit oder einen Verlust des Geruchsvermögens in einem Nasenloch auslösen, die aber wegen des geistigen Verfalls des Patienten unter Umständen nicht bemerkt werden. Aus diesem Grund müssen Visus und Geruchswahrnehmung bei dementen Patienten äußerst genau geprüft werden. Da der Motorkortex verglichen mit der Ausdehnung des Frontallappens so weit rückwärtig liegt, sind intellektueller Verfall, Miktionsstörungen oder fokale epileptische Anfälle oft die frühesten Zeichen eines Frontallappentumors, die lange vor klar erkennbaren Symptomen auftreten. Die Möglichkeit eines frontalen Tumors sollte beim leisesten Verdacht verfolgt werden, auch wenn keine körperlichen Symptome vorhanden sind. Motorische Symptome setzen gewöhnlich sehr plötzlich ein, wenn sich ein Ödem bildet, und man trifft häufig auf Patienten, bei denen ein Tumor den größten Teil des Frontallappens einnimmt und die erst seit wenigen Tagen ernste Symptome haben.

Fallbeispiel XVIII

Ein 64jähriger Busfahrer klagte über eine Reihe unerklärlicher Beschwerden und wurde schließlich aus medizinischen Gründen entlassen. Etwa ein Jahr später fing er an, mürrisch und verschlossen zu werden, und klagte über Kopfschmerzen. Sein Zustand verschlechterte sich rasch, und es wurden Gedächtnisstörungen bemerkt. Als Ursache wurde eine schwere chronische Depression angesehen, und er wurde für eine Elektrokrampftherapie in eine psychiatrische Klinik eingewiesen. Nach drei Behandlungen wurde er schläfrig und entwickelte eine leichte linksseitige Hemiparese. Eine neurologische Untersuchung ergab starke Stauungspapillen

und eine leichte linksseitige Hemiparese. Aus dem rechten Frontallappen wurde ein großes, von Ödem umgebenes Astrozytom vom Grad III entfernt. Nach dem Eingriff hatte der Patient keine motorischen Ausfälle und konnte sich nicht an die Ereignisse der letzten Wochen vor seiner Aufnahme erinnern. Wieder war Amnesie im Nachhinein ein überraschend schwerer Aspekt des Syndroms.

Körperliche Symptome bei Frontallappenläsionen

Wie oben besprochen, können körperliche Symptome bei einer Frontallappenläsion erst spät auftreten. Die Notwendigkeit einer Untersuchung auf Optikusatrophie, der beidseitigen Überprüfung des Sehvermögens sowie einer sorgfältigen Untersuchung der Geruchswahrnehmung bei Patienten mit Persönlichkeits- und Verhaltensänderungen oder mit amnestischen Syndromen wurde bereits betont.

Der Greifreflex

Einer der nützlichsten Tests ist die Prüfung des Greifreflexes. Seine korrekte Auslösung ist aber schwierig. Bei Patienten, die bei vollem Bewußtsein sind, kann das Streicheln der Handfläche zu Mißverständnissen führen. Es ist einfacher, wenn der Untersucher die Hand des Patienten mit zwei oder drei Fingern in der Handfläche hält, während er den Arm bei der Prüfung des Tonus leicht dreht und beugt. Dann wird beim Loslassen der Hand sanfter Druck auf die Grundphalangen ausgeübt. Eine unwillkürliche Steigerung des Griffs, der die Finger des Untersuchers umschließt, ist eine positive Reaktion. Je fester der Untersucher zieht, desto fester wird der Griff des Patienten, selbst wenn die Gefahr besteht, daß der Patient vom Bett oder der Liege gezogen wird. Ein einseitiger Greifreflex ist ein starkes Indiz für eine Störung im kontralateralen Frontallappen. Ein beidseitiger Greifreflex ist ein weniger bedeutsamer Befund ohne lokalisatorische Bedeutung, der aber auf eine beidseitige frontale Schädigung hinweisen kann. Bei einem dementen Patienten ist dieser Befund sehr wichtig und kann durchaus eine strukturelle Läsion anzeigen.

Liegt die Läsion im hinteren Teil des Frontallappens, kann eine Schädigung des Motorkortex zu gesteigerten Reflexen und einem positiven Babinski auf der anderen Körperseite führen. Ist die dominante Hemisphäre betroffen, kann der Patient auch eine motorische Aphasie haben – die Unfähigkeit zu sprechen bei vollem Verständnis von Instruktionen. Die motorische Aphasie ist auch als Broca-Aphasie bekannt. Sie ist fast immer mit einer Schwäche der rechten Gesichtshälfte und des rechten Arms verbunden.

Parasagittale Läsionen führen mit besonders hoher Wahrscheinlichkeit zu Miktions- und intellektuellen Störungen, da sie beide Hemisphären beeinträchtigen. Da die für die Versorgung der Beine zuständigen Rindengebiete hier beiderseits der Mittellinie liegen, können gesteigerte Reflexe in beiden Beinen sowie ein bilateraler positiver Babinski gefunden werden. Dies kann in eine sehr seltene aber klassische Falle führen, in die selbst erfahrene Neurologen geraten können.

Fallbeispiel XIX

Eine 66jährige Frau entwickelte innerhalb von neun Monaten eine leichte spastische Paraparese. Sie hatte leichte Rückenschmerzen in der mittleren Brustwirbelsäule. Eine Myelographie ergab einen mediodorsalen Bandscheibenvorfall mit Rückenmarkskompression. Die Druckentlastung erfolgte von der Seite, und über ungefähr sechs Wochen erholte sich die Patientin erheblich. Sie wurde zur weiteren Rehabilitation entlassen. Plötzlich verschlechterte sich ihr Zustand, und sie wurde etwas verwirrt. Sie wurde wieder aufgenommen, und ein CT zeigte ein parasagittales Meningeom. Dieses wurde entfernt, und ihr Zustand besserte sich wieder. Leider starb sie sechs Wochen nach der zweiten Operation an einer Lungenembolie. Es ist unmöglich zu sagen, welche der beiden Läsionen die Hauptursache der klinischen Symptomatik war. Beide sind gleich akzeptable Ursachen ihrer Symptome.

Eine direkte Unterbrechung der Verbindung der Frontallappen zu den Basalganglien und dem Kleinhirn kann zusätzlich zu der auf Demenz beruhenden Apathie „Pseudoparkinsonismus" oder „pseudozerebelläre" Symptome verursachen. Aus diesem Grund besteht die Mehrzahl der Neurologen wegen der hoffnungslosen Prognose bei Demenz auf einer vollständigen Untersuchung, bevor sie zulassen, daß ein Patient als dement bezeichnet wird. Der folgende Fall ist ein instruktives Beispiel für pseudozerebelläre Zeichen.

Fallbeispiel XX

Eine 50jährige Frau mit bekanntem Brustkrebs stellte sich mit einer zehntägigen Anamnese mit Kopfschmerzen, Gangstörungen und Unbeholfenheit der linken Seite vor. Sie hatte sich mehrmals übergeben. Die körperliche Untersuchung ergab linksseitige zerebelläre Zeichen und links einen positiven Babinski. Die Reflexe waren nicht verändert, und es lag weder Nystagmus noch Dysarthrie vor. Daraufhin wurde eine Metastase in der linken Kleinhirnhemisphäre diagnostiziert. Das CT zeigte aber nur eine einzelne Metastase im rechten Frontallappen. Wegen anderer Metastasen wurde auf eine Operation verzichtet.

Die Parietallappen (Abb. 8.3)

Die Parietallappen sind ziemlich klein und erstrecken sich vom Sulcus centralis vorne bis nach hinten zum Sulcus parieto-occipitalis und nach unten bis zum Temporallappen. Die funktionelle Überschneidung zwischen den Funktionen von Parietal-, Frontal- und Temporallappen in diesem Gebiet und die Kontinuität der Lappen hat zur Folge, daß die anatomischen Grenzen nur von geringer praktischer Bedeutung sind. Die Sulci, die den Lappen begrenzen, sind anders als der Sulcus centralis cerebri und die Fissura Sylvii, die den Frontallappen umgeben, ziemlich flach.

Der sensomotorische Kortex ist auf die gleiche Art wie der Motorkortex organisiert. Eine große Repräsentation für Informationen von Gesicht und Arm liegt auf der lateralen Oberfläche, während die für Rumpf, Bein und Genitalien am Scheitel und parasagittal liegen. Die Sprachfunktion ist in den Gyri supramarginalis und angularis sowie im oberen Teil des benachbarten Temporallappens repräsentiert. Das visuelle Assoziationsareal (Area 19) ist dem Okzipitallappen benachbart (siehe hemianopische Aufmerksamkeitsschwäche, Kapitel 3). Diese Region ist auch das Kontrollzentrum für das in Kapitel 7 besprochene Phänomen des optokinetischen Nystagmus.

Klinische Merkmale einer Schädigung des Parietallappens

Die klinischen Merkmale einer Funktionsstörung des dominanten und des nicht dominanten Parietallappens wurden bereits früher in diesem Kapitel diskutiert. Zusammenfassend sind hier die folgenden körperlichen Symptome aufgeführt, nach denen man bei Patienten mit Verdacht auf eine Funktionsstörung im Parietallappen suchen sollte:

1. Hinweise auf einen kortikalen sensiblen Ausfall oder eine sensible Vernachlässigung (Neglect)
2. Hinweise auf Aphasie, wenn eine Läsion der dominanten Hemisphäre vermutet wird
3. Hinweise auf Apraxie, wenn die Läsion in der nicht dominanten Hemisphäre vermutet wird
4. Hinweise auf eine hemianopische Aufmerksamkeitsschwäche oder eine Hemianopsie, wenn eine parieto-temporale Läsion vorliegt
5. Ausfall des optokinetischen Nystagmus (siehe Kapitel 7)
6. „Weiche" motorische Symptome, wie leicht gesteigerte Reflexe, eine leichte Gesichtslähmung und ein positiver Babinski auf der entgegengesetzten Seite der vermuteten Läsion.

Die Okzipitallappen (Abb. 8.3)

Der okzipitale Kortex wurde bereits in Kapitel 3 beschrieben. Tumoren im Okzipitalpol haben ein beträchtliches epileptisches Potential, sind aber relativ selten. Anfälle, denen visuelle Halluzinationen vorausgehen, die aus formlosen farbigen Lichtblitzen bestehen, gehen vom Okzipitallappen aus. Gesichtsfeldausfälle, die durch einen Tumor im Okzipitallappen verursacht werden, sparen den makulären Kortex nicht aus (ein Merkmal vaskulärer Läsionen, siehe Kapitel 3 und 9). Eine Schädi-

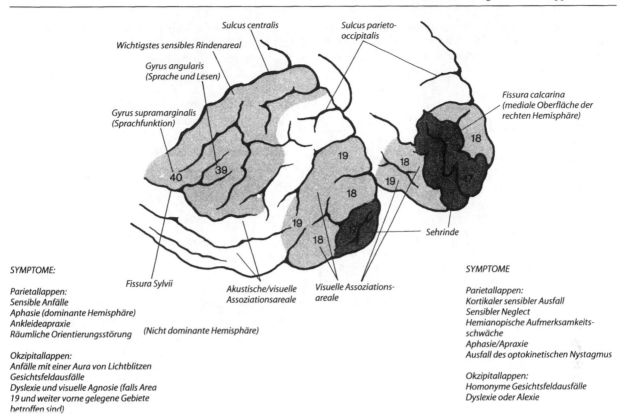

Sulcus centralis

Wichtigstes sensibles Rindenareal

Gyrus angularis
(Sprache und Lesen)

Gyrus supramarginalis
(Sprachfunktion)

Sulcus parieto-
occipitalis

Fissura calcarina
(mediale Oberfläche der
rechten Hemisphäre)

SYMPTOME:

Parietallappen:
Sensible Anfälle
Aphasie (dominante Hemisphäre)
Ankleideapraxie
Räumliche Orientierungsstörung   (Nicht dominante Hemisphäre)

Okzipitallappen:
Anfälle mit einer Aura von Lichtblitzen
Gesichtsfeldausfälle
Dyslexie und visuelle Agnosie (falls Area
19 und weiter vorne gelegene Gebiete
betroffen sind)

Fissura Sylvii

Akustische/visuelle
Assoziationsareale

Visuelle Assoziations-
areale

Sehrinde

SYMPTOME

Parietallappen:
Kortikaler sensibler Ausfall
Sensibler Neglect
Hemianopische Aufmerksamkeits-
schwäche
Aphasie/Apraxie
Ausfall des optokinetischen Nystagmus

Okzipitallappen:
Homonyme Gesichtsfeldausfälle
Dyslexie oder Alexie

Abb. 8.3 Die Parietal- und Okzipitallappen

gung der Areae 18, 19 und 37 im benachbarten Parietallappen, die für die visuelle Assoziation zuständig sind,
kann zu unterschiedlichen Ausprägungen von kortikaler
Blindheit führen, etwa zu visueller Agnosie (Objekte
können nicht erkannt werden) oder Alexie (Unfähigkeit
zu lesen).

Fallbeispiel XXI

*Ein Architekt mittleren Alters litt seit 10 Jahren unter Anfällen von
blitzenden Lichtern im rechten Gesichtsfeld. Nach einer derartigen
Attacke hatte er auch große Schwierigkeiten beim Lesen, Schreiben und Buchstabieren – ein Hinweis auf eine Schädigung des benachbarten parietalen Gebiets. Dies war mit einer einfachen vaskulären Läsion nicht zu vereinbaren, da zwei arterielle Versorgungsgebiete betroffen waren. Eine weitergehende Untersuchung
und eine Operation deckten ein okzipitoparietales Astrozytom
auf.*

Fallbeispiel XXII

*Eine 54jährige Frau kam auf Anraten ihres Optikers, den sie aufge-
sucht hatte, weil sie seit drei Monaten Schwierigkeiten beim Lesen
hatte. Sie hatte einige Male leichte morgendliche Kopfschmerzen
gehabt, und gelegentlich fiel es ihr schwer, sich an Namen und
Wörter zu erinnern. Die Untersuchung ergab außer einer homonymen Hemianopsie im rechten oberen Quadranten und einer
leichten Anomie (amnestischen Aphasie) keine weiteren Auffälligkeiten. Ein CT zeigte einen Tumor des linken Okzipitalpols, der sich*

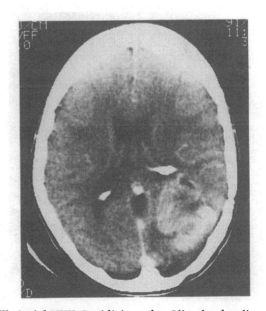

Fallbeispiel XXII Rezidivierendes Oligodendrogliom in
der Okzipitoparietalregion

*als anaplastisches Oligodendrogliom erwies. Postoperativ wur-
den ihre Gesichtsfelder wieder normal. Drei Monate später zeigte
ein erneutes CT keine Reste des Tumors mehr. Nach weiteren drei
Monaten traten die Kopfschmerzen und die Hemianopsie allerdings wieder auf. Ein Eingriff ergab, daß der Tumor jetzt die histo-*

logischen Merkmale eines Glioblastoms hatte. Sie erhielt darauf-
hin eine Strahlentherapie. Diese hatte keine Auswirkungen auf die
Hemianopsie, und die Patientin verstarb nach sechs Monaten.
Ihre Aphasie hatte in dieser Zeit zugenommen, da sich der Tumor
nach vorne in den Parietallappen ausdehnte.

Die Temporallappen (Abb. 8.4 und 8.5)

Die Anatomie des Temporallappens ist wegen seiner
komplexen Einfaltung unter den überdeckenden Fron-
tal- und Parietallappen und wegen der ausgedehnten
und funktionell wichtigen Gebiete, die unter der medialen Hemisphäre eingerollt sind, nur schwer zu erlernen.
Außerdem ist der „funktionelle" Temporallappen wegen
seiner Verbindungen mit dem Gebiet des Hippocampus,
dem Gyrus cinguli und der Insel sehr viel größer als
seine anatomischen Grenzen. Das limbische System, zu
dem viele dieser Gebiete gehören, wird in Kapitel 10 besprochen.

Hier können nur einige der vielen Funktionen des
Temporallappens zusammengefaßt werden, die sich in
klinischen Störungen äußern. Zu diesen gehören:

1. Die zentrale Repräsentation der akustischen und vestibulären Information in den Gyri temporalis superi-
   or und supramarginalis
2. Die Gedächtnisfunktion im Gyrus hippocampi
3. Die visuelle Assoziation im hinteren Teil
4. Die zentrale Repräsentation von Geruch und Geschmack im Uncus gyri hyppocampi

5. Die Bahnen für die oberen homonymen Gesichtsfelder (siehe Kapitel 3)
6. Die gesamte Sehstrahlung in dem Gebiet, in dem
   Temporal-, Parietal- und Okzipitallappen zusammentreffen
7. Supplementäre motorische Gebiete für Mimik, Essen
   sowie für emotionale Reaktionen auf Schmerz und
   Freude
8. Viele Aspekte des Verhaltens über Verbindungen zum
   Frontallappen
9. Zentrale Kontrolle der Viszeromotorik, der Sexual-
   und der Atmungsfunktionen

Klinische Merkmale einer Schädigung der Temporallappen

Die klinischen Symptome einer Krankheit des
Temporallappens können verwirrend komplex sein.
Glücklicherweise ist die gestörte Funktion sehr oft „epileptischer" Natur, so daß die Läsion erkannt werden
kann. Der wichtige klinische Hinweis ist – unabhängig
davon, wie bizarr und welcher Art die Störung ist –, daß
der Zustand akut beginnt und plötzlich endet. Dies weist
auf eine paroxysmale Störung im Temporallappen hin,
die früher als „psychomotorische" oder Temporallappenepilepsie bekannt war, heute aber als komplexer partieller Anfall bezeichnet wird. Diese Begriffe charakterisieren die lang anhaltende und häufig bizarre Störung
des Verhaltens, die im Gegensatz zu allen anderen For-

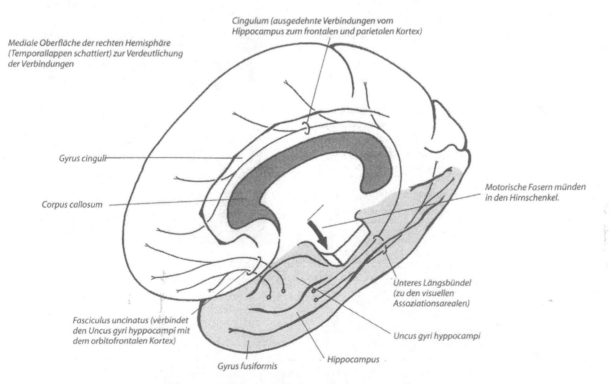

Abb. 8.4 Mediale Ansicht des rechten Temporallappens

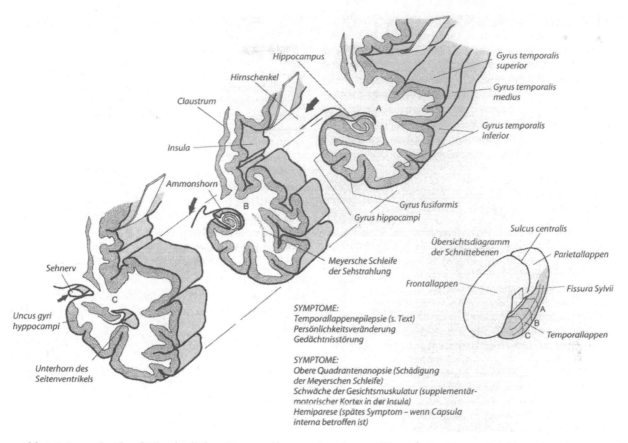

Abb. 8.5 Laterale Oberfläche des linken Temporallappens (vorderer Teil im Schnitt, Fissura Sylvii auseinandergezogen)

men der Epilepsie ein Merkmal dieser Anfälle sein kann. Der Patient verliert nicht unbedingt das Bewußtsein, und die motorische Geschicklichkeit bleibt häufig unbeeinträchtigt, so daß komplexe Automatismen auftreten können. Diese Störungen werden in den Kapiteln 10 und 22 ausführlicher behandelt.

Die Patienten können von einer ganzen Reihe von prodromalen Ereignissen berichten, die in engem Zusammenhang mit den Funktionen des Temporallappens stehen. Sie können Schwindel, akustische, visuelle, olfaktorische und gustatorische Halluzinationen, unangenehme viszerale Symptome, das Gefühl eines Déja-vu oder Jamais-vu, unkontrollierbares tiefes Atmen, sexuelle Phantasien oder einfach ein sonderbares Gefühl, „als ob etwas Schreckliches passieren wird", beschreiben. Déjàvu und Jamais-vu sind gewöhnlich nur von sehr kurzer Dauer. Manchmal haben Patienten aber für längere Zeit den Eindruck, daß Alles, was um sie vorgeht, schon vorher geschehen ist und daß sie vorhersagen können, was als Nächstes geschieht. Noch erschreckender ist das Gefühl, wenn sie plötzlich ihr eigenes Zimmer oder Haus oder die Menschen, mit denen sie zusammen sind, nicht mehr erkennen können.

Die motorischen Begleiterscheinungen sind äußerst variabel, und diese können Grimassenschneiden, kauende, schmatzende, saugende oder küssende Mundbewegungen, Herumnesteln an der Kleidung und manchmal sogar Entkleidung einschließen.

Es kann vorkommen, daß Patienten während eines Anfalls viele Kilometer weit fahren und sich verirren. Patienten, die zu Fuß unterwegs sind, stellen manchmal fest, daß sie einen Kilometer in die falsche Richtung gegangen sind.

Fokale motorische Anfälle, die besonders das Gesicht und den Arm betreffen (über die Aktivierung der supplementären motorischen Gebiete in der Insel), sind möglich, und der Anfall kann in Bewußtlosigkeit und einen generalisierten Krampf einmünden. Gehen die Anfälle von den Assoziationsarealen des Temporallappens aus, sprechen die bilateralen Veränderungen des Gesichtsausdrucks wie Lächeln, Zähnefletschen oder Grimassenschneiden scheinbar gegen einen fokalen Beginn des Anfalls. Ist eine fokale Episode nur auf eine Gesichtshälfte begrenzt, hat sie ihren Ursprung eher im Motorkortex des Frontallappens.

Nach einem komplexen partiellen Anfall ist der Patient verwirrt und kann in diesem Zustand sogar überfürsorgliche Zuschauer angreifen. Entgegen der allgemeinen Meinung ist aggressives Verhalten während eines Anfalls sehr selten, und Versuche nachzuweisen, daß kriminelles Verhalten auf Epilepsie beruht oder mit ihr verbunden ist, sind nicht überzeugend.

Körperliche Symptome bei Temporallappenläsionen

Läsionen im Temporallappen verursachen häufig Temporallappenepilepsie, wenn sie nicht, wie Hämatome, hoch maligne Gliome oder eine Herpes-simplex-Enzephalitis, extrem akut sind. Letztere beginnt gewöhnlich einseitig und täuscht einen akuten Hirnabszeß vor. In all diesen Situationen zeigt das klinische Bild einen verwirrten, schläfrigen Patienten, der rasch hemiplegisch wird. All diese Fälle sind neurologische Notfälle.

Fallbeispiel XXIII

Ein 57jähriger Mann, der nach der Implantation einer Herzklappenprothese Antikoagulantien einnehmen mußte, wurde eine Stunde, nachdem ihn ein Golfball aus circa 30 m Entfernung mit voller Wucht an der Schläfe getroffen hatte, in die Notaufnahme gebracht. Er hatte das Bewußtsein nicht verloren und war nicht schläfrig, hatte aber Kopfschmerzen und litt unter leichter Übelkeit. Der Assistenzarzt, der kein Neurologe war, fand keine auffälligen Symptome. Der Patient kam am nächsten Morgen wieder in die Notaufnahme, weil sich seine Kopfschmerzen verschlimmert hatten. Er wurde erneut untersucht und wieder nach Hause geschickt, da keine pathologischen Symptome gefunden wurden. 12 Stunden später wurde er wieder eingeliefert, da er in den letzten acht Stunden immer schläfriger und verwirrter geworden war. Bei der Untersuchung war er so müde, daß er zwischen den Fragen einschlief. Er sprach in völlig irrelevanten und unangemessenen Sätzen und war überzeugt, daß die Premierministerin die Queen sei. Seine Sprache war ein wenig verwaschen. Es bestanden keine weiteren Auffälligkeiten. Kraft, Tonus und Koordination waren gleich, die Reflexe waren normal und der Babinski war auf beiden Seiten negativ. Eine sofort durchgeführte Computertomographie zeigte ein intrazerebrales Hämatom von 5 cm Durchmesser im Temporallappen und eine ausgeprägte Verschiebung der Mittellinie. Das Hämatom wurde vier Stunden später entleert, nachdem die Gerinnungsfunktionen wieder normalisiert worden waren und sich sein klinischer Zustand dramatisch verschlechtert hatte. Er überlebte ohne ernste Folgeerscheinungen.

Nur 10 % der Patienten, die sich mit Temporallappenanfällen vorstellen, haben einen Tumor. Früher war die wichtigste Methode zum Ausschluß dieser Möglichkeit eine sorgfältige Katamnese, wenn nicht ein EEG klare Hinweise auf ein zugrundeliegendes Neoplasma gab. Eine Wiederholung des EEGs nach 6–12 Monaten war immer empfehlenswert, um eine fortschreitende Veränderung zu entdecken.

Fallbeispiel XXIV

Ein 45jähriger Zimmermann stellte sich mit einem einzelnen epileptischen Anfall vor. Er hatte keine Herdsymptome und das EEG war normal. Als Selbständiger war er sehr unglücklich über den Entzug seines Führerscheins. Eine routinemäßige Wiederholung des EEGs war für sechs Monate später vorgesehen. Vier Wochen vor Ablauf dieser Frist bemerkten seine Mitarbeiter eine leichte

Persönlichkeitsveränderung, und seiner Frau fiel auf, daß er sehr reizbar geworden war. An dem Samstagmorgen vor seinem Untersuchungstermin ging er nach einem unbedeutenden Familienstreit in den Garten und demolierte einen Schuppen und ein Gewächshaus mit einer Axt. Dieses Verhalten entsprach ganz und gar nicht seinem Charakter. Das anschließend abgeleitete EEG zeigte eine starke Veränderung in der rechten Temporalregion. Die nähere Untersuchung ergab ein Meningeom in der rechten mittleren Schädelgrube, das erfolgreich entfernt wurde.

Seit Einführung der Computertomographie werden die meisten Patienten schon bei ihrem ersten Besuch dieser Untersuchung unterzogen, obwohl nur bei 1 % von ihnen etwas Pathologisches gefunden wird. In manchen Fällen konnte das anfangs durchgeführte CT einen Tumor nicht nachweisen, der später gefunden wurde. Es scheint so, als ob die altmodische Technik, einen Patienten über längere Zeit ärztlich zu betreuen, noch immer einen gewissen Wert hat, auch wenn die modernen Untersuchungsmethoden den Schluß nahelegen, daß es dafür keinen Grund mehr gibt.

Der Hauptgrund für eine erneute Untersuchung solcher Patienten wäre das Auftreten weiterer Beschwerden oder körperlicher Symptome. Es kann zu leichten Persönlichkeitsveränderungen kommen. Diese sind weniger dramatisch als die bei Frontallappenläsionen und täuschen häufiger depressive oder psychotische Störungen als Demenz vor. Bei Männern mit Temporallappentumoren ist die Inzidenz von Impotenz groß, so daß dieses Symptom in Verbindung mit einer Persönlichkeitsveränderung einen Verdacht erwecken sollte. Einseitige Läsionen verursachen nur selten eine deutliche Beeinträchtigung des Gedächtnisses.

Eine sorgfältige Suche nach einer homonymen oberen Quadrantenanopsie ist sehr wichtig. Diese würde auf eine Schädigung der Meyerschen Schleife im vorderen Temporallappen hinweisen (siehe Kapitel 3). Liegt eine komplette Hemianopsie vor, hat sich die Läsion nach hinten in den benachbarten Parietallappen ausgebreitet, und es können entsprechende Störungen der parietalen Funktionen gefunden werden, zu denen – je nach Lateralisation – Aphasie oder Apraxie gehören.

Die Repräsentation des Gesichts im Motorkortex wird durch einen raumfordernden Prozeß im Temporallappen am ehesten beeinträchtigt. Man sollte deshalb nach einer leichten Gesichtslähmung suchen, bei der emotionale Reaktionen betroffen sind. Andere körperliche Symptome treten erst verhältnismäßig spät im Krankheitsverlauf auf. Das Bild wird dann bestimmt von einer sich rasch entwickelnden Hemiparese mit Verwirrtheit, Kopfschmerzen, Aphasie (wenn die dominante Hemisphäre betroffen ist) und Persönlichkeitsveränderungen. Dies weist auf eine rasch expandierende Läsion hin. Vor der Einführung der Computertomographie hätte man solche Patienten bis zu 10 Jahre lang immer wieder untersuchen müssen, bevor diese akute Veränderung die zugrundeliegende Läsion entlarvt hätte.

Diagnose und Untersuchung von Hirntumoren

Als Kardinalsymptome eines Hirntumors gelten Kopfschmerzen, Erbrechen und Stauungspapillen. Tatsächlich sind dies nur sehr selten die subjektiven Hauptsymptome, wenn der Tumor nicht in der hinteren Schädelgrube liegt oder die Liquorzirkulation blockiert. Bei Kindern, bei denen die Wahrscheinlichkeit eines Tumors in der hinteren Schädelgrube größer ist, gelten diese klinischen Merkmale. Bei Erwachsenen führt aber die Mehrzahl der Tumoren zu subtileren Symptomen, oder sie verursachen überhaupt keine Symptome, wie die Fallbeispiele in diesem Kapitel bereits deutlich gezeigt haben.

Kopfschmerzen

Kopfschmerzen werden in Kapitel 20 ausführlich besprochen. Im Zusammenhang mit Hirntumoren sind die folgenden Merkmale beachtenswert:

1. Entgegen der allgemeinen Meinung sind Kopfschmerzen kein unausweichliches Symptom eines Hirntumors. Häufig sind sie so leicht, daß sie der Patient erst erwähnt, wenn er direkt danach gefragt wird. Die Mehrzahl der Patienten mit Hirntumoren hat keine nennenswerten Kopfschmerzen.
2. Weniger als 0,1 % der Patienten, die mit Kopfschmerzen in ein Krankenhaus eingewiesen werden, haben einen Hirntumor.
3. Treten Kopfschmerzen tatsächlich auf, sind sie nicht unbedingt besonders stark. Vielmehr sind die Schmerzen eher dumpf und hartnäckig. Sind sie mit Erbrechen verbunden, erhöht sich die Wahrscheinlichkeit, daß eine ernste Ursache zugrundeliegt. Als grobe Verallgemeinerung gilt jedoch, daß die Schmerzen mit umso geringerer Wahrscheinlichkeit von einem Tumor verursacht werden, je stärker sie sind. Solche Kopfschmerzen beruhen gewöhnlich auf Migräne.

Nur bei erst seit kurzer Zeit auftretenden, mit Erbrechen verbundenen Kopfschmerzen, insbesondere, wenn Kopfschmerzen und Erbrechen durch eine Lageveränderung provoziert werden, sollte zuerst ein Tumor ausgeschlossen werden. Die Differentialdiagnose von solchen Kopfschmerzen und von Migräne wird in Kapitel 20 ausführlicher behandelt. Als Beispiele für bemerkenswert isolierte Kopfschmerzen von pathologischer Bedeutung sind die folgenden Fallbeispiele wichtig. Hier muß noch einmal das Fehlen körperlicher Befunde, insbesondere das Fehlen von Stauungspapillen, betont werden.

Fallbeispiel XXV

Ein 42jähriger Buchhalter schilderte einen Tag, bevor er seine Arbeit im Mittleren Osten wieder aufnehmen sollte, das folgende Symptom, das seit sechs Monaten ausschließlich bei der Defäkation auftrat. Preßte er, während er sich nach vorn beugte, hatte er das Gefühl, als ob er mit einem Holzhammer auf die rechte Seite des Hinterkopfes geschlagen worden wäre. Der Schmerz pulsierte dann in diesem Gebiet ungefähr fünf- bis zehnmal, wobei die Schmerzen bei jedem Paroxysmus nachließen, bis sie aufhörten. Er fühlte sich nicht schwindelig und ihm war nicht übel. Die körperliche Untersuchung war völlig normal. Allerdings schien ein CT angezeigt, da er erst in zwei Jahren nach Großbritannien zurückkehren würde. Das CT zeigte einen ausgeprägten Hydrozephalus, der von einem Tentoriummeningeom verursacht wurde, das den Tentoriumschlitz vollständig blockierte.

Fallbeispiel XXVI

Ein 35jähriger Mann klagte über starke Kopfschmerzen, die nur in einer Körperhaltung auftraten. In den letzten 18 Monaten bekam er jedesmal, wenn er sich zum Griff seines Garagentors hinunterbückte, plötzlich unerträgliche Kopfschmerzen. Diese waren so heftig, daß er mehrmals gestolpert und hingefallen war, und führten immer zu Übelkeit, obwohl er sich nie übergeben mußte. Nach ein paar Sekunden im Stehen verschwanden die Symptome, während er sich an seinem Wagen festhielt. Die körperliche Untersuchung ergab keine Auffälligkeiten. Ein CT zeigte eine massive Erweiterung des rechten Seitenventrikels, die durch ein Papillom verursacht wurde, das den ganzen Ventrikel ausfüllte und erweiterte. Das Papillom konnte erfolgreich entfernt werden, aber leider blieb eine postoperative Epilepsie zurück.

Epileptische Anfälle

Epileptische Anfälle in Verbindung mit Tumoren verschiedener Lokalisation wurden bereits besprochen. Wie bei Kopfschmerzen ist es auch hier wichtig, eine Vorstellung von der Häufigkeit von Epilepsie bei Hirntumoren zu haben.

1. Bei Patienten unter 20 Jahren beträgt die Inzidenz von Hirntumoren, die Epilepsie auslösen, 0,02 %. Der Autor hat in 35 Jahren nur vier Patienten aus dieser Altersklasse mit einem Epilepsie auslösenden Hirntumor gesehen.
2. Selbst im Alter von 45–55 Jahren, der Dekade mit der höchsten Inzidenz von Hirntumoren, wird letztlich nur bei ungefähr 10 % der Patienten mit kürzlich aufgetretener Epilepsie ein Hirntumor gefunden.
3. Epileptische Anfälle sind wahrscheinlicher, wenn der zugrundeliegende Tumor ein infiltrierendes Gliom ist, als bei oberflächlichen Läsionen wie Meningeomen. Da Gliome doppelt so häufig sind wie Meningeome, wird man bei einem Patienten mit einem durch einen Tumor ausgelösten Anfall gewöhnlich ein malignes Gliom oder Astrozytom finden. Als Ausnahme von dieser Verallgemeinerung verhalten sich chronische gutartige Oberflächenläsionen, die die Großhirnhemisphäre eindrücken, manchmal eher wie ein intrazerebraler Tumor.

Daraus folgt, daß ein erster Anfall bei Patienten von über 21 Jahren nicht automatisch bedeutet, daß sie einen Tumor haben. Moderne Untersuchungsmethoden haben es ermöglicht, Hirntumoren als Ursache von Epilepsie nach dem ersten Anfall mit ziemlicher Sicherheit auszuschließen. Die Durchführung eines EEGs ist noch immer lehrreich, da so manchmal Hinweise darauf gefunden werden, daß sich bei dem Patienten nur eine bereits lebenslang vorhandene Disposition für Epilepsie zum ersten Mal manifestiert. Sieht man auf dem EEG leichte Herdveränderungen, insbesondere in einem der Temporallappen, ist es fast die Regel, daß man bei einem CT *keine* Läsion entdeckt. Überraschend häufig findet man gerade bei den Patienten, deren EEG bei ihrem ersten Besuch normal ist, später eine zugrundeliegende Läsion. Manchmal gibt das EEG sogar dann Hinweise auf eine Grundkrankheit, wenn ein MRT normal zu sein scheint.

Fallbeispiel XXVII

Eine 51jährige Frau wurde nach einem epileptischen Anfall überwiesen. In den letzten drei Wochen hatte sie sich beim Sprechen gelegentlich verhaspelt. Ihr Mann gab an, daß ihre rechte Gesichtshälfte während des Anfalls verzerrt war. In der Notaufnahme kam es zu einem weiteren Anfall ohne fokale Merkmale. Sie wurde in eine neurochirurgische Abteilung verlegt. Nach einem CT ohne pathologischen Befund wurde sie wieder in die überweisende Klinik gebracht, wo eine Liquorprobe einen normalen Befund ergab. Sie wurde erneut einem Neurologen vorgestellt. Der einzige auffällige Befund der Untersuchung war eine relativ schwere sensorische Aphasie, die in den nächsten 24 Stunden zurückging. Ein EEG ergab einen ausgeprägten Herd langsamer Wellen im linken Temporalgebiet. Ein MRT wurde als normal bezeichnet, obwohl ein Arzt die Auffassung vertrat, daß es ein leichtes Ödem im linken hinteren Temporalgebiet zeige. Sie wurde auf Phenytoin eingestellt und fühlte sich völlig gesund, bis sie neun Wochen später beim Golfspielen in Florida mit einem erneuten Anfall zusammenbrach. Ein zweites MRT zeigte ein Temporallappengliom mit ausgeprägtem Ödem, aber mit überraschend geringer Verlagerung, und wieder war der einzige körperliche Befund eine sensorische

Aphasie. Der Tumor war ein malignes Astrozytom mit einem beträchtlichen Polymorphismus, und sie erhielt eine Strahlentherapie. Nach einer teilweisen Erholung verschlechterte sich ihr klinischer Zustand fünf Monate später erheblich, und sie starb neun Monate nach dem ersten Anfall.

Aus diesem Grund sollte man Patienten mit spät einsetzender Epilepsie weiter betreuen und die Untersuchungen wiederholen, wenn neue Beschwerden oder körperliche Befunde auftauchen.

Negative Ergebnisse aller Untersuchungen zu Beginn des Krankheitsverlaufs schließen ein Neoplasma nicht aus. Gelegentlich können fünf bis zehn Jahre vergehen, bis andere Hinweise auf einen langsam wachsenden Tumor auftreten. Diese Zeit muß nicht unbedingt als verloren angesehen werden, wenn der klinische Zustand des Patienten gut bleibt und seine Epilepsie unter Kontrolle ist. Leider beginnen die Probleme der Patienten gewöhnlich erst dann, wenn der Tumor schließlich diagnostiziert wird.

Epilepsie aufgrund eines Tumors ist nicht besonders schwer zu behandeln, und Schwierigkeiten bei der Kontrolle der Epilepsie sind kein Hinweis auf einen zugrundeliegenden Tumor. Beginnt die Epilepsie jedoch mit einem Status epilepticus, besteht ein 50 %iges Risiko, daß der Patient einen frontalen Tumor hat. Unter diesen Umständen ist eine vollständige Untersuchung indiziert.

In der Kindheit tritt die Mehrzahl der Hirntumoren im Kleinhirn (Medulloblastome und zystische Astrozytome), der Brücke, dem N. opticus oder dem Chiasma opticum auf. Supratentorielle Tumoren sind selten. Daher sind frühe Kopfschmerzen, Erbrechen, Ataxie oder Sehstörungen bei Kindern häufige Merkmale eines Tumors, wogegen Epilepsie sehr ungewöhnlich ist. (Klinische Details von Tumoren in der hinteren Schädelgrube bei Kindern finden Sie in den Kapiteln 3, 6, 11 und 12.)

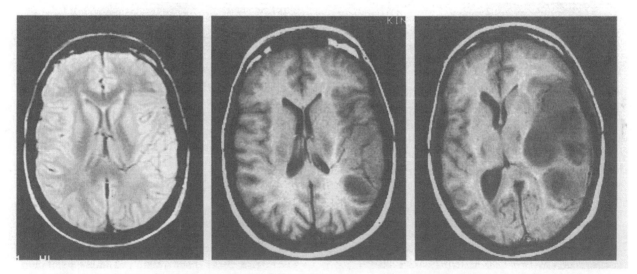

Fallbeispiel XXVII Rasche Entwicklung eines malignen Glioms über einen Zeitraum von sechs Monaten

Bei Erwachsenen sind 90 % der zerebralen Neoplasmen supratentorielle Tumoren. Dadurch erhöht sich die Wahrscheinlichkeit, daß sie sich als Epilepsie manifestieren, und die Inzidenz von Kopfschmerzen nimmt ab, weil für die Ausdehnung des Tumors mehr Platz zur Verfügung steht. Nur Kleinhirntumoren (bei Erwachsenen Hämangioblastome und Metastasen) und Tumoren, die die Liquorzirkulation beeinträchtigen (Pinealome, Ependymome des vierten Ventrikels und intraventrikuläre Tumoren), verursachen Kopfschmerzen und Erbrechen als Frühsymptome. Die Differentialdiagnose beim Erwachsenen muß die Möglichkeit der späten Manifestation einer angeborenen Aquäduktstenose oder einer gutartigen Hirndrucksteigerung mit einschließen. Beide Zustände können sich wie Hirntumoren äußern, die zu einer Hirndrucksteigerung führen.

Fallbeispiel XXVIII

Ein 24jähriger Mann wurde von einem Ophthalmologen überwiesen, bei dem er sich wegen Doppelsehens mit vertikal versetzten Doppelbildern vorstellte. Dieses bestand seit seiner Kindheit, und er hatte eine nach rechts gerichtete, kompensatorische Kopfneigung entwickelt. Dies wurde durch alte Photographien bestätigt. Er hatte eine Lähmung des linken M. obliquus superior. Während der Anamneseaufnahme erwähnte er plötzlich, daß er Neurofibromatose habe, und zeigte Café-au-lait-Flecken und zahlreiche subkutane Neurofibrome. Er bestätigte, daß er schon immer einen großen Kopf gehabt hatte und daß er sich nur schlecht konzentrieren konnte. Die letzten sieben Monate hatte er heftige Kopfschmerzen mit Erbrechen gehabt, und seine Mutter glaubte, daß sich seine Kopfneigung verschlimmert habe. Er war extrem schläfrig geworden und wurde an seiner Arbeitsstelle mehrmals schlafend vor dem Computer gefunden. Bei der Untersuchung hatte er einen sehr großen Kopf (Umfang 62 cm), den er nach rechts und hinten geneigt hielt. Links hatte er eine eindeutige Stauungspapille. Er hatte eine Lähmung des linken M. obliquus superior mit einer beträchtlichen Überfunktion des gegenüberliegenden M. rectus inferior. Dies führte zu komplexem Doppeltsehen in allen Blickrichtungen. Seine Reflexe waren leicht abgeschwächt, aber auf der rechten Seite war der Babinski positiv. Man vermutete eine kompensierte Aquäduktstenose, ein MRT zeigte aber einen Tumor des Corpus pineale von 3 cm Durchmesser und einen ausgeprägten Hydrozephalus. Die Behandlung erfolgte durch beidseitiges Legen eines Shunts und eine partielle Resektion. Der Tumor war ein niedriggradiges Gliom subependymalen Ursprungs. Abgesehen von einer Revision der Shunts ist er seit der Operation wohlauf.

Fallbeispiel XXIX

Ein 26jähriger Mann, der als Fahrer für schwere Baumaschinen arbeitete, stellte sich mit den Beschwerden eines gutartigen Lagerungsschwindels vor. Wenn er über seine linke Schulter nach hinten blickte – ein bei seiner Arbeit zwangsläufig häufiger Vorgang –, wurde ihm extrem schwindelig und er war mehrmals von seiner Maschine gefallen, bevor er krank geschrieben wurde. Eine otoneurologische Untersuchung war ohne pathologischen Befund, und man ging von einer Genesung aus. Sechs Monate später zeigte sich ein neues Symptom. Blickte er beim Wasserlassen nach un-

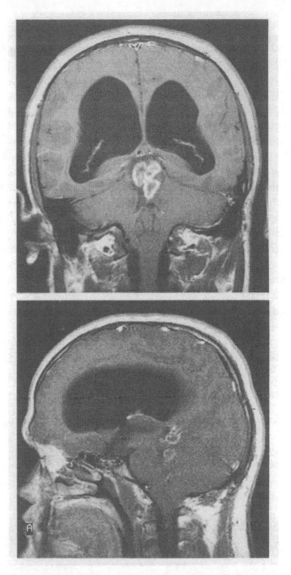

Fallbeispiel XXVIII Pinealom mit Hydrozephalus

ten, knickten seine Beine ein, und er fiel hin. Schaute er geradeaus, geschah dies nicht. Er hatte keine körperlichen Symptome, und es wurde angenommen, daß er einen Tumor im vierten Ventrikel habe, der wie ein Kugelventil wirkte, das den Abfluß aus dem vierten Ventrikel blockierte, wenn er den Kopf beugte. Diese sehr spekulative Diagnose wurde durch eine Ventrikulographie bestätigt. Man entfernte eine intraventrikuläre Arachnoidalzyste, und seine Symptome verschwanden völlig. In keinem Stadium traten Kopfschmerzen auf.

Pathologische Merkmale und klinische Behandlung

Kindheit

In der Kindheit treten Tumoren gewöhnlich im Kleinhirn auf, und eine präoperative pathologisch-anatomische Diagnose ist schwierig. Die Hälfte der Tumoren sind kleinzellige Astrozytome, die eine große Zyste enthalten. Normalerweise ist eine völlige Entfernung mit einem geringen Risiko für ein Rezidiv möglich. Die andere Hälfte sind hoch maligne Medulloblastome, deren geweblicher Ursprung umstritten ist, die gewöhnlich vom Kleinhirnwurm ausgehen und sich entlang des Velum medullare anterius oder der Kleinhirnstiele nach unten in den Hirnstamm ausbreiten. Bei Medulloblastomen besteht nur eine geringe Aussicht auf eine vollständige Resektion. Sie neigen auch zur Streuung über den Liquor, so daß im gesamten ZNS einschließlich des Lumbalsacks Metastasen gefunden werden. Sie sind gewöhnlich strahlenempfindlich, und chirurgische Eingriffe mit kombinierter Strahlentherapie (einschließlich des Spinalkanals) können beeindruckende Heilungserfolge erzielen. Leider hat die Behandlung ziemlich verheerende Auswirkungen auf das Kind, und häufig sterben die Patienten wegen dieser Komplikationen. Außerdem besteht die Gefahr eines späten Rezidivs auch nach einer scheinbar erfolgreichen Therapie.

Fallbeispiel XXX

Ein 13jähriges Mädchen entwickelte Gangunsicherheit, Übelkeit und Erbrechen. Anderswo wurde eine Hysterie diagnostiziert, und eine Behandlung einschließlich einer Hypnotherapie eingeleitet. Kurz darauf kollabierte sie und wurde bewußtlos und in dezerebriertem Zustand mit lichtstarren erweiterten Pupillen auf eine neurologische Abteilung verlegt. Sie erhielt eine Mannitolinfusion, und in der neurochirurgischen Abteilung wurde ein Medulloblastom entfernt. Ihre weitere Behandlung erfolgte an anderen Kliniken, und sie wurde erst wieder im Alter von 23 Jahren gesehen. Damals wurde sie wegen hartnäckiger Schmerzen im Versorgungsgebiet der Wurzel C5 im linken Arm überwiesen. Zwei Jahre zuvor hatte sie ein Kind bekommen, und ein Jahr vorher war sie auf Epilepsie untersucht worden. Ein Tumor, der sich als rezidivierendes Medulloblastom erwies, war aus ihrem rechten Temporallappen entfernt worden. Ein vollständiges MRT ihres Rückenmarks zeigte Tumorknoten im ganzen Spinalkanal, von denen sich einer an der Wurzel C5 befand. Die Cauda equina wirkte wie eine Weintraube. Außer der Kontrolle ihrer Schmerzen war keine Therapie möglich, und sie starb wenige Wochen später. Es ist wahrscheinlich, daß die hormonellen Veränderungen während der Schwangerschaft den Tumor wieder aktivierten.

Ponsgliome werden in Kapitel 11 erörtert, Gliome des N. opticus in Kapitel 3. Keines von diesen läßt sich wirklich entfernen, sie scheinen aber mäßig strahlenempfindlich zu sein. Es wird allerdings angenommen, daß man besser die natürliche Entwicklung dieser Tumoren abwartet. Ob eine Strahlentherapie durchgeführt werden sollte, ist insbesondere bei Gliomen des N. opticus umstritten.

Bei Erwachsen treten Ponsgliome am häufigsten bei Patienten mit Neurofibromatose auf. Sobald sich Symptome zeigen, erhält der Patient gewöhnlich eine Strahlentherapie, obwohl ihr Wert wegen der Seltenheit dieser Tumoren nicht nachgewiesen ist.

Erwachsenenalter

Bei Erwachsenen sind Tumoren der hinteren Schädelgrube äußerst selten. Anders als in der Kindheit sind 20–30 % der Hirntumoren Metastasen, insbesondere die in der hinteren Schädelgrube. Bei Männern sind Metastasen von Bronchialkarzinomen die häufigste Ursache, bei Frauen Metastasen von Mammakarzinomen. Daher sind das Röntgen des Thorax und eine genaue Untersuchung der Brust bei Verdacht auf einen Hirntumor sehr wichtig und sollten zuerst durchgeführt werden.

Jeder andere Tumor kann ins Gehirn metastasieren, bei Dickdarmtumoren, Nierenkarzinomen und malignen Melanomen ist dies aber am wahrscheinlichsten. Dickdarmtumoren, insbesondere solche von Rektum und Sigma, neigen dazu, ins Kleinhirn zu metastasieren. Ganz allgemein gilt, daß Metastasen häufiger im Parietallappen und im Kleinhirn auftreten, als man bei einer zufälligen Streuung erwarten würde.

Primäre Hirntumoren treten in den einzelnen Lappen mit einer Häufigkeit auf, die ungefähr proportional zur Größe der Lappen ist. Daraus ergibt sich die folgende Reihenfolge: frontal > temporal > parietal > okzipital. Der einzige zerebelläre Primärtumor bei Erwachsenen ist ein Hämangioblastom. Dieses besteht aus einem kleinen, sehr gefäßreichen Tumorknoten, und tritt oft zusammen mit einer großen hämorrhagischen Zyste auf. Häufig ist eine vollständige Resektion möglich, und die Prognose ist wahrscheinlich von allen Hirntumoren die

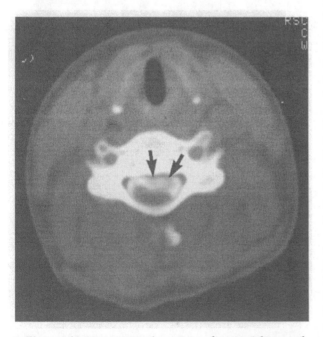

Fallbeispiel XXX CT-Myelogramm, das 10 Jahre nach der Erstdiagnose ein metastasierendes Medulloblastom im Zervikalkanal zeigt

günstigste. Gelegentlich produzieren diese Tumoren Erythropoetin und verursachen eine Polyzythämie. Sie können auch mit vaskulären Tumoren in der Retina verbunden sein (von Hippel-Lindau-Krankheit).

Fallbeispiel XXXI

Ein 60jähriger Mann wurde nach einem akuten Kollaps mit schweren Kopfschmerzen aufgenommen. Er war schnell in ein Koma gefallen und hatte Symptome einer akuten Läsion der hinteren Schädelgrube. Er hatte einen erhöhten Hirndruck, und es wurde eine primäre intrazerebelläre Blutung diagnostiziert. Er wurde von der neurochirurgischen Abteilung direkt nach Hause verlegt, nachdem das Blutgerinnsel erfolgreich entleert worden war. Er erhielt keine Nachsorge, wurde aber drei Jahre später in einem ähnlichen Zustand eingeliefert und verstarb rasch. Eine Überprüfung der Untersuchungen, die nach dem ersten Eingriff durchgeführt worden waren, ergab, daß sein Hämoglobinwert 22 g/l betragen hatte. Leider war die mögliche Bedeutung dieses Werts nicht erkannt worden. Die Obduktion ergab, daß es erneut zu einer Blutung in ein Hämangioblastom gekommen war.

In den Großhirnhemisphären sind die Hälfte der Tumoren maligne Gliome oder Astrozytome, bei denen man in der Reihenfolge zunehmender Malignität die vier Malignitätsgrade I–IV unterscheidet. Eine wichtige Variante ist das Oligodendrogliom, das überwiegend im Frontallappen auftritt und eine starke Tendenz zur Verkalkung hat. Manche Patienten mit diesen Tumoren überleben wegen seines außerordentlich langsamen Wachstums 15–25 Jahre. Im folgenden Fall wurde bis zu einem Eingriff ein Oligodendrogliom angenommen.

Fallbeispiel XXXII

Eine 68jährige Frau, die seit 35 Jahren an Epilepsie litt, wurde zur Abklärung ihrer weiteren Behandlung überwiesen. Die Anfälle hatten immer aus unkontrolliertem Lachen oder Summen und Singen bestanden, und waren typisch für komplexe partielle Anfälle mit Ursprung im Temporallappen. Über die Jahre waren mehrere EEGs aufgenommen worden, die – ebenso wie das bei ihrem ersten Besuch 1989 aufgezeichnete – idiopathische epileptische Veränderungen zeigten. Die Verordnung von Clonazepam zusätzlich zu Carbamazepin sowie die Absetzung von Medikamenten auf Barbituratbasis führten zu einer deutlichen psychischen Besserung, und weitere Anfälle blieben aus. Im Alter von 72 Jahren wurde sie innerhalb weniger Monate apathisch und zeigte eine körperliche Verlangsamung, obwohl sie keine neuen Befunde hatte und die Epilepsie unter Kontrolle blieb. Es wurde vermutet, daß sich eine Demenz vom Alzheimer-Typ entwickelte, obwohl die Geschwindigkeit des Beginns überraschend war. Ein CT zeigte eine stark verkalkte Läsion im linken Frontallappen, die nach 35 Jahren eine deutliche Massenverlagerung bewirkte. Vor der Operation ging man von einem Oligodendrogliom aus. Der Eingriff zeigte aber ein kavernöses Hämangiom, das sich recht einfach herauslösen ließ. Der postoperative Verlauf wurde durch ein Ödem im Frontallappen kompliziert.

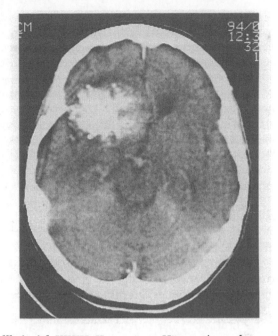

Fallbeispiel XXXII Kavernöses Hämangiom, das nach einer 35jährigen Anamnese komplexer partieller Anfälle gefunden wurde

Aus diesem Fall lassen sich viele Lehren ziehen. Trotz der Seltenheit von Epilepsie aufgrund eines Tumors gibt es kein Stadium, in dem man einen Tumor völlig ausschließen kann. Kopfschmerzen sind entgegen der landläufigen Meinung kein herausragendes Symptom von Hirntumoren. Man kann von Glück reden, daß diese Patientin 35 Jahre lang ein relativ normales Leben führte, da die Entdeckung und der Versuch einer Entfernung ihrer Läsion bei ihrem ersten Besuch möglicherweise zu schweren Schäden und Epilepsie geführt hätten. Sie tat gut daran, die Läsion so lange erfolgreich zu verbergen.

Generell hängt die Prognose von Gliomen und Astrozytomen vom Ort und der histologischen Einstufung ab: 75 % der Patienten mit Tumoren vom Grad IV sterben innerhalb von neun Monaten, und selbst bei Tumoren vom Grad I und II überleben 75 % der Patienten nicht länger als drei Jahre. Leider kann durch eine frühe Diagnose dieser malignen infiltrierenden Tumoren nur wenig gewonnen werden. Eine der Enttäuschungen seit der Einführung bildgebender Verfahren ist die Entdeckung, daß es so etwas wie einen kleinen Hirntumor nicht zu geben scheint. Selbst wenn Patienten erst seit wenigen Tagen Symptome haben, zeigt das Bild fast immer einen massiven, von Ödem umgebenen Tumor, der bereits inoperabel oder zumindest unheilbar ist. Hat man das Glück, einen kleinen Tumor zu finden, befindet er sich oft in einem wichtigen Gebiet des Gehirns. Man hat daher beträchtliche Hemmungen, ihn neurochirurgisch anzugehen, da dies schon einige Monate, bevor der Tumor selbst unvermeidliche Schäden anrichtet, zu unannehmbaren Defiziten führen könnte.

Man kann deshalb sagen, daß Tumoren, die von stummen Gebieten – Regionen, die nicht mit spezifischen Symptomen verbunden sind – ausgehen, gewöhnlich symptomlos bleiben, bis sie sehr groß sind. Selbst dann kann die Prognose günstiger sein, weil sie wegen ihrer Lage zugänglich sind und entfernt werden können. Tumoren, die von funktionell wichtigen Gebieten ausgehen, führen früh zu Symptomen, sind aber häufig inoperabel, weil der durch die Operation angerichtete Schaden unannehmbar hoch wäre. Die Möglichkeit einer sinnvollen operativen Intervention hängt vom Ort des Tumors ab, die Chancen eines verlängerten Überlebens von der histologischen Einstufung. Paradoxerweise ist es wahrscheinlich günstiger, ein hoch malignes Gliom im Frontalpol als ein niedriggradiges Gliom in der parietotemporalen Region zu haben. Allerdings könnten in Zukunft die durch MRT ermöglichte genaue Lokalisation und verbesserte chirurgische Techniken, einschließlich Operationen im dominanten Sprachzentrum bei vollem Bewußtsein, die Aussichten verbessern.

Eine Erörterung der Vorzüge einer Strahlen- oder Chemotherapie ist im Rahmen dieses Buches leider nicht möglich. Es soll aber darauf hingewiesen werden, daß die Prognose für einen Patienten mit einem malignen Hirntumor schlecht ist. Aus diesem Grund kann man wohl kaum über einen erfolgreich diagnostizierten Hirntumor zufrieden sein, obwohl häufig der Eindruck erweckt wird, daß es einer der schlimmsten Fehler in der Neurologie ist, wenn man bei einem Patienten, den man zum ersten Mal sieht, einen Hirntumor nicht innerhalb von einigen Stunden diagnostizieren kann. Die relative Häufigkeit von Tumoren verschiedener Lokalisation ist in Abbildung 8.6 gezeigt.

Zu den Tumoren außerhalb der Hirnsubstanz gehören Meningeome, intraventrikuläre Läsionen, Pinealome und Neurofibrome. Sie führen entweder zu lokalen Symptomen, wenn sie an funktionell wichtigen Stellen auftreten, oder zu unspezifischen Symptomen und einer Hirndrucksteigerung, wenn sie die Liquorzirkulation beeinträchtigen (Abb. 8.7).

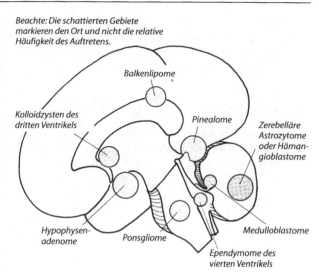

Beachte: Die schattierten Gebiete markieren den Ort und nicht die relative Häufigkeit des Auftretens.

Abb. 8.7 Tumoren an anderen Stellen

Meningeome

Meningeome stellen 20 % der intrakraniellen Tumoren und gehen von der Dura aus, insbesondere von den Teilen, die eng am Knochen anliegen. Die Lokalisationen und relativen Häufigkeiten sind in Abbildung 8.8 gezeigt. Läsionen entlang der Falx (A) sind als parasagittale Tumoren bekannt und führen typischerweise zu frontalen Symptomen. Da sie zu einer Invasion des Sinus sagittalis superior neigen, verursachen sie bei der Operation technische Schwierigkeiten. Oberflächliche Meningeome (B) sind auf den ersten Blick sehr vorteilhaft, bereiten aber häufig gewaltige technische Probleme, und eine erfolgreiche Entfernung kann beträchtliche neurologische Defizite nach sich ziehen. Ein Merkmal dieser Läsionen ist, daß das klinische Bild sehr untypisch sein kann, und es gibt mehrere Beispiele dafür an anderen Stellen dieses Buches.

Tumoren entlang des Keilbeinflügels (C) führen häufig zu Lähmungen der Augenmuskelnerven, wenn sie am medialen Ende und am mittleren Drittel auftreten. Treten sie am äußeren Drittel auf, kommt es zu einer ausgeprägten Hyperostose, wodurch ein knochiger Höcker des Schädelknochens entsteht. Eine vollständige chirurgische Entfernung ist gewöhnlich technisch unmöglich, und ein unaufhaltsames Fortschreiten der Symptome sowie häufige Rezidive sind die Regel.

Läsionen bei (D), der Olfaktoriusrinne oder dem Tuberculum sellae, führen zu Anosmie, Verlust des Sehvermögens und Demenz. Meningeome im Recessus lateralis (E) sind eine seltene Ursache des Kleinhirnbrückenwinkelsyndroms (siehe Kapitel 6). Diejenigen am freien Rand des Tentoriums (G) oder am Confluens sinuum, dem Zusammenfluß der großen Hirnvenen, (H) können die Liquorzirkulation unterbinden und Symptome eines Hydrocephalus occlusus (Kopfschmerzen, Erbrechen und Stauungspapillen) verursachen. Selten sind Meningeo-

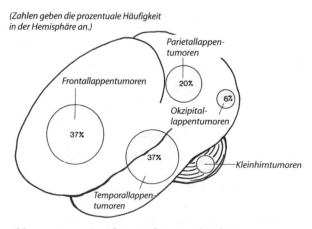

(Zahlen geben die prozentuale Häufigkeit in der Hemisphäre an.)

Abb. 8.6 Tumorinzidenz in den verschiedenen Lappen

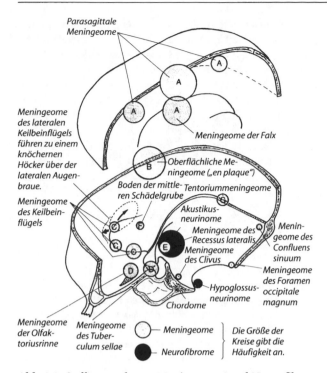

Abb. 8.8 Stellen, an denen Meningeome und Neurofibrome häufig auftreten

me, die von der Vorderseite des Hirnstamms oder vom Foramen occipitale magnum ausgehen. Ihre klinischen Merkmale werden in den Kapiteln 11 und 15 behandelt.

Neurinome

Neurinome machen 7 % der intrakraniellen Tumoren aus, und fast alle gehen vom N. stato-acusticus aus (siehe Kapitel 6). Sie können auch an den Hirnnerven N. trigeminus (V), N. glossopharyngicus (IX), N. vagus (X) und N. hypoglossus (XII) auftreten (siehe auch Kapitel 7). Dies ist eines der Gebiete, auf denen die kürzlichen Fortschritte der bildgebenden Verfahren und chirurgischen Techniken zu dramatischen Verbesserungen der postoperativen Mortalität und Morbidität geführt haben.

Hypophysenadenome

Hypophysenadenome stellen 10 % aller intrakraniellen Primärtumoren und wurden in Kapitel 3 ausführlich besprochen.

Andere intrakranielle Tumoren

Andere extrazerebrale Tumoren sind selten, und jeder Typ trägt weniger als 1 % zur Gesamtzahl der Hirntumoren bei.

Intraventrikuläre Tumoren umfassen gestielte Meningeome, Ependymome (insbesondere am Boden des vierten Ventrikels), Gliome, die sich in den Ventrikel ausdehnen, und gutartige Kolloidzysten der Auskleidung des dritten Ventrikels oder des Septum pellucidum.

Balkenlipome sind selten und können eine beträchtliche Größe erreichen, bevor sie klinische Symptome auslösen.

Pinealome neigen dazu, das Mittelhirn zu infiltrieren (siehe Kapitel 2 und 8), und verursachen gewöhnlich früh einen Aquäduktverschluß. Das folgende Fallbeispiel zeigt eindrucksvoll die sehr langsame Entwicklung eines Pinealoms.

Fallbeispiel XXXIII

Ein 18jähriger Mann wurde 1974 mit einem Ausfall des Aufwärtsblicks und lichtstarren, erweiterten Pupillen überwiesen. Durch die damals zur Verfügung stehende Technik der Pneumenzephalographie ließ sich keine Läsion des Corpus pineale nachweisen. Seine Symptome verschlimmerten sich, und aus klinischen Gründen wurde eine externe Strahlentherapie durchgeführt. Drei Jahre später bemerkte er weitere Sehstörungen und entwickelte eine fortschreitende bitemporale Hemianopsie und Optikusatrophie. Dieses für Pinealome typische Verhalten wurde gut erkannt, und Tumoren, die sich über die Sehbahn ausbreiten, werden in der älteren Literatur als „ektopische Pinealome" bezeichnet. Eine erneute Pneumenzephalographie zeigte keine supraselläre Läsion. In den nächsten drei Jahren entwickelte sich aber ein Panhypopituitarismus, so daß eine vollständige Substitutionstherapie erforderlich war. In den 80er Jahren nahm seine Sehschärfe fortschreitend ab und sank auf unter 0,1, so daß er als blind eingestuft wurde. Dann wurde er immer mehr schwerhörig. Er interessierte sich immer weniger für seine Umgebung, saß den ganzen Tag summend herum und antwortete nur einsilbig. Ein 1989 aufgenommenes CT war normal. Schließlich starb er 1993. Bei der Obduktion wurde ein vom Corpus pineale ausgehender Tumor gefunden, der den oberen Hirnstamm umwachsen hatte und das Corpus geniculatum mediale und laterale, die Sehbahnen, den Hypothalamus und die Fossa hypophysialis infiltriert hatte.

Intraventrikuläre Tumoren können oft durch den Ventrikel entfernt werden. Pinealome können jetzt über das Corpus callosum hinweg direkt angegangen und, falls dies angebracht ist, bestrahlt werden. Der verlegte Aquädukt wird nötigenfalls durch einen Shunt umgangen.

Hirnabszeß und infektiöse Granulome

Die wichtigste Differentialdiagnose zu einem Hirntumor ist der Hirnabszeß. Diese Diagnose ist unter Umständen nur sehr schwer zu stellen. Dies gilt besonders dann, wenn sich ein chronischer, niedriggradiger Abszeß ohne eine offensichtlich zugrundeliegende Krankheit entwickelt hat. Früher bestätigte sich diese Diagnose praktisch erst, wenn bei der Nadelaspiration aus einem zerebralen Tumor Eiter gefunden wurde. Die Computertomographie hat die präoperative Diagnose sicherer gemacht.

Ein akuter Hirnabszeß beginnt klassischerweise mit Symptomen einer toxischen „Meningitis". Auf Fieber folgen innerhalb weniger Tage schnell Verwirrtheit und neurologische Herdsymptome. Dieser typische Verlauf tritt gewöhnlich bei Patienten mit einem erkennbaren Risiko auf. Dazu gehören Patienten mit Pneumokokkenpneumonie, mit rheumatischen Herzkrankheiten und Patienten mit einer zyanotischen Herzkrankheit (venöses Blut umgeht die Filterwirkung der Lungen). Vor der Einführung von Antibiotika bestand auch für Patienten mit chronischer Osteomyelitis, septischen Herden in den Nebenhöhlen und chronischen Ohrenkrankheiten ein großes Risiko. Diese Gefahr konnte zwar verringert werden, doch ist damit auch die Wachsamkeit gegenüber der Möglichkeit eines Hirnabszesses gesunken. Darauf wird die – häufig tödliche – Verzögerung der Diagnose zurückgeführt. Schließlich kann ein Hirnabszeß als Komplikation bei Kopfverletzungen auftreten, insbesondere solcher, bei denen die Nasennebenhöhlen und das Mittelohr betroffen sind. Dies wird in Kapitel 23 weiter ausgeführt.

Manchmal gibt die Lage des Abszesses einen Hinweis auf die mögliche Infektionsquelle. Hämatogene Infektionen, die von Lungen und Herz ausgehen, setzen sich – ebenso wie zerebrale Metastasen oder Emboli – gewöhnlich im Parietallappen fest. Frontale Abszesse folgen gewöhnlich auf Krankheiten der Nasennebenhöhlen, Temporallappen- und zerebelläre Abszesse auf Krankheiten des Mittelohrs. Bei den infizierenden Mikroorganismen handelt es sich, insbesondere bei lokalen Läsionen der Nebenhöhlen oder der Ohren, gewöhnlich um Pneumokokken, obwohl in manchen Fällen in der Kultur kein bestimmter Erreger nachgewiesen werden kann. Aus diesem Grund besteht die verläßlichste Behandlung in der Gabe von angemessen dosiertem Penicillin (24 Mio. IU pro Tag), wenn nicht Kulturen oder eine Überempfindlichkeit dagegen sprechen.

Viel zu oft wird fälschlicherweise angenommen, daß die Infektion von einem ungewöhnlichen oder resistenten Keim verursacht wird, und eine Behandlung mit neueren Antibiotika durchgeführt, die dann fehlschlägt. Aus Blut, Liquor (wenn dieser gefahrlos gewonnen werden kann, siehe unten) und aspiriertem Eiter aus dem Abszeß sollten Kulturen angelegt werden.

Bei Verdacht auf einen Hirnabszeß ist die Durchführung einer Lumbalpunktion wahrscheinlich mit dem größten Risiko verbunden. Wegen des meningitisartigen Beginns – Kopfschmerzen, Fieber, Verwirrtheit und vielleicht Nackensteife – wäre eine sofortige Lumbalpunktion naheliegend. Nach heutigem Standard wird bei all diesen Patienten auch bei Verdacht auf Meningitis *vor* einer Lumbalpunktion ein CT vorgenommen, um dieses Risiko zu vermeiden. Vor der Einführung bildgebender Verfahren war ein genaues klinisches Urteilsvermögen gefragt, um mit dieser schwierigen Situation richtig umzugehen. Da sich um den Abszeß gewöhnlich rasch ein

beachtliches Ödem bildet, war die Gefahr einer Einklemmung hoch. Stauungspapillen bildeten sich gewöhnlich nicht so schnell aus, so daß aus ihrem Fehlen nicht auf einen normalen Hirndruck geschlossen werden konnte. Auch hier hat sich die Behandlung durch die Verfügbarkeit moderner bildgebender Verfahren gewandelt. Trotzdem hat sich die Prognose für Patienten mit Hirnabszeß in den letzten 30 Jahren leider kaum verbessert. Die folgenden Fälle sollen als Beispiele für die unterschiedlichen Erscheinungsformen eines Hirnabszesses angeführt werden.

Fallbeispiel XXXIV

Ein 60jähriger Mann mit einer bekannten kompensierten zyanotischen Herzkrankheit hatte bei seiner Vorstellung seit sieben Tagen Kopfschmerzen, eine zunehmende Aphasie und war schläfrig. Er hatte intermittierendes Fieber gehabt. Eine Lumbalpunktion im überweisenden Krankenhaus hatte einen Druck von 260 mmHg ergeben, und der Liquor enthielt 56 Zellen, 50 % Neutrophile und 50 % Leukozyten. Der Proteingehalt betrug 100 mg%, und der Zuckergehalt des Liquors war normal. Eine weitergehende Untersuchung zeigte einen Abszeß im linken Temporallappen, der erfolgreich drainiert wurde.

Bei diesem Patienten war die Diagnose wegen der Anamnese, der Symptomatik und der Grundkrankheit offensichtlich, er hatte aber Glück, daß er die unüberlegte Lumbalpunktion überlebte.

Fallbeispiel XXXV

Eine 32jährige Frau, die vor zwei Jahren eine normale Schwangerschaft und Entbindung gehabt hatte, hatte seit zwei Monaten Kopfschmerzen und fokale epileptische Anfälle, die den linken Teil des Gesichts und den linken Arm mit einbezogen. Im Nachhinein erschien es möglich, daß ein Jahr zuvor ein isolierter fokaler Anfall aufgetreten war. Seit einem Anfall vor ihrer Aufnahme hatte sie eine andauernde Schwäche der linken Gesichtshälfte und des linken Arms sowie eine affektive Veränderung. Eine rechtsseitige Karotisangiographie zeigte einen gefäßlosen Tumor im rechten Frontallappen. Bei der Trepanation wegen Verdachts auf ein Gliom stieß man auf Eiter, aus dem β-hämolytische Streptokokken kultiviert wurden. Nach dem Eingriff erholte sich die Patientin vollständig.

Diese Krankengeschichte ist typisch für eine subakute Erscheinungsform, die einer raumfordernden Läsion entspricht, wobei die ursprüngliche Infektionsquelle nicht mit Sicherheit zu bestimmen war.

Andere Infektionskrankheiten, die zu zerebralen Tumoren führen, sind in Europa relativ selten. Das zerebrale Gumma syphiliticum existiert praktisch nur noch in pathologischen Sammlungen, und intrakranielle Tuberkulome sind äußerst selten geworden. Dagegen ist Tuberkulose in Indien die Ursache von 20 % der zerebralen Tumoren. In Europa sind Echinokokkuszysten selten, stellen aber in einigen Ländern Südamerikas 30 % der Hirntumoren. Natürlich müssen diese Ursachen bei Immigranten und Personen berücksichtigt werden, die sich in Endemiegebieten aufgehalten haben.

Leider ist durch das Aufkommen von AIDS eine ganze Reihe zuvor sehr seltener Zustände in Europa eingeführt worden. Mit Ausnahme der Kryptokokkenmeningitis bei Patienten mit malignen Lymphomen waren durch Pilze verursachte zerebrale Krankheiten fast unbekannt. Findet man heute multiple zerebrale Läsionen, die im Computertomogramm wie ein Hirnabszeß erscheinen, muß man bei der Differentialdiagnose von Risikopatienten eine Mykose in Betracht ziehen.

Bei dieser Gruppe von Patienten müssen bei Hinweisen auf eine diffuse zerebrale Funktionsstörung noch zwei andere Zustände berücksichtigt werden: progressive multifokale Leukenzephalopathie, die auf einer opportunistischen Infektion durch ein Polyomavirus beruht, und multiple primäre zerebrale Lymphome. Beide Zustände waren vor 20 Jahren ziemlich selten, sind aber jetzt relativ häufig. (Andere Infektionskrankheiten des Nervensystems werden in Kapitel 24 behandelt.)

Untersuchung eines vermuteten zerebralen Tumors

In der ersten Auflage dieses Buches wurden an dieser Stelle die Untersuchungsmethoden auf mehreren Seiten geschildert und später in einem ganzen Kapitel weiter vertieft. Viele dieser Untersuchungen sind in der entwickelten Welt heute Geschichte. Die wichtigste Beschränkung moderner Untersuchungsmethoden bleibt ihre Verfügbarkeit und ihre Kosten.

1. Die Anamnese und die körperliche Untersuchung sind noch immer der Goldstandard für die Beurteilung von Patienten, bei denen ein primäres oder sekundäres zerebrales Neoplasma vermutet wird. Viele Beispiele in diesem Kapitel unterstreichen, wie spärlich körperliche Symptome sein können. Routinemäßige Röntgenaufnahmen des Thorax und eine sorgfältige Brustuntersuchung bei Frauen schließen die Mehrzahl zugrundeliegender Neoplasmen aus. Alle vorausgegangenen chirurgischen Maßnahmen sollten überprüft werden. Häufig wurden Patienten über die viele Jahre zurückliegende Entfernung eines malignen Tumors nicht informiert, oder sie haben sie vergessen. Tumoren der Schilddrüse und der Niere sind bekannt dafür, daß nach vielen Jahren Metastasen im Gehirn auftreten können, und jeder, der früher ein malignes Melanom hatte, sollte für den Rest seines Lebens als Risikopatient betrachtet werden.
2. Nativaufnahmen des Schädels sind fast immer normal. Eine Erosion des Dorsum sellae wurde gewöhnlich nur bei chronischer Hirndrucksteigerung gefunden. Außerdem nahm man an, daß eine Verschiebung

des Corpus pineale nur bei Patienten auftreten würde, die sehr deutliche Symptome eines großen Tumors in einer Hemisphäre haben. Eine der Überraschungen seit der Einführung der Computertomographie war, wie gravierend die Massenverschiebung bei Patienten sein kann, die zu Fuß in die Klinik kommen, ihre Anamnese berichten und bei denen die körperliche Untersuchung keine oder nur geringe Befunde ergibt. Sicher sind die Erosion der Sella und die Verschiebung des Corpus pineale sehr grobe und unverläßliche Zeichen, sie waren aber alles, was wir damals hatten.

Abnorme intrakranielle Verkalkung kann gelegentlich noch immer ein diagnostischer Hinweis auf ein Meningeom, Kraniopharyngeom oder Oligodendrogliom sein. Heutzutage wird eine intrakranielle Verkalkung gewöhnlich zufällig gefunden, wenn ein Patient nach einem leichten Schädeltrauma geröntgt wird. Zumindest ist es heute möglich, diesen Befund genauer zu beurteilen, ohne den Patienten unangenehmen und gefährlichen Untersuchungen auszusetzen.

Röntgenaufnahmen des Schädels sind bei Patienten mit einem Hypophysentumor gewöhnlich nicht normal, und Nativaufnahmen des Schädels sowie Zielaufnahmen der Sella sind noch immer eine verläßliche und kostengünstige Methode, um den Verdacht auf eine Hypophysenläsion zu bestätigen.

3. Seit 50 Jahren wird das EEG als nützlicher Vortest für das Vorliegen eines Hirntumors betrachtet. Im allgemeinen ist es in Anwesenheit eines intrazerebralen Tumors eher pathologisch, und es ist wohlbekannt, daß langsam wachsende, oberflächliche Läsionen häufig nur kleine oder gar keine pathologischen Befunde im EEG verursachen. Daraus ergibt sich, daß das EEG sich besser zur Bestätigung jener Fälle eignet, bei denen es nur geringe klinische Zweifel gibt, daß ein Tumor vorliegt, während sein Wert gerade bei den Fällen, bei denen es am hilfreichsten sein könnte, besonders zurückhaltend beurteilt werden muß. Zur Zeit ist das EEG am nützlichsten bei der Beurteilung von Patienten, die sich nach einem epileptischen Anfall vorstellen, obwohl ein Normalbefund täuschen kann. Einige dieser Probleme wurden bereits früher in diesem Kapitel behandelt. Eine Interpretation durch den für den Patienten zuständigen Kliniker kann unnötige weitere Untersuchungen bei zweifelhaften EEG-Befunden vermeiden helfen. Es ist immer gut, das EEG persönlich auszuwerten und es dann mit dem Neurophysiologen zu besprechen.

Fallbeispiel XXXVI

Ein 59jähriger Mann kam innerhalb von 5 Jahren drei Mal in die Ambulanz. Bei der ersten Gelegenheit ließ die Anamnese auf ein epileptisches Ereignis mit einer aphasischen Komponente schließen, das EEG war aber völlig normal. Das zweite Mal hatte

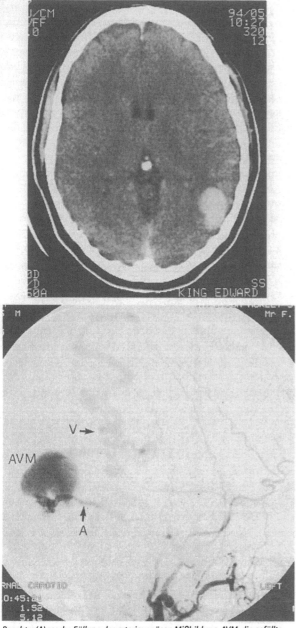

Beachte: (A) rasche Füllung der arteriovenösen Mißbildung, AVM: die gefüllte AVM; und (V) großes venöses ableitendes Gefäß.

Fallbeispiel XXXVI *Oben:* Oberflächliche Läsion, die für ein Meningeom gehalten wurde, das sich fünf Jahre lang als transitorische ischämische Attacken äußerte. *Unten:* Das Subtraktionsangiogramm der A. carotis externa zeigt beim selben Fall eine arteriovenöse Mißbildung

der Anfall länger gedauert und wurde von einer gewissen Asymmetrie des Gesichts und einer Unbeholfenheit der Hand begleitet. Damals mußte eine vorübergehende ischämische Durchblutungsstörung in Betracht gezogen werden. Risikofaktoren fehlten, und das EEG war wieder normal. Bei seinem dritten Besuch vier Jahre später trat ein Anfall mit Aphasie, Taubheitsgefühl und Schwäche der rechten Gesichtshälfte und des rechten Arms auf,

der leicht als vorübergehende ischämische Episode diagnostiziert werden konnte und 15 Minuten dauerte. Dieses Mal entschied man sich für die Durchführung eines CTs, um nach Hinweisen auf frühere vaskuläre Insulte zu suchen. Dabei fand man über dem linken Parietallappen eine pflaumengroße Läsion, die ein Meningeom zu sein schien. Eine anschließende Angiographie ergab, daß es sich in Wirklichkeit um eine durale arteriovenöse Mißbildung handelte. Diese konnte erfolgreich reseziert werden.

4. Das erste klinische Anwendungsgebiet von Ultraschall war die Untersuchung von Hirnkrankheiten. Das grundlegende Problem, das Echo der Mittellinie durch die dicken Schädelknochen hindurch zu erfassen, ist wegen der störenden Reflektion der Schallwellen an der Schädelinnenseite nie wirklich gelöst worden, so daß sich Verschiebungen der Mittellinie erst dann zweifelsfrei nachweisen ließen, wenn die klinische Situation bereits offensichtlich war. Die Sonographie wird deshalb für diesen Zweck nicht mehr eingesetzt. In Kardiologie und Geburtshilfe ist sie aber sehr nützlich. Ultraschalluntersuchungen der Halsgefäße haben sich zur wichtigsten nichtinvasiven Technik für die Untersuchung des zerebralen Blutkreislaufs entwickelt.

5. Die Einführung der Computertomographie in den 1970ern und der Kernspintomographie in den 1980ern hat die Untersuchung revolutioniert. Das Manuskript für die erste Auflage dieses Buches wurde 1975 fertiggestellt, und erst bei der Fahnenkorrektur zeigte sich das volle Ausmaß dieser Veränderung. Ein großer Teil der vorigen Auflage wurde in der Absicht geschrieben, die Durchführung einer logisch geplanten Untersuchung zu vermitteln, die, wenn möglich, mit ungefährlichen Techniken das Vorliegen einer zerebralen Krankheit bestätigen oder ausschließen konnte. Die Gefahr, einem Patienten mit unangemessenen, nicht empfehlenswerten und gefährlichen Untersuchungen zu schaden, war so groß, daß man viel Zeit damit verbrachte, die Indikationen der damals verfügbaren Techniken abzuwägen. Jüngere Neurologen können sich heute nur schwer vorstellen, wie schwierig dies war. Es steht zu befürchten, daß viel wichtiges klinisches Wissen verloren geht, weil gesunde klinische Urteilskraft durch den Einsatz bildgebender Verfahren verdrängt wird. Werden weiterhin dieselben strengen Kriterien an diagnostische Schlußfolgerungen *vor* einer Untersuchung gestellt, wird hoffentlich der bestmögliche und sparsamste Gebrauch dieser wertvollen, aber teuren Untersuchungstechniken erreicht.

Schon wenige Jahre nach der Einführung der Computertomographie zeigte sich, daß Schlaganfälle und Hirntumoren nicht immer eindeutig voneinander unterschieden werden konnten, so daß mehrere Untersuchungen nötig waren, um den Anfangsbefund zu bestätigen. Viele Zustände lassen sich auch heute nicht durch die Computertomographie diagnostizieren.

Die Kernspintomographie hat einige dieser Probleme gelöst. Mit ihr können nun auch Krankheiten wie Multiple Sklerose diagnostiziert werden. Die pathologische Grundlage der auf einem MRT sichtbaren Veränderungen ist aber noch ungewiß, und es muß noch viel geforscht werden.

6. Die Angiographie spielt noch immer eine kleine Rolle bei der Untersuchung von Hirntumoren, insbesondere bei der Demonstration der Gefäßversorgung von Meningeomen. Bei Verdacht auf einen Hirntumor ist sie heute aber nicht mehr die Methode der Wahl. Die erstaunlich detaillierte Signalarmut des fließenden Bluts im zerebralen Gefäßsystem auf MRT-Aufnahmen führt zu einer besseren Abbildung der Anatomie der Blutgefäße, als durch Angiographie erreicht werden kann, und dynamische MRTs werden zu weiteren Verbesserungen führen.

Der folgende Fall ist ein lehrreiches Beispiel für die Anwendung aller klinischen Fähigkeiten wie Anamneseerhebung und Untersuchung und für die möglichen Folgen eines Eingriffs selbst bei gutartigen Läsionen.

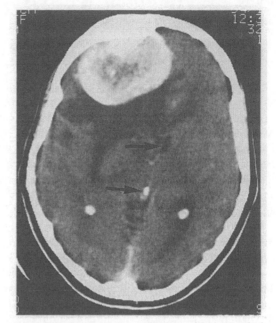

Ausgeprägte Verschiebung von *Septum pellucidum* und *Corpus pineale*; dennoch hatte der Patient nur minimale körperliche Symptome.

Fallbeispiel XXXVII Subfrontales Meningeom, das sich als atypische Depression äußerte

Fallbeispiel XXXVII

*Eine 61jährige Frau wurde mit chronischen Depressionen überwiesen. Vor sieben Jahren war ihr Mann unerwartet gestorben, sie hatte Depressionen bekommen und ihre Arbeit aufgegeben. Ihre Söhne verließen das Haus, und sie konnte wegen ihrer schlechten Konzentrationsfähigkeit nicht einmal freiwillige Arbeiten ausführen. Sie hatte keine anderen Symptome. Bei der Untersuchung war sie geistig und körperlich stark verlangsamt und hatte einen Parkinson-artigen Gang. Sie hatte einen **linksseitigen** Palmomentalreflex, einen **linksseitigen** Greifreflex und auf beiden Seiten einen möglicherweise positiven Babinski. Ihr Geruchssinn war normal. Sie hatte keine anderen Symptome einer extrapyramidalen Krankheit. Ein CT zeigte auf der **rechten** Seite ein großes subfrontales Meningeom mit ausgedehntem Ödem. Während des Eingriffs kam es zu starken Blutungen. Postoperative CTs zeigten beidseitige frontale Ödeme sowie einen Infarkt im Versorgungsgebiet der linken A. cerebri anterior. Sechs Monate später ist sie noch immer apathisch, motivationslos sowie harn- und stuhlinkontinent.*

Das Frühstadium wurde von ihrem Hausarzt zu Recht als Depression angesehen. Das klinische Bild mit geistiger und körperlicher Verlangsamung war ein deutlicher Hinweis auf eine frontale Läsion. Obwohl die Diagnose innerhalb einer Stunde nach ihrer Untersuchung in der

Klinik durch ein CT bestätigt wurde, ist das Resultat ein trauriges Beispiel für die unvorhersehbaren Aspekte selbst „gutartiger" Hirntumoren. Sicher beweist es, daß die Begriffe „gutartig" und „maligne" im Bezug auf Hirntumoren keine absolute Bedeutung haben.

Die Diagnose von Hirntumoren basiert in erster Linie auf der Anamnese und den körperlichen Symptomen. Das weitere Vorgehen gründet auf Untersuchungen, die der klinischen Diagnose angemessen sind. In jeder Phase sollte die Situation anhand der erhaltenen Ergebnisse überprüft und eine möglicherweise erforderliche Wiederholung von Untersuchungen in Betracht gezogen werden. Der Nachweis eines Tumors gelingt nicht immer beim ersten Versuch, und man muß sich darüber im klaren sein, daß es noch immer kein Verfahren gibt, das einen Tumor absolut sicher ausschließt. Selbst CTs und MRTs sind nicht unfehlbar. Jeder Patient, bei dem der Verdacht auf einen Tumor so stark ist, daß eine Untersuchung gerechtfertigt erscheint, sollte solange klinisch überwacht werden, bis etwaige Unsicherheiten geklärt sind.

9 Die Großhirnhemisphären: Gefäßkrankheiten

Im vorigen Kapitel wurde die Anatomie der Hemisphären beschrieben, insbesondere die Symptome von Schädigungen in den einzelnen Lappen des Gehirns, und dieses Wissen auf die Entdeckung von Funktionsstörungen in verschiedenen Regionen angewendet. Dies ist speziell für die Entdeckung von Hirntumoren von Bedeutung.

Betrachten wir die Blutversorgung der Großhirnhemisphäre, zeigt sich als wichtigster Punkt, daß die einzelnen Lappen keine individuelle Blutversorgung haben, so daß Gefäßkrankheiten zu einer völlig unterschiedlichen Gruppe von klinischen Syndromen führen, obwohl es gelegentlich zu gewissen Überschneidungen mit Krankheiten kommen kann, die einen bestimmten Lappen betreffen.

Einfach ausgedrückt, bedeutet eine „Hemiparese" oder eine „Hemiplegie" nicht mehr und nicht weniger, als daß eine Funktionsstörung der kontralateralen Hemisphäre vorliegt. Ein weit verbreiteter Irrtum ist, daß „Hemiparese" und „Hemiplegie" Synonyme für „Schlaganfall" sind. Diese Annahme kann zu schwerwiegenden diagnostischen Fehlern führen, so daß ein behandelbarer Zustand, etwa ein subdurales Hämatom, übersehen wird.

Für die klinische Unterscheidung neoplastischer oder anderer raumfordernder Läsionen von einem Schlaganfall muß man vor allem den zeitlichen Ablauf kennen. Trotzdem kann der akute Beginn, der eine vaskuläre Läsion kennzeichnet, auch von einem Hirntumor verursacht werden. Umgekehrt – aber sehr viel seltener – kann auch ein Schlaganfall subakut einsetzen und so einen Tumor vortäuschen. Deshalb kann die möglichst exakt bestimmte anatomische Ausdehnung der Läsion für die Differentialdiagnose sehr wichtig sein.

Der Begriff „ein kleiner Schlaganfall" sollte vermieden werden. Er wird oft leichtfertig verwendet, um diagnostische Präzision anzudeuten, verschleiert aber in Wirklichkeit nur klinische Unsicherheit. Je kleiner der postulierte Schlaganfall ist, desto genauer sollten das betroffene Gebiet und seine arterielle Versorgung identifiziert werden. Dieser Begriff gehört in die gleiche Kategorie wie der allgegenwärtige „eingeklemmte Nerv", der bei praktischen Ärzten und Laien so beliebt ist. Leider müssen Neurologen genau angeben, welcher Nerv betroffen ist, und „der Nerv, der den Arm versorgt" reicht da nicht aus.

Die Einführung von CT und MRT hat die Entdeckung intrazerebraler Blutungen sicherer gemacht und hat gezeigt, daß bei vielen Fällen, die früher als Infarkte angesehen wurden, tatsächlich Blutungen vorlagen. Die Unterscheidung zwischen einem Hirninfarkt und einem niedriggradigen Gliom kann aber noch immer schwierig sein und eine Reihe aufeinanderfolgender CTs erfordern, um sich der Diagnose sicher zu sein.

Die arterielle Blutversorgung der Großhirnhemisphären

Die Hemisphären werden durch die terminalen Äste der Aa. carotis und basilaris versorgt. Über dem Kortex gibt es Anastomosen zwischen den verschiedenen Ästen, und die Effizienz dieser kollateralen Versorgung ist oft bei der Bestimmung der endgültigen Ausdehnung des Infarkts nach dem Verschluß größerer Gefäße von Bedeutung (Abb. 9.1).

A. cerebri anterior (Abb. 9.2)

Die A. cerebri anterior entspringt im Sinus cavernosus aus der A. carotis interna und zieht über das Balkenknie (Genu corporis callosi) nach vorne und wieder nach hinten. Sie teilt sich in zwei Gefäße, die Aa. pericallosa und callosomarginalis, die den parasagittalen Kortex versorgen, einschließlich der gesamten motorischen und sensiblen Rinde, die das Bein kontrolliert. Das Versorgungsgebiet der Gefäße erstreckt sich nach hinten bis zum Sulcus centralis. Kurz nach ihrem Ursprung zweigt von der A. cerebri anterior ein variabler Ast ab, der als A. recurrens oder Heubnersche Arterie bekannt ist. Ist dieses Gefäß vorhanden, trägt es zur Versorgung der absteigenden motorischen Fasern in der Capsula interna bei, die die Hirnnervenkerne und den kontralateralen Arm versorgen.

Die beiden Aa. cerebri anteriores sind über die kurze A. communicans anterior miteinander verbunden, so daß bei einem Verschluß der A. carotis auf einer Seite ein kollateraler Blutfluß zur benachbarten Hemisphäre möglich ist. Wird eine Ligatur oder Embolisation der A. carotis zur Behandlung eines Aneurysmas oder einer arteriovenösen Fistel in Betracht gezogen, sollte vor der Therapie die Durchgängigkeit dieses Gefäßes angiographisch demonstriert werden. Die Durchgängigkeit ist auch bei Patienten wichtig, die einen vollständigen Verschluß einer A. carotis erleiden, da eine ausreichende kollaterale Zirkulation durch dieses Gefäß die Entwicklung einer Behinderung verhindern kann.

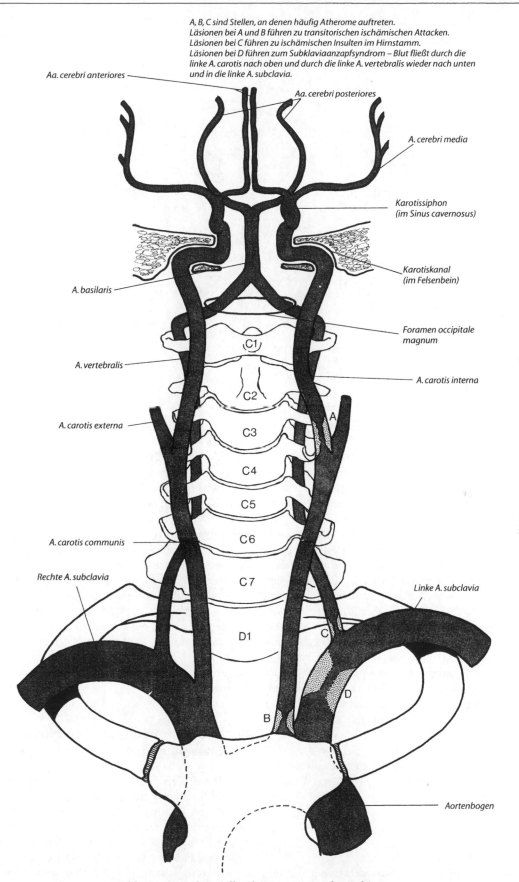

A, B, C sind Stellen, an denen häufig Atherome auftreten.
Läsionen bei A und B führen zu transitorischen ischämischen Attacken.
Läsionen bei C führen zu ischämischen Insulten im Hirnstamm.
Läsionen bei D führen zum Subklaviaanzapfsyndrom – Blut fließt durch die
linke A. carotis nach oben und durch die linke A. vertebralis wieder nach unten
und in die linke A. subclavia.

Aa. cerebri anteriores

Aa. cerebri posteriores

A. cerebri media

Karotissiphon
(im Sinus cavernosus)

Karotiskanal
(im Felsenbein)

A. basilaris

Foramen occipitale
magnum

A. vertebralis

A. carotis interna

A. carotis externa

A. carotis communis

Rechte A. subclavia

Linke A. subclavia

Aortenbogen

C1
C2
C3
C4
C5
C6
C7
D1

A
B
C
D

Abb. 9.1 Extrakranielle Blutversorgung des Gehirns

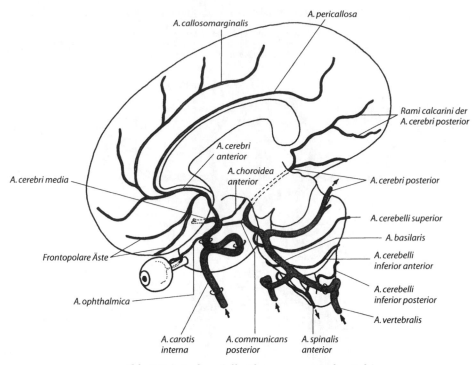

Abb. 9.2 Intrakranielle Blutversorgung des Gehirns

A. cerebri media (Abb. 9.3)

Diese Arterie geht von der Verzweigung der A. carotis interna gerade oberhalb des Sinus cavernosus aus. Das Gefäß zieht dann zwischen der oberen Oberfläche des Temporallappens und der unteren Oberfläche des Frontallappens nach lateral bis in die Tiefe der Fissura Sylvii. Hier teilt es sich an der Trifurkation der A. cerebri media in drei Hauptgefäße. An dieser Stelle setzen sich große Emboli besonders leicht fest, da sich das arterielle Lumen plötzlich stark verengt. Diese drei Gefäße ziehen in der Fissura Sylvii nach oben und hinten und geben über die ganze Länge der Fissura Sylvii hinweg Äste ab, die die seitliche Oberfläche der Hemisphäre versorgen: die Aa. sulci praecentralis, centrales anterolaterales, parietalis posterior und temporalis posterior.

Während die A. cerebri media nach lateral zieht, gibt sie 6–12 lange, dünne, penetrierende Äste ab, die Aa. lenticulostriatae, die in die Substantia perforata anterior eindringen und die Basalganglien und einen Teil der Capsula interna versorgen.

Terminale Äste des Hauptgefäßes erreichen den Okzipitalpol (siehe unten) und sorgen möglicherweise für eine zusätzliche Blutversorgung der makulären Rinde an der Spitze des Okzipitallappens.

A. cerebri posterior

Die Aa. cerebri posteriores bilden sich durch die Gabelung der A. basilaris im Gebiet zwischen den Hirn-

schenkeln (Abb. 9.2 und 9.3). Jedes der beiden Gefäße verläuft um einen Hirnschenkel und liegt zwischen der medialen Oberfläche des Temporallappens und dem oberen Hirnstamm. Von der A. cerebri posterior zweigen auf ganzer Länge Gefäße ab, die die untere mediale Oberfläche und die Hippocampusregion des Temporallappens versorgen. Eine Reihe penetrierender Äste versorgen den dorsolateralen Hirnstamm, den Thalamus, den hinteren Teil der Capsula interna sowie die sublentikulären und retrolentikulären Teile der Sehstrahlung. Dabei handelt es sich um die Aa. thalamogeniculatae und thalamoperforatae.

Das Hauptgefäß wird im weiteren Verlauf als A. calcarina bezeichnet, die die Sehrinde mit Ausnahme des makulären Kortex an der Spitze des Okzipitalpols versorgt. Dieser hat eine eigene Blutversorgung durch die A. cerebri media (siehe Hemianopsie mit Makulaaussparung, Kapitel 3).

Klinische Symptome bei Verschlüssen zerebraler Blutgefäße

Der Begriff Verschluß wird nur mit Vorbehalt verwendet. Nach einem Schlaganfall findet man nur selten ein wirklich vollkommen verschlossenes Gefäß. Wie man heute weiß, beruhen die meisten „Verschlüsse" auf einer zeitweiligen Blockade durch einen Embolus, auf die eine schnelle Rekanalisierung folgt. Allerdings führt schon eine Unterbrechung der Blutzirkulation von wenigen Minuten zu einer irreversiblen Schädigung des durch

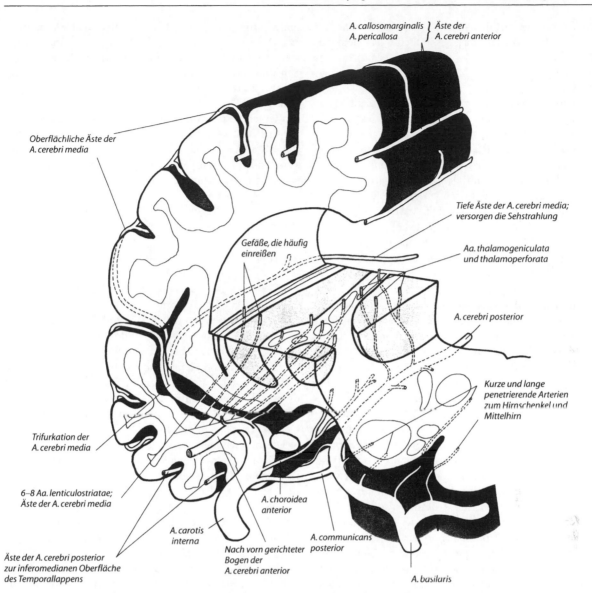

Abb. 9.3 Blutversorgung des kapsulären Gebiets

das betroffene Gefäß versorgten Gebiets. Drei Haupttypen von Schädigung können auftreten:

- Verschluß des Stamms des Hauptgefäßes
- Verschluß einer wichtigen penetrierenden Arterie
- Verschluß eines terminalen Asts

Diese drei Möglichkeiten werden nacheinander für jedes
Gefäß behandelt.

Verschluß der A. cerebri anterior (Abb. 9.4)

Verschlüsse des Gefäßstamms

Verschlüsse der A. cerebri anterior sind ziemlich selten.
Das Bild hängt in einem gewissen Maß davon ab, ob eine
A. recurrens vorhanden ist oder nicht.

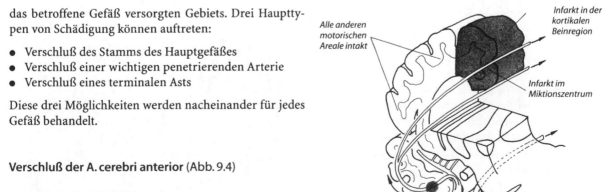

Abb. 9.4 Verschluß der A. cerebri anterior

1. Ist die A. recurrens nicht vorhanden, sind Gesicht und Arm nicht betroffen, das gesamte für das Bein zuständige Rindengebiet wird jedoch zerstört. Dies führt zu einer schlaffen Lähmung mit einem kortikalen sensiblen Ausfall.

2. Ist eine A. recurrens vorhanden und die Blockade erfolgt nahe bei ihrem Ursprung, kommt es auch zu einem Infarkt der Capsula interna. Dies hat eine typische zentrale Gesichtslähmung (1. Motoneuron), einen spastischen Arm sowie ein schlaff gelähmtes Bein zur Folge. Dabei besteht für den Arm ein großes Erholungspotential (weil das darüberliegende für den Arm zuständige Rindengebiet intakt ist), während die Prognose für eine vollständige Erholung des Beins schlecht ist (die gesamte kortikale Innervation, sowohl die motorische als auch die sensible, geht verloren).

Da auch die Lobuli paracentrales geschädigt werden, ist die willkürliche Miktionskontrolle häufig beeinträchtigt, was oft zu Harninkontinenz führt. In solchen Fällen kann der Patient den Harndrang nicht unterdrücken, wenn er bemerkt, daß seine Blase voll ist, und es kommt zu einer unkontrollierten Blasenentleerung (Kapitel 15). Manchmal wird aufgrund dieser Kombination von Inkontinenz mit einem schlaff gelähmten Bein erfolglos nach einer Läsion der Cauda equina gesucht. Gegen diese Möglichkeit spricht, daß trotz der schlaffen Lähmung des Beins die Reflexe rasch zurückkehren und lebhaft bis gesteigert werden und daß der Babinski positiv ist. Bei einer Läsion der Cauda equina, die normalerweise zu Areflexie und zum Fehlen des Babinski-Reflexes führt (siehe Kapitel 15), wären diese Befunde äußerst ungewöhnlich. Außerdem können wegen der Schädigung der frontoparietalen und frontotemporalen Fasern im Gyrus cinguli beträchtliche Intelligenzdefekte und Gedächtnisstörungen auftreten. Immer wenn Hinweise darauf vorliegen, daß auch das andere Bein betroffen ist (d.h., daß die Läsion nicht streng einseitig ist), muß ein parasagittaler Tumor ausgeschlossen werden. Gefäßverschlüsse, die die Hemisphäre betreffen, sollten keine beidseitigen Symptome hervorrufen.

Verschluß der penetrierenden Arterien

Ist die A. recurrens vorhanden und wird sie blockiert, kommt es zu einer Schwäche von Gesicht und Arm, die der bei einer Pyramidenbahnläsion entspricht. Auch wenn die dominante Hemisphäre betroffen ist, kommt es nicht zu Aphasie, weil der Kortex nicht beteiligt ist. Dies ist ein sehr seltenes Syndrom.

Verschluß eines terminalen Asts

Die terminalen Gefäße versorgen hauptsächlich den Teil der Rinde, der das Bein innerviert, und ein Infarkt be-

einträchtigt die motorischen und die sensiblen Funktionen. Man findet eine schlaffe Parese des Beins mit gesteigerten Reflexen und einen positiven Babinski. Der Sensibilitätsverlust betrifft die Lokalisation von Berührungen und das Erkennen geführter Bewegungen und ist kortikaler Natur. Dies macht eine Mobilisierung des Patienten fast unmöglich, da er selbst mit Schienen, die das Bein versteifen, dessen Lage nicht wahrnimmt. Bei distalen Läsionen können Intelligenzdefekte und Blasenstörung weniger schwer sein als bei einem Verschluß des Gefäßstamms.

Verschlüsse der A. cerebri media

Verschlüsse des Gefäßstamms (Abb. 9.5)

Ein Verschluß der A. cerebri media führt zu einem massiven Infarkt des Hauptteils der Hemisphäre. Häufig kommt es zu beträchtlichem Hirnödem, das ein Koma auslösen und schließlich zum Tode führen kann. Es gibt auch wichtige Unterschiede zwischen den Hemisphären: Ist die dominante Hemisphäre betroffen, kommt es zu globaler Aphasie; betrifft der Infarkt dagegen die nicht dominante Hemisphäre, kann schwere Apraxie auftreten, oder der Patient leugnet sogar die Existenz der ganzen kontralateralen Seite.

Die motorischen Auswirkungen der Läsion sind die Zerstörung der pyramidalen und extrapyramidalen Mechanismen. Daher findet man eine schlaffe Parese von Gesicht und Arm mit geringer oder keiner Aussicht auf Erholung. Die kortikale Repräsentation des Beins bleibt verschont, wird von der Läsion aber so gründlich „unterschnitten", daß sich auch das Bein nur selten wesentlich erholt. Dies ist wohl die verheerendste Art von Schlaganfall, bei der nur eine minimale Besserung zu erwarten ist. Außerdem besteht das Risiko, daß der Patient an der aku-

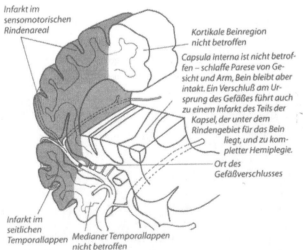

Infarkt im sensomotorischen Rindenareal

Kortikale Beinregion nicht betroffen

Capsula interna ist nicht betroffen – schlaffe Parese von Gesicht und Arm, Bein bleibt aber intakt. Ein Verschluß am Ursprung des Gefäßes führt auch zu einem Infarkt des Teils der Kapsel, der unter dem Rindengebiet für das Bein liegt, und zu kompletter Hemiplegie.

Ort des Gefäßverschlusses

Infarkt im seitlichen Temporallappen

Medianer Temporallappen nicht betroffen

Abb. 9.5 Distaler Verschluß der A. cerebri media

ten Schwellung der infarzierten Hemisphäre stirbt, da ein durch eine vaskuläre Läsion ausgelöstes Ödem auf hochdosierte Steroide oder eine Osmotherapie nicht anspricht. Die Hemiparese wird gewöhnlich von Hemianästhesie und kompletter Hemianopsie begleitet.

Das klinische Bild kann mit dem bei einem vollständigen Verschluß der A. carotis am Hals übereinstimmen. Dabei werden vordere Großhirnregionen über den Kollateralkreislauf durch die A. communicans anterior weiter durchblutet, während die Zirkulation in hinteren Hirnrealen normal funktioniert. Diese Anastomosen können so effizient sein, daß man gelegentlich Patienten mit einem vollständigen Verschluß der A. carotis sieht, die keine neurologischen Ausfälle haben.

Verschlüsse penetrierender Arterien (kapsulärer Insult) (Abb. 9.6)

Ein durch Verschluß einer der Aa. lenticulostriatae verursachter Schlaganfall ist der häufigste und prognostisch günstigste. Mehrere dieser Gefäße können ohne nachweisbare Auswirkungen verschlossen sein. Für diese Aussage gibt es zwei Gründe. Erstens sind extrapyramidale Syndrome bei Gefäßkrankheiten des Gehirns äußerst selten, und ein Infarkt im Gebiet der Basalganglien ist ohne gravierende neurologische Symptome möglich. Dennoch wird ein wesentlicher Teil der Basalganglien durch diese Gefäße versorgt. Zweitens gibt es Hinweise, die eine „Pseudobulbärparalyse" liefert. Die Erklärung dieser Symptomatik wird von Studenten nur selten verstanden. Der Mechanismus ist folgender: Ein Gefäß, das die kortikobulbären Fasern zu den Hirnnervenkernen im Hirnstamm versorgt, wird verschlossen. Da die Innervation der meisten dieser Kerne je zur Hälfte aus einer Hemisphäre stammt, kommt es nur zu einem kleinen oder zu keinem Defizit, so daß der Vorfall

unbemerkt bleiben kann. Werden dann später die kortikobulbären Fasern auf der anderen Seite geschädigt, fällt die supranukleäre Innervation der Hirnnervenkerne plötzlich komplett aus. Dies führt akut zu gravierenden Schwierigkeiten beim Sprechen, Kauen und Schlucken, so daß ein hohes Aspirationsrisiko besteht. Eine gute Rückbildung ist ungewöhnlich: Die Patienten müssen häufig für den Rest ihres Lebens über eine Magensonde oder über eine durch Gastrostomie angelegte äußere Magenfistel künstlich ernährt werden, und es kommt zu einer chronischen Aspirationspneumonie. Das Syndrom ist bei Patienten mit Diabetes oder Bluthochdruck am häufigsten, da beide Patientengruppen zu einer ausgedehnten Mikroangiopathie neigen.

Der Verschluß eines Gefäßes, das den größeren Anteil der motorischen Bahnen der Capsula interna versorgt, deren funktionelle Anatomie in Abbildung 9.7 gezeigt ist, führt zu einem kapsulären Insult. Normalerweise ist der einzige Hinweis auf eine Schädigung der kortikobulbären Fasern eine leichte Schwäche im 1. Motoneuron zum N. facialis. Wird der Patient aber unmittelbar nach dem Verschluß untersucht, läßt sich manchmal einige Stunden lang auf der Seite der Gesichtslähmung eine vorübergehende Schwäche von Gaumen- und Zungenbewegungen feststellen. Anfangs findet man eine schlaffe Hemiplegie. In dieser akuten Phase lassen sich keine Reflexe auslösen.

Innerhalb von Stunden beginnt der Tonus zurückzukehren, die Reflexe werden gesteigert und ein positiver Babinski erscheint. Während der Tonus zunimmt, kehrt die Kraft in einem „pyramidalen" Verteilungsmuster wieder zurück (siehe Kapitel 8). Die Beuger des Arms und die Strecker des Beins werden kräftiger. Diese funktionelle Verteilung der Kraft führt dazu, daß die meisten Patienten das Krankenhaus mit einem typisch hemiplegischen Gang verlassen. Dabei ist der Arm vor der Brust gebeugt, während das Bein steif ist und halbkreisförmig nach vorn geführt wird, damit es nicht über den Boden schleift. Bei der Physiotherapie wird dieses Verteilungsmuster genutzt, um dem Patienten den bestmöglichen Gebrauch der betroffenen Extremitäten beizubringen. Allerdings ist die Physiotherapie, entgegen der Auffassung des Patienten, nicht die Ursache der zu erwartenden Erholung.

Sensibilitätsverluste oder Gesichtsfeldausfälle treten kaum auf, da die betreffenden Bahnen im vaskulären Versorgungsgebiet der A. cerebri posterior liegen. Eine Kombination aus Hemiplegie, Hemianästhesie und Hemianopsie ist für einen kapsulären Insult nicht typisch, und die Prognose ist in solchen Fällen ungünstig. Patienten mit diesem Bild hatten entweder einen vollständigen Verschluß der A. cerebri media (siehe oben), einen Verschluß der A. choroidea anterior (siehe unten) oder eine Blutung in die Capsula interna, die die Grenzen arterieller Versorgungsgebiete überschreitet.

Eine Läsion der Capsula interna in der dominanten Hemisphäre ist nicht mit Aphasie verbunden, weil die

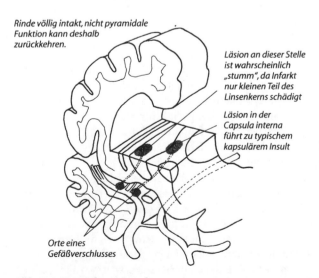

Rinde völlig intakt, nicht pyramidale Funktion kann deshalb zurückkehren.

Läsion an dieser Stelle ist wahrscheinlich „stumm", da Infarkt nur kleinen Teil des Linsenkerns schädigt

Läsion in der Capsula interna führt zu typischem kapsulärem Insult

Orte eines Gefäßverschlusses

Abb. 9.6 Kapsulärer Insult

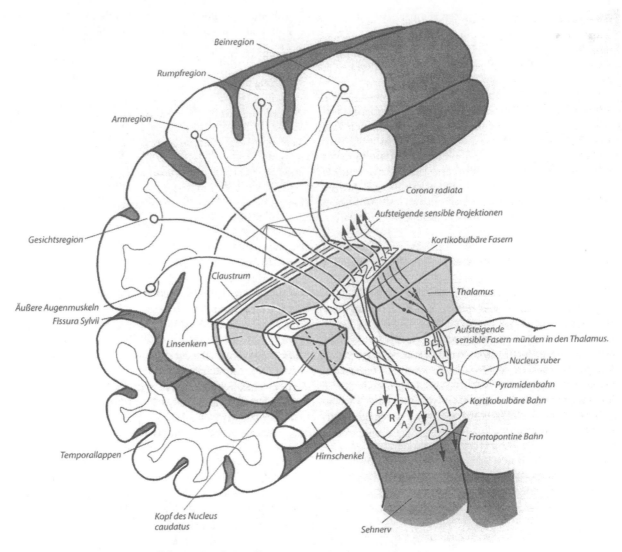

Abb. 9.7 Funktionelle Anatomie des kapsulären Gebiets

darüberliegende parietale Rinde nicht betroffen ist. Aphasie muß von Dysarthrie unterschieden werden. Dysarthrie bedeutet eine Störung der Artikulation. Eine Läsion der Kapsel kann im akuten Stadium wegen der ausgeprägten zentralen Gesichtslähmung zu verwaschener Sprache führen. Der Patient versteht aber gesprochene Worte und gebraucht die Wörter richtig. Für Verwechslungen im Gebrauch dieser beiden Begriffe besteht überhaupt kein Grund. Aphasie ist als Schwierigkeit beim Verstehen geschriebener oder gesprochener Worte definiert und als Unfähigkeit, angemessene Antworten zu formulieren, obwohl die Artikulation des Patienten nicht beeinträchtigt ist.

Verschlüsse terminaler Äste

Es gibt auf jeder Seite vier wichtige periphere Äste. Die klinische Manifestation des Gefäßverschlusses hängt da-bei davon ab, ob die dominante oder nicht dominante Hemisphäre betroffen ist.

Dominante Hemisphäre. Die A. praecentralis versorgt die motorischen Rindengebiete für Gesicht und Arm sowie das Broca-Zentrum. Ein Verschluß dieses Gefäßes verursacht eine schlaffe Paralyse von Gesicht und Arm und eine komplette Unfähigkeit zu sprechen. Das Sprachverständnis bleibt aber intakt. Da der Patient auch nicht schreiben kann, leidet er unter starken Ängsten und Frustrationen. Die Erholung ist minimal, obwohl logopädisches Training manchen Patienten wenigstens die Verwendung einiger Schlüsselwörter ermöglicht. Auch Wortfindungskarten oder elektronische Kommunikationsgeräte können von Nutzen sein. Wird die A. centralis blockiert, kommt es zu einer Schwäche von Gesicht und Arm und leichten aphasischen Sprachstörungen.

Ein Verschluß der A. parietalis posterior führt zu globaler Aphasie mit einem Ausfall von Sprachverständnis und Sprachproduktion. Es ist allerdings möglich, daß der Patient artikulieren und sogar einzelne irrelevante Worte sagen kann. Es kommt auch zu Wortneubildungen (Neologismen) oder unzusammenhängenden Sätzen, die aus ansonsten normalen Worten aufgebaut werden (Wortsalat). Es können eine leichte Hemiparese und ein kortikaler Sensibilitätsverlust vorliegen, wobei aber letzterer schwer zu bestätigen ist, weil eine Kommunikation mit dem Patienten nicht möglich ist.

Ein Verschluß der A. temporalis posterior führt zu sensorischer Aphasie (Wernicke-Aphasie). Die Sprachproduktion ist dabei nicht beeinträchtigt, die Störung des Sprachverständnisses bewirkt aber, daß der Patient auf Fragen des Untersuchers nur in bedeutungslosen, unpassenden Sätzen antwortet.

Nicht dominante Hemisphäre. Verschlüsse oberflächlicher Äste rufen in der nicht dominanten Hemisphäre ähnliche Befunde hervor, wobei aber Apraxie an die Stelle der aphasischen Sprachstörungen tritt. Verschlüsse der Aa. praecentralis und centralis führen zu einer schlaffen Monoplegie von Arm und Gesicht. Verschlüsse der Aa. parietalis posterior und temporalis posterior können zu leichten sensiblen Störungen des kontralateralen Gesichts und Arms führen sowie zu allgemeineren Störungen wie Ankleideapraxie oder räumlicher Desorientiertheit und Schwierigkeiten bei der Ausführung erlernter Tätigkeiten.

Verschlüsse der A. cerebri posterior (Abb. 9.8)

Verschlüsse des Hauptgefäßes

Die Auswirkungen eines totalen Verschlusses der A. cerebri posterior können sehr variabel sein, da es zwischen diesem Gefäß und der A. cerebri media zahlreiche Anastomosen gibt. Es kann zu unterschiedlich ausgeprägten Verwirrtheitszuständen und Gedächtnisstörungen kommen, doch lassen diese eher auf eine beidseitige Schädigung aufgrund eines Verschlusses der A. basilaris schließen als auf den Verschluß einer einzelnen A. cerebri posterior. Bei einseitigen Läsionen kann es zu gewissen Gedächtnisstörungen kommen, und es wurde postuliert, daß bei einigen Patienten eine Hemisphäre für das Gedächtnis dominant ist. Es können auch Sensibilitätsstörungen und ein Gesichtsfeldausfall auftreten, die auf einem Verschluß der A. thalamogeniculata beruhen, der den hinteren Schenkel der Capsula interna sowie die Sehstrahlung schädigt.

Verschluß penetrierender Gefäße

Der Verschluß einer der Aa. thalamogeniculatae führt zu einem leichter zu erkennenden klinischen Bild. Davon sind der hintere Schenkel der Capsula interna, ein Teil des Thalamus und die Sehstrahlung betroffen. Daraus

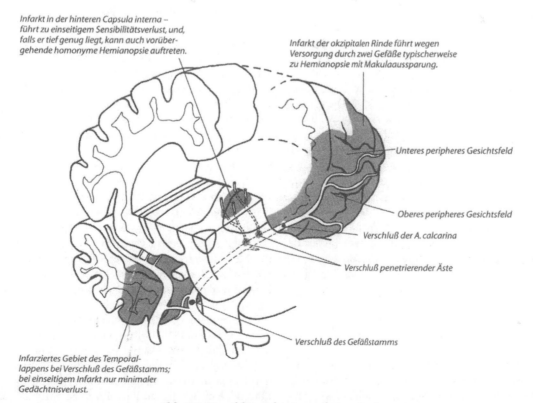

Infarkt in der hinteren Capsula interna – führt zu einseitigem Sensibilitätsverlust, und, falls er tief genug liegt, kann auch vorübergehende homonyme Hemianopsie auftreten.

Infarkt der okzipitalen Rinde führt wegen Versorgung durch zwei Gefäße typischerweise zu Hemianopsie mit Makulaaussparung.

Unteres peripheres Gesichtsfeld

Oberes peripheres Gesichtsfeld

Verschluß der A. calcarina

Verschluß penetrierender Äste

Verschluß des Gefäßstamms

Infarziertes Gebiet des Temporallappens bei Verschluß des Gefäßstamms; bei einseitigem Infarkt nur minimaler Gedächtnisverlust.

Abb. 9.8 Verschlüsse der A. cerebri posterior

resultiert eine Hemianästhesie mit dem Ausfall aller sensiblen Modalitäten und eine komplette Hemianopsie (die Sehstrahlung wird im Ganzen geschädigt). Häufig ist eine gute Rückbildung möglich, doch besteht immer ein großes Risiko, daß sich in der Folge dieser Art von Schlaganfall ein Déjerine-Roussy-Syndrom entwickelt. Geschieht dies, tritt an die Stelle des anfänglichen Taubheitsgefühls eine Parästhesie oder eine Schmerzempfindung, die unerträglich wird, wenn die betroffene Extremität berührt wird, oder anhaltende Schmerzen ohne Stimulation. Typischerweise handelt es sich dabei um eine Empfindung wie bei einer Verbrühung oder Verbrennung dieser Körperseite, oder als ob diese Seite mit eiskaltem Schleim bedeckt wäre. Beide Empfindungen sind äußerst unangenehm und können den Patienten in den Selbstmord treiben. Dieser Zustand spricht nur selten auf Medikamente oder chirurgische Maßnahmen an. Gelegentlich kann er durch Diphenylhydantoin oder Carbamazepin in Kombination mit Imipramin oder Chlorpromazin beherrscht werden.

Sind die Äste zum oberen Hirnstamm betroffen, kann es zu Hemiballismus kommen. Dieser ist das einzige extrapyramidale Syndrom, das typischerweise durch eine Gefäßkrankheit verursacht wird. Dabei beginnen die Extremitäten, sich auf einer Körperseite plötzlich heftig hin und her zu bewegen. Der Zustand kann spontan abklingen, kann aber auch durch eine intramuskuläre Gabe von 50 mg Chlorpromazin rasch beendet werden. Halten die Bewegungen an, kann der Hemiballismus mit 12,5–25 mg Tetrabenazin pro Tag langfristig kontrolliert werden (siehe auch Kapitel 12).

Verschluß terminaler Äste

Ein Verschluß der A. calcarina führt zu einer Hemianopsie mit Makulaaussparung (siehe Kapitel 3). Diese kann bei ansonsten gesunden jungen Menschen während eines Migräneanfalls auftreten. Unvollständige Läsionen können verschiedene Arten halbseitiger Gesichtsfeldausfälle auslösen, die aber immer absolut kongruent sind und die Makula aussparen, so daß die Identifizierung einfach ist. Durch CT oder MRT, deren Durchführung immer sinnvoll ist, läßt sich das geschädigte Gebiet normalerweise sichtbar machen. In diesem Gebiet werden dabei eine überraschend hohe Zahl intrazerebraler oder extrazerebraler Tumoren (z.B. Meningeome) gefunden, deren Frühsymptome denen eines Schlaganfalls ähneln.

Verschlüsse der A. choroidea anterior

Die A. choroidea anterior geht direkt von der A. carotis aus und verläuft entlang des Sehnerven nach hinten in das Gebiet unter der Capsula interna und versorgt schließlich den Plexus choroideus im Seitenventrikel. Ihr

Versorgungsgebiet ist variabel und umfaßt die Sehbahn und die Basalganglien. Eine Zeit lang versuchte man durch eine chirurgische Ligatur der Arterie Parkinsonismus zu behandeln. Dabei kam es aber gelegentlich zu verheerenden Ausfällen, unter anderem Hemiparesen, so daß diese Methode rasch aufgegeben wurde. Wahrscheinlich haben einige Patienten mit Hemiparese, halbseitigen Sensibilitätsverlusten und Hemianopsie, bei denen eindeutig kein Verschluß der A. cerebri media vorliegt, weil weder Atonie, Schläfrigkeit, Aphasie noch Apraxie vorhanden sind, einen Verschluß der A. choroidea anterior und einen Infarkt des subkapsulären Gebiets und der Sehbahn.

Entwicklung der Symptome eines Gefäßinsults

Die klinischen Symptome, die durch einen Infarkt verschiedener Gebiete des ZNS hervorgerufen werden, habe ich oben beschrieben. Liegt die Schädigung eindeutig in einem dieser Territorien, ist die Wahrscheinlichkeit hoch, daß es sich um eine vaskuläre Läsion handelt. Allerdings stützen sich die meisten Diagnosen eines „Schlaganfalls" auf anamnestische Merkmale. Wir werden einige dieser Merkmale kritisch untersuchen, um darzustellen, wie wertvoll eine genaue topographische Diagnose bei der Erhärtung eines klinischen Eindrucks sein kann.

Akutes Einsetzen der Symptome

Der Begriff „Schlaganfall" unterstreicht das wichtigste Charakteristikum eines Gefäßinsults – seinen sehr akuten Beginn. Immer wieder werden die Patienten, die häufig älter sind und alleine leben, schläfrig, verwirrt und aphasisch gefunden, so daß die Art des Beginns nicht festzustellen ist. Ist dies der Fall, sollten sicherheitshalber andere diagnostische Möglichkeiten verfolgt werden.

Schläfrigkeit oder innerhalb von Stunden zunehmende neurologische Ausfälle können infolge eines Verschlusses der A. cerebri media auftreten. Setzte der Zustand aber nicht ganz plötzlich ein, müssen Stoffwechselstörungen, subdurales oder epidurales Hämatom, Meningitis oder eine Herpes-simplex-Enzephalitis ausgeschlossen werden. Bei älteren Patienten kann sich eine Meningitis ähnlich wie ein Schlaganfall äußern. Dabei kommt es dann zu Verwirrtheit, minimalem Fieber und geringer oder keiner Nackensteife.

Eine weitere Ursache einer akuten Hemiparese mit oder ohne Verwirrtheit, die immer berücksichtigt werden sollte, ist Hypoglykämie. Es gibt klinische und experimentelle Hinweise, daß die schlechte Durchblutung einer Hemisphäre zu Herdsymptomen wie Hemiparese führen kann, wenn der Blutzucker gefährlich niedrige Werte erreicht.

Fallbeispiel I

Eine 52jährige Frau hatte seit einer Woche eine rezidivierende, vorübergehende Hemiparese. Bei ihrem Besuch kam es zu einer Attacke, bei der sich ein rein motorisches Defizit des linken Gesichts und Arms entwickelte, das weniger als fünf Minuten anhielt. Dabei hatte die Patientin leichte Kopfschmerzen, war aber ansonsten normal. Sie zeigte weder Blässe, Schwitzen noch Verwirrtheit. Ihr Blutdruck war normal. Wegen Überbelegung konnte sie nicht sofort zur Untersuchung aufgenommen werden. Sie erhielt Aspirin, und man vereinbarte einen Aufnahmetermin. Zwei Tage darauf wurde sie mit dramatischeren Symptomen in die Notaufnahme eingeliefert. Sie hatte eine linksseitige Hemiplegie, die 30 Minuten dauerte. Wieder war sie ansonsten symptomlos. Sie wurde stationär aufgenommen und untersucht. Ihr Nüchternblutzucker betrug 1,8 mmol/l. Weitergehende Untersuchungen zeigten einen Inselzelltumor im Pankreaskopf, der erfolgreich entfernt wurde. Sechs Wochen nach der Operation kollabierte die Patientin zu Hause, wurde als Notfall aufgenommen und starb an Komplikationen, die mit dem Eingriff zusammenhingen.

Andererseits können auch bei einem Hirntumor die Symptome äußerst akut einsetzen. Früher wurde diese Situation immer auf eine Blutung in den Tumor zurückgeführt, obwohl bei der Obduktion nur selten eine derartige Blutung gefunden wurde. Seit der Einführung bildgebender Verfahren hat sich gezeigt, daß eine Blutung in einen Tumor extrem selten ist, wobei metastatische Melanome vielleicht die einzige Ausnahme sind. Die Ursache der schnellen Verschlechterung scheinen akute Ödeme zu sein, die sich um den Tumor herum entwickeln und zu plötzlichen Massenverlagerungen führen. Der unten beschriebene Fall stammt aus dem Jahr 1961, als noch keine bildgebenden Verfahren zur Verfügung standen, soll aber als außergewöhnliches Beispiel dieser Symptomatik angeführt werden.

Fallbeispiel II

Eine 28jährige Schwangere kollabierte beim Kochen und fiel in tiefe Bewußtlosigkeit. Sie hatte eine komplette rechtsseitige Hemiparese und starre, erweiterte Pupillen. Eine Röntgenaufnahme des Schädels zeigte, daß das Corpus pineale um circa 1 cm nach links verschoben war. Sie starb, bevor weitere Maßnahmen ergriffen werden konnten. Bei der Obduktion wurde ein ausgedehntes infiltrierendes Gliom des linken Thalamus entdeckt. Bis zu ihrem Kollaps war sie symptomlos gewesen.

Schrittweises Einsetzen der Symptome

Wenn es zu einer neurologischen Störung gekommen ist, muß immer festgestellt werden, ob Frühsymptome auftraten. Gingen beispielsweise einer Hemiparese – unabhängig davon, wie schnell sie einsetzte – Kopfschmerzen, Persönlichkeitsveränderungen oder gesundheitliche Beeinträchtigungen mehrere Wochen voraus, wäre die Diagnose eines Schlaganfalls bestimmt zweifelhaft.

Wiederholte identische kurze Anfälle von Hemiparese mit völliger Rückbildung kommen ziemlich häufig vor und werden als transitorische ischämische Attacken (TIA) bezeichnet. Diese werden allgemein als Hinweis auf einen drohenden Schlaganfall gesehen. Unter diesen Umständen sollten eine Ultraschalluntersuchung sowie möglicherweise eine Karotisangiographie zum Nachweis einer operablen atherosklerotischen Läsion der entsprechenden A. carotis in Betracht gezogen werden. Selbst diese Annahme ist nicht immer verläßlich.

Fallbeispiel III

Ein 56jähriger Mann gab an, daß er in den letzten sechs Wochen mehrere Anfälle linksseitiger Schwäche gehabt hatte. Es waren keine Symptome zurückgeblieben, und er hatte extrem hohen Blutdruck. Man leitete eine blutdrucksenkende Therapie ein, und wegen des äußerst hohen Blutdrucks wurde auf eine Angiographie verzichtet. Einige Wochen später kam es zu einer ähnlichen Episode, von der sich der Patient nicht erholte. Ein anderswo ausgeführtes Angiogramm zeigte ein Glioblastom in der rechten Hemisphäre.

Dies ist ein gutes Beispiel für eine „vaskuläre" Symptomatik eines Neoplasmas. Gelegentlich kann auch das Umgekehrte geschehen, und dies ist ein besonderes Symptom eines kompletten Verschlusses der A. carotis.

Fallbeispiel IV

Eine 38jährige Frau berichtete, daß sie in den letzten zehn Monaten unter intermittierenden sensiblen Symptomen auf der linken Seite, Kopfschmerzen, Gedächtnisstörungen und einer Persönlichkeitsveränderung gelitten hatte. Innerhalb von fünf Tagen entwickelte sich eine schwere linksseitige Hemiparese. Eine vollständige Untersuchung ergab keine Hinweise auf einen Hirntumor. Statt dessen war die rechte A. carotis fast völlig verschlossen, wie eine Angiographie bestätigte.

Fallbeispiel V

Ein 49jähriger Mann hatte seit drei Wochen zeitweise Kribbeln und Taubheitsgefühle in den linken Extremitäten. Gleichzeitig hatte er ständig dumpfe Kopfschmerzen im rechten Stirnbereich. Die Untersuchung ergab eine linksseitige hemianopische Aufmerksamkeitsstörung, eine linksseitige Gesichtslähmung und eine Beeinträchtigung der Sensibilität auf der gesamten linken Kopfseite, aber keine motorischen Symptome an den Extremitäten. Zuerst wurde ein Tumor vermutet, doch ergab eine Angiographie einen kompletten Verschluß der rechten A. carotis interna.

Fallbeispiel VI

Ein 58jähriger Mann klagte, daß er seit zwei Wochen ein Kribbeln in seiner linken Hand spürte, das durch eine Extension des Nackens behandelt worden war. Darauf folgten Ungeschicklichkeit der linken Hand, Schwäche der linken Gesichtshälfte und Artikulationsstörungen. Jede Attacke dauerte nur einige Sekunden. In den nächsten drei Wochen verschlimmerte sich sein Zustand, bis eine fortschreitende Schwäche der linken Seite zu erkennen war und der Patient vergeßlich und schläfrig wurde. Er hatte aber keine Kopfschmerzen. Bei der Aufnahme war er sehr schläfrig, hatte eine linksseitige Hemiparese und einen positiven Babinski auf derselben Seite. Eine Sensibilitätsprüfung war unmöglich. Eine Karotisangiographie ergab einen vollständigen Verschluß der A. carotis auf der rechten Seite. Obwohl man versuchte, das Hirnödem unter Kontrolle zu bekommen, starb er nach einigen Tagen.

Die Ähnlichkeit der letzten Fallbeispiele ist bemerkenswert. Dennoch erschien bei dem letzten Patienten, der nur sechs Wochen nach dem zweiten untersucht wurde, die Diagnose eines Karotisverschlusses aufgrund klinischer Hinweise nicht wahrscheinlich. Ein Karotisverschluß kann einem Hirntumor derart täuschend ähneln, daß die Verdachtsdiagnose fast immer auf einen Tumor lautet. CT und MRT haben die Beurteilung solcher Fälle sehr erleichtert. Alle oben angeführten Fälle stammen aus der Zeit vor der Einführung dieser Techniken und sollen unterstreichen, wie schwierig die Neurologie noch vor kurzer Zeit war und welche dramatischen Veränderungen in der Diagnostik eingetreten sind.

Kontinuierliche Besserung des neurologischen Status

Jedes plötzliche neurologische Ereignis, auf das eine rasche Rückbildung folgt, erfüllt die Kriterien, um als „vaskuläres" Ereignis bezeichnet zu werden. In den meisten Fällen wird sich zeigen, daß es auf einem Schlaganfall beruht. Leider ist eine Rückbildung, wie bereits besprochen, nicht die Regel, und im Fall eines Mediaverschlusses kann das sich anschließend bildende Ödem zu einer Verschlechterung, zum Koma und sogar zum Tod führen. Eine intrazerebrale Blutung kann ein ähnliches Bild verursachen. Dies wird später erörtert.

Eine sofort einsetzende Bewußtlosigkeit oder ein epileptischer Anfall sind bei einem einfachen Schlaganfall äußerst ungewöhnliche Ereignisse. Tritt eines dieser beiden Symptome auf, sollten ein größerer Embolus bei Vorhofflimmern, eine intrazerebrale Blutung oder eine Subarachnoidalblutung in Betracht gezogen werden. Eine Bewußtlosigkeit oder ein epileptischer Anfall sollten nie als Folgen eines „kleinen Schlaganfalls" abgetan werden. Sie sind schon bei schweren Schlaganfällen so ungewöhnlich, daß ihr Auftreten infolge eines ansonsten subklinischen Schlaganfalls unwahrscheinlich ist.

Kopfschmerzen

Schwere, akut einsetzende Kopfschmerzen mit neurologischen Symptomen treten zwar am ehesten während einer Hirnblutung auf, doch sind mäßige Kopfschmerzen bei einfachen, durch einen Gefäßverschluß verursachten Schlaganfällen keineswegs ungewöhnlich. Gelegentlich

kommt es bei Migränepatienten während eines Anfalls zu einem Verschluß, der sehr oft die A. cerebri posterior oder ihre terminalen Äste betrifft. Kopfschmerzen sollten bei vermuteten Schlaganfällen als ein Symptom von ungewisser Bedeutung aufgefaßt werden. Früher wurde angenommen, daß die Kopfschmerzen bei einer durch Verschluß verursachten Gefäßkrankheit auf der Öffnung kollateraler Blutgefäße beruhen. Diese Blutgefäße liegen aber in arteriellen Territorien, von denen man annimmt, daß sie schmerzunempfindlich sind, so daß es schwerfällt, sich vorzustellen, wie die Kopfschmerzen entstehen sollen. Man glaubt, daß nur der erste Zentimeter der großen intrakraniellen Blutgefäße schmerzempfindlich ist.

Diese Probleme und anschaulichen Fallbeispiele wurden aufgenommen, um die Tatsache zu unterstreichen, daß, unabhängig davon, wie offensichtlich die Diagnose „Schlaganfall" auch erscheinen mag, die anschließende körperliche Untersuchung die folgende Frage beantworten muß: „Sind diese Symptome mit einem Schlaganfall in einem bestimmten vaskulären Versorgungsgebiet vereinbar?" Nur so kann man verhindern, daß sich durch einen Fehler, der auf einer irreführenden Anamnese beruht, der Zustand des Patienten unnötig verschlechtert.

Andere Formen des Schlaganfalls

Arterielle Thrombosen

Immer wenn es zu einem nicht hämorrhagischen Schlaganfall gekommen ist, müssen – besonders bei jungen Patienten – einige grundlegende Krankheitsprozesse ausgeschlossen werden, die für eine intravaskuläre Thrombose prädisponieren. Hämatologische Störungen, einschließlich Polycythaemia rubra vera, thrombotische Mikroangiopathie, viszeraler Lupus erythematodes, Panarteriitis nodosa, Koagulopathien und schwere Störungen des Proteinstoffwechsels sollten ausgeschlossen werden.

Diabetes mellitus und Syphilis sollten in jedem Alter in Betracht gezogen werden, und bei älteren Patienten sollte eine hohe Blutkörperchensenkungsgeschwindigkeit (BSG) solange als Hinweis auf eine Arteriitis cranialis gesehen werden, bis eine andere Ursache gefunden wird. Bei jüngeren Patienten kann eine erhöhte BSG zusammen mit einer Kollagenose auf ein Myxom des Vorhofs hindeuten, eine andere seltene Ursache für transitorische ischämische Attacken oder Schlaganfälle. Alle für einen Ausschluß nötigen Tests sind leicht durchzuführen und sollten bei jedem Patienten mit Verdacht auf einen Schlaganfall ein Teil der Routineuntersuchung sein. Eine durch Vorhofflimmern ausgelöste Embolie kann der erste Hinweis auf eine Hyperthyreose sein oder einen kürzlichen Myokardinfarkt anzeigen. Auch eine subakute bakterielle Endokarditis zeigt häufig die Symptomatik eines Schlaganfalls.

Hämorrhagische Schlaganfälle

Es gibt drei Haupttypen von hämorrhagischen Schlaganfällen. Heute weiß man, daß viele kleine Gefäßschäden, die man früher als thrombotisch ansah, kleine lakunäre Blutungen sind. Da das Blut nicht in die Ventrikel oder den Subarachnoidalraum gelangt, ist diese Art von Blutung nicht von einer kleinen okklusiven Läsion in der Capsula interna oder im Hirnstamm zu unterscheiden. CTs haben ergeben, daß diese kleinen intrazerebralen Blutungen häufiger sind und eine günstigere Prognose haben, als früher angenommen wurde. Leider ist es wahrscheinlich, daß in der Vergangenheit viele dieser Patienten Antikoagulantien erhielten, weil mit den damals vorhandenen Untersuchungstechniken derartige Läsionen nicht bestätigt werden konnten. Heute weiß man, daß klarer Liquor eine derartige Hirnblutung nicht ausschließt.

Intrazerebrale Blutungen

Eine klassische intrazerebrale Blutung entsteht gewöhnlich durch die Ruptur der eher peripher gelegenen Aa. lenticulostriatae im Gebiet der Capsula externa. Die Blutung löst rasch das welche Gewebe unter dem Kortex ab und kann in die Fissura Sylvii oder in den Seitenventrikel einbrechen. In beiden Fällen besteht das klinische Bild aus schlagartig auftretenden Kopfschmerzen mit einer rasch tiefer werdenden Bewußtlosigkeit und einer Tentoriumherniation. Zuerst erweitert sich die ipsilaterale Pupille, später auch die andere, und beide werden lichtstarr. In einem typischen Fall tritt der Tod 15 Minuten bis wenige Stunden nach dem Beginn ein (Blutungen in den Hirnstamm werden in Kapitel 11 behandelt).

Arteriovenöse Mißbildungen

Eine weniger dramatische Art von Blutung steht mit zerebralen arteriovenösen Mißbildungen (die früher als Angiome bezeichnet wurden) in Zusammenhang. Viele derartige Läsionen bleiben das ganze Leben symptomlos. Häufig tritt eine schlecht behandelbare fokale Epilepsie auf, und manchmal scheint der erste epileptische Anfall auf eine kleine Blutung in die Läsion zu folgen. CT oder MRT zeigen oft eine kürzliche Blutung an, und dies bestätigt sich häufig bei einer chirurgischen Behandlung der Läsion. Die folgenden Fallbeispiele zeigen den typischen Beginn, der zur Entdeckung einer arteriovenösen Mißbildung führt.

Fallbeispiel VII

Ein 53jähriger Mann wurde aufgenommen, nachdem er mit leichten Kopfschmerzen aufgewacht war. Zwei Stunden später hatte er Schwierigkeiten, Gegenstände mit der linken Hand zu halten, und

fühlte sich ein wenig unsicher. Zwei Tage nach dem Beginn hatte er stärkere Kopfschmerzen, während sich die Schwierigkeiten mit der Hand besserten. Ein CT zeigte eine intrazerebrale Blutung im rechten Parietallappen, und ein anschließend aufgenommenes MRT ergab eine extrem große arteriovenöse Mißbildung im frontoparietalen Gebiet sowie Hinweise auf mehrere vorausgegangene Blutungen. Die Läsion wurde chirurgisch vollständig reseziert. Allerdings blieb eine fokale Epilepsie zurück. Das Risiko einer tödlichen Blutung wurde abgewendet.

Fallbeispiel VIII

Ein 19jähriger Mann wurde nach einem fokalen epileptischen Anfall überwiesen, der beim Golfspielen seinen linken Arm ergriffen hatte. Er hatte keine Kopfschmerzen gehabt. Ein CT bei der Aufnahme zeigte eine kleine parasagittale Blutung. Zwei weitere fokale Anfälle folgten innerhalb der nächsten 24 Stunden. In Anbetracht seines Alters wurde eine Blutung in eine kleine arteriovenöse Mißbildung angenommen. Ein MRT bestätigte das Vorliegen einer kleinen vaskulären Läsion, die sich bei einem Eingriff als kavernöses Hämangiom erwies und komplett entfernt wurde. Nach einer vorübergehenden postoperativen Hemiparese erholte er sich bis auf leichten Klonus und einen positiven Babinski im linken Bein vollständig. Obwohl in fünf Jahren keine epileptischen Anfälle mehr aufgetreten sind, erhält er weiter prophylaktisch Antikonvulsiva.

Fallbeispiel IX

Ein 42jähriger Mann wurde nach einem epileptischen Anfall aufgenommen. Er hatte eine sechswöchige Geschäftsreise hinter sich, hatte nur wenig geschlafen und war vor dem Anfall 36 Stunden lang wach gewesen. Außerdem hatte er am Abend seiner Rückkehr sechs doppelte Whiskys getrunken. Er hatte keine auffälligen körperlichen Befunde. Ein EEG zeigte leichte Abweichungen und erweckte den Verdacht auf pathologische Aktivität in beiden Temporallappen, die links stärker ausgeprägt war. In Anbetracht der auslösenden Umstände wurde damals auf weitere Untersuchungen verzichtet. Erst drei Jahre später kam es zu einem zweiten Anfall, der wieder mit einem Jet-lag, Alkohol und

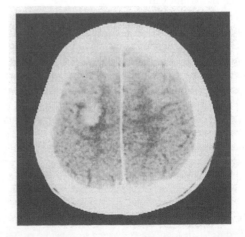

Fallbeispiel VIII Kavernöses Hämangiom bei einem 19jährigen mit der Symptomatik einer fokalen Epilepsie

Schlafmangel in Verbindung stand. Seine Frau hatte vor dem Eintreffen des Krankenwagens mindestens neun Episoden bemerkt und zählte bis zu ihrer Ankunft im Krankenhaus weitere sechs. Somit bestand ein Status epilepticus, und da dieser häufig bei frontalen Läsionen auftritt, wurde ein CT aufgenommen. Dieses zeigte eine kleine kalzifizierte Läsion im rechten Frontalpol. Ein MRT legte den Verdacht auf eine kleine vaskuläre Läsion nahe. Eine anschließende Angiographie zeigte aber keine zuführenden Gefäße, und ein chirurgischer Eingriff wurde nicht empfohlen. Er wurde mit Antikonvulsiva behandelt und war drei Jahre gesund, bis er 1994 während einer Geschäftsreise nach Österreich wieder einen Status epilepticus hatte. Hierdurch schien eine Exzision der Läsion gerechtfertigt, die wie eine Gliose mit alten Blutungen wirkte, obwohl histologisch keine definitive vaskuläre Läsion nachzuweisen war. Anscheinend handelte es sich um ein kavernöses Hämangiom, das bei einer Blutung zerstört worden war. Die Anfälle von Status epilepticus waren wahrscheinlich die Folge akuter Blutungen.

Bei anderen Patienten können rezidivierende Subarachnoidalblutungen auftreten, und generell erholen sie sich zwischen den Anfällen gut. Dies beruht darauf, daß die Blutungen aus venösen Gefäßen erfolgen, die unter geringem Druck stehen und deshalb nicht die zerstörerische Kraft eines arteriellen Blutstrahls aus einem geplatzten Beerenaneurysma oder einer rupturierten Arterie haben. Leider kann es zu fortschreitenden neurologischen Störungen kommen, weil Blutprodukte die Arachnoidalzotten schädigen, so daß sich ein Hydrocephalus communicans bildet. Bei anderen Patienten können die fortschreitenden Störungen, die auf der Shuntwirkung einer großen arteriovenösen Mißbildung beruhen, zu einem ähnlichen Bild führen. Aus all diesen Gründen wird in den letzten Jahren ein sehr viel aggressiveres Vorgehen zur Untersuchung und chirurgischen Entfernung arteriovenöser Mißbildungen verfolgt.

Schließlich kann das durch eine akute intrazerebrale Blutung hervorgerufene stabile intrazerebrale Hämatom zu Symptomen führen, die den ersten Hinweis auf eine arteriovenöse Mißbildung geben.

Ein 52jähriger Mann aß mit Freunden zu Mittag und nahm einige Drinks. Etwas später ging er mit seinem Hund spazieren und fiel eine Böschung hinunter. Als ihm aufgeholfen wurde, stellte man fest, daß sein rechtes Bein unbeholfen war. Er bestand darauf, nach Hause zu gehen, und fühlte sich mehrere Stunden wohl. Am nächsten Morgen hatte er jedoch einige Jackson-Anfälle, die im rechten Arm begannen und in einen generalisierten Anfall übergingen. Während eines dieser Anfälle stürzte er, verletzte sich am Hinterkopf und blieb schläfrig. Er wurde in eine Klinik eingeliefert. Bei der Untersuchung war er schläfrig, hatte eine schlaffe Parese des rechten Arms und eine spastische Parese des rechten Beins. Der Babinski war auf beiden Seiten positiv. Es gab sehr viele differentialdiagnostische Möglichkeiten, aber die rasche Verschlechterung seines Bewußtseinszustands erforderte eine rasche chirurgische Intervention. Dabei fand man ein intrazerebrales Hämatom

im hinteren Teil des Frontalpols sowie zwei voneinander getrennte arteriovenöse Mißbildungen. Nach der Entleerung des Hämatoms erholte er sich gut.

Heute weiß man, daß das Risiko einer weiteren Blutung die Größenordnung von 1 % pro Jahr hat, und es stehen eine Reihe von Behandlungsmöglichkeiten zur Verfügung. Bei kleinen Läsionen kann stereotaktische Strahlentherapie eingesetzt werden, größere lassen sich durch endovaskuläre Embolisation behandeln, während man sehr große Läsionen offen operiert und dabei die ernährenden Gefäße nacheinander unterbindet und das kollabierte arteriovenöse Angiom schließlich entfernt. Da das Gehirn im Gebiet einer angeborenen Mißbildung keine Funktion hat, ist der Schaden, der bei der Operation auch sehr großer Läsionen angerichtet wird, überraschend gering. Rezidivierende Subarachnoidalblutungen können wegen der Bildung eines Hydrozephalus zu Demenz führen. Wahrscheinlich geschieht dies, wenn die Arachnoidalzotten durch Blutprodukte blockiert werden und die Liquorresorption beeinträchtigt wird. In dieser Situation kann ein Shunt von Nutzen sein.

Subarachnoidalblutungen

Subarachnoidalblutungen aus Aneurysmen der Gefäße, die den Subarachnoidalraum durchqueren, sind eine häufige Ursache intrakranieller Blutungen, die oft tödlich verlaufen. Obwohl diese Aneurysmen von embryologisch schwachen Stellen der Gefäßwand ausgehen können, werden sie nicht mehr als angeboren betrachtet.

Aneurysmen findet man bei Kindern nur im Zusammenhang mit einer Aortenisthmusstenose oder mit Bluthochdruck aufgrund einer Nierenkrankheit. In jedem Alter besteht eine Korrelation zwischen dem Vorliegen eines Aneurysmas und der Höhe des Blutdrucks. Dies zeigt sich am deutlichsten in der plötzlichen Veränderung im Geschlechtsverhältnis bei über 50jährigen. Bis dahin beträgt das Verhältnis zwischen Frauen und Männern 3:2. Über 50 Jahren steigt es auf 10:1. Man glaubt, daß dies auf der höheren Lebenserwartung von Frauen mit hohem Blutdruck beruht, die die Entwicklung von Aneurysmen im Alter zwischen 50 und 70 Jahren erlaubt.

Weniger als 15 % der Patienten haben vor der Ruptur Symptome, bei denen es sich gewöhnlich um prämonitorische Kopfschmerzen handelt, die einige Tage dauern. Diese Kopfschmerzen können ganz unspezifisch sein. Durch die Veröffentlichung von Artikeln, in denen behauptet wird, daß Frühsymptome sehr häufig sind und oft mit tödlichen Folgen übersehen werden, haben neurochirurgische Zentren für ziemliche Verwirrung gesorgt. Solche Aussagen berücksichtigen nur selten die riesige Zahl von Patienten, die jeden Tag mit leichten, mäßigen oder starken Kopfschmerzen in Arztpraxen und Notaufnahmen kommen. Würden sie alle sofort als drohende Subarachnoidalblutung an neurochirurgische Abteilungen überwiesen, wären diese völlig überfordert. Die dortigen Ärzte wären dann vielleicht weniger kritisch gegenüber jenen Kollegen, die den einen Patienten unter Tausenden übersehen, dessen Symptome wirklich auf einer drohenden Subarachnoidalblutung beruhen.

Selbst wenn es zu einer Blutung gekommen ist, ist die Ähnlichkeit der resultierenden Kopfschmerzen mit einer gewöhnlichen Migräne verblüffend. Ein Hinweis kann das *gleichzeitige* Einsetzen von Schwindel, Erbrechen und Kopfschmerzen sein. Bei Migräne können das Schwindelgefühl und das Erbrechen bis zu 30 Minuten vor den Kopfschmerzen auftreten oder erst später, aber kaum gleichzeitig. Um die Sache noch weiter zu erschweren, können bei schwerer Migräne Lichtscheu und Nackensteife auftreten. Kopfschmerzen, akute Übelkeit, Erbrechen und Nackensteife sind sowohl Symptome von Subarachnoidalblutungen als auch von Meningitis. Dieses diagnostische Dilemma wird in Kapitel 20 ausführlicher erörtert.

Herzrhythmusstörungen oder Glukosurie sind aus bisher noch nicht geklärten Gründen bei Patienten häufig, die eine Subarachnoidalblutung hatten. Die Lage von Aneurysmen und die zugehörigen Symptome zeigt Abbildung 9.9. Liegen keine anderen Symptome vor als die einer Subarachnoidalblutung (Kopfschmerzen, Lichtscheu, Nackensteife, Erbrechen, beidseitig positiver Babinski), kann über die Lage des Aneurysmas keine Aussage gemacht werden. Durch die jüngeren technischen Entwicklungen, einschließlich Anästhesie, Operations-

mikroskop und verbesserter Clips, ist der direkte chirurgische Eingriff zur bevorzugten Behandlungsmethode für Aneurysmen geworden.

Eine konservative Behandlung von Subarachnoidalblutungen ist nur bei solchen Patienten vertretbar, bei denen eine sofortige Angiographie und eine Nachuntersuchung nach einem Monat kein Aneurysma als Ursache zeigen konnte. Die Untersuchungsmethode der Wahl zur sofortigen Bestätigung der Diagnose, zum Ausschluß eines lebensbedrohlichen Blutgerinnsels und manchmal sogar zum Nachweis des kausalen Aneurysmas ist ein CT (Abb. 9.10). Dieses wird Blut im Subarachnoidalraum zeigen und überraschend häufig auch Blut im Ventrikelsystem, selbst wenn die Quelle der Blutung nicht innerhalb der Ventrikel liegt. Dieser ziemlich verblüffende Befund konnte noch nicht erklärt werden, ist aber beim liegenden Patienten durch einen Liquor-Blut-Flüssigkeitsspiegel im Hinterhorn des Seitenventrikels gekennzeichnet. Zur Bestätigung der Diagnose ist nur selten eine Lumbalpunktion erforderlich.

Der ideale Zeitpunkt für eine Operation ist noch immer umstritten. In den ersten sieben Tagen kann ein arterieller Spasmus den Eingriff komplizieren und zu einem Infarkt führen. Da aber erneute Blutungen zwischen dem siebten und zehnten Tag am häufigsten sind, kann ein Aufschub über den siebten Tag hinaus den Patienten der Gefahr einer zweiten, unter Umständen tödlichen Blutung aussetzen. Sechs Wochen nach einem erfolgreichen Eingriff wird ein weiteres CT empfohlen, insbesondere wenn der Patient nach der Operation keine guten Fortschritte macht, da sich ein sekundärer Hydro-

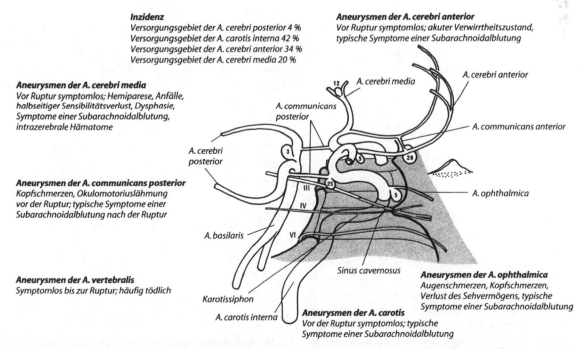

Abb. 9.9 Lage von Aneurysmen. (Die Zahlen geben die Häufigkeit in % an den jeweiligen Stellen an – 22 % der Aneurysmen treten an anderen Stellen auf.)

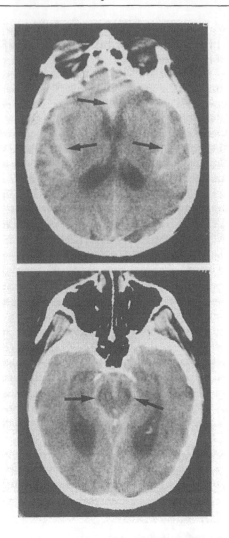

Abb. 9.10 Schwere Subarachnoidalblutung nach Ruptur eines Aneurysmas der A. communicans anterior (man erkennt Blut zwischen den Hemisphären, in der Fissura Sylvii und um den Hirnstamm)

cephalus communicans entwickeln kann, so daß ein Shunt gelegt werden muß.

Blutungen in Tumoren

Entwickeln sich bei einem Patienten mit einem Hirntumor sehr rasch Symptome, wird häufig angenommen, daß es eine Blutung in den Tumor gegeben hat. Dies ist ein sehr seltenes Ereignis: Die plötzlich auftretenden Symptome werden gewöhnlich durch Nekrosen und Ödeme im Tumor verursacht, wenn die Blutversorgung ihn nicht mehr ausreichend ernährt. Seit der Einführung der Computertomographie wurde die große Seltenheit von Blutungen in Tumoren mehr als deutlich bestätigt. Der einzige Tumor, für den Blutungen charakteristisch sind, ist eine Metastase eines malignen Melanoms: Viele

Patienten mit zerebralen Metastasen maligner Melanome haben Symptome, die auf den ersten Blick eine Subarachnoidalblutung vermuten lassen.

Fallbeispiel XI

Ein 36jähriger Mann brach zusammen, als er bei Gegenwind mit dem Fahrrad bergauf fuhr. Er wurde bewußtseinsgetrübt und hemiplegisch gefunden. Bei der Aufnahme hatte er einen steifen Nacken und eine komplette Hemiplegie mit Sensibilitätsverlust auf der linken Seite. Eine Liquoruntersuchung ergab eine stark blutige Flüssigkeit. Zwölf Jahre zuvor war ein malignes Melanom an seinem Bein entfernt worden. Eine Angiographie zeigte einen gefäßlosen Tumor im rechten Parietallappen. Die Trepanation offenbarte ein Hämatom und die Reste einer Melanommetastase, in die die Blutung erfolgt war.

Untersuchung und Behandlung bei vermuteter zerebraler Gefäßkrankheit

In dieser klinischen Situation sollten drei Punkte bedacht werden:

1. Sind Lage und Ausmaß der Läsion typisch für ein bestimmtes Gefäß?
2. Liegt eine zugrundeliegende hämatologische oder biochemische Störung vor, die für einen Schlaganfall prädisponiert oder ihn vortäuschen kann?
3. Liegen irgendwelche verursachenden Faktoren vor, wie Bluthochdruck, Vorhofflimmern, Gefäßstenosen oder Myokardinfarkt, die identifiziert und behandelt werden können?

Dieses ganze Kapitel ist der Erkennung von Symptomen gewidmet, die für einen Schlaganfall typisch sind. Alles, was einen Zweifel an dieser Diagnose aufkommen läßt, sollte eine sofortige weitergehende Untersuchung veranlassen. Zugrundeliegende Störungen, die für einen Schlaganfall prädisponieren, umfassen Anämie, Polyzythämie, Diabetes mellitus, maligne oder starke Hypertonie, entzündliche Gefäßkrankheiten und, bei älteren Patienten, Arteriitis cranialis. Schwere Störungen des Proteinstoffwechsels, etwa ein Plasmazytom, sollten ebenfalls ausgeschlossen werden.

Kardiale Ursachen, einschließlich Herzrhythmusstörungen, Klappenerkrankungen und subakuter bakterieller Endokarditis, sollten immer durch eine klinische Untersuchung, ein EKG und Blutkulturen ausgeschlossen werden. Bei Vorhofflimmern sollte eine Hyperthyreose in Betracht gezogen werden, da bei älteren Patienten klinische Hinweise auf diese Störung minimal sein oder fehlen können.

Zwei spezielle Zustände, die mit Diabetes mellitus in Verbindung stehen, sind besonders wichtig:

1. Hypoglykämie kann Herdsymptome auslösen, beispielsweise eine Hemiparese, die 24 Stunden und länger anhält und dann wieder zurückgeht. Diese Mög-

lichkeit sollte bei einer intermittierenden klinischen Symptomatik immer bedacht werden. Dabei muß man daran denken, daß der Patient während dieser Episode bei vollem Bewußtsein ist. Dieser Zustand kann bei Patienten auftreten, die orale Antidiabetika oder Insulin erhalten, und ist gelegentlich das subjektive Hauptsymptom einer primären Hypoglykämie (siehe Fallbeispiel I weiter oben).

2. Der genaue Zusammenhang zwischen einem hyperosmolaren Koma und Diabetes ist nicht sicher. Das biochemische Syndrom besteht aus einer ausgeprägten Hyperglykämie – ein Blutzuckerspiegel von über 1000 mg% (50 mmol/l) ist nicht ungewöhnlich – mit starker Dehydration und einer deutlichen Erhöhung der Osmolarität des Blutserums. Viele Patienten mit diesem Zustand entwickeln neurologische Herdsymptome, bevor sie ins Koma fallen. Ein wichtiger Hinweis ist die ausgeprägte Dehydration bei einem Patienten, der erst wenige Stunden krank ist. Es liegt keine Ketose vor. Dies ist der wichtigste Unterschied zum diabetischen Koma. Dieser Zustand wird in Kapitel 24 ausführlicher besprochen.

Sobald man festgestellt hat, daß der Patient einen Schlaganfall ohne zugrundeliegende Krankheit hatte, stellt sich das Problem der Weiterbehandlung. Die Behandlungsmethode hängt von der klinischen Situation ab.

Patienten mit einem vollendeten Infarkt

Eine Angiographie ist unnötig, da eine chirurgische Wiederherstellung der Zirkulation zu einer Blutung in den Infarkt führen kann. Antikoagulantien können die gleiche Wirkung haben. Generell empfiehlt es sich, Antikoagulantien erst sechs Wochen nach einem größeren Infarkt einzusetzen, um einer Blutung vorzubeugen. Leider besteht bei Patienten, bei denen der Infarkt die Folge eines Embolus aus dem fibrillierenden Vorhof ist, die Gefahr, daß sich innerhalb von sechs Wochen ein zweiter Embolus bildet. Die Entscheidung über den Zeitpunkt des Behandlungsbeginns muß daher bei jedem Patienten individuell getroffen werden.

Man sollte eine Ultraschalluntersuchung des nicht betroffenen Versorgungsgebiets der A. carotis durchführen. Manche Neurologen halten eine angiographische Darstellung des restlichen zerebralen Gefäßsystems für angebracht, um nach weiteren chirurgisch behandelbaren vaskulären Läsionen zu suchen, die andere arterielle Versorgungsgebiete bedrohen. Diese Überlegung wird noch in einer Multicenterstudie über die Endarteriektomie der A. carotis untersucht.

Patienten, die sich vollständig erholt haben

Diese Patienten hatten eine sogenannte „transitorische ischämische Attacke". Die Klassifizierung derartiger Attacken hängt von der Dauer der Beeinträchtigung ab. Heute gibt es zwei definierte Hauptkategorien. Eine transitorische ischämische Attacke (TIA) ist als Episode definiert, bei der die neurologischen Symptome innerhalb von 24 Stunden völlig verschwinden. Eine Attacke, die länger als 24 Stunden dauert, bei der die Symptome aber innerhalb von sieben Tagen vollständig verschwinden, wird heute als reversibles ischämisches neurologisches Defizit (RIND) bezeichnet. Diese genauen Definitionen sind für Forschungszwecke wichtig und weisen beide auf ein warnendes vaskuläres Ereignis hin. Eine Suche nach dem möglichen Mechanismus und Versuche, weitere und länger anhaltende Defizite abzuwenden, sind das Ziel der modernen Behandlung zerebrovaskulärer Verschlußkrankheiten.

1. Jede Quelle von Emboli sollte identifiziert werden. Man sollte daran denken, daß in manchen Reihenuntersuchungen bis zu 30 % der Emboli aus dem Herzen stammten, und zwar häufig aus dem Gebiet eines Myokardinfarkts, oder mit einer Klappenerkrankung oder einem Myxom des Vorhofs zusammenhingen. Wird eine kardiale Quelle bestätigt, sind Antikoagulantien indiziert, wenn keine spezifischen Kontraindikationen vorliegen. Es gibt keine Altersgrenze, es sei denn, daß der Patient unter erheblichem Bluthochdruck leidet. Ein Quickwert um 30 ist der bevorzugte Bereich für die Einstellung.

In den letzten Jahren wurde lösliches Aspirin in einer Dosierung von 75–150 mg pro Tag als Alternative zu Antikoagulantien verwendet, wenn sich eine kardiale Herkunft der Emboli nicht bestätigen ließ. Die ideale Dosis und das Ausmaß des Schutzes war in verschiedenen Studien äußerst unterschiedlich, und selbst bei derart niedrigen Dosen muß bei Patienten, die früher ein peptisches Ulkus hatten, immer das Risiko einer Blutung im oberen Magen-Darm-Trakt als relative Kontraindikation gesehen werden. Die Schutzwirkung von Aspirin beruht auf der Hemmung der Thrombozytenaggregation.

2. Ist der Blutdruck wesentlich erhöht, sind Antikoagulantien kontraindiziert, und die Hypertonie sollte unbedingt behandelt werden. Bei einigen Patienten können rezidivierende TIAs sofort aufhören, wenn der Blutdruck unter Kontrolle ist. Unter diesen Umständen sollte die Therapie des Bluthochdrucks unabhängig vom Alter des Patienten aggressiv angegangen werden. Es gibt keine Hinweise, die die früher vertretene Auffassung stützen, daß eine Senkung des Blutdrucks diesen Patienten schadet. Selbst wenn sich Symptome einer orthostatischen Hypotonie entwickeln, werden dadurch keine weiteren Schlaganfälle ausgelöst. Der einzige Vorbehalt gegen eine solche Behandlung besteht darin, daß der Blutdruck unmittelbar nach einem Schlaganfall häufig aufgrund veränderter autoregulatorischer Reflexe erhöht ist, so daß die anfangs sehr hohen Werte täuschen können. Eine

blutdrucksenkende Medikation sollte vorsichtig begonnen und in den ersten Tagen sorgfältig überwacht werden. Sie kann sich sogar als überflüssig erweisen, wenn sich die Situation stabilisiert.

3. Wird keine Emboliequelle gefunden und ist der Blutdruck des Patienten normal, sollte man eine Angiographie der zerebralen Gefäße in Betracht ziehen. Auch bei Verwendung eines transfemoralen Katheters ist diese Untersuchung nicht völlig ungefährlich und sollte nur durchgeführt werden, wenn eine anschließende Endarteriektomie der A. carotis ernsthaft in Betracht gezogen wird. Ein Geräusch über der A. carotis oder eine durch Ultraschall festgestellte Stenose sind die besten Indikationen für eine Angiographie. Glücklicherweise ersetzt der Einsatz moderner Ultraschalltechniken die Angiographie bereits an vielen Zentren. So erhält der Chirurg ausreichende Informationen auf nichtinvasivem Weg.

Der Nutzen einer Endarteriektomie der A. carotis wird noch in einer Multicenterstudie untersucht. Die bisher veröffentlichten Ergebnisse zeigen, daß Patienten mit einer hochgradigen Stenose (einer Stenose von über 70 %) von einer Endarteriektomie profitieren, während bei einer Stenose von unter 30 % der chirurgische Eingriff einer konservativen Behandlung nicht überlegen ist. Ein chirurgischer Eingriff ist auch vom Alter des Patienten und begleitenden internistischen Krankheiten abhängig. Ob eine Endarteriektomie in der wichtigen Gruppe mit einer Stenose von 30–70 % sinnvoll ist, wird noch untersucht. Diese Studie war lange überfällig: Der ursprüngliche Enthusiasmus für eine chirurgische Behandlung beruhte darauf, daß die verengte Arterie nur als Hindernis für den Blutstrom gesehen wurde. Die Erkenntnis, daß das verengte Gebiet eine wichtige Quelle von Mikroemboli ist, die durch Aspirin oder Antikoagulation verhindert werden können, macht eine gründliche Neubewertung dieser Methode erforderlich. Früher wurden viele Patienten durch Angiographie geschädigt, weil man eine Läsion zeigen wollte, die chirurgisch zugänglich sein könnte.

Patienten mit mehreren Anfällen und zunehmender Symptomatik

Dieser Zustand wird gelegentlich als „stotternde Hemiparese" oder „Schlaganfall in Entwicklung" bezeichnet. Bei dieser sehr seltenen Gruppe von Patienten liegt gewöhnlich eine progrediente Thrombose eines größeren Gefäßes vor. Bei einer Angiographie ist das Risiko hoch, daß die Thrombose komplett wird. Eine sofortige Heparinisierung und der Einsatz von niedermolekularem Dextran kann bei der Behandlung von Nutzen sein, aber auch dadurch läßt sich ein vollendeter Schlaganfall nicht immer verhindern. Derartige Fälle sind so selten, daß es keine übereinstimmende Meinung über die beste Behandlungsmethode gibt.

Fallbeispiel XII

Bei einem 48jährigen Mann, der an jenem Morgen von einer Geschäftsreise nach Tokio zurückgekommen war, wurde um einen Hausbesuch gebeten. Er klagte über veränderlichen Schwindel, mehr oder weniger verwaschene Sprache und variables, intermittierendes Doppeltsehen. All das hatte fünf Tage vorher begonnen und war von dem Patienten darauf zurückgeführt worden, daß er in einem Taxi im direkten Luftzug der Klimaanlage gesessen hatte. Ich sah ihn eine Stunde später. Zuerst bemerkte ich keine offensichtlichen pathologischen Symptome, und es bestand Verdacht auf Myasthenia gravis. Allerdings hatte der Patient mit 36 Jahren einen Myokardinfarkt gehabt, hatte Bluthochdruck und war Raucher. Während der Anamneseerhebung klagte er am Ende einer besonders langen Diskussion über Doppeltsehen, und ich bemerkte, wie das rechte Auge nach innen abwich. Seine Sprache wurde verwaschen und er entwickelte in der rechten Gesichtshälfte eine Schwäche des 2. Motoneurons sowie Schwindel mit Nystagmus. In den linken Extremitäten kribbelte es ein wenig. Er hörte auf zu sprechen, und innerhalb weniger Minuten normalisierte sich sein Zustand wieder. In den nächsten 15 Minuten wiederholte sich dieses Bild zwei oder drei Mal, als ob eine „Claudicatio des Hirnstamms" vorläge. Er wurde rasch in eine Klinik gebracht, erhielt intravenös Heparin und eine Infusion von niedermolekularem Dextran. Trotzdem nahmen die Anfälle zu, die Rückbildung wurde weniger vollständig, und innerhalb von acht Stunden wurde er schläfrig und tetraplegisch und entwickelte eine Anarthrie. Er starb zwei Stunden später. Bei der Obduktion fand man einen vollständigen Verschluß der rechten A. vertebralis und der A. basilaris und links eine hypoplastische A. vertebralis. Wahrscheinlich war sein Hirnstamm über die Aa. cerebri posteriores von rostral durchblutet worden. Der genaue Zeitpunkt des Auftretens dieser Verschlüsse ist ungewiß, doch ist das ein typisches Beispiel für diesen seltenen Zustand.

Jeder Patient mit einer zerebralen Gefäßkrankheit zeigt ein völlig individuelles klinisches Bild, und die Statistiken über zerebrale Gefäßkrankheiten werden belanglos, wenn man einem Patienten gegenübersteht. Der Nutzen einer Endarteriektomie der A. carotis ist für die Mehrzahl der Fälle nicht sicher, und da eine Angiographie nicht ohne Risiken ist, sollte in jedem Fall gründlich diskutiert werden, ob ein chirurgischer Ansatz verfolgt werden soll. Für den Patienten, dessen Zustand sich nach einer Untersuchung verschlechtert, ist es nur ein kleiner Trost, wenn man ihm versichert, daß man keine chirurgisch zu behandelnde Störung gefunden hat. Trotz jahrzehntelanger intensiver Forschungen über zerebrale Verschlußkrankheiten mit Hilfe retrospektiver und prospektiver Studien gibt es noch immer viele Kontroversen über die ideale Behandlungsmethode für diese weit verbreitete und häufig tödliche Krankheit. Am besten lassen sich zukünftige Schwierigkeiten für den Patienten vermeiden, wenn man eine Grundkrankheit findet, die mit Hilfe einer speziellen Therapie behandelt werden kann. Die frühe Erkennung und Behandlung von Bluthochdruck hat vielleicht die stärksten Auswirkungen auf die kurz- und langfristige Prognose.

10 Die Großhirnhemisphären: Störungen von limbischem System und Hypothalamus

Ein Grenzgebiet zwischen Psychiatrie und Neurologie beschäftigt sich mit akuten und chronischen Störungen der Persönlichkeit, des Verhaltens und des Intellekts. Patienten dieser Kategorie stellen beträchtliche diagnostische Probleme, da sie häufig keine schlüssige Schilderung ihrer Krankheit geben können. Eine Fremdanamnese von Freunden, Verwandten und Arbeitskollegen ist entscheidend, wenn man eine genaue Beschreibung des Krankheitsverlaufs erhalten will. Häufig stellt sich heraus, daß einem akuten Beginn eine mehrwöchige Anamnese mit Persönlichkeitsveränderung, Kopfschmerzen, Sprachstörungen und Verlust motorischer Fertigkeiten vorausging, die wichtige Hinweise auf das Vorhandensein und den Ort einer zugrundeliegenden Läsion geben kann. Eine Anamnese mit Medikamenten-, Drogen- oder Alkoholmißbrauch, einer vorausgegangenen malignen Krankheit oder einer kürzlichen Kopfverletzung wird die Richtung der Untersuchung und der Behandlung eines Patienten mit Veränderungen von Persönlichkeit, Verhalten und Intellekt völlig verändern.

Es gibt vier Hauptarten von Störungen, bei denen besondere Aufmerksamkeit geboten ist. Betrachtet man den inkohärenten, verwirrten, aggressiven oder halluzinierenden Patienten als diagnostische Herausforderung und nicht als „Entsorgungsproblem", können diagnostische Irrtümer vermieden werden. Eine vollständige neurologische und alle anderen notwendigen Untersuchungen sind unerläßlich, bevor der Patient zur Behandlung oder Unterbringung in eine psychiatrische Klinik eingewiesen wird. Die Rolle des Neurologen beim Schutz solcher Patienten vor einer ungerechtfertigten Unterbringung in psychiatrischen Kliniken ist wichtig und schwierig.

Fallbeispiel I

Ein zuvor völlig gesunder 55jähriger Mann wurde mit Verdacht auf Parkinson-Syndrom an einen Neurologen überwiesen. Die Diagnose wurde bestätigt und eine Behandlung mit Dopamin vorgeschlagen, es wurden jedoch keine Nachuntersuchung vereinbart. Fünf Monate später wurde der Patient in einem akuten Verwirrtheitszustand mit ausgeprägter psychischer und körperlicher Verlangsamung in einer psychiatrischen Klinik aufgenommen. Man hielt ihn für hochgradig depressiv. Der aufnehmende Arzt war über den klinischen Zustand des Patienten besorgt, konnte aber nicht den dringend benötigten Rat des erstbehandelnden Neurologen einholen. Der Patient wurde deshalb in die Notfallaufnahme überwiesen. Bei der Untersuchung lag der Patient steif auf der Trage und murmelte zusammenhanglos vor sich hin. Es ließ sich unmöglich feststellen, ob er verwirrt war oder einfach nicht sprechen konnte. Sein Mund war trocken, seine Lippen

aufgesprungen, und er war klinisch stark exsikkiert. An allen vier Extremitäten zeigte sich ein ausgeprägtes Zahnradphänomen, und es war nur geringe oder keine willkürliche Bewegung möglich. Die Babinski-Reflexe waren negativ. Sein Serumnatrium betrug 192 mmol/l. Die restlichen Laborwerte waren überraschend normal. Er wurde über Nacht vorsichtig rehydriert und erhielt, sobald er schlucken konnte, 100 mg Amantadinhydrochlorid. Innerhalb von 24 Stunden konnte er normal sprechen und alle Extremitäten bewegen, und nach 48 Stunden konnte er fast normal gehen. Zu diesem Zeitpunkt wurde Dopamin wieder angesetzt. Es stellte sich heraus, daß er in allen Bereichen – geistig und körperlich – zunehmend langsam geworden war, und daß seine Familie nicht bemerkt hatte, daß er über einen Zeitraum von fast drei Wochen vor der Krise kaum gegessen oder getrunken hatte. Der Patient verdankt sein Leben zweifellos dem Aufnahmearzt der psychiatrischen Klinik. Zwei Jahre später war sein Parkinsonismus mit niedrig dosierten Medikamenten unter Kontrolle.

Toxische Verwirrtheitszustände

Toxische Verwirrtheitszustände können durch Überdosis von Medikamenten oder Drogen oder durch Unverträglichkeitsreaktionen auf Medikamente wie Antiparkinsonmittel ausgelöst werden. Eine Lungenentzündung kann aufgrund von Hypoxie, Fieber oder toxischer Wirkung ein ähnliches Bild verursachen. Bei alten Menschen ist ein afebriler Verlauf möglich, und die körperlichen Symptome der Lungenentzündung werden leicht übersehen. Kongestives Herzversagen, Urämie, Leberversagen, Meningitis, Subarachnoidalblutungen, Hyperkalzämie und Hypoglykämie können sich alle in Form eines toxischen Verwirrtheitszustands äußern. Alkoholabhängige Patienten können bei Alkoholentzug einen toxischen Verwirrtheitszustand mit Anfällen entwickeln – den Zustand, der als Delirium tremens bekannt ist. Dies kann geschehen, wenn der Patient wegen einer anderen Krankheit in die Klinik aufgenommen wird. Man muß auch daran denken, daß Alkoholiker andere Formen zerebraler Funktionsstörungen entwickeln und besonders anfällig für subdurale Hämatome aufgrund von Traumen im Rausch sind. Häufig wurden Patienten gesehen, bei denen aufgrund von Alkoholismus in der Anamnese fälschlicherweise ein Delirium tremens diagnostiziert wurde, obwohl sie in Wirklichkeit subdurale Hämatome hatten und einer sogar ein Temporallappengliom.

Fallbeispiel II

An einem Sonntagnachmittag 1964 wurde der Neurologe, der sich zufällig in der Klinik aufhielt, gefragt, ob er sich interessehal-

ber ein Beispiel für Delirium tremens auf der inneren Abteilung eines Professors ansehen möchte. Der Patient war ein älterer Pferderennreporter und als starker Trinker bekannt. Er war verwirrt und halluzinierte, war aber überraschend schläfrig und schlief in den Pausen der Untersuchung ein. Die Untersuchung zeigte eine leicht erweiterte rechte Pupille, ein Absinken der ausgestreckten linken Hand, einen linksseitigen Greifreflex und auf beiden Seiten einen positiven Babinski-Reflex. Seine Verwandten wurden angerufen und berichteten, daß er drei Wochen zuvor über Nacht zur Beobachtung in eine Klinik aufgenommen worden war, nachdem er in betrunkenem Zustand auf einem Fußgängerüberweg von einem Auto angefahren worden war. Sein Zustand verschlechterte sich derartig rasch, daß von einem Allgemeinchirurgen unter Lokalanästhesie Bohrlöcher gesetzt wurden und ein massives rechtsseitiges subdurales Hämatom unter sehr hohem Druck entleert wurde. Dies führte zu einer äußerst schnellen und vollständigen Erholung.

Patienten mit Verwirrtheitszuständen werden gewöhnlich direkt an Psychiater überwiesen, wenn Halluzinationen oder paranoide Wahnvorstellungen das klinische Bild beherrschen, und an einen Neurologen, wenn sie einen Stupor oder irgendeine Art epileptischen Anfall entwickeln. Es ist daher wichtig, daß Psychiater ein gewisses neurologisches Können besitzen. Andererseits müssen Neurologen psychiatrische Krankheiten bei ihren neurologischen Patienten erkennen können.

Verwirrtheit mit Aphasie

Patienten mit Krankheiten im dominanten Parietallappen zeigen eine extrem schwierige Gruppe von Störungen, bei denen die Kommunikation durch eher rezeptive oder eher expressive aphasische Störungen oder durch eine Kombinationen von beiden beeinträchtigt wird. Dabei besteht die große Gefahr, daß der Patient als „verwirrt" oder „dement" eingestuft wird.

Fallbeispiel III

Eine 60jährige Frau wurde in verwirrtem Zustand direkt in eine psychiatrische Klinik aufgenommen. Da die Psychiater nicht in der Lage waren, eine wie auch immer geartete Anamnese von ihr zu erhalten, obwohl sie sich anscheinend sehr bemühte, ihre Fragen zu beantworten, wurde rasch ein Neurologe hinzugezogen. Es wurden zwar keine neurologischen Symptome gefunden, doch war das psychiatrische Team nicht überzeugt, daß die Patientin unter einer psychiatrischen Störung litt. Eine neurologische Untersuchung ergab sehr schnell, daß sie eine vollständige Anomie hatte und kein einziges Objekt benennen oder irgendeinen Satz beenden konnte. Eine anschließende Untersuchung zeigte einen linksseitigen Parietalhirninfarkt.

Leider zeigt eine Aphasie nicht nur das Vorhandensein einer Herdläsion in der dominanten Hemisphäre an, sondern weist auch häufig auf eine schlechte Prognose

hin, da umfangreiche chirurgische Eingriffe im dominanten Parietallappen technisch schwierig sind und ein Infarkt nur selten eine gute Rückbildung zuläßt. Dies sollte jedoch eine vollständige Untersuchung nicht ausschließen, da gelegentlich ein subdurales Hämatom oder eine kleine Läsion mit massivem Ödem gefunden werden, die chirurgisch angegangen werden können, so daß nur minimale Einschränkungen der Sprachfunktion zurückbleiben.

Temporallappenautomatismen

Anhaltende Störungen der Temporallappenfunktion können bei komplexen partiellen Anfällen (die früher als psychomotorische Epilepsie bezeichnet wurden) oder bei Temporallappenischämie während einer Migräne mit amnestischer Episode (siehe Kapitel 22) auftreten. Bei komplexen partiellen Anfällen kann es zu bizarrem und völlig uncharakteristischem Verhalten kommen, das manchmal zu schwierigen Situationen führt.

Fallbeispiel IV

Ein 28jähriger Mann, der seit seinem frühen Teenageralter komplexe partielle Anfälle hatte, erlebte zwei außergewöhnliche Situationen. Beim ersten Vorfall kam er in einer Warteschlange an einer Bushaltestelle zu sich und hielt die Überbleibsel seines Schirms in der Hand, den er während eines Anfalls über sein Knie gebogen und zerbrochen hatte. Er war von alarmierten Fahrgästen umringt. Beim zweiten Ereignis fand er sich im Schaufenster eines Lampengeschäfts wieder, als er mit seinem Schirm auf die aufgehängten Ausstellungsstücke einschlug. Glücklicherweise trug er bei dieser Gelegenheit eine Notiz seines Neurologen bei sich, die er dem Ladenbesitzer und dem herbeigerufenen Polizisten zeigen konnte. Nach diesem Vorfall wurde vorgeschlagen, daß er keinen Schirm mehr bei sich tragen sollte! Seine Anfälle widerstanden hartnäckig allen Antikonvulsiva.

Bei jedem Auftreten ungewöhnlichen Verhaltens sollten solange komplexe partielle Anfälle als mögliche Ursache in Betracht gezogen werden, bis ein anderer Grund nachgewiesen wird, wobei das plötzliche Einsetzen und Abbrechen des Ereignisses der wichtigste Hinweis auf diese diagnostische Möglichkeit ist. Weitere Probleme können entstehen, wenn Außenstehende versuchen einzugreifen: Der Patient kann aggressiv reagieren und muß eventuell in Gewahrsam genommen werden.

Dagegen ist eine amnestische Episode dadurch gekennzeichnet, daß sich die Patienten weiterhin völlig normal verhalten, ohne sich nachher an die Ereignisse in einem Zeitraum zu erinnern, der sich über mehrere Stunden erstrecken kann. Normalerweise kommen sie wegen der amnestischen Episode nicht in Schwierigkeiten, und Kollegen und Familie können zu dieser Zeit nur wenig Auffälliges bemerken. Dieses faszinierende Thema wird in Kapitel 22 sehr viel detaillierter behandelt.

Der seltene, als akute akustische Halluzinose bekannte Zustand, der als Komplikation bei Alkoholismus auftritt, beruht möglicherweise auf einer Stoffwechselstörung im Temporallappen. Bei diesem Zustand sind andauernde akustische Halluzinationen mit paranoidem Verhalten verbunden, die – bei ansonsten intaktem Bewußtsein – mehrere Tage anhalten können.

Fallbeispiel V

Ein Marinesoldat wurde beschuldigt, einen Oberbootsmann tätlich angegriffen zu haben. Während der Überquerung des Golfs von Biskaya in einem schweren Sturm waren alle Seeleute seekrank und hatten ihre Rumration, die damals (1964) noch ausgegeben wurde, nicht bekommen. Als sich der Sturm legte, begann der betreffende Seemann plötzlich Musik zu hören, die fortdauernd spielte. Es war immer wieder dieselbe Melodie und sehr quälend. Er kam zu der Überzeugung, daß der Oberbootsmann absichtlich ein Transistorradio laufen ließ, um ihn zu ärgern, und er begann um Ecken zu springen, unter Abdeckungen von Rettungsbooten zu schauen und plötzlich Türen zu öffnen, um das Radio und seinen Besitzer zu finden. Schließlich brach er psychisch zusammen und griff den Oberbootsmann brutal an. Er wurde festgenommen, und erlitt während der Haft einen epileptischen Anfall. Er wurde in die Heimat zurückverlegt und einer vollständigen neurochirurgischen Untersuchung einschließlich einer Pneumenzephalographie unterzogen, um einen Tumor als Ursache der Epilepsie und der Verhaltensstörung auszuschließen. Es ergab sich kein krankhafter neurologischer Befund. Er wurde in das Genesungsheim der Klinik verlegt und hatte eine Reihe weiterer epileptischer Anfälle, nachdem er während eines Wochenendaufenthalts zu Hause ein alkoholisches „Saufgelage" veranstaltet hatte. Eine anschließende Untersuchung zeigte, daß er ein extrem starker Trinker war, und daß das ganze Ereignis die Folge des Alkoholentzugs während des Sturms war.

Viele der psychiatrischen Komplikationen bei Alkoholmißbrauch treten nach einem Alkoholentzug auf. Zusätzlich zu dem üblichen Problem, daß der Patient den exzessiven Konsum nicht zugibt, halten die Verwandten diese Information häufig zurück, weil sie glauben, daß kein Zusammenhang besteht, da die Symptome erst auftraten, als der Patient bereits mit dem Trinken aufgehört hatte, und daher die Alkoholabhängigkeit nicht erwähnt werden muß. Manchmal ist sich die Familie des Problems überhaupt nicht bewußt.

Fallbeispiel VI

Eine 32jährige Frau wurde nach einem Ereignis überwiesen, das sich abspielte, als sie mit ihrem Mann und zwei kleinen Kindern einen Urlaub in Wales verbrachte. Zwei Tage nach der Ankunft begann sie plötzlich, sich ängstlich und sonderbar zu verhalten, und fragte ihren Ehemann, warum in ihrem Garten eine Militärkapelle übte. Da es außer ein paar Schafen auf einem mehrere hundert Meter entfernten Feld nichts gab, war ihr Ehemann leicht besorgt. Dies hielt zwei weitere Tage an. In dieser Zeit erwähnte sie auch einige seltsame Tiere in der Umgebung des Hauses, aber nicht die kleinen Lebewesen, die gewöhnlich von Patienten mit Delirium tremens gesehen werden. Am dritten Tag hatte sie einen epileptischen Anfall. Nach ihrer Rückkehr wurde sie einem Arzt vorgestellt. Bei der Untersuchung war sie etwas unsicher auf den Beinen. Sie roch aber nicht nach Alkohol und leugnete hartnäckig zu trinken. Eine bei der Konsultation genommene Blutprobe enthielt 160 mg% Alkohol. Zwei Wochen vor dem Urlaub war sie mit ihren beiden kleinen Kindern auf dem Rücksitz in eine Massenkarambolage verwickelt gewesen und war nicht einmal einem Alkoholtest unterzogen worden. Ihr Ehemann hatte keine Ahnung von ihrer Abhängigkeit.

Jedes episodische, Verwirrtheits- oder Verhaltensereignis dieser Art sollte den Verdacht auf einen Alkohol-, Medikamenten- oder Drogenmißbrauch wecken. Die häufige Assoziation mit epileptischen Anfällen kann diagnostische Verwirrung stiften, wenn die Epilepsie als wichtiger angesehen wird als die vorausgegangene Verhaltensänderung. In dem Wunsch, organische Krankheiten auszuschließen, kann die eigentliche Ursache übersehen werden. Es wäre naiv anzunehmen, daß die Patienten dieses Problem bereitwillig eingestehen und so die Diagnose erleichtern. Bei alten Menschen kann die Vorliebe, ihre leeren Flaschen in neutralen braunen Papiertüten zu entsorgen, ein Hinweis auf exzessiven Alkoholkonsum sein.

Viele Migränepatienten können eine bevorstehende Attacke an Veränderungen des Verhaltens oder der Stimmung in den Stunden vor Einsetzen der Kopfschmerzen erkennen. Dies beruht wahrscheinlich auf einer verschlechterten Durchblutung im Gebiet einer oder beider Aa. cerebri posteriores. Ein dramatisches Beispiel für eine vorübergehende Funktionsstörung des Temporallappens bei Migräne wird unten detailliert beschrieben.

Fallbeispiel VII

Ein zuvor verhaltensunauffälliger 46jähriger Zimmermann ging an einem Sonntag frühmorgens mit seiner Tochter schwimmen. Nach seiner Rückkehr füllte er seine Einkommenssteuererklärung aus und begann, seinen Rasen zu mähen. Kurz darauf ging er ins Haus und erzählte seiner Frau, daß sein Sehvermögen „komisch" sei und daß er dachte, er werde Kopfschmerzen bekommen. Er legte sich hin und beklagte sich ein paar Minuten später, als seine Frau ihm eine Tasse Tee brachte, daß er nichts sehen oder hören könne. Er wurde dann schläfrig und reagierte auf Störungen außerordentlich gewalttätig. Dieser Zustand hielt 48 Stunden an. Eine Liquoruntersuchung zum Ausschluß einer Subarachnoidalblutung und eine Blutzuckermessung zum Ausschluß einer Hypoglykämie zeigten normale Ergebnisse. Zu diesem Zeitpunkt stellte sich heraus, daß sein Vater und sein Bruder unter schwerer Migräne litten. Es wurde die Verdachtsdiagnose eines somnolenten Zustands mit einer Wutreaktion aufgrund einer medialen Temporallappenischämie gestellt. Am dritten Tag setzte sich der Patient sehr erstaunt, aber psychisch völlig normal im Bett auf. Er erinnerte sich an keine Ereignisse, nachdem seine Frau das Zimmer betreten hatte. Er konnte berichten, daß die visuelle Störung ein Verlust des rechten Gesichtsfeldes gewesen war, und daß dies schon bei früheren Gelegenheiten aufgetreten und von Kopfschmerzen gefolgt worden war. Es scheint kaum ein Zweifel zu be-

stehen, daß es sich dabei um isolierte Migränekopfschmerzen handelte. Mehrere in der Zeit des Verwirrtheitszustands aufgenommene EEGs lagen innerhalb der normalen Grenzen.

Dieser Fall zeigt das extrem schmale Gebiet zwischen „normalem" und „abnormem" Verhalten, das nicht auf einer globalen Störung der Hirnfunktion sondern auf lokalisatorisch ziemlich eingegrenzten Funktionsstörungen beruht, die die als limbisches System bekannte Region oder ihre kortikalen Verbindungen betreffen.

Demenz

Demenz ist ein gemeinsames Problem für Neurologie und Psychiatrie und wird gewöhnlich etwas willkürlich in präsenile (Beginn vor einem Alter von 65 Jahren) und senile Demenz unterteilt. Diese Klassifizierung legt eine ungerechtfertigte Betonung auf die präsenile Gruppe, da eine Demenz in jedem Alter ein verheerendes Problem für den Patienten und noch mehr für die betroffenen Verwandten darstellt. In jedem Alter ist eine vollständige Untersuchung zum Ausschluß aller behandelbaren Ursachen notwendig. Dieses Thema ist wegen der steigenden Prävalenz der Demenz in der alternden Bevölkerung der Industrieländer von wachsender Bedeutung und hat sich bereits zu einem wichtigen Gesundheitsproblem entwickelt, da die meisten Patienten schließlich in Pflegeheimen untergebracht werden müssen und bei guter Pflege viele Jahre leben können, nachdem die Krankheit ihre Unabhängigkeit zerstört hat. Wir werden später in diesem Kapitel noch genauer auf die Ursachen und die Untersuchung von Demenz eingehen.

Die Patienten sind in einem gewissen Maße durch den Verlust der Einsicht in ihren Zustand vor den vollen Auswirkungen ihrer Krankheit geschützt. Es gibt viele Diagnose- und Behandlungsprobleme bei Demenz, von denen zwei bereits jetzt erwähnt werden sollen. Ein zuvor intelligenter Patient kann auf den Beginn der Demenz mit der Entwicklung zwanghafter Verhaltensweisen reagieren, um so peinliche Situationen zu vermeiden, oder indem er starke Depressionen entwickelt. In beiden Fällen kann der zugrundeliegende intellektuelle Verfall leicht übersehen werden. In späteren Stadien der Demenz können Patienten mit paranoiden Verdächtigungen reagieren. Diese richten sich häufig gegen die engsten Verwandten, deren Sorge vom Patienten mit Mißtrauen betrachtet wird, der dann sein Testament zugunsten Anderer ändern kann. Die Testierfähigkeit ist bei diesen Patienten ein schwieriges rechtsmedizinisches Problem, da begünstigte Verwandte häufig in das Wahnsystem des Patienten mit einbezogen sind. Es ist äußerst wichtig, in den Notizen festzuhalten, in welchem Stadium eine Beeinträchtigung der Testierfähigkeit des Patienten bemerkbar wurde. Wird ein Testament angefochten, kann es gut sein, daß die Meinung der Ärzte des Pa-

tienten darüber eingeholt wird, ob der Patient zum Zeitpunkt der Errichtung in der Lage war, ein gültiges Testament zu machen. Die Grundvoraussetzung für eine Bejahung der Testierfähigkeit ist, daß der Arzt nach einer Exploration des Patienten bestätigen kann, daß sich dieser seines Vermögens, einschließlich Grundbesitz, Versicherungen und Wertsachen, sowie überlebender Familienmitglieder, die als Erben in Frage kommen, bewußt ist. Manchmal muß diese Beurteilung im nachhinein aufgrund des Verhaltens der Patienten zu jener Zeit erfolgen, wenn sich später herausstellt, daß sie ihr Testament nach dem Beginn der Krankheit geändert haben.

Obwohl Demenz auf einen diffusen Verlust von Hirnsubstanz hinweist, kann gelegentlich genau dieselbe Situation durch ziemlich begrenzte Läsionen, insbesondere in den parasagittalen oder subfrontalen Regionen, entstehen. Typische Fallbeispiele hierfür wurden in Kapitel 8 angeführt. Eine symptomatische Demenz dieses Typs beruht häufig auf einer Beeinträchtigung der Funktion des Gyrus cinguli oder der orbitalen Oberfläche des Frontallappens, die beide Regionen mit wichtigen Verbindungen zum limbischen System sind.

Um die große Spannweite der klinischer Merkmale und der Stimmungs- und Affektstörungen zu begreifen, die bei Krankheiten auftreten, die diese Gebiete in Mitleidenschaft ziehen, ist ein tieferes Verständnis der Anatomie der Verbindungen zwischen der Großhirnrinde und dem limbischen System sowie dem Hypothalamus erforderlich.

Limbisches System (Abb. 10.1)

Es gibt mehrere Definitionen des limbischen Systems, je nach dem, ob anatomische oder physiologische Gesichtspunkte im Vordergrund stehen. Die neuesten Definitionen schließen den größten Teil des olfaktorischen Apparats und seiner zentralen Verbindungen aus. Die älteren Begriffe – Rhinencephalon oder Riechhirn – sind deshalb nicht gleichbedeutend mit dem, was klinisch als das „limbische System" bekannt ist.

Zum limbischen System gehören der Hippocampus und der Gyrus hippocampi, der Uncus gyri hyppocampi, die Amygdala, der Gyrus cinguli, ein Teil der Insula, die Septalregion, der Isthmus, die Area subcallosa und die orbitale Oberfläche des Frontalpols. Embryologisch rollt sich die innere Oberfläche des Temporallappens in sich selbst ein und bildet so die als Ammonshorn bekannte, gekrümmte Gruppe von Zellen, die als Teil des Hippocampus am Boden des Seitenventrikels liegen. Der Gyrus hippocampi ist das dem Hippocampus überlagerte Gebiet, das auf der medialen Oberfläche des hinteren Endes des Temporallappens unmittelbar hinter der Ausbuchtung sichtbar ist, die über der Amygdala liegt.

Die wichtigste Efferenz aus dem Gebiet des Hippocampus sind die Fimbriae, die sich mit anderen Fasern aus benachbarten Gebieten zu einem dichten Bündel,

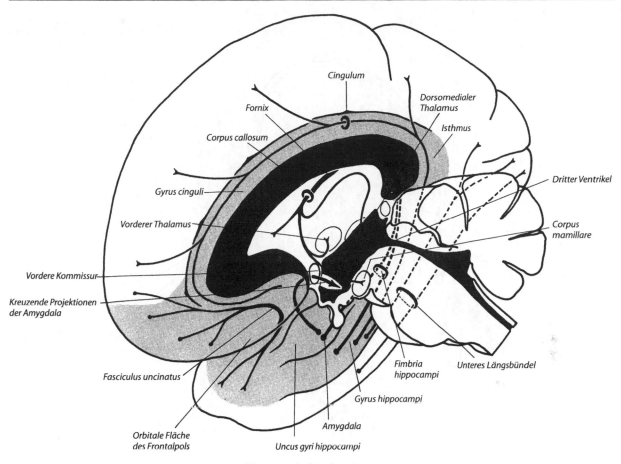

Abb. 10.1 Limbisches System

dem Fornix, vereinen, das zuerst in einem Bogen rückwärts, dann nach oben und nach vorne zieht und sich auf alle Gebiete des Hypothalamus verteilt, insbesondere aber auf die Corpora mamillaria und den Thalamus. Einige Fasern der Fimbria kreuzen direkt zum gegenüberliegenden Hippocampus, und über die Commissura anterior gibt es auch wichtige Querverbindungen zwischen den Amygdalae auf beiden Seiten.

Eine Schädigung im Bereich der Amygdala ist mit Wutreaktionen, Hyperphagie (übermäßigem Essen) und gesteigerter sexueller Aktivität assoziiert. Bei Läsionen im Gebiet des Uncus gyri hippocampi kommt es zu Geruchs- und Geschmackshalluzinationen, die auch als Unzinatus-Anfälle bezeichnet werden. Anfälle, die in irgendeinem Teil des Temporallappens beginnen, können sich weit ausbreiten und andere Gebiete oder beide Temporallappen mit einbeziehen. Dies führt zu der großen Vielfalt körperlicher und emotionaler Phänomene, die während eines komplexen partiellen Anfalls auftreten können.

Der Gyrus cinguli liegt oberhalb des Corpus callosum. Seine Verbindungsbahnen durchqueren den Isthmus posterior und erstrecken sich nach vorne bis zur Area subcallosa. Operationen, die auf diese Bahnen und die Verbindungen zwischen dem Gyrus cinguli und dem

Thalamus gerichtet sind (siehe auch Abb. 10.2), bilden die Grundlage einiger psychochirurgischer Verfahren. Zu diesen gehören die frontale Leukotomie und die Zingulotomie, die bei Patienten mit phobischen Zuständen und chronischen Schmerzsyndromen durchgeführt werden können; im letzteren Fall wird die emotionale Reaktion auf den Schmerz abgestumpft, obwohl der Schmerz selbst nicht beseitigt wird. In den letzten Jahren wurden bei Patienten mit unbehandelbaren Schmerzen direkte Zugriffe auf Schmerzbahnen gegenüber den psychochirurgischen Verfahren bevorzugt, doch sind diese von begrenztem Wert und werden nicht allgemein durchgeführt.

Hypothalamus (Abb. 10.2)

Obwohl der Hypothalamus nicht zum limbischen System gerechnet wird, ist sein Ausschluß von einem funktionellen Standpunkt aus schwer zu verstehen, da ein großer Teil der Aktivität des limbischen Systems über wichtige Verbindungen auf den Hypothalamus einwirkt.

Die wichtigsten afferenten Verbindungen des Hypothalamus stammen aus dem Fornix, der sich auf alle hypothalamischen Nuclei aufteilt und dann im Corpus

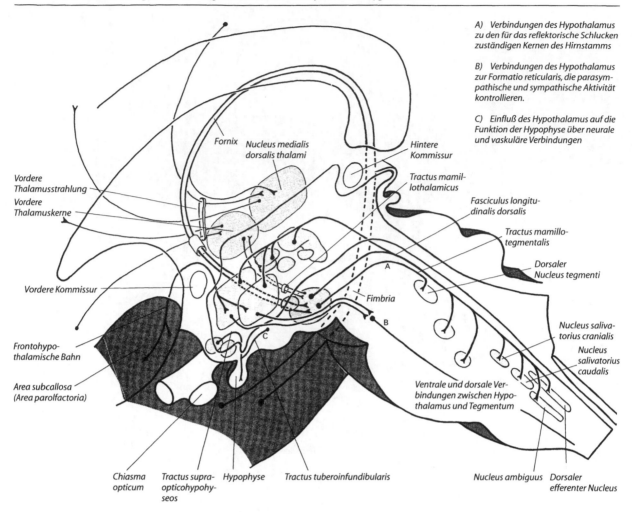

A) Verbindungen des Hypothalamus zu den für das reflektorische Schlucken zuständigen Kernen des Hirnstamms

B) Verbindungen des Hypothalamus zur Formatio reticularis, die parasympathische und sympathische Aktivität kontrollieren.

C) Einfluß des Hypothalamus auf die Funktion der Hypophyse über neurale und vaskuläre Verbindungen

Fornix
Nucleus medialis dorsalis thalami
Hintere Kommissur
Vordere Thalamusstrahlung
Tractus mamillothalamicus
Vordere Thalamuskerne
Fasciculus longitudinalis dorsalis
Tractus mamillotegmentalis
Dorsaler Nucleus tegmenti
Vordere Kommissur
Fimbria
Nucleus salivatorius cranialis
Nucleus salivatorius caudalis
Frontohypothalamische Bahn
Area subcallosa (Area parolfactoria)
Ventrale und dorsale Verbindungen zwischen Hypothalamus und Tegmentum
Chiasma opticum
Tractus supraopticohypophyseos
Hypophyse
Tractus tuberoinfundibularis
Nucleus ambiguus
Dorsaler efferenter Nucleus

Abb. 10.2 Wichtigste afferente und efferente Verbindungen des Hypothalamus

mamillare endet. Olfaktorische Informationen erreichen den Hypothalamus über das mediale Vorderhirnbündel, das auch Informationen aus anderen Bereichen des limbischen Systems erhält und die wichtigste Längsverbindung der verschiedenen Nuclei des Hypothalamus bildet, da es entlang der lateralen Grenze des hypothalamischen Gebiets verläuft. Kortikale Aktivität erreicht den Hypothalamus direkt und über den Thalamus.

Von kaudal erhält der Hypothalamus viszerale und gustatorische Informationen über das dorsale Längsbündel (Fasciculus longitudinalis dorsalis) und die Formatio reticularis. Ein großer Teil der viszeralen Wahrnehmungen wird über den Tractus mamillothalamicus und den Thalamus an den Kortex weitergeleitet.

Die Efferenzen des Hypothalamus umfassen aufsteigende Projektionen in das limbische System, den Kortex und den Thalamus, und – über die bereits beschriebenen Wege – absteigende Projektionen in das Tegmentum, die Formatio reticularis und die Hirnnervenkerne (beachten Sie, daß in der Abbildung der Übersichtlichkeit halber das mediale Vorderhirnbündel und die affe-

renten und efferenten Komponenten der Hauptleitungsbahnen weggelassen wurden).

Die Aktivität des Hypothalamus wird auf drei Arten vermittelt:

1. Durch die Kontrolle der Aktivität des sympathischen und des parasympathischen Nervensystems einschließlich des Nebennierenmarks;
2. durch extensive Projektionen in die Formatio reticularis und
3. über die Kontrolle der Hypophysenfunktion durch direkte neurale Verbindungen (den Tractus supraopticohypophyseos und den Tractus tuberoinfundibularis) und über das portale Gefäßsystem, das die verschiedenen Releasing-Faktoren zu der Drüse transportiert, die dann trophische Hormone ausschüttet.

Funktionelle Gruppierung der hypothalamischen Kerne (Abb. 10.3)

Für klinische Zwecke ist eine detaillierte Kenntnis der Namen und Positionen der verschiedenen hypothalamischen Kerne nicht unbedingt erforderlich. Für die funktionelle Gruppierung der Kerne gelten aber die folgenden groben Verallgemeinerungen.

Der vordere Hypothalamus enthält die Nuclei supraoptici und paraventriculares, die besonders am Flüssigkeitsgleichgewicht – über die Ausschüttung von ADH (antidiuretischem Hormon) – und an der Regulation des Durstgefühls beteiligt sind. Die Aufgabe der zentralen Kerne besteht in der Regulation der Körpertemperatur über die Kontrolle der Blutgefäße in der Haut und der Transpiration. Eine Läsion dieser Regionen kann Diabetes insipidus, komplette Adipsie, Hyperpyrexie, Lungenödem oder akute Magenerosionen verursachen. Eine Schädigung der suprachiasmatischen Kerne verändert den zirkadianen Rhythmus. Bei diesem Teil des Hypothalamus ist eine Schädigung durch Hypophysentumoren, Kraniopharyngeome, Kopfverletzungen und gerichtete neurochirurgische Eingriffe bei Tumoren in diesem Bereich besonders leicht möglich.

Der rückwärtige Hypothalamus enthält die dorsalen Kerne, den Nucleus hypothalamicus posterior sowie die supramamillären und mamillären Kerne, die hauptsächlich mit Appetit, Sättigungsgefühl, Hungerreflexen, Peristaltik und der Kontrolle der verschiedenen Sekretionen, die mit Essen und Verdauung assoziiert sind, zu tun haben. Läsionen in diesem Bereich sind glücklicherweise selten und können von einem völligen Appetitverlust, der zu einer starken Abmagerung führt, oder Hyperphagie mit Fettsucht und einer Persönlichkeitsveränderung begleitet werden, die oft durch extrem schlechte Laune und Aggressivität gekennzeichnet ist.

Die Untersuchung der lateralen hypothalamischen Region wird dadurch kompliziert, daß Verbindungsbahnen durch dieses Gebiet verlaufen, so daß die klinischen Symptome auf eine Schädigung der Nuclei selbst oder der Bahnen hinweisen können. Läsionen im lateralen Hypothalamus sind durch Somnolenz, Störungen der Thermoregulation und gelegentlich durch veränderten Appetit gekennzeichnet. Die folgenden Fallbeispiele geben einen Eindruck von den bei hypothalamischen Störungen auftretenden Symptomen.

Fallbeispiel VIII

Ein 18jähriger Junge wurde adipös und somnolent und klagte über ein Nachlassen seiner Sehkraft. Man fand eine supraselläre Läsion, bei der es sich, wie ein chirurgischer Eingriff zeigte, um ein ausgedehntes Kraniopharyngeom handelte. Nach der Operation war er blind und entwickelte einen Diabetes insipidus, der mit einem vollständigen Verlust der Durstregulation gekoppelt war. Es kam häufig zu Episoden von Schläfrigkeit und epileptischen Anfällen sowie starken Veränderungen im Wasserhaushalt, die durch eine Hormonsubstitutionstherapie und eine sorgfältige Kontrolle des Flüssigkeitsgleichgewichts nicht kontrolliert werden konnten. Er starb einige Wochen später.

Fallbeispiel IX

Eine 32jährige Inderin flog nach England zu ihrem Mann, der zwei Jahre zuvor emigriert war. Der Ehemann war vor ihrer Ankunft informiert worden, daß sie an einer Persönlichkeitsstörung gelitten und psychiatrische Behandlung benötigt hatte. Am Flughafen erkannte er sie nicht wieder. Sie hatte 27 kg zugenommen, war apathisch und schläfrig und zeigte nur wenig Interesse für ihre Umgebung. Es wurde vermutet, daß sie eine Sehstörung hatte. Die Optikuspapille erschien normal. Eine formale Gesichtsfeldbestimmung war jedoch nicht möglich, da die Patientin immer wieder einschlief. Ihre Körpertemperatur war mit 35 °C niedrig, und sie wachte nur lange genug auf, um eine Mahlzeit zu sich zu nehmen. Eine Untersuchung zeigte einen großen supraselären Tumor, und sie starb während der chirurgischen Exploration. Bei der Obduktion wurde ein ausgedehntes Kraniopharyngeom entdeckt.

Klinische Störungen des Temporallappens und des limbisch-hypothalamischen Systems

Wegen der anatomischen Ausdehnung des limbischen Systems und seiner ausgedehnten kortikalen Verbindungen, können Läsionen in vielen Gebieten ein außergewöhnlich komplexes Spektrum von Symptomen hervorrufen. Da dieses Gebiet für die spezielle Sinneswahrnehmung und die viszerale Funktion sehr wichtig ist, haben die Symptome ungewöhnliche Formen und schließen häufig Halluzinationen ein. Das Gebiet ist auch für die Gedächtnisfunktion und das Bewußtsein ausgesprochen wichtig, und einige seltene und ungewöhnliche Störungen von Gedächtnis und Schlaf können auf einer gestörten limbischen Funktion beruhen.

Die Zuordnung der Funktionen basiert auf Tierexperimenten und den Auswirkungen klinischer Läsionen beim Menschen. Da Kerne und Bahnen gleichermaßen geschädigt werden, läßt sich nur eine grobe Korrelation zwischen Läsionsort und Wirkung aufstellen. Beim Menschen kann die resultierende Kombination Symptome von Schädigungen verschiedener Regionen umfassen.

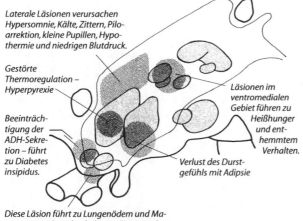

Laterale Läsionen verursachen Hypersomnie, Kälte, Zittern, Piloarrektion, kleine Pupillen, Hypothermie und niedrigen Blutdruck.

Gestörte Thermoregulation – Hyperpyrexie

Beeinträchtigung der ADH-Sekretion – führt zu Diabetes insipidus.

Läsionen im ventromedialen Gebiet führen zu Heißhunger und enthemmtem Verhalten.

Verlust des Durstgefühls mit Adipsie

Diese Läsion führt zu Lungenödem und Magenerosion. Grund unbekannt. Sie verändert auch alle zirkadianen Rhythmen und kann zu Schlaflosigkeit führen.

Abb. 10.3 Hypothalamuskerne

Komplexe partielle Anfälle
(Temporallappen- oder psychomotorische Epilepsie)

Die größte Vielfalt von Störungen tritt zweifellos bei Temporallappenepilepsie auf, und wir können nun einige von ihnen in einem anatomischen Kontext betrachten (siehe auch Kapitel 8).

Die kortikale Repräsentation des Hörens und des Gleichgewichts findet sich in den oberen Gyri temporales gerade unterhalb der Fissura Sylvii. Entladungen, die in diesem Gebiet beginnen, führen typischerweise zu akustischen und vestibulären Symptomen.

Fallbeispiel X

Ein 19jähriger Verkäufer klagte darüber, daß er seit sechs Monaten kurze Attacken eines „surrenden Geräusches" im Kopf hatte, denen ein Gefühl folgte, als ob er nach vorne fiele. Dies führte bei mehreren Gelegenheiten zu einem Sturz. Diese Attacken traten bis zu sechs mal pro Tag auf und dauerten nie länger als 30 Sekunden. Er verlor das Bewußtsein nicht. Ein EEG zeigte Krampfpotentiale, die vom rechten Temporallappen ausgingen. Die Attacken endeten, als er mit Carbamazepin behandelt wurde.

Fallbeispiel XI

Ein 36jähriger Polizeibeamter klagte darüber, daß er über sein Funkgerät andauernd Stimmen hörte, daß sich aber niemand meldete, wenn er antwortete. Er hatte keine anderen Symptome, und eine körperliche Untersuchung und ein EEG waren normal. Eine definitive Diagnose konnte nicht gestellt werden. Ein Jahr später, als er mit zwei anderen Beamten in einem Polizeifahrzeug saß, hörte er Stimmen aus dem Funkgerät und fragte, warum die anderen nicht antworteten. Sie erklärten ihm, daß keine Stimmen da wären. Sie bemerkten, daß er ein wenig blaß war und vor sich hin starrte. Ein paar Sekunden später bekam er einen schweren Krampfanfall. Eine Untersuchung zeigte eine ausgedehnte parietotemporale Läsion. Eine Biopsie ergab, daß es sich um ein Gliom im Stadium I handelte. Seine Anfälle wurden medikamentös behandelt, und sieben Jahre später arbeitete er immer noch als Polizeibeamter.

Anfälle, die von den visuellen Assoziationsarealen in der parieto-okzipitotemporalen Region ausgehen, können komplexe visuelle Halluzinationen hervorrufen. Allerdings können Déjà-vu-Phänomene, bei denen die Umgebung des Patienten plötzlich wie eingefroren und vertraut erscheint, ihren Ursprung in Störungen der Gedächtnisfunktion haben und beruhen wahrscheinlich eher auf einer Funktionsstörung des Hippocampus. Bei einem Jamais-vu ist die Situation umgekehrt: Der Patient findet eine vertraute Umgebung plötzlich vollkommen fremd und erkennt unter Umständen nicht einmal sein eigenes Zuhause. Jamais-vu tritt seltener auf als Déjà-vu.

Entladungen, die von der Region der Amygdala oder des Uncus gyri hyppocampi ausgehen, verursachen typischerweise olfaktorische und gustatorische Halluzinationen. Diese sind von sehr kurzer Dauer und gewöhnlich unangenehm und werden oft mit „faulendem Kohl" oder „brennendem Gummi" verglichen. Die Kürze der Attacke verursacht Schwierigkeiten bei der Identifizierung des Geruchs: Patienten klagen häufig darüber, daß der Geruch verschwunden ist, bevor sie ein zweites Mal schnuppern können. Anhaltende unangenehme Gerüche deuten in der Regel nicht auf eine Funktionsstörung des Temporallappens hin. Solche Symptome sind häufig – als Teil einer depressiven Krankheit – psychisch bedingt oder beruhen auf einer chronischen eitrigen Nasennebenhöhlenkrankheit (die manchmal auch als Ozaena oder Stinknase bezeichnet wird).

Ein verändertes Bewußtsein im Zeitraum des Anfalls oder manchmal halb erinnerte Ereignisse sind für einen Temporallappenanfall charakteristisch und stehen wahrscheinlich mit einer Funktionsstörung des Hippocampus in Verbindung, durch die eine vollständige sequentielle Speicherung der Erinnerungen verhindert wird. Häufig können Umstehende außer ziemlich bedächtigen Bewegungen, die oft als „Zombie-ähnlich" beschrieben werden, keine Veränderungen bei dem Patienten feststellen. Manchmal kommt es zu eigenartigem Verhalten, wie es schon früher in diesem Kapitel in Fallbeispiel IV beschrieben wurde.

Der insuläre Kortex in der Tiefe der Fissura Sylvii ist für die unwillkürliche motorische Aktivität der viszeralen Funktion zuständig. Häufige Begleitbewegungen eines Temporallappenanfalls sind Schmatzen und Kaubewegungen, die oft einen wichtigen diagnostischen Hinweis bei Ereignissen liefern, die sonst für ein Petit mal gehalten werden könnten. Gelegentlich kommt es auch zu anderen viszeralen Aktivitäten, und eine Patientin beendete ihre Anfälle häufig mit unfreiwilliger Defäkation, die sie nicht verhindern konnte, obwohl sie bei Bewußtsein war.

Ein anderes charakteristisches Merkmal von Temporallappenanfällen sind viszerale Empfindungen. Zu diesen gehören gewöhnlich aufsteigende epigastrische „Gefühle", Übelkeit, gesteigerte Peristaltik und Kolikschmerzen oder ein eigenartiges Kribbeln und Taubheit im Damm. Mehrere Kinder haben spezifisch über ein eiskaltes Gefühl im Damm als erstes Symptom eines Anfalls berichtet. Dieses Gefühl neigt dazu, im Körper „aufzusteigen", und gipfelt in einem voll ausgeprägten Anfall. Dies sind Empfindungen, die normalerweise über die Formatio reticularis zum Thalamus und Hypothalamus weitergeleitet werden und sich schließlich im temporalen und frontalen Kortex entladen. Patienten beschreiben diese Empfindungen mit Recht als „furchtbar" und „erschreckend", und das nicht nur, weil sie wissen, daß sie letztlich in einen voll ausgeprägten Anfall einmünden können.

Es gibt wenige Berichte über Patienten, deren Attacken mit gesteigerter sexueller Aktivität, einschließlich Masturbation bis zum Orgasmus, verbunden waren. Die ursächlichen Entladungen scheinen im medialen Temporallappen zu entstehen. Eine zentrale Repräsentation für die Sexualfunktion in diesem Gebiet könnte die Impotenz bei Patienten mit Neoplasmen des Temporallappens erklären (siehe auch Kapitel 15).

Man muß daran denken, daß „Temporallappenphänomene" auch dann auftreten können, wenn kortikale Gebiete mit einer engen Verbindung zum Temporallappen geschädigt sind. Zu diesen Regionen gehören insbesondere die orbitale Oberfläche des Frontallappens und die Parasagittalregion. Gelegentlich können Tumoren in relativ großer Entfernung zum Temporallappen komplexe partielle Anfälle verursachen. Dies gilt besonders für subfrontale Läsionen (siehe Fallbeispiel XVII in Kapitel 8).

Gedächtnisstörungen

Gedächtnisstörungen sind gewöhnlich eine Folge von Schädigungen des medialen Temporallappens und seiner Verbindungen zum Corpus mamillare und zum oberen Hirnstamm. Daraus folgt, daß gewöhnlich symmetrische Läsionen vorliegen. Einseitige Läsionen des Temporallappens oder die chirurgische Exstirpation eines Temporallappens sollten nur minimale Auswirkungen auf das Gedächtnis haben. Die bilaterale Entfernung des vorderen Temporallappens führt zum Klüver-Bucy-Syndrom, das durch psychische Blindheit (die Unfähigkeit Freunde und Verwandte zu identifizieren), pathologische Hyperphagie, erhöhte sexuelle Aktivität und veränderte emotionale Reaktionen gekennzeichnet ist. Einige dieser Symptome können die Beeinträchtigung des Kurzzeitgedächtnisses widerspiegeln, wobei die fortgesetzte Nahrungsaufnahme und sexuelle Aktivität vielleicht auf eine unvollständige Erinnerung vorausgegangener Genüsse hindeutet.

Da es wahrscheinlicher ist, daß Gedächtnisstörungen durch eine bilaterale Schädigung verursacht werden, müssen metabolische und infektiöse Prozesse ausgeschlossen werden. Zu diesen gehören Anoxie, Hypoglykämie, limbische Enzephalitis (die manchmal mit einer malignen Krankheit assoziiert ist) oder Herpes-simplex-Enzephalitis. Ein bilateraler Verschluß der Aa. cerebri posteriores, der durch einen Embolus in die Basilarisspitze verursacht wird oder manchmal während eines Migräneanfalls auftritt, kann einen vorübergehenden oder permanenten Gedächtnisausfall verursachen. Es ist sehr wahrscheinlich, daß ein langanhaltender vaskulärer Spasmus, der in diesem Gebiet eine Ischämie verursacht, die pathologische Grundlage der amnestischen Episoden ist. Diese sehr wichtige und überraschend häufige Form der Amnesie wird in Kapitel 22 ausführlicher besprochen, da die Differentialdiagnose Epilepsie und andere „merkwürdige Anfälle" einschließt.

Schwere Kopfverletzungen verursachen typischerweise eine Amnesie, die den Augenblick der Verletzung und manchmal den ihr unmittelbar vorausgehenden Zeitraum umfaßt. Dies kann auf einer akuten Zellschädi-

gung, einer beidseitigen Prellung der Temporallappen oder einer Funktionsstörung infolge Anoxie beruhen, die durch andere Verletzungen oder eine posttraumatische Hirnschwellung verursacht wird (siehe Kapitel 23).

Zwei besonders interessante Ursachen einer Amnesie sind die Elektrokrampftherapie (EKT) und die Korsakow-Psychose. Bei der EKT werden einer oder beide Frontallappen mit Elektroschocks behandelt, die zur Auslösung eines epileptischen Anfalls ausreichen. Überraschenderweise führt dies nicht nur zu einer Amnesie bezüglich der EKT, sondern verursacht auch eine Amnesie für vorhergehende Ereignisse, und nach einer großen Zahl von Behandlungen können die Patienten unter anhaltenden Gedächtnisausfällen leiden. Die Erklärung hierfür ist unbekannt. Die Korsakow-Psychose tritt bei Alkoholikern gewöhnlich als bleibende Folge einer Wernicke-Enzephalopathie auf. Die Hirnstammsymptome – Nystagmus, Augenmuskellähmungen und Dysarthrie – sprechen gewöhnlich auf eine Vitamintherapie an. Es kommt jedoch zu einem anhaltenden Gedächtnisverlust mit einer ausgeprägten Tendenz, zeitliche Zusammenhänge durcheinanderzubringen. Dies könnte die Ursache der Konfabulation sein, die ein hervorstechendes Merkmal der Korsakow-Psychose ist, aber nicht nur bei diesem Zustand auftritt. Häufig kommt es zu einer fehlerhaften Erkennung und zeitlichen Einordnung von Ereignissen, so daß der Patient vergangene Ereignisse fälschlicherweise so berichtet, als ob sie erst kürzlich geschehen wären. Die zugrundeliegenden Läsionen finden sich in den Corpora mamillaria und im Nucleus medialis dorsalis des Thalamus. Eine befriedigende Rückbildung ist ungewöhnlich.

Ein Gedächtnisverlust ist ein konstantes Merkmal der Demenz und wird später in diesem Kapitel noch detailliert behandelt.

Störungen von Schlaf- und Eßgewohnheiten

Es gibt einige seltene und bemerkenswerte Störungen, bei denen der Schlaf und manchmal der Appetit betroffen sind. Viele haben keine bekannte pathologische Grundlage, und doch legt das Zusammentreffen der klinischen Symptome eine zugrundeliegende Störung der hypothalamisch-limbischen Funktionen sehr nahe.

Verschiedene enzephalitische Krankheiten, wie die Schlafkrankheit (Afrikanische Trypanosomiasis) und insbesondere die Economo-Krankheit oder Encephalitis lethargica, führen zu pathologischen Störungen des Schlafes. Bei dieser Störung waren exzessives Schlafen und eine vollständige Umkehrung des normalen Schlaf-Wach-Rhythmus die Hauptmerkmale des akuten Stadiums. Überlebende entwickelten später Parkinson-ähnliche Syndrome. Bei einem akut tödlichen Verlauf wurde der Hauptanteil der pathologischen Veränderungen jedoch in der grauen Substanz um den Aquädukt und nicht in den Basalganglien gefunden.

Eine sehr seltene, bemerkenswerte Störung, die besonders bei Heranwachsenden beschrieben wurde, ist das Kleine-Levin-Syndrom. Dieses Syndrom kann nach einer Infektionskrankheit auftreten und ist durch verlängerte Schlafperioden charakterisiert, die mit sonderbarem Verhalten und Heißhunger in den Aktivitätsphasen verbunden sind. Attacken, die Tage bis Wochen dauern, können über mehrere Jahre hinweg auftreten. Bis jetzt wurde noch keine pathologische Grundlage gefunden, und einige Fälle könnten psychogenen Ursprungs sein. Bei allen Fällen sollte eine Läsion des Hypothalamus ausgeschlossen werden.

Das andere Extrem bilden die als Anorexia nervosa und als Bulimie bekannten Zustände, die gewöhnlich bei jungen Frauen auftreten und heute als psychiatrische Störungen, die mit einer sekundären endokrinen Funktionsstörung assoziiert sind, betrachtet werden.

Das Pickwick-Syndrom, das nach dem dicken Jungen aus Dickens' Roman „Die Pickwickier" benannt ist, ist eine Kombination extremer Fettleibigkeit, alveolärer Hypoventilation und Hyperkapnie und ist durch häufige, kurze Schlafanfälle mit Schlafapnoe und anhaltende Tagesschläfrigkeit gekennzeichnet. Die Schlafkomponente kann eine Kombination von Erschöpfung aufgrund der bloßen Körperfülle und metabolischer Faktoren sein, das ganze Syndrom ist aber ein allgemeines Merkmal hypothalamischer Störungen. Der bereits in Fallbeispiel VIII beschriebene Patient mit einem Kraniopharyngeom zeigte einen schwächeren Grad dieses Syndroms.

Selten können Hirntumoren, insbesondere Pinealozytome und Mittelhirntumoren, zu pathologischer Schläfrigkeit führen, wobei der Patient komatös erscheinen kann. Allerdings bleiben die Augen offen und der Patient kann unter Umständen sein Wachsein durch Augenbewegungen anzeigen. Dieser Zustand ist als akinetischer Mutismus bekannt, und der wache, aber unbewegliche als Coma vigile. Die ursächlichen Läsionen schädigen gewöhnlich die Formatio reticularis im Mittelhirn und umfassen die oben genannten Tumoren und vaskuläre Läsionen, insbesondere Thrombosen im rostralen Segment der A. basilaris. Allerdings hat die pathologische Untersuchung des Gehirns des am längsten Überlebenden eines persistierenden apallischen Syndroms nach einem Schädel-Hirn-Trauma gezeigt, daß die Hauptschädigung die Kerne des Thalamus betraf. Dies legt nahe, daß thalamische Projektionen bei der Aufrechterhaltung des Wachzustands eine wichtige Rolle spielen können.

Narkolepsie

Die Narkolepsie ist ein stark unterdiagnostizierter Zustand. In Großbritannien gibt es möglicherweise 20 000 Betroffene, von denen nur die Hälfte identifiziert wurde. Viele Patienten stellen sich mit nächtlichen Schlafstörungen vor, da sie oft plötzlich aus dem Schlaf auf-

schrecken. Die nachfolgende Schläfrigkeit am Tage wird fälschlicherweise dem nächtlichen Schlafmangel zugeschrieben. Dagegen ist der wichtige differentialdiagnostische Zustand der Hypersomnie durch verlängerten Nachtschlaf und eine trotzdem tagsüber bestehende Schläfrigkeit charakterisiert. Die beste Definition der Narkolepsie bleibt „ein plötzliches, unwiderstehliches Verlangen einzuschlafen". Dies kann zu unangemessenem Einschlafen führen, zum Beispiel mitten im Satz, beim Autofahren oder sogar dazu, daß der Patient beim Essen auf den Teller fällt. Der resultierende Schlaf kann sehr kurz sein, ist aber sehr erfrischend, und der Patient fühlt sich anschließend völlig wach. Dagegen führt Hypersomnie dazu, daß der Patient einschläft und erwacht, der Schlaf aber nicht erfrischend ist. Der Patient bleibt schläfrig und wird nicht richtig wach. In diesem Zustand ist seine Konzentration gering und das Unfall- und Verletzungsrisiko hoch.

Narkolepsie kann am leichtesten diagnostiziert werden, wenn sie mit den anderen klassischen Merkmalen assoziiert ist, oder wenn sie in der Familienanamnese auftritt, wie es bei ungefähr 30 % der Fälle zutrifft. Das HLA-Antigen DR2 konnte bei fast allen Patienten mit Narkolepsie nachgewiesen werden. In der Gesamtbevölkerung ist es nur bei 20 % vorhanden.

Die Narkolepsiekomponente kann in jeder Situation auftreten, die auch bei normalen Personen zu Schläfrigkeit führen könnte: Wärme, Ruhe, Langeweile, rhythmische Geräusche und nach schweren Mahlzeiten. Der Beginn ist plötzlich und unwiderstehlich, wie sehr sich der Patient auch bemühen mag, wachzubleiben.

Kataplexie wird heute von einigen als entscheidend für die Diagnose von Narkolepsie angesehen, doch erscheint dies unnötig einschränkend. Es besteht die Tendenz, bei emotionaler Erregung oder plötzlichen Überraschungen in den Knien einzuknicken oder hinzufallen. Dies kann durch Lachen, Schreck, Ärger, Furcht oder plötzliches Husten ausgelöst werden. Der Patient kann sich ohne Schwierigkeiten wieder selbst erheben, kann aber bei einer Provokation den Fall nicht verhindern. Diese Komponente der Krankheit läßt sich durch Imipramin oder Trimipramin (10 bis 25 mg des jeweiligen Medikaments pro Tag) bemerkenswert gut behandeln.

Hypnagoge Halluzinationen bestehen aus dramatischen Träumen, die genau dann stattfinden, wenn der Patient gerade einschläft oder erwacht, wobei der Übergang so schnell ist, daß der Patient praktisch träumt, während er wach ist. Da die Träume häufig äußerst lebhaft und manchmal erschreckend sind, kann dies für den Patienten doppelt beunruhigend sein, besonders wenn gleichzeitig eine Schlaflähmung besteht. Diese tritt auf, wenn der Patient so rasch erwacht, daß seine motorischen Bahnen noch nicht aktiv sind. Für einen Zeitraum, der scheinbar mehrere Minuten dauert, kann sich der Patient – der dabei manchmal lebhaft träumt – nicht bewegen oder den bedrohlichen Bestandteilen seines Traumes nicht entkommen.

Das Hauptmerkmal im Schlafmuster von Patienten mit Narkolepsie ist die Geschwindigkeit, mit der sie den REM- (rapid eye movement) Schlaf erreichen. Bei normalen Individuen folgt der REM-Schlaf auf mehrere Stunden normalen Schlafes. Patienten mit Narkolepsie sind häufig schon 10 Minuten nach dem Einschlafen im REM-Schlaf, und dies wiederholt sich nach jedem Aufwachen.

Der Zustand läßt sich am besten mit Amphetamin behandeln, wobei die Dosierung auf den jeweiligen Patienten eingestellt wird und gewöhnlich zwischen 5 und 20 mg zwei- bis dreimal täglich beträgt. Das nächtliche Schlafmuster verbessert sich gewöhnlich, wenn die tagsüber bestehende Schläfrigkeit beherrscht wird.

Andere Gründe für nächtliche Schlafstörungen

In den letzten Jahren wurde die Bedeutung der nächtlichen Schlafapnoe aufgrund einer Verlegung der oberen Luftwege als Ursache für Schläfrigkeit am Tage erkannt. Schlafapnoe ist durch gestörten Schlaf, Ruhelosigkeit, lautes Schnarchen und häufige, lang anhaltende Perioden von Apnoe gekennzeichnet, die 30 bis 60 Sekunden dauern und in einem lauten, grunzenden Schnauben gipfeln, das den Patienten gewöhnlich kurz aufweckt. Wenn eine chirurgische Behandlung der Verlegung der oberen Luftwege nicht erfolgreich ist, kann der Zustand durch die Verordnung eines Atemgeräts kontrolliert werden. Die Patienten sind sich häufig des Schlafentzugs nicht bewußt, der zu ihrer Schläfrigkeit am Tage führt. Oft wurden sie von ihren Ehepartnern Monate oder Jahre, bevor die potentiell ernste Natur ihrer Störung erkannt wurde, ins Gästezimmer verbannt.

Zu den selteneren Formen von Schlafapnoe gehören das Undine-Syndrom (ein Säugling, der seine Atmung nicht aufrechterhalten kann, sobald er eingeschlafen ist), Hirnstammläsionen aufgrund eines Schlaganfalls oder eines Tumors und eine Lähmung der Atemmuskulatur durch eine spinale Muskelatrophie. Früher mußten viele Poliomyelitispatienten, die tagsüber eine ausreichende Atmung aufrechterhalten konnten, in einem Respirator schlafen, da sie im Schlaf nur ungenügend atmeten.

Demenz

In früheren Kapiteln wurde Demenz als subjektives Hauptsymptom bezeichnet. Es empfiehlt sich, Demenz als Symptom und nicht als Diagnose zu betrachten. Die einzige Ausnahme bilden hierbei sehr alte Menschen, bei denen Demenz gewöhnlich auf senilen Veränderungen des Gehirns beruht. Demenz sollte immer als Symptom betrachtet werden, das eine schnelle und vollständige Untersuchung erfordert.

Demenz kann einfach als ein Versagen der intellektuellen Funktion definiert werden. Es gibt drei Hauptkom-

ponenten, deren jeweils unterschiedlich starke Ausprägung sehr variable klinische Syndrome verursacht.

Kognitive Funktionsstörung

Hierzu gehören Gedächtnisstörungen, versagende Urteilskraft, Schwierigkeiten beim abstrakten Denken und Grübeln über die Vergangenheit. Im weiteren Verlauf kommt es zu einer zeitlichen und räumlichen Desorientiertheit, und selbst sehr nahe Verwandte können nicht mehr erkannt werden. In sehr frühen Stadien können Perseveration von Gedanken, das Verlieren des Gesprächsfadens und sogar Konfabulationen auftreten, wobei letztere kein spezifisches Problem bei Alkoholismus sind, sondern bei allen Störungen auftreten, bei denen das Gedächtnis für kurz zurückliegende Ereignisse beeinträchtigt ist.

Störungen von Stimmung und Affekt

Die Reaktionen der Patienten auf eine sich entwickelnde Demenz variieren erheblich. Einige Patienten werden sehr ängstlich und suchen Ermutigung. Andere reagieren aufbrausend gegenüber ihren Verwandten, die ihren gestörten Denkprozessen nicht folgen können. Zwanghafte Patienten können versuchen, durch das Führen von minutiösen Protokollen und Listen mit der Störung fertig zu werden, und können mit dieser Methode das Versagen des Intellekts monate- oder jahrelang kaschieren. Einige Patienten werden dermaßen depressiv, daß die zugrundeliegende Demenz für eine starke psychomotorische Verlangsamung gehalten wird. Visuelle Halluzinationen können ein Problem darstellen, insbesondere, wenn die Situation durch die Einnahme von Medikamenten wie Barbituraten und Antiparkinsonika, Alkohol oder durch Fieber kompliziert wird. Ein stark dementer Patient, der auch exzessiv Alkohol konsumierte, griff nachts häufig seine Frau an, während er unter Halluzinationen litt, in denen er glaubte, von „wilden Schwänen" angegriffen zu werden.

Verhaltensstörungen

Enthemmung ist ein Merkmal von Verwirrtheitszuständen, die auf organischen Krankheiten, Alkohol-, Drogen- oder Medikamentenmißbrauch beruhen. Jede Veränderung im Verhalten eines Patienten, zum Beispiel, daß ein ehemals nüchterner Mann Alkohol zu trinken beginnt, oder leichte kriminelle Vergehen wie Exhibitionismus, sollte den Verdacht auf ein frühes Stadium von Demenz lenken. All diese Merkmale können bei psychiatrischen Krankheiten auftreten, können aber auch auf den Beginn von Demenz hinweisen. Obwohl die Krankheit heute relativ selten ist, sollte bei allen Patienten, bei denen eine Persönlichkeitsveränderung das Hauptsymptom ist, eine Neurosyphilis ausgeschlossen werden. In jedem Alter sollte auch Hypoglykämie in Betracht gezogen werden, besonders wenn die Anfälle abnormen Verhaltens von kurzer Dauer sind, obwohl bei solchen Patienten ein vom Temporallappen ausgehender epileptischer Anfall die wichtigste diagnostische Erwägung bleiben sollte. Eine Unterscheidung kann sehr schwierig sein.

Fallbeispiel XII

Eine 58jährige Patientin hatte bei ihrer Vorstellung seit zwei Jahren Episoden, die jedesmal mehrere Minuten dauerten und während derer sie ausdruckslos und distanziert war. Sie hatte keine weiteren Symptome wie Lippenschmatzen oder unwillkürliche Bewegungen, aber ihr Mann hatte bemerkt, daß die Anfälle gewöhnlich in der Mitte des Vormittags auftraten und daß sie nach dem Ereignis blaß und verschwitzt war. Obwohl sie zur Zeit der Blutentnahme völlig normal erschien, betrug die Glukosekonzentration im Serum nur 1,5 mmol/l. Eine Untersuchung ergab einen Inselzelltumor im Pankreasschwanz, der erfolgreich entfernt wurde.

Untersuchung auf Demenz

Die Bedeutung der Ermittlung anamnestischer und körperlicher Hinweise auf eine fokale zerebrale Läsion wurde wiederholt unterstrichen. Die Tatsache, daß frontale Tumoren, die typischerweise Demenz verursachen, manchmal nicht zu körperlichen Symptomen führen, soll hier noch einmal betont werden.

Außer Hirntumoren gehören Medikamente und Chemikalien (besonders Bromide) sowie Alkohol zu den Ursachen von Demenz. Eine vollständige Anamnese des Medikamentengebrauchs einschließlich scheinbar harmloser, frei verkäuflicher Präparate ist sehr wichtig, da früher viele davon Bromide enthielten. Auch Patienten, die hochdosierte Steroide einnehmen, können akute psychotische Verwirrtheitszustände entwickeln. Erinnern Sie sich, daß Alkoholkonsum von Patienten und ihren Verwandten geleugnet oder stark unterschätzt werden kann.

Spezifische Infektionen, Krankheiten wie AIDS, Neurosyphilis, Meningitis tuberculosa oder Pilzmeningitis, sollten – insbesondere bei Patienten mit einem akuten Beginn der Verwirrtheit – in Betracht gezogen werden. Entsprechend verursachen Stoffwechselstörungen wie Nieren- oder Leberversagen, Hyperkalzämie, Hypoglykämie und das hyperosmolare, nichtketotische Koma bei zuvor normalen Patienten typischerweise Verwirrtheitszustände mit akutem Beginn.

Patienten können infolge von Kopfverletzungen, wiederholten Subarachnoidalblutungen, Meningitis oder Epilepsie dement werden. In manchen Fällen kann die Demenz auf einem Normaldruck-Hydrozephalus infolge einer Blockade der Liquorzirkulation beruhen. Hier kann das Legen eines Shunts hilfreich sein.

Normaldruck-Hydrozephalus (Hydrocephalus communicans)

Eng verwandt mit diesen letzteren Störungen ist der als Normaldruck-Hydrozephalus bekannte Zustand, bei dem sich die Ventrikel enorm vergrößern und den ausgedünnten Kortex gegen die Lamina interna der Schädelkalotte drücken. Die Ursache bleibt in vielen Fällen unklar, und obwohl das Legen eines Shunts zu eindrucksvollen Besserungen führen kann, besteht ein beträchtliches Risiko postoperativer subduraler Blutungen und später das immer vorhandene Risiko einer bakteriellen Infektion des Shunts mit daraus resultierender Meningitis oder Sepsis. Das typische durch diesen Zustand erzeugte Syndrom besteht aus einer Trias von Symptomen: Gedächtnisstörung und Verwirrtheit, die episodisch sein können; fortschreitende Gangstörung mit einer Tendenz, kleine, wacklige Schritte zu machen; und Schwierigkeiten bei der Miktionskontrolle, die zu Inkontinenz führen können. Die Ähnlichkeit dieses Bildes mit dem, das von multiplen Schlaganfällen herrührt, ist offensichtlich. Klinisch sollten sich diese beiden Zustände dadurch unterscheiden lassen, daß der Verlauf bei multiplen Schlaganfällen schrittweise erfolgt, während die Entwicklung bei einem Normaldruck-Hydrozephalus schleichend ist. Glücklicherweise ermöglichen moderne bildgebende Verfahren gewöhnlich die endgültige Unterscheidung.

Zu spezifischen degenerativen Krankheiten, bei denen Demenz eine Komponente des Syndroms ist, gehören die folgenden:

- *Chorea Huntington* (an choreiformen Bewegungsstörungen gekoppelte Demenz) (siehe Kapitel 12)
- *Creutzfeldt-Jakob-Krankheit* (Demenz, die mit extrapyramidalen, zerebellären und Symptomen des zweiten Motoneurons verbunden ist). Ein auffallendes Merkmal ist das Auftreten von Myoklonien, das ein wichtiger diagnostischer Hinweis ist. Der Zusammenhang mit einer ähnlichen Störung bei Tieren, dem Rinderwahnsinn oder BSE (bovine spongiform encephalopathy), ist noch nicht gesichert.
- *Steele-Richardson-Olszewski-Syndrom* (Demenz assoziiert mit Beeinträchtigung der konjugierten Augenbewegungen und Pseudobulbärparalyse). Dieses wird heute zu den Multisystematrophien gerechnet und in Kapitel 12 eingehender besprochen.

Die Mehrzahl der Patienten mit Demenz gehört zu einer nichtspezifischen Gruppe, bei der vor dem Tod keine Ursache festgestellt werden kann, und die jetzt als senile Demenz vom Alzheimer Typ (SDAT) klassifiziert wird. Eine Obduktion zeigt in vielen Fällen diffuse charakteristische Veränderungen der zerebralen Neurone, und erst dann kann der Zustand als Alzheimer-Krankheit bestätigt werden.

Eine begrenztere Form der Degeneration, die die Frontallappen besonders schwer betrifft, ist als Picksche

Atrophie bekannt. Diese wird über ein dominantes Gen vererbt und ist eine der leichter zu identifizierenden Formen der Demenz. Die Diagnose kann anhand der Verteilung der Atrophie computertomographisch bestätigt werden.

Demenz tritt häufig in späteren Stadien des Parkinsonismus auf und kommt bei 10 % der Patienten mit motorischer Systemdegeneration als Komplikation vor.

Patienten mit fortgeschrittener Multipler Sklerose, insbesondere wenn die Läsionen die Verbindungen der Frontallappen betreffen, werden dement. Tatsächlich ist die Mehrzahl der Patienten mit Multipler Sklerose, die früher als „euphorisch" beschrieben wurden, dement und zeigt wenig Einsicht in ihre mißliche Lage. Die pathologische Grundlage hierfür ist ganz offensichtlich die massive Demyelinisierung, die in der weißen Substanz dieser Patienten eintritt. Früher konnte dies erst bei einer Obduktion gezeigt werden. Mit der Entwicklung der Kernspintomographie wurde das fast universelle Auftreten von Läsionen der weißen Substanz zu einem diagnostischen Merkmal, und man war über die Schwere und das Ausmaß dieser Schäden bei vielen Patienten überrascht.

Bei allen Patienten mit Verdacht auf Demenz ist der wichtigste Test zur Bestätigung der Diagnose eine psychometrische Testuntersuchung. Die typischen Befunde sind ein Abfall des Handlungs-IQs auf 100 oder weniger und ein Unterschied zwischen diesem und dem prämorbiden (Verbal-) IQ, der 120 oder höher sein kann. In schweren Fällen von Demenz kann der prämorbide IQ manchmal nur anhand des Bildungsniveaus, der beruflichen und sozialen Leistungen des Patienten beurteilt werden. Bei einigen Patienten kann der Handlungs-IQ sogar nur 50 betragen. Durch Psychometrie lassen sich auch Patienten, die aufgrund von Depressionen stark eingeschränkt sind, und gelegentliche Fälle von „Pseudodemenz" aufgrund einer funktionellen nervösen Störung identifizieren.

Die körperliche Untersuchung sollte immer die Suche nach Anzeichen für Neurosyphilis, Alkoholismus, unwillkürliche Bewegungsstörungen, Parkinsonismus, degenerative Krankheiten der Motoneurone und nichtspezifische Zeichen umfassen, wie den Saugreflex (klopfen Sie auf die Oberlippe und beobachten Sie, ob sich die Lippen vorstülpen), den Palmomentalreflex (streichen Sie die Handfläche und beobachten Sie, ob sich das Kinn des Patienten auf derselben Seite runzelt), Greifreflexe und einen positiven Babinski. Ein einseitiger Greifreflex zeigt verläßlich eine Läsion an, die den entgegengesetzten Frontalpol beeinträchtigt.

Früher war Arteriosklerose als Grundlage von Demenz weithin akzeptiert. Diese Diagnose war immer zweifelhaft, und die aktuelle Meinung ist, daß bei der Mehrzahl der Patienten die Demenz nicht durch eine zerebrovaskuläre Krankheit verursacht wird. Es gibt aber zwei Syndrome, bei denen eine vaskuläre Grundlage anzunehmen ist. Eines beruht auf einer ausgedehnten Mi-

kroangiopathie, die zu vielen kleinen Infarktgebieten im Bereich der Basalganglien und der Capsula interna führt. Dabei kommt es zu einer Kombination von Demenz, Pseudobulbärparalyse, emotionaler Labilität und dem charakteristischen, auch als „marche au petits pas" bezeichneten Gang mit kurzen, schlurfenden Schritten, die häufig fälschlicherweise als Parkinsonismus diagnostiziert wird. Dies kann vor dem Hintergrund mehrerer eindeutiger „kleiner Schlaganfälle" oder schleichend eintreten. Früher wurde gewöhnlich behauptet, daß solche Patienten als Hinweis auf eine zerebrovaskuläre Arteriosklerose gewundene, verhärtete periphere Arterien oder keinen Fußpuls hätten. Es ist aber unklug, aus diesen Befunden irgendwelche Rückschlüsse über die zerebrale Blutzirkulation zu ziehen. Bei vielen Patienten, bei denen eine „arteriosklerotische Demenz" diagnostiziert wurde, findet man andere Störungen, wenn die Untersuchungen abgeschlossen sind.

Der zweite Zustand wurde erst mit der Einführung der Computertomographie identifiziert. Dieser ist das Syndrom der Multiinfarktdemenz, die aus ausgedehnten Bereichen ischämischer Schädigungen der Großhirnhemisphären besteht, die ohne eine klar definierte Anamnese erkennbarer zerebrovaskulärer Ereignisse stattgefunden haben können. Daß Demenz eine Folge schlechter zerebraler Durchblutung ist, kann nicht mehr akzeptiert werden.

Fallbeispiel XIII

Ein 55jähriger leitender Flugingenieur wurde eingeliefert, weil seine Familie über sein Gedächtnis und seine Konzentration besorgt war. An seinem Arbeitsplatz waren anscheinend keine Schwierigkeiten bemerkt worden. Er war ausgesprochen verwirrt und konnte keine kohärente Selbstdarstellung geben. Abgesehen von sehr lebhaften Reflexen und einem zweifelhaften Babinski wurden keine körperlichen Auffälligkeiten gefunden. Sein Handlungs-IQ betrug 80, und ein CT zeigte multiple kortikale Infarkte, von denen beide Hemisphären betroffen waren. Eine retrospektive Anamnese konnte dennoch keine Ereignisse aufdecken, die mit diesen Läsionen zusammenhingen. Vermutlich verursachten diese Läsionen in relativ stummen Hirngebieten nur dann Probleme, wenn sie wegen ihres bloßen Volumens die Hirnfunktion beeinträchtigten.

Spezielle Untersuchungen

1. Die besondere Bedeutung der neuropsychologischen Untersuchung kann nicht stark genug betont werden. Einfache Screeningtests wie der Mini-Mental-Test und die einfachen, in Kapitel 8 beschriebenen Tests können zwar einige Hinweise auf die Schwierigkeiten des Patienten geben, sie sind jedoch kein Ersatz für professionelle psychometrische Untersuchungen durch einen erfahrenen klinischen Neuropsychologen.
2. Hämatologische und biochemische Routineuntersuchungen wie BSG, Harnstoff, Kalzium, Nüchternblut-

zucker, Leberfunktion und Schilddrüsentests (insbesondere um Myxödeme auszuschließen) sollten durchgeführt werden.

3. Serologische Tests auf Syphilis waren früher sehr wichtig, und HIV-Tests haben in den letzten zehn Jahren große Bedeutung erlangt. Beide Tests sind bei der Untersuchung von Demenz angebracht.

4. Serum-B_{12}- und -folsäurespiegel können wertvoll sein, auch wenn die hämatologischen Routineuntersuchungen normal ausfallen. Etwa 25 % der Patienten mit neurologischen Komplikationen aufgrund eines Vitamin-B_{12}-Mangels haben ein normales Blutbild. Falls nötig, sollte die Serumkonzentration von Medikamenten bestimmt werden, obwohl ältere Patienten, die hochdosierte Sedativa oder bromidhaltige Mischungen erhalten, heutzutage recht selten sind.

5. Computertomographie oder Kernspintomographie sollte in den meisten Fällen in Betracht gezogen werden. Gelegentliche Überraschungen sind selbst bei Patienten ohne körperliche Befunde die Regel, wobei regelmäßig subfrontale Meningiome und bilaterale subdurale Hämatome entdeckt werden. Die vereinzelte Identifizierung eines Normaldruck-Hydrozephalus kann bei richtiger Diagnose und Behandlung durch das Legen eines Shunts zu deutlichen Verbesserungen führen. Man darf nicht vergessen, daß die Alzheimer-Krankheit nicht mit bildgebenden Verfahren diagnostiziert werden kann: Es sind andere Zustände, die damit entdeckt oder ausgeschlossen werden können.

Für eine sorgfältige körperliche Untersuchung und den Ausschluß aller möglichen metabolischen und toxischen Ursachen der Demenz wird immer der Neurologe verantwortlich bleiben. Der demente Patient verlangt Zeit und Einsatz, doch kann bei ungefähr 10 % dieser Patienten eine behandelbare Ursache gefunden werden, und wenn nicht alle Patienten gründlich untersucht werden, kann eine weitere, vermeidbare Verschlechterung eintreten, bevor die richtige Diagnose gefunden wird. Wahrscheinlich wird dies in Zukunft einen zunehmenden Teil der Arbeit des Neurologen bilden.

11 Der Hirnstamm

Die Anatomie des Hirnstamms ist sehr kompliziert, aber die Strukturen, auf denen diese Komplexität zum Großteil beruht – die extrapyramidalen, zerebellären und vestibulären Bahnen –, verursachen klinische Symptome, deren lokalisatorischer Wert nur relativ gering ist. Die funktionelle Bedeutung dieser Bahnen ist unbestritten, und sie werden in anderen Kapiteln ausführlich behandelt. Bei der Lokalisation von Hirnstammläsionen sind sie aber nur wenig hilfreich.

Eine Hirnstammläsion kann in der Transversalebene anhand von Symptomen lokalisiert werden, die von Schädigungen der langen motorischen und sensiblen Bahnen verursacht werden. Die Höhe und die vertikale Ausdehnung können dann durch den Nachweis zusätzlicher Hirnnervenläsionen bestimmt werden. Die Befunde werden nun wie Planquadrate auf einer Landkarte verwendet. Damit man dies effizient tun kann, muß man sich den Hirnstamm in drei Dimensionen vorstellen können. Dieses Kapitel enthält zwei Serien von Diagrammen, die Ihnen die Lokalisation einer Läsion in zwei Ebenen ermöglichen. Neben diesen Illustrationen gibt es zwei Abbildungen, die dieselbe Information aus einem anderen Blickwinkel darstellen. Die erste Serie zeigt den Hirnstamm von vorn links (Abb. 11.1). Aus diesem recht konventionellen Winkel sind die Austrittspunkte der einzelnen Hirnnerven sowie die A. basilaris (siehe Abb. 11.12) gut zu sehen. Die zweite Serie zeigt den Hirnstamm aus einer ungewöhnlichen Perspektive, nämlich von hinten und oben. Aus diesem Winkel sind die relativen Positionen aller wichtiger Strukturen auf einen Blick zu sehen (Abb. 11.2). Ich hoffe, daß durch diese Art der Darstellung die Anatomie des Hirnstamms weniger einschüchternd wirkt und daß selbst frischgebackenen Neurologen mit ihrer Hilfe eine genaue Lokaldiagnose gelingt, die bei der Differentialdiagnose von Hirnstammläsionen äußerst wichtig ist.

Anatomie des Hirnstamms

Die inneren Strukturen des Hirnstamms sind in Schichten angeordnet (Abb. 11.3). Die ventrale Schicht enthält hauptsächlich die motorischen Bahnen, durch die mittlere Schicht führen die sensiblen Bahnen, und die dorsale Schicht am Boden des Aquädukts und des vierten Ventrikels enthält die Hirnnervenkerne. Die extrapyramidalen, zerebellären und vestibulären Verbindungen verlaufen durch alle Schichten und können nicht detailliert besprochen werden, ohne in dieser grund-

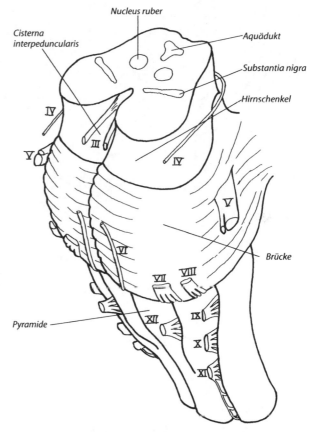

Abb. 11.1 Anterolaterale Ansicht des Hirnstamms

legenden Schilderung Verwirrung zu stiften. Außerdem nützt dieses zusätzliche Wissen bei der klinischen Lokalisation nur wenig. Die Anatomie dieser Bahnen wird ausführlicher in den Kapiteln 5, 7 und 12 besprochen.

Die motorischen Bahnen

Kortikospinale Bahnen (Abb. 11.4)

Bei ihrem Abstieg in das Mittelhirn drehen sich die kortikospinalen Bahnen in den mittleren Teil des Hirnschenkels. Die Bahnen, die Informationen zum Bein transportieren, liegen lateral, und die Fasern zum Arm verlaufen medial. Auf Höhe der Brücke werden die Bahnen durch die Fibrae pontis transversae (die queren Brückenfasern), die zu den kontralateralen Kleinhirnhemisphären hinüber ziehen, in eine Reihe von Bündeln

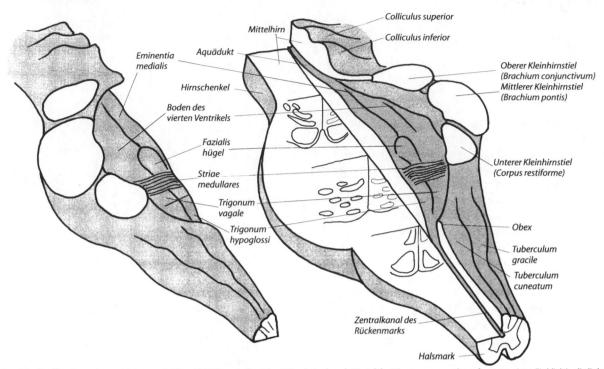

Beachte: Der Hirnstamm ist von hinten gezeigt. Das Kleinhirn wurde entfernt. Das linke dorsale Viertel des Hirnstamms wurde entfernt, um einen Einblick in die linke Hälfte des ganzen Hirnstamms zu ermöglichen. Die linksseitigen Bahnen des Hirnstamms sind in allen folgenden Diagrammen gezeigt.

Abb. 11.2 Diagramme zur Verdeutlichung des Blickwinkels

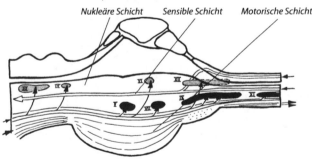

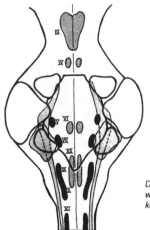

Dorsale Ansicht des Hirnstamms zeigt, wie der vierte Ventrikel die Hirnnervenkerne zur Seite verschoben hat.

Abb. 11.3 Übersichtsschema der inneren Struktur des Hirnstamms

aufgespalten. Im unteren Drittel der Brücke vereinen sich die Fasern wieder, bevor sie in der Pyramide der Medulla oblongata kreuzen.

Die Anatomie der Kreuzung ist ziemlich wichtig. Die Armfasern liegen medial, kreuzen die Mittellinie oberhalb der Beinfasern und nehmen in der kortikospinalen Bahn auf der anderen Seite des Halsmarks eine mediale Lage ein. Dies ist die ideale Position für die Versorgung der Vorderhornzellen, die die Muskeln des Arms kontrollieren und dem medialen Teil der Bahn benachbart sind.

Da die Kreuzung der Beinfasern etwas tiefer als die der Armfasern liegt, kann es vorkommen, daß eine ein-

zelne Läsion eine Schwäche eines Arms und des kontralateralen Beins verursacht. Dieser klinische Zustand könnte leicht als hysterisch bedingt eingestuft werden, wenn man sich dieser anatomischen Möglichkeit nicht bewußt ist. Entsprechend ist auch eine Schwäche beider Arme mit geringer oder ohne nachweisbare Schwäche der Beine möglich. Die Anatomie dieser unterschiedlichen Läsionen zeigt Abbildung 11.5. Die Mehrzahl der kortikospinalen Fasern kreuzen in der Pyramide. Die restlichen Fasern kreuzen in der vorderen Kommissur des Halsmarks. Schließlich erreichen alle pyramidalen Fasern die kontralaterale Seite des Rückenmarks.

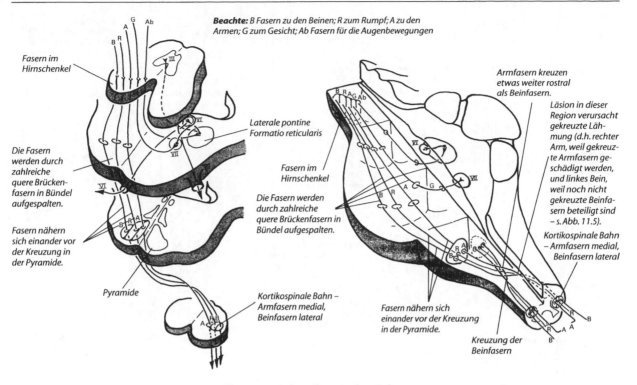

Beachte: B Fasern zu den Beinen; R zum Rumpf; A zu den
Armen; G zum Gesicht; Ab Fasern für die Augenbewegungen

Fasern im
Hirnschenkel

Die Fasern
werden durch
zahlreiche
quere Brücken-
fasern in Bündel
aufgespalten.

Fasern nähern
sich einander vor
der Kreuzung in
der Pyramide.

Pyramide

Laterale pontine
Formatio reticularis

Fasern im
Hirnschenkel

Die Fasern werden
durch zahlreiche
quere Brückenfasern in
Bündel aufgespalten.

Kortikospinale Bahn –
Armfasern medial,
Beinfasern lateral

Armfasern kreuzen
etwas weiter rostral
als Beinfasern.

Läsion in dieser
Region verursacht
gekreuzte Läh-
mung (d.h. rechter
Arm, weil gekreuz-
te Armfasern ge-
schädigt werden,
und linkes Bein,
weil noch nicht
gekreuzte Beinfa-
sern beteiligt sind
– s.Abb. 11.5).

Kortikospinale Bahn
– Armfasern medial,
Beinfasern lateral

Fasern nähern sich
einander vor der Kreuzung
in der Pyramide.

Kreuzung der
Beinfasern

Abb. 11.4 Die kortikospinalen Bahnen

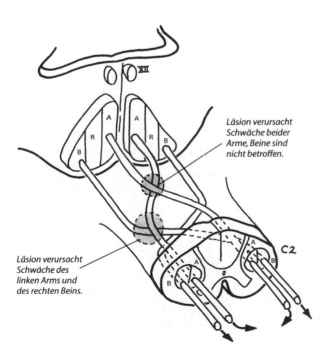

Läsion verursacht
Schwäche beider
Arme, Beine sind
nicht betroffen.

Läsion verursacht
Schwäche des
linken Arms und
des rechten Beins.

Abb. 11.5 Kortikospinale Bahnen. Detaillierte Darstellung der Kreuzung in der Pyramide der Medulla oblongata

Kortikobulbäre Bahnen (Abb. 11.6)

Diese äußerst wichtigen Bahnen werden in Lehrbüchern
der Anatomie und der Neurologie gewöhnlich nur
ungenügend berücksichtigt. Die Kenntnis ihrer funktionellen Anatomie ist aber für das Verständnis der körperlichen Symptome bei Patienten mit Hirnstammläsionen
unerläßlich.

Die kortikobulbären Fasern ziehen über das Knie der
Capsula interna zum am weitesten medial gelegenen Teil
des Hirnschenkels. Dabei dreht sich die motorische
Bahn. Diese Rotation bringt sie in die ideale Lage für die
Überquerung der Mittellinie und die Innervation der
Hirnnervenkerne auf der anderen Seite des Hirn-
stamms. (Die Bahnen zu den Kernen, die die äußeren
Augenmuskeln innervieren, wurden einschließlich ihrer
wichtigen internukleären Verbindungen bereits in Kapi-
tel 7 besprochen.)

Der motorische Kern des N. trigeminus, der die Kaumuskulatur innerviert, wird nur zur Hälfte von der kontralateralen Hemisphäre und daher in gleichem Ausmaß
ipsilateral versorgt. Dieses Verhältnis von 50:50 bedeutet,
daß eine einseitige Läsion der supranukleären Bahn bei
diesen Muskeln nur selten zu einem nachweisbaren Defizit führt. So wird beispielsweise bei Patienten mit einem Schlaganfall in der Capsula interna die motorische
Kraft der Kaumuskulatur nur selten beeinträchtigt.

Die supranukleäre Innervation des N. facialis, der
die mimischen Muskeln innerviert, ist komplizierter

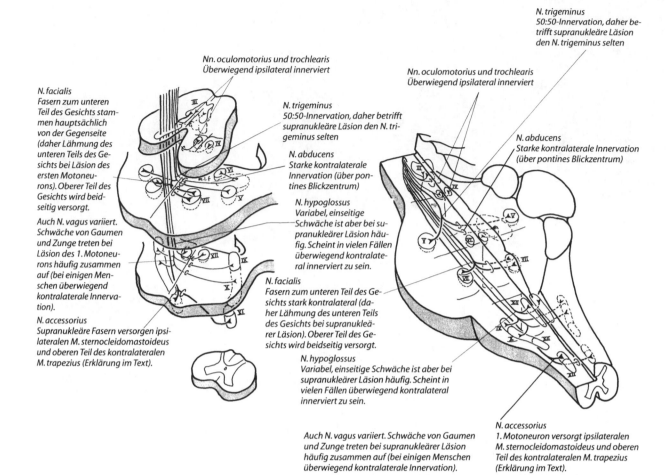

N. trigeminus
50:50-Innervation, daher betrifft supranukleäre Läsion den N. trigeminus selten

Nn. oculomotorius und trochlearis
Überwiegend ipsilateral innerviert

Nn. oculomotorius und trochlearis
Überwiegend ipsilateral innerviert

N. facialis
Fasern zum unteren Teil des Gesichts stammen hauptsächlich von der Gegenseite (daher Lähmung des unteren Teils des Gesichts bei Läsion des ersten Motoneurons). Oberer Teil des Gesichts wird beidseitig versorgt.

Auch N. vagus variiert. Schwäche von Gaumen und Zunge treten bei Läsion des 1. Motoneurons häufig zusammen auf (bei einigen Menschen überwiegend kontralaterale Innervation).

N. accessorius
Supranukleäre Fasern versorgen ipsilateralen M. sternocleidomastoideus und oberen Teil des kontralateralen M. trapezius (Erklärung im Text).

N. trigeminus
50:50-Innervation, daher betrifft supranukleäre Läsion den N. trigeminus selten

N. abducens
Starke kontralaterale Innervation (über pontines Blickzentrum)

N. hypoglossus
Variabel, einseitige Schwäche ist aber bei supranukleärer Läsion häufig. Scheint in vielen Fällen überwiegend kontralateral innerviert zu sein.

N. facialis
Fasern zum unteren Teil des Gesichts stark kontralateral (daher Lähmung des unteren Teils des Gesichts bei supranukleärer Läsion). Oberer Teil des Gesichts wird beidseitig versorgt.

N. hypoglossus
Variabel, einseitige Schwäche ist aber bei supranukleärer Läsion häufig. Scheint in vielen Fällen überwiegend kontralateral innerviert zu sein.

N. abducens
Starke kontralaterale Innervation (über pontines Blickzentrum)

Auch N. vagus variiert. Schwäche von Gaumen und Zunge treten bei supranukleärer Läsion häufig zusammen auf (bei einigen Menschen überwiegend kontralaterale Innervation).

N. accessorius
1. Motoneuron versorgt ipsilateralen M. sternocleidomastoideus und oberen Teil des kontralateralen M. trapezius (Erklärung im Text).

Abb. 11.6 Kortikospinale Bahnen (Kerne, die überwiegend vom absteigenden linken kortikobulbären Trakt versorgt werden, sind dunkelgrau unterlegt)

(Abb. 11.7). Das Versorgungsverhältnis beträgt bei den Muskeln der Stirn 50:50, so daß eine supranukleäre Läsion diese Muskeln nicht beeinträchtigt (siehe Läsion des 1. Motoneurons in Abb. 6.6). Der Teil des Kerns, der den unteren Teil des Gesichts versorgt, wird fast ausschließlich durch kreuzende Fasern innerviert, und die ipsilaterale Innervation ist – ähnlich wie bei der Versorgung der Extremitäten durch die pyramidalen Fasern – gering. Daher führt eine einseitige supranukleäre Läsion zu einer ausgeprägten Schwäche im unteren Teil der kontralateralen Gesichtshälfte.

Die supranukleäre Innervation des Nucleus ambiguus (des motorischen Kerns der Hirnnerven IX, X und XI) ist deutlich variabler. Die Mehrzahl der Patienten mit einer kapsulären Läsion hat keine erkennbare Schwäche des Gaumens oder der Stimmbänder. Dies läßt darauf schließen, daß die Innervation in der Regel in einem Verhältnis von 50:50 erfolgt. Bei einigen Patienten findet man eine vorübergehende Schwäche. Dies deutet darauf hin, daß das Ausmaß an kontralateraler Innervation auch größer sein kann. Dasselbe gilt für den Hypoglossuskern (motorische Innervation der Zunge). Gewöhn-

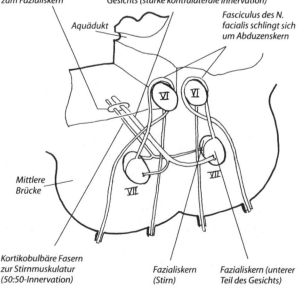

Kortikobulbäre Fasern zum Fazialiskern

Kortikobulbäre Fasern zum unteren Teil des Gesichts (starke kontralaterale Innervation)

Aquädukt

Fasciculus des N. facialis schlingt sich um Abduzenskern

Mittlere Brücke

Kortikobulbäre Fasern zur Stirnmuskulatur (50:50-Innervation)

Fazialiskern (Stirn)

Fazialiskern (unterer Teil des Gesichts)

Abb. 11.7 Bilaterale supranukleäre Innervation der Fazialiskerne

lich ist bei einem typischen Kapselinfarkt keine Schwäche der Zungenbewegungen festzustellen. Findet man eine einseitige Schwäche der Zunge, ist sie gewöhnlich mit einer Schwäche des ipsilateralen Gaumens verbunden. Daraus ergibt sich, daß diese tiefer gelegenen Hirnnerven in einem Verhältnis von 50:50 innerviert sind, bei einigen Patienten aber kontralateral innerviert werden.

Diese anatomische Variation ist aus zwei Gründen von klinischer Bedeutung. Auf den ersten Blick könnte man den Nachweis einer Läsion der Nn. vagus und hypoglossus auf derselben Seite wie eine Hemiparese als Hinweis auf zwei Hirnstammläsionen ansehen, von denen eine die Hirnnervenkerne auf der einen Seite und die andere die Pyramidenbahn oberhalb der Pyramidenbahnkreuzung betrifft. Dies wäre an sich schon ungewöhnlich. Wenn man aber weiß, daß es zu einer „Hemiparese" des 1. Motoneurons der unteren Hirnnerven kommen kann, läßt sich dieser diagnostische Irrtum vermeiden. Außerdem ist die Prognose für eine Rückbildung bei einer auf einem Hirnstamminfarkt beruhenden Läsion des 2. Motoneurons der unteren Hirnnerven extrem ungünstig. Beruht die Schädigung aber auf einer durch eine weiter oben gelegene Läsion verursachten „Pseudobulbärparalyse" der Hirnnerven, gehen die Symptome innerhalb einiger Tage in dem Maß zurück, in dem die intakte ipsilaterale Innervation die Kontrolle übernimmt. Daher ist die Unterscheidung diagnostisch und prognostisch wichtig. Je früher ein Patient nach einem Schlaganfall untersucht wird, desto wahrscheinlicher ist es, daß eine solche vorübergehende Pseudobulbärparalyse festgestellt wird und diagnostische Verwirrung stiftet.

Die supranukleäre Innervation der spinalen Wurzel des N. accessorius ist ebenfalls ungewöhnlich. Die Hemisphäre kontrolliert den ipsilateralen M. sternocleidomastoideus und die oberen Fasern des kontralateralen M. trapezius. Auf den ersten Blick scheint dieses Innervationsmuster übertrieben kompliziert, die funktionelle Bedeutung ist aber offensichtlich, wenn man begreift, daß der rechte M. sternocleidomastoideus den Kopf nach links dreht. Wäre der linke M. sternocleidomastoideus gleichzeitig mit den linken Extremitäten aktiv, würde sich der Kopf in die falsche Richtung drehen.

Daher findet man bei einem Patienten mit einem rechtsseitigen Kapselinfarkt und einer linksseitigen Hemiparese eine Schwäche des rechten M. sternocleidomastoideus. Dies ist ein weiterer Befund, der einen oberflächlichen Untersucher glauben lassen kann, daß für diese Kombination von Symptomen zwei Läsionen verantwortlich sein müssen. Weitere Hinweise auf dieses Innervationsmuster liefern Patienten mit fokalen motorischen Anfällen: Der Kopf dreht sich auf die Seite der krampfenden Extremitäten (siehe auch Abb. 7.4), weil er durch den ipsilateralen M. sternocleidomastoideus dorthin gezogen wird.

Die sensiblen Bahnen (Abb. 11.8)

Hinterstrangsensibilität (genaue Lokalisation leichter Berührungen, Zweipunktdiskrimination und Erkennung geführter Bewegungen)

Fasern aus den Hintersträngen des Rückenmarks steigen in den Nucleus gracilis (Bein) und den Nucleus cuneatus (Arm) in der dorsalen Medulla oblongata auf. Die Beinfasern liegen medial im Hinterstrang. Wenn aber die Fasern in der Medulla oblongata als Fibrae arcuatae internae bogenförmig kreuzen, gelangen die Beinfasern nach lateral, so daß sie parallel zu den motorischen Fasern verlaufen. Durch die Kreuzung wird eine neue Bahn gebildet (der Lemniscus medialis), der zuerst vertikal ausgerichtet ist, sich dann abflacht und lateral ausbreitet. Schließlich verschmilzt er im Mittelhirn gerade unterhalb des Thalamus mit dem Tractus spinothalamicus.

Spinothalamische Sensibilität (Schmerz- und Temperaturempfindung)

Die Fasern, die diese Empfindungen vermitteln, kreuzen bereits im zentralen Teil des Rückenmarks – gewöhnlich zwei bis drei Segmente oberhalb ihres Eintrittspunkts. Sie steigen dann in die Medulla oblongata auf. Sie liegen lateral, und die Beinfasern verlaufen seitlich, die Armfasern medial von ihnen (siehe Kapitel 13). Die Bahn behält über ihren gesamten Verlauf im Hirnstamm ihre dorsolaterale Lage bei, bis sie im Mittelhirn mit dem Lemniscus medialis verschmilzt. Über ihren gesamten Verlauf im Hirnstamm ist sie den absteigenden sympathischen Bahnen eng benachbart. Dies führt dazu, daß ein Horner-Syndrom auf einer Seite häufig mit einem Ausfall der Schmerz- und Temperaturempfindung auf der anderen Körperseite kombiniert ist, wenn der dorsolaterale Hirnstamm auf beliebiger Höhe geschädigt wird.

Trigeminales sensibles System (Abb. 11.9)

Die sehr komplexen zentralen Bahnen, die für die Sensibilität des Gesichts zuständig sind, werden in Kapitel 15 ausführlich behandelt, da sie leichter zu verstehen sind, wenn die Anatomie der Syringomyelie betrachtet wird. Alle sensiblen Informationen von der rechten Seite des Gesichts gelangen über den rechten N. trigeminus auf Höhe der mittleren Brücke in den Hirnstamm. Die Fasern für den Kornealreflex und die einfache Berührungsempfindung münden in der Brücke direkt in den Trigeminuskern und kreuzen in der mittleren Brücke auf die andere Seite.

Fasern für die Schmerz- und Temperaturempfindung treten nicht in den Nucleus ein, sondern ziehen parallel zum absteigenden Trigeminuskern nach *unten*. Dort gelangen sie in den Kern und bilden Synapsen mit Fasern,

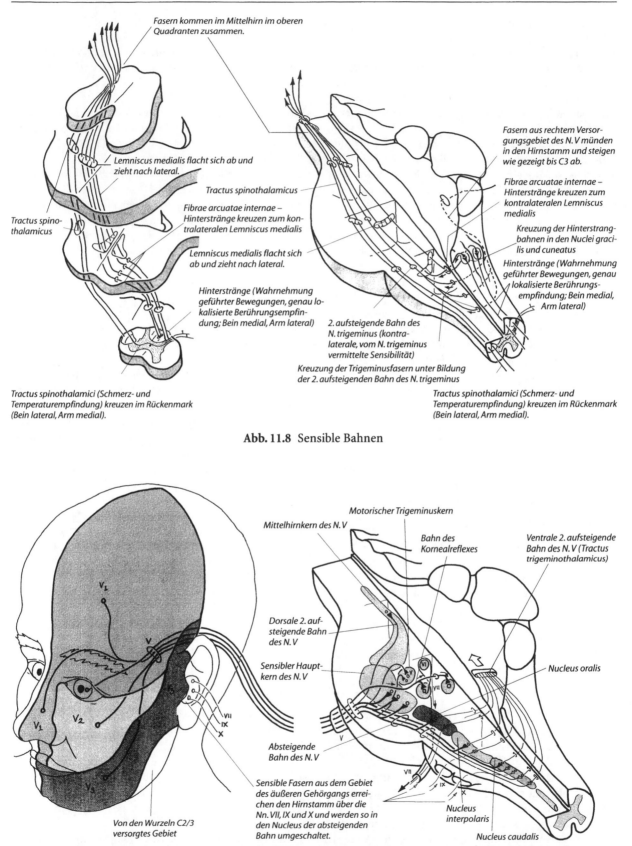

Fasern kommen im Mittelhirn im oberen Quadranten zusammen.

Lemniscus medialis flacht sich ab und zieht nach lateral.

Tractus spinothalamicus

Fibrae arcuatae internae – Hinterstränge kreuzen zum kontralateralen Lemniscus medialis

Lemniscus medialis flacht sich ab und zieht nach lateral.

Tractus spino-thalamicus

Hinterstränge (Wahrnehmung geführter Bewegungen, genau lokalisierte Berührungsempfindung; Bein medial, Arm lateral)

Tractus spinothalamici (Schmerz- und Temperaturempfindung) kreuzen im Rückenmark (Bein lateral, Arm medial).

Fasern aus rechtem Versorgungsgebiet des N. V münden in den Hirnstamm und steigen wie gezeigt bis C3 ab.

Fibrae arcuatae internae – Hinterstränge kreuzen zum kontralateralen Lemniscus medialis

Kreuzung der Hinterstrangbahnen in den Nuclei gracilis und cuneatus

Hinterstränge (Wahrnehmung geführter Bewegungen, genau lokalisierte Berührungsempfindung; Bein medial, Arm lateral)

2. aufsteigende Bahn des N. trigeminus (kontralaterale, vom N. trigeminus vermittelte Sensibilität)

Kreuzung der Trigeminusfasern unter Bildung der 2. aufsteigenden Bahn des N. trigeminus

Tractus spinothalamici (Schmerz- und Temperaturempfindung) kreuzen im Rückenmark (Bein lateral, Arm medial).

Abb. 11.8 Sensible Bahnen

Mittelhirnkern des N. V

Motorischer Trigeminuskern

Bahn des Kornealreflexes

Ventrale 2. aufsteigende Bahn des N. V (Tractus trigeminothalamicus)

Dorsale 2. aufsteigende Bahn des N. V

Sensibler Hauptkern des N. V

Absteigende Bahn des N. V

Von den Wurzeln C2/3 versorgtes Gebiet

Sensible Fasern aus dem Gebiet des äußeren Gehörgangs erreichen den Hirnstamm über die Nn. VII, IX und X und werden so in den Nucleus der absteigenden Bahn umgeschaltet.

Nucleus oralis

Nucleus interpolaris

Nucleus caudalis

Die sensiblen Repräsentationen des Gesichts sind lamellenartig nach rostral angeordnet, anders als die vertikale Anordnung der peripheren Äste des N. trigeminus, der Nn. ophthalmicus, maxillaris und mandibularis.

Abb. 11.9 Sensible Bahnen des N. trigeminus und sensible Versorgung des Gesichts

die zur unteren Medulla oblongata und zum oberen kontralateralen Halsmark führen. Die gekreuzten Fasern bilden dann die sekundäre, aufsteigende Bahn des N. trigeminus (den Tractus trigeminothalamicus), der neben dem Lemniscus medialis liegt, mit dem er zusammen durch den Hirnstamm nach oben zieht. Die jeweilige Höhe, auf der die verschiedenen Fasern kreuzen, ist von praktischer Bedeutung und wird in den Abbildungen gezeigt.

Wegen der Komplexität und der anatomischen Ausdehnung dieser Bahn führt eine linksseitige Läsion im unteren, dorsolateralen Teil von Brücke und Medulla oblongata zu einem Taubheitsgefühl im rechten Teil des Gesichts und auf der linken Körperseite. Dieser gekreuzte Sensibilitätsverlust ist typisch für eine dorsolaterale Läsion des Hirnstamms irgendwo zwischen der mittleren Brücke und C2.

Die Hirnnervenkerne (Abb. 11.3 und 11.10)

Die klinischen Symptome von Läsionen der einzelnen Hirnnervenkerne wurden bereits in früheren Kapiteln besprochen. Die anatomische Anordnung der Hirnnervenkerne ist nicht zufällig: Versteht man erst einmal ihre embryologische Entwicklung, erleichtert dies das Lernen erheblich.

Die motorischen Kerne leiten sich von zwei Neuralleisten ab. Dies wird in Abbildung 11.3 durch die unterschiedliche Schattierung verdeutlicht.

1. Die Okulomotorius-, Abduzens- und Hypoglossuskerne leiten sich von einer paramedianen nukleären Masse ab. Der Okulomotoriuskern und der Trochleariskern bleiben im Mittelhirn eng verbunden, während der Abduzenskern nach unten in die Brücke gezogen wird, wenn sich die Brückenbeuge bildet (siehe Kapitel 15). Der Hypoglossuskern ist eine lange Säule aus Zellen, die ventral vom Obex und dem Zentralkanal des Rückenmarks auf zervikomedullärem Niveau liegt.

2. Die Glossopharyngikus-, Vagus- und Akzessoriuskerne bilden sich aus einer ventrolateralen Zelleiste, die durch die Entwicklung des vierten Ventrikels zur Seite gedrückt wird (Abb. 11.3).

Die Lage der Kerne innerhalb des Hirnstamms beeinflußt den faszikulären Verlauf der Hirnnerven. Als Fasciculi werden diejenigen Teile der Nerven bezeichnet, die durch die Substanz des Hirnstamms verlaufen. Die Fasciculi der Nn. oculomotorius, abducens und hypoglossus müssen die ganze Breite des Hirnstamms durchqueren, um zum Austrittspunkt auf der ventralen Oberfläche etwas seitlich der Mittellinie zu gelangen. Der N. trochlearis verläßt den Hirnstamm auf einzigartige Weise, indem er auf der dorsalen Seite des Hirnstamms austritt, nachdem er im Velum medullare anterius gekreuzt hat, und um den Hirnschenkel herum nach rostral verläuft. Der

N. trigeminus zieht nach lateral und tritt auf der anterolateralen Oberfläche der Brücke aus.

Der Fasciculus des N. facialis hat einen bemerkenswerten Verlauf: Zuerst läuft er auf den Boden des vierten Ventrikels zu, bildet dort eine Schleife um den Abduzenskern, läuft dann an sich selbst entlang und durchquert den Hirnstamm in ganzer Breite, um auf der ventralen Oberfläche auszutreten. Diese besondere Anordnung hat zur Folge, daß eine Läsion in diesem Bereich des Hirnstamms gewöhnlich sowohl den N. abducens als auch den N. facialis schädigt (siehe Abb. 11.7).

Die Kerne der Nn. glossopharyngicus, vagus und accessorius sind sehr komplex. Der wichtigste motorische Kern dieser drei Nerven ist der Nucleus ambiguus. Die wichtigsten parasympathischen sekretorischen Kerne für die Tränen- und Speicheldrüsen sind der Nucleus salivatorius caudalis für den N. glossopharyngicus und dessen anatomische Fortsetzung, der efferente Nucleus dorsalis n. vagi, für den N. vagus.

Gustatorische Reflexe und Geschmacksempfindungen werden in dem langen, löffelförmigen Nucleus tractus solitarius umgeschaltet.

Die Vestibulariskerne nehmen fast die ganze untere Brücke ein und haben Verzweigungen über den ganzen Hirnstamm, die vom Mittelhirn bis hinunter zum Halsmark reichen. Aus diesem Grund treten bei fast allen Krankheiten des Hirnstamms vestibuläre Symptome auf, die aber aus demselben Grund nur geringen lokalisatorischen Wert haben (eine eingehendere Erörterung der Beziehungen zwischen den Vestibulariskernen und anderen Hirnnervenkernen finden Sie in Kapitel 7).

Die Blutversorgung des Hirnstamms (Abb. 11.11 und 11.12)

Vaskuläre Läsionen gehörten schon immer zu den wichtigsten Ursachen von Krankheiten des Hirnstamms. Vor 40 Jahren waren syphilitische Gefäßkrankheiten sehr häufig. Damals wurde eine Reihe nach einem Forscher benannter Hirnstammsyndrome zum ersten Mal beschrieben. Syphilis ist heute eine seltene Ursache, aber die Bedeutung von degenerativen arteriellen Krankheiten, die zu einem als „vertebrobasiläre Ischämie" bekannten Syndrom führt, hat zugenommen. Auch heute ist eine grundlegende Kenntnis der Blutversorgung des Hirnstamms erforderlich, um die Kombinationen von Symptomen zu verstehen, die durch einen Hirnstamminfarkt entstehen können.

Die Blutversorgung der Medulla oblongata geht von den paarigen Aa. vertebrales aus, die sich an der Verbindung zwischen Brücke und Medulla oblongata zur A. basilaris vereinigen. Auf der medialen Seite jeder A. vertebralis entspringt ein Ast, der sich mit seinem Pendant zur A. spinalis anterior vereinigt. Dieses Gefäß versorgt einen Teil der zentralen Medulla oblongata und den größten Teil des Rückenmarks bis hinunter nach Th1.

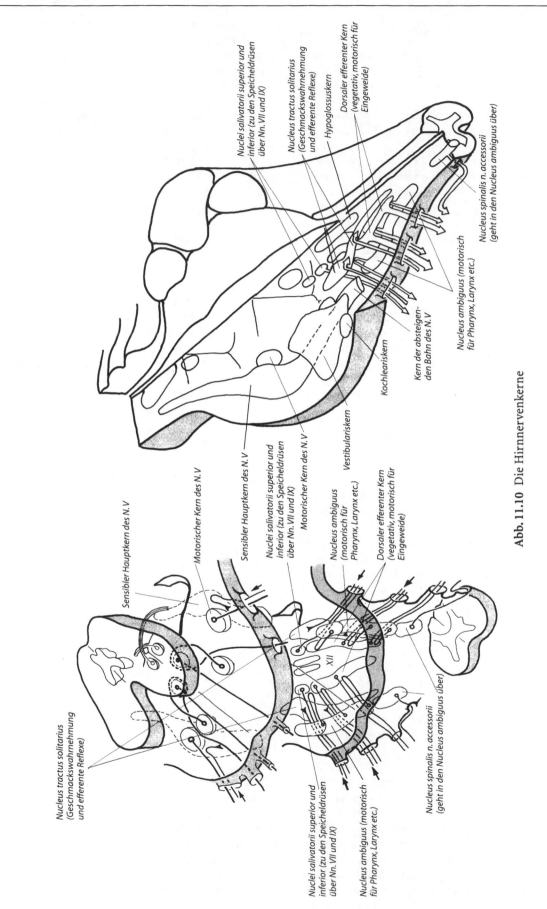

Abb. 11.10 Die Hirnnervenkerne

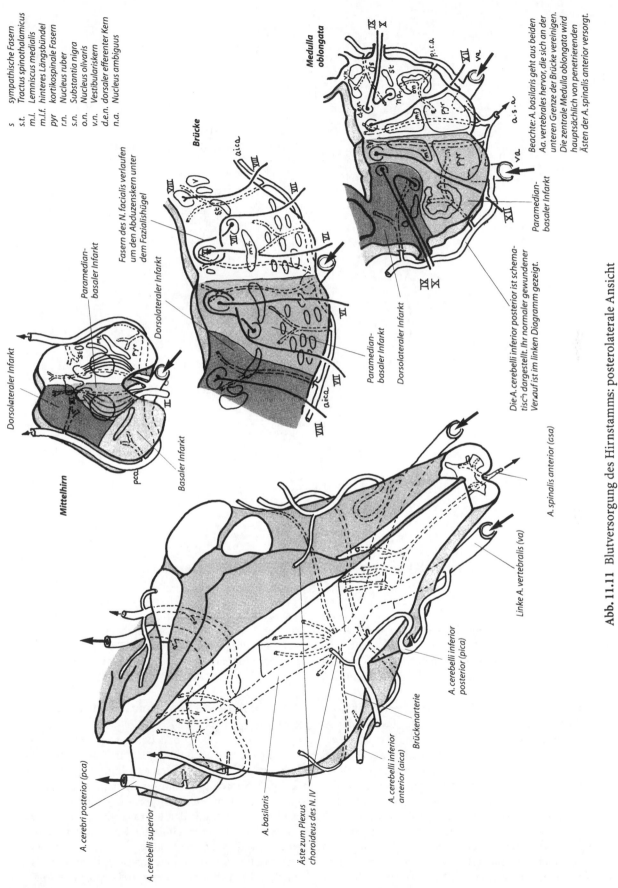

s   sympathische Fasern
s.t.   Tractus spinothalamicus
m.l.   Lemniscus medialis
m.l.f. hinteres Längsbündel
pyr   kortikospinale Fasern
r.n.   Nucleus ruber
s.n.   Substantia nigra
o.n.   Nucleus olivaris
v.n.   Vestibulariskern
d.e.n. dorsaler efferenter Kern
n.a.   Nucleus ambiguus

Abb. 11.11 Blutversorgung des Hirnstamms: posterolaterale Ansicht

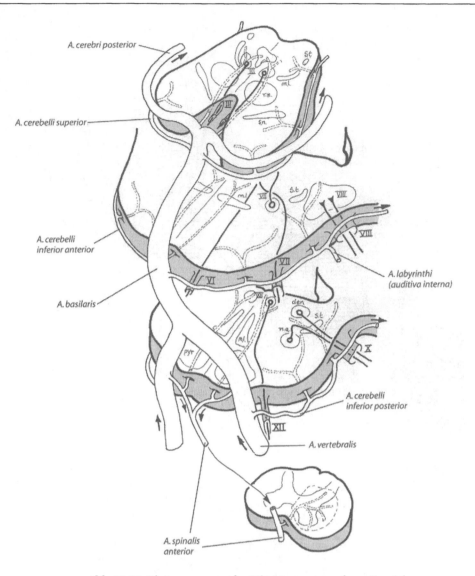

Abb. 11.12 Blutversorgung des Hirnstamms: vorderer Bereich

Auf ihrer lateralen Seite gibt jede A. vertebralis einen va-riablen Ast ab, die A. cerebelli inferior posterior. Dieses Gefäß fehlt bei 25 % der Menschen. Ist das Gefäß vor-handen, nimmt es einen gewundenen Verlauf entlang der posterolateralen Oberfläche der Medulla oblongata, die es versorgt.

Weiter oben folgen die Gefäße des Hirnstamms dem-selben Verteilungsmuster. Diese Gefäße, die von der A. basilaris ausgehen, sind von unten nach oben: die A. ce-rebelli inferior anterior, die Aa. pontis, die Aa. cerebelli superiores und die Aa. cerebri posteriores. An jeder ent-springt ein langer penetrierender paramedianer Ast, der das zentrale Gebiet des Hirnstamms bis zum Boden des vierten Ventrikels versorgt, und eine Reihe von kurzen Ästen, die die Basis des Hirnstamms versorgen. Das Hauptgefäß verläuft um den Hirnstamm herum und versorgt seinen dorsolateralen Quadranten sowie einen Teil der Kleinhirnhemisphäre. Die A. cerebelli superior versorgt alle tiefen Strukturen des Kleinhirns einschließ-lich der Kerne. Von der A. cerebelli inferior anterior zweigt gewöhnlich ein als A. labyrinthi bezeichneter Ast ab, der das Innenohr und den Vestibularapparat versorgt.

Klinische Aspekte von Funktionsstörungen des Hirnstamms

Funktionsstörungen des Hirnstamms sind ein Teilbe-reich der Neurologie, für den eine häufig geäußerte Kri-tik – daß Neurologen zwar eine Diagnose stellen, aber keine Behandlung anbieten können – eine gewisse Be-rechtigung hat. Dank der überaus großen Genauigkeit von MRTs kann eine klinische Unsicherheit beseitigt werden, und heutzutage können Hirnstammläsionen chirurgisch direkt oder stereotaktisch angegangen wer-den. Es gibt auch einige andere relativ seltene und behandelbare Zustände. Wie so häufig in der Neurologie kann man diese Zustände identifizieren, wenn man die ungewöhnlichen Symptome erkennen kann, die keinen anatomischen Sinn ergeben.

Die Differentialdiagnose von Krankheiten des Hirnstamms wird durch ein spezielles Merkmal der Symptomatik kompliziert. Alle häufigen Symptome, wie Doppeltsehen, Dysarthrie, Schwindel, Übelkeit und Erbrechen, sind grundsätzlich akut. Beispielsweise leidet ein Patient entweder unter Doppeltsehen oder nicht, und obwohl die Stärke schwanken kann, ist der Beginn akut. Wird diese Tatsache nicht erkannt, scheinen alle Läsionen wegen ihres akuten, schlaganfallartigen Beginns auf einer Gefäßkrankheit zu beruhen. Das Fortschreiten einer Hirnstammläsion kann nur festgestellt werden, wenn neue Symptome auftreten. Vor der Einführung der MRT war der erforderliche Beobachtungszeitraum, um die progrediente Natur der neurologischen Störung zu zeigen, häufig so lang, daß sich diese Vorgehensweise oft als schädlich oder sogar fatal erwies. Selbst mit der MRT muß man eine klare Vorstellung von den typischen Symptomen und dem Verhalten von Hirnstammläsionen haben, um eine präzise Diagnose stellen zu können.

Vaskuläre Läsionen führen zu einer genau umrissenen Schädigung in einem erkennbaren vaskulären Versorgungsgebiet. Scheint die Läsion mehrere, nicht zusammenhängende Areale oder beide Seiten des Hirnstamms zu betreffen, ist eine vaskuläre Läsion weniger wahrscheinlich. Vaskuläre Syndrome werden zuerst besprochen. Anschließend können dann die klinischen Bilder, die durch Multiple Sklerose, Ponsgliome oder andere Funktionsstörungen des Hirnstamms verursacht werden, verglichen und abgegrenzt werden.

Vaskuläre Syndrome des Hirnstamms

In den Diagrammen des Mittelhirns sind drei vaskuläre Versorgungsgebiete gezeigt, in der Medulla oblongata nur zwei. Dies beruht darauf, daß das zentrale Gebiet der Medulla oblongata von penetrierenden Ästen versorgt wird, die von den Aa. vertebrales, basilaris und spinalis anterior abzweigen. Ein Verschluß eines dieser Hauptgefäße kann daher wegen der Blockade seiner penetrierenden Äste zu einem ausgedehnten ein- oder sogar beidseitigen Infarkt in Höhe der zentralen Medulla oblongata führen, so daß verwirrende, nicht zusammenhängende Hirnstammläsionen entstehen.

Vaskuläre Läsionen des Mittelhirns
(Abb. 11.11 und 11.12)

Dorsolateraler Infarkt

Ein Infarkt des dorsolateralen Gebiets führt zu einem ipsilateralen Horner-Syndrom und einem kompletten Sen-

sibilitätsverlust auf der gegenüberliegenden Körperseite, da sich alle sensiblen Bahnen auf dieser Höhe bereits vereinigt haben. Dazu kommt ein *ipsilateraler* zerebellärer Defekt, wenn auch der obere Kleinhirnstiel geschädigt wurde. Ist die Läsion so ausgedehnt, daß sie auch den Okulomotoriuskern beeinträchtigt, entsteht eine Kombination aus einer Läsion des N. oculomotorius mit einer ipsilateralen Kleinhirnläsion, die als Nothnagel-Syndrom bekannt ist.

Paramedianer Infarkt

Eine Läsion des N. oculomotorius tritt dann auf, wenn der Nucleus selbst oder der Fasciculus geschädigt wird. Wegen der langen vertikalen Ausdehnung des Okulomotoriuskerns im Mittelhirn kann es zu unvollständigen Läsionen des N. oculomotorius kommen. Eine Schädigung des Nucleus ruber unterbricht den Tractus dentatorubrothalamicus aus der kontralateralen Kleinhirnhemisphäre. Dies führt zu zerebellären Symptomen in den *kontralateral* zur Läsion des N. oculomotorius gelegenen Extremitäten.

Basaler Infarkt

Der Fasciculus n. oculomotorii wird geschädigt, so daß es zu einer vollständigen Okulomotoriuslähmung kommt. Die Schädigung des Hirnschenkels führt zu einer Hemiplegie der kontralateralen Extremitäten sowie des Gesichts. Diese Kombination aus einer Läsion des N. oculomotorius und einer Hemiplegie der gegenüberliegenden Extremitäten wird als Weber-Syndrom bezeichnet und kann sehr genau einen sich entwickelnden tentoriellen Druckkonus vortäuschen (siehe Kapitel 23). Durch CTs können diese beiden Situationen heute leicht unterschieden werden, früher jedoch war dieses Syndrom in Verbindung mit der unausweichlich auftretenden Schläfrigkeit eine schwierige diagnostische Herausforderung.

Vaskuläre Läsionen der Brücke (Abb. 11.11 und 11.12)

Dorsolateraler Infarkt

Wie üblich findet man bei fast allen Fällen ein Horner-Syndrom auf der Seite der Läsion, das häufig mit einem Ausfall der Schmerz- und Temperaturempfindung der kontralateralen Extremitäten gekoppelt ist. Liegt die Läsion oberhalb der mittleren Brücke, sollte die Sensibilität des Gesichts erhalten bleiben und die Berührungsempfindung und die Tiefensensibilität intakt sein, da der Lemniscus medialis auf dieser Höhe zu tief liegt, um betroffen zu sein.

Unterhalb der mittleren Brücke steigt die Wahrscheinlichkeit, daß es zu einem Sensibilitätsverlust der *ipsilateralen* Gesichtshälfte kommt, da die Läsion die eintretenden und absteigenden Fasern des N. trigeminus schädigen kann. Auf jeder Höhe der Brücke findet man in gewissem Umfang eine ipsilaterale Beteiligung des Kleinhirns.

Auf Höhe der mittleren Brücke ist die laterale pontine Formatio reticularis betroffen, wobei es zu einem Ausfall des Seitwärtsblicks auf die Seite der Läsion kommt. Weiter unten ist eine Schädigung des Vestibularis- und des Kochleariskerns wahrscheinlich. Dadurch kommt es zu vestibulären Symptomen, Nystagmus und Taubheit. Damit ist häufig ein Ausfall der Schmerz- und Temperaturempfindung der ipsilateral zur Läsion gelegenen Gesichtshälfte verbunden und ein Ausfall derselben Modalitäten auf der kontralateralen Körperseite. Dies ist die klassische Lokalisation einer Läsion, die zu einem „gekreuzten Sensibilitätsverlust" führt.

Paramedianer Infarkt

Die am leichtesten zu identifizierenden Läsionen treten in Höhe des Abduzenskerns auf. Es kommt zu einer Abduzenslähmung, die häufig mit einer Lähmung der konjugierten Blickbewegungen auf die Seite der Läsion kombiniert ist, da die Verbindungen zum kontralateralen N. oculomotorius ebenfalls geschädigt werden. Auch die Fasern des N. facialis werden unterbrochen, da sie eine Schleife um den Abduzenskern bilden. Ist der Lemniscus medialis betroffen, kommt es zu einem Ausfall der Berührungsempfindung und der Tiefensensibilität auf der kontralateralen Körperseite.

Basaler Infarkt

Die Fasciculi der Nn. abducens und facialis werden zusammen mit den Pyramidenbahnen geschädigt. Bei einer ausgedehnten Läsion bildet sich eine komplette Hemiplegie, die in Verbindung mit den Läsionen der Nn. abducens und facialis als Millard-Gubler-Lähmung bekannt ist. Ist nur der N. abducens betroffen und besteht eine Hemiplegie auf der kontralateralen Seite, liegt ein sogenanntes Raymond-Cestan-Syndrom vor. Da sich die Pyramidenbahnen auf dieser Höhe noch nicht vereinigt haben, kann die Hemiplegie unvollständig sein. In den meisten Fällen ist die konjugierte Blickbewegung intakt. Obwohl also das Auge auf der Seite der Läsion wegen der Abduzenslähmung nicht abduziert werden kann, bewegt sich das andere Auge beim Blick auf die Seite der Läsion normal. Gelegentlich kann es zu einem stärker ausgedehnten Infarkt der ventrolateralen Brücke kommen, die zu einer Lähmung der konjugierten Blickbewegungen zur betroffenen Seite, Taubheitsgefühl im Gesicht, Gesichtslähmung, Horner-Syndrom und Taubheit führt, die alle auf derselben Seite auftreten. Diese Symptomatik wird als Foville-Syndrom bezeichnet.

Die Gesichtsschwäche bei Läsionen der Brücke kann sehr komplex sein. Der N. facialis auf der Seite der Läsion kann in Höhe des Fasciculus geschädigt sein, wodurch eine Läsion des 2. Motoneurons auf dieser Seite entsteht. Sind darüber hinaus die zum kontralateralen N. facialis kreuzenden Fasern des 1. Motoneurons betroffen, kommt es zu einer Läsion des 1. Motoneurons des kontralateralen N. facialis. Eine beidseitige asymmetrische Gesichtsschwäche dieser Art ist unter Umständen nur schwer zu entdecken und wird leicht übersehen (siehe Abb. 11.7).

Vaskuläre Läsionen der Medulla oblongata
(Abb. 11.11 und 11.12)

Dorsolateraler Infarkt

Das klinische Bild, das bei einer Schädigung in diesem Gebiet auftritt, ist als Wallenberg-Syndrom bekannt. Wegen der Variabilität der Blutversorgung dieses Gebiets ist es falsch, das Wallenberg-Syndrom als Synonym für einen Verschluß der A. cerebelli inferior posterior zu betrachten. In vielen Fällen ist ein Verschluß des Hauptgefäßes, der A. vertebralis, die Ursache. Die wichtigsten Symptome sind ein ipsilaterales Horner-Syndrom und ein kontralateraler Ausfall der Schmerz- und Temperaturempfindung. Da die absteigende Bahn und der Kern des N. trigeminus immer betroffen sind, gibt es auf der ipsilateralen Gesichtshälfte einen Ausfall der Schmerz- und Temperaturempfindung.

Die unteren Vestibulariskerne sind ebenfalls beteiligt, so daß es zu starkem Schwindel, Übelkeit, Erbrechen und Nystagmus kommt. Eine Schädigung des unteren Kleinhirnstiels führt zu einer Ataxie der Extremitäten auf der Seite der Läsion. Die Schädigung der Nn. glossopharyngicus und vagus verursacht Schluckauf und ernste Schluckbeschwerden. Manchmal wird behauptet, daß Läsionen der Nn. abducens, facialis und hypoglossus sowie Hemiplegie als Teil des Syndroms auftreten können. Anatomisch würde diese Kombination von Symptomen auf einen Infarkt der ganzen Hälfte der Medulla oblongata hinweisen und ist nicht mit einer dorsolateralen Läsion der Medulla oblongata zu vereinbaren. Verwendete man für diese Kombination von Symptomen den Begriff Wallenberg-Syndrom, könnte man ihn nicht mehr als Synonym für einen dorsolateralen Infarkt der Medulla oblongata verwenden.

Paramedian-basaler Infarkt

Da das Muster der Blutversorgung bei der zentralen Medulla oblongata etwas unterschiedlich ist, kann es zu einem sehr viel ausgedehnteren ein- oder sogar beidseitigen Infarkt dieses Bereichs kommen. Im oberen Hirnstamm führen vaskuläre Läsionen zu strikt einseitigen Schädigungen, die die Mittellinie nicht überschreiten.

Dies ist von großer diagnostischer Bedeutung. Eine zentrale Läsion im Gebiet der Medulla oblongata wird typischerweise zu einer Hypoglossuslähmung auf der einen und auf der anderen Seite zu einer Hemiplegie sowie einem Ausfall der Berührungsempfindung und der Wahrnehmung geführter Bewegungen führen. Es kann einen beidseitigen Infarkt geben, der zu beidseitigen Hypoglossusläsionen, beidseitigem Ausfall von Berührungsempfindung und Wahrnehmung geführter Bewegungen sowie zu einer Tetraplegie führt. Dadurch wird der Patient stumm und gelähmt. Dieser Zustand wird als Locked-in-Syndrom bezeichnet, da die Patienten zwar bei vollem Bewußtsein sind, sich aber – bis auf vertikale Augenbewegungen – nicht mitteilen können. Es kann auch zu beidseitigem Sensibilitätsverlust im Gesicht kommen, da die Fasern des Trigeminussystems geschädigt werden können, wenn sie in den entsprechenden Tractus trigeminothalamicus kreuzen.

Transitorische ischämische Attacken im Hirnstamm

Transitorische ischämische Attacken (TIAs) im Hirnstamm treten entweder auf, wenn ein großer Embolus die arteriellen Hauptgefäße passiert oder wenn Mikroemboli die kleineren Äste durchqueren. Dies kann zu einer stark generalisierten Funktionsstörung des Hirnstamms führen oder zu sehr kurzen Episoden einer Ischämie, die eindeutig einem der vielen oben besprochenen arteriellen Versorgungsgebiete zugeordnet werden kann. Da der Hirnstamm von Endarterien versorgt wird, ist die Gefahr eines durch einen kleinen Embolus ausgelösten Infarkts ziemlich hoch. Wahrscheinlich beruhen die meisten transitorischen Attacken darauf, daß größere Emboli die Aa. vertebralis und basilaris passieren. Die häufigsten Symptome sind vestibulärer Natur. Man hat erwogen, daß dies darauf beruht, daß die Vestibulariskerne eine instabile Blutversorgung haben, es scheint aber sehr viel wahrscheinlicher zu sein, daß es unter Berücksichtigung der großen Ausdehnung der vestibulären Repräsentation im Hirnstamm unmöglich ist, daß das vestibuläre System *nicht* betroffen ist, wenn es an irgendeiner Stelle zu einer Ischämie kommt. Es besteht die Gefahr, daß bei jedem älteren Patienten, der sich an einem heißen Tag in einem überfüllten Laden schwindelig fühlt, fälschlicherweise eine ischämische Attacke im Hirnstamm diagnostiziert wird. Es gibt auch die Tendenz, jede Art von Schwindel, die Patienten mit einer Rückwärtsneigung des Kopfes in Verbindung bringen, auf eine temporäre Blockade der A. vertebralis durch eine Degeneration der Halswirbelsäule zurückzuführen. Es gibt aber nur bemerkenswert wenige anatomische Grundlagen, die diese Auffassung stützen. In den meisten Fällen ist die Ursache ein gutartiger Lagerungsschwindel (Kapitel 6 und 7).

Die Symptome ischämischer Attacken im Hirnstamm können Schwindel, Dysarthrie und ein Kribbeln um den Mund umfassen, die alle auf eine Funktionsstörung der zentralen Medulla oblongata hinweisen. In Höhe der Brücke sind Schwindel, Hörstörungen, Kribbeln, einseitiges Taubheitsgefühl oder Schwäche der Extremitäten und Doppeltsehen häufige Symptome. Im Mittelhirn kann eine Ischämie zu Doppeltsehen, plötzlicher Bewußtlosigkeit, einseitiger Schwäche der Extremitäten und völliger Blindheit oder vorübergehender Hemianopsie führen, wenn die Sehrinde durch die Beeinträchtigung des Blutflusses in einer A. cerebri posterior ischämisch wird. Der folgende Fall ist ein interessantes Beispiel, anhand dessen die Passage eines Embolus durch das Versorgungsgebiet der Aa. vertebralis und basilaris bis zu dem der A. cerebri posterior verfolgt werden kann.

Fallbeispiel I

Ein 63jähriger Mann besuchte seinen Sohn in Zypern. Während einer Mahlzeit in einem Berggasthof in 1500 m Höhe wurde ihm plötzlich sehr schwindelig, und seine Sprache wurde verwaschen. Er dachte, daß dies auf die große Höhe zurückzuführen sei. Als er ins Freie gehen wollte, um frische Luft zu schnappen, stellte er fest, daß er kaum gehen konnte, und sein rechtes Bein wurde zunehmend schwächer. Er wurde die kurvenreiche Bergstraße hinuntergefahren, wobei er unter zunehmendem Schwindel, verwaschenem Sprechen, Doppeltsehen und Erbrechen litt. Innerhalb der nächsten 48 Stunden erholte er sich stetig. Als er wieder gehen konnte, stellte er aber fest, daß er auf der rechten Seite mit Gegenständen zusammenstieß. Als er eine Woche später untersucht wurde, konnte als einziges verbliebenes körperliches Symptom eine rechtsseitige Hemianopsie unter Aussparung der Makula gefunden werden, die für einen Verschluß der A. cerebri posterior typisch ist.

Funktionsstörungen des Hirnstamms aufgrund intrakranieller Blutungen

Eine intrakranielle Blutung kann die Funktion des Hirnstamms auf unterschiedliche Weise beeinträchtigen. Eine akute Blutung in die Brücke verursacht ein typisches klinisches Bild. Der Patient klagt über starke Kopfschmerzen und wird rasch bewußtlos. Dann entwickelt er eine Cheyne-Stokes-Atmung (periodische Atmung), Stecknadelkopfpupillen, Ausfall des okulozephalen Reflexes und eine spastische Tetraplegie. Diese sofortige Spastizität ist ein auffallendes Symptom einer Hirnstammblutung. Es scheint keine Phase eines „Schocks" mit Schlaffheit zu geben, und schon wenig später kann eine Dezerebrationshaltung auftreten. Der Tod kann innerhalb von Stunden eintreten. Sollte der Patient aber mehrere Tage überleben, steigt die Körpertemperatur vor Eintritt des Todes typischerweise stetig an.

Eine Blutung in die Basalganglien oder die Capsula interna zieht sich häufig bis zum Hirnschenkel hinunter und führt zu einer Mittelhirnläsion. Bricht die Blutung in das Ventrikelsystem ein, kann der rasche Bluteintritt in den vierten Ventrikel zu einer akuten Funktionsstörung des Hirnstamms mit Atem- und Herzstillstand führen.

Eine primäre Blutung ins Kleinhirn ist wegen der Verschiebung des Hirnstamms tödlich. Eine chirurgische Entleerung bietet gute Aussichten auf eine Rückbildung, und eine schnelle Diagnose ist sehr wichtig. Der Beginn ist akut mit okzipitalen Kopfschmerzen, Erbrechen und Ataxie. Innerhalb eines von Fall zu Fall unterschiedlichen Zeitraums wird das Bewußtsein beeinträchtigt, und es kommt zu Blicklähmungen, beidseitigen Pyramidenbahnzeichen und Cheyne-Stokes-Atmung. Der Tod tritt rasch ein, falls keine chirurgische Entleerung der Blutung erfolgt. Das klinische Bild kann eine Subarachnoidalblutung vortäuschen, und es ist offensichtlich, welches Risiko in dieser prekären Situation mit einer diagnostischen Lumbalpunktion verbunden ist. Dieses besondere Syndrom ist auch eine häufige Erscheinungsform eines „gutartigen" zerebellären Hämangioblastoms. Beispiele für diesen Zustand finden Sie in den Kapiteln 7 und 12.

Eine Subarachnoidalblutung kann das gleiche Bild hervorrufen. Der Beginn wird durch plötzliche Kopfschmerzen angekündigt, die gewöhnlich mit akuter Übelkeit, Erbrechen und Schwindel verbunden sind. Diese Hirnstammsymptome treten so oft auf, daß als Blutungsquelle fälschlicherweise häufig ein Aneurysma in der hinteren Schädelgrube angenommen wird. Die Ähnlichkeit zwischen diesem Zustand und einer intrazerebellären Blutung sollte zeigen, wie unklug die übereilte Durchführung einer Lumbalpunktion bei Verdacht auf eine Subarachnoidalblutung ist. Eine intrazerebrale Blutung ist im selben Sinne raumfordernd wie ein Tumor. Die Risiken einer Lumbalpunktion sind also gleich, und im Fall eines zerebellären Hämatoms ist das Risiko beträchtlich. Eine Lumbalpunktion ist bei einer Subarachnoidalblutung keine lebensrettende Maßnahme und sollte *niemals* zu einer lebensbedrohenden Untersuchung werden. Ein CT wird gewöhnlich die Diagnose abklären, und nur selten wird eine Lumbalpunktion als notwendig angesehen. Es ist sicherer, den Patienten in eine Einrichtung zu verlegen, die über einen Tomographen verfügt, als eine Lumbalpunktion durchzuführen, insbesondere dann, wenn sich sein Zustand rasch verschlechtert. Eine rasche Verschlechterung bei einer Subarachnoidalblutung weist entweder auf ein gleichzeitig bestehendes intrazerebrales Hämatom hin oder auf einen massiven Infarkt im Versorgungsgebiet derjenigen Arterie, an der das Aneurysma liegt. In beiden Situationen wirkt das geschädigte Gebiet wie eine sich schnell ausdehnende raumfordernde Läsion, und die Prognose für das Überleben ist schlecht. Subarachnoidalblutungen werden in den Kapiteln 9 und 23 ausführlicher besprochen.

Multiple Sklerose und der Hirnstamm

Multiple Sklerose ergreift häufig den Hirnstamm, und bei einem Fall mit bekannter Multipler Sklerose ist die Ursache eines Hirnstammbefalls offensichtlich. Handelt es sich um den ersten Vorfall, kann die Diagnose schwieriger zu stellen sein. Glücklicherweise gibt es bestimmte Symptome, die deutlich auf Multiple Sklerose als Ursache einer Hirnstammläsion hinweisen. Das hintere Längsbündel ist äußerst verletzlich, und bei jeder Form von internukleärer Ophthalmoplegie ist eine zugrunde liegende Demyelinisierung wahrscheinlich. Ist sie beidseitig, ist fast sicher Multiple Sklerose die Ursache. Eine Beteiligung des N. trigeminus im Hirnstamm kann zu einseitigem Taubheitsgefühl im Gesicht führen, das innerhalb von sechs bis neun Wochen zurückgeht. Manchmal kann sich nach der Rückbildung als spätere Komplikation eine Trigeminusneuralgie entwickeln. Isolierte Abduzenslähmungen sind eine andere häufige Manifestation von Multipler Sklerose, und sie sind die einzige häufige Läsion des *2. Motoneurons* bei dieser Krankheit. Eine beidseitige Läsion der vestibulären Bahnen mit rotierendem Nystagmus beim Seitwärtsblick und vertikalem Nystagmus beim Blick nach oben beruht nur selten auf einer anderen Störung. Die anschließende Rückbildung innerhalb von sechs bis zehn Wochen macht die Diagnose fast sicher. Das wichtigste Kennzeichen einer Multiplen Sklerose des Hirnstamms ist die Kombination beidseitiger Kleinhirn- und Pyramidenbahnzeichen. Es kann sein, daß sich der Patient nur über Ataxie und verwaschene Sprache beklagt, bei der körperlichen Untersuchung aber zusätzlich zu den zu erwartenden zerebellären Symptomen beidseitige Pyramidenbahnzeichen gefunden werden, einschließlich eines gesteigerten Masseterreflexes, pathologisch gesteigerter Reflexe und eines beidseitig positiven Babinski-Reflexes. Obwohl jedes der oben genannten Symptome deutlich auf die Diagnose Multiple Sklerose hinweist, sollten Sie immer daran denken, daß nichts als absolut pathognomonisch für diesen Zustand angesehen werden kann.

MRTs zeigen manchmal die tatsächliche Hirnstammläsion, wenn sie groß genug ist. In vielen Fällen sind es aber die ausgedehnten Läsionen der weißen Substanz in den Großhirnhemisphären, die die Diagnose bestätigen und den sicheren Schluß zulassen, daß die Läsion im Hirnstamm ebenfalls auf der demyelinisierenden Krankheit beruht.

Ponsgliome

Entwickeln sich bei einem kleinen Kind oder einem Patienten mit Neurofibromatose Hirnstammsymptome, muß die Möglichkeit eines Hirnstammglioms in Betracht gezogen werden. Unter anderen Umständen oder in anderen Altersklassen ist diese Diagnose extrem selten, und es wird gewöhnlich Multiple Sklerose vermutet. Eine verspätete Diagnose ist potentiell gefährlich, da Ponsgliome mäßig strahlenempfindlich sind und eine frühe Diagnose und Strahlentherapie Aussicht auf eine verlängerte Remission haben. Viele dieser Tumoren entstehen im Gebiet des Abduzenskerns, und jede Kombination von Abduzens- und Fazialislähmung sollte Verdacht wecken. Häufig sind minimale motorische Symptome, gut auslösbare Reflexe und ein positiver Babinski vorhanden, Hemiplegie ist aber kein Frühsymptom. Die sensiblen Bahnen scheinen ebenfalls äußerst resistent gegen eine Infiltration durch diese Tumoren zu sein, und die Patienten können an dieser Krankheit sterben, ohne einen nachweisbaren Sensibilitätsverlust zu entwickeln. Trotz der starken Vergrößerung der Brücke – der Zustand wurde auch als „Pseudohypertrophie der Brücke" bezeichnet – ist eine Aquäduktstenose selten, und Kopfschmerzen gehören nicht zur Symptomatik.

Früher waren eine sorgfältige Dokumentation der Symptome und die Erkennung neuer Läsionen häufig der einzige Weg, um zu bestätigen, daß die Diagnose richtig war, wenn nach der Pneumenzephalographie noch irgendwelche Unsicherheiten bestanden. Ein MRT mit Gadolinium kann heute die Diagnose mit Sicherheit bestätigen.

Andere Tumoren der hinteren Schädelgrube

Die beiden Hauptarten von Kleinhirntumoren in der Kindheit führen zu rasch fortschreitenden zerebellären Symptomen und einer Hirndrucksteigerung. Medulloblastome können den Hirnstamm über die Kleinhirnstiele direkt infiltrieren. Zystische Astrozytome dringen nicht in den Hirnstamm ein, können seine Funktion aber durch eine mechanische Verlagerung bedrohen, wenn sie verspätet diagnostiziert werden. Bei Erwachsenen führen Ependymome, die vom Boden des vierten Ventrikels ausgehen, zu unangekündigtem Erbrechen, und das Vorhandensein von Stauungspapillen schließt gewöhnlich die Diagnose eines primären Tumors der Brücke aus.

Tumoren der hinteren Schädelgrube sind, im Gegensatz zu Metastasen, bei Erwachsenen relativ selten. Normalerweise wachsen sie nur langsam und rufen ein sehr viel undramatischeres klinisches Bild hervor als in der Kindheit. Die Differentialdiagnose kann sehr schwierig sein. Tumoren des Corpus pineale verursachen eine Hirndrucksteigerung und Hinweise auf eine Kompression des oberen Mittelhirns wie das Parinaud-Syndrom. Tumoren des N. stato-acusticus führen zu Symptomen einer Kleinhirnbrückenwinkelläsion, doch können manchmal die Symptome einer Verschiebung des Hirnstamms das klinische Bild bestimmen (siehe Kapitel 6).

Chordome, Cholesteatome und Meningeome können an der Vorderseite des Hirnstamms auftreten. Beispiele hierfür finden Sie in den Kapiteln 6 und 12. Ein seltener Zustand, der entweder zu einem stetig fortschreitenden oder intermittierenden Hirnstammsyndrom führen kann, ist eine Ektasie der A. basilaris. Bei diesem Zustand wirkt die arteriosklerotische aneurysmatische Er-weiterung und die Gewundenheit der A. basilaris als raumfordernde Läsion auf der Vorderseite des Hirnstamms.

Fallbeispiel II

Ein 45jähriger Mann stellte sich mit komplexen partiellen Anfällen vor, die erfolgreich mit Carbamazepin behandelt wurden. Das EEG zeigte unspezifische Befunde. Fünf Jahre später entwickelten sich bei ihm eine langsam fortschreitende Gesichtslähmung, zunehmende Taubheit auf dem linken Ohr sowie Ataxie. Man vermutete einen Tumor des N. stato-acusticus, obwohl die Reihenfolge, in der die Symptome auftraten, untypisch war. Eine Vertebralisangiographie zeigte, daß die A. basilaris äußerst stark erweitert war und daß sich ihr oberes Ende seitlich tief in den mittleren Teil des linken Temporallappens gedrückt hatte. Dies war mit ziemlicher Sicherheit die Ursache für das ursprüngliche Symptom.

Fallbeispiel III

Ein 58jähriger Mann erschien mit klassischer Trigeminusneuralgie, die durch eine stereotaktische Thermokoagulation des Ganglion Gasseri erfolgreich behandelt werden konnte. Sieben Jahre später kam er mit einer leichten Gesichtslähmung und verwaschener Sprache. Beide Symptome hatten akut eingesetzt, und man vermutete eine vaskuläre Hirnstammläsion. Innerhalb weniger Monate bekam er zunehmende Schwierigkeiten beim Schlucken, Atrophie und Fibrillieren der Zunge sowie eine zunehmende Ataxie. Ein MRT ergab ein Rankenaneurysma der A. basilaris, das den Hirnstamm massiv nach hinten verschob.

In diesen beiden Fällen ließ das subjektive Hauptsymptom auf häufige gutartige Zustände schließen, und die lange Zeitspanne bis zum Auftreten anderer Symptome überrascht. Dies ist jedoch für eine Ektasie der A. basilaris typisch. Für diesen Zustand gibt es aus offensichtlichen Gründen keine Behandlungsmöglichkeit, der langsame Verlauf und das Ausmaß der Verschiebung des Hirnstamms und seiner Blutversorgung sind aber erstaunlich.

Alle oben erörterten Läsionen in der hinteren Schädelgrube können zu intermittierenden Hirnstammsymptomen führen, die Multiple Sklerose oder transitorische ischämische Attacken vortäuschen können. Vorübergehende Abduzenslähmungen, Ataxie und Pyramidenbahnzeichen sind möglich. Selbst vertikaler Nystagmus, der oft als Zeichen einer intrinsischen Hirnstammläsion angesehen wird, kann bei extrinsischer Kompression des Hirnstamms vorkommen. Tumoren im Gebiet des Foramen occipitale magnum, gewöhnlich Meningeome oder Neurofibrome, sind dafür berüchtigt, daß sie zu rezidivierenden Episoden von Tetraparese und schließlich Tetraplegie führen können. Viele dieser Fälle wurden in der Vergangenheit fälschlicherweise über einen Zeitraum von 20 Jahren oder mehr als Multiple Sklerose diagnostiziert, bis eine plötzliche progrediente Symptomatik eine Neubewertung erforderlich machte. Wie so oft haben auch hier die Computer- und Kernspintomogra-

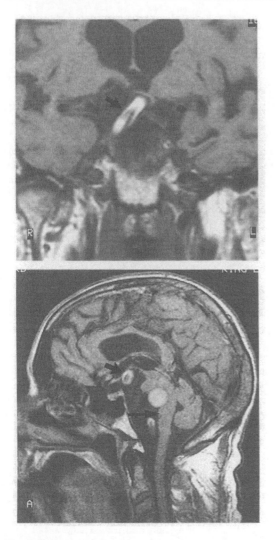

men. Eine Überdosis von Glutethimid führt zu Schläfrigkeit, stark erweiterten Pupillen und gesteigerten Reflexen und kann eine Hirnstammläsion vortäuschen. Bei einer Überdosis von Medikamenten kann es vorübergehend zu einem positiven Babinski kommen, der von der Entnahme einer Blutprobe ablenken kann, die aber bei jedem schläfrigen oder bewußtlosen Patienten zum Medikamentenscreening und zur Bestimmung der Medikamentenkonzentration abgenommen werden sollte.

Fallbeispiel IV

Ein 3jähriges Mädchen war seit ihrem ersten Lebensjahr wiederholt mit unerklärlichen Episoden von Koma in verschiedene Krankenhäuser aufgenommen worden. An zwei Kliniken wurde eine seltene Form von Epilepsie ohne Anomalien im EEG diagnostiziert. Zufällig hatte sie wieder einen derartigen Anfall, während sie sich noch im Krankenhaus von einer vorausgegangenen Episode erholte. In dieser Notlage sah ein anderer Neurologe das Mädchen zum ersten Mal. Auffällig waren die Normalität der Pupillenreflexe, die starke Abschwächung der Reflexe und der negative Babinski bei einem komatösen Kind. Als sie sich erholte, wurde ein Nystagmus beobachtet. Man überlegte, ob das Bild auf einer Vergiftung mit Sedativa beruhte und nicht auf Epilepsie. Eine Bestimmung der Medikamentenkonzentration ergab Barbiturat, obwohl das Kind keine Antikonvulsiva auf Barbituratbasis erhielt. Der Gedanke, daß die Mutter dem Kind den Wirkstoff absichtlich verabreicht haben könnte, stieß auf ziemliches Mißtrauen. Glücklicherweise konnte die Mutter bei einem erneuten Versuch mit einem Röhrchen eines Barbituratmischpräparats ertappt werden, das sie dem Kind gab. Es stellte sich anschließend heraus, daß das Kind zuvor nur zweimal während eines Aufenthalts in einer Kinderklinik in ein Koma gefallen war. Bei diesen Gelegenheiten war der Mutter jeweils gestattet worden, das Kind im Kinderwagen spazierenzufahren.

Fallbeispiel III Ektasie der A. basilaris, die zu einer starken Verschiebung der Medulla oblongata und der Brücke nach hinten führt

phie die Untersuchung dieser Läsionen sicher und gewöhnlich diagnostisch gemacht.

Metabolische Funktionsstörung des Hirnstamms

Die toxischen Wirkungen von Alkohol, Drogen und vielen Medikamenten werden durch reversible metabolische Effekte auf den Hirnstamm verursacht. Schwerer Schwindel, Ataxie, Dysarthrie und Nystagmus sind Nebenwirkungen fast aller Antikonvulsiva. Diphenylhydantoin (Epanutin, Zentropil), Carbamazepin (Tegretal) und Lamotrigin (Lamictal) können sogar eine reversible internukleäre Ophthalmoplegie auslösen. Bei allen Patienten mit wiederholten Anfällen von Schläfrigkeit, Ataxie, Dysarthrie und Nystagmus sollte der Verdacht auf eine absichtlich oder unabsichtlich eingenommene Überdosis von Diphenylhydantoin oder anderen Antikonvulsiva aufkom-

Dies ist ein klassisches Beispiel für ein stellvertretendes Münchhausen-Syndrom und unterstreicht, warum diese Diagnose selbst dann so widerstrebend gestellt wird, wenn sie offensichtlich ist. Selbst medizinischem Personal fällt es schwer, die Motivation zu verstehen, die zum Tod eines Kindes führen kann, und noch schwerer, wenn ein Mitglied des medizinischen Teams die Ursache ist, wie es kürzlich in Großbritannien geschehen ist.

Wernicke-Enzephalopathie ist eine schwerwiegende Komplikation bei Alkoholismus. Außer der charakteristischen psychischen Veränderung, die aus starker Verwirrtheit mit Gedächtnisverlust besteht, gibt es auch eine potentiell tödliche Störung der Funktion des Hirnstamms. Lähmungen der Augenmuskelnerven, gewöhnlich Abduzenslähmungen, Lähmungen der konjugierten Blickbewegungen, Nystagmus und Ataxie sind die Hauptsymptome. Diese Symptome lassen sich durch eine parenterale Therapie mit Vitamin B_1 leicht rückgängig machen. Die psychischen Veränderungen sind dagegen hartnäckiger. Man sollte daran denken, daß dieser Zustand auch bei Patienten auftreten kann, die aus medizinischen Gründen mangelernährt sind, zum Beispiel wegen Malabsorption oder postoperativen Erbrechens.

Zentrale pontine Myelinolyse ist ein seltener und potentiell tödlicher Zustand, der in engem Zusammenhang mit der Wernicke-Enzephalopathie steht, unter denselben klinischen Bedingungen auftritt und zu denselben Symptomen führt. Früher wurde die Diagnose gewöhnlich bei der Obduktion gestellt, nachdem der Patient auf eine Vitamin-B$_1$-Therapie nicht angesprochen hatte. Die Läsion läßt sich heute durch MRTs nachweisen, die demyelinisierte Läsionen im Hirnstamm zeigen. Das klinische Bild besteht aus der raschen Entwicklung einer Tetraplegie mit einer Beteiligung des gesamten Hirnstamms, die zu einem Locked-in-Syndrom führen kann. Bei Fällen, die nicht mit Alkohol in Verbindung stehen, sind die Ursachen gewöhnlich schwere Störungen des Elektrolythaushalts, komplizierende Sepsis, Verbrennungen, Mangelernährung, Leberkrankheiten oder Nebenniereninsuffizienz. Bei diesen Zuständen kommt es zu gravierender Hyponatriämie, und es gibt Hinweise, daß der Mechanismus mit der zu raschen Wiederherstellung des Natriumspiegels in Zusammenhang steht, die vermieden werden sollte.

Angiome und Enzephalitis des Hirnstamms sind außerordentlich selten und werden in differentialdiagnostischen Erörterungen stärker berücksichtigt, als ihnen zusteht. In der Mehrzahl der Fälle, bei denen einer dieser Zustände diagnostiziert wird, stellt sich schließlich heraus, daß der Patient eine andere Krankheit hat. Eine tödliche Enzephalitis des Hirnstamms kann vom Herpes-simplex-Virus verursacht werden. Ein seltener Zustand bei Neugeborenen und Patienten mit geschwächter Immunabwehr ist eine Enzephalitis des Rautenhirns, die mit einer Listeria-monocytogenes-Meningitis verbunden ist. Sehr selten kann ein Herpes zoster des N. trigeminus mit einer Enzephalitis des Hirnstamms assoziiert sein, die – anders als die zuvor genannten Zustände – eine ausgezeichnete Aussicht auf Rückbildung hat.

Angeborene Mißbildungen des Foramen occipitale magnum können im späteren Leben zu Störungen der Hirnstammfunktion führen. Das Syndrom der vertebrobasilären Ischämie kann durch einen anomalen Dens axis, eine Invagination der A. basilaris oder eine Platybasie verursacht werden. Syringomyelie und Syringobulbie stehen mit angeborenen Anomalien des Foramen occipitale magnum und dadurch verursachten neuralen Fehlentwicklungen in Verbindung. Diese Zustände werden in Kapitel 15 ausführlich behandelt.

Hirnstammläsionen sind ziemlich häufig und können für den Patienten unmittelbar oder aufgrund von Komplikationen wie Aspirationspneumonie lebensbedrohlich sein. Eine schnelle und richtige Diagnose ist deshalb lebenswichtig. Dies läßt sich am besten mit fundiertem anatomischem Wissen und der Kenntnis der häufigen Ursachen von Krankheiten des Hirnstamms und ihres klinischen Verhaltens erreichen.

Früher war die Untersuchung von Läsionen, die sich im Hirnstamm befanden oder ihn verschoben, selbst mit Hilfe von CTs äußerst schwierig, da die tassenförmigen, knochigen Ränder der hinteren Schädelgrube in den meisten tomographischen Schnittbildern, insbesondere in Richtung auf das Foramen occipitale magnum, zu ausgedehnten Knochenartefakten führen. Die Kernspintomographie hat diese Schwierigkeiten überwunden, da bei ihr keine Knochenartefakte auftreten. Die mit dieser Technik möglichen, unglaublich präzisen sagittalen Projektionen haben unsere Möglichkeiten, dieses anatomisch komplexe Gebiet abzubilden, erweitert. Die Unterscheidung zwischen Blutung und Infarkt, Multipler Sklerose und Gliom und aneurysmatischer Erweiterung der A. basilaris wurde zwar relativ einfach, doch leider haben sich die Behandlungsmöglichkeiten nicht im selben Umfang verbessert.

12 Das extrapyramidale System und das Kleinhirn

Obwohl dieser Ansatz unkonventionell ist, gibt es anatomische, pathologische und klinische Gründe, Störungen des extrapyramidalen Systems und des Kleinhirns zusammen zu besprechen, so daß diese ungewöhnliche Kombination auch in dieser Auflage beibehalten wurde.

Das anatomische Wissen über das strukturell homogene Kleinhirn war dem Wissen über die zerebellären Funktionen immer voraus. Es gibt nur relativ wenige somatische Symptome einer Krankheit des Kleinhirns, und eine direkte klinisch-anatomische Korrelation ist nur selten möglich. Häufig sind die resultierenden körperlichen Symptome eine Folge der Verschiebung des Hirnstamms und der Beeinträchtigung der Liquorzirkulation. Multiple Sklerose greift häufig das Kleinhirn an. Da aber gleichzeitig die Bahnen im Hirnstamm beteiligt sind, ist eine klinische Unterscheidung unmöglich.

Dagegen war von vielen Störungen seit langem bekannt, daß sie auf einer Schädigung des extrapyramidalen Systems beruhen. Dennoch gab es dafür nur minimale oder keine pathologischen Befunde. Selbst jetzt ist die anatomische Ausdehnung des extrapyramidalen Systems nicht sicher, so daß man heute den Ausdruck „Störung des extrapyramidalen Systems" anstelle des älteren und stärker eingrenzenden Begriffs „Basalganglienkrankheiten" verwendet.

Seit bekannt ist, daß viele dieser Störungen eine neurochemische Grundlage haben, hat sich eine völlig andere Auffassung von der Funktionsweise des Systems entwickelt. Heute ist offensichtlich, daß das Kleinhirn entgegen der früheren Sicht nicht das „Hauptganglion des propriozeptiven Systems" mit direkter Kontrolle über die Bewegung ist, sondern daß in ihm die Informationen über die Körperhaltung zentral zusammengefaßt und zur Großhirnrinde und den Basalganglien weitergeleitet werden. Außerdem kontrolliert es über das Gammaschleifensystem mit Hilfe der intrafusalen Muskelfasern den Grundtonus der Muskeln. Dies erklärt die Ähnlichkeiten der Symptome bei extrapyramidalen und zerebellären Krankheiten, die bei Anfängern zu großer diagnostischer Verwirrung führen. Bei beiden Gebieten führt eine Krankheit zu Störungen von Gang, Bewegung und Tonus sowie zu ungewollten, zusätzlichen Bewegungen, die entweder in Ruhe oder bei Bewegung auftreten.

Leider lassen sich solche dynamischen klinischen Störungen nur schwer anschaulich erklären. Ich habe statt dessen versucht, die verschiedenen klinischen Symptome klar zu beschreiben und eine Klassifizierung der Krankheiten zu geben, die auf klinischen Ähnlichkeiten und dem Alter des Patienten beruht. Letzteres ist bei ze-

rebellären Krankheiten besonders wichtig, bei denen sich die diagnostischen Möglichkeiten bei Kindern und Erwachsenen sehr unterscheiden.

Anatomische Aspekte (Abb. 12.1)

Bewegung wird durch das direkte kortikospinale oder pyramidale System eingeleitet, das beim Menschen am höchsten entwickelt ist. Gleichzeitig werden die kontinuierlichen Haltungskorrekturen, die für eine stetige und koordinierte Bewegung nötig sind, vom kortikopallidalen System initiiert, das hauptsächlich ins Putamen projiziert. Die willkürliche Bewegungskontrolle wird durch die wichtigen kortikopontozerebellären Projektionen vervollständigt, die über den sehr großen mittleren Kleinhirnstiel (das Brachium pontis) in das Kleinhirn gelangen. Daher sind alle drei Teile des ZNS, die mit Bewegung zu tun haben, gleichzeitig aktiv, wenn die Bewegung eingeleitet wird und die gewünschte Richtung und das endgültige Ziel der Bewegung festgelegt werden. Nur bei einer Krankheit zeigen sich das Ausmaß und die Bedeutung der nichtpyramidalen Mechanismen.

Die wichtigste sensible Afferenz erhält das System von den Sinnesrezeptoren in Muskeln, Sehnen und Gelenken – hauptsächlich über die spinozerebellären Bahnen – und über die Vestibulariskerne vom Vestibularapparat. Informationen aus beiden Quellen gelangen überwiegend über den unteren Kleinhirnstiel ins Kleinhirn, der in der älteren Literatur als Corpus restiforme bezeichnet wird.

Die Zytoarchitektonik der Kleinhirnrinde ist einzigartig angeordnet und erlaubt die Projektion großer Informationsmengen auf das ausgedehnte dendritische Netz jeder Purkinje-Zelle, und man hat computergestützte und mathematische Modelle hierfür entwickelt. Das große Axon der einzelnen Purkinje-Zellen projiziert direkt in die zentralen Kleinhirnkerne, hauptsächlich in den ipsilateralen Nucleus dentatus. Dieser Kern leitet die Information in den ventrolateralen Thalamus auf der Gegenseite weiter und über dentatorubrale, rubrothalamische, dentatothalamische und thalamokortikale Projektionen in den Kortex. Diese Bahnen verlassen das Kleinhirn über den oberen Kleinhirnstiel, das Brachium conjunctivum, und kreuzen durch das Gebiet des Nucleus ruber oder bilden dort Synapsen. Die Information, die den Thalamus erreicht, wird dann in die extrapyramidalen Rindenareale und direkt in die Basalganglien projiziert, insbesondere ins Putamen, den Globus palli-

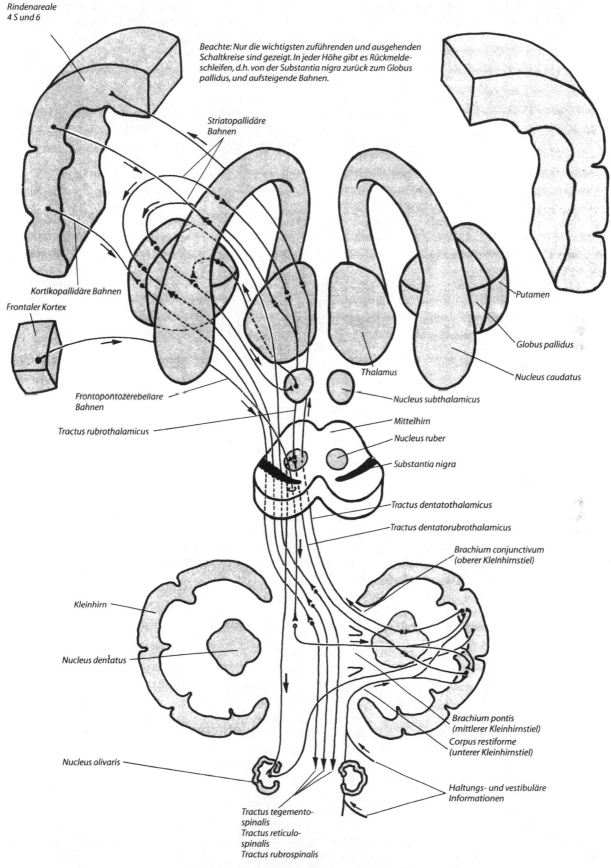

Rindenareale
4 S und 6

Beachte: Nur die wichtigsten zuführenden und ausgehenden
Schaltkreise sind gezeigt. In jeder Höhe gibt es Rückmelde-
schleifen, d.h. von der Substantia nigra zurück zum Globus
pallidus, und aufsteigende Bahnen.

Striatopallidäre
Bahnen

Kortikopallidäre Bahnen

Frontaler Kortex

Frontopontozerebellare
Bahnen

Tractus rubrothalamicus

Putamen

Globus pallidus

Nucleus caudatus

Thalamus

Nucleus subthalamicus

Mittelhirn

Nucleus ruber

Substantia nigra

Tractus dentatothalamicus

Tractus dentatorubrothalamicus

Brachium conjunctivum
(oberer Kleinhirnstiel)

Kleinhirn

Nucleus dentatus

Brachium pontis
(mittlerer Kleinhirnstiel)

Corpus restiforme
(unterer Kleinhirnstiel)

Nucleus olivaris

Haltungs- und vestibuläre
Informationen

Tractus tegemento-
spinalis
Tractus reticulo-
spinalis
Tractus rubrospinalis

Abb. 12.1 Extrapyramidal-zerebelläres System

dus, den Nucleus caudatus und das äußere Pallidumglied. Dadurch wird eine Gruppe von Schaltkreisen geschlossen, an denen der Kortex, die Basalganglien und Komponenten des Kleinhirns beteiligt sind. Der Kortex löst die Aktivität aus und die zerebelläre Afferenz liefert die als Rückmeldung benötigte Information.

Zusätzlich zu diesen äußeren Schaltkreisen gibt es eine innere Schleife, die über eine Rückkopplung hemmend auf den Globus pallidus wirkt. Dies ist ein Schaltkreis durch den Nucleus subthalamicus (Corpus Luysii). Eine Schädigung dieses Schaltkreises entfesselt einen der dramatischsten neurologischen Zustände, das als Hemiballismus bekannte Syndrom.

Die Kenntnisse über die anderen efferenten Bahnen der Basalganglien sind noch unsicher. Die äußerst wichtige Bahn zur Substantia nigra ist gut aufgeklärt, aber die genauen Bahnen der extrapyramidalen Aktivität unterhalb dieses Niveaus sind unbekannt. Zu den Projektionen gehören wahrscheinlich die Tractus tegmentospinalis, rubrospinalis, reticulospinalis und olivospinalis. Zu dem Schaltkreis durch den Nucleus olivaris gehört eine Rückmeldung zum Kleinhirn. Eine Schädigung in diesem Schaltkreis wurde mit Störungen in Verbindung gebracht, die durch myoklonische Phänomene gekennzeichnet sind.

Die beschriebenen und abgebildeten Bahnen sind nur ein Teil des gesamten neuronalen Schaltungssystems, das an der normalen extrapyramidalen Funktion beteiligt ist. Die hier erwähnten liefern den besten Rahmen für eine klinische Erörterung.

Pathologische und biochemische Aspekte

Parkinsonismus ist die zuerst erkannte und sicherlich die am meisten untersuchte Krankheit des extrapyramidalen Systems. Trotz intensiver pathologischer Studien in den letzten 50 Jahren war der einzige konstante Befund eine Depigmentierung und ein Verlust von Neuronen in der Substantia nigra und die spätere Erkenntnis, daß auch die anderen pigmentierten Neurone im ZNS betroffen waren. In den Jahren 1918–1927 kam es zu eine Pandemie einer viralen Krankheit, die als Encephalitis lethargica (Enzephalitis Economo) bekannt war. Diese war mit starken Schlaf- und Verhaltensstörungen sowie jeder möglichen Kombination abnormer Bewegungen verbunden. Bei Patienten, die an der Krankheit starben, fand man keine konstanten pathologischen Befunde, die die körperlichen Symptome erklären konnten. In den 1960ern lieferten die schweren, gelegentlich irreversiblen durch Phenothiazine verursachten mimischen Dyskinesien und Dystonien weitere Hinweise auf eine offensichtliche klinische Krankheit, bei der pathologische Veränderungen fehlten.

In den letzten 30 Jahren haben histochemische Untersuchungen des Gehirns zu einem dramatischen Durchbruch geführt: Diese Zustände sind offenbar – zumindest anfangs – auf neurochemische Störungen zurückzuführen und werden später durch eine fortschreitende neuronale Schädigung kompliziert. Die anfängliche Intaktheit der betreffenden neuralen Bahnen ist klinisch dadurch gezeigt worden, daß bei Patienten, die jahrzehntelang durch Parkinsonismus immobilisiert waren, durch die Gabe von Transmittervorstufen wie Levodopa oder Amantadinhydrochlorid, welche verbliebenes Dopamin freisetzen können, wieder eine fast normale Funktion hergestellt werden kann. Einige der Manifestationen von Parkinsonismus scheinen mit der relativen Überaktivität cholinerger Bahnen in Verbindung zu stehen, die wegen der verringerten Aktivität dopaminerger Bahnen klar zu erkennen ist. Es scheint auch nicht nur eine Frage des Gleichgewichts zwischen stimulierenden und hemmenden Transmittern zu sein. Es gibt Hinweise, daß Acetylcholin und Dopamin in einigen Gebieten stimulierend und in anderen hemmend wirken.

Über die mögliche Beziehung zwischen den beiden Systemen lassen sich, gestützt auf klinische Beobachtungen der Wirkung von Medikamenten bei der Behandlung von Parkinsonismus, einige grobe Verallgemeinerungen machen.

Es scheint, als ob für die normale extrapyramidale Funktion ein Gleichgewicht zwischen cholinergen und dopaminergen Bahnen erforderlich ist, seien sie nun hemmend oder stimulierend. Eine Aktivitätsabnahme in der cholinergen Bahn oder eine Zunahme der Aktivität in der dopaminergen Bahn hat choreiforme Bewegungen zur Folge. Bei Chorea Huntington, die pathologisch durch eine schwere Degeneration des Nucleus caudatus gekennzeichnet ist, in dem die meisten cholinergen Neuronen konzentriert sind, sind choreiforme Bewegungen das auffälligste Merkmal. Die gleichen Bewegungen können auch bei Parkinsonpatienten auftreten, die mit überhöhten Dosen von Levodopa behandelt werden, und das Auftreten dieser Bewegungen im späten Krankheitsverlauf ist ein wichtiger, die Dosis begrenzender Faktor in der Behandlung.

Theoretisch könnte eine Zunahme der cholinergen Aktivität Parkinsonismus auslösen, doch scheint dieser Zustand nicht vorzukommen. Allerdings bemüht man sich zur Zeit bei der Erforschung einer möglichen Behandlung der Alzheimer-Krankheit hauptsächlich um eine Steigerung der cholinergen Aktivität. Idiopathischer Parkinsonismus beruht auf einer Abnahme der dopaminergen Aktivität, und die klinischen Manifestationen bestehen aus einer Kombination von Tremor, Rigor und Langsamkeit der Bewegungen. Daher haben atropinartige Medikamente, die cholinerge Neurone blockieren, bei Parkinsonismus einen gewissen Nutzen, insbesondere bei der Unterdrückung des Tremors, was allerdings häufig mit Halluzinationen und Verwirrtheit erkauft wird. Medikamente wie Reserpin, die Phenothiazine, Tetrabenazin und Butyrophenone, die dopaminerge Neurone entleeren oder blockieren, verschlimmern oder verursachen Parkinsonismus.

Aus diesen therapeutischen und biochemischen Beobachtungen und aus der Beobachtung, daß Parkinsonismus häufig mit Depressionen verbunden ist und daß Antipsychotika Parkinsonismus auslösen können, folgt, daß mit hoher Wahrscheinlichkeit viele psychische Störungen mit ähnlichen, aber bis jetzt noch nicht identifizierten Veränderungen der Neurotransmitter zusammenhängen. Die Komplexität dieser Bahnen, die tatsächlich geschlossene Schleifen mit unterschiedlichen Transmittern an verschiedenen Synapsen sind, erklärt sicherlich die Besonderheiten und die geringe Zahl pathologischer Befunde. Beispielsweise ist es histochemisch und klinisch klar, daß das Hauptproblem bei Parkinsonismus in den dopaminergen Synapsen im Pallidum liegt. Die stärkste pathologische Veränderung findet man aber im synaptischen Gebiet der Substantia nigra. Dies erklärt auch, warum eine Läsion an einem bestimmten Ort nicht unbedingt auf eine spezifische Funktion dieses Gebiets hindeutet. So wäre es zum Beispiel falsch anzunehmen, daß wegen des Auftretens von Chorea bei einer Schädigung des Nucleus caudatus seine normale Funktion darin besteht, Chorea zu verhindern. Allerdings bildete die Annahme, daß eine Schädigung in einem Schaltkreis zu einem Ungleichgewicht führt, das durch die absichtliche Zerstörung eines anderen korrigiert werden könne, die theoretische Grundlage für die mäßig erfolgreichen stereotaktischen Operationen bei Parkinsonismus, die vor der Einführung von Levodopa häufig durchgeführt wurden. Diese Operationen sind heute fast obsolet, obwohl es 1975 so aussah, als ob derartige chirurgische Eingriffe in der Therapie von Parkinsonismus und einiger anderer Zustände, bei denen Tremor ein Hauptsymptom ist, noch einen Platz hätten. Da sich inzwischen herausgestellt hat, daß Medikamente gegen Tremor unannehmbare Nebenwirkungen haben, haben stereotaktische Operationen eine Art Renaissance erlebt. Computergesteuerte stereotaktische Läsionen haben die Effektivität dieser Eingriffe erhöht, eine sorgfältige Auswahl der Patienten ist aber noch immer nötig, und das Risiko, ungewollt Schaden anzurichten, begrenzt den Nutzen der Methode.

Klinische Symptome einer extrapyramidalen Krankheit

Es gibt eine große Spanne von Bewegungsstörungen und körperlichen Symptomen, die mit einer Krankheit des extrapyramidalen Systems verbunden sind. Um langatmige Beschreibungen zu vermeiden, wurde für diese Symptome eine Terminologie entwickelt, die ihre Dokumentation erleichtern soll. Wegen des unterschiedlichen Gebrauchs dieser Begriffe wurde die Situation aber verworrener, und man versucht nun, bestimmte Symptome in wenigen Hauptgruppen zusammenzufassen. Es ist wahrscheinlich am besten, alle zur Zeit verwendeten Begriffe sorgfältig zu definieren, damit der Anfänger sich leichter in diesem besonders schwierigen neurologischen „Jargon" zurechtfindet. In Tabelle 12.1 sind die wichtigsten klinischen Ursachen der verschiedenen Bewegungsstörungen aufgeführt, die später ausführlicher behandelt werden. Viele von ihnen sind äußerst seltene Krankheiten. Aus der Sicht des Anfängers besteht die größte Schwierigkeit darin herauszufinden, ob eine Bewegungsstörung organischen Ursprungs ist: Beginnende choreiforme Bewegungen werden häufig fälschlicherweise als Tics diagnostiziert, oder es wird ein nicht-organischer Ursprung angenommen.

Tremor

Das wichtigste Kennzeichen von Tremor ist der konstante Rhythmus, der zu einer ständigen Oszillation führt, deren Amplitude aber variieren kann. Gleich zu Anfang muß betont werden, daß Tremor nicht immer auf Parkinsonismus beruht. Obwohl Parkinsonismus häufig als Tremor beginnt, gibt es zahlreiche andere diagnostische Möglichkeiten.

Es gibt drei klinisch unterschiedliche Arten von Tremor.

Ruhetremor

Tremor, der auf einer der in Tabelle 12.1 aufgezählten Ursachen beruht, kann in Ruhe vorhanden sein und ist häufig deutlicher zu sehen, wenn die Hände ausgestreckt werden. Bei Parkinsonismus dagegen, bei dem eine Bewegung den Tremor vermindert, verringert das Ausstrecken der Hände gewöhnlich den Tremor. Bei Parkinsonismus läßt sich der Tremor häufig am besten dann beobachten, wenn der Patient während der Anamneseerhebung abgelenkt ist oder beim Gehen, wenn der Arm, der nicht mitschwingt, vom Patienten oft unbemerkt zu zittern beginnt.

Aktionstremor (Intentionstremor)

Es wird so häufig betont, daß ein Aktionstremor für eine zerebelläre Krankheit typisch ist, daß oft übersehen wird, daß fast alle Arten von Tremor bei Bewegung stärker werden. Zerebellärer Aktionstremor zeichnet sich beim Finger-Nase-Versuch dadurch aus, daß der Tremor, kurz bevor der Finger die Nase erreicht, stärker wird. Dies wird als terminaler Intentionstremor bezeichnet. Ein Parkinson-Tremor kann bei Bewegung aufhören. Setzt er sich aber fort, wird die Richtung der Bewegung genau beibehalten, und der Tremor ist über den ganzen Bereich konstant. Die extremste Art von terminalem Intentionstremor tritt bei der hepatolentikulären Degeneration (Morbus Wilson) auf und wird als Asterixis (flapping tremor) bezeichnet. Dabei sind die Oszillationen

Tabelle 12.1 Bewegungsstörungen

Störung	Verursachende Krankheit	Pathologie
Tremor		
In Ruhe	Parkinsonismus	Ausfall der Dopaminsynthese
	Angst	
	Alkohol oder Medikamente (Valproat)	Gesteigerter physiologischer Tremor
	Hyperthyreose	
	Gutartiger essentieller Tremor	Unbekannt, häufig familiär
	Hepatolentikuläre Degeneration	Gestörter Kupferstoffwechsel
	Quecksilbervergiftung	Schädigung der Basalganglien
	Neurosyphilis	Ausgelöst durch infektiöse oder vaskuläre Läsion
Bei Bewegung	Schwerer Parkinsonismus	
	Schwerer essentieller Tremor	
	Zerebelläre Krankheiten	
	Läsion zerebellärer Bahnverbindungen	Läsion im Bereich des Nucleus ruber
Chorea		
Lokalisiert	Chorea minor (Sydenham)	Rheumatisches Fieber
	Infarkt der hinteren Capsula interna	Läsion in der hinteren Thalamusregion
	Tumor in den Basalganglien	
	Nach Thalamotomie	
Generalisiert	Chorea minor (Sydenham)	Rheumatisches Fieber
	Durch Antibabypille ausgelöste Chorea	Zusammenhang mit vorausgegangenem rheumatischem Fieber
	Schwangerschaftschorea	
	Hyperthyreose	
	Disseminierter Lupus erythematodes	Unbekannt
	Polycythaemia rubra	
	Chorea Huntington	Heredofamiliäre Degeneration
	Senile Chorea	Verbunden mit Demenz
	Hyperkalzämie	Metabolisch
	Toxische Wirkung von Phenytoin	Unbekannt
Hemiballismus	Hämorrhagische Schädigung	Läsion im Nucleus subthalamicus
	Embolischer Infarkt	
	Posttraumatisch	
Athetose	Perinatale Hirnschädigung	Icterus neonatorum
	Hepatolentikuläre Degeneration	Gestörter Kupferstoffwechsel
	Juvenile Chorea Huntington (rigide Form)	Heredofamiliäre Krankheit (sehr seltener Typ)
	Hallervorden-Spatz-Krankheit	Demyelinisierende Krankheit
	Alpers-Syndrom	Demyelinisierende Krankheit
	Nach zerebraler Anoxie	Narkosezwischenfall oder Ertrinken
	Ataxia teleangiectasia	Erbliche neurokutane Krankheit
Dystonien	Encephalitis lethargica	Virusinfektion
Generalisiert	Lesch-Nyhan-Syndrom	Gestörter Harnsäurestoffwechsel
	Phenothiazinüberempfindlichkeit	Unverträglichkeitsreaktion auf das Medikament
	Butyrophenone	Unverträglichkeitsreaktion auf Medikamente
	Dystonia musculorum deformans	Erbliche Stoffwechselstörung
	Paroxysmale Choreoathetose	Erbkrankheit
	Levodopa	Medikamentenüberempfindlichkeit oder Überdosis
Lokalisiert	Nach Hemiplegie	Schädigung der Basalganglien
	Nach Thalamotomie	(seltene Komplikation)
	Posttraumatisch	(seltene Komplikation)
	Torticollis spasmodicus	Wahrscheinlich Neurotransmitterdefekt
	Schreibkrampf	Wahrscheinlich Neurotransmitterdefekt
	Blepharospasmus	Wahrscheinlich Neurotransmitterdefekt
	Orofaziale Dyskinesien	Phenothiazine, akut oder Spätwirkung
		Altersabbau
		Geistesschwäche

derart heftig und ausfahrend, daß die Gefahr besteht, daß sich der Patient Gesicht und Augen verletzt.

Pedunkulärer oder Nucleus-ruber-Tremor

Dies ist eine heftige Form des Aktionstremors und tritt am häufigsten bei Patienten mit Multipler Sklerose oder nach Schlaganfällen im Mittelhirn auf. Der Tremor kann in Ruhe vorhanden sein und kann zuckende Extensionsbewegungen des Kopfes und schlecht artikulierte Sprache verursachen. Schon der leiseste Versuch, den Arm zu bewegen, löst einen starken Tremor mit großer Amplitude aus. So kann es mehrere Minuten dauern, bis der Patient die Handbremse seines Rollstuhls loslassen kann, wobei er sich häufig Prellungen zuzieht. Die Patienten können nicht selbständig essen, und Versuche, den Mund zu öffnen, werden oft von so starken Zuckungen des Kopfes begleitet, daß Essen oder Getränke verschüttet werden. Diese Art von Tremor kann auf stereotaktische Eingriffe ansprechen. Es ist allerdings sehr wichtig, die Operation mit Hilfe eines MRTs sorgfältig zu planen, um zu vermeiden, daß die operative Läsion symmetrisch zu einem bestehenden MS-Herd gesetzt wird, da man sonst eine Pseudobulbärparalyse auslösen kann. Die Läsion, die diese Art von Tremor verursacht, kann irgendwo entlang des Tractus dentatorubrothalamicus liegen und ist nicht speziell im Nucleus ruber selbst lokalisiert.

Fallbeispiel I

Ein 79jähriger Mann wurde wegen starker unkontrollierter Bewegungen seiner linken Extremitäten in die Notaufnahme gebracht. Diese waren so heftig, daß er sogar seine Frau verletzt hatte, weil sein Arm ihr Gesicht traf, als er ihr aus dem Bett helfen wollte. In Ruhe traten nur wenige oder keine Bewegungen auf. Sobald er sich aber zu bewegen versuchte, kam es zu wilden Oszillationen von fast ballistischer Heftigkeit. Das Bein war ähnlich betroffen, so daß das Gehen fast unmöglich war. Der Hausarzt war davon überzeugt, daß keine organische Ursache vorlag, da der Patient keine anderen körperlichen Befunde hatte. Dies wurde bei einem so alten Patienten für unwahrscheinlich gehalten und ein MRT zeigte eine einzelne diskrete Läsion im linken oberen Kleinhirnstiel, wodurch sich bestätigte, daß der Tremor auf einer Läsion der dentatothalamischen Bahn beruhte. Die Heftigkeit ließ sich durch die Gabe von Tetrabenazin etwas reduzieren, doch bewirkte die zur Kontrolle des Tremors benötigte Dosis eine inakzeptable Sedierung. Ein Screeningtest zeigte keinen offensichtlichen Primärtumor, und der Patient wurde in ein Pflegeheim verlegt, wo er kollabierte und zwei Wochen später starb. Leider wurde die Klinik erst mehrere Tage nach seinem Ableben informiert, so daß die genaue Lage und Art der Läsion nicht mehr bestimmt werden konnte.

Hemiballismus

Dieser seltene Zustand wird an dieser Stelle behandelt, weil er klinisch dem Nucleus-ruber-Tremor so ähnelt,

und weil er, wenn er persistierend ist, ebenfalls durch einen stereotaktischen Eingriff behandelt werden kann. Hemiballismus ist sehr selten und beginnt gewöhnlich akut nach einer Blutung, einem Infarkt oder einer anderen Schädigung des Nucleus subthalamicus. Liegt der Patient völlig ruhig, können die Bewegungen minimal sein, versucht er aber, sich zu bewegen, hat dies wild schleudernde Bewegungen, insbesondere der Arme, zur Folge.

Fallbeispiel II

Eine 38jährige Patientin wartete auf der chirurgischen Station auf einen Eingriff an der Aortenklappe, da sie infolge eines rheumatischen Fiebers unter einer Aortenstenose litt. Plötzlich begann sie ihren Arm heftig hin und her zu schleudern, so daß sie sich an ei-

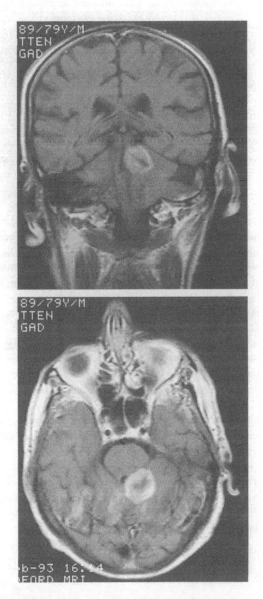

Fallbeispiel I Pedunkulärer Tremor aufgrund einer vermutlich metastatischen Läsion im oberen Kleinhirnstiel

nem Heizkörper Speiche und Elle brach. Einige Minuten später hatten die heftigen Armbewegungen – die eine verheerende Wirkung auf die Fraktur hatten – und die weniger starken Bewegungen des linken Beins eine Angina ausgelöst. Durch intravenöse Gabe von 25 mg Chlorpromazin konnten die Bewegungen innerhalb von Minuten unterdrückt werden. Man nimmt an, daß sie auf einem Embolus aus der Aortenklappe beruhten, die später erfolgreich behandelt wurde.

Eine intravenöse Gabe von 25 mg Chlorpromazin führt zu einer fast augenblicklichen Erleichterung, und durch oral gegebenes Chlorpromazin kann der Zustand anschließend kontrolliert werden, wobei die Bewegungen über mehrere Wochen abklingen. Lassen sie nicht nach, kann ein stereotaktischer Eingriff Erfolg haben. Einige klassifizieren diesen Zustand als schwere Hemichorea, aber die klinischen Symptome und die zugrundeliegende diskrete pathologische Läsion scheinen eine Einstufung als eigenständige Entität zu rechtfertigen.

Chorea

Choreiforme Bewegungen sind plötzliche, schnelle, unwillkürliche und zweckfreie Zuckungen oder Bruchstücke von Bewegungen, die fortwährend in die normale Aktivität des Patienten einfließen. Besonders ausgeprägt sind sie im Gesicht und den distalen Muskeln, und Patienten mit leichter Chorea machen insgesamt einen „zappeligen" Eindruck. Die Augenbrauen können sich heben und senken, der Mund kann sich zu einem halben Lächeln oder halben Grimassen verziehen. Patienten schlagen wiederholt die Beine übereinander und stellen sie wieder nebeneinander und sitzen mit fest gefalteten Armen da. Gelegentlich zuckt ein Arm aus seiner ursprünglichen Lage, und der Patient versucht dies zu überspielen, indem er über Kinn oder Haar streicht. Ist die Chorea voll ausgebildet, kann der Gang durch abrupte Zuckungen des Rumpfes und schleudernde Bewegungen von Armen und Beinen verändert sein. Die Bewegungen sind erschöpfend. Sie sind minimal, wenn der Patient ruhig liegt. Jede aktive Bewegung provoziert weitere Zuckungen.

In sehr leichten Fällen sieht man die Bewegung am besten bei ausgestreckten Händen oder an den Füßen als plötzliche Beugungs- oder Streckbewegungen der Finger oder als seitliche Hin- und Herbewegungen einzelner Finger oder Zehen, die praktisch nicht nachgeahmt werden können. Nach Schlaganfällen, die die Basalganglien schädigen, kann es zu Hemichorea kommen, die gut auf Tetrabenazin anspricht.

Athetose

Athetotische Bewegungen sind langsame, „wurmförmige", wellenförmige Bewegungen der Arme und Beine.

Athetose wird zunehmend mit Dystonie zusammengefaßt, doch erscheint es mir vorteilhaft die Athetose getrennt zu beschreiben, da dieser Begriff noch sehr oft in der Literatur verwendet wird. Wie viele andere Bewegungsstörungen tritt der Zustand beim Versuch einer Bewegung auf. Typischerweise beugen sich die Arme und drehen sich nach innen, wenn sie ausgestreckt gehalten werden. Dabei kommt es zu einer Hyperextension oder einer völligen Beugung des Handgelenks und die Finger sind gestreckt (Abb. 12.2). Der Fuß ist nach innen gedreht und zur Fußsohle hin gebeugt, während das Bein gestreckt ist. Diese peripheren Bewegungen sind oft mit dystonen Bewegungen des Rumpfes verbunden. Am häufigsten ist dieser Zustand bei Kindern mit einer Hemiplegie infolge einer infantilen Zerebralparese. Typischerweise entwickelt er sich im Alter zwischen fünf und zehn Jahren (Abb. 12.2).

Dystonie

Dystone Bewegungen beruhen auf langsamen, länger anhaltenden Kontraktionen der Rumpfmuskulatur, die als proximale Athetose angesehen werden können (Abb. 12.3). Sie können zu einer Retraktion des Kopfes und zu einer Hyperextension, Drehung und seitlichen Beugung der Wirbelsäule führen, durch die der Patient schließlich in eine äußerst unbequeme und unnatürliche Haltung gezwungen wird, die er beibehält.

Zu den dystonen Störungen werden auch lokalisierte, langsame Kontraktionen verschiedener Muskelgruppen gezählt. Zu diesen gehören der Torticollis spasmodicus (spasmodischer Schiefhals), bei dem der Kopf auf eine Seite gezogen wird (Abb. 12.4), der Schreibkrampf, bei dem sich die Muskeln der Schulter beim Versuch zu schreiben verkrampfen, der Blepharospasmus, bei dem sich die Augen fest schließen und über mehrere Minuten

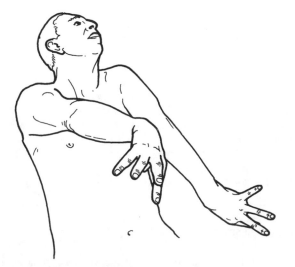

Abb. 12.2 Athetotische Haltung

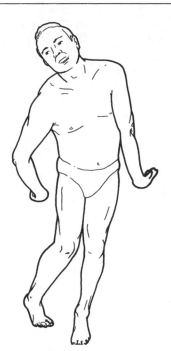

Abb. 12.3 Dystone Haltung

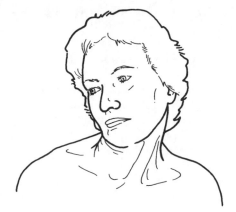

Abb. 12.4 Torticollis spasmodicus

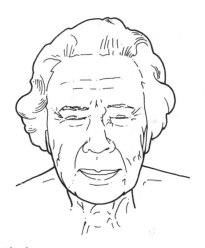

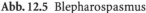

Abb. 12.5 Blepharospasmus

geschlossen bleiben (Abb. 12.5), sowie verschiedene Hyperkinesien des Gesichts, einschließlich forcierten Herausstreckens der Zunge mit Kontraktion der Gesichtsmuskeln und des Platysma. Die letztere Form kann als akute Reaktion auf Phenothiazine auftreten und wird leicht mit Tetanus verwechselt.

Myoklonus

Myoklonus besteht aus plötzlichen, schlagartigen Zuckungen in einer Muskelgruppe, einem einzelnen Muskel oder einem Teil eines Muskels. In seiner schwersten Form kann die Heftigkeit der Bewegung den Patienten zu Boden werfen, insbesondere, wenn auf die Zuckung eine ebenso kurze Hemmung der Muskelkontraktion folgt. Andauernder Myoklonus kann eine zerebelläre Ataxie vortäuschen. Dagegen können als anderes Extrem minimale Myoklonien in entspannten Muskeln mit Faszikulationen verwechselt werden. Myoklonus kann physiologisch in Form von Einschlafzuckungen auftreten oder auf den Beginn einer fortschreitenden Krankheit des Gehirns hinweisen. Die zugrundeliegenden Zustände werden in einem späteren Abschnitt ausführlich erörtert.

Tics

Tics sind als kurze Kontraktionen eines Muskels oder einer Gruppe von Muskeln definiert, die sich an derselben Stelle wiederholen. Der Patient kann die Bewegung ge-

wöhnlich nachahmen und sie durch intensive Konzentration unterdrücken. Sie kommen gewöhnlich bei Kindern vor und können als Schnuppern, Grunzen, Schnauben, Räuspern, Schulterzucken, Blinzeln und Grimassenschneiden auftreten. Manchmal hat es den Anschein, als ob das Kind versucht, sich in die Schulter zu beißen. Die Tics können so häufig werden, daß ärztlicher Rat gesucht wird. Ein typisches Kennzeichen ist, daß sich die Bewegung von Zeit zu Zeit verändert und einige Monate in anderer Form fortbesteht. Schließlich kommt es zu einer Rückbildung, und es ist keine konsistente Psychopathologie verantwortlich.

Der dramatischste Tic ist als Gilles-de-la-Tourette-Syndrom bekannt. Bei diesen Patienten werden die Tic-Bewegungen von vulgärsprachlichen Äußerungen begleitet. Diese besondere Variante kann auf Phenothiazine oder Haloperidol ansprechen. Dies läßt auf eine organische Grundlage dieser Störung schließen.

Andere körperliche Symptome einer extrapyramidalen Krankheit wie Rigor, veränderte Reflexe und spezifische Begleitsymptome einzelner Störungen werden im entsprechenden klinischen Abschnitt besprochen.

Krankheiten, die das extrapyramidale System betreffen

Gutartiger essentieller Tremor

Dieser Zustand tritt sporadisch auf oder wird autosomal dominant vererbt. Er kann in jedem Lebensalter einsetzen, bei den hereditären Varianten liegt der Beginn in einigen Familien typischerweise im zweiten Lebensjahrzehnt und in anderen im höheren Alter.

Die Arme sind am stärksten durch einen leichten Tremor betroffen, der in Ruhe vorhanden ist, bei Streß oder Verlegenheit aber drastisch zunimmt. Mit das auffälligste und häufig pathognomonische Symptom der Störung ist die dramatische Reaktion auf Alkohol. Dieser kann die Symptome derart wirksam unter Kontrolle halten, daß einige Betroffene zu Alkoholikern wurden. Die Hälfte der Patienten leidet auch unter Titubatio (einer nickenden Bewegung des Kopfes), und bei einem Drittel kommt es zu Bewegungen des Rumpfes und der Beine. Bei anderen kann ein Tremor der Stimmgebung vorliegen.

Bei vielen Patienten wirkt sich das Leiden hauptsächlich sozial aus, die Meisten übernehmen absichtlich keine sozialen Funktionen, und es kann zu schweren Depressionen kommen. Die Hauptbedeutung des Zustands besteht darin, daß er so häufig für Parkinsonismus gehalten wird. Bei älteren Patienten kann die Gabe von Antiparkinsonika gegen senilen familiären Tremor zu starker Verwirrtheit führen, wodurch der diagnostische Irrtum noch verschlimmert wird. Diazepam, Chlordiazepoxid, Propranolol und Primidon sind in schweren Fällen hilfreich. Bei leichten Fällen kann aber schon mäßiger Alkoholkonsum die Symptome angemessen kontrollieren. Die Differentialdiagnose umfaßt einfache Angstzustände, Hyperthyreose und alkoholinduzierten Tremor. Parkinsonismus wird durch das Fehlen von irgendwelchen anderen Symptomen der Störung ausgeschlossen. Bei einigen Familien mit gutartigem hereditärem Tremor scheint auch eine erbliche Form von Parkinsonismus aufzutreten, die sich nach 30 Jahre dauerndem Tremor entwickeln kann, ohne daß vorher andere Symptome von Parkinsonismus vorliegen.

Parkinsonismus

Idiopathischer, postenzephalitischer und medikamenteninduzierter Parkinsonismus haben vier Symptome gemeinsam. Der sogenannte arteriosklerotische Parkinsonismus wird separat behandelt.

Tremor

Tremor wurde bereits beschrieben. Beim Parkinsonismus kann er die Gesichts-, Kiefer- und Zungenmuskula-

tur mit einbeziehen, betrifft aber hauptsächlich die Hände und führt zum charakteristischen Pillendrehen. Diese Bezeichnung beruht auf der Haltung der Hand – das Handgelenk ist gebeugt, die Finger sind ausgestreckt, und der Daumen ist abduziert. Die Oszillationen von Fingern und Daumen in zwei Ebenen rufen dann eine Bewegung hervor, die wie Pillendrehen wirkt (Abb. 12.6). Der Tremor ist bei Angst stärker und sollte eigentlich bei Aktivität abnehmen, hält aber bei vielen Patienten mit ausgeprägtem Tremor an. Dadurch entsteht ein Intentionstremor, der leicht für das Symptom einer zerebellären Krankheit gehalten werden kann.

Rigor

Alle Muskelgruppen in den betroffenen Extremitäten sind bei Parkinsonismus rigide, so daß es zu einer Steifheit über den gesamten Bereich der Bewegung kommt. Dies wurde mit dem Gefühl beim Biegen eines Bleirohrs verglichen. Bei den meisten Patienten führt ein phasisches Nachlassen des Tonus zum sogenannten Zahnradphänomen, einer Empfindung, wie beim Drehen eines schwer gängigen Zahnrads. Dies spürt man am besten bei der passiven Flexion und Extension oder Supination und Pronation des Handgelenks des Patienten. Das Zahnradphänomen ist erheblich stärker, wenn der Patient bei der Prüfung die andere Faust ballt. Bei einem leichten Fall ist der Nachweis eines Zahnradphänomens in den Beinen schwierig. Manchmal läßt es sich aber zuerst an der Hüfte entdecken, indem man das Bein sanft hin und her rollt.

Bradykinesie

Bradykinesie ist die am stärksten behindernde Komponente der Krankheit und betrifft hauptsächlich das Ge-

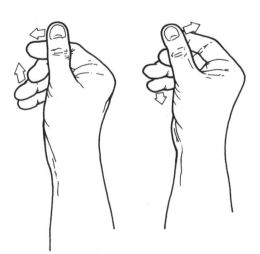

Abb. 12.6 Pillendrehen

sicht und axiale Muskeln, wodurch bei einer Kombination mit Rigor und Tremor die Durchführung von einfachen Aufgaben wie Schreiben, Anziehen oder das Öffnen von Knöpfen fast unmöglich ist. Die Bradykinesie ist die Ursache für den starren Gesichtsausdruck, seltenen Lidschlag, verringertes Schlucken und daraus resultierenden Speichelfluß, die langsame, monotone Sprache, das fehlende Mitschwingen der Arme und die Steifheit des Rumpfes beim Gehen sowie das Fehlen von Mitbewegungen bei der Ausführung irgendwelcher Tätigkeiten.

Schließlich führt die Bradykinesie zum sogenannten „freezing effect". Dabei bleibt der Patient plötzlich wie angewurzelt stehen und kann nicht weitergehen, als ob seine Füße am Boden festgeklebt wären. Dazu kommt es typischerweise, wenn der Patient gerade von einem Stuhl aufgestanden ist, beim Gehen versucht, die Richtung zu wechseln, durch eine Tür geht oder von einem Teppich auf den nackten Boden tritt. Diese Blockade kann der Patient häufig überwinden, indem er sich vorstellt, daß er über einen Ziegelstein steigen muß. Hat dies keinen Erfolg, kann der Ehepartner dem Patienten einen Fuß anbieten, über den er einen Schritt machen kann.

Die Langsamkeit von Haltungskorrekturen erhöht zusammen mit der nach vorn gebeugten Körperhaltung und dem Schlurfen der Füße das Risiko, daß der Patient stolpert und fällt. Den Patienten fällt es häufig leichter zu laufen als zu gehen, wenn sie sich erst einmal in Bewegung gesetzt haben (Abb. 12.7).

Verlust der Haltungsreflexe

Die Patienten klagen sehr darüber, daß sie ständig ihr Gleichgewicht verlieren. Dabei ist ihnen aber einfach aufgefallen, daß Aufrechtstehen die Kunst ist, nicht umzufallen, und sie sind sich plötzlich der fortgesetzten, nicht wahrnehmbaren Haltungskorrekturen bewußt geworden, die normalerweise ablaufen. Die Patienten bemerken, daß sie einfach nicht gerade aufrecht stehen können. Wenn sie versuchen, sich vorwärts zu bewegen, bewegen sich Kopf und Rumpf fort, und die Füße folgen etwas widerstrebend gerade noch rechtzeitig, daß der Patient nicht umfällt. Sie trauen sich nicht, die Richtung zu ändern, ohne stehen zu bleiben und die Ausgangsposition wieder einzunehmen, um dann den gesamten Vorgang zu wiederholen.

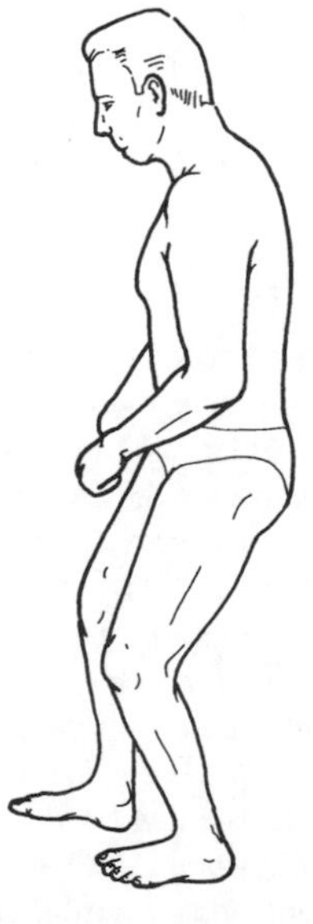

Einfache Aufgaben, wie das Drehen auf der Toilette, um das Toilettenpapier oder den Griff der Spülung zu erreichen, werden fast unmöglich und können zu Stürzen führen. Jedes Manövrieren in begrenzten Räumen bereitet immense Schwierigkeiten. Das Hinein- und Heraussteigen aus der Badewanne kann völlig undurchführbar sein, wenn kein Haltegriff vorhanden ist. Beim Zubettgehen fallen die Patienten gewöhnlich in derselben gebeugten Haltung nach hinten, die sie auch im Stehen einnehmen, und sind dann nicht in der Lage, sich bequem hinzulegen oder sich zuzudecken. Sie können ihr Körpergewicht nicht zu ihrem Vorteil einsetzen und fallen wiederholt zurück, wenn sie versuchen aufzustehen. Sie können sich nur umdrehen, wenn sie gezogen werden. Sie können nicht den Arm und das Bein auf die Seite bewegen, um die Drehung des Rumpfes einzuleiten. Ziemlich oft treten bei den Patienten über ein Jahr leichtere Formen all dieser Symptome auf, bevor sie ärztlichen Rat suchen – gewöhnlich dann, wenn ein offensichtlicheres Symptom wie Tremor hinzukommt.

Klinische Erscheinungsformen des Parkinsonismus

Die Erstsymptome sind variabel und werden häufig damit abgetan, daß sie auf „hohes Alter", „Arthritis", „Rheumatismus" oder „Depression" zurückzuführen sind, oder damit, daß „man dagegen nichts tun kann." Ist überwiegend eine Seite betroffen, insbesondere von Bradykinesie, kann der Verdacht auf einen Schlaganfall oder einen sich entwickelnden Hirntumor gelenkt werden. Manchmal ist das Erstsymptom eine Kopfverletzung oder eine Fraktur der Hüfte, die eine Folge der vielen Stürze sind. Die Krankheit wird unter Umständen erst dann erkannt, wenn die Rehabilitation des Patienten langsam oder schwierig ist.

Bei einigen Patienten fällt die verwaschene oder stockende Sprache auf. Übermäßiger Speichelfluß kann ein wichtiges Symptom sein und auf Demenz schließen lassen. Tatsächlich ist die Speichelproduktion nicht größer als bei Gesunden. Vielmehr führt das seltenere Schlucken dazu, daß sich Speichel ansammeln und aus dem Mund fließen kann. Der Patient blinzelt auch weniger. Dies ist einer der nützlichsten Hinweise zur Bestätigung der Diagnose. Der Verlust des Gesichtsausdrucks und seltenes Lächeln – das „Maskengesicht" – ist häufig

Abb. 12.7 Haltung bei Parkinsonismus

nicht von dem unsäglich traurigen Gesicht eines Patienten mit schwerer chronischer Depression zu unterscheiden. Dies ist eine andere diagnostische Falle und wird noch dadurch verschlimmert, daß viele Patienten mit Parkinsonismus tatsächlich sehr depressiv sind.

Eine Reihe sehr nützlicher Fragen wird die Diagnose häufig bestätigen:

1. Was ist den Patienten beim Schreiben aufgefallen? Manchmal ist es so schwer für sie geworden, daß sie überhaupt nicht mehr schreiben. Sie erwähnen aber immer, daß ihre Schrift sehr klein wurde und daß die Zeilen nach oben strebten, bevor sie das Schreiben aufgaben.
2. Gelingt es ihnen, in die oder aus der Badewanne zu steigen? Dies ist gewöhnlich ein ernstes Problem, und viele Patienten berichten, daß sie oft in der Wanne festsaßen und auf Hilfe warten mußten.
3. Können sie sich im Bett umdrehen? Schwierigkeiten bei diesem scheinbar einfachen, technisch aber sehr schwierigen Manöver treten früh auf, und der Ehepartner erinnert sich gewöhnlich daran, daß er geweckt wurde, um dem Patienten zu helfen.
4. Können sie noch effektiv Teig ausrollen, Eier schlagen, bügeln, Kartoffeln schälen, Wäsche auswringen, einen Schraubenzieher, eine Säge oder einen Hammer benutzen? Sie werden feststellen, daß für die meisten dieser Tätigkeiten eine Reihe rhythmisch wiederholter Bewegungen erforderlich ist. Die Patienten berichten dann häufig von sich aus, daß sie bei jeder Richtungsänderung steckenbleiben, so daß sich der Schneebesen kaum bewegt oder sich die Säge ständig im Holz verhakt.
5. Hat der Patient Schwierigkeiten beim Gehen? War er jemals wie „angewurzelt"? Manchmal bemerken die Patienten, daß sie besser auf unebenem Untergrund gehen können, auf dem das Gehen eine überlegte „pyramidale" Funktion ist, als auf ebenem Boden, auf dem Gehen eine rein automatische, „extrapyramidale" Funktion ist. Ein Patient hat diese Schwierigkeit so formuliert: „Es ist, als ob mein Autopilot abgeschaltet wäre."

Andere Zustände mit Parkinson-artigen Anteilen

Die oben erörterten Merkmale gelten für Parkinsonismus im allgemeinen und insbesondere für die idiopathische Variante, von der heute bekannt ist, daß sie auf einer Anomalie in der Synthese und Freisetzung von Dopamin beruht, besonders im Globus pallidus.

Medikamenten- und chemikalieninduzierter Parkinsonismus

Parkinsonismus tritt bei Patienten auf, die Mangan ausgesetzt sind (zum Beispiel bei der industriellen Mangan-

gewinnung), und nach Kohlenmonoxidvergiftungen (Einatmen von Autoabgasen, Selbstmordversuche).

Fallbeispiel III

Ein 22jähriger talentierter Musiker mit Depressionen versuchte, sich in seinem Wagen umzubringen. Als er um 7 Uhr gefunden wurde, war der Motor stehengeblieben, und man schätzte, daß er den Wagen um 2 Uhr gestartet hatte. Obwohl er tief bewußtlos war und lichtstarre Pupillen hatte, erlangte er innerhalb von 48 Stunden auf der Intensivstation ohne Behandlung mit Sauerstoff unter Überdruck sein Bewußtsein wieder. Nach der Erholung hatte er seine musikalischen Fähigkeiten völlig vergessen und mußte sie sich wieder aneignen, ohne sein früheres Können zu erreichen. Etwa 18 Monate nach diesen Vorfällen entwickelte er innerhalb weniger Wochen einen ausgeprägten bradykinetischen Parkinsonismus, der gut auf Amantadinhydrochlorid und Dopamin ansprach. Neun Monate später hatte er seinen ersten epileptischen Anfall. Die Epilepsie war schwerer zu behandeln als der Parkinsonismus. Als er aber zuletzt ungefähr 10 Jahre nach der Kohlenmonoxidvergiftung untersucht wurde, waren beide Zustände unter Kontrolle.

Medikamenteninduzierter Parkinsonismus verursacht im allgemeinen nur geringen Tremor, wird aber durch ein ausgeprägtes Zahnradphänomen und Bradykinesie bestimmt. Es ist allgemein bekannt, daß die langfristige Einnahme von Chlorpromazin und Depotinjektionen von Antipsychotika zu extrapyramidalen Nebenwirkungen führen können. Dennoch ist der chronische Gebrauch von Prochlorperazin bei älteren Frauen, die oft vor vielen Jahren einen „Schwindelanfall" hatten, wahrscheinlich die häufigste Ursache für medikamenteninduzierten Parkinsonismus.

In seltenen Fällen kann Parkinsonismus die Folge einer Kopfverletzung sein. Die Seltenheit spiegelt dabei wahrscheinlich die Tatsache wider, daß eine Kopfverletzung, die schwer genug ist, um die Basalganglien zu schädigen, gewöhnlich tödlich ist. Hirntumoren können extrapyramidale Symptome auslösen, es gibt aber nur sehr wenige veröffentlichte Fälle. Die beiden folgenden Fälle sind interessante Beispiele für diese Kombination.

Fallbeispiel IV

Eine 63jährige Frau hatte rechtsseitige Symptome von Parkinsonismus. Der Tremor war nur leicht, Rigor und Bradykinesie waren aber ausgeprägt. Bei der Untersuchung hatte sie keine Pyramidenbahnzeichen. Auf ergänzende Gaben von Dopamin reagierte sie relativ gut, insbesondere nachdem Amantadin in die Medikation aufgenommen worden war. Nach neun Monaten verschlechterte sich ihr Zustand, es kam zu zunehmender Schläfrigkeit und Sprechstörungen und rechts entwickelte sich ein positiver Babinski. Ein CT zeigte einen ausgedehnten Tumor mit einer ausgedehnten, fleckförmigen Kalzifikation in den linken Basalganglien, der alle Merkmale eines Oligodendroglioms hatte. Eine Biopsie wurde nicht versucht. Ihr Zustand verschlechterte sich weiterhin, und das zunehmende pyramidale Defizit drängte die Symptome des Parkinsonismus in den Hintergrund.

Fallbeispiel V

Ein 56jähriger Luftfahrtingenieur, dem im 2. Weltkrieg das rechte Bein amputiert worden war, hatte sich ein paar Jahre zuvor wegen Migräne untersuchen lassen. In seiner Freizeit hatte er an einigen Verbesserungen bei der Konstruktion von Prothesen mitgewirkt. Er war wieder überwiesen worden, weil er Schwierigkeiten bei der Benutzung seiner Beinprothese hatte. Er konnte nicht erklären, was nicht funktionierte, außer daß er plötzlich nicht mehr auf der Prothese balancieren konnte und ihre Bewegung wieder unnatürlich wirkte. Er hatte deutliche Symptome eines rechtsseitigen Parkinsonismus mit einem Zahnradphänomen und Bradykinesie des rechten Arms, aber keinen Tremor. Amantadinhydrochlorid führte zu einer raschen Besserung, und er konnte seine Prothese wieder kontrollieren. Daraufhin wurde auch Dopamin gegeben und mehrere Monate blieb er wohlauf. Dann bekam er Kopfschmerzen, die von seiner früheren Migräne nicht zu unterscheiden waren, die aber zum ersten Mal von vorübergehenden aphasischen Sprachstörungen begleitet wurden. Dieser Zustand verschlimmerte sich rasch und er wurde immer schläfriger. Ein CT zeigte ein großes Meningeom in der mittleren Schädelgrube, das erfolgreich entfernt wurde. Der Parkinsonismus ging daraufhin völlig zurück.

Diese beiden Fälle traten 1982 innerhalb von sechs Monaten auf. Eine Literaturrecherche ergab nur überraschend wenige ähnliche Fälle, obwohl Tumoren immer als mögliche Differentialdiagnose bei Parkinsonismus genannt werden. Vielleicht sollte das Fehlen des Tremors in beiden Fällen kommentiert werden, obwohl viele Patienten keinen Tremor haben und dies manchmal ein Symptom bei einseitiger Ausprägung ist. In beiden Fällen war die überzeugende, einige Monate anhaltende Besserung durch eine geeignete Medikation überraschend. Daß die zugrundeliegende Läsion erst wegen des Auftretens unerwarteter Symptome erkannt wurde, ist ein anderes Beispiel dafür, daß Patienten sorgfältig über einen längeren Zeitraum betreut werden müssen, aber wahrscheinlich keine Rechtfertigung für die routinemäßige Durchführung eines CTs bei allen Parkinsonpatienten.

Postenzephalitischer Parkinsonismus

Dieser Zustand trat als Sofort- und Spätkomplikation bei Encephalitis lethargica (Enzephalitis Economo) auf, deren höchste Inzidenz zwischen 1918 und 1928 lag. Es gibt aber noch immer einzelne Patienten, bei denen sich einige der für die postenzephalitische Form typischen Symptome manifestieren. Historisch gesehen gab es in den letzten Jahrhunderten mehrere Pandemien dieser Infektion, und es ist durchaus möglich, daß sie wieder auftritt. Diese Form des Parkinsonismus hat folgende Symptome:

- Umgekehrtes Argyll-Robertson-Pupillenphänomen (siehe Kapitel 2)
- Okulogyrische Krisen (siehe Kapitel 7)
- Seborrhoische Dermatitis auf Stirn und Gesicht
- Schwere Sialorrhoe (übermäßiger Speichelfluß)

- Respiratorische Tics, hartnäckiger Schluckauf
- Verhaltensstörungen

Heute gibt es nur noch sehr wenige Überlebende der letzten Epidemie, und der Zustand ist äußerst selten geworden. In einigen Fällen war die Enzephalitis sehr leicht, und der Parkinsonismus trat 30–40 Jahre später auf. Ein Patient, der in den 1960ern mit klassischem postenzephalitischem Parkinsonismus gesehen wurde, stritt ab, daß er zuvor jemals an einer Krankheit gelitten hätte. Auf genauere Nachfragen fiel ihm aber ein, daß er 1928 aus seiner ersten Stelle bei einem Anwalt entlassen wurde, weil er in einem Zeitraum von sechs bis acht Wochen wiederholt schlafend an seinem Schreibtisch vorgefunden worden war, und er erinnerte sich, daß er in dieser Zeit nachts nicht schlafen konnte. Diese Umkehr des Schlaf-Wach-Rhythmus war ein Symptom der Krankheit, und es ist sehr wahrscheinlich, daß es sich damals um eine leichte Encephalitis lethargica gehandelt hatte.

Arteriosklerotischer Parkinsonismus

Hierbei handelt es sich nicht um einen echten Parkinsonismus und arteriosklerotischer Rigor ist ein besserer Begriff. Der Patient oder ein Angehöriger berichten in der Anamnese gewöhnlich vom überraschend akuten Beginn einer psychischen und physischen Verlangsamung, die mit verwaschener Sprache verbunden ist, übermäßigem Speichelfluß, Schwierigkeiten beim Kauen und Schlucken sowie einer Einschränkung der Beweglichkeit. Es liegt kein Tremor vor, und die körperlichen Kardinalsymptome sind stark ausgeprägter Rigor und Langsamkeit der Bewegungen ohne die anderen Symptome, die für eine Bradykinesie bei Parkinsonismus typisch sind, wie das Stehenbleiben der Füße. Tatsächlich besteht der Gang aus schnellen, kurzen und schlurfenden Schritten und wird als „marche au petits pas" bezeichnet. Bei der körperlichen Untersuchung liefern eine pseudobulbäre Dysarthrie, ein gesteigerter Masseterreflex, gesteigerte Reflexe sowie ein beidseitig positiver Babinski genügend Hinweise auf einen diffusen Hirnschaden. Bei idiopathischem Parkinsonismus sind die Reflexe nicht verändert und der Babinski ist gewöhnlich negativ.

Diese Diagnose hat große praktische Bedeutung. Die Verwendung von Antiparkinsonika bewirkt bei diesen Patienten fast unweigerlich schwere Verwirrtheit und visuelle Halluzinationen, ohne sich auf das körperliche Leiden positiv auszuwirken.

Normaldruck-Hydrozephalus
(Hydrocephalus communicans)

Obwohl dieser Zustand schon vor der Einführung der Computertomographie bekannt war, hat ihr Einsatz bei älteren Patienten zu einer Zunahme der Entdeckung oder des Verdachts auf diesen ziemlich unerklärlichen, aber möglicherweise wichtigen Zustand geführt. Der – gewöhnlich ältere – Patient hat einen „kleinschrittigen" Gang, der dem bei Parkinsonismus sehr ähneln kann, eine von Gedächtnisstörungen dominierte Beeinträchtigung der Intelligenz und Harninkontinenz. Das Gesamtbild kann Parkinsonismus, Alzheimer-Krankheit oder multiple Schlaganfälle vortäuschen, und es gibt keine absolut typische Symptomatik. Dieser Zustand kann nur durch große diagnostische Aufmerksamkeit und routinemäßige CTs bei solchen Patienten erkannt werden.

Leider läßt sich eine massive Erweiterung der Ventrikel aufgrund von intraventrikulärem Druck nur schwer von einer Erweiterung aufgrund einer Hirnatrophie unterscheiden. Die häufig gleichzeitig vorliegende Atrophie der Großhirnrinde erschwert, wenn man das fortgeschrittene Alter dieser Patienten berücksichtigt, die Entscheidung sehr, einen ventrikuloperitonealen Shunt zu legen. Dieser Eingriff ist nicht gefahrlos, weil es zu subduralen Hämatomen, einer Sepsis oder Meningitis kommen kann, und ist gelegentlich wirkungslos. Ist aber ein Shunt bei diesen Patienten erfolgreich, gehört dies zu den dramatischsten Ereignissen in der Neurologie.

Fallbeispiel VI

Ein 68jähriger Mann wurde mit einer vierjährigen Anamnese mit generalisierter Verlangsamung und schlurfendem Gang überwiesen. Er ging mit leicht gebeugten Knien und schleifte dabei die Füße über den Boden, was zu zahlreichen Stürzen führte. Für ihn war es besonders gefährlich, sich nach vorn zu beugen, um in der Glut eines Feuers zu stochern oder den Stecker des Fernsehgeräts aus der Steckdose zu ziehen, da er in dieser Haltung unkontrollierbar nach vorne stürzte. Er hatte ein geringes intellektuelles Defizit und eine Gedächtnisstörung, aber keine Miktionsstörung. Er hatte 30 beziehungsweise 14 Jahre zuvor zwei schwere Kopfverletzungen erlitten, und beim ersten Vorfall wurden ihm nur sehr geringe Überlebenschancen eingeräumt. Bei der Untersuchung waren alle Reflexe überraschend gesteigert und der Babinski war beidseits positiv. Er hatte kein sensibles Defizit und keine extrapyramidalen Symptome, obwohl sein Gang typisch für Parkinsonismus war. Ein MRT ergab einen schweren Hydrozephalus. Da er noch nicht die volle Trias von Symptomen hatte, wurde das Anlegen des Shunts um sechs Monate aufgeschoben, aber eine weitere Verschlechterung seines Gedächtnisses machte das Legen eines ventrikuloperitonealen Shunts erforderlich. Es kam zwar in der Folge zu starken Kopfschmerzen, aber sein Gang und sein Gedächtnis verbesserten sich erheblich. Die durch die Anlage des Shunts verursachten Störungen klangen ab, und ein drei Wochen nach der Operation aufgenommener CT zeigte eine dramatische, der klinischen Besserung entsprechende Verkleinerung der Ventrikel. Vier Jahre lang war er völlig wohlauf. Dann klagte er, daß sich sein „Schwerpunkt verschoben hätte," er begann wieder zu schlurfen und sein Gedächtnis hatte sich verschlechtert. Dies war sogar noch auffallender als beim ersten Mal, und der Patient war zeitweise ziemlich verwirrt. Die körperliche Untersuchung bestätigte das Fehlen extrapyramidaler Symptome, obwohl sein Gang wieder dem von Parkinsonpatienten ähnelte. Außer einer leichten Erhöhung des Tonus in den Beinen und positiven Babinski-Reflexen hatte er aber

keine Symptome. Ein CT zeigte einen schweren Hydrozephalus. Es stellte sich heraus, daß der Shunt blockiert war, und er wurde ersetzt. Dies führte zu einer sofortigen Verbesserung seines Ganges und einer fast völligen Normalisierung seiner intellektuellen Funktion innerhalb von sieben Tagen.

Die Ursache für diesen Zustand ist in den meisten Fällen unklar, und obwohl er als „Normaldruck"-Hydrozephalus bezeichnet wird, ist selbst dieser integrale Bestandteil des Namens umstritten. Nur bei sehr wenigen Patienten enthält die Anamnese Angaben über vorausgegangene Meningitis, Schädeltraumen und Subarachnoidalblutungen, die die Blockade der Liquorzirkulation auf dem Niveau der Arachnoidalzotten erklären können. Diese Blockade wird für die Ursache des Zustands gehalten. Im oben angeführten Fall kann die 30 Jahre zuvor erfolgte schwere Kopfverletzung nur schwer als eine mögliche Ursache des Syndroms ignoriert werden. Nimmt man aber eine Subarachnoidalblutung als Ursache für die Blockade der Liquorzirkulation an, ist die Erklärung der 30jährigen Verzögerung bis zum Auftreten der Symptome schwierig. Trotzdem ist dieser Fall ein exzellentes Beispiel für diesen Zustand und seine Fähigkeit, mit Demenz verbundenen Parkinsonismus vorzutäuschen.

Intellektuelle Funktion und Depressionen bei Parkinsonismus

Ursprünglich wurde behauptet, daß Parkinsonismus nicht mit einer Verminderung der Intelligenz verbunden

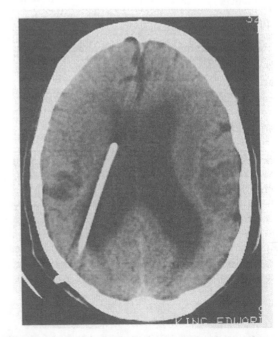

Fallbeispiel VI Rezidivierender Hydrocephalus communicans oder Normaldruck-Hydrozephalus (Shunt in situ im rechten Seitenventrikel)

sei. Seit sich durch Levodopa eine ausgeprägte körperliche Besserung erreichen läßt, hat sich gezeigt, daß mindestens die Hälfte der Parkinsonpatienten unter einer mäßigen bis schweren Beeinträchtigung ihrer Intelligenz leiden. Mit zunehmendem Alter entwickelt sich schließlich bei der Mehrheit ein Intelligenzdefekt. Dies wird häufig durch das Einsetzen visueller Halluzinationen angekündigt, die zuerst nachts und später auch tagsüber auftreten. Anfangs sind diese Halluzinationen nur selten beängstigend und haben gewöhnlich Haustiere wie Hunde und Katzen im Haus zum Inhalt. Büsche und Bäume im Garten können scheinbar von Hunderten von Katzen und Hunden wimmeln oder zu riesigen Figuren werden. Wird die Dosierung der Medikamente nicht sofort reduziert, treten psychotischere, wahnhafte Zustände auf, die einen schweren Verwirrtheitszustand auslösen, so daß der Patient in eine Klinik aufgenommen werden muß.

Von da an steht die Therapie hinsichtlich der Kontrolle der Beweglichkeit und der mentalen Verfassung auf Messers Schneide. Leider wird der Patient dann entweder sehr mobil und sehr verwirrt oder völlig unbeweglich, aber ziemlich geordnet. Die Geschwindigkeit, mit der sich diese Situation nach Jahren ausgezeichneter Kontrolle entwickeln kann, ist erschreckend. Beim Einsatz von Phenothiazinen zur Behandlung des Verwirrtheitszustands besteht eindeutig die Gefahr, daß sich der Parkinsonismus verschlimmert. Es gibt Hinweise, die für die Verwendung von Clozapin sprechen, einem neuen Antipsychotikum, das in dieser Situation nicht zu extrapyramidalen Nebenwirkungen führt. Leider beträgt das Risiko einer Agranulozytose 1:300, und das Medikament darf zur Zeit nur unter streng kontrollierten Bedingungen eingesetzt werden. Es bietet aber zumindestens die Möglichkeit, daß diese schreckliche Komplikation – die fast unvermeidlich ist, wenn der Patient lange genug lebt – zukünftig behandelt werden kann. Der folgende Fall ist ein bemerkenswertes Beispiel für die Entwicklung dieser Komplikation und dokumentiert die dramatische Reaktion auf die Gabe von Clozapin.

Fallbeispiel VII

Ein 60jähriger Buchhalter wurde 1980 wegen Unbeholfenheit des linken Arms und schlurfendem Gang überwiesen. Er war ziemlich depressiv und emotional. Seine Mutter hatte an Parkinsonismus gelitten. Bei der Untersuchung zeigte sich, daß das Mitschwingen des linken Arms beim Gehen beeinträchtigt war und daß das linke Bein schlurfte. Im Liegen wurde ein beidseitiges Zahnradphänomen mit leichter Bradykinesie festgestellt, die links stärker ausgeprägt war. Die Gabe von Amantadinhydrochlorid hatte eine sofortige, deutliche Besserung zur Folge, und der Patient berichtete, daß er beim Spazierengehen mit seinem Hund wieder über Zaunübergänge klettern konnte, was ihm im letzten Jahr unmöglich geworden war. Ein Jahr lang konnte sein Zustand mit Amantadin allein kontrolliert werden. Dann verschlechterte sich sein Golfspiel, und bei einer längeren Wanderung war sein Gang wieder beeinträchtigt. Er erhielt zusätzlich Dopamin, und sein Zustand besserte sich, so daß er alle normalen Aktivitäten, ein-

schließlich Golf, innerhalb eines Monats wieder aufnehmen konnte. Drei Jahre lang fühlte er sich völlig gesund. Dann fiel seiner Familie eine rasche Verschlechterung seiner intellektuellen Fähigkeiten auf. Glücklicherweise schien diese nicht schnell fortzuschreiten, und fünf Jahre nach der Diagnose konnte er noch immer ohne Schwierigkeiten eine ganze Runde Golf spielen. Sechs Jahre nach der Diagnose begann er, sehr lebhaft zu träumen, und wurde gelegentlich ziemlich verwirrt. Bromocriptin wurde mit günstigen Wirkungen in die Medikation aufgenommen und Amantadin abgesetzt. Er hatte einige Probleme mit orthostatischer Hypotonie. Ein Jahr später hatte er Halluzinationen, als er mit seinem Hund spazierenging. Jeder den er sah, war ein „Riese" und er glaubte, „daß alle Bäume mit Flaggen bedeckt seien." Als er nach Hause zurückkam, dachte er, daß der Garten „voller Möbel" sei. Die Dosierung der Medikamente wurde herabgesetzt, der Verwirrtheitszustand klang ab, und man erlaubte ihm, eine Schiffsreise auf dem Rhein zu unternehmen. Bei einem der Ausflüge dachte er plötzlich, daß er eigentlich in Bridgewater sein müßte, und war sehr zornig darüber, daß ihn der Busfahrer zum Kölner Dom gebracht hatte. Diese Verwirrtheit hielt an, und seine Frau mußte für den Rest der Reise mit ihm in der Kabine bleiben. Er wurde unmittelbar nach seiner Rückkehr in eine Klinik aufgenommen. Dort wurde eine Psychose mit paranoiden Wahnvorstellungen und pausenlosen visuellen Halluzinationen festgestellt. Ein Entzug aller Medikamente brachte diese Symptome völlig zum Verschwinden, aber seine Beweglichkeit ging erschreckend zurück. Allmählich wurden wieder geringe Dosen von Dopamin gegeben, wodurch ein annehmbares Maß an Mobilität erreicht wurde. Ein Jahr später kam es zu einer weiteren, viel schwerwiegenderen Episode. Er wurde stationär aufgenommen, alle Medikamente wurden abgesetzt, aber er blieb verwirrt, ängstlich und halluzinierte. Er war davon überzeugt, daß ihn seine Frau verlassen habe, daß ihm alles gestohlen worden sei und daß die Krankenschwestern versuchten, ihn zu vergiften. Bei dieser Gelegenheit mußte er wegen völliger Bradykinesie und Unbeweglichkeit parenteral und über eine Magensonde ernährt werden, und sein Zustand wurde lebensbedrohlich. Mit einigen Schwierigkeiten konnte die Erlaubnis für den Einsatz von Clozapin eingeholt werden, das für diese Indikation nicht zugelassen ist. Fünf Tage nach Behandlungsbeginn mit einer Dosis von 6,25 mg pro Tag war er bei klarem Verstand und fragte, nachdem er drei Wochen nichts zusammenhängendes mehr gesagt hatte, plötzlich, ob ich damit gerechnet hätte, ihn aus dieser Situation zurückzubringen, „als wir zusammen auf diese lange Reise gingen." Vorsichtig wurde wieder Dopamin gegeben, seine Beweglichkeit verbesserte sich, und vier Wochen später war er wieder in der Lage, mit seinem Hund an der Stelle spazierenzugehen, an der er früher Halluzinationen gehabt hatte. Er erhält noch immer diese kombinierte Medikation, und der Zustand ist zur Zeit unter Kontrolle.

Der 8jährige Verlauf bei diesem Patienten ist für Parkinsonismus typisch, der im mittleren Alter einsetzt. Zu Beginn schien die Krankheit relativ leicht zu sein und sprach gut auf eine einfache Medikation an. Eine unerwartete Intelligenzstörung deutete bereits auf einen ernsteren Fortgang hin, als die körperlichen Symptome des Patienten noch gut beherrscht waren. Er war in diesen Jahren zeitweise depressiv, konnte aber weiter arbeiten und wie ursprünglich geplant in den Ruhestand gehen.

Die Halluzinationen traten sehr akut und stark auf. Dies zeigt die ernste Bedeutung des Auftretens einer visuellen Halluzinose bei Parkinsonpatienten infolge der Behandlung. Von diesem Punkt an war der oben beschriebene Ablauf fast unvermeidlich.

Depression wurde immer als Teil des Parkinson-Syndroms anerkannt. In manchen Fällen ist sie ein integraler Teil der Krankheit, in anderen eine Reaktion auf sie. Ist sie Teil des Syndroms, geht sie nicht unbedingt im selben Umfang zurück, wie die Mobilität sich nach Behandlungsbeginn verbessert. Bei manchen Patienten verschlimmert sie sich sogar. Depression bei Parkinsonpatienten kann tiefgreifende Auswirkungen auf ihre körperlichen Beschwerden haben. Dieser Effekt ist vielleicht stärker als die Auswirkungen von Depressionen bei jedem anderen neurologischen Zustand. Die Erkennung und Behandlung der Depression in Verbindung mit der Anwendung von Antiparkinsonika ist ein sehr wichtiger Teil der Behandlung. Bei Patienten mit starkem Tremor kann besonders Imipramin nützlich sein, da seine anticholinergische Wirkung auch den Tremor günstig beeinflussen kann. Bei älteren Männern können die anderen unerwünschten Wirkungen jedoch seine Verwendung ausschließen, wobei Harnverhaltung ein wichtiges Risiko ist.

Parkinson-Plus-Syndrome

Hier handelt es sich um eine Gruppe von Störungen, die sich unter anderem durch Parkinson-artige Merkmale manifestieren. Sie sind nicht nur deshalb bemerkenswert, weil bei ihnen der Parkinsonismus nur schlecht auf eine Behandlung anspricht, sondern auch deshalb, weil die Behandlung die anderen Symptome der betreffenden Zustände verstärken kann. Dies kann der erste Hinweis darauf sein, daß der Patient nicht unter einem einfachen Parkinsonismus leidet. Diese Störungen sind alle progredient und schließlich tödlich.

Multisystemdegeneration

Es gibt vier Hauptformen dieser Störung.

Striatonigrale Degeneration. Das klinische Bild entspricht dem des Parkinsonismus bis auf das Fehlen von Tremor und die geringe Reaktion auf Medikamente, wobei häufig sämtliche Nebenwirkungen der eingesetzten Wirkstoffe auftreten. Dies ist wahrscheinlich die häufigste Ursache für einen durch Arzneimittel nicht zu beeinflussenden Parkinsonismus. Die striatonigrale Degeneration ist nur schwer vom arteriosklerotischen Pseudoparkinsonismus zu unterscheiden.

Shy-Drager-Syndrom. Das Shy-Drager-Syndrom besteht aus einer Kombination von Parkinsonismus mit einer schweren autonomen Neuropathie. Gelegentlich spricht die Parkinson-artige Komponente anfangs gut auf eine medikamentöse Behandlung an, häufig kommt es aber zu Komplikationen durch orthostatische Hypotonie, so daß die Medikamente abgesetzt werden müssen. In vielen Fällen ist die autonome Neuropathie für die subjektiven Hauptsymptome verantwortlich, die bei Männern gewöhnlich Impotenz und Miktionsstörungen sind. In einigen Fällen kann die Entwicklung von Demenz und einer Motoneuronkrankheit den Zustand weiter komplizieren. Die folgenden Beispiele zeigen das Verhalten dieser unangenehmen Störung.

Fallbeispiel VIII

Eine 48jährige Frau wurde in die Klinik aufgenommen, weil sie unter Gangunsicherheit, schwerer Verstopfung, Harnverhaltung und Synkopen litt. Sie wurde mit der Diagnose Hysterie entlassen. Als sie nur sechs Monate später an eine neurologische Klinik überwiesen wurde, hatte sie offensichtlichen Parkinsonismus mit starker Bradykinesie, einen orthostatischen Blutdruckabfall von 120/80 auf 60/0 und eine schwere Funktionsstörung des Sphinkters. Innerhalb der nächsten Monate verschlechterte sich ihr Zustand stetig, und es kam zu ausgedehnten Muskelatrophien und Faszikulationen. Sie starb 18 Monate nach dem Ausbruch der Krankheit.

Fallbeispiel IX

Ein 68jähriger Mann litt seit sechs Jahren unter Impotenz, seit fünf Jahren unter schwerer Verstopfung und Harndrang mit gelegentlicher Inkontinenz und mit Schwierigkeiten beim Einleiten der Miktion. Außer Schmerzen im Nacken hatte er keine weiteren Symptome, aber bei der Untersuchung hatte er gute Reflexe und positive Babinski-Reflexe. Er hatte keine extrapyramidalen Symptome. Eine Myelographie, ein MRT, eine Liquoranalyse sowie eine vollständige hämatologische und biochemische Untersuchung ergaben nur eine degenerative Veränderung im Halsbereich, durch die sich seine Symptome aber nicht ausreichend erklären ließen. Zu diesem Zeitpunkt mußte er sich gelegentlich selbst einen Katheter legen. Ein Jahr später berichtete er von mehreren Zusammenbrüchen im Stehen. Er wurde weiß, seine Augen wurden glasig und er fiel zu Boden. Wenn er sofort wieder aufstand, wiederholte sich das Ganze. Sein Blutdruck im Liegen von 120/80 fiel im Stehen ohne Symptome auf 90/50 ab. Er wurde in die Klinik aufgenommen. Dort wurde eine häufige orthostatische Hypotonie nachgewiesen, die so schwer war, daß er einmal beim Waschen am Waschbecken kollabierte und sein Zimmer überflutete. Er erhielt Fludrocortison, auf das er ausgezeichnet ansprach. Diese Behandlung war sechs Monate lang zufriedenstellend. Dann bekam er kalte, geschwollene Hände und Gangstörungen, und in den Armen wurde ein minimales Zahnradphänomen gefunden. Innerhalb von zwei Monaten entwickelte sich ein eindeutiger Parkinsonismus. Eine Kombination von Amantadin und Dopamin führte zu einer raschen Besserung. Dies war überraschend, da der Patient nun alle Symptome des Shy-Drager-Syndroms aufwies. Die orthostatische Hypotonie führte zu weiteren Schwierigkeiten, und er wurde in ein Pflegeheim aufgenommen. Die Behandlung des Parkinsonismus wurde immer schwieriger, und die orthostatische Hypotonie verschlimmerte sich so sehr, daß er gelegentlich schon ohnmächtig wurde, wenn er sich nur im Bett aufsetzte. Zehn Jahre nach Beginn des Syndroms starb er in einem solchen Kollaps.

Diese beiden Fälle zeigen die Extreme dieser Krankheit. Sie kann sehr rasch zum Tod führen oder sich langsam und allmählich entwickeln wie im zweiten Fall. Die sehr starke Verstopfung ist ein wichtiger diagnostischer Hinweis und eines der frühesten Symptome, das von den meisten Patienten bemerkt wird. Bei Männern stehen gewöhnlich Impotenz und Miktionsstörungen im Vordergrund, und die Patienten sterben infolge der schweren autonomen Neuropathie. Bei den zwei oben geschilderten Fällen sprach der Parkinsonismus anfangs überraschend gut auf die medikamentöse Behandlung an. Generell gilt, daß eine geringe Reaktion auf Medikamente ein Merkmal der degenerativen Formen des Parkinsonismus ist.

Olivo-ponto-zerebelläre Degeneration. Dies ist ein anderer Zustand mit einer verwirrenden Vielfalt von Erscheinungsformen, da entweder die Symptome der zerebellären Ataxie oder die extrapyramidalen Symptome des Parkinsonismus das klinische Bild bestimmen. Dieser Zustand kann auch durch eine autonome Neuropathie und eine Degeneration der Vorderhornzellen kompliziert werden. Im folgenden Fall trat die Krankheit bei einem relativ jungen Mann auf.

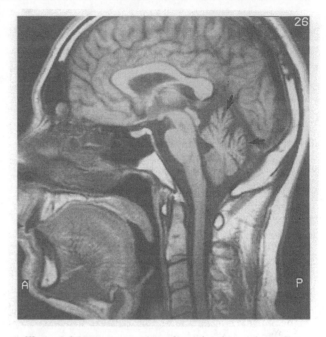

Fallbeispiel X Degeneration des Kleinhirns bei olivo-ponto-zerebellärer Atrophie

Fallbeispiel X

Ein 49jähriger leitender Angestellter einer Ölgesellschaft wurde mit progredienten Gangstörungen, Koordinationsstörungen und verwaschener Sprache überwiesen. Er hatte Schwierigkeiten beim Wasserlassen. Eine nähere Befragung ergab, daß er sich, um das Gleichgewicht zu halten, absichtlich leicht hin und her bewegen mußte, er konnte aber noch Squash spielen. Seit vier Monaten litt er unter erektiler Impotenz. Seine Schrift war unleserlich geworden. Sein eineiiger Zwillingsbruder war nicht betroffen. Bei der Untersuchung war er extrem ataktisch und hatte eine schwere zerebelläre Sprechstörung. Er hatte keinen Nystagmus und der Masseterreflex war nicht auslösbar. Alle Reflexe waren gesteigert, aber die Babinski-Gruppe war negativ. Er hatte ausgeprägte Koordinationsstörungen der Extremitäten und konnte nur stehen, wenn die Füße 30 cm Abstand hatten und er die Augen offen hatte. Bei geschlossenen Augen schwankte er unkontrolliert. Er konnte nicht auf einer Linie gehen und taumelte ohne Seitenbevorzugung. Man nahm eine olivo-ponto-zerebelläre Degeneration an, und ein MRT zeigte eine Atrophie der Kleinhirnrinde, aber der Hirnstamm schien normal zu sein. Bei einem Sturz brach er sich den linken Ellenbogen und zog sich eine Läsion des N. ulnaris zu. Sein früher normaler Blutdruck war auf 90/60 gesunken ohne weiteren orthostatischen Abfall. Leider verschlechterte sich sein Zustand weiter, und die autonome Neuropathie und zerebelläre Symptome bestimmten das Bild. Später kam es zu einer Beeinträchtigung der Blickbewegungen, und er starb etwa drei Jahre nach Beginn der Krankheit.

Parkinsonismus und Motoneuronkrankheit. Dies ist die seltenste der Störungen, bei der ein mäßiger Parkinsonismus mit einer rasch generalisierten Form der Motoneuronkrankheit verbunden ist.

Wie sich aus diesen Beschreibungen erkennen läßt, überschneiden sich diese Syndrome, und bei einigen Patienten kann sich eine Variante zu einer anderen entwickeln. Dadurch wird eine genaue Klassifizierung erschwert und die Prognose gewöhnlich in eine weniger günstige Richtung verändert.

Progressive supranukleäre Lähmung (Steele-Richardson-Olszewski-Syndrom)

Bei diesem Zustand ähneln die subjektiven Hauptsymptome denen bei Parkinsonismus, der Patient kann aber geistig deutlich verlangsamt sein, so daß der Verdacht auf arteriosklerotischen Parkinsonismus aufkommen kann. Dieser Verdacht wird zunächst durch das Ausbleiben einer Reaktion auf Levodopa bestätigt. Allerdings findet man bereits bei der ersten Konsultation bei der sorgfältigen Untersuchung der Augenbewegungen eine Beeinträchtigung des Aufwärtsblicks und innerhalb weniger Monate einen völligen Ausfall aller Bewegungen der äußeren Augenmuskeln. Eine sich schleichend und unaufhaltsam entwickelnde Pseudobulbärparalyse führt zu einem Erlöschen der Sprechfunktionen, Schluckstörungen mit der Gefahr von Aspiration und schließlich zum Tod.

Kortikobasale ganglionäre Degeneration

Diese Störung zeigt sich als typischer Parkinsonismus mit schwerem einseitigem Rigor. Häufig treten früh Sprachstörungen auf. Die Asymmetrie der Symptome kann auf eine zugrundeliegende zerebrovaskuläre Krankheit schließen lassen. Das Gehen wird stark beeinträchtigt, und der Patient stürzt oft. Im weiteren Verlauf kommt es nicht selten zu supranukleären Blickparesen. Bei einigen Patienten wurde von Myoklonus und sensiblen Störungen berichtet. Der folgende, 15 Jahre zurückliegende Fall ist wahrscheinlich ein Beispiel für diesen Zustand. Die Klassifizierung dieser Krankheit war erst später möglich.

Fallbeispiel XI

Ein 61jähriger Mann hatte seit sechs Monaten Schwierigkeiten beim Schreiben. Seine Hand zitterte heftig, die Schrift war kleiner geworden und die Zeilen verliefen nach oben. Seine Frau sagte, daß er innerhalb des letzten Jahres gehfaul geworden war und gelegentlich mit dem rechten Fuß schlurfte. Seine Haltung beim Schreiben war typisch für einen Schreibkrampf. Eine sehr gründliche Untersuchung ergab keine anderen Hinweise auf eine extrapyramidale Krankheit. Trotzdem erhielt er gering dosiertes Dopamin, woraufhin er etwas besser schreiben und eindeutig besser gehen konnte. Allerdings bemerkten er und seine Frau, daß jetzt nur noch die ersten zwei Schritte abnorm waren und daß er normal weitergehen konnte, wenn er sich erst einmal in Bewegung gesetzt hatte. Er wurde überwacht, und in den folgenden zwei Jahren wurde der Parkinsonismus immer offensichtlicher, die Schwierigkeiten beschränkten sich aber auf die rechte Seite, und ein Zahnradphänomen war nur im Daumen festzustellen. Eine maximale Dosierung von Dopamin brachte keine Besserung. Sein Zustand verschlechterte sich kontinuierlich, und ein Jahr später fiel er häufig um, wenn er sich die Schuhe anzog. Zu dieser Zeit hatte sein Gang die Merkmale einer rechtsseitigen Hemiparese angenommen, obwohl die Reflexe symmetrisch blieben und beide Babinski-Reflexe negativ waren. Zusätzlich zu Dopamin wurden Selegilin, Amantadin und später bis zu 30 mg Bromocriptin täglich gegeben, es kam aber zu keiner Besserung. Zwei Jahre nach Krankheitsbeginn wurde er impotent. CTs und MRTs zeigten keine pathologischen Veränderungen. Drei Jahre nach dem Beginn entwickelte sich eine leichte orthostatische Hypotonie, aber Kontinenz und Augenbewegungen blieben normal. Er suchte zahlreiche andere Ärzte auf, und man begann drei Mal, ihn mit verschiedenen Kombinationen von Antiparkinsonika zu behandeln, ohne daß eine Wirkung festzustellen war. Schließlich kam es zu Harnverhaltung, die durch die Resektion der Prostata nicht zu beheben war, so daß ein Dauerkatheter gelegt werden mußte. Sein Zustand verschlechterte sich weiter, und er starb sechs Jahre nach Krankheitsbeginn. Leider wurde keine Obduktion durchgeführt.

Ein einseitiger Parkinsonismus, der sich in Form eines Schreibkrampfes äußert, ist gewöhnlich ein relativ gutartiger Zustand. Da beim ersten Besuch des Patienten nur minimale Symptome dafür gefunden wurden, schien die Prognose ausgezeichnet zu sein. Der Zustand ist dadurch charakterisiert, daß die medikamentöse Behandlung das unaufhaltsame Fortschreiten der streng unilateralen Befunde nicht beeinflussen kann. Der Grad der Überlappung mit den anderen Formen ist offensichtlich, da sich später Impotenz mit Störungen der Sphinkter-

funktion und Hypotonie entwickelten. Es traten aber keine intellektuellen Störungen oder Beeinträchtigungen der Augenbewegungen auf, die auf ein Steele-Richardson-Olszewski-Syndrom hingewiesen hätten.

Parkinson-Demenz-Komplex

Bei einer Reihe von Störungen ist Demenz mit Parkinsonsymptomen kombiniert. Dazu gehören die Guam-Krankheit, die Creutzfeldt-Jakob-Krankheit und einige Fälle der Alzheimer-Krankheit. Die ersten beiden Störungen stehen mit Prionen in Zusammenhang. Bis jetzt gibt es noch keine Beweise, daß die Alzheimer-Krankheit eine infektiöse Grundlage hat. Allerdings hat man kürzlich festgestellt, daß bei einigen Fällen dieses Typs die Möglichkeit einer zugrundeliegenden infektiösen Störung besteht, für die eine genetische Veranlagung vorliegt.

Behandlung des Parkinsonismus

Wie aus der vorausgegangenen Erörterung hervorgeht, ist die Diagnose von Parkinsonismus nicht immer einfach. Spricht ein Patient nicht auf eine medikamentöse Behandlung an, kann dies der erste Hinweis auf eine schlimmere Störung sein. Verwirrenderweise scheinen manche Patienten auf die Behandlung zu reagieren, doch ist die Wirkung nur kurzfristig, und die Gabe zusätzlicher Wirkstoffe bringt keinen weiteren Nutzen. Tatsächlich wird die weitere Anamnese von einer ganzen Reihe von Nebenwirkungen beherrscht. Die dem Patienten anfangs gestellte günstige Prognose muß dann schnell revidiert werden. Auch wenn der Patient unter gewöhnlichem, chemisch begründetem Parkinsonismus leidet, kann es durchaus zu Schwierigkeiten kommen, und die kürzlich gemachte Bemerkung, daß die „Kunst in der Behandlung von Parkinsonismus in der Behandlung der Komplikationen besteht," trifft leider sehr genau zu.

Die unten beschriebene Behandlungsmethode basiert auf der reichen persönlichen Erfahrung der letzten 35 Jahre einschließlich des Zeitraums, in dem nach und nach die moderne Medikation zum Einsatz kam.

Anticholinerge Wirkstoffe

Diese Medikamente werden seit den 1950ern eingesetzt und haben ihren größten Nutzen bei der Behandlung von Tremor. Sie haben nur minimale Auswirkungen auf Rigor und keine Wirkung auf Bradykinesie. Sie sind berüchtigt, weil sie – speziell bei älteren Patienten – zu Verwirrtheit, Halluzinationen und Alpträumen führen. Es sind aber auch Patienten in den 40ern bekannt, bei denen ernste Nebenwirkungen dieser Art aufgetreten sind. Anticholinergika können auch verschwommenes Sehen, einen trockenen Mund und Störungen der Blasenfunktion auslösen und werden aus all diesen Gründen nur begrenzt eingesetzt. Ein vorsichtiger Einsatz ist nur bei solchen Patienten wirklich gerechtfertigt, bei denen der Tremor zu starker Behinderung führt. Sie sollten abgesetzt werden, sobald der Patient Halluzinationen bekommt.

Amantadinhydrochlorid

Dieses ungewöhnliche Medikament wurde ursprünglich als antiviraler Wirkstoff gegen Influenza synthetisiert. Seine positiven Auswirkungen auf Parkinsonismus wurden zur selben Zeit entdeckt, als Levodopa eingeführt wurde, in dessen Schatten es leider seit damals steht. Obwohl seine positive Wirkung auf seine leicht anticholinergischen Eigenschaften zurückgeführt wird, läßt sich die dramatische Reaktion von Patienten mit schwerer Bradykinesie, die der von Levodopa gleichkommt, dadurch nicht erklären. Wahrscheinlich beruht ein Teil der Wirkung auf einer Erleichterung der Dopaminfreisetzung. Die folgende Art der Anwendung unterstützt diese Annahme. Viele Patienten, die zweimal täglich 100 mg Amantadinhydrochlorid erhalten (um 8 und 16 Uhr), berichten von einer dramatischen Besserung ihres körperlichen Zustands innerhalb weniger Stunden nach der ersten Dosis. Bei einigen hält dies über Monate an, während die Wirkung bei anderen innerhalb von Wochen nachläßt, aber sofort wieder eintritt, wenn zusätzlich Levodopa gegeben wird. Die fortgesetzte Anwendung von Amantadinhydrochlorid kann den Einsatz niedrigerer Levodopadosen ermöglichen. Sein wichtigster Nachteil ist sein halluzinogenes Potential, das dem anticholinergischer Medikamente ähnelt und insbesondere zu Alpträumen führt. Aus diesem Grund wird die zweite Dosis schon am Nachmittag eingenommen. Bei einigen Patienten kommt es zu einem juckenden Ausschlag auf dem unteren Teil der Beine mit Ödem der Fußknöchel, der als Livedo reticularis bezeichnet wird und die Absetzung des Wirkstoffs erforderlich machen kann. Die maximale Dosis beträgt 100 mg zweimal pro Tag. Eine höhere Dosis kann epileptische Anfälle auslösen, so daß Amantadinhydrochlorid bei Patienten mit Epilepsie nicht angewendet werden sollte. Auch bei Patienten über 70 Jahren sollte es äußerst vorsichtig angewendet werden, da selbst 100 mg am Morgen zu schwerer Verwirrtheit führen können. Es sollte auch als erstes Medikament abgesetzt werden, wenn der Patient verwirrt wird.

Vorstufen von Dopamin

Eine Kombination von Levodopa und einem Dopadecarboxylasehemmer ist heute bei der Behandlung von Parkinsonismus Standard. Die verfügbaren Zubereitungen enthalten Carbidopa (Nacom) beziehungsweise Benserazid (Madopar) als Inhibitor und sind in verschiedenen löslichen, schnell und langsam wirkenden Zubereitungen und in vielen Dosierungen erhältlich.

In einem frühen Behandlungsstadium reichen gewöhnlich zwei oder drei Dosen aus, die konventionell zu den Mahlzeiten eingenommen werden. Im Laufe der Jahre nimmt die erforderliche Dosis zu, und die Wirkungsdauer verkürzt sich, so daß unter Umständen fünf bis sechs Dosen pro Tag im Abstand von zwei bis drei Stunden benötigt werden, um dieselbe Wirkung zu erreichen. Der wichtigste Nachteil ist, daß in dem Maß wie die Dosis steigt, auch die Wahrscheinlichkeit von dyskinetischen Bewegungsstörungen zunimmt. Zusammen mit der reduzierten Wirksamkeit führt dies zu einer zeitlich variablen Kontrolle mit guten und schlechten Phasen und schließlich zu einem „On-off-Effekt". In dieser Situation sind die Patienten für unterschiedliche Zeiträume entweder gut beweglich, leiden dafür aber unter andauernden choreiformen Bewegungen, oder sie sind fast völlig unbeweglich.

Unabhängig davon, welche Art der Dosierung angewandt wird, berichten die Patienten spontan, daß sie häufig überrascht sind, wie gut es ihnen für 10–30 Minuten mitten in der Nacht oder kurz nach dem Aufwachen geht. Dagegen fällt ihnen auch auf, wie schlecht sie sich entweder am späten Vormittag oder am frühen Nachmittag fühlen. Abends gibt es gewöhnlich einen überraschend guten Abschnitt. Diese Schwankungen scheinen eine grundlegende Eigenschaft der Krankheit zu sein und lassen sich durch Variationen der Medikamentendosis oder des Zeitplans nur sehr schwer beeinflussen. Möglicherweise beruht die Überdosierung bei manchen Patienten auf wirkungslosen Versuchen, diese Schwankungen auszugleichen. Manchmal ist es erfolgreicher, den Patienten zu ermutigen, seinen Tagesablauf um die „schlechten" Abschnitte herum zu planen, als die Dosis anzupassen. Dieses Vorgehen kann auch das Auftreten von Nebenwirkungen weiter hinauszögern.

Auch die Gabe einer hohen Dosis vor dem Zubettgehen scheint nur geringen Nutzen zu haben. Es ist nicht möglich, daß diese Dosis bis zum nächsten Morgen vorhält, und wenn der Patient nicht einen großen Teil der Nacht damit verbringt, aufzustehen und sich wieder ins Bett zu legen, hat eine hohe Abenddosis keine Vorteile. Manche Patienten sind überrascht, daß es ihnen nachts für kurze Zeit besser geht, wenn sie länger keine Medikamente eingenommen haben, als zu jeder anderen Tageszeit. Der ursprüngliche Grund für die Verabreichung von Levodopa zu den Mahlzeiten bestand darin, daß die sehr hohen Dosen zu Übelkeit führten, wenn sie nicht zusammen mit Nahrung aufgenommen wurden. Heute wird behauptet, daß bei der Einnahme mit einer proteinreichen Mahlzeit die Resorption geringer ist, und die fluktuierende Wirkung kann damit zusammenhängen. Allerdings scheint dies selten praktische Bedeutung zu haben.

Die Einnahme der ersten Dosis unmittelbar nach dem Aufwachen ist tatsächlich von Nutzen, da deren

Wirkung häufig innerhalb von 30 Minuten festzustellen ist. Viele Patienten wachen auf, waschen und rasieren sich, ziehen sich an und bereiten ihr Frühstück zu – ungefähr 75 % ihrer täglichen Aktivitäten –, völlig ohne die Wirkung der Medikamente zu nutzen, wenn sie die Einnahme der ersten Dosis bis zum Frühstück aufschieben. Nur wenige Patienten finden, daß die modernen Zubereitungen Probleme verursachen, wenn sie sie gleich nach dem Aufwachen mit einem Glas Milch einnehmen. Allgemein gilt, daß man durch die Verwendung der niedrigsten wirksamen Dosierung, die zeitlich auf die individuellen Bedürfnisse der Patienten abgestimmt wird, und dadurch, daß die Dosis erst dann erhöht wird, wenn dies zwingend erforderlich ist, den fast unvermeidlichen Beginn von Schwankungen in der Dosis-Wirkungs-Beziehung und von unkontrollierbarer Dyskinesie hinauszögern kann. Vielleicht spiegelt die Tatsache, daß einige der schlimmsten Beispiele für diese Schwierigkeiten bei jüngeren Parkinsonpatienten beobachtet wurden, den allzu großzügigen Einsatz von Levodopa wider, der auf unrealistischen Vorgaben für ein akzeptables Maß an funktioneller Kontrolle beruht. Bei älteren Patienten, die auf körperliche Aktivitäten weniger Wert legen, sind derartige Probleme weniger wahrscheinlich.

Dopaminagonisten

Es gibt zwei allgemein verfügbare Agonisten, Bromocriptin (Pravidel) und Pergolid (Parkotil). Wie diese Wirkstoffe am besten eingesetzt werden sollen, ist noch umstritten. Einige empfehlen, sie früh einzusetzen, um die eingenommene Levodopamenge zu begrenzen. Andere ziehen es wie ich vor, mit der Gabe von Dopaminagonisten zu warten, bis die erforderlichen Dopamindosen stark zunehmen. Die wichtigste Nebenwirkung dieser Stoffe ist orthostatische Hypotonie, die nicht nur die Dosierung und den Nutzen beschränken kann, sondern manchmal auch eine autonome Neuropathie provozieren kann, die mit den oben besprochenen Parkinson-Plus-Syndromen verbunden ist. Die therapeutische Breite dieser Wirkstoffe ist groß, und die Dosis sollte nur ganz allmählich erhöht werden, wobei der Blutdruck im Liegen und Stehen überwacht wird.

Apomorphin ist ein anderer Dopaminagonist, der nur subkutan gegeben werden kann. Es kann bei jüngeren Patienten mit gravierendem On-off-Effekt während unbeweglicher Phasen helfen. Seine Anwendung ist nicht risikolos, ist nur bei wenigen Patienten indiziert und sollte wahrscheinlich am besten auf spezialisierte Zentren beschränkt bleiben.

Selegilinhydrochlorid

Dieser interessante Inhibitor der Monoaminoxidase B ist als Deprenyl erhältlich. Es wurde ursprünglich als Adju-

vans benutzt, um den Abbau von Dopamin zu hemmen. Nachdem gezeigt worden war, daß es den durch MPTP verursachten Ausbruch von Parkinsonismus nach dem Gebrauch illegaler Narkotika verhindern konnte, wurde sein potentieller Nutzen ziemlich übertrieben. Man hat erwogen, ob Parkinsonismus selbst auf Schädigungen durch Abbauprodukte des Dopaminstoffwechsels beruht, so daß durch eine Hemmung des Dopaminstoffwechsels die Krankheit gestoppt oder durch eine vorbeugende Behandlung mit Selegilin ihr Ausbruch verzögert oder sogar verhindert werden könnte. Ausgedehnte Studien über einen Zeitraum von 15 Jahren haben in Europa keine klare Wirkung dieser Art ergeben, und die sehr dramatischen Behauptungen, die nach nur zwei- bis dreijähriger Verfügbarkeit in den USA aufgestellt wurden, waren überraschend. Einige dieser Behauptungen mußten im Licht längerer Erfahrungen modifiziert werden, und für eine endgültige Beurteilung des Nutzens dieses Wirkstoffs bei Parkinsonismus sind noch weitere Forschungen erforderlich.

Bei einigen Patienten schützt Selegilin Dopamin offensichtlich vor dem Abbau, bei vielen Patienten läßt sich aber kein Unterschied feststellen. Die Dosierung beträgt 10 mg, die morgens eingenommen werden.

Leider kann es schließlich, unabhängig davon, wie beeindruckend die anfängliche Reaktion des Patienten sein mag, im weiteren Verlauf der Krankheit zu Schwankungen in der Dosis-Wirkungs-Beziehung, einem On-off-Effekt, Verwirrtheit, Alpträumen, Halluzinationen und einer Psychose kommen, wenn der Patient lange genug überlebt. Alle genannten Medikamente können diese unerwünschten Wirkungen verschlimmern, so daß es nicht immer erfolgreich ist, wenn man die Dosis verringert oder die Medikamente absetzt und der Krankheit freien Lauf läßt, um die Nebenwirkungen einzuschränken. Die Gabe von Antipsychotika zur Behandlung der Symptome verschlimmert die Situation noch. Bei Thioridazin in einer Dosierung von 12,5–25 mg pro Tag scheint die Gefahr einer Verschlimmerung des Parkinsonismus am geringsten zu sein. Die zukünftige Verwendung von Clozapin und seinen Derivaten scheint aussichtsreich zu sein, wenn die Nebenwirkungen vermindert werden können. Vor 25 Jahren wurde Parkinsonismus nach der Entdeckung von Levodopa als heilbar angesehen. Wie aus der obigen Erörterung ersichtlich ist, hat man diese Krankheit noch lange nicht im Griff.

Choreiforme Störungen

Chorea minor (Sydenham) und Schwangerschaftschorea

Chorea minor (Sydenham) ist eine zerebrale Komplikation nach rheumatischem Fieber und ist sehr selten geworden. Sie trat typischerweise bei Patienten zwischen fünf und 20 Jahren innerhalb von drei Monaten nach einer Infektion mit β-hämolytischen Streptokokken oder nach rheumatischem Fieber auf. Der Beginn war schleichend und bei der Hälfte der Patienten einseitig. Das beherrschende Symptom war häufig emotionale Instabilität, so daß sehr leicht irrtümlich Hysterie diagnostiziert werden konnte. Die typischen choreiformen Bewegungen klangen in drei bis sechs Monaten ab. Gelegentlich führte eine ungewöhnliche Variante dieser Krankheit bei jüngeren Kindern zu einer schlaffen Hemiparese.

Die Schwangerschaftschorea ist vermutlich ein Rezidiv einer Chorea minor während einer nachfolgenden Schwangerschaft, und ihre Häufigkeit hat daher ebenfalls abgenommen. Diese Erklärung wurde durch die Entdeckung in Zweifel gezogen, daß Ovulationshemmer typische choreatische Syndrome auslösen können. Ein interessantes Beispiel für „Pillen-Chorea" und Schwangerschaftschorea finden Sie in Fallbeispiel VII in Kapitel 24 unter „Komplikationen der Schwangerschaft".

Eine andere Patientin bekam drei Monate nach einer Schwangerschaft, die ohne Symptome einer Chorea verlaufen war, eine durch die Antibabypille ausgelöste Chorea, so daß ein zugrundeliegender neurologischer Defekt nur wenig wahrscheinlich zu sein scheint.

Seltene Ursachen von Chorea

Es gibt Berichte über Chorea in Zusammenhang mit systemischem Lupus erythematodes, Polycythaemia rubra, Hyperthyreose, Diphenylhydantoinvergiftung, Überempfindlichkeit gegen Phenothiazin, Hyperkalzämie, hepatolentikulärer Degeneration und als Komplikation bei überhöhten Dosen von Levodopa.

Chorea Huntington

Chorea Huntington ist eine äußerst unangenehme Krankheit, und zwar nicht nur weil sie autosomal dominant mit vollständiger Penetranz vererbt wird, sondern auch wegen des Krankheitsverlaufs.

Eine Erkrankung in der Kindheit ist extrem selten. In diesem Fall verläuft die Krankheit atypisch mit starkem Rigor und sogar Parkinsonsymptomen anstelle von Chorea und kann von Epilepsie begleitet werden. Familienuntersuchungen haben eine hohe Inzidenz von antisozialem, alkoholischem und psychopathischem Verhalten als prämorbides Persönlichkeitsmerkmal bei Patienten mit dieser Krankheit ergeben. Es ist aber möglich, daß diese Phänomene einfach darauf beruhen, daß die Patienten wissen, daß sie möglicherweise die Krankheit bekommen, die ihre Familie zerstört hat. Bedenkt man, daß der Tod häufig erst nach 10 Jahren mit schweren generalisierten choreiformen Bewegungen und fortschreitender Demenz eintritt, erscheint diese alternative Erklärung plausibel. Daher ist es nicht ungewöhnlich, daß man bei der näheren Untersuchung eines scheinbar spo-

radischen Falls entdeckt, daß die positive Familienanamnese bewußt verheimlicht wurde.

Fallbeispiel XII

Einer Frau in den 30ern begegnete ich zum ersten Mal, als ihr Mann an Motoneuronkrankheit starb. Sie wirkte immer sehr „zappelig", ihre Bewegungen wurden damals aber nicht als choreiform erkannt. Vier Jahre später wurde sie mit generalisierten choreiformen Bewegungen und klaren Zeichen eines intellektuellen Verfalls überwiesen. Sie hatte bereits zwei Kinder aus einer früheren Ehe, zwei Kinder aus der Ehe mit dem Mann, der an Motoneuronkrankheit gestorben war, und ein Kind mit ihrem damaligen Partner. Zum Zeitpunkt der Überweisung war sie schwanger. Sie leugnete, daß es in ihrer Familie choreiforme Bewegungsstörungen gäbe. Man hatte ihr aber erzählt, daß ihre Mutter in einer psychiatrischen Klinik an den Komplikationen einer Kopfverletzung gestorben sei. Schließlich eröffnete ihre älteste Schwester, daß ihre Mutter an Chorea Huntington gestorben sei, daß sie diese Information aber vor ihren jüngeren Geschwistern geheimgehalten habe. Eine Kopie des Totenscheins und die Ergebnisse der Obduktion der Mutter bestätigten diese Diagnose. Die Patientin gebar ihr Kind. Innerhalb von sechs Monaten war aber klar, daß sie weder körperlich noch geistig dazu in der Lage war, für ihr Kind zu sorgen, das unter Amtsvormundschaft gestellt wurde. Die unangenehme Pflicht, die Prognose der Mutter in öffentlicher Sitzung genau zu schildern, war ein notwendiger Teil des Gerichtsverfahrens und für alle Beteiligten sehr belastend.

Bei allen sechs Kindern besteht das gleiche Risiko, daß sie an Chorea Huntington erkranken, obwohl sie von drei verschiedenen Vätern stammen. Den Kindern wurde eine genetische Untersuchung angeboten, wenn sie alt genug sind.

Kennen Patienten ihre Familienanamnese, suchen sie gewöhnlich ärztlichen Rat, wenn sie daran denken, eine Familie zu gründen, oder wenn sie das Auftreten choreiformer Bewegungen entdecken. Früher ließen sich die Patienten praktisch nie beraten, bevor sie heirateten. Durch die allgemeine Bekanntheit genetischer Untersuchungen kommen mehr Patienten, obwohl sie das frühe Wissen um ihre Zukunft fürchten, das ein positives Ergebnis mit sich bringt.

Zuerst bestehen die Bewegungen aus typischen kleinen choreiformen Zuckungen, die besonders Hände und Füße betreffen, wobei einzelne Finger und Zehen wie zufällig zucken. Dies ist nur schwer nachzuahmen. Eine Beteiligung des Rumpfes führt zu Achselzucken und ständigen Haltungsänderungen beim Sitzen. Die Beteiligung des Gesichts führt zu schnellen Veränderungen des Gesichtsausdrucks, wie Stirnrunzeln, Naserümpfen und Mundbewegungen sowie generalisierten Grimassen. Im frühesten Stadium macht der Patient einen „zappeligen" Allgemeineindruck. Ist die Krankheit voll entwickelt, scheint es, als ob sich die Patienten selbst umarmen, um die ungewollten Bewegungen zu unterdrücken. Die Beine werden andauernd übereinander geschlagen und wieder nebeneinander gestellt. Dies geschieht häufig recht laut, wenn die Patienten gegen den Stuhl oder den Tisch treten. Beim Gehen bewegen sich Rumpf und Kopf ruckartig nach vorne oder winden sich, und die Arme bewegen sich wie Dreschflegel. Die Patienten taumeln, fallen aber fast nie. Schließlich wird ihr Gang so unsicher, daß sie besser im Rollstuhl sitzen. Die andauernden windenden Bewegungen können dazu führen, daß die Patienten aus dem Rollstuhl fallen, wenn sie nicht fixiert werden. Diese Bewegungen hören erst im Schlaf auf.

Außer Bewegungsstörungen und Demenz, die gewöhnlich im dritten Lebensjahrzehnt einsetzt, treten keine anderen körperlichen Symptome auf. Die Reflexe sind gewöhnlich normal, und der Babinski ist negativ. Die Kontinenz wird gewöhnlich erst beim Auftreten schwerer Demenz beeinträchtigt. In einigen Fällen können schwere psychologische Störungen oder Demenz einige Jahre vor der Bewegungsstörung auftreten.

Fallbeispiel XIII

Eine 38jährige Krankenschwester war seit fünf Jahren wegen schwerer Verhaltensstörungen und einer Intelligenzminderung in einer psychiatrischen Klinik. Sie war sehr hoch qualifiziert und hatte vor ihrer Erkrankung Intensivstationen in den USA und Großbritannien geleitet. Sie hatte eine Bewegungsstörung bekommen, die nach Ansicht der Psychiater auf der Gabe von Phenothiazin beruhte. Sie hatte typische choreiforme Bewegungen, und das klinische Bild war typisch für Chorea Huntington. Eine taktvolle Befragung ihrer Familie ergab, daß sie während des Krieges nur sechs Monate nach der Rückkehr ihres Vaters vom Militärdienst geboren worden war und daß ihr erzählt wurde, daß sie eine Frühgeburt sei. Die Familie hatte immer den Verdacht gehabt, daß dies nicht stimmte. Da die Familienanamnese keine Fälle von Chorea Huntington enthielt, ging man davon aus, daß die Ursache wahrscheinlich keine spontane Mutation sondern eine außereheliche Affäre war. Zur Zeit der Diagnose waren ihre Eltern verstorben. Leider ereignete sich dieser Fall in den frühen 1980ern, als noch kein Gentest zur Verfügung stand.

Genanalyse

Einer der wichtigsten wissenschaftlichen Fortschritte im letzten Jahrzehnt war sicher die Entdeckung der Lokalisation des genetischen Defekts bei Chorea Huntington und die Entwicklung eines spezifischen Gentests, für den keine Proben von betroffenen Familienmitgliedern benötigt werden. Die Beschaffung dieser Proben war manchmal schwierig, wenn andere Mitglieder der Familie nicht an der Untersuchung teilnehmen wollten. Das bedeutet, daß isolierte Fälle jetzt mit Sicherheit diagnostiziert werden können. Wenn aber die jüngeren Familienmitglieder die Schwere der Krankheit erkennen, entscheiden sich viele gegen eine genetische Untersuchung und ziehen es vor, nicht Bescheid zu wissen, da bis jetzt noch keine spezifische Behandlung möglich ist. Der völligen Beruhigung eines möglicherweise Betroffenen durch ein negatives Testergebnis steht die Zwangsläufig-

keit der zukünftigen Entwicklung bei einem positiven Ergebnis gegenüber, so daß sich viele voraussichtliche Patienten nicht zu einer Genanalyse entschließen können. Bis eine spezifische Behandlung zur Verfügung steht, bleibt die erhoffte Ausrottung der Krankheit in den betroffenen Familien unerreichbar.

Eine gewisse symptomatische Milderung der Bewegungen kann durch eine Dosis von 12,5–25 mg Tetrabenazin pro Tag erreicht werden, doch ist das unaufhaltsame Fortschreiten der Bewegungen und der Abnahme der intellektuellen Fähigkeiten die Regel. Der Tod tritt gewöhnlich innerhalb von 10 Jahren nach der Erkrankung ein.

Athetotische und dystone Krankheiten

Dystonie ist ein Symptom vieler seltener Krankheit, deren klinische und biochemische Kennzeichen deshalb nur kurz beschrieben werden sollen.

Kernikterus

Kinder, die infolge eines Icterus gravis neonatorum beliebiger Ursache einen Kernikterus hatten, können Entwicklungsverzögerungen mit schlaffem Tonus aufweisen. Choreiforme Bewegungen mit athetotischen Anteilen bei versuchter Bewegung manifestieren sich erst dann völlig, wenn die Pyramidenbahnen im Alter von 18–24 Monaten markreif werden. Häufig kommt es zu Schallempfindungsschwerhörigkeit, und bei überraschend vielen Patienten tritt im Alter von 13–19 Jahren Epilepsie auf. Die Häufigkeit von Kernikterus hat sich durch die rasche Erkennung und Behandlung aller Ursachen von Neugeborenengelbsucht und die Verhinderung von Rhesus-Inkompatibilität stark verringert.

Hepatolentikuläre Degeneration (Morbus Wilson)

Hierbei handelt es sich um eine seltene, angeborene Störung des Kupferstoffwechsels, bei der Kupfer in den Basalganglien und in der Leber abgelagert wird. Bei Kindern kann sich die Störung als Leberkrankheit manifestieren. Das andere Extrem bilden einige Patienten, bei denen sich erst mit 40 Jahren eine extrapyramidale Bewegungsstörung einstellt. Bei allen Patienten mit Bewegungsstörungen unter 40 Jahren muß daher eine hepatolentikuläre Degeneration ausgeschlossen werden. Es kann zu einem bemerkenswerten Spektrum von Bewegungen kommen, unter anderem Tremor, athetotischen Haltungen und dystonen Bewegungen. Wird die Krankheit nicht erkannt und behandelt, kommt es zu einer lebensbedrohlichen Leberzirrhose. Das klassische Symptom ist eine feine braune, staubartige Kupferablagerung am Rand des Perikornealrings, die als Kayser-

Fleischerscher Hornhautring bezeichnet wird. Die Kupferkonzentration im Serum kann täuschend normal, verringert oder erhöht sein. Diagnostisch entscheidend ist die Messung der Serumkonzentration von Coeruloplasmin, dem Kupfertransportprotein, die bei hepatolentikulärer Degeneration erheblich vermindert ist. Die Krankheit kann heute durch eine kupferarme Diät und die tägliche Gabe von 1–2 g Penicillamin behandelt werden. Eine frühe Diagnose der Störung ist zur Vermeidung irreversibler Leber- und Hirnschäden unerläßlich. Bei manchen Patienten hat Penicillamin unerwünschte Nebenwirkungen (siehe Kapitel 18). Alternativ kann dann Triethylentetramin gegeben werden.

Hallervorden-Spatz-Krankheit

Die Hallervorden-Spatz-Krankheit ist eine seltene degenerative Krankheit, die bei Kindern zu fortschreitender Dystonie und hyperkinetischen Bewegungen führt und von Retinitis pigmentosa begleitet wird. Selten manifestiert sie sich im Erwachsenenalter und ähnelt dann dem Parkinsonismus. Die Ätiologie ist unbekannt, doch haben pathologische Untersuchungen eine Ablagerung von Eisen in den Basalganglien ergeben. Der Verlauf der Krankheit ist durch fortschreitenden körperlichen und geistigen Verfall gekennzeichnet.

Lesch-Nyhan-Syndrom

Das Lesch-Nyhan-Syndrom ist eine seltene Krankheit. Die Symptomatik wird von schweren athetotischen und dystonen Bewegungen und von einer auffallenden Neigung zur Selbstverstümmelung beherrscht. Letztere ist bei geistesgestörten Kindern nicht selten, ist aber bei dieser Krankheit besonders stark ausgeprägt, und die Kinder beißen sich Lippen, Zunge und Finger ab, wenn nicht alle Zähne gezogen werden. Die Krankheit ist mit einer sehr hohen Harnsäurekonzentration im Serum verbunden, doch ist der Zusammenhang zwischen diesem Befund und der Bewegungsstörung nicht bekannt.

Neuroakanthozytose

Auch hierbei handelt es sich um ein sehr seltenes familiäres Syndrom, das durch den Beginn im dritten Lebensjahrzehnt gekennzeichnet ist. Es ist mit einer großen Vielfalt von Bewegungsstörungen verbunden, unter anderem Dyskinesie des Gesichts, Chorea und Parkinson-artigen Anteilen. Eine periphere Neuropathie sowie epileptische Anfälle können die Störung weiter komplizieren. Im Blutausstrich findet man Akanthozyten, die Konzentration von β-Lipoproteinen ist aber – anders als bei der Abetalipoproteinämie (Bassen-Kornzweig-Syndrom; siehe Kapitel 19) – normal.

Erbliche Torsionsdystonie

Dieser Zustand ist entweder rezessiv oder dominant autosomal erblich. Die rezessive Variante ist besonders bei jüdischen Familien verbreitet und führt gewöhnlich zu schweren Behinderungen. Die Penetranz der dominanten Variante ist unterschiedlich, so daß einige Betroffene nur sehr leichte Beeinträchtigungen haben. In voll entwickelter Form wird der Körper des Patienten in stark anomale dystone Haltungen gezogen und andauernd von choreiformen Bewegungen durchzuckt.

Paroxysmale Choreoathetose

Auch diese Störung kann autosomal dominant vererbt werden. Bei der typischen Form folgen auf jede abrupte Bewegung plötzliche, kurze choreoathetotische Haltungen.

Fallbeispiel XIV

Ein 14jähriger Chorknabe wurde wegen merkwürdiger Bewegungen überwiesen, die während einer Prozession in der Kathedrale aufgetreten waren. Als die Chorknaben um die Ecke bogen, um zum Chorgestühl zu gehen, begann sich seine rechte Körperseite seltsam zu krümmen. Der Arm drehte sich nach innen, und die Finger und das Handgelenk beugten sich. Sein Knie knickte halb ein, und sein Fuß schleifte über den Boden. Nach zwei Schritten ging er wieder normal, und man beschuldigte ihn, daß er diese Bewegungen absichtlich gemacht hätte. Es stellte sich heraus, daß die gleichen Bewegungen auch beim Cricket auftraten, wenn er losrannte, um den Ball zu fangen, was ihm häufig mißlang. Als Teenager hatte seine Mutter eine ähnliche Störung gehabt, und sein jüngerer Bruder bekam später den gleichen Zustand. Gegen Ende ihres zweiten Lebensjahrzehnts überwanden beide diese Störung. Die Bewegungsstörung sprach auf die Gabe von Primidon an.

Diese Krankheit ist ziemlich selten, läßt sich aber leicht identifizieren. Beobachtet man den Patienten, sieht man, daß schon das Aufstehen von einem Stuhl einige Sekunden lang zu choreiformen Bewegungen auf einer Körperseite führen kann, bevor der Patient zu gehen beginnt. Ändert der Patient die Richtung oder versucht plötzlich, schneller zu gehen, treten die Bewegungen erneut nur einige Sekunden lang auf. Obwohl das EEG normalerweise ohne pathologischen Befund ist, kann der Zustand auf Antikonvulsiva ansprechen, und Primidon scheint schon in relativ geringer Dosierung besonders wirksam zu sein.

Segmentale und fokale Dystonien

Die häufigsten Arten von Dystonie sind als segmentale oder fokale Dystonien bekannt, im Gegensatz zu den oben besprochenen Störungen, bei denen der ganze Körper oder der größte Teil beteiligt ist. Dies ist eine weitere Gruppe von Störungen, bei denen die Bewegungen dystoner Natur sind, aber nur ein begrenztes anatomisches Gebiet betreffen.

Torticollis spasmodicus (zervikale Dystonie)

Dieser Zustand ist äußerst unangenehm und behindernd und kann in jedem Alter auftreten. Bei Torticollis wird der Kopf durch den M. sternocleidomastoideus auf eine Seite gezogen. Typischerweise wird die Schulter durch die oberen Fasern des M. trapezius auf der gegenüberliegenden Seite angehoben, als ob sie das Kinn treffen sollte. Zuerst ist diese Bewegung spasmodisch, aber später hält der Spasmus an, und in den kontrahierten Muskeln treten starke, krampfartige Schmerzen auf, während die Muskeln, die versuchen, der pathologischen Bewegung entgegenzuwirken, diffus schmerzen. Die typische Haltung ist in Abbildung 12.4 gezeigt. In einigen Fällen können die Patienten den Kopf durch sanften Druck gegen die Seite des Kinns wieder in die normale Lage zurück bewegen. Der Zustand wird heute allgemein als organische, durch Neurotransmitter verursachte Störung angesehen, obwohl sie früher für eine funktionelle Störung gehalten wurde. Der Zustand bleibt gewöhnlich auf eine Seite beschränkt und entwickelt sich nicht zu einer generalisierteren Bewegungsstörung weiter.

Bei der zweithäufigsten Variante kontrahieren sich die Mm. sternocleidomastoidei auf beiden Seiten, so daß der Kopf nach vorne gezogen wird. Diese Form wird als Anterocollis bezeichnet und wird häufig von ähnlichen Kontraktionen des Platysma begleitet. Dadurch spreizt sich die Halshaut, und der untere Teil des Gesichts grimassiert. Viel seltener sind die Extensoren des Nackens beteiligt. Dann wird der Kopf nach hinten gezogen. Dieser Zustand wird als Retrocollis bezeichnet.

Heute kann man durch die Injektion von kleinen Dosen von Botulinustoxin in die am stärksten betroffenen dystonen Muskeln eine erhebliche Besserung erreichen. Wiederholte Injektionen im Abstand von zwei bis vier Wochen sind nötig, um die Wirkung aufrechtzuerhalten, und es ist noch nicht bekannt, ob die Wirkung unbegrenzt ist. Einige Patienten entwickeln Antikörper gegen das Toxin, wodurch sein Nutzen verringert wird. Zwar lassen sich die am offensichtlichsten betroffenen Muskeln leicht lähmen, die pathologische Bewegung wird aber leider zentral erzeugt, so daß auch in den tiefen Halsmuskeln und Nackenmuskeln, die für Injektionen weniger zugänglich sind, ein erhebliches Maß an dystonem Spasmus auftritt. Besonders Versuche, die vorderen Halsmuskeln zu lähmen, können eine temporäre, aber behindernde Dysphagie auslösen, und obwohl die Patienten im allgemeinen mit den Ergebnissen dieser Behandlung zufrieden sind, ist sie noch bei weitem nicht perfekt.

Schreibkrampf

Auch der Schreibkrampf wurde früher als neurotisches Syndrom von Büroangestellten vor der Pensionierung betrachtet. Man hat inzwischen erkannt, daß dies ein weiteres organisches extrapyramidales Syndrom ist, und bei einigen Patienten entwickeln sich im weiteren Verlauf Parkinsonismus oder andere dystone Syndrome.

Das klassische Symptom des Zustands ist, daß der Patient normal zu schreiben beginnt, dann aber rasch die Kontrolle über den Bleistift verliert, der ihm aus der Hand fallen kann. Die Diagnose läßt sich leicht stellen, indem man den Patienten beim Schreiben beobachtet. Es fällt sofort auf, daß die Patienten den Bleistift quasi „erwürgen". Zeigefinger und Daumen sind krampfhaft gebeugt, und die Knöchel werden weiß (Abb. 12.8). In dieser Phase kann der Bleistift dem Patienten aus der Hand fallen, wenn sie sich leicht dreht. Der Arm beugt sich dann im Handgelenk und nimmt eine ähnliche Lage ein wie bei einem Linkshänder, der beim Schreiben das Handgelenk beugt, um sehen zu können, was er gerade geschrieben hat. Dann spannen sich Ellenbogen und Schulter an, und der ganze Arm ist jetzt versteift und daran beteiligt, den Bleistift zu bewegen. Dieser Vorgang unterscheidet sich stark vom normalen Schreiben, bei dem der Bleistift leicht zwischen Daumen und Zeigefinger gehalten wird und die Bewegung hauptsächlich vom Unterarm ausgeht, während der Oberarm nur die Hand über die Seite hinweg bewegt. Wenn ein Gesunder einen Bleistift auf diese Art hält und so zu schreiben versucht, wird er schnell verstehen, warum dieser Zustand als „Schreibkrampf" bezeichnet wird.

Einige Patienten finden, daß sie besser schreiben können, wenn sie den Bleistift zwischen den Knöcheln von Zeige- und Mittelfinger halten. Tranquilizer haben nur eine minimale Wirkung, und einige Patienten werden

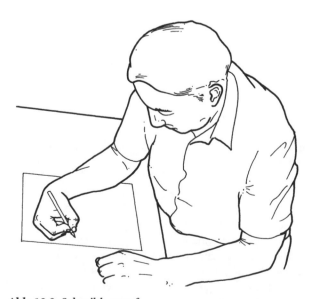

Abb. 12.8 Schreibkrampf

heute mit Botulinustoxin behandelt. Einige Patienten lernen, mit der linken Hand zu schreiben, während andere auf Tonbandgeräte und Schreibmaschineschreiben ausweichen müssen, das von dem Zustand gewöhnlich nicht beeinträchtigt wird.

Blepharoklonus und Blepharospasmus

Diese Krankheiten treten gewöhnlich bei über 50jährigen auf. Beim Blepharoklonus besteht eine Tendenz, sehr rasch zu blinzeln, während die Patienten mit Blepharospasmus ihre Augen schließen, dann aber nicht mehr öffnen können. Die häufigen und lang dauernden Phasen, in denen die Augen geschlossen sind, machen den Patienten praktisch blind. Autofahren ist besonders gefährlich, da beide Störungen durch blendendes Licht ausgelöst werden können. Blepharospasmus tritt manchmal in Verbindung mit Parkinsonismus auf und kann das subjektive Hauptsymptom dieser Krankheit sein (siehe Abb. 12.5). Blepharospasmus kann leicht mit Botulinustoxin behandelt werden, das für diese Anwendung zuerst zugelassen wurde.

Leider hat der Lidschluß zwei Anteile: die passive Ptose des Oberlides zur Bedeckung des Auges, die beim normalen Blinzeln auftritt, und einen stärkeren Lidschluß als Reaktion auf eine Bedrohung, an dem die periokulären Muskeln beteiligt sind. Nur diese letzteren Muskeln lassen sich mit Botulinustoxin behandeln. Bei diesen Injektionen kommt es gelegentlich zu einer ungewollten Ptose. Bei einigen Patienten mit lange bestehendem Blepharospasmus bleibt nach der Behandlung ein verlangsamtes Blinzeln anstelle eines Spasmus zurück. Schließlich erreichen sie ein Stadium, in dem die Injektionen keine Wirkung mehr haben. Bei diesen Patienten können an einer Brille angebrachte Lidhalter helfen.

Dyskinesien des Gesichts

Diese Gruppe von Störungen wurde zunehmend als Komplikation einer langfristigen Behandlung schizophrener Patienten mit Phenothiazin erkannt, aber die kauenden Bewegungen von Gesicht, Lippen und Zunge können auch bei älteren, dementen oder geistig minderbegabten Patienten auftreten. Zusätzlich zu den Gesichtsbewegungen kann wiederholtes Schlucken oder Herausstrecken der Zunge auftreten. Der gutartige, halbseitige Spasmus facialis, der auf einer Irritation oder Degeneration des N. facialis beruht, gehört nicht in diese Gruppe und wird in Kapitel 6 ausführlich besprochen.

Meige-Syndrom

Das Meige-Syndrom besteht aus einer Kombination von starkem Grimassieren mit Blepharospasmus. Der Zustand tritt wie die medikamenteninduzierten Dystonien des Gesichts spontan auf und kann auf eine Phenothiazinbehandlung ansprechen. Starkes Kauen oder Öffnen des Mundes mit forciertem Herausstrecken der Zunge sind herausragende Kennzeichen und können so schwer sein, daß sich der Patient spontan den Kiefer ausrenken kann.

Medikamenteninduzierte Dystonien

Die häufigsten Ursachen für dystone Syndrome sind Medikamentenüberempfindlichkeit, Überdosierung und lang anhaltender Gebrauch von Medikamenten. Zu den auslösenden Medikamenten gehören alle Phenothiazine, Butyrophenone, trizyklischen Antidepressiva, Dopamin und Dopaminagonisten. Seit bekannt ist, daß alle oben beschriebenen Syndrome, die früher für neurotisch gehalten wurden, durch jedes dieser Medikamente hervorgerufen werden können, wird die organische Natur dieser Störungen allgemein akzeptiert.

Medikamenteninduzierte Störungen umfassen Blepharospasmus, okulogyrische Krisen, Krämpfe der mimischen Muskeln, Spreizen der Halsmuskeln infolge einer Muskelkontraktion, Torticollis, Anterocollis, Retrocollis, Überstreckung des Rückens, laterale Beugung der Wirbelsäule, dystone Haltungen der Extremitäten und leichte, andauernde Zuckungen der Extremitäten, die als Akathisie bezeichnet werden.

Obwohl bei den organischen Störungen eine medikamentöse Behandlung im allgemeinen ohne Wirkung ist, kann bei medikamenteninduzierten Fällen die Erhöhung der Dosis des auslösenden Medikaments oder die Behandlung mit einem andern Phenothiazin genauso wirksam sein wie das Absetzen des Medikaments. Häufig entwickelt sich die Bewegungsstörung erst lange nachdem das auslösende Medikament abgesetzt wurde. Diese sogenannte Spätdyskinesie ist häufig die Ursache von fazialer Dystonie.

Es gibt wichtige Unterschiede zwischen den verschiedenen durch Phenothiazine ausgelösten Syndromen und extrapyramidalen Syndromen. Medikamente mit Piperazinseitenkette, Trifluoperazin (Jatroneural retard), Fluphenazin (Dapotum, Lyogen) und Perphenazin (Decentan) führen mit besonders hoher Wahrscheinlichkeit zu akut beginnender Dystonie, häufig schon nach einer Einzeldosis bei jungen Frauen. Interessant ist, daß häufig die antiemetische Wirkung die Indikation für die Gabe des Medikaments ist und daß Metoclopramid (Paspertin), ein antiemetischer Wirkstoff, der nicht mit den Phenothiazinen verwandt ist, ebenfalls zu akuten dystonen Syndromen dieser Art führen kann. Dabei handelt es sich um Überempfindlichkeitsreaktionen. Die chlorsubstituierten Wirkstoffe wie Chlorpromazin führen nach langjährigem Gebrauch eher zu Parkinson-artigen Syndromen und sind häufig die Ursache von Spätdyskinesien. Diese Bewegungen beruhen auf chronischen Veränderungen der Neurotransmitter und nicht auf Überempfindlichkeitsreaktionen gegen Medikamente.

Mit Myoklonus verbundene Störungen

Myoklonus ist als kurzer, stoßartiger Ruck in einem Muskel definiert, der eine sehr schnelle, zuckende Bewegung auslöst. Der Myoklonus kann so stark und häufig sein, daß sich eine ganze Extremität schüttelt, oder aus einem einzigen Ruck bestehen. Beim Einschlafen ist ein derartiger Myoklonus wohlbekannt und physiologisch. Als Asterixis bei Leberversagen ist er aber pathologisch. Dabei zucken die ausgestreckten Arme des Patienten myoklonisch, wenn der Tonus nach einem kurzen Zusammenbruch des Ruhetonus wiederhergestellt wird. Die Klassifizierung myoklonischer Störungen ist äußerst schwierig. Tabelle 12.2 zeigt eine kurze Zusammenfassung der verschiedenen Störungen, von denen nur die mit großer klinischer Bedeutung weiter unten besprochen werden.

Säuglingsalter und Kindheit

Myoklonien, die mit Epilepsie verbunden sind, treten bei verschiedenen Zuständen in Säuglingsalter und Kindheit auf. Diese reichen von gutartigen, remittierenden Zuständen wie dem gutartigen Myoklonus im Säuglingsalter, bei dem es nach Schreck oder bei versuchter Bewegung zu kurzen, ruckartigen Muskelkontraktionen kommt, bis zu den tödlichen Krankheiten wie der Glo-

Tabelle 12.2 Ursachen von Myoklonus und myoklonischer Epilepsie

Generalisiert	Lokalisiert
Idiopathische Epilepsie	Subakute spinale
Familiärer essentieller	Neuronitis
Myoklonus	Rückenmarkstumoren
Progressive myoklonische Epilepsie	Palataler Myoklonus
Familiäre Form	(Gaumensegel-
Lafora-Körperchen-Typ	myoklonus)
Lipidose	Spasmus hemifacialis
Systemdegenerationen	Faziale Myokymie
Spinozerebelläre Degeneration	
Ramsay-Hunt-Syndrom	
Myoklonische Enzephalopathie	
des Kindesalters	
BNS-Krämpfe (West-Syndrom)	
Epilepsia partialis continua	
Jones-Nevin-Syndrom	
Nach zerebraler Anoxie	

Viele dieser Störungen sind extrem selten. Diese Liste wurde zusammengestellt, um die große Zahl zugrundeliegender Störungen zu zeigen und um hervorzuheben, wie wichtig eine fachgerechte Beurteilung eines Patienten mit Myoklonus ist.

boidzellen-Leukodystrophie (Krabbe-Syndrom), die zu Demenz und schließlich zum Tod führt.

Blitz-Nick-Salaam-Krämpfe

Myoklonische Krämpfe oder Blitz-Nick-Salaam-Krämpfe in der Kindheit sind sehr viel ernster. Das EEG weist eine klassische Erscheinungsform auf, die als Hypsarrhythmie bekannt ist. Die Anfälle beginnen im ersten Lebensjahr und bestehen aus einem Schrei, gefolgt von einer Beugung des Rumpfes oder einer blitzartigen Zuckung des ganzen Körpers mit Extension der Beine und nach oben gedrehten Augen. Diese Anfälle hören nach zwei bis drei Jahren auf. Zu diesem Zeitpunkt zeigt sich aber, daß das Kind eine beträchtliche Hirnschädigung hat und geistig stark unterentwickelt ist. Als häufigste erkennbare Ursache für dieses Syndrom gilt heute tuberöse Sklerose, die in der Kindheit durch den computertomographischen Nachweis von subependymalen Läsionen (Abb. 12.9) identifiziert werden kann. Tuberöse Sklerose kann auch in Abwesenheit von Blitz-Nick-Salaam-Krämpfen in der Kindheit und bei normaler Intelligenz auftreten. Ein aufschlußreiches Fallbeispiel finden Sie in Kapitel 24 im Abschnitt über tuberöse Sklerose (Fallbeispiel XXI).

Epilepsie mit Myoklonus

Myoklonus kann auch andere Formen von Epilepsie begleiten. Idiopathische Grand-mal-Epilepsie kann mit morgendlichem Myoklonus verbunden sein, einer Abfolge von umschriebenen Zuckungen beim Frühstück, die später in einen generalisierten Krampfanfall übergehen können (siehe Kapitel 22). Dies wird in der deutschen Literatur auch als Impulsiv-petit-mal bezeichnet. Myoklonus kann auch bei Patienten mit Petit mal als Serie von Myoklonien der Augenlider auftreten. Die Augen sind dabei aber geradeaus gerichtet. Diese Episoden werden als myoklonische Abscencen bezeichnet. Eine spezielle Variante der Epilepsie sind durch Photostimulation ausgelöste myoklonische Anfälle. Das Kind (und schließlich die Eltern) entdeckt, daß flackerndes Licht zu einer Folge von Zuckungen und Flattern der Augenlider führt. Gewöhnlich wird dies bei Fahrten zwischen Bäumen in hellem Sonnenlicht bemerkt. Die Augen des Kindes können sich dabei nach oben verdrehen, und die Episode kann in einen generalisierten Anfall münden. Manchmal werden Kinder nach einem ersten bezeugten epileptischen Anfall vorgestellt, die dann berichten, daß dieses Phänomen schon seit Jahren bei Autofahrten auftritt. Einer neuen Variante dieser durch flackernde Lichter ausgelösten Epilepsie begegnet man bei Kindern, die Computer verwenden. Anfälle treten beim Scrollen von Texten oder bei Computerspielen mit lebhaften Lichtblitzen auf. In einigen Fällen, beispielsweise, wenn der Anfall

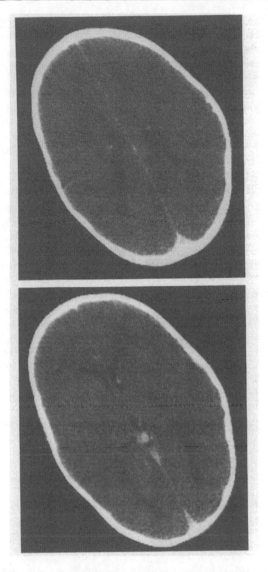

Abb. 12.9 CT bei einem 2jährigen Jungen mit Blitz-Nick-Salaam-Anfällen infolge tuberöser Sklerose

auftritt, während das Kind um drei Uhr früh noch vor dem Computer sitzt und spielt, kann Schlafmangel eine ebenso wichtige Ursache sein wie der flackernde Bildschirm. Die modernen Fernsehbildschirme mit 625 Zeilen scheinen die Häufigkeit von durch Fernsehen ausgelöster Epilepsie stark verringert zu haben.

Fortschreitende, mit Myoklonus verbundene Hirnkrankheiten

Bei Jugendlichen kommt es neben dem möglichen Fortbestehen der oben beschriebenen, mit Epilepsie verbundenen myoklonischen Anfälle zu einer anderen Gruppe von Störungen, die leider fortschreitend und in vielen Fällen tödlich sind.

Subakute sklerosierende Panenzephalitis (SSPE)

Hierbei handelt es sich um eine seltene, aber wichtige letale Störung, die auf einer abnormen Immunreaktion auf das Masernvirus beruht. Sie tritt im Alter von fünf bis 20 Jahren auf. Der betroffene Patient hatte gewöhnlich in sehr frühem Alter Masern, typischerweise vor dem zweiten Lebensjahr. Viele Jahre später setzt die Krankheit akut ein. Anfangs können Intelligenz- oder Verhaltensstörungen, Myoklonien, Spastizität und Rigor auftreten. Später ist zunehmende Demenz das vorherrschende Symptom des Zustands, der gewöhnlich innerhalb von einem bis zwei Jahren zum Tod führt, obwohl gelegentlich von Patienten berichtet wird, die 10–15 Jahre überlebt haben. Die diagnostisch wichtigen Laborbefunde sind eine ausgeprägte Erhöhung des Proteingehalts im Liquor sowie eine sehr hohe Konzentration von Antikörpern gegen das Masernvirus. Man nimmt an, daß eine abnorme Immunreaktion auf intraneuronale Masernviren zugrundeliegt. Das EEG ist durch einen äußerst flachen Kurvenverlauf gekennzeichnet mit gelegentlichen Ausbrüchen von Spikes mit hoher Amplitude, die von Myoklonien begleitet werden.

Fallbeispiel XV

Ein 16jähriger Junge ließ sich nach einem epileptischen Anfall untersuchen, den er vor einer Prüfung gehabt hatte. Seine Stimmung war in den drei vorausgegangenen Wochen etwas gedrückt gewesen, doch wurde dies auf intensives Lernen zurückgeführt. Er wurde stationär aufgenommen, und das EEG war charakteristisch für subakute sklerosierende Panenzephalitis. Die epileptischen Anfälle ließen sich leicht beherrschen, aber in den nächsten Monaten kam es zu einem raschen intellektuellen Verfall. Er konnte zwei Jahre lang zu Hause bei seinen Eltern bleiben, mußte dann aber in ein Pflegeheim gegeben werden. Er ist nach zehn Jahren noch immer am Leben, ist aber stark dement und pflegebedürftig.

Lafora-Syndrom

Diese tödliche Krankheit beginnt als Myoklonusepilepsie und wird rasch durch die Entwicklung kortikaler Blindheit und fortschreitende Demenz kompliziert. In Gewebeproben aus dem Gehirn findet man zelluläre Einschlüsse aus Mucopolysacchariden, die sogenannten Lafora-Körper. Man findet sie auch in den Nebennieren und Nieren. Alle Patienten sterben innerhalb von zwei bis drei Jahren nach Ausbruch der Krankheit, die autosomal rezessiv vererbt wird.

Erwachsenenalter

Myoklonien im Vorfeld eines epileptischen Anfalls treten bei ungefähr 10 % der Patienten mit Epilepsie auf und werden oben und ausführlich in Kapitel 22 behandelt. Myoklonien treten auch in einigen Familien mit Friedreichscher Ataxie auf. Diese Variante wurde früher als Ramsay-Hunt-Syndrom (Dyssynergia cerebellaris myoclonica) bezeichnet. Heute nimmt man an, daß dieser Zustand zu einer heterogenen Gruppe degenerativer zerebellärer Störungen gehört, und zwei der ursprünglich beschriebenen Patienten hatten eindeutig eine Friedreichsche Ataxie.

Es liegen Berichte über Familien vor, bei denen Parkinsonismus und Myoklonien bei verschiedenen Mitgliedern auftreten, und einige Patienten mit Myoklonusepilepsie entwickeln im späteren Leben einen Parkinson-artigen Zustand. Diese Zusammenhänge weisen nicht nur auf die unklare Klassifizierung dieser Zustände hin, sondern auch auf eine Überlappung mit einigen der früher besprochenen Multisystematrophien. Wegen dieser Verwirrung und der bestehenden Zusammenhänge sind diese Störungen in diesem Kapitel etwas unkonventionell gruppiert.

Creutzfeldt-Jakob-Krankheit

Der wichtigste, im Erwachsenenalter erworbene Zustand, der von Myoklonus begleitet wird, ist die Creutzfeldt-Jakob-Krankheit. Sie wird durch eine rasch fortschreitende Demenz, verbunden mit Myoklonien, und ein typisches EEG gekennzeichnet. Dies ist die erste Krankheit des Menschen, bei der ein Prion (ein proteinartiges infektiöses Partikel) als Ursache identifiziert wurde. Sie ist übertragbar, und es gab Fälle, die durch Hornhaut- und Hirnhauttransplantationen, stereotaktische EEG-Elektroden und insbesondere durch die Gabe von Wachstumshormon verursacht wurden, das aus menschlichen Hypophysen gewonnen wurde. Bei den meisten Fällen ist der Übertragungsweg unbekannt. Es gibt eine erbliche Prädisposition für diese Krankheit, doch ist bei ein bis zwei Fällen pro Jahr und pro Million der Bevölkerung nicht klar, wie und warum sich die Krankheit entwickelt. Der charakteristische pathologische Befund ist eine spongiforme, vakuoläre Veränderung der betroffenen Nervenzellen mit sich rasch entwickelnder Atrophie. Die Krankheit führt innerhalb von 3–12 Monaten zum Tod. Die Beziehung zu BSE (der bovinen spongiformen Enzephalopathie) bei Rindern ist unklar, und eine Übertragung durch die Nahrungsaufnahme konnte noch nicht bewiesen werden. Die Ähnlichkeit der Pathologie hat aber in weiten Kreisen der Bevölkerung Angst ausgelöst. Eine ähnliche familiäre Krankheit, das Gerstmann-Sträussler-Syndrom, beruht ebenfalls auf einem Prion und ist extrem selten. Das folgende Beispiel schildert einen besonders schweren Fall der Krankheit mit einer ungewöhnlichen Symptomatik.

Fallbeispiel XVI

Ein 63jähriger Mann stellte sich mit Taubheitsgefühl in beiden Beinen und einem leichten Taubheitsgefühl in den Fingern vor. Vier Wochen darauf wurde sein Gang unsicher. Aus der Anamnese ergaben sich keine Hinweise auf vorausgegangene ernsthafte Krankheiten. Bei der Untersuchung lag ein beidseitiger Nystagmus vor, die Reflexe an den Armen waren abgeschwächt, die Reflexe an den Beinen waren erloschen, und der Babinski war negativ. Es bestand eine deutliche Ataxie, die links stärker ausgeprägt war. Die Wahrnehmung von Nadelstichen war bis zu den Knien beeinträchtigt. Er konnte nicht mit hintereinander gestellten Füßen stehen. Alle biochemischen und hämatologischen Werte sowie eine Liquoruntersuchung waren normal. Eine Prüfung der Nervenleitgeschwindigkeit ergab erhöhte distale Latenzzeiten, aber normale Leitgeschwindigkeiten mit niedrigen sensiblen Aktionspotentialen. Weitere vier Wochen später konnte er kaum noch gehen und zeigte Symptome einer rasch fortschreitenden Demenz. Ein MRT zeigte eine zerebelläre Atrophie und diffuse Läsionen der weißen Substanz, die zerebralen ischämischen Herden entsprechen konnten. Sein Zustand verschlechterte sich weiter mit zunehmender Verwirrtheit, Dysarthrie, Dysphagie und zunehmend stärkeren Koordinationsstörungen. Gelegentlich waren Myoklonien zu sehen, im rechten Arm und beiden Beinen wurde Faszikulation bemerkt. Ein zu dieser Zeit aufgenommenes EEG zeigte minimale Reste des Alpharhythmus und ausgedehnte Thetaaktivität mit niedriger Amplitude, aber keine repetitiven oder generalisierten Entladungen. Sein Zustand verschlechterte sich weiter, und er starb 12 Wochen nach der ersten Untersuchung. Die Obduktion ergab typische spongiforme Veränderungen, die in Kleinhirn, Hirnstamm und den Basalganglien am auffälligsten waren. Die Veränderungen in der Großhirnrinde waren relativ gering. Im Gebiet der Läsionen der weißen Substanz, die auf dem MRT zu sehen waren, wurden keine pathologischen Veränderungen entdeckt.

Bei diesem Fall waren die Neuropathie als Erstsymptom und die starke Beteiligung des Kleinhirns ungewöhnlich. Das Auftreten der Myoklonien lenkte den Verdacht auf die Diagnose, doch waren sie in diesem Fall nur ein untergeordnetes Symptom. Als der Patient starb, schien es sich mit größerer Wahrscheinlichkeit um eine periphere Neuropathie und zerebelläre Degeneration mit limbischer Enzephalopathie infolge eines unentdeckten Karzinoms zu handeln.

Es gibt noch viele andere Krankheiten, bei denen Myoklonien auftreten können und die noch seltener als die bereits besprochenen sind. In Anbetracht der möglichen ernsten Folgen sollte jeder Patient mit Myoklonien an einen Fachmann überwiesen werden. Man muß auch daran denken, daß Myoklonus als reversible Begleiterscheinung von Urämie, Hypomagnesiämie und Leberversagen auftritt, und metabolische Ursachen sollten bei akut einsetzendem Myoklonus immer ausgeschlossen werden.

Kleinhirn

Für klinische Zwecke ist es nicht sehr sinnvoll, die genaue Anatomie des Kleinhirns mit ihrer verwirrenden doppelten Nomenklatur zu lernen. Der grundlegende Aufbau und die wichtigsten Kerne sollten aber bekannt sein, um die in diesem Abschnitt behandelten Krankheiten zu verstehen.

Grundlegende Anatomie

Die Anatomie des Kleinhirns und seiner Verbindungen ist in den Abbildungen 12.10 bis 12.13 detailliert gezeigt. Es gibt zwei wichtige Regionen, die Strukturen in der Mittellinie und die Kleinhirnhemisphären. Die Strukturen in der Mittellinie umfassen von vorne nach hinten die Lingula cerebelli, den Kleinhirnwurm und den Lobus flocculonodularis. Die Lappen sind in einen kleinen vorderen und einen großen hinteren Lappen unterteilt. Jede Hemisphäre enthält einen großen Hauptkern, den Nucleus dentatus, durch den der größte Teil der efferenten zerebellären Informationen verläuft. Die kleineren Kleinhirnkerne sind hauptsächlich für vestibuläre Reflexe und Augenbewegungen zuständig.

Die wichtigste zerebelläre Afferenz stammt aus den massiven frontozerebellären Projektionen, die über die queren Brückenfasern zur kontralateralen Kleinhirnhemisphäre weitergeleitet werden. Die Bedeutung dieser Projektion läßt sich an ihrer Größe ablesen. Sie erklärt die Form der Brücke und liefert dem Kleinhirn Informationen über die vorbereiteten intendierten Bewegungen von Rumpf und Extremitäten.

Die zerebellären Afferenzen von kaudal sind klinisch sehr wichtig, da sie unmittelbare Rückmeldungen über die aktuelle Haltung, Lage und Bewegung von Rumpf und Extremitäten liefern. Die Unterbrechung dieser Funktionen durch Krankheiten, die speziell diese Bahnen betreffen, etwa bei Friedreichscher Ataxie, bestätigt ihre Bedeutung.

Der Tractus spinocerebellaris dorsalis (Flechsig-Bahn) hat eine schichtförmige Struktur und enthält schnell übertragene propriozeptive Informationen, die in der Clarkeschen Säule umgeschaltet werden. Er tritt über den unteren Kleinhirnstiel in das Kleinhirn ein und wird auf alle Regionen verteilt.

Der Tractus spinocerebellaris ventralis ist gekreuzt. Die Umschaltung erfolgt im Hinterhorn, die Kreuzung

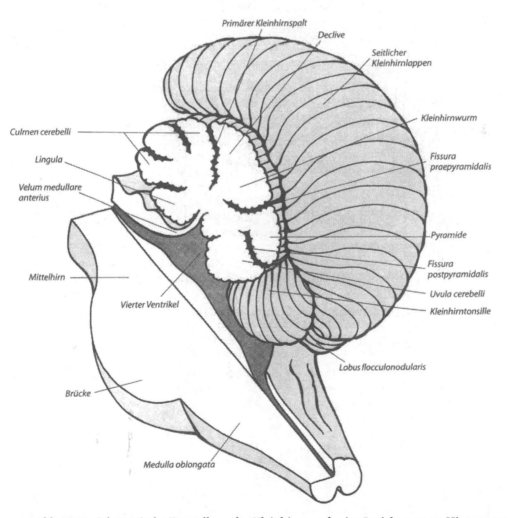

Abb. 12.10 Schematische Darstellung des Kleinhirns und seine Beziehung zum Hirnstamm

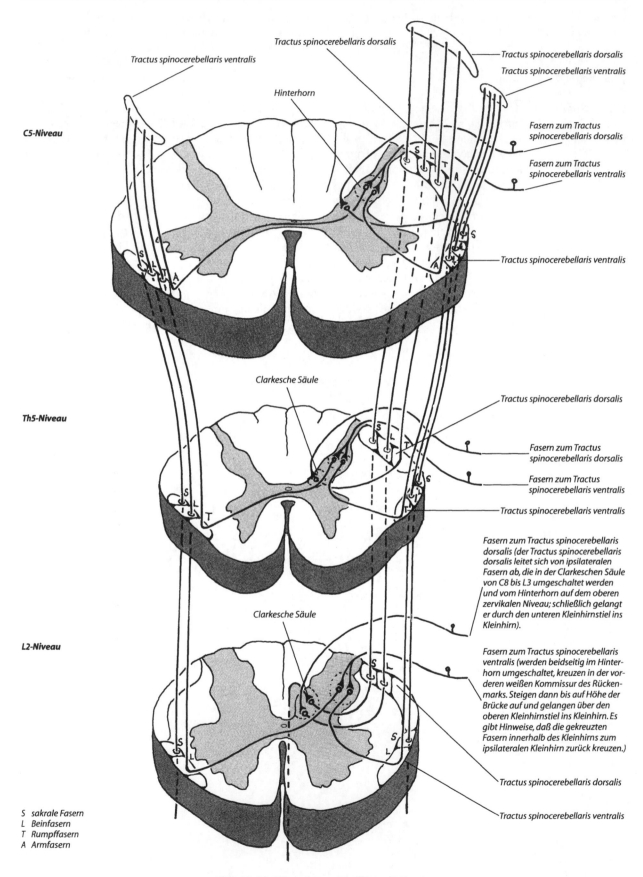

Tractus spinocerebellaris ventralis

Tractus spinocerebellaris dorsalis

Hinterhorn

Tractus spinocerebellaris dorsalis

Tractus spinocerebellaris ventralis

Fasern zum Tractus spinocerebellaris dorsalis

Fasern zum Tractus spinocerebellaris ventralis

C5-Niveau

Tractus spinocerebellaris ventralis

Clarkesche Säule

Th5-Niveau

Tractus spinocerebellaris dorsalis

Fasern zum Tractus spinocerebellaris dorsalis

Fasern zum Tractus spinocerebellaris ventralis

Tractus spinocerebellaris ventralis

Fasern zum Tractus spinocerebellaris dorsalis (der Tractus spinocerebellaris dorsalis leitet sich von ipsilateralen Fasern ab, die in der Clarkeschen Säule von C8 bis L3 umgeschaltet werden und vom Hinterhorn auf dem oberen zervikalen Niveau; schließlich gelangt er durch den unteren Kleinhirnstiel ins Kleinhirn).

Fasern zum Tractus spinocerebellaris ventralis (werden beidseitig im Hinterhorn umgeschaltet, kreuzen in der vorderen weißen Kommissur des Rückenmarks. Steigen dann bis auf Höhe der Brücke auf und gelangen über den oberen Kleinhirnstiel ins Kleinhirn. Es gibt Hinweise, daß die gekreuzten Fasern innerhalb des Kleinhirns zum ipsilateralen Kleinhirn zurück kreuzen.)

Clarkesche Säule

L2-Niveau

Tractus spinocerebellaris dorsalis

Tractus spinocerebellaris ventralis

S sakrale Fasern
L Beinfasern
T Rumpffasern
A Armfasern

Abb. 12.11 Die spinozerebellären Bahnen

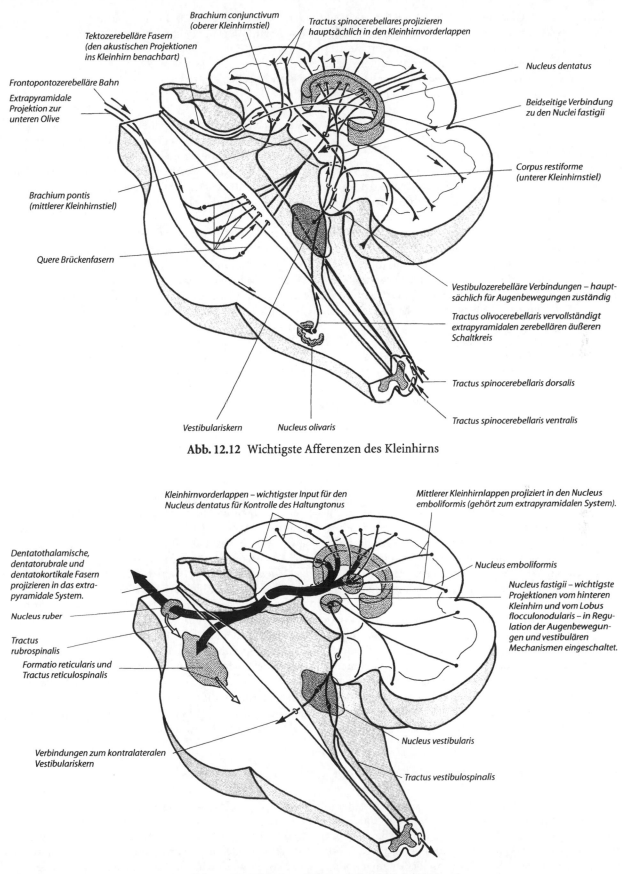

Brachium conjunctivum
(oberer Kleinhirnstiel)

Tektozerebelläre Fasern
(den akustischen Projektionen
ins Kleinhirn benachbart)

Tractus spinocerebellares projizieren
hauptsächlich in den Kleinhirnvorderlappen

Frontopontozerebelläre Bahn

Extrapyramidale
Projektion zur
unteren Olive

Nucleus dentatus

Beidseitige Verbindung
zu den Nuclei fastigii

Brachium pontis
(mittlerer Kleinhirnstiel)

Corpus restiforme
(unterer Kleinhirnstiel)

Quere Brückenfasern

Vestibulozerebelläre Verbindungen – hauptsächlich für Augenbewegungen zuständig

Tractus olivocerebellaris vervollständigt
extrapyramidalen zerebellären äußeren
Schaltkreis

Tractus spinocerebellaris dorsalis

Tractus spinocerebellaris ventralis

Vestibulariskern   Nucleus olivaris

Abb. 12.12 Wichtigste Afferenzen des Kleinhirns

Kleinhirnvorderlappen – wichtigster Input für den
Nucleus dentatus für Kontrolle des Haltungtonus

Mittlerer Kleinhirnlappen projiziert in den Nucleus
emboliformis (gehört zum extrapyramidalen System).

Dentatothalamische,
dentatorubrale und
dentatokortikale Fasern
projizieren in das extra-
pyramidale System.

Nucleus emboliformis

Nucleus ruber

Nucleus fastigii – wichtigste
Projektionen vom hinteren
Kleinhirn und vom Lobus
flocculonodularis – in Regulation der Augenbewegun-
gen und vestibulären
Mechanismen eingeschaltet.

Tractus
rubrospinalis

Formatio reticularis und
Tractus reticulospinalis

Nucleus vestibularis

Verbindungen zum kontralateralen
Vestibulariskern

Tractus vestibulospinalis

Abb. 12.13 Wichtigste Efferenzen des Kleinhirns

in der vorderen Commissura alba. Die Bahn steigt auf und gelangt über den oberen Kleinhirnstiel ins Kleinhirn. Es gibt deutliche klinische und anatomische Hinweise auf eine weitere Kreuzung dieser Bahnen innerhalb des Kleinhirns zurück auf die ursprüngliche Seite, so daß die zerebellären Afferenzen im wesentlichen ipsilateral sind.

Läsionen in der Mittellinie

Klinisch führen Läsion, die die Strukturen in der Mittellinie schädigen, zu schwerer Gangataxie. Neoplastische Läsionen in der Lingula dehnen sich entweder in das Velum medullare anterius aus und führen dann zu Trochlearislähmungen oder in den oberen Kleinhirnstiel und verursachen so starken Tremor im ipsilateralen Arm. Läsionen im Kleinhirnwurm verursachen schwere Rumpfataxie, die es dem Patienten häufig unmöglich macht, ohne Unterstützung zu sitzen oder zu stehen. Läsionen in der Region des Lobus flocculonodularis verursachen Ataxie, Schwindel (wegen der Schädigung vestibulärer Reflexbahnen) und Erbrechen, wenn sie sich in den Boden des vierten Ventrikels ausdehnen. Tumoren in der Mittellinie führen früh zu einer Blockade des Aquädukts oder des vierten Ventrikels, durch die es zu Kopfschmerzen und Stauungspapillen kommt.

Läsionen der Kleinhirnhemisphären

Die Symptome einer Läsion in der Kleinhirnhemisphäre hängen von der Lateralisation ab. Eine einseitige Läsion verursacht klassische zerebelläre Symptome in den ipsilateralen Extremitäten (siehe unten). Eine symmetrische Beteiligung beider Hemisphären, etwa bei einigen degenerativen Krankheiten des Kleinhirns, kann zu relativ leichten symmetrischen Symptomen mit mäßiger Gangataxie führen.

Die schwersten „zerebellären" Symptome findet man bei Krankheiten, die die zerebellären Bahnen schädigen, entweder die wichtigsten efferenten Bahnen im oberen Kleinhirnstiel oder die afferenten Bahnen im unteren und mittleren Kleinhirnstiel. Eine häufig falsch lokalisierte Symptomatik kann auf einer Läsion beruhen, die die frontopontozerebellären Bahnen beeinträchtigt (siehe Fallbeispiel XX in Kapitel 8).

Klinische Symptome zerebellärer Krankheiten

Das wichtigste körperliche Symptom einer zerebellären Krankheit ist Ataxie. Diese wird am besten als unkoordinierte oder ungenaue Bewegung definiert, die nicht auf einer Parese, einer Veränderung des Tonus, Verlust der Lagewahrnehmung oder dem Einschießen ungewollter Bewegungen beruht. Daher prüfen die meisten Neurolo-

gen die zerebelläre Funktion erst, wenn sie sicher sind, daß Kraft, Tonus und Wahrnehmung normal sind.

Diagnostische Fallstricke

Bei Kindern gibt es drei häufige Befunde, die leicht für Ataxie gehalten werden können. Dabei handelt es sich um das Einschießen choreiformer Bewegungen, das Vorliegen von Myoklonien und Petit-mal-Status. Bei letzterem sitzt das Kind speichelnd mit ausdruckslosem Gesicht, und alle willkürlichen Bewegungen erfolgen mit kleinen Pausen und plötzlichen Zuckungen. Das EEG ist pathognomonisch.

Beim Erwachsenen gibt es drei potentielle diagnostische Irrtümer. Eine leichte pyramidale Schwäche kann bei einer Prüfung der zerebellären Funktion leicht für „Ataxie" gehalten werden, wenn die Schwäche nicht berücksichtigt wird. Viele extrapyramidale Störungen führen im Frühstadium zu „Pseudoparese" oder „Pseudoataxie", wenn der zugrundeliegende Rigor und die unwillkürlichen Bewegungen nicht erkannt werden. Schließlich schneiden sehr ängstliche Patienten bei einer formalen Prüfung der zerebellären Funktion wegen ihres angespannten Zustands sehr schlecht ab.

Gangataxie

Ein Patient mit Gangstörungen, die durch eine zerebelläre Krankheit verursacht sind, bekommt Angst, frei zu stehen. Er steht vorzugsweise mit weit auseinander gestellten Füßen und hält sich an jeder verfügbaren Stütze fest. Er fällt nicht, kann aber hin und her schwanken, auch wenn er gestützt wird. Liegt eine einseitige Läsion vor, schwankt der Patient zur betroffenen Seite. Minimale Gangataxie läßt sich am besten nachweisen, wenn man den Patienten bittet, auf einer Linie zu gehen. Nach einem oder zwei ungenauen Schritten, weigert sich der Patient häufig, weiter zu gehen, und nimmt wieder eine breitbeinige Stellung ein. Obwohl die Patienten in dieser Stellung sogar noch stärker schwanken, wenn sie die Augen schließen, fallen sie nicht. Dies wird häufig als Romberg-Zeichen beschrieben. Wie aber in Kapitel 6 besprochen wurde, ist dies nicht ganz richtig. Ursprünglich sollte der Romberg-Versuch als Prüfung auf eine intakte Wahrnehmung der Position der Gelenke dienen.

3F-Syndrom (Fear of Further Falling)

Dies ist eine wichtige Gangstörung bei älteren und gewöhnlich weiblichen Patienten, die häufig für zerebelläre Ataxie gehalten wird. Sie wird als 3F-Syndrom bezeichnet (Angst vor weiteren Stürzen). Es tritt häufig auf, nachdem der Patient einen Schwindelanfall, eine Synkope oder einen Sturzanfall (Drop attack) hatte oder nach einem

Sturz. Der Patient geht nur in einer bizarren Haltung, indem er einen Fuß zögernd nach vorne bewegt, während er sich auf dem anderen zurücklehnt. Die Arme werden nach vorne gestreckt, und die Handflächen nach unten gedreht. Der Patient besteht darauf, daß ein Angehöriger – egal wie alt oder gebrechlich – hinter ihm geht. Dies wurde als 3G-Syndrom bezeichnet (*grabbing great grandmother*, Urgroßmutter ergreifen). Erreicht der Patient schließlich einen Stuhl, stürzt er sich viel zu früh nach vorne. Nach dem englischen *precipitate premature perching* (überstürztes vorzeitiges Hinsetzen) wird dies 3P-Syndrom genannt. Dabei scheint es sich um eine vollständig funktionelle Störung zu handeln, die sehr schwer zu behandeln ist. Selbst eine langfristige Physiotherapie scheint die Patienten nur wenig zu beruhigen, und sobald der Patient versucht, alleine zu gehen, nimmt er wieder die klassische und bizarre Haltung an. Trotz aller scheinbaren Schwierigkeiten stürzen die Patienten nicht: Sie werden nur von der Angst beherrscht, daß sie fallen könnten.

Rumpfataxie

Rumpfataxie ist ein besonderes Symptom zerebellärer Läsionen in der Mittellinie. Der Patient kann unter Umständen nicht ohne Unterstützung sitzen oder stehen und neigt dazu, nach hinten zu fallen. Ist der Lobus flocculonodularis nicht beteiligt, können andere pathologische Symptome fehlen. Rumpfataxie ist im allgemeinen ein verhängnisvolles körperliches Symptom, das entweder auf eine zerebelläre Degeneration in der Mittellinie mit geringer Aussicht auf Rückbildung hinweist oder auf einen Kleinhirntumor in der Mittellinie, etwa ein Medulloblastom oder eine Metastase. Die Rumpfataxie ist ein auffallendes Symptom des zerebellären Syndroms nach Windpocken in der Kindheit, das sich normalerweise in vier bis sechs Wochen völlig zurückbildet.

Gliedmaßenataxie

Die zerebelläre Funktion in den Extremitäten wird auf mehrere Arten geprüft. In Kapitel 8 wurde der Armhalteversuch zur Prüfung der pyramidalen und propriozeptiven Funktion besprochen. Bei zerebellären Krankheiten neigt die ausgestreckte Hand auf der betroffenen Seite zu verstärkter Einwärtsdrehung, so daß die Handfläche nach außen gerichtet ist, und steigt über das Niveau der anderen Hand an. Drückt der Untersucher dann leicht auf die ausgestreckten Hände und läßt plötzlich los, fliegt die Hand auf der betroffenen Seite unkontrolliert nach oben. Der Patient kann die Hand nicht in die Ausgangslage bringen, und der Arm schwingt auf und ab, wenn er es versucht. Dies wird als Rebound-Phänomen bezeichnet. Es sollte auch geprüft werden, ob der Patient mit geschlossenen Augen und gestreckten Armen die Spitzen der Zeigefinger vor sich zusammenbringen kann.

Dies ist selbst für Gesunde nicht einfach. Die Abweichung von Ausmaß und Richtung nennt man Dysmetrie.

Wurden diese Tests durchgeführt, wird geprüft, ob der Patient seine Nasenspitze und anschließend die Spitze des Zeigefingers des Untersuchers berühren kann (Finger-Nase-Versuch). Wurde die Lagewahrnehmung bereits getestet, ist es nicht nötig, daß der Patient den Versuch mit geschlossenen Augen wiederholt. Die Aussagekraft der Prüfung erhöht sich erheblich, wenn der Untersucher den als Ziel dienenden Finger bewegt und dabei Richtung und Abstand variiert. Mit diesem Finger-Nase-Finger-Versuch lassen sich leichte Koordinationsstörungen, terminaler Intentionstremor und Dysmetrie besser nachweisen.

Der entsprechende Test für die Beine ist der Hacken-Knie-Schienbein-Versuch. Man bittet den Patienten, die Spitze der Ferse (nicht die Fußsohle) auf das Knie des anderen Beins zu stellen und die Ferse auf der Vorderseite des Schienbeins nach unten zu führen. Die Ferse wird dann hochgehoben und wieder auf das Knie gestellt. Der Fuß streift nicht über das Schienbein auf und ab. Läßt man zu, daß die Fußsohle auf dem Schienbein aufsetzt, gleitet der Fuß auf und ab, und die Tibia wirkt als Führungsschiene. Leichte Koordinationsschwächen sind bei diesem Test noch innerhalb des Normalbereichs, insbesondere bei älteren Patienten mit Schmerzen im Hüft- oder Kniegelenk, und gesunde Kinder scheinen bei dieser speziellen Prüfung eine überraschend schlechte Koordination zu haben. Der Versuch muß korrekt durchgeführt werden, und man sollte kleinere Abweichungen nicht überinterpretieren.

Einseitige Ataxie sollte ein verläßliches Symptom für eine Krankheit sein, die die ipsilaterale Kleinhirnhemisphäre schädigt. Ist die Ataxie schwer, könnte sie allerdings auf eine Krankheit hinweisen, die die ipsilateralen zerebellären Afferenzen beeinträchtigt, auf eine Läsion des Tractus dentatorubrothalamicus oder sogar auf eine Schädigung des kontralateralen Frontalpols. Sie kann auch durch ein gleichzeitig bestehendes pyramidales Defizit oder eine Beeinträchtigung der Lagewahrnehmung manifest werden. Berücksichtigt man alle diese Möglichkeiten, sind die gelegentlich auftretenden Schwierigkeiten bei der sicheren Diagnose einer zerebellären Krankheit verständlich. Der vielleicht häufigste Fehler von Anfängern ist, daß sie Unbeholfenheit aufgrund einer leichten pyramidalen Funktionsstörung für Ataxie infolge einer zerebellären Erkrankung halten.

Rasche Wechselbewegungen

Sind die Prüfungen auf Ataxie abgeschlossen, führt man verschiedene Tests mit schnellen Bewegungen durch. Durch diese lassen sich schlechte Koordination und Ungenauigkeit der Bewegung nachweisen, die um so deutlicher werden, je schneller die Bewegung versucht wird. Diese Beeinträchtigung ist als Dysdiadochokinese bekannt. Die nützlichsten Prüfungen sind diejenigen, bei denen der Patient sich so schnell er kann auf den Handrücken schlägt oder mit seinem Fuß auf den Boden oder gegen die Hand des Untersuchers klopft. Auch bei dieser Prüfung sollte man vorher ein pyramidales Defizit ausschließen. Der Patient soll dann eine Faust machen und mit halb gebeugtem Ellenbogen eine möglichst schnelle Pronation und Supination des Unterarms durchführen. Eine pathologische Bewegung ist langsam und unregelmäßig, und das Schultergelenk beginnt, heftig zu abduzieren und zu adduzieren, während der ganze Arm in die Bewegung mit einbezogen wird.

Tremor

Ein Hauptsymptom einer zerebellären Krankheit ist der arrhythmische Tremor, der bei Bewegung auftritt und der auch als Aktions- oder Intentionstremor bezeichnet wird. In Ruhe zittern die Extremitäten nicht, aber bei einer Bewegung tritt Zittern auf, das am Anfang und gegen Ende der Bewegung maximal ist und manchmal als terminaler Intentionstremor bezeichnet wird.

Es kann auch zu Tremor des Rumpfes kommen, und hier ist die Situation anders. Im Sitzen oder Stehen sind diese Muskeln bereits in Aktion. Daher kommt es dabei zu einem Tremor des Rumpfes, der so stark werden kann, daß Kopf und Körper andauernd zucken. Die Bewegungen können nach hinten und vorne erfolgen und können sogar eine Seitwärtsbeugung und Drehbewegungen mit einschließen.

Andere Symptome

Die bereits behandelten Symptome, so schwer sie auch auszulösen sind, sind sichere Beweise für eine zerebelläre Funktionsstörung. Es gibt noch verschiedene andere Symptome, die gelegentlich noch schwerer auszulösen sind und deren Aussagekraft geringer ist.

Tonus

Bei einer zerebellären Krankheit ist der Tonus in den Muskeln auf der Seite der Läsion herabgesetzt. Verminderter Tonus ist ein äußerst subjektives Phänomen, und obwohl der Tonus gelegentlich unbestreitbar reduziert ist, ist dies nicht immer der Fall. Häufig läßt sich keine eindeutige Veränderung des Tonus nachweisen.

Reflexe

Parallel zur Abnahme des Tonus sind die Reflexe gewöhnlich weniger stark und in Hebung und Senkung etwas verlangsamt. Auch hier ist die Beurteilung sehr subjektiv, und bei der Mehrzahl der Patienten wird keine eindeutige Veränderung der Reflexe gefunden.

Nystagmus

Bei Krankheiten des Kleinhirns findet man eine verwirrende Vielfalt von Augenbewegungsstörungen einschließlich Nystagmus. Dies gilt insbesondere für zerebelläre Läsionen in der Mittellinie, die Regionen betreffen, welche eng mit Augenbewegungen in deren Zusammenhang mit der Kopfhaltung verbunden sind. Eine Läsion in den Kleinhirnhemisphären führt zu weniger klar abgegrenzten Störungen. Das Hauptsymptom ist hier eine Beeinträchtigung der glatten Folgebewegungen, und ein darauf beruhender Nystagmus ist in Richtung auf die Seite der Läsion am stärksten. Nicht bei jedem Patienten mit einer zerebellären Läsion ist Nystagmus ein bemerkenswertes Symptom, und leichte pathologische Veränderungen der Blicksakkaden und der Folgebewegungen können einem flüchtigen Untersucher entgehen. Die Beurteilung der Augenmotilität wird in Kapitel 7 ausführlicher behandelt.

Dysarthrie

Krankheiten des Kleinhirns beeinträchtigen die Autoregulation der Atmung und besonders ihre Beteiligung am Sprechen. Dadurch kommt es zu stockender Stakkatosprache, und die einzelnen Silben werden nicht miteinander verbunden. Die sogenannte skandierende Dysarthrie ist für kombinierte pyramidale und zerebelläre Läsionen typischer und tritt gewöhnlich bei Multipler Sklerose auf. Es gibt einige Hinweise darauf, daß die Sprechkoordination hauptsächlich von der linken Kleinhirnhemisphäre kontrolliert wird.

Schrift

Häufig ist die Schrift verändert und normalerweise schreibt der Patient größer, um die Lesbarkeit zu verbessern – ganz im Gegensatz zum Parkinsonismus, bei dem die Schrift kleiner wird.

Kopfhaltung

Die Kopfhaltung kann bei einer zerebellären Krankheit auf drei Arten verändert sein. Bei allen kommt es zu einer Neigung des Kopfes auf eine Seite. Läsionen im Velum medullare anterius können zu einer Trochlearislähmung führen, und es entwickelt sich eine kompensatorische Kopfneigung, um Doppelsehen zu vermeiden. Eine Kleinhirnhemisphärenläsion kann ein Ungleichgewicht im Haltungstonus und somit eine Kopfneigung zur Seite der Läsion verursachen. Läsionen im Lobus flocculono-dularis können direkt die Dura in der hinteren Schädelgrube reizen und so Nackensteife sowie eine Drehung und Rückwärtsneigung des Kopfes zu einer Seite auslösen. Daraus darf man nicht notwendigerweise auf die Lateralisation der Läsion schließen.

Erbrechen

Angesichts der Schwierigkeiten bei der eindeutigen Diagnose einer zerebellären Krankheit anhand klinischer Hinweise, muß die große Bedeutung von Erbrechen bei Patienten mit Kleinhirntumoren betont werden. Das Erbrechen tritt typischerweise infolge einer Bewegung auf, setzt sehr plötzlich ohne vorangegangene Übelkeit ein und ist daher gewöhnlich explosionsartig. Erbrechen mit diesen Kennzeichen zeigt praktisch immer einen Tumor in der hinteren Schädelgrube an, selbst wenn andere Symptome fehlen.

Fallbeispiel XVII

Ein 36jähriger Bauunternehmer stand unter hohem psychischem Druck und bekam leichte Kopfschmerzen und Anfälle plötzlichen Erbrechens. Andere pathologische Symptome fehlten völlig, aber wenn sich der Patient aus der Rückenlage aufsetzte, mußte er sich fast immer übergeben. Ein CT zeigte einen zystischen Tumor in der Mittellinie. Dieser Befund wurde durch eine Operation bestätigt. Der Patient und die zuerst von ihm konsultierten Ärzte hatten die Symptome auf Angstzustände zurückgeführt.

Fallbeispiel XVIII

Eine 38jährige Frau kam mit der Diagnose psychogenes Erbrechen in die Gastroenterologie. Seit mehreren Wochen hatte sie unter plötzlichem Erbrechen ohne vorangehendes Würgen mit nur minimaler Übelkeit gelitten. Andere pathologische Symptome wurden nicht gefunden, und eine intensive Untersuchung des oberen Magen-Darm-Trakts hatte keine Ursache ergeben. Der zusätzliche, neurologisch bedeutsame Hinweis in der Anamnese war, daß das Erbrechen häufig durch eine Lageveränderung ausgelöst wurde. Das Erbrechen trat nicht nur ohne Würgreiz auf, sondern manchmal auch explosionsartig. Man vermutete einen Tumor in der hinteren Schädelgrube, aber ein CT war ohne pathologischen Befund. Eine erneute Prüfung der Aufnahme ergab, daß sich der vierte Ventrikel nicht deutlich genug abzeichnete, und man entschied sich für eine Untersuchung der Region des Foramen occipitale magnum und des vierten Ventrikels mit Metrizamid als Kontrastmittel. Während der myelographischen Phase dieser Untersuchung fand man ein zungenförmiges Gewebe das sich durch das Foramen occipitale magnum hindurch bis hinab in den oberen Zervikalkanal erstreckte. Der vierte Ventrikel ließ sich nicht darstellen. Ein chirurgischer Eingriff ergab, daß die Läsion ein Ependymom des vierten Ventrikels war, das aus dem Foramen Magendii herausragte und sich bis hinunter in den oberen Zervikalkanal ausgedehnt hatte. Nach dem Eingriff hörte das Erbrechen auf.

Die Bedeutung von Kopfschmerzen begleitet von Erbrechen wurde bereits in früheren Kapiteln betont. Dabei wurden die Merkmale von lageabhängigem, explosionsartigem Erbrechen besonders hervorgehoben. In keinem der beiden oben geschilderten Fälle waren Kopfschmerzen ein wichtiges Symptom, aber das Erbrechen war für sich schon als „zerebrales" Erbrechen einzuordnen. Auch hier soll noch einmal wiederholt werden, daß Erbrechen infolge einer Lageveränderung ohne vorhergehende Übelkeit solange als sehr ernstes Symptom betrachtet werden muß, bis das Gegenteil nachgewiesen wird.

Insgesamt gesehen können rein zerebelläre Krankheiten zu deutlichen Beschwerden – insbesondere Gangunsicherheit – führen, während die körperlichen Symptome sehr subtil sein können und häufig ein einziges Symptom, etwa Rumpfataxie, vorherrscht. Bei Patienten mit stark ausgeprägten Symptomen sind gewöhnlich die zerebellären Bahnen im Hirnstamm beteiligt. Aus demselben Grund können die durch die chirurgische Entfernung eines relativ großen Teils des Kleinhirns verursachten Ausfälle erstaunlich gering sein, und selbst metastatische Läsionen können mit Aussicht auf ein annehmbares Ergebnis chirurgisch angegangen werden.

Zerebelläre Krankheiten in der Kindheit

In der Kindheit gibt es fünf wichtige Krankheitskategorien, die das Kleinhirn schädigen können. Einige werden an anderer Stelle ausführlich besprochen und werden hier deshalb nur kurz erwähnt.

Angeborene Läsionen

Zu dieser Gruppe gehören verschiedene Fehlentwicklungen des Kleinhirns, die häufig mit einer Arnold-Chiari-Mißbildung oder dem Dandy-Walker-Syndrom verbunden sind (siehe Kapitel 15). Häufig werden die subjektiven Hauptsymptome durch die bestehende Meningoenzephalozele oder den Hydrozephalus verursacht, aber in leichten Fällen führt eine Arnold-Chiari-Mißbildung erst im Erwachsenenalter zu Symptomen, und einer Syringomyelie liegt oft ein leichterer Grad der Mißbildung zugrunde.

Wie bei den extrapyramidalen Störungen sollte man daran denken, daß sich Ataxie erst dann manifestieren kann, wenn das pyramidale System vollständig funktionstüchtig ist. Daher stellt sich bei scheinbar „akuten" Bewegungs- oder Gangstörungen, die im zweiten Lebensjahr beginnen, häufig heraus, daß sie auf angeborenen Anomalien oder einem neonatalen Hirnschaden beruhen. Angeborene Aquäduktstenose ist eine andere Krankheit, die sich erst später manifestiert, und deren Symptomatik von Ataxie bestimmt wird. Einige Patienten mit angeborener Aquäduktstenose stellen sich erst im Alter von 35 Jahren vor, wobei die Symptome unter anderem Ataxie,

Abduzenslähmung, Taubheit, Stauungspapillen mit Verlust des Sehvermögens und Intelligenzminderung umfassen können. Der Beginn kann sehr schleichend sein, und die Symptomatik wird leicht mit der eines Hirntumors verwechselt. Glücklicherweise hat das CT die Diagnose relativ einfach gemacht. Früher konnte die Diagnose nur durch Ventrikulographie bestätigt werden.

Stoffwechselstörungen

Es gibt mehrere Stoffwechselstörungen, die eine zerebelläre Funktionsstörung und Ataxie auslösen können. Zu diesen gehören metachromatische Leukodystrophie, Abetalipoproteinämie (Bassen-Kornzweig-Syndrom) und Heredopathia atactica polyneuritiformis (Refsum-Syndrom), die in Kapitel 19 besprochen werden. Darüber hinaus gibt es die mitochondrialen Störungen, das Leigh-Syndrom (nekrotisierende Enzephalomyelopathie) und das Kearns-Sayre-Syndrom, die sich unter anderem als akute zerebelläre Ataxie manifestieren, die durch eine interkurrierende Infektion ausgelöst wird.

Es gibt fünf weitere Störungen mit metabolischen Begleiterscheinungen:

1. Ataxie kann bei Kindern durch Medikamente verursacht werden, speziell durch Antikonvulsiva und insbesondere durch Diphenylhydantoin, Carbamazepin und Primidon. Gelegentlich stellt sich heraus, daß Ataxie und Schläfrigkeit durch Alkohol verursacht wurden, wenn das Kind Zugang zur Hausbar hatte.
2. Ataxie, Stauungspapillen und Schläfrigkeit können die Folge einer Bleivergiftung und der dadurch verursachten Hirnschwellung sein. Hier wird leicht irrtümlich ein Kleinhirntumor diagnostiziert. Dieser Zustand ist glücklicherweise sehr selten geworden, seit weiße Farbe kein Blei mehr enthält.
3. Die Ahornsirupkrankheit ist eine der seltenen Störungen des Aminosäurestoffwechsels, bei denen im Anschluß an eine Infektion episodische Ataxie auftritt. Während der Krankheitsphasen werden erhöhte Mengen an Valin, Leucin und Isoleucin über den Urin ausgeschieden. Zwischen den Phasen sind die Werte normal.
4. Die Hartnup-Krankheit beruht auf einer Beeinträchtigung der Resorption von Tryptophan. Episodische, durch Infektionen ausgelöste Ataxie wird gewöhnlich von einem trockenen, schuppigen, roten, pellagraartigen Hautausschlag begleitet. Zwischen den Krankheitsphasen kommt es zu variabler Aminoazidurie.
5. Ataxia teleangiectasia (Louis-Bar-Syndrom) ist äußerst selten. Die Hauptsymptome dieser tödlichen fortschreitenden Krankheit sind Teleangiektasie der Bindehäute (die gewöhnlich irrtümlich als chronische Bindehautentzündung diagnostiziert wird), progressive zerebelläre Degeneration und eine erhöhte Neigung zu Infektionen bei denjenigen Patienten mit einer begleitenden Agammaglobulinämie. Der übliche Verlauf dieser Krankheit besteht in fortschreitender Ataxie und geistiger Beeinträchtigung. Die Patienten sterben früh an Infektionen. Die Krankheit wird in Kapitel 24 ausführlicher behandelt.

Infektionen

Es liegen Berichte über akute Virusinfektionen des Kleinhirns vor oder zumindest über Patienten, bei denen die Symptomatik einer viralen Enzephalitis von Ataxie geprägt war.

Ein akutes ataktisches Syndrom kann nach jedem der in der Kindheit auftretenden Exantheme und nach infektiöser Mononukleose vorkommen. Es besteht ein enger Zusammenhang mit Windpocken. Bei dieser Krankheit kann innerhalb von drei Wochen nach der anfänglichen Infektion eine schwere Ataxie auftreten, die im Verlauf mehrerer Monate zurückgeht. „Windpockenzerebellitis" tritt gewöhnlich bei Kindern unter zwei Jahren auf und ist bei älteren Kindern weniger häufig. In allen Fällen „postinfektiöser" Ataxie in der Kindheit ist es wichtig, die Stoffwechselstörungen auszuschließen, die durch Infektionen ausgelöst werden können (siehe oben).

Kinder mit dem Guillain-Barré-Syndrom können bei der Erstuntersuchung ataktisch wirken. Dies beruht auf der proximalen motorischen Schwäche und/oder der Sensibilitätsstörung. Diese Tatsache unterstreicht erneut, daß man sich unbedingt sicher sein muß, daß „Ataxie" nicht auf einer komplexen Kombination von Schwäche und Sensibilitätsstörung beruht.

Degenerative Krankheiten

Die häufigste erbliche Form spinozerebellärer Degeneration ist die Friedreichsche Ataxie, die gewöhnlich im Alter zwischen fünf und 10 Jahren Symptome hervorruft. Sie wird in Kapitel 14 ausführlich besprochen. Die Mehrzahl der erblichen zerebellären Degenerationen tritt im Erwachsenenalter auf. Sie sind mit Sicherheit die Erbkrankheiten mit der spätesten Manifestation. Die Möglichkeit einer Erbkrankheit wird bei dem Alter des Patienten häufig überhaupt nicht in Betracht gezogen.

Fallbeispiel XIX

Ein 37jähriger Zugschaffner wurde zur Untersuchung auf eine vermutete Multiple Sklerose aufgenommen. Er war mit Sicherheit ataktisch, da sein subjektives Hauptsymptom darin bestand, daß er beim Versuch eine Fahrkarte zu lochen ein Stück aus dem Finger des Fahrgastes zwickte. Bei der Untersuchung hatte er abgeschwächte Reflexe, einen beidseitig positiven Babinski, intakte Bauchhautreflexe und ausgeprägte Hohlfüße. Die weitere Anamnese ergab, daß sein Vater ähnliche Füße gehabt hatte und häufig verdächtigt wurde, daß er im Dienst als Zugschaffner betrunken wäre, weil er im Gang des Zuges herumtorkelte. Der Vater war leider verstorben, aber es bestand kein Zweifel, daß der Patient an einer ähnlichen erblichen Störung litt. Für die Diagnose Multiple Sklerose fanden sich keine positiven Untersuchungsbefunde.

Es gibt zwei Varianten, die in der Kindheit zu Symptomen führen. Die Gruppe der olivo-ponto-zerebellären Atrophien, die später detailliert besprochen wird und bei Erwachsenen gewöhnlich mit Ataxie und Dysarthrie beginnt, kann bei Kindern verwirrenderweise eine progressive spastische Paralyse verursachen und zum Tod führen. Ein weiteres nach Ramsay und Hunt benanntes Syndrom (dentatorubrothalamische Degeneration) verursacht in der Kindheit leichte, fortschreitende Ataxie, die durch plötzliche Myoklonien kompliziert wird. Diese können so stark sein, daß das Kind zu Boden geworfen wird. Außerdem kommen Stürze vor, die direkt auf die Ataxie zurückzuführen sind. Opsoklonus kann ebenfalls ein Symptom der Krankheit sein.

Tumoren

Man sollte an dieser Stelle daran denken, daß die Mehrzahl der Hirntumoren bei Kindern im Kleinhirn auftritt und daß es zwei Arten gibt: die hoch malignen Medulloblastome, die als Läsion in der Mittellinie zu einem klinischen Bild mit schwerer Rumpfataxie führen, und die gutartigen zystischen Astrozytome, die in der Mittellinie beginnen können, sich aber später als große zystische Vergrößerung zur Seite hin in eine der Hemisphären ausdehnen und eher einseitige zerebelläre Symptome verursachen.

Das erste Symptom eines Kleinhirntumors bei Kindern ist gewöhnlich Ataxie, der rasch Kopfschmerzen, Erbrechen und Doppeltsehen folgen. Sehr schnell können sich Stauungspapillen entwickeln, und man trifft selten auf ein Kind, das mehr als 7–10 Tage vor seiner Vorstellung Symptome hatte. Die wichtigsten Differentialdiagnosen sind Bleivergiftung und Aquäduktstenose. Ponsgliome führen nicht zu einer Blockade der Liquorzirkulation sondern eher zur Lähmung mehrerer Hirnnerven oder zu Harnverhaltung (siehe Kapitel 11 und 15).

Zerebelläre Krankheiten bei Erwachsenen

Bei Erwachsenen sind die Ursachen von Krankheiten des Kleinhirns völlig andere. Ein Kleinhirninfarkt infolge einer Gefäßkrankheit ist eine relativ seltene Ursache für eine zerebelläre Funktionsstörung. Schwindel und Ataxie beruhen üblicherweise auf einer Schädigung der zerebellären Bahnen durch eine vaskuläre Läsion im Hirnstamm. Potentiell tödliche akute intrazerebrale Blutungen wurden in Kapitel 11 beschrieben. Die ersten Symptome einiger Erbkrankheiten treten typischerweise erst im Erwachsenenalter auf. Tumoren im Kleinhirn und in der hinteren Schädelgrube sind selten, wenn man von Tumoren des N. stato-acusticus absieht, und sie sind gewöhnlich Metastasen. Die einzige Ausnahme ist das zerebelläre Hämangioblastom. Schließlich können verschiedene metabolische Störungen Krankheiten des Kleinhirns auslösen. Dabei sind die toxischen Wirkungen von Alkohol und Antikonvulsiva am wichtigsten.

Erbkrankheiten des Kleinhirns

Die meisten zerebellären Ataxien setzen im mittleren Alter ein. Sie wurden kürzlich neu klassifiziert, und viele der früher nach einer Person benannten Syndrome werden heute in der Gruppe der dominant vererbten Ataxien zusammengefaßt. Es wurden drei Hauptgruppen definiert, die etwa ein Drittel aller vererbten Ataxien umfassen, und zwar die Friedreichsche Ataxie, die dominant vererbte Ataxie und die rezessiv vererbten ataktischen Störungen.

Friedreichsche Ataxie

Die Friedreichsche Ataxie wird in Kapitel 14 behandelt. Es soll hier noch einmal betont werden, daß die ataktische Komponente hauptsächlich auf einer Schädigung des Rückenmarks und der peripheren Nerven beruht und daß die Störung Teil einer viel generalisierteren degenerativen Krankheit ist. Die Mehrzahl der Patienten hat Skoliose, die manchmal so schwer ist, daß sie die Atmung behindert. Bei 90 % der Patienten treten Erregungsleitungsstörungen des Herzens, Vorhofseptumdefekte und Degeneration des Herzmuskels auf. Diese sind gewöhnlich die Todesursache. Es kommt auch zu einer Atrophie der Inselzellen im Pankreas, die bei 20 % der Patienten zu einem manifesten und bei weiteren 20 % zu einem subklinischen Diabetes führt.

Dominant vererbte Ataxien

Viele Formen spät einsetzender Ataxien mit etwas unterschiedlichen klinischen Bildern wurden von den Größen der Neurologie identifiziert. Dazu gehören Syndrome, die früher unter den Namen Déjerine, Thomas, Marie, Sanger-Brown und Holmes geführt wurden. Alle diese Störungen werden heute als Varianten der olivo-ponto-zerebellären Atrophie angesehen. Die verschiedenen Formen geben lediglich den weiten Bereich zusätzlicher degenerativer Symptome und deren zeitliche Abfolge wieder, die das klinische Bild veränderten. Die Erkenntnis, daß das Endergebnis bei allen Fällen sehr ähnlich war, machte die Neuordnung erforderlich.

Gangataxie ist das universelle Symptom. Zuerst können gesteigerte Reflexe und Pyramidenbahnzeichen –

sogar einschließlich Spastizität – auftreten, aber später erlöschen die Reflexe, und es kommt zu zerebellärer Hypotonie. Dysphagie und Dysarthrie sind gewöhnlich frühe und herausragende Symptome. Funktionsstörungen des Sphinkters und Impotenz kommen vor und können überraschend früh in Erscheinung treten. In einigen Fällen treten später sensible Symptome auf, und bei vielen entwickeln sich später extrapyramidale Symptome und Demenz, die den Patienten behindern und schließlich zum Tod führen. Der zeitliche Verlauf der Krankheit ist äußerst variabel. So sterben manche Patienten schon nach ein bis zwei Jahren, während andere eine relativ unvollständige Form haben und viele Jahre überleben.

MRT ist bei diesen Syndromen inzwischen die Untersuchungsmethode der Wahl und zeigt in den meisten Fällen die Atrophie der Brücke und des Kleinhirns.

Kürzlich wurde eine dominant vererbte paroxysmale Ataxie identifiziert. Bei den betroffenen Frauen stehen die Phasen von Ataxie in einem engen Zusammenhang mit Menstruation, Schwangerschaft und der Einnahme von Kontrazeptiva. Aus bisher noch bei weitem nicht verstandenen Gründen lassen sich die Krankheitsphasen durch die Gabe von Acetazolamid beeinflussen.

Rezessiv vererbte Ataxien

Außer der Friedreichschen Ataxie, die das weitaus häufigste Syndrom ist und deshalb getrennt eingeordnet wird, sind hier alle erblichen Stoffwechselstörungen enthalten, die zuvor bei Ataxien in der Kindheit besprochen wurden. Der Vollständigkeit halber sollen die zerebellären Komponenten genannt werden, die bei hepatolentikulärer Degeneration, Heredopathia atactica polyneuritiformis und Abetalipoproteinämie und bei Störungen des Vitamin-E-Stoffwechsels auftreten. Viele dieser Störungen lassen sich möglicherweise diätetisch oder metabolisch behandeln, so daß ihre Identifizierung wichtig ist. Die Zustände sind aber derart selten, daß für eine genaue Diagnose unbedingt der Rat eines Experten eingeholt werden muß.

Bei all diesen Syndromen ist eine gewisse Intelligenzminderung zu finden, obwohl die Schädigung hauptsächlich das Kleinhirn betrifft. Die familiäre Natur kann anfangs durch den frühen Tod der Eltern (vor der Manifestation der Krankheit) oder durch die lange Trennung von Geschwistern vor dem Ausbruch der Krankheit verschleiert werden. Eine sorgfältige Suche kann ergeben, daß mehrere Geschwister unter derselben Krankheit leiden, die aber unterschiedlich diagnostiziert wurde.

Metabolische Krankheiten des Kleinhirns

Es gibt eine ganze Reihe möglicher metabolischer Ursachen für eine Degeneration des Kleinhirns, die durch den Verlust von Purkinje-Zellen gekennzeichnet ist und

sich in manchen Fällen auf relativ begrenzte Gebiete des Kleinhirns beschränkt. Alkohol ist die häufigste Ursache und kann während einer Vergiftung zu einer sehr schweren akuten, aber reversiblen Ataxie, zu einer sich langsam verschlimmernden Ataxie oder zu einer schweren irreversiblen Ataxie bei der Manifestation der Wernicke-Enzephalopathie führen. Die Schädigung betrifft hauptsächlich den rostralen Kleinhirnlappen und hat eine schwere Gangataxie zur Folge.

Antikonvulsiva verursachen bei akuter Überdosierung eine reversible Ataxie. Es besteht aber kein Zweifel, daß chronische Einnahme und gelegentlich akute Überdosierung von Diphenylhydantoin zu irreversiblen Kleinhirnschäden führen können.

Kohlenmonoxidvergiftung und schwere Hyperthermie können eine akute Zerstörung der Kleinhirnrinde verursachen.

Fallbeispiel XX

Ein älterer Mann versuchte, in einem Kohlengasofen Selbstmord zu begehen. Er wurde gefunden und halb bewußtlos ins Krankenhaus gebracht. Er erhielt Sauerstoff, und sein Zustand schien sich innerhalb von 24 Stunden zu normalisieren. Zehn Tage später traten akute Ataxie, Dysarthrie und Dysphagie auf. Er wurde über eine Magensonde ernährt, aber sein Zustand verschlechterte sich, und er starb einige Tage später. Bei der Obduktion hatte das Kleinhirn eine gallertartige Konsistenz und war völlig zerstört.

Tumorleiden verursachen gewöhnlich Metastasen im Kleinhirn, es sind aber auch Fälle einer zerebellären Atrophie als paraneoplastische Manifestation von Karzinomen und malignen Lymphomen ohne Metastasen bekannt. Sie kommen allerdings seltener vor, als die allgemeine Diskussion vermuten läßt. Die meisten Patienten mit einem Tumorleiden, die zerebelläre Symptome entwickeln, haben eine Metastase im Kleinhirn und keine paraneoplastische Kleinhirnschädigung.

Eine langsam fortschreitende zerebelläre Ataxie ist eine seltene, aber klar definierte Komplikation beim Myxödem und läßt sich behandeln, wenn sie früh erkannt wird. Eine Degeneration des Kleinhirns ist auch bei Malabsorption von Vitamin B_{12}, Folsäure und Vitamin E gefunden worden.

Neoplastischer Befall

Metastasen stellen die Mehrzahl der Kleinhirntumoren bei Erwachsenen. Gewöhnlich liegen Karzinome der Lunge und der Brust zugrunde, aber ein überraschend hoher Anteil sind Metastasen von Dickdarmkarzinomen, insbesondere von solchen im absteigenden Dickdarm und in Rektum und Sigma. Man hat erwogen, daß diese Tumoren über den paravertebralen venösen Plexus entlang der Wirbelsäule in die hintere Schädelgrube und direkt in das Kleinhirn metastasieren.

Primärtumoren sind selten, obwohl gelegentlich Medulloblastome bei Erwachsenen auftreten können. Primäre Gliome sind sehr selten. Der häufigste Tumor ist das gutartige Hämangioblastom, häufig ein sehr kleiner vaskulärer Knoten, der von einer großen Zyste umgeben ist. Die Prognose ist ausgezeichnet, obwohl es Rezidive geben kann. Gelegentlich produzieren diese Tumoren Erythropoetin und werden von Polyzythämie begleitet.

Die Kompression des Kleinhirns von außen durch Akustikusneurinome wurde bereits in Kapitel 6 erörtert.

Multiple Sklerose

Zerebelläre Symptome sind bei Multipler Sklerose häufig, aber in den meisten Fällen liegen die ursächlichen Läsionen in den zerebellären Bahnen im Hirnstamm, und die zerebellären Symptome werden fast immer von internukleärer Ophthalmoplegie, Läsionen der langen Bahnen und Anzeichen für beidseitige pyramidale Läsionen begleitet. Ein MRT zeigt oft Läsionen der weißen Substanz des Kleinhirns, die symptomlos sein können und keines der in diesem Kapitel besprochenen körperlichen Symptome hervorrufen müssen.

Die Diagnose von Krankheiten des Kleinhirns kann erstaunlich schwierig sein. Hat man aber erst einmal eine Beteiligung des Kleinhirns bestätigt, gibt es eine große Fülle diagnostischer Möglichkeiten. Bei ataktischen Kindern muß zuerst ein Tumor ausgeschlossen werden. Einige der rezessiv vererbten Störungen können auf eine spezifische Behandlung ansprechen, so daß man versuchen muß, die Störungen genau zu bestimmen.

Bei Erwachsenen sollte, unabhängig vom Alter des Patienten, eine sehr detaillierte Familienanamnese erhoben werden, und eine gründliche Befragung über den Medikamenten- und Alkoholkonsum ist sehr wichtig. Angeborene Mißbildungen der hinteren Schädelgrube oder des Aquädukts sollten bei der Differentialdiagnose einer scheinbaren Läsion der hinteren Schädelgrube in jedem Alter in Betracht gezogen werden.

13 Anatomie, Physiologie und klinische Symptome von Krankheiten des Rückenmarks

Anatomische Grundlagen

Das Rückenmark ist ungefähr 45 cm lang und erstreckt sich von der Oberseite des Wirbels C1 bis zur Unterseite des Wirbelkörpers von L1. Bei der Geburt ist der Conus medullaris bereits bis auf die Höhe des Wirbels L3 hinauf gezogen. Im Alter von 10 Jahren ist seine endgültige Position erreicht. Das Rückenmark ist kein perfekter Zylinder, vielmehr besitzt es auf zervikalem und lumbalem Niveau zwei stärkere Verdickungen. Hier konzentrieren sich die Motoneurone, die Arme und Beine versorgen, weshalb die graue Substanz in diesen Gebieten beträchtlich vergrößert ist. Die Verdickungen erstrecken sich von den Rückenmarkssegmenten C3 bis Th2 beziehungsweise von L1 bis S3 (Abb. 13.1).

An seinem oberen Ende geht das Rückenmark in die Medulla oblongata über, und am unteren Ende wird es zum Filum terminale, einem fibrösen Band, das nur wenig Nervengewebe enthält und sich nach kaudal erstreckt, wo es auf Höhe von S4 innerhalb des Sakrum am knöchernen Kanal befestigt ist. Das Filum terminale liegt in einer Durahülle und ist bis hinunter nach S2 von Pia mater umgeben.

Innerhalb des gesamten Spinalkanals bis auf die Höhe von S2 sind Rückenmark und Filum terminale von einer dicken Hülle aus Dura umgeben, die durch den potentiellen Subduralraum locker von der feinen Arachnoidea getrennt ist. Die Arachnoidea ist durch den Subarachnoidalraum, der den Liquor enthält, von der Pia mater getrennt, die das Rückenmark und die Nervenwurzeln umhüllt. Da das Rückenmark in Höhe von L2 und der Duralsack in Höhe von S2 endet, liegt hier ein großer Raum vor, der nur die lumbalen, sakralen und kokzygealen Nervenwurzeln enthält, die die Cauda equina bilden. Dieser Raum ermöglicht die Entnahme von Liquor durch eine Lumbalpunktion ohne Risiko für das Rückenmark. Die dafür notwendige Technik wird in Kapitel 15 beschrieben.

Die innere Struktur des Rückenmarks

Zentrale graue Substanz (Abb. 13.2)

Die zentrale graue Substanz besteht aus einem schmetterlingsförmigen Gebiet, das in jeder Höhe vorhanden ist. Über die Mittellinie hinweg zieht die Commissura grisea, innerhalb derer der kleine Zentralkanal liegt. Anatomisch wird die graue Substanz in die Vorder- und

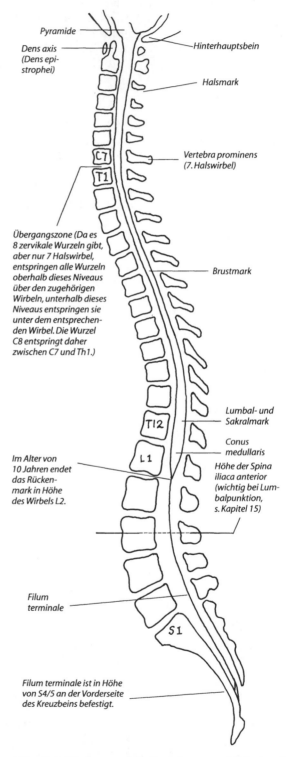

Pyramide

Dens axis (Dens epistrophei)

Hinterhauptsbein

Halsmark

Vertebra prominens (7. Halswirbel)

Übergangszone (Da es 8 zervikale Wurzeln gibt, aber nur 7 Halswirbel, entspringen alle Wurzeln oberhalb dieses Niveaus über den zugehörigen Wirbeln, unterhalb dieses Niveaus entspringen sie unter dem entsprechenden Wirbel. Die Wurzel C8 entspringt daher zwischen C7 und Th1.)

Brustmark

Lumbal- und Sakralmark

Conus medullaris

Im Alter von 10 Jahren endet das Rückenmark in Höhe des Wirbels L2.

Höhe der Spina iliaca anterior (wichtig bei Lumbalpunktion, s. Kapitel 15)

Filum terminale

Filum terminale ist in Höhe von S4/5 an der Vorderseite des Kreuzbeins befestigt.

Abb. 13.1 Rückenmark in Beziehung zur Wirbelsäule

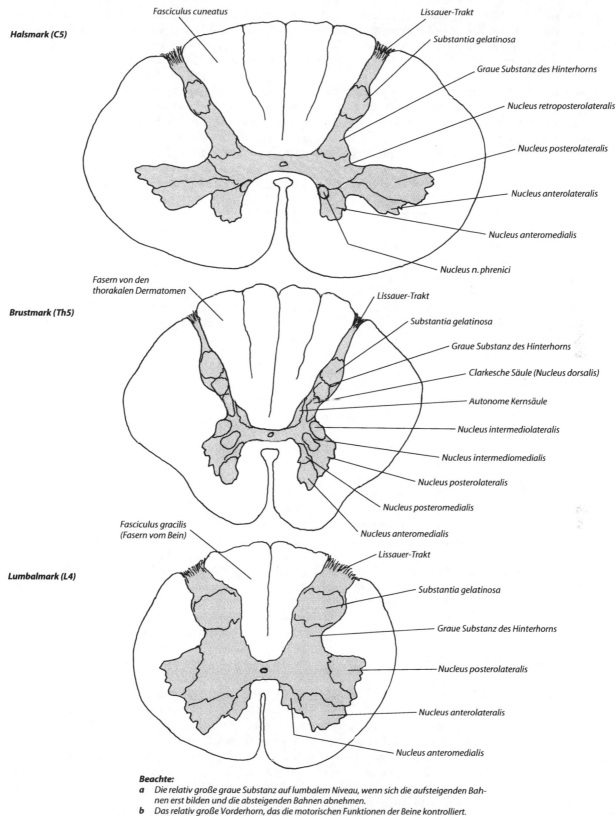

Halsmark (C5)

Fasciculus cuneatus

Lissauer-Trakt

Substantia gelatinosa

Graue Substanz des Hinterhorns

Nucleus retroposterolateralis

Nucleus posterolateralis

Nucleus anterolateralis

Nucleus anteromedialis

Nucleus n. phrenici

Brustmark (Th5)

Fasern von den thorakalen Dermatomen

Lissauer-Trakt

Substantia gelatinosa

Graue Substanz des Hinterhorns

Clarkesche Säule (Nucleus dorsalis)

Autonome Kernsäule

Nucleus intermediolateralis

Nucleus intermediomedialis

Nucleus posterolateralis

Nucleus posteromedialis

Nucleus anteromedialis

Lumbalmark (L4)

Fasciculus gracilis (Fasern vom Bein)

Lissauer-Trakt

Substantia gelatinosa

Graue Substanz des Hinterhorns

Nucleus posterolateralis

Nucleus anterolateralis

Nucleus anteromedialis

Beachte:

a Die relativ große graue Substanz auf lumbalem Niveau, wenn sich die aufsteigenden Bahnen erst bilden und die absteigenden Bahnen abnehmen.

b Das relativ große Vorderhorn, das die motorischen Funktionen der Beine kontrolliert.

c Die relativ kleine graue Substanz auf thorakalem Niveau, da die Vorderhörner hier nur relativ wenige Muskeln innervieren.

d Die große Ausdehnung der weißen Substanz auf zervikalem Niveau, da in dieser Höhe aufsteigende und absteigende Bahnen die meisten Fasern enthalten.

Abb. 13.2 Zentrale graue Substanz

Hinterhörner unterteilt. Die Fasciculi cuneatus und gracilis werden als Hinterstränge bezeichnet. In ihnen wird die Hinterstrang- oder epikritische Sensibilität vermittelt. Krankheiten, die die motorischen Zellen in den Vorderhörnern betreffen, werden als Vorderhornkrankheiten bezeichnet. Das Gebiet an der Spitze des Hinterhorns, das Neurologen als Wurzeleintrittszone bezeichnen, ist ein relativ durchscheinendes Areal, das als Substantia gelatinosa bezeichnet wird. Sie ist für die zentralen Schmerzmechanismen von großer Bedeutung.

Architektur der zentralen grauen Substanz

Das Vorderhorn enthält die großen Zellen der α-Motoneurone, eine große Zahl kleinerer Interneurone und die kleinen motorischen Zellen der γ-Fasern. Die Zellen sind in Gruppen von Motoneuronen angeordnet, die eine Gruppe von Muskeln mit ähnlichen Wirkungen innervieren. Funktionell sind sie nach Beuge- und Streckwirkung gruppiert.

Die posterolaterale graue Substanz besteht aus der Eintrittszone der Hinterwurzeln, den Zellkörpern und Fasern des Lissauer-Trakts (Fasciculus dorsolateralis), der Substantia gelatinosa und der grauen Substanz des Hinterhorns, die auf unterschiedlichen Höhen spezifischere Kernanhäufungen enthält.

Die Substantia grisea intermedia besteht aus den autonomen präganglionären Zellen. Diese bilden zwei größere Gruppierungen, die intermediolaterale und die intermediomediale Gruppe. Die Kernsäule, die sich von C8 bis L1 erstreckt, enthält die Zellen der thorakolumbalen Efferenzen des vegetativen Nervensystems. Eine weniger klar abgegrenzte Zellgruppe des Rückenmarks in Höhe von S2, S3 und S4 sind die präganglionären parasympathischen Zellen der Nn. splanchnici pelvici.

Die Embryonalentwicklung des Rückenmarks und der Wirbel wird in Kapitel 15 beschrieben, die Gefäßversorgung des Rückenmarks in Kapitel 14.

Praktische Anatomie der spinalen Bahnen

Motorische Bahnen (Abb. 13.3)

Schädigungen der motorischen Bahnen führen zu dem auffälligsten Teil des klinischen Bildes, das durch Krankheiten oder Schädigungen verursacht wird, die das Rückenmark betreffen. Klinisch ist die Kombination von Befunden als „Pyramidenbahnsymptome" bekannt, obwohl wahrscheinlich viele der typischen Symptome durch eine Schädigung nichtpyramidaler Bahnen hervorgerufen werden. Mit Ausnahme des Tractus vestibulospinalis ist die genaue Anatomie dieser extrapyramidalen Bahnen – der Tractus reticulospinalis, rubrospinalis und spinotectalis – nicht bekannt. Die Pyramiden-

bahn (Tractus corticospinalis) ist im Rückenmark auf allen Niveaus, einschließlich des Conus medullaris, gut zu erkennen. Der Tractus corticospinalis wird auf dem Weg nach unten immer dünner, da immer weniger Fasern zur Versorgung der verbleibenden Vorderhornzellen benötigt werden. Die kortikospinale Bahn beginnt im Übergangsgebiet zwischen Halsmark und Medulla oblongata gerade unterhalb der Pyramidenkreuzung gegenüber der Oberseite des Wirbels C1 (siehe Abb. 13.1). Die Fasern, die Informationen für die Gruppe von Motoneuronen weiterleiten, die den Arm versorgen, liegen dann medial, während die Fasern für die Motoneuronen des Beins etwas tiefer kreuzen und in der Bahn lateral liegen (siehe Abb. 11.5).

Sensible Bahnen (Abb. 13.4 und 13.5)

Die sensiblen Bahnen sind komplizierter als allgemein angenommen wird, aber für klinische Zwecke bilden die traditionellen Beschreibungen eine praktische Grundlage.

Berührungsempfindung

Die Berührungsempfindung umfaßt die genaue Lokalisation leichter Berührungen, die Zweipunktdiskrimination und die nicht genau lokalisierte Wahrnehmung von Berührungen. Genau lokalisierte Berührungsempfindung und Zweipunktdiskrimination werden über die ipsilateralen Fasciculi gracilis (Bein) und cuneatus (Arm) an das Gehirn übermittelt. Die Beinfasern, die weiter unten in das Rückenmark münden, werden auf dem Weg nach oben von neu einmündenden Fasern immer weiter nach medial verlagert. Auf dieses Weise entsteht ein schichtförmiger Aufbau, und die Hinterstränge werden beim Aufstieg im Rückenmark immer dicker. Klinisch werden die Fasciculi gracilis und cuneatus als Hinterstrang bezeichnet. In ihnen werden die epikritische und die Tiefensensibilität vermittelt.

Die Meldungen für die ungenau lokalisierte Wahrnehmung von Berührungen wird im Rückenmark in die kontralaterale spinothalamische Bahn umgeschaltet, die sich schließlich im Hirnstamm mit der Bahn für die genau lokalisierte Berührungsempfindung, dem Lemniscus medialis, verbindet. Da zwei Bahnen für die Berührungsempfindung existieren, ist es außergewöhnlich, daß die gesamte Berührungsempfindung bei einer beliebigen Rückenmarkskrankheit ausfällt, wenn das Rückenmark nicht vollständig durchtrennt wird.

Wahrnehmung geführter Bewegungen

Die Wahrnehmung geführter Bewegungen wird ebenfalls über die Hinterstränge vermittelt und ist bei

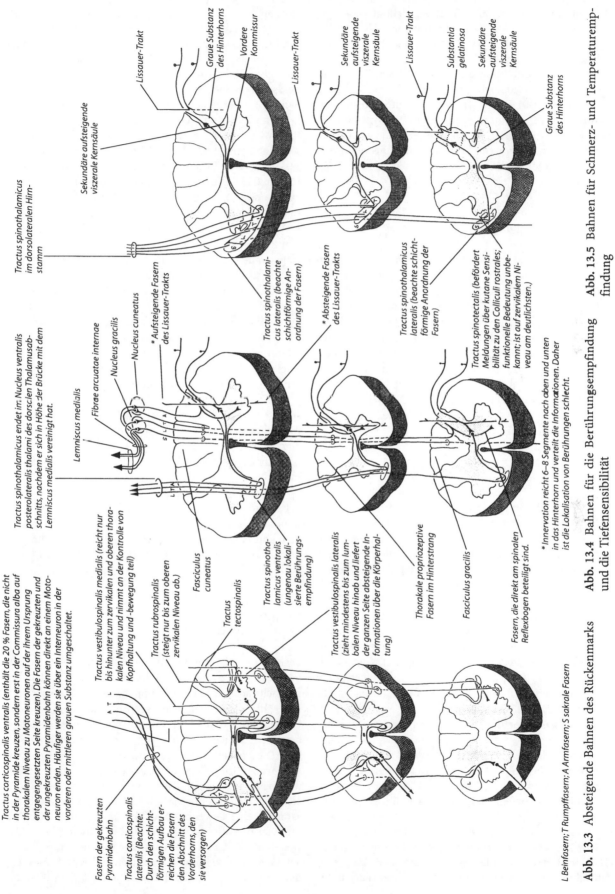

Sekundäre aufsteigende viszerale Kernsäule

Lissauer-Trakt

Graue Substanz des Hinterhorns

Vordere Kommissur

Lissauer-Trakt

Sekundäre aufsteigende viszerale Kernsäule

Lissauer-Trakt

Substantia gelatinosa

Sekundäre aufsteigende viszerale Kernsäule

Graue Substanz des Hinterhorns

Tractus spinothalamicus im dorsolateralen Hirnstamm

Sekundäre aufsteigende viszerale Kernsäule

Tractus spinothalamicus lateralis (beachte schichtförmige Anordnung der Fasern)

* Absteigende Fasern des Lissauer-Trakts

Tractus spinothalamicus lateralis (beachte schichtförmige Anordnung der Fasern)

Tractus spinotectalis (befördert Meldungen über den Colliculi rostrales; funktionelle Bedeutung unbekannt; ist auf zervikalem Niveau am deutlichsten.)

*Innervation reicht 6–8 Segmente nach oben und unten in das Hinterhorn und verteilt die Informationen. Daher ist die Lokalisation von Berührungen schlecht.

Abb. 13.5 Bahnen für Schmerz- und Temperaturempfindung

Tractus spinothalamicus endet im Nucleus ventralis posterolateralis thalami des dorsalen Thalamusabschnitts, nachdem er sich in Höhe der Brücke mit dem Lemniscus medialis vereinigt hat.

Fibrae arcuatae internae

Nucleus gracilis

Nucleus cuneatus

Lemniscus medialis

* Aufsteigende Fasern des Lissauer-Trakts

Tractus rubrospinalis (steigt nur bis zum oberen zervikalen Niveau ab.)

Fasciculus cuneatus

Tractus spinothalamicus ventralis (ungenau, lokalisierte Berührungsempfindung)

Thorakale propriozeptive Fasern im Hinterstrang

Fasciculus gracilis

Fasern, die direkt am spinalen Reflexbogen beteiligt sind.

Abb. 13.4 Bahnen für die Berührungsempfindung und die Tiefensensibilität

Tractus corticospinalis ventralis (enthält die 20 % Fasern, die nicht in der Pyramide kreuzen, sondern erst in der Commissura alba auf thorakalem Niveau zu Motoneuronen auf der ihrem Ursprung entgegengesetzten Seite kreuzen). Die Fasern der gekreuzten und der ungekreuzten Pyramidenbahn können direkt an einem Motoneuron enden oder sich in Höhe der Brücke mit dem vorderen oder mittleren grauen Substanz umgeschaltet.

Tractus vestibulospinalis medialis (reicht nur bis hinunter zum zervikalen und oberen thorakalen Niveau und nimmt an der Kontrolle von Kopfhaltung und -bewegung teil)

Tractus tectospinalis

Tractus vestibulospinalis lateralis (zieht mindestens bis zum lumbalen Niveau hinab und liefert der ganzen Seite absteigende Informationen über die Körperhaltung)

Fasern der gekreuzten Pyramidenbahn

Tractus corticospinalis lateralis (Beachte: Durch den schichtförmigen Aufbau erreichen die Fasern den Abschnitt des Vorderhorns, den sie versorgen)

Abb. 13.3 Absteigende Bahnen des Rückenmarks

L Beinfasern; T Rumpffasern; A Armfasern; S sakrale Fasern

Rückenmarkskrankheiten oft beeinträchtigt. Dies gilt aber nur für bewußt wahrgenommene geführte Bewegungen. Der größte Teil der Informationen über geführte Bewegungen dient der reflektorischen Steuerung der Körperhaltung und gelangt über die Tractus spinocerebellares dorsalis und ventralis ins Kleinhirn (siehe Abb. 12.10). Die beachtliche Bedeutung dieser unbewußten Information über geführte Bewegungen zeigt sich bei der Friedreichschen Ataxie, einer Krankheit, bei der der pathologische Prozeß speziell die spinozerebellären Bahnen betrifft und so eine schwere Ataxie verursacht.

Vibrationsempfindung

Dies ist eine künstliche sensible Modalität, von der man lange Jahre annahm, daß sie in den Hintersträngen transportiert wird. Heute gibt es viele Hinweise, daß die Vibrationsempfindung über mehrere Bahnen übermittelt wird. Deshalb kann eine Beeinträchtigung der Vibrationsempfindung nicht als spezifischer Beweis für eine Hinterstrangläsion angesehen werden, obwohl eine starke Beeinträchtigung ein Symptom von Krankheiten ist, die hauptsächlich die Hinterstränge betreffen. Der größte Wert der Untersuchung liegt darin, daß sich bei peripherer Neuropathie sehr früh ein Ausfall der Vibrationsempfindung nachweisen läßt.

Schmerz- und Temperaturempfindung

Schmerz- und Temperaturempfindung werden traditionell zusammen betrachtet, obwohl nur eine von mehreren Schmerzbahnen auch die Temperaturempfindung vermittelt. Schmerz wird in schnellen Bahnen, die eine unmittelbare und genaue Wahrnehmung eines schmerzhaften Reizes erlauben, und in langsamen, multisynaptischen Bahnen weitergeleitet, die im Hinterhorn im Lissauer-Trakt, in der Substantia gelatinosa und in der zentralen grauen Substanz des Rückenmarks umgeschaltet werden. Diese letzteren Bahnen sind bei einigen ernsten und schmerzhaften klinischen Störungen, zu denen auch Kausalgie gehört – der Schmerz, der auf eine periphere Nervenläsion folgen kann –, von großer, aber noch nicht völlig aufgeklärter Bedeutung.

Die klassische Schmerzbahn ist der Tractus spinothalamicus lateralis. Über diese Bahn wird auch die Temperaturempfindung vermittelt. Afferente Schmerzfasern münden in das Rückenmark ein und steigen zwei bis drei Segmente auf, bevor sie im Rückenmark vor dem Zentralkanal kreuzen. Dies kann zu irreführenden klinischen Symptomen führen. Zum Beispiel kann eine Läsion in Höhe von Th3 nur Fasern von einschließlich Th6 an abwärts, also drei Segmente tiefer, schädigen, so daß das Niveau der Läsion falsch lokalisiert wird. Liegt eine zentrale Läsion des Rückenmarks vor, kann diese unter

Umständen nur die Fasern schädigen, die in den betroffenen Segmenten kreuzen. Dadurch bildet sich ein gefühlloses Band, das sich vielleicht über drei oder vier Segmente erstreckt und häufig einseitig ist, obwohl man aus rein anatomischen Gründen einen symmetrischen beidseitigen Sensibilitätsverlust erwarten würde. Diese Symptome werden in Kapitel 14 detailliert beschrieben.

Wenn die Fasern den kontralateralen Tractus spinothalamicus erreichen, werden die Fasern, die am weitesten unten eingemündet sind, immer weiter nach lateral verschoben, wenn mit zunehmender Höhe mehr Fasern in den Trakt eintreten. Dadurch bildet sich ein laminar aufgebauter Trakt, in dem die am tiefsten eintretenden sakralen Fasern am weitesten außen liegen.

Fasern aus dem Tractus spinothalamicus lateralis können, nachdem sie gekreuzt haben, zurück in die zentrale graue Substanz projizieren. Dies ist ein weiterer Grund dafür, warum eine chirurgische Durchtrennung des Tractus spinothalamicus die Schmerzempfindung von der kontralateralen Körperseite nicht komplett unterbinden kann, insbesondere wenn es sich um tiefe viszerale Schmerzen handelt. Diese Art von Schmerzen könnte nur durch eine vollständige Durchtrennung des Rückenmarks blockiert werden – eine Behandlungsmethode, die natürlich nicht praktikabel ist.

Die Temperaturempfindung wird ebenfalls im Tractus spinothalamicus lateralis weitergeleitet, obwohl gewisse Zweifel bestehen, ob die topographische Anatomie der Temperaturfasern identisch mit der der Schmerzfasern ist. Daher ist bei Schädigungen des Tractus spinothalamicus lateralis ein Ausfall der Schmerz- und der Temperaturempfindung auf unterschiedlichem Niveau möglich, obwohl offensichtlich der Unterschied zwischen der Genauigkeit, mit der die Nadelstiche wahrgenommen werden, und einem eher diffusen Temperaturreiz erheblich ist. Darauf könnte dieser scheinbare Unterschied zumindest zum Teil beruhen.

Symptome für eine Schädigung der motorischen Bahnen

Läsionen des 2. Motoneurons, die die Vorderhornzellen oder die Vorderwurzeln schädigen, führen zu Atrophie und Schwäche der Muskelgruppen, die von diesen Zellen und ihren Nervenfasern versorgt werden. Ist das Rückenmark geschädigt, sind die motorischen Einheiten betroffen, die aus Gruppen von Vorderhornzellen bestehen. Die Vorderhornzellen sind in Form von Gruppen angeordnet, die zusammenarbeiten, um bestimmte Bewegungen auszulösen. Dies zeigt sich am eindruckvollsten bei Poliomyelitis, bei der Muskelgruppen, die zusammen eine Bewegung ausführen, und nicht einzelne Muskeln betroffen sind. Liegt die Schädigung beispielsweise auf Höhe von Th1, kann der Patient Atrophie und Schwäche der kleinen Handmuskeln leicht bemerken, und in Höhe von L5 ist der resultierende Fallfuß kaum zu übersehen. Dennoch können auf fast allen anderen Niveaus die frühesten Hinweise auf eine Schädigung vom Patienten unbemerkt bleiben und nur von einem sehr sorgfältigen Untersucher gefunden werden. Atrophie oder Faszikulation eines Segments der Bauchwand oder eines einzelnen Interkostalmuskels ist unter Umständen schwer oder gar nicht zu entdecken. Segmentale abdominale Schwäche läßt sich am besten beobachten, wenn der Patient steht und eine gürtelförmige Ausbuchtung um den Rumpf herum erscheint, ähnlich wie bei dem „Michelin-Männchen". Die Schwäche eines Interkostalmuskels zeigt sich am deutlichsten bei voller Einatmung, wenn der Interkostalraum nach innen gezogen wird. In den meisten Fällen findet der Untersucher Hinweise auf eine Läsion des 2. Motoneurons, die der Patient noch nicht bemerkt hat. Bei Läsion des 1. Motoneurons ist die Situation gerade umgekehrt. Hier bemerkt der Patient Symptome, lange bevor irgendeine klinische Veränderung gefunden werden kann.

Eine Schädigung der absteigenden kortikospinalen Bahn führt gewöhnlich zu den ersten Symptomen einer Rückenmarksläsion, insbesondere, wenn die Läsion das Rückenmark komprimiert. Das früheste Symptom ist eine leichte Steifheit der Beine, die der Patient insofern wahrnimmt, als er über kleine Unebenheiten stolpert und beim Gehen in unebenem Gelände Schwierigkeiten hat. Patienten verwenden häufig den Ausdruck, daß sie „über jeden Stein stolpern," um dieses Symptom zu beschreiben. Der Patient kann zunehmende Schwierigkeiten beim Treppensteigen bemerken, die auf eine Schwäche der Hüftbeugung und der Dorsalflexion des Fußes beruhen.

Beim Hinabsteigen einer Stufe kann es zu spontanem Fußklonus kommen, weil die Plantarflexoren des Fußes spastisch sind. Der Patient wird sagen, daß sein Fuß „zitterte". Schließlich stellen die Patienten fest, daß sie ihre Füße nachziehen, ihr Gang steifbeinig geworden ist, sie oft stolpern und ihre Schuhspitzen abnutzen. Sie berichten häufig, daß sie „hören", wie ihre Füße gehen, wenn sie sich in einem Korridor befinden.

Bei einer durch ein Neoplasma verursachten Rückenmarkskompression kann sich diese Abfolge von Symptomen innerhalb von Stunden oder Tagen entwickeln, während die Symptome beispielsweise bei zervikaler Myelopathie über ein bis zwei Jahre hinweg schleichend auftreten. Die Frühsymptome einer Rückenmarkskompression oder einer degenerativen Rückenmarkskrankheit werden häufig als Folge des „normalen Alterungsprozesses" oder einer „Arthritis" abgetan.

Die Symptome einer Läsion des 1. Motoneurons können auftreten, lange bevor eindeutige klinische Symptome nachzuweisen sind. Es ist äußerst gefährlich, an solche Symptome einfache Erklärungen zu knüpfen, und der Patient sollte sorgfältig überwacht werden, bis sich die Situation durch Erholung oder die Entwicklung körperlicher Symptome klärt. Deren Nachweis ist eine wichtige neurologische Fertigkeit.

Körperliche Symptome bei Schädigung motorischer Bahnen

Muskelatrophie und Schwäche

Läsionen des 2. Motoneurons werden ausführlich in den Kapiteln 16, 17 und 19 behandelt und werden hier nicht näher betrachtet. Es soll aber betont werden, daß eine Läsion des 2. Motoneurons zu Atrophie und Schwäche von Muskeln und einem Ausfall der entsprechenden Reflexe führt.

Stellt sich ein Patient mit einer Rückenmarkskompression mit beidseitiger Schwäche der Beine infolge einer Läsion des 1. Motoneurons vor und findet man bei der Untersuchung, daß der M. triceps auf einer Seite atrophiert und schwach ist und daß der Trizepssehnenreflex fehlt, besteht eine hohe Wahrscheinlichkeit, daß die komprimierende Läsion gleichzeitig das 2. Motoneuron in Höhe von C7 schädigt. Daher ist es sehr wichtig, die Beziehung zwischen den verschiedenen Armmuskeln und den sie versorgenden Nervenwurzeln zu kennen (siehe Tabellen in den Kapiteln 16 und 17).

Läsionen des 1. Motoneurons führen zu den Symptomen einer „Pyramidenbahnläsion". Die zweifelhafte Genauigkeit dieses Begriffs wurde bereits erwähnt, aber für klinische Zwecke ist er nützlich, weil er anzeigt, daß eine klassische Konstellation von Symptomen vorliegt. Diese Symptome treten gewöhnlich zusammen und in einer bestimmten Reihenfolge auf. Zuerst kommt es zu Veränderungen der Reflexe, dann verändert sich der Tonus und schließlich entwickelt sich in speziellen Muskelgruppen Schwäche, wie in einem späteren Abschnitt ausgeführt wird.

Reflexveränderungen

Im Frühstadium sind die Reflexe unterhalb der Läsion gesteigert. Dieser Befund ist immer schwer zu beurteilen, da Reflexe auch durch ängstliche Erregung verstärkt werden können. Bei einem extrem verängstigten Patienten können auch einige klonische Zuckungen auftreten, so daß die Beurteilung weiter erschwert wird. Die Reflexe werden traditionell wie folgt dokumentiert: + (normal), ++ (gesteigert) und +++ (stark gesteigert). Diese Skala ist der persönlichen Beurteilung und Erfahrung unterworfen. In vielen Fällen kann das eindeutige *Fehlen* eines einzelnen Reflexes eine größere klinische Aussagekraft haben, da es hierfür immer eine Erklärung geben sollte. Ein gesteigerter Reflex zeigt manchmal nur an, daß der Patient sehr ängstlich ist. Bei einer ausgeprägten Asymmetrie der Reflexe kann man eher davon ausgehen, daß eine pathologische Veränderung vorliegt.

Die Bauchhautreflexe und der Babinski-Reflex (Fußsohlenreflex) liefern äußerst wertvolle Hinweise auf eine Pyramidenbahnläsion. Diese beiden Reflexe gehören mit zu den neurologischen Symptomen, die am schwierigsten auszulösen und richtig zu deuten sind.

Bauchhautreflexe (BHR)

Die Bauchhautreflexe sind kutane Reflexe, die durch sanftes Bestreichen der Haut der Bauchwand ausgelöst werden. Dabei kommt es zu einer Kontraktion der darunter liegenden Muskeln. Diese Reflexe gehen bei Läsion oberhalb von Th9 verloren. In der Praxis lassen sie sich bei Patienten mit starkem Übergewicht oder vielen Narben im Bauchbereich und Frauen, die mehrmals geboren haben, nur schwer oder gar nicht nachweisen. Nur bei einem jungen, schlanken und unversehrten Abdomen kann das Fehlen der Bauchhautreflexe als eindeutig pathologisch angesehen werden. Die Bauchhautreflexe werden daher am besten zur Kontrolle eines möglicherweise positiven Babinski-Reflexes benutzt. Scheint zum Beispiel der Babinski rechts positiv zu sein und die rechtsseitigen BHR fehlen, während die linksseitigen leicht auszulösen sind, ist dies ein sicherer Hinweis auf eine Pyramidenbahnläsion der rechten kortikospinalen Bahn. Wären unter diesen Umständen die Bauchhautreflexe intakt, würde dies entweder darauf hinweisen, daß die Läsion, die das Rückenmark schädigt, unterhalb von Th12 liegt, oder Zweifel an der Gültigkeit des positiven Babinski-Reflexes wecken, der dann noch einmal überprüft werden sollte.

Babinski-Reflexe (Fußsohlenreflexe)

Ein positiver Babinski-Reflex (kurz Babinski) besteht in der pathologischen Extension der großen Zehe, die durch Bestreichen der Fußsohle ausgelöst wird. Einen „negativen Babinski" gibt es zwar eigentlich nicht, doch hat sich dieser Begriff für die Reaktion von Gesunden auf die Auslösung des Reflexes fest etabliert, so daß er auch in diesem Buch verwendet wird. Die korrekte Auslösung des Reflexes ist schwierig. Man sagt, daß es einem geschicktem Neurologen gelingt, nach Wunsch eine Extension oder Flexion der großen Zehe auszulösen, und durch die Anwendung einer falschen Technik ist dies sicherlich möglich. Wird die sehr empfindliche Fußsohle stimuliert, wird sich die große Zehe fast immer beugen und das ganze Bein wird zurückgezogen. Wird der Reiz auf die Außenseite des Fußes ausgeübt und dann so über den Ballen geführt, daß er die Flexoren der Zehen, insbesondere der großen, berührt, kommt es fast immer zu einer Extension der großen Zehe, die einen positiven Babinski vortäuscht (Abb. 13.6).

Die richtige Methode, um den Reflex auszulösen und eine unbeabsichtigt ausgelöste, irreführende Reaktion zu vermeiden, besteht darin, daß man sanft die Außenkante der Fußsohle entlang und über den Fußballen streicht und die Hand schließlich, ohne die Zehen zu berühren,

wegbewegt. Die normale Reaktion (negativer Babinski) ist eine Flexion der großen Zehe. Die pathologische Reaktion (positiver Babinski) besteht in einer Extension der großen Zehe. Das Verhalten der anderen Zehen ist nicht wichtig: Gewöhnlich ist es schon schwer genug zu sehen, in welche Richtung sich die große Zehe bewegt, wenn man sich um die anderen Zehen keine Gedanken macht. Auch die erste Bewegung der großen Zehe ist wichtig. Bei Patienten mit sehr empfindlichen Füßen folgt auf den anfänglichen normalen Flexionsreflex rasch eine Extension aller Zehen, und das ganze Bein wird zurückgezogen. Andere Methoden, bei denen die Achillessehne geknetet oder das vordere Muskelkompartiment des Unterschenkels komprimiert wird – der Gordon- und der Oppenheim-Reflex – sind schwierig auszulösen und nicht verläßlich.

Diese Schwierigkeiten wurden deshalb so ausführlich behandelt, weil viele glauben, daß die einzige wirkliche neurologische Fertigkeit darin besteht, einen positiven Babinski festzustellen, und daß dieser ein sehr bedenkliches Symptom neurologischer Krankheiten sei. Am beunruhigendsten ist aber die häufige Folgerung, daß ein normaler Fußsohlenreflex eine neurologische Krankheit ausschließt. Keine dieser Ansichten trifft zu. Bedenkt man darüber hinaus, wie schwer die verläßliche Auslösung des Reflexes ist, liegt die Gefahr einer Fehldiagnose auf der Hand. Vielleicht ist es am sichersten, wenn man die Fußsohlenreflexe als „Blutsenkungsgeschwindigkeit" des Nervensystems betrachtet. Sind sie pathologisch, besteht mit Sicherheit eine Störung, sind sie aber normal, bedeutet das nicht notwendigerweise, daß alles in Ordnung ist. Wie so häufig in der Neurologie, muß die Reaktion mit der Anamnese und anderen körperlichen Befunden in Beziehung gesetzt werden, bevor man ihre volle Bedeutung beurteilen kann.

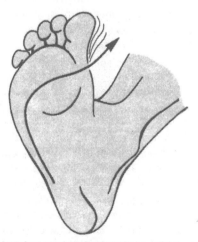

Reiz muß auf der Außenkante der Fußsohle nach oben geführt werden.
Er darf die Falte der Zehenbeuger nicht berühren.
Er darf keinesfalls die große Zehe berühren.
Bei einer klassischen Reaktion streckt sich die große Zehe,
wenn der Reiz aussetzt.

Abb. 13.6 Auslösung des Babinski-Reflexes

Tonus

Parallel zur Entwicklung der oben genannten Symptome nimmt der Tonus in den betroffenen Extremitäten zu: Klinisch gesprochen, „werden die Extremitäten spastisch." Dies bedeutet, daß einer passiven Bewegung der Extremitäten ein erhöhter Widerstand entgegengesetzt wird. Bei sehr angespannten oder älteren Patienten kann die Bewertung schwierig sein. Insbesondere ältere Patienten haben Schwierigkeiten, sich zu entspannen, und versuchen häufig, das Bein zu bewegen, um dem Untersucher zu helfen. Dadurch kann die Beurteilung des Tonus sehr erschwert und oft unmöglich gemacht werden. Je öfter man den Patienten bittet, sich zu entspannen, umso stärker wird er sich dem Untersucher widersetzen. Ein nützlicher Trick besteht darin, sich mit dem Patienten zu unterhalten, während man das Bein sehr sanft hin und her rollt und dabei die Hand unter das Knie legt. Bewegt sich das Bein frei, bewegt man das Knie ruckartig nach oben. Ein normales Bein beugt sich passiv im Kniegelenk, ein leicht spastisches Bein bleibt dagegen steif und wird angehoben.

Der Tonus im Arm kann geprüft werden, indem man die Hand des Patienten wie beim Händeschütteln hält und dabei das Ellenbogen- und Handgelenk sanft beugt und streckt, und den Arm dann sanft im Ellenbogengelenk dreht. Das früheste Anzeichen für einen erhöhten Tonus der Armmuskulatur wird häufig bei dieser letzten Bewegung entdeckt, wenn bei der passiven Supination ein leichter Widerstand spürbar ist.

Der Tonus ist in jenen Muskeln erhöht, die stark bleiben. Im Arm sind dies die Adduktoren der Schulter, die Beuger des Ellenbogens und die Beuger der Finger. Diese Tonuserhöhung führt schließlich dazu, daß der Arm des Patienten in Ellenbogen-, Hand- und Fingergelenken vollständig gebeugt ist. Im Bein führt die Spastizität der Hüft- und Kniestrecker sowie der Plantarflexoren des Fußes zu einem steifen, gestreckten Bein mit einer forcierten Plantarflexion des Fußes (Abb. 13.7).

Schwäche

Irgendwann im Verlauf einer Pyramidenbahnläsion entwickelt sich Schwäche. Diese ist in den Muskelgruppen am stärksten, die *nicht* spastisch sind. Im Arm sind dies die Abduktoren der Schulter, und die Strecker von Ellenbogen- und Handgelenk, im Bein die Hüftbeuger, die Beuger des Knies (die ischiokrurale Muskulatur) und die Dorsalflexoren des Fußes.

In den sehr frühen Stadien der pyramidalen Schwäche besteht das Geheimnis der neurologischen Untersuchung darin, daß man weiß, *wo* man nach Schwäche suchen muß. Nichtneurologen geben sich gewöhnlich damit zufrieden, den Händedruck und den M. quadriceps zu prüfen, und nehmen an, daß die Kraft normal ist, wenn keine Schwäche nachgewiesen werden

kann. Bei fast allen neurologischen Krankheiten ist eine Beeinträchtigung dieser beiden Funktionen am *wenigsten* wahrscheinlich.

Während sich die Pyramidenbahnläsion entwickelt, wird der Gang des Patienten zunehmend gestört. Zuerst wird vielleicht nur ein Fuß über den Boden geschleift. Später wird das Bein eindeutig nachgezogen, bis der Patient schließlich kaum noch in der Lage ist, einen Fuß vor den anderen zu setzen. Diese Gangstörung läßt sich am leichtesten beobachten, wenn der Patient das Sprechzimmer betritt. Diese sehr wichtige Beobachtung ist ein guter Grund dafür, den Patienten persönlich im Wartezimmer aufzurufen. Dabei nutzt man die Gelegenheit, den Patienten zu beobachten, wie er vom Stuhl aufsteht und durch das Wartezimmer geht. Manchmal ist die Diagnose bereits offensichtlich, bevor der Patient das Sprechzimmer betreten hat.

Sitzt der Patient auf der Untersuchungsliege, kann man sich zuerst dadurch einen Überblick über die pyramidale Funktion verschaffen, indem man prüft, ob der Patient seine Arme ausstrecken und in der Luft Klavier spielen kann. Bei den Beinen dient die Fähigkeit, rasch und symmetrisch mit den Zehen zu wackeln, dem gleichen Zweck. Eine Verlangsamung dieser Bewegungen kann ein sehr frühes Symptom eines pyramidalen motorischen Ausfalls sein.

Bei einer Pyramidenbahnläsion findet man die Schwäche in den beugenden Muskelgruppen des Arms

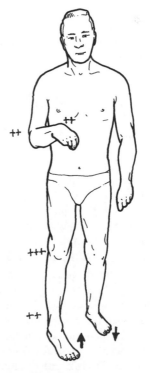

Abb. 13.7 Körperhaltung bei spastischer Hemiparese. Beachte gesteigerte Reflexe und positiven Babinski auf der betroffenen Seite

und den streckenden Muskelgruppen des Beins. Dies kann man sich am besten merken, wenn man sich Patienten mit einer spastischen Hemiparese vorstellt. Diese gehen mit gebeugtem Ellenbogengelenk und mit vor der Brust gebeugter Hand und Fingern. Das Bein ist gestreckt und beschreibt einen Bogen, wenn es nach vorne bewegt wird, damit die Zehen nicht über den Boden schleifen. Diese Haltung wird dem Patienten durch die Kraft der spastischen Muskeln und die Schwäche ihrer Antagonisten aufgezwungen.

Um eine einheitliche Bewertung der Schwäche durch mehrere Ärzte zu erleichtern und zur Dokumentation der Rückbildung, wurde eine Skala mit verschiedenen Graden der Muskelkraft entwickelt.

Im aktuellen Zusammenhang ist es sinnvoller, Bewegungen einzustufen als einzelne Muskeln. Dabei unterscheidet man die folgenden Abstufungen:

Grad 0 – keine Muskelkontraktionen.
Grad 1 – Muskelkontraktion sichtbar, aber keine Bewegung.
Grad 2 – Bewegung möglich, wenn Schwerkraft aufgehoben wird
Grad 3 – Bewegung gegen Schwerkraft möglich
Grad 4 – Bewegung gegen Schwerkraft und einen Widerstand von bis zu 75 %
Grad 5 – Bewegung gegen Schwerkraft und maximalen Widerstand

Alle oben erörterten Schwierigkeiten können sich in unterschiedlicher Reihenfolge entwickeln, und die Behandlung des Themas erfolgt nur der besseren Verständlichkeit wegen in mehreren Abschnitten. Eine voll entwickelte Pyramidenbahnläsion umfaßt schließlich alle beschriebenen Symptome.

Symptome einer Schädigung der sensiblen Bahnen

Radikuläre oder Wurzelsymptome können in Höhe einer Rückenmarksläsion auftreten, und zwar besonders bei solchen Krankheiten, die speziell die Nervenwurzeln betreffen. Dies sind sehr wichtige Symptome, da sie die Höhe des Krankheitsprozesses äußerst genau anzeigen.

Radikuläre oder Wurzelsymptome sind leicht zu erkennen, wenn sie in Arm oder Bein auftreten. Tritt der radikuläre Schmerz in einem Dermatom des Thorax auf, ist eine Reizung der Nervenwurzeln gewöhnlich die *letzte* Diagnose, die in Betracht gezogen wird. Häufig werden Herz- oder Lungenkrankheiten vermutet, wenn der Schmerz am Thorax auftritt, und Gallenblasen- oder Nierenkrankheiten, wenn der Schmerz die Dermatome des Abdomens betrifft. Man muß daran denken, daß das von Th12 versorgte Dermatom gerade über dem Leistenband liegt, und daß die Dermatome des Beins von lumbalen Nervenwurzeln innerviert werden. Da die Nervenwurzeln in einem Bogen nach unten und vorne ziehen, täuscht der Schmerz sehr überzeugend eine Gallenbla-

sen- oder Nierenkrankheit vor. Mehrere Fallbeispiele in den folgenden Kapiteln unterstreichen diesen sehr wichtigen Punkt.

Die von Patienten beschriebenen Empfindungen können stark variieren. Sie reichen von einem dumpfen bis zu einem starken Schmerz wie von einem Messerstich und von einem brennenden Wärmegefühl bis zur Wahrnehmung einer eiskalten Bandage um das Gebiet. Manchmal berichten die Patienten, daß sich das betroffene Gebiet wund anfühlt oder überempfindlich ist („wie mit Sandpapier abgerieben" oder „als ob es mit kochendem Wasser besprizt würde"). Der diagnostisch wichtige Hinweis ist, daß sich der Schmerz vom Rücken aus über ein erkennbares Dermatom erstreckt. Die Beschreibung und die Lokalisation der Schmerzen sollte die Erkennung ermöglichen. Beidseitiger radikulärer Schmerz ist mit Ausnahme von Th3- und Th4-Wurzelschmerzen, die gewöhnlich irrtümlich auf eine kardiale Ursache zurückgeführt werden, leichter zu identifizieren.

Eine Schädigung der zentralen Bahnen führt ebenfalls zu typischen, aber variablen Symptomen.

Symptome einer Schädigung der Bahnen im Hinterstrang

Eine Schädigung der Bahnen im Hinterstrang führt zu leichten kribbelnden Parästhesien in den Extremitäten unterhalb des Niveaus der Läsion. Zeitweise können diese eine vibrierende Qualität haben, die mit der Empfindung beim Berühren einer elektrischen Schreibmaschine verglichen wird oder mit der Vibration, die man an Deck eines Schiffs spürt. Hinterstrangläsionen sind wahrscheinlich auch die Ursache für die wohlbekannten bandförmigen Sensibilitätsstörungen, die von den Patienten als kalte oder warme nasse Bandage oder Handtuch beschrieben werden, das eng um unteren Thorax oder unteres Abdomen geschlungen ist. Das betroffene Gebiet kann auch überempfindlich sein, so daß Büstenhalter oder Unterhosen als zu eng oder unbequem empfunden werden. Ähnliche Empfindungen können an den Knie- oder Fußgelenken auftreten, sind aber dann stärker lokalisiert und werden eher als Ligatur oder stählernes Band um die Extremität wahrgenommen. Diese Empfindungen können unerträglich stark sein.

Störungen der Berührungsempfindung und der Wahrnehmung geführter Bewegungen können ebenfalls einige bizarre Störungen des Gefühls für den eigenen Körper auslösen. Eine Extremität kann sich anfühlen, als ob sie doppelt so groß wie normal sei oder als ob sie in nasse Kleidung gehüllt wäre, die eingeht. Einer Empfindung, als ob das Bein in einem langen, mit eiskaltem Wasser gefüllten Gummistiefel stecken würde, kann eine Empfindung wie bei einem starken Sonnenbrand oder einer Schwellung des Beins gegenüberstehen. Die Hände oder Füße können sich anfühlen, als ob man sie in Brennesseln oder ein Wespennest gesteckt hätte, und die

Patienten können beschreiben, daß sie beim Berühren von Gegenständen ein Gefühl haben, als ob sich ein dickes Stück Filz zwischen der Haut und dem berührten Gegenstand befände.

Symptome einer Schädigung der spinothalamischen Bahn

Hierbei kommt es zu anderen, aber genauso unangenehmen Symptomen. Die frühesten Symptome sind sehr tiefe, schlecht zu lokalisierende, bohrende Schmerzen. Diese können mehrere Jahre anhalten und werden wegen ihrer Persistenz und ihrer – auf den ersten Blick – nicht anatomischen Verteilung sehr oft als funktionell angesehen. Patienten mit Syringomyelie oder Rückenmarkstumoren können über Jahre hinweg derartige Symptome haben, bevor deren organische Natur erkannt wird. Diese Schwierigkeit wird in den nachfolgenden Kapiteln durch einige Fallbeispiele illustriert. Während die Krankheit fortschreitet, werden die Empfindungen stärker. Patienten geben an, daß sie sich anfühlen „wie ein Tritt gegen das Schienbein," „als ob das Fleisch von den Knochen gerissen würde," „als ob die Knochen brennen würden" oder „als ob Eiszapfen in das Bein gesteckt würden." Dies sind charakteristische Beschreibungen, die aber für funktionell gehalten werden können, weil sie ziemlich bizarr klingen, und der Patient wird unter Umständen verdächtigt, daß er eine zu lebhafte Vorstellungskraft hat oder simuliert. Dies ist ein besonders unglücklicher diagnostischer Fehler, wenn sich später herausstellt, daß diese Symptome die ersten Anzeichen eines intramedullären Rückenmarktumors waren. Aus diesem Grund dauert es wohl auch ungefähr drei bis vier Jahre, bis nach dem Auftreten der Erstsymptome ein Tumor innerhalb des Rückenmarks richtig diagnostiziert wird.

Fallbeispiel I

Einer 58jährigen Frau, die seit drei Jahren anhaltende brennende Schmerzen unterhalb der Taille hatte, war von mehreren Allgemeinärzten geraten worden, sich in psychiatrische Behandlung zu begeben. Sie hatte dies abgelehnt. Bei der körperlichen Untersuchung hatte sie keine pathologischen neurologischen Befunde, aber die Anamnese der Patientin wies ziemlich deutlich auf beidseitige spinothalamische Schmerzen hin, so daß ein Myelogramm empfohlen wurde. Ihre medizinischen Berater hielten dies jedoch für unnötig und empfahlen ihr, sich psychiatrisch behandeln zu lassen. Da die Behandlung erfolglos war, wurde sie nach zwei Jahren von ihrem Hausarzt erneut überwiesen. Die Symptome waren unverändert, und die körperliche Untersuchung war wieder ohne pathologischen Befund. Bei dieser Gelegenheit stimmte sie aber einer Myelographie zu. Sie wurde untersucht, und noch 15 Minuten vor dem Myelogramm hatte sie keinen pathologischen Be-

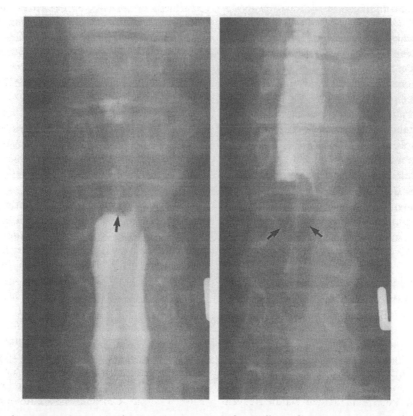

Fallbeispiel I Myelogramm eines spinalen Meningeoms mit fast vollständigem Kontrastmittelstop, aber ohne pathologische körperliche Befunde *fund. Die positive Myelographie zeigte einen fast kompletten Stop bei Th7 (siehe Tafeln). Die Patientin wurde anschließend 15 Minuten mit dem Kopf nach unten gelagert, und es gelangte genügend Kontrastmittel am Tumor vorbei, um seine obere Begrenzung sichtbar zu machen. Das Bild war typisch für eine intradurale, extramedulläre Läsion, bei der es sich fast sicher um ein Meningeom handelte. Eine Stunde nach der Myelographie wurde sie erneut untersucht, und sie hatte noch immer keine körperlichen Symptome. Der Tumor wurde erfolgreich entfernt, aber ihre Beschwerden hielten leider an, bis sie ungefähr acht Monate später starb.*

Es scheint ziemlich sicher zu sein, daß die Beschwerden mit dem Tumor zusammenhingen. Es bleibt aber unerklärlich, warum sie nach der Operation nicht abklangen.

Patienten klagen manchmal darüber, daß ein Gebiet „taub" geworden ist. Wenn Patienten diesen Ausdruck verwenden, meinen sie fast immer die Empfindung von Schwere, die bei einer schwachen Extremität auftritt. Dies ist ein beschreibender Begriff, der niemals als Synonym für einen Sensibilitätsverlust angesehen werden sollte, bis seine Bedeutung mit dem Patienten sorgfältig erörtert und eine gründliche Untersuchung zur Bestätigung des Sensibilitätsverlusts durchgeführt wurde.

Körperliche Symptome einer Schädigung der sensiblen Bahnen

Die Feinheiten der Sensibilitätsuntersuchung werden im nächsten Kapitel behandelt. Hier beschränkt sich die Erörterung auf einige allgemeine Punkte.

Da es zwei sensible Bahnen gibt, ist eine flüchtige Untersuchung nach dem Motto „Spüren Sie, daß ich Ihr Bein berühre" nur von geringem Nutzen und könnte ebenso gut unterbleiben. Als allgemeine Regel soll betont werden, daß Patienten häufig auffällige sensible Wahrnehmungen haben, ohne daß sensible Ausfälle nachweisbar sind, während motorische Ausfälle gefunden werden können, wenn motorische Beschwerden fehlen. Daraus folgt, daß es äußerst unwahrscheinlich ist, daß sensible Ausfälle nachzuweisen sind, wenn subjektive Sensibilitätsstörungen fehlen.

Schmerzempfindung

Bei der Prüfung der Schmerzempfindung ist es wichtig, *Schmerz* zu prüfen. Bei Krankheiten, die speziell die Schmerzempfindung beeinträchtigen, bleibt die Berührungsempfindung gewöhnlich intakt. Wenn sich der Patient nicht zufällig schneidet oder verbrennt, kann ein großräumiger Verlust der Schmerzempfindung unbemerkt bleiben. Bei der formalen Untersuchung muß sich der Patient bewußt sein, daß er die Berührung durch die Nadel **und** den durch sie verursachten Schmerz wahrnimmt. Es reicht nicht aus, den Patienten zu fragen, ob er die Nadel spürt. Man sollte ihn auch bitten zu bestäti-

gen, daß die Empfindung schmerzhaft war. Dies setzt natürlich voraus, daß der Patient weiß, wie sich Schmerzen anfühlen. Es gibt Patienten, die von Geburt an schmerzunempfindlich sind und daher keine Vorstellung davon haben, was Schmerzen eigentlich sind. Die beiden folgenden Fälle sind typische Beispiele für diese Situation.

Fallbeispiel II

Ein 11jähriger Junge wurde von seinem Hausarzt wegen einer Schwellung und Deformation des Fußes überwiesen, die so stark war, daß er seinen Schuh nicht anziehen konnte. Er hatte aber keine Schmerzen. Seine Beine waren voller Blutergüsse. Die körperliche Untersuchung ergab ein vollkommen normales Nervensystem, außer daß er bei einem Nadelstich nicht zuckte, obwohl er die Berührung wahrnehmen konnte. Die Kornealreflexe fehlten, und sein Fuß war bei Bewegung schmerzlos, obwohl er sich kürzlich zwei Mittelfußknochen gebrochen hatte. Die Blutergüsse hatten seine Schulkameraden verursacht, die entdeckt hatten, daß er nicht schrie, wenn er geboxt oder getreten wurde, und diese Beobachtung wiederholt bestätigt hatten!

Fallbeispiel III

Die Neurologen wurden gebeten, einen 60jährigen Mann in der HNO-Station zu untersuchen, bei dem 30 Jahre zuvor eine Syringomyelie diagnostiziert worden war. Er war aufgenommen worden, um zum x-ten Mal seinen verengten Ösophagus zu dehnen. Die Stenose war eine Folge zahlreicher Wetten während seines Militärdiensts, daß er heißen, frisch gekochten Kakao trinken könne. Er gewann die Wetten immer, wenn auch auf Kosten seiner Speiseröhrenschleimhaut. Die Untersuchung ergab keines der üblichen Symptome einer Syringomyelie, aber klare Hinweise auf einen kompletten Ausfall der Schmerz- und Temperaturempfindung am ganzen Körper.

Eine andere klassische Manifestation eines Ausfalls der Schmerzempfindung ist das Charcot-Gelenk. Dieses trat normalerweise bei Patienten mit Tabes dorsalis auf, bei denen sich eine schwere destruierende Arthropathie der Knie- und Fußgelenke entwickelte. Heute kommt es hauptsächlich bei schwerer diabetischer Neuropathie vor. Ein Charcot-Gelenk an der Schulter ist fast ausschließlich eine Folge von Syringomyelie mit einem Verlust der Schmerzempfindung in den zervikalen Dermatomen.

Temperaturempfindung

Eine routinemäßige, genaue Prüfung der Temperaturempfindung ist nicht nötig, da es unwahrscheinlich ist, daß sie beeinträchtigt ist, wenn die Schmerzempfindung normal ist. Die formale Prüfung führt man mit Reagenzgläsern oder Kupfergefäßen durch, die mit warmem und kaltem Wasser gefüllt sind. Die Wassertemperatur muß nur einige Grad über und unter der normalen Hauttemperatur liegen. Ist das Wasser zu heiß oder zu kalt, können auch Schmerzfasern stimuliert werden, so daß die Untersuchung wertlos wird. Im Rahmen einer Routineuntersuchung kann für eine einfache orientierende Prüfung die Kälte einer metallenen Stimmgabel genutzt werden.

Vibrationsempfindung

Die Vibrationsempfindung hat nur begrenzten klinischen Wert, und zwar nicht nur wegen der anatomischen Unsicherheit bezüglich der beteiligten Bahnen, sondern auch weil bei vielen Patienten über 70 Jahren die Vibrationsempfindung unterhalb des Knies beeinträchtigt ist. Die Prüfung der Vibrationsempfindung hat bei jungen Patienten mit Verdacht auf Multiple Sklerose oder bei Patienten, bei denen eine periphere Neuropathie vermutet wird, den größten Nutzen. Bei peripherer Neuropathie kann die Vibrationsempfindung die erste Modalität sein, die beeinträchtigt wird (siehe Kapitel 19). Man sollte eine Stimmgabel mit 64 oder 128 Hz verwenden, die nacheinander auf die Spitze der großen Zehe, den Malleolus internus, den Schienbeinkopf, die Spina iliaca anterior, den unteren Rand des Rippenbogens und das Schlüsselbein hält. Als Ergebnis notiert man den untersten knöchernen Punkt, an dem die Stimmgabel wahrgenommen wurde. Es ist offensichtlich, daß eine Stimmgabel, die auf eine Seite des Sternum gehalten wird, einen Impuls erzeugt, der wegen der Knochenleitung auch auf der anderen Seite des Sternum wahrgenommen wird. Wird ein einseitiger, kompletter Ausfall nichtorganischen Ursprungs vermutet, ist die Unfähigkeit des Patienten, die seitlich von der Mittellinie auf das Sternum aufgesetzte Stimmgabel wahrzunehmen ein deutlicher Hinweis auf einen nichtorganischen Sensibilitätsverlust. Dies gilt auch bei einem vorgeblichen Ausfall der Vibrationsempfindung auf einer Hälfte des Schädels.

Wahrnehmung geführter Bewegungen

Die Untersuchung der Wahrnehmung geführter Bewegungen kann schnell durchgeführt werden und ist eine sehr verläßliche Prüfung der Funktion der Hinterstränge. Die richtige Technik ist wichtig. Das distale Interphalangealgelenk des geprüften Fingers oder der Zehe soll, ebenso wie die distale Phalanx an den Seiten festgehalten werden. Es ist falsch, die distale Phalanx am Nagel und an der Unterseite zu halten. Dies liefert wegen des Druck-Zug-Reizes einen Hinweis auf die Richtung der Bewegung. Werden Finger oder Zehe an den Seiten gehalten, kann nur die Bewegung des Gelenks wahrgenommen werden (siehe Abb. 8.1). Bevor man mit der formalen Prüfung bei geschlossenen oder abgewendeten Augen beginnt, sollte man dem Patienten zeigen, was von

ihm erwartet wird. An den Fingern sollten sehr kleine Bewegungen in einem Bereich von 2–3 mm wahrzunehmen sein, an den Zehen größere Bewegungen von 3–5 mm. Bei einer sehr starken Beeinträchtigung werden selbst geführte Bewegungen des Hand- oder Fußgelenks nicht mehr gespürt.

Prüfung der Lagewahrnehmung bei spastischer Lähmung

Die Prüfung der Lagewahrnehmung in einer spastischen Extremität ist besonders schwierig. Es ist offensichtlich wichtig, nach einer gleichzeitig bestehenden Sensibilitätsstörung zu suchen, insbesondere bei Rückenmarksläsionen. Selbst unter normalen Umständen liefern die Dehnungsrezeptoren der Muskeln und Sehnen dem Patienten einige Informationen über die Lage des Gelenks im Raum, insbesondere bei extremer Auslenkung. Sind Hand oder Fuß spastisch, kann eine Bewegung gegen den Zug des spastischen Muskels über seine Dehnungsrezeptoren wahrgenommen werden, während eine Bewegung von der Zugrichtung weg nicht gespürt wird. Diese Situation ist dadurch gekennzeichnet, daß nur Bewegungen in eine Richtung wahrgenommen werden. An der Hand werden nur Streckbewegungen der Finger bemerkt, während am Fuß nur eine Dorsalbewegung wahrgenommen wird. Bewegungen in die entgegengesetzte Richtung bleiben unbemerkt.

Bestimmung der Obergrenze einer Sensibilitätsstörung

Die Bestimmung der Obergrenze einer Sensibilitätsstörung ist wichtig, um die Höhe einer Rückenmarksläsion festzustellen.

Nur die Wahrnehmung leichter Berührungen und von Nadelstichen kann zentimeterweise von unten nach oben am ganzen Körper überprüft werden, so daß man bei der höhenbezogenen Sensibilitätsuntersuchung normalerweise diese Modalitäten überprüft. Ist die Sensibilität nur leicht beeinträchtigt, kann die Unterscheidung zwischen dem tatsächlichen Niveau der Störung und einem physiologischen Sensibilitätsunterschied sehr schwierig sein. Die Gebiete, in denen eine plötzliche Steigerung der Sensibilität physiologisch ist, sind in Abbildung 13.8 gezeigt. Man kann diese Regionen leicht im Selbstversuch kennenlernen. Die hohe Sensibilität über dem Leistenband, gerade unterhalb der Brust und etwas über dem Schlüsselbein ist sehr auffallend. Einen Vergleich mit den normalen Dermatomen auf diesen Niveaus zeigt Abbildung 13.9. Hat sich erst einmal eine Sensibilitätsgrenze zwischen einem Gebiet mit komplettem Sensibilitätsverlust und einem Gebiet normaler Sensibilität eingestellt, kann eine irreversible Schädigung vorliegen.

Die Entscheidung darüber, ob ein weniger deutlicher Übergang zwischen einem Gebiet leicht beeinträchtigter Sensibilität zu einem mit normaler Empfindung pathologisch ist, erfordert beträchtliche Erfahrung. Die routinemäßige Prüfung der Empfindung von Nadelstichen bei jedem Patienten versetzt den Untersucher in die Lage, diese normale Variabilität zu erkennen. Auf diese Weise verringert sich auch die Wahrscheinlichkeit, daß gegebenenfalls eine diagnostisch wichtige Abweichung übersehen wird.

Brown-Séquard-Syndrom

Dieses klassische neurologische Syndrom tritt selten in reiner Form auf und ist die Folge einer halbseitigen Durchtrennung des Rückenmarks. Dieses Syndrom soll hier zum einen als anatomische Lokalisationsübung behandelt werden. Zum anderen ist es ein praktisches Beispiel dafür, nach welchen anderen körperlichen Symptomen bei einem Patienten zu suchen ist, der nicht begreifen kann, warum er ein schwaches rechtes Bein hat, das sich ansonsten völlig normal anfühlt, während er im perfekt funktionierenden linken Bein keine Schmerz- und Temperaturempfindung hat. Unvollständige Formen dieses Syndroms sind sehr häufig und beruhen gewöhnlich auf einer Kompression des Rückenmarks. Wahrscheinlich wird das klinische Bild durch eine Beeinträchtigung des venösen Abflusses in einer Hälfte des Rückenmarks hervorgerufen. Dabei bleiben die Hinterstränge verschont, die eine eigene Blutversorgung haben. Daher ist das wichtigste Symptom des unvollständigen Syndroms, daß die Hinterstrangsensibilität nicht betroffen ist, so daß es genauer als halbseitige Durchtrennung der Vorderhälfte des Rückenmarks beschrieben wird (Abb. 13.10)

Das resultierende klinische Bild besteht aus einem spastisch gelähmten Bein mit gesteigerten Reflexen und

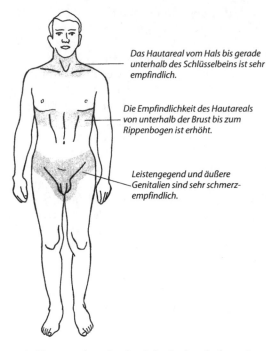

Das Hautareal vom Hals bis gerade unterhalb des Schlüsselbeins ist sehr empfindlich.

Die Empfindlichkeit des Hautareals von unterhalb der Brust bis zum Rippenbogen ist erhöht.

Leistengegend und äußere Genitalien sind sehr schmerzempfindlich.

Abb. 13.8 Hautareale mit physiologisch erhöhter Sensibilität

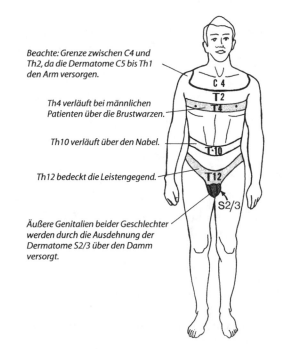

Beachte: Grenze zwischen C4 und Th2, da die Dermatome C5 bis Th1 den Arm versorgen.

Th4 verläuft bei männlichen Patienten über die Brustwarzen.

Th10 verläuft über den Nabel.

Th12 bedeckt die Leistengegend.

Äußere Genitalien beider Geschlechter werden durch die Ausdehnung der Dermatome S2/3 über den Damm versorgt.

C 4
T 2
T 4
T 10
T 12
S2/3

Abb. 13.9 Normale Dermatome

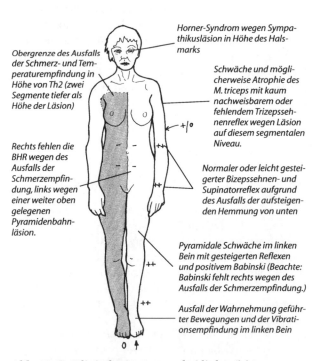

Horner-Syndrom wegen Sympathikusläsion in Höhe des Halsmarks

Obergrenze des Ausfalls der Schmerz- und Temperaturempfindung in Höhe von Th2 (zwei Segmente tiefer als Höhe der Läsion)

Schwäche und möglicherweise Atrophie des M. triceps mit kaum nachweisbarem oder fehlendem Trizepssehnenreflex wegen Läsion auf diesem segmentalen Niveau.

Rechts fehlen die BHR wegen des Ausfalls der Schmerzempfindung, links wegen einer weiter oben gelegenen Pyramidenbahnläsion.

Normaler oder leicht gesteigerter Bizepssehnen- und Supinatorreflex aufgrund des Ausfalls der aufsteigenden Hemmung von unten

Pyramidale Schwäche im linken Bein mit gesteigerten Reflexen und positivem Babinski (Beachte: Babinski fehlt rechts wegen des Ausfalls der Schmerzempfindung.)

Ausfall der Wahrnehmung geführter Bewegungen und der Vibrationsempfindung im linken Bein

+/o
–
– ++
++
++
++
0 ↑

Abb. 13.10 Klinische Symptome bei linksseitigem Brown-Séquard-Syndrom (auf Höhe C7–C8)

einem positiven Babinski. Außerdem findet man im kontralateralen Bein einen Ausfall der Schmerz- und Temperaturempfindung, da diese Informationen im ipsilateral
zur Läsion gelegenen Tractus spinothalamicus lateralis
geleitet werden. Dieser Sensibilitätsverlust erstreckt sich
von distal bis zwei oder drei Segmente unterhalb des Niveaus der Läsion. Ist auch der ipsilaterale Hinterstrang
betroffen – ein sehr seltenes Ereignis –, findet man eine
beeinträchtigte Wahrnehmung geführter Bewegungen
im gelähmten Bein. Die häufigsten Ursachen für das
Syndrom sind eine Rückenmarkskompression infolge einer degenerativen Wirbelsäulenkrankheit oder Multiple
Sklerose. Als einzigartiges Beispiel einer reinen Läsion
ist der folgende Fall von Interesse.

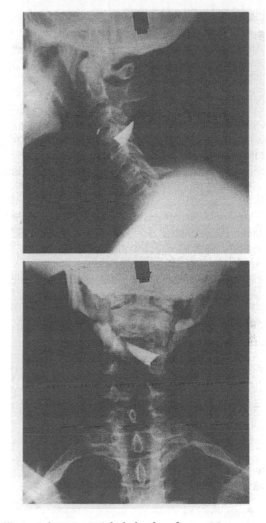

Fallbeispiel IV

*Ein 38jähriger Mann wurde zur weiteren Untersuchung eines seit
langem bestehenden Brown-Séquard-Syndroms überwiesen. Fünf
Jahre zuvor war er in eine Messerstecherei verwickelt gewesen
und von hinten in den Nacken gestochen worden. Das Messer war
abgebrochen, nachdem es durch den Spinalkanal in den Wirbelkörper eingedrungen war. Die damals beteiligten Neurochirurgen
hielten das Risiko einer versuchten Entfernung für höher als die
Gefahr, die von der Klinge in situ ausging. Der Patient hatte alle
Symptome einer kompletten halbseitigen Durchtrennung des
Rückenmarks in Höhe von C4 – einschließlich eines Horner-Syndroms auf der betroffenen Seite –, die durch diese Verletzung mit
fast chirurgischer Präzision erreicht worden war.*

Die richtige Durchführung und Deutung der in diesem
Kapitel besprochenen Untersuchungen wird in den folgenden Kapiteln weiter vertieft. Dabei wird auch ihr
richtiger Einsatz bei der Stellung einer genauen klinischen Diagnose beschrieben.

Fallbeispiel IV Im Wirbel abgebrochenes Messer

14 Stoffwechsel-, Infektions- und Gefäßkrankheiten des Rückenmarks

Bei der Erörterung von Rückenmarkskrankheiten stehen in vielen Lehrbüchern klassische Krankheiten wie Tabes dorsalis und funikuläre Spinalerkrankung im Mittelpunkt. Diese Zustände sind heute aber so selten, daß es irreführend wäre, ein ganzes Kapitel auf ihnen aufzubauen. In diesem Kapitel werden die Rückenmarkskrankheiten entsprechend ihrer klinischen Bedeutung betrachtet. Obwohl ihre Pathophysiologie noch nicht befriedigend aufgeklärt ist, bleibt die chronische zervikale Myelopathie ein wichtiges Syndrom, das in vielen Fällen mit zervikaler Spondylose verbunden ist. Rückenmarksläsionen aufgrund von Luxationsfrakturen der Wirbelsäule werden in Kapitel 23 behandelt.

Chronische zervikale Myelopathie

Diese Krankheit tritt bei beiden Geschlechtern gewöhnlich im Alter zwischen 30 und 70 Jahren auf. Die Diagnose beruht auf dem Ausschluß aller pathologischen Alternativen. Das klinische Bild läßt auf eine leichte Kompression des Rückenmarks schließen, und wegen der Altersspanne, in der sie auftritt, kann man eine degenerative Spondylose der Halswirbelsäule erwarten. Die Einführung der Kernspintomographie hat den Ausschluß einer schweren Rückenmarkskompression erleichtert, aber die Rolle weniger starker Verengungen des Spinalkanals muß erst noch geklärt werden, insbesondere, wenn man die hohe Beweglichkeit des Halses bedenkt. Aus diesem Grund besteht die Möglichkeit einer dynamischen Streckung des Rückenmarks über Osteophyten bei der Flexion und die einer Kompression von hinten durch das Ligamentum flavum bei der Extension des Nackens, so daß eher eine dynamische als eine statische Läsion des Rückenmarks die Ursache sein könnte.

Früher wurde vermutet, daß viele dieser Fälle auf einer spät beginnenden Multiplen Sklerose beruhen, und gelegentlich wurde diese Diagnose durch die Untersuchung des Liquors bei der Myelographie gestützt. Heute kann bei Patienten, bei denen keine überzeugende Kompression des Rückenmarks nachgewiesen werden konnte, ein MRT des Rückenmarks eine mögliche entzündliche Läsion zeigen. Unter Umständen muß man ein MRT zum Nachweis von MS-Läsionen der weißen Substanz im Gehirn und möglicherweise eine Liquoruntersuchung durchführen. Die Altersklasse, in der diese Krankheit auftritt, kann selbst die Interpretation von MRTs des Gehirns erschweren, da in dieser älteren Gruppe Läsio-

nen der weißen Substanz vermutlich vaskulären Ursprungs die Symptomatik von Multipler Sklerose aufweisen und zu einer falschen Diagnose führen können. Es ist zweifellos richtig, daß die Kernspintomographie die lange vertretene Auffassung stützt, daß viele Fälle chronischer zervikaler Myelopathie in Wirklichkeit Fälle von Multipler Sklerose bei einer älteren Patientengruppe als üblich waren.

Typischerweise bestehen die Erstsymptome der Patienten aus einer leichten bis mäßigen spastischen Paraparese. Diese kann sich über mehrere Jahre entwickelt haben und anfangs allein auf das Alter zurückgeführt worden sein. Erst wenn der Patient feststellt, daß er nicht mehr in der Lage ist, einem Bus nachzulaufen, oder wenn er zu stolpern und zu stürzen beginnt, sucht er ärztlichen Rat. In den meisten Fällen liegen keine sensiblen Symptome vor, und die Blasenfunktion ist nicht beeinträchtigt. Die Symptome beschränken sich häufig auf das motorische System; alle Reflexe sind gesteigert, und die Babinski-Reflexe sind beidseitig positiv. Die Schwäche ist von pyramidaler Art, ist aber auf die Beine begrenzt. Schwäche der Arme ist ein spätes und relativ untergeordnetes Symptom. Bei Patienten über 60 Jahren kann die physiologische Beeinträchtigung der Vibrationsempfindung bis hinauf zu den Knien ein zusätzliches Symptom sein. Diese ist häufig der einzige sensible Befund.

Zweifellos kann eine schwere zervikale Spondylose dieses klinische Bild hervorrufen, und bei Patienten, bei denen ein MRT starke Veränderungen zeigt, sollte der Zustand korrekterweise als spondylogene Myelopathie bezeichnet werden; hier kann eine Dekompression durch eine Entfernung des vorderen Teils der Bandscheibe indiziert und oft hilfreich sein. Die früher übliche Dekompression durch eine dorsale Laminektomie über mehrere Segmente war möglicherweise deshalb relativ erfolglos, weil die stärksten komprimierenden Läsionen vorne liegen und das Rückenmark über die spondylotischen Knochenwülste gedehnt wird. Der Mechanismus und die Therapie der spondylogenen Myelopathie werden in Kapitel 15 ausführlicher beschrieben.

Eine Motoneuronkrankheit kann sich gelegentlich in Form einer reinen Läsion des 1. Motoneurons äußern und bis zum Auftreten zusätzlicher Symptome diagnostische Schwierigkeiten verursachen (siehe unten). Man sollte immer an diese Diagnose denken, wenn es keine überzeugenden Hinweise auf irgendeine andere spezifische Diagnose gibt, die eine reine spastische Paraparese erklären könnte.

Es empfiehlt sich, Patienten, bei denen eine chronische zervikale Myelopathie durch Ausschluß diagnostiziert wurde, längere Zeit zu überwachen, und beim Auftreten einer wesentlichen Verschlechterung erneut zu untersuchen. Moderne Untersuchungsmethoden haben den exakten Status und die Ursache dieser Krankheit eher noch unverständlicher gemacht.

Es gibt keine überzeugenden Hinweise, daß das Tragen einer Halskrawatte die Beschwerden dieser Patienten lindern kann, und häufig scheint die zusätzliche Unbequemlichkeit den Umgang mit den durch die Paraparese verursachten Symptomen noch zu erschweren. Wie die folgenden Fallbeispiele zeigen, sollte man immer eine vollständige Untersuchung mittels Myelographie, oder besser noch, falls zugänglich, mit MRT durchführen.

Fallbeispiel I

Ein 53jähriger Mann entwickelte über zwei Jahre hinweg eine langsam fortschreitende Paraparese. Symptome, die auf eine Schädigung des Nervensystems außerhalb des Rückenmarks hinwiesen, lagen nicht vor. Nativaufnahmen seiner Halswirbelsäule waren normal. Der Radiologe führte nur widerstrebend eine Myelographie durch, weil die Nativaufnahmen ohne pathologischen Befund waren. Die Myelographie zeigte eine komplette Blockade des Spinalkanals auf Höhe von C7, die, wie sich herausstellte, von einem Neurofibrom verursacht wurde. Nach der Operation verschwanden alle Symptome.

Fallbeispiel II

Eine 58jährige Frau wurde seit fast drei Jahren in der neurologischen Klinik als Fall einer zervikalen Spondylose mit Myelopathie überwacht. Bei einer Routineuntersuchung wurde die Spondylose anhand der Nativaufnahmen als relativ leicht bewertet, und die Symptome wurden als spastische Tetraparese mit feinem horizontalem Nystagmus und stark gesteigertem Masseterreflex beschrieben. Diese Symptomatik ließ auf eine sehr hoch gelegene Rückenmarkskompression schließen – höher, als bei degenerativen Krankheiten der Halswirbelsäule üblich ist. Man machte daher eine Myelographie und fand ein Meningeom im Foramen occipitale magnum.

Diese Fälle haben historische Bedeutung, da sie die starke Zurückhaltung der Kliniker gegenüber der Durchführung einer Myelographie zu einer Zeit zeigen, als diese Technik die einzige diagnostisch eindeutige Untersuchungsmethode war. Unabhängig vom klinischen Geschick des Untersuchers lagen keine klinischen Symptome vor, die den sicheren Ausschluß einer Rückenmarkskompression allein auf klinischer Grundlage erlaubten. Damals zeigte sich, daß normale Röntgenaufnahmen der Halswirbelsäule vielleicht eine der stärksten Indikationen für eine Myelographie waren, da sie keine angemessene Erklärung für die Symptome des Patienten lieferten. Unter diesen Umständen war eine Myelographie obligatorisch, selbst wenn das Ergebnis zu der ziemlich un-

befriedigenden Diagnose chronische zervikale Myelopathie führte. Die MRT-Untersuchung, mit deren Hilfe sich sehr gute Aufnahmen der zervikalen Anatomie in Transversal- und Sagittalebenen herstellen lassen, hat die Untersuchung und die Behandlung vieler dieser Patienten erleichtert. Falls aber kein MRT zur Verfügung steht, sollte zum Ausschluß einer Rückenmarkskompression eine Myelographie durchgeführt werden.

Multiple Sklerose (Abb. 14.1)

Multiple Sklerose ist in Europa und Nordamerika die Hauptursache für Rückenmarkskrankheiten. Wie bei der chronischen zervikalen Myelopathie ist das klinische Bild unter Umständen nicht von dem einer Rückenmarkskompression zu unterscheiden, und vor der Einführung der Kernspintomographie mußte zum Ausschluß dieser Möglichkeit gewöhnlich eine Myelographie durchgeführt werden. Diese Entscheidung war immer schwer zu treffen, da wenig Zweifel darüber bestehen, daß eine Myelographie bei Patienten, die tatsächlich Multiple Sklerose hatten, gelegentlich zu einer akuten Verschlechterung führt. Die umgekehrte Situation ist ebenso ungünstig. Auf einer Station einer neurologischen Klinik lagen zur selben Zeit drei junge Frauen mit Paraplegien und schwerem Dekubitus. Bei keiner war eine Myelographie durchgeführt worden, da eine sichere klinische Diagnose von Multipler Sklerose gestellt worden war. Bei allen Dreien stellte sich in der Folge heraus, daß sie operable komprimierende spinale Läsionen hatten, deren Folgen aber irreversibel waren, als die Läsion schließlich entdeckt wurde. In den 1970ern schienen durch die Einführung visuell evozierter Potentiale und der Bestimmung von Immunglobulinen im Liquor alternative Untersuchungsmethoden zur Verfügung zu stehen, durch die sich eine Myelographie vermeiden ließ. Leider waren auch diese Methoden nicht absolut verläßlich.

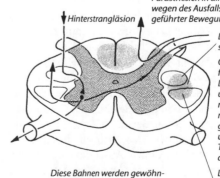

Hinterstrangläsion führt zu kribbelnden Parästhesien in allen Extremitäten und wegen des Ausfalls der Wahrnehmung geführter Bewegungen zu Ataxie.

↓ *Hinterstrangläsion*

Läsion der kortikospinalen Bahn

Gemischte Läsion führt zu spastischer Lähmung der Beine und tiefen unangenehmen spinothalamischen Empfindungen oder Schmerzen und einem Ausfall der Temperaturempfindung.

Diese Bahnen werden gewöhnlich von MS in Mitleidenschaft gezogen.

Läsion der spinothalamischen Bahn

Abb. 14.1 Multiple Sklerose

Fallbeispiel III

Eine 28jährige Frau hatte seit zwei Jahren zunehmende Schwierigkeiten beim Gehen, die auf einer Kombination aus einer leichten spastischen Paraparese und Ataxie beruhten, eine Kombination, die in dieser Altersgruppe deutlich für die Diagnose Multiple Sklerose sprach. Allerdings hatte sie keine zerebellären Symptome oder Hinweise auf Läsionen der Sehnerven, und die Ataxie schien auf einer leichten Beeinträchtigung der Wahrnehmung geführter Bewegungen zu beruhen. Sie wurde für eine Myelographie aufgenommen, man stellte aber einen leichten Nystagmus fest, so daß eine einfache Liquoruntersuchung anstelle des geplanten Myelogramms durchgeführt wurde. Der Proteingehalt im Liquor war erhöht, pathologische Immunglobuline waren aber nicht nachzuweisen. Die Patientin schien auf eine zehntägige Behandlung mit Injektionen von ACTH (adrenokortikotropem Hormon) anzusprechen. Sie wurde ambulant überwacht und ihr Zustand verschlechterte sich nicht, bis ihr Mann in einen anderen Landesteil versetzt wurde, so daß eine weitere Nachsorge nicht möglich war. Da diagnostische Zweifel bestanden, wurde sie an einen Neurologen an ihrem neuen Wohnort überwiesen. Ein paar Monate später wurde wegen einer akuten Verschlechterung ein Myelogramm vorgenommen, das ein Meningeom auf Höhe von C2 zeigte, das erfolgreich entfernt wurde.

Es ist möglich, daß der beobachtete Nystagmus durch die Verlagerung des oberen Halsmarks ausgelöst wurde. Dies ist eine seltene, aber bekannte diagnostische Falle.

Es gibt drei Hauptformen der klinischen Manifestation von Rückenmarksläsionen bei Multipler Sklerose. In der Reihenfolge zunehmender Schwere sind diese der „neuropathische" Typ, der einer „subakuten Rückenmarkskompression" ähnliche Typ und akute Querschnittsmyelitis.

Neuropathischer Typ

Bei diesem Typ herrschen sensible Symptome vor, die aus leichten, kribbelnden distalen Parästhesien bestehen. Diese können spontan auftreten oder durch Berührung ausgelöst werden. Sie ähneln den Anfangssymptomen einer peripheren Neuropathie. Der Sensibilitätsverlust ist minimal, und der Patient kann darüber klagen, daß er kein eigentliches Taubheitsgefühl hat, sondern daß das Kribbeln die normalen Empfindungen gewissermaßen „auslöscht". Wird er vom Untersucher berührt, hat der Patient häufig Schwierigkeiten, genau zu beschreiben, inwiefern die Wahrnehmung abnorm ist. Häufig äußern die Patienten, daß sie die Berührung zwar wahrnehmen können, daß sie aber das Gefühl haben, als ob sich zwischen der Berührung und ihrer Haut eine Schicht Watte befindet. Das Kribbeln beschränkt sich gewöhnlich auf die distalen Abschnitte der Arme und Beine und betrifft nicht das Gebiet um den Mund. Dieser Punkt ist für die Differentialdiagnose wichtig, wenn man eine Multiple Sklerose dieses Typs gegen die Symptomatik der Hyperventilation abgrenzen will.

Diese Erscheinungsform tritt häufig zusammen mit dem Lhermitte-Zeichen (Nackenbeugezeichen) auf. Dieses besteht aus einer leichten Steigerung des bestehenden Kribbelns, einer plötzlichen Empfindung, als ob alle vier Extremitäten einen elektrischen Schlag bekommen hätten, oder einer Empfindung, als ob das Rückenmark beim Beugen des Nackens „wie eine Saite" gezupft würde. Diesem Symptom begegnet man zweifellos am häufigsten bei Multipler Sklerose, es kann aber auch bei jeder anderen komprimierenden oder entzündlichen Läsion vorkommen, die das Rückenmark betrifft. Gelegentlich sind diese Symptome mit anderen Hinweisen auf eine minimale Schädigung des Rückenmarks verbunden, wie Miktionsstörungen oder Steifheit der Beine, aber die subjektive Symptomatik ist häufig rein sensibel.

Oft sind die Reflexe der Schlüssel zu dieser Diagnose. Patienten mit dieser Art distaler Empfindungen aufgrund einer peripheren Neuropathie haben abgeschwächte oder fehlende Reflexe und gewöhnlich einen ausgeprägten peripheren Sensibilitätsverlust. Bei Multipler Sklerose bleiben die Reflexe dagegen nicht nur erhalten, sie sind sogar fast immer stark gesteigert. Die Bauchhautreflexe können fehlen, und es kann sein, daß die Babinski-Reflexe positiv sind. Dies ist auch bei Patienten ohne klare motorische Symptome der Fall. Ein gegebenenfalls vorliegendes sensibles Defizit kann sich auf einen Ausfall der Vibrationsempfindung bis zur Höhe des Rippenbogens beschränken.

Die wichtigste Differentialdiagnose ist das Hyperventilationssyndrom. Es tritt bei verängstigten Patienten auf und führt zu äußerst variablen, kribbelnden Parästhesien in allen Extremitäten. Diese Symptome halten unter Umständen nur einige Minuten an und klingen dann völlig ab. Sie können viele Male pro Tag auftreten. Dieses Verhalten unterscheidet sich stark von dem der Parästhesien bei Multipler Sklerose. Die Patienten bemerken auch Kribbeln und Taubheitsgefühl um den Mund herum. Wegen ihrer Angst können die Reflexe gesteigert sein, aber man findet keine pathologischen Reflexe. Leider treten diese Symptome häufig bei Patienten auf, die populärwissenschaftliche Berichte über Multiple Sklerose gelesen haben. Daraufhin bekommen sie Angst und entwickeln prompt diese Symptome. Dies bestärkt sie dann in ihrem Glauben, daß sie an MS leiden. Unter Umständen ist es fast unmöglich, sie davon zu überzeugen, daß dies nicht der Fall ist, und sie verbringen den Rest ihres Lebens damit, daß sie auf das Auftreten weiterer Symptome warten. Häufig sind sie ausgesprochen wütend darüber, daß so viele Ärzte scheinbar nicht fähig sind, ihre Selbstdiagnose zu bestätigen. Viele trösten sich mit der Selbstdiagnose eines ME-Syndroms (myalgische Enzephalomyelitis), die die Patienten gewöhnlich stellen, wenn sie in einer Broschüre eine Liste der Symptome finden.

Die Prognose einer Multiplen Sklerose dieses „neuropathischen" Typs ist sehr gut, und obwohl die Symptome über Monate anhalten, klingen sie gewöhnlich ohne

Folgeerscheinungen ab. Allerdings bleiben motorische Ausfälle, falls sie vorhanden sind, meistens bestehen. Dies ist für junge Patienten mit Multipler Sklerose im Alter zwischen 18 und 30 Jahren typisch und kündigt häufig den Beginn der Krankheit an, aber viele Patienten entwickeln später keinerlei andere Manifestationen.

Symptomatik einer subakuten Rückenmarkskompression

Diese Art des Beginns ähnelt der chronischen zervikalen Myelopathie sehr, und sehr wahrscheinlich handelt es sich bei einigen Fällen dieser Krankheit in Wirklichkeit um eine Variante der Multiplen Sklerose, die erst in höherem Alter auftritt. Heute läßt sich dies in vielen Fällen mit MRTs bestätigen.

Einige Patienten, die bereits zuvor Krankheitsschübe hatten und bei denen deutliche Hinweise auf Multiple Sklerose in anderen Bereichen des ZNS vorliegen, entwickeln eine langsam fortschreitende Paraparese, die sich als Steifheit manifestiert, die innerhalb von Monaten oder Jahren eines oder beide Beine betrifft. Unter Umständen treten keine neuen sensiblen Symptome auf, und das Bild entspricht schließlich im wesentlichen einer asymmetrischen, fortschreitenden, spastischen Paraparese. Sehr häufig ist diese bei Patienten mit lange bestehender MS die Ursache ihrer Behinderung, und fast alle Patienten im Rollstuhl haben eine derartige Anamnese.

Die Möglichkeit für einen schwerwiegenden diagnostischen Irrtum ist bei diesen etwas älteren Patienten am größten, bei denen komprimierende Läsionen wahrscheinlicher sind. Wegen des höheren Alters kann eine gleichzeitig vorliegende Degeneration der zervikalen Bandscheiben eine Rolle spielen. Die Entscheidung, die Bandscheibenläsion zu behandeln, ist bei eindeutigen Hinweisen auf eine entzündliche Rückenmarkskrankheit schwierig.

Fallbeispiel IV

Ein 43jähriger Mann litt seit neun Monaten unter Kribbeln, Taubheitsgefühl und Ungeschicklichkeit beider Hände, Kribbeln im linken Bein, Kribbeln und Brennen in einem bandförmigen Bereich um den rechten Rippenbogen beim Beugen des Nackens sowie einer Empfindung, als ob seine Hosen naß wären. VEPs, AEPs, der IgG-Gehalt des Liquors und ein Myelogramm waren ohne pathologischen Befund. Mehrere Jahre zuvor war er in ein anderes Krankenhaus aufgenommen worden, weil er Schmerzen in einem bandförmigen Gebiet der Brust hatte. Diese wurden für Angina pectoris gehalten, doch konnte dieser Verdacht nicht bestätigt werden. Man diagnostizierte eine Querschnittsmyelitis, und er erhielt eine zehntägige Behandlung mit ACTH-Injektionen, die aber zu keiner Besserung führte. Sechs Monate später hatte er eine weitere Episode, bei der der linke Arm und das linke Bein unbeholfen wurden und die Beschwerden bei der Beugung des Nackens wieder auftraten. Die Diagnose Multiple Sklerose schien sicher zu

sein, aber ein MRT des Gehirns war ohne pathologischen Befund. Das MRT des Halses zeigte nicht nur eine Signalanhebung im C3/4-Segment, sondern auch einige degenerative Veränderungen in C4/5 und C5/6, die das Rückenmark komprimierten. Er steht noch immer unter Beobachtung, da selbst mit der modernsten Technologie die Rolle der spondylotischen Veränderungen bei seinen anhaltenden Symptomen schwer zu quantifizieren ist und die Sorge besteht, daß ein chirurgischer Eingriff die eindeutige demyelinisierende Läsion des Rückenmarks verschlimmern könnte.

Der nächste Fall ist dagegen ein Beispiel für das gelegentlich gutartige Verhalten einer demyelinisierenden Krankheit dieses Typs.

Fallbeispiel V

Eine 58jährige ehemalige Krankenschwester klagte, daß sie seit sechs Wochen unter Kribbeln, Taubheitsgefühl und Ungeschicklichkeit des linken Beins litt. Sie hatte zuvor keine andere nennenswerte Krankheit gehabt. Die Untersuchung ergab eine spinothalamische Sensibilitätsstörung, die das ganze linke Bein betraf, und gesteigerte Reflexe in beiden Beinen. Links hatte sie einen positiven Babinski. Sie hatte eine leichte pyramidale Schwäche des linken Beins. Beim Anziehen fragte sie, ob das folgende Symptom irgendeine Bedeutung hätte. Sie hatte es mit 18 Jahren das erste Mal bemerkt, und es war 40 Jahre lang ständig vorhanden. Immer wenn sie ihren Nacken beugte, entwickelte sich ein leichtes Kribbeln in allen vier Extremitäten. Dies war ein klarer Hinweis auf das Lhermitte-Zeichen. Eine nähere Befragung bestätigte, daß in all diesen Jahren keine anderen neurologischen Funktionsstörungen aufgetreten waren. Ein MRT zeigte nicht nur eine entzündliche Läsion des Halsmarks, sondern auch ausgedehnte Läsionen der weißen Substanz in beiden Hemisphären. Als die MRTs aufgenommen wurden, waren ihre Symptome abgeklungen, und sie hatte nur ein leichtes pyramidales Defizit im linken Bein.

Dies ist zweifellos ein Beispiel für einen extrem gutartigen Verlauf von Multipler Sklerose.

Rückenmarksläsionen sind bei MS üblicherweise symmetrisch, obwohl die Symptome, die der Patient wahrnimmt, häufig auf einer Seite stärker ausgeprägt sind. Dies kann so weit gehen, daß ein Brown-Séquard-Syndrom bei einer Demyelinisierung des Rückenmarks auftritt. Ein weiteres Merkmal von MS ist, daß die Symptome durch einen Anstieg der Körpertemperatur verschlimmert werden können. Dieser Effekt ist besonders ausgeprägt, wenn der Temperaturanstieg auf körperliche Anstrengung zurückgeht. Dies ist als Uhthoff-Phänomen bekannt. Der folgende Fall ist ein gutes Beispiel für diese beiden Symptome.

Fallbeispiel VI

Ein 36jähriger griechischer Zypriot berichtete, daß er vor vier Monaten, nachdem er mit vollem körperlichen Einsatz Squash gespielt hatte, ein Gefühl entwickelte, als ob ein Nagel durch seine linke Ferse geschlagen würde. Diese Empfindung klang ab, wurde aber durch ein Gefühl wie bei einer schweren Zerrung der Wade

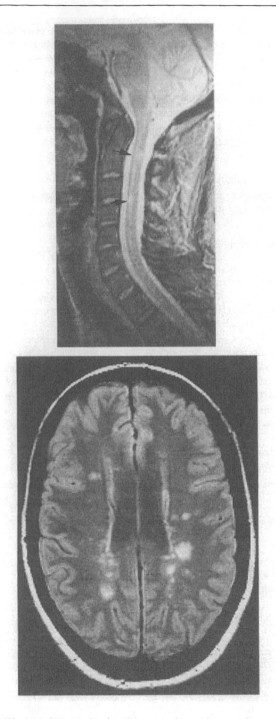

Fallbeispiel V Multiple Sklerose, die sich im Alter von 58 Jahren manifestierte. 40 Jahre lang war das Lhermitte-Zeichen vorhanden

ersetzt. Einige Tage später bemerkte er, während er mit der linken Hand eine Sichel benutzte, daß sein linker Arm unkoordiniert und schwer war. Zwei Monate darauf ließ er sich nach dem Schwimmen im warmen Meer in den Sand fallen und hatte das Gefühl, als ob ihm ein Nagel vom linken Rand des Anus aus entlang der Wirbelsäule bis in die Mitte des Thorax geschlagen worden wäre. Er hatte einen Übelkeit erregenden, dumpfen Schmerz zwischen den

Schulterblättern. In den folgenden Wochen hatte er dauernd das Gefühl, als ob zwischen seinem linken oberen Thorax und seiner linken Fußsohle ein straffes Gummiband gespannt wäre. Leichte Berührungen der ganzen linken Seite unterhalb des mittleren Thorax waren äußerst unangenehm. Dieses Symptom stand in völligem Gegensatz dazu, daß dem Patienten das ganze Gebiet taub vorkam. Beim Duschen führten heißes und kaltes Wasser zu äußerst unangenehmen, gesteigerten Temperaturempfindungen. Bei der körperlichen Untersuchung wurde ein linksseitiger Ausfall der Temperaturempfindung unterhalb von Th2/3 festgestellt. Eine Nadel, die über das linke Bein oder die linke Seite des Rumpfes gezogen wurde, fühlte sich an, als ob er mit einem Skalpell geschnitten würde. Ein Defizit der Hinterstrangsensibilität lag nicht vor, die Reflexe waren symmetrisch und gesteigert, und der Babinski war rechts positiv. Man vermutete eine komprimierende Rückenmarksläsion, da bei Patienten aus dem Mittelmeerraum demyelinisierende Krankheiten selten sind. Ein MRT zeigte eine entzündliche Läsion in der rechten Hälfte des Rückenmarks in Höhe von C5/6, die perfekt mit seinem partiellen Brown-Séquard-Syndrom in Einklang stand. Als er nach zwei Jahren noch einmal untersucht wurde, hatte er sich – mit Ausnahme von kurzzeitig rezidivierenden Symptomen, die bei körperlicher Anstrengung bei hohen Temperaturen in Zypern auftraten – völlig erholt.

Akute Querschnittsmyelitis

Diese Manifestation ist in jeder Hinsicht am schwierigsten zu diagnostizieren und die schwerste Erscheinungsform einer Demyelinisierung des Rückenmarks. Das klinische Bild ist mit dem einer akuten Durchtrennung des Rückenmarks als Folge einer Rückenmarksverletzung, eines Tumors oder einer vaskulären Läsion identisch. Der Beginn kann sich über zwei bis drei Tage hinziehen oder die Symptome können fast augenblicklich einsetzen. Die akute Querschnittsmyelitis tritt gewöhnlich in Höhe des mittleren Brustmarks auf. Dabei kann ein schmerzhaftes Band um die Brust auftreten, das eine intrathorakale oder eine Herzkrankheit vortäuschen kann. Häufig wird vor dem Beginn der Schwäche ein Myokardinfarkt vermutet.

Der akute Beginn ist durch eine schlaffe Lähmung der Beine mit Harnverhaltung geprägt. Der Sensibilitätsverlust erlaubt gewöhnlich genaue Rückschlüsse auf die Höhe der Läsion. Ist der Beginn weniger akut, kann ein aufsteigender Sensibilitätsverlust zu Verwirrung führen, bis der Anstieg – häufig auf einem sehr viel höheren Niveau als zu Beginn – aufhört. Dies ist besonders bei der Unterscheidung von einer komprimierenden Läsion wichtig, da es bei einem Aufschub der Diagnose bis zur vollen Ausprägung des Sensibilitätsverlusts zu einer irreversiblen Schädigung des Rückenmarks kommen kann. Tritt der Zustand im Rahmen einer bekannten Multiplen Sklerose auf, kann die Diagnose aus klinischer Sicht sicher sein, handelt es sich aber um den ersten Schub, ist eine sofortige weitergehende Untersuchung nötig. Selbst die Einführung der Kernspintomographie hat die Möglichkeit einer Fehldiagnose nicht völlig beseitigt.

Eine 53jährige Frau, die bis vor drei Jahren in Neuseeland gelebt hatte, wurde in die Klinik aufgenommen, weil sie seit 24 Stunden eine rasch fortschreitende schlaffe Paraplegie mit Harnverhaltung und einem Sensibilitätsverlust bis zur Höhe von Th10 hatte. Sie war vorher nie krank gewesen. Sie stand unter erheblichem Streß, da bei ihrem Mann ein malignes Melanom an der Schulter entfernt worden war und sie als Neuseeländerin wußte, wie gefährlich diese Läsion ist. Das klinische Bild ließ auf eine akute Querschnittsmyelitis schließen. Unter großen Schwierigkeiten konnte ein MRT angefertigt werden (der Fall ereignete sich 1987). Das 10 Tage nach ihrer Aufnahme gemachte MRT zeigte Befunde, die mit einer entzündlichen Läsion des Rückenmarks in Höhe von Th8 in Einklang standen. Eine Auftreibung des Rückenmarks lag nicht vor, und die Patientin erholte sich nicht. Sie wollte mit ihrem Ehemann nach Neuseeland zurückkehren und verließ nach ungefähr drei Monaten die Klinik, ohne daß sich ihr klinischer Zustand verändert hatte. Einige Wochen nach ihrer Rückkehr nach Neuseeland verschlechterte sich ihr Zustand plötzlich, und sie wurde anämisch und ikterisch mit Hinweisen auf einen schweren Leberschaden. Die Untersuchung ergab ein metastatisches malignes Melanom in der Leber. Bei der Obduktion stellte sich heraus, daß es sich bei der Rückenmarksläsion um eine intramedulläre Metastase des Melanoms handelte. Das primäre Melanom wurde nicht gefunden.

Die spezifische Kombination aus akuter Querschnittsmyelitis und beidseitiger Retrobulbärneuritis ist als Neuromyelitis optica oder Devic-Krankheit bekannt. Beide Läsionen können gleichzeitig oder in beliebiger Reihenfolge mehrere Monate nacheinander auftreten. Die Prognose ist sowohl für die Querschnittsmyelitis als auch für die Retrobulbärneuritis günstig, und definitionsgemäß sollten keine anderen Manifestationen von MS auftreten. Diese Krankheit ist selten, soll aber bei Kindern und Patienten asiatischer Abstammung häufiger sein. Treten später andere Manifestationen in Erscheinung, ist die Verwendung dieser diagnostischen Bezeichnung wahrscheinlich falsch, aber die Kenntnis dieses Zusammenhangs kann gelegentlich diagnostischen Nutzen haben.

Ein 56jähriger Mann wurde von der ophthalmologischen Abteilung mit einer asymmetrischen beidseitigen Sehminderung und Optikusatrophie überwiesen, die akut begonnen hatten und dann langsam fortschritten. VEPs hatten eine ausgeprägte Verlangsamung der Leitung in den Sehnerven ergeben, und ein MRT hatte keine Hinweise auf eine komprimierende Läsion oder eine demyelinisierende Hirnkrankheit geliefert. Die intravenöse Gabe von Methylprednisolon führte zu keiner Besserung, aber sein Sehvermögen besserte sich in den nächsten neun Monaten etwas. Er kam dann wieder, nachdem er vier Tage unter Steifheit und Schwäche der Beine, Schwierigkeiten bei der Einleitung der Miktion und Taubheitsgefühlen in Beinen und Rumpf gelitten hatte. Man fand einen ziemlich unscharf begrenzten Sensibilitätsverlust bis zum oberen thorakalen Niveau, der Babinski-Reflex war beid-

seitig positiv, und es bestand ein leichtes, beidseitiges pyramidales Defizit. Angesichts seiner früheren schlechten Reaktion auf Methylprednisolon wurde es nicht gegeben, und seine neuen Symptome klangen innerhalb der nächsten sechs Wochen vollständig ab. In dieser Zeit veränderten sich seine Sehstörungen nicht. Ein MRT des Rückenmarks ergab keine entzündliche Läsion. Statt dessen wurde, gestützt auf die vorliegenden Hinweise, vorläufig eine Devic-Krankheit diagnostiziert. Neun Monate später entwickelte sich eine akute linksseitige Hemiparese mit einem Sensibilitätsverlust und einem hemianopischen Gesichtsfeldausfall. Ohne die Vorgeschichte hätte die Diagnose unweigerlich auf einen Schlaganfall lauten müssen, in diesem Fall mußte aber die Möglichkeit eines akuten zerebralen Demyelinisierungsherdes in Betracht gezogen werden. Ein MRT zeigte in der Parietalregion ausgedehnte, konfluierende Läsionen der weißen Substanz sowie eine normale Architektur des darüber liegenden Kortex. Der Patient wurde nicht behandelt und erholte sich in den nächsten sechs Wochen fast vollständig.

Die Diagnose Multiple Sklerose scheint bei einer außergewöhnlichen Kombination ungewöhnlicher Merkmale, die alle ein für demyelinisierende Krankheiten typisches Verhalten zeigen – akuter Beginn, dramatische körperliche Symptome und eine vollständige Rückbildung innerhalb von sechs Wochen –, unausweichlich zu sein. Die Sehstörungen gehen allerdings als einziges Symptom nicht vollständig zurück, und insbesondere bei Patienten mit akuter beidseitiger Retrobulbärneuritis können schwere Beeinträchtigungen zurückbleiben. Die Kernspintomographie ist bei der Diagnose demyelinisierender Läsionen nicht unfehlbar und konnte bei diesem Patienten zwei der drei spezifischen Läsionen nicht zeigen.

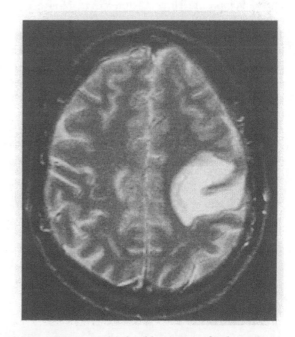

Fallbeispiel VIII Multiple Sklerose, zerebrale Läsion

Motoneuronkrankheit
(Abb. 14.2; siehe auch Abb. 19.2)

Die Motoneuronkrankheit kann zu unterschiedlichen klinischen Bildern führen, da sie die Vorderhornzellen und das 1. Motoneuron betrifft. Einige Patienten können hauptsächlich Symptome einer Läsion des 2. Motoneurons haben, während sich bei anderen die Symptomatik einer reinen Läsion des 1. Motoneurons entwickelt, wobei die spastische Paraparese eine Rückenmarkskompression vortäuscht. Diese Varianten werden auch in Kapitel 19 besprochen.

Die klassische Variante, die amyotrophische Lateralsklerose, besteht aus einer Kombination von Läsionen des 1. und des 2. Motoneurons.

In einem typischen Fall werden zuerst die Hände beeinträchtigt. Es kommt zu fortschreitender Atrophie und Schwäche. Dann entwickelt sich schleichend eine spastische Paraparese in den Beinen. Dieser Verlauf kann den Befunden bei zervikaler Spondylose stark ähneln, und da es sich bei dieser ebenfalls um eine Krankheit handelt, die in höherem Alter auftritt, bereitet das gleichzeitige Vorliegen einer zervikalen Spondylose häufig diagnostische Schwierigkeiten. In einigen Fällen wird das klinische Bild durch eine gleichzeitig bestehende lumbale Spondylose weiter kompliziert, wenn diese zu Symptomen einer Läsion des 2. Motoneurons in den Beinen führt. Stehen sensible Phänomene wie Wurzelschmerzen in Armen oder Beinen im Vordergrund, ist die Diagnose einer Spondylose relativ einfach, aber eine ausgedehnte, schmerzlose spondylotische Veränderung kann zu einer Symptomatik führen, die fast nicht von einer Motoneuronkrankheit zu unterscheiden ist, insbesondere, wenn die Kompression des Halsmarks stark genug ist, um zusätzliche Symptome einer Läsion des 1. Motoneurons hervorzurufen.

Der wichtigste Hinweis auf eine spondylotische Atrophie der oberen Extremitäten ist der *Ausfall* der Reflexe. Läsionen der motorischen Nervenwurzeln führen zu Atrophie, Schwäche und Faszikulation, die Reflexbögen werden aber ebenfalls unterbrochen. Beruhen Atrophie und Schwäche auf einer Krankheit der Vorderhornzellen, wird der Reflexbogen nicht unterbrochen, und die gleichzeitig vorliegende Läsion des 1. Motoneurons verstärkt die Reflexe.

Kennzeichen der Motoneuronkrankheit sind Atrophie und Schwäche in Gegenwart erhaltener oder gesteigerter Reflexe. Sie sollten auch beachten, daß Faszikulationen (die Muskelzuckungen, die in denervierten Muskeln sichtbar sind) bei *allen* Krankheitsprozessen auftreten, die das 2. Motoneuron schädigen. Als Einzelbefund ist Faszikulation nicht für Motoneuronkrankheit pathognomonisch. Kommt es in der gesamten Muskulatur des Arms oder des Schultergürtels zu Faszikulationen, ist sehr wahrscheinlich Motoneuronkrankheit die Ursache, aber eng umschriebene Faszikulationen im Versorgungsgebiet eines einzelnen peripheren Nerven oder einer Nervenwurzel weisen nicht unbedingt auf Motoneuronkrankheit hin.

Zu Beginn der Motoneuronkrankheit kann die Schwäche erstaunlich begrenzt sein und diese Regel verletzen. Beispielsweise können im Bein Atrophie und Schwäche der prätibialen Muskeln eine Läsion der Nervenwurzel L5 oder des N. peronaeus vortäuschen, und nur die Entwicklung identischer Veränderungen und die fortschreitende Beteiligung anderer Muskelgruppen zeigt die richtige Diagnose an. Entsprechend können Atrophie und Schwäche der Mm. interossei der Hand eine Läsion des N. ulnaris oder der Nervenwurzel Th1 vortäuschen, bis es zu ausgedehnteren Veränderungen kommt.

Fallbeispiel IX

Ein 45jähriger Pilot stellte sich mit fortschreitender Schwäche des rechten Beins vor. Zwei Jahre vorher hatte er einen Abriß seines rechten M. gastrocnemius gehabt, und das Bein war seitdem immer etwas schwach geblieben. Innerhalb von vier Monaten entwickelte sich eine Atrophie des rechten Oberschenkels, und seine Frau hatte eine Atrophie der rechten Gesäßbacke bemerkt. Eine intensive Physiotherapie hatte keine Wirkung. Er hatte keine anderen Symptome und keine Schmerzen. Seine Mutter war im Alter von 65 Jahren an bulbärer Motoneuronkrankheit gestorben. Bei der Untersuchung wurde eine Atrophie der Mm. glutaei und quadriceps sowie der Adduktoren und ischiokruralen Muskeln des rechten Beins festgestellt. Der Patellarsehnenreflex war etwas abgeschwächt, aber alle anderen Reflexe waren normal. Eine Elektromyographie (EMG) zeigte eine chronische partielle Denervierung aller betroffenen Muskeln. Ein MRT des unteren Spinalkanals zeigte eine auffallende Atrophie des retroperitonealen M. psoas. Man informierte ihn über die Diagnose einer schnell fortschreitenden Motoneuronkrankheit. Er mußte das Fliegen fast sofort aufgeben und nach 18 Monaten atmete er nur noch mit Hilfe der Atemhilfsmuskulatur. Er wurde für drei Tage aufgenommen, um sich an die Station zu gewöhnen, auf der er bis zu seinem Tod gepflegt werden sollte. Er brach aber plötzlich zusammen und starb kurz vor seiner vorgesehenen Entlassung an einer Lungenembolie.

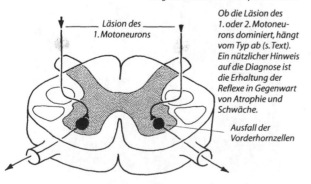

Degeneration der kortikospinalen Bahn

Läsion des 1. Motoneurons

Ob die Läsion des 1. oder 2. Motoneurons dominiert, hängt vom Typ ab (s. Text). Ein nützlicher Hinweis auf die Diagnose ist die Erhaltung der Reflexe in Gegenwart von Atrophie und Schwäche.

Ausfall der Vorderhornzellen

Abb. 14.2 Motoneuronkrankheit

Dies ist ein gutes Beispiel für eine bemerkenswert umschriebene Manifestation in einem untypischen Gebiet und auch für den familiären Charakter dieser Krankheit, der bei ungefähr 5 % der Patienten gefunden wird. Der rasch fortschreitende, schwere Verlauf der Krankheit in diesem Fall war überraschend, da Patienten, deren Symptome als Läsion des 2. Motoneurons in den Beinen beginnen, gewöhnlich eine bessere Langzeitprognose haben.

Die Diagnose Motoneuronkrankheit ist ein Todesurteil für den Patienten, und man sollte alles tun, um alternative Diagnosen auszuschließen, selbst wenn man vielleicht eine falsche Diagnose stellt, bis erdrückende Hinweise vorliegen. Die folgenden Fälle sind Beispiele für die auftretenden Schwierigkeiten.

Fallbeispiel X

Eine 73jährige Frau wurde von ihrem Kardiologen überwiesen, weil sie seit 12 Wochen eine Schwäche der Greifbewegungen mit der linken Hand hatte. Zuerst schien es sich um eine Läsion des N. interosseus anterior zu handeln, aber die Patientin hatte eine Atrophie und Schwäche der Mm. interossei, und es bestand der Verdacht auf eine Schwäche anderer Muskeln des Unterarms. Die Reflexe am linken Arm waren intakt, und das linke Bein war normal. Untersuchungen der Nervenleitung ergaben keine Hinweise auf eine Leitungsverzögerung im N. interosseus anterior. EMGs deuteten auf eine chronische partielle Denervierung der Mm. interossei und anderer Muskelgruppen im Unterarm hin. Man diagnostizierte eine Motoneuronkrankheit. Sie holte eine zweite Meinung ein, und wegen der asymmetrischen Beteiligung wurde ohne Komplikationen ein Myelogramm vorgenommen, das normal war. Ihr Zustand verschlechterte sich, und sechs Monate später kam es zu unerklärlichen Stürzen, obwohl die einzigen neuen Befunde im linken Bein gesteigerte Reflexe und ein positiver Babinski waren. Ein CT zeigte ein ausgedehntes Gliom in der rechten Hemisphäre. Eine Biopsie ergab nur ein stark ödematöses Gehirn mit abnormen Astrozyten in verschiedenen Regionen. Bis sie nach drei Monaten an dem Gliom starb, zeigten sich deutlichere Hinweise auf Motoneuronkrankheit, einschließlich einer Beteiligung des 2. Motoneurons an beiden Beinen.

Dies ist ein weiteres Beispiel für eine sehr begrenzte Manifestation, und trotz der deutlichen elektrophysiologischen Befunde waren andere Ärzte von der lokalisierten Natur der Läsion so beeindruckt, daß sie ein Myelogramm durchführten. Eine sorgfältige Nachsorge führte zur Entdeckung von ipsilateralen Frühsymptomen einer Schädigung des 1. Motoneurons, doch schien der Grad der Behinderung stärker zu sein, als aufgrund der klinischen Befunde zu erwarten gewesen wäre. Dies rechtfertigte ein CT, das einen ansonsten symptomlosen Hirntumor zeigte.

Fallbeispiel XI

Eine 56jährige unverheiratete Frau, die ihre Mutter gepflegt hatte, die unter schwerer Multipler Sklerose litt, stellte sich drei Monate nach dem Tod ihrer 80jährigen Mutter mit einer leichten spastischen Paraparese vor. Sie hatte keine okulären oder sensiblen

Symptome. Ihre Reflexe waren allgemein gesteigert, in den Beinen hatte sie eine leichte spastische Lähmung und beidseits einen positiven Babinski-Reflex. MRTs des Gehirns und des Rückenmarks waren ohne pathologischen Befund. Dies war überraschend, da die Wahrscheinlichkeit einer familiären Multiplen Sklerose hoch zu sein schien. Sie holte eine zweite Meinung ein und kam erst nach 10 Monaten wieder. In dieser Zeit waren weitere MRTs normal gewesen, aber man kam zu der Diagnose einer demyelinisierenden Krankheit. Als sie das nächste Mal untersucht wurde, konnte sie kaum gehen und hatte eine starke Atrophie der Mm. interossei an beiden Händen bekommen. Eine erneute Untersuchung ergab eine generalisierte Muskelatrophie mit ausgedehnten Faszikulationen sowie eine schwere spastische Tetraparese. Innerhalb von zwei Monaten wurde sie bettlägerig. Die elektrophysiologischen Befunde bestätigten zu diesem Zeitpunkt eine Motoneuronkrankheit. Sie starb drei Monate nach Ausbruch der Krankheit.

Fallbeispiel XII

Ein 21jähriger Mann bekam zwei Tage, nachdem er bei kaltem, nassem Wetter den ganzen Tag geangelt hatte, rechts sehr starke Schulterschmerzen. Einige Tage darauf bemerkte er eine Schwäche der rechten Schulter. In dieser Zeit litt er unter leichten, grippeartigen Symptomen. Bei der Untersuchung einige Tage nach dem Beginn fand man in Muskeln der rechten Schulter, die von drei getrennten zervikalen Nervenwurzeln versorgt werden, eine überraschend ausgedehnte Atrophie und Schwäche. Die Schmerzen hatten aufgehört. Die Diagnose neuralgische Schulteramyotrophie schien offensichtlich zu sein, aber stark gesteigerte Reflexe im ganzen rechten Arm, einschließlich eines Fingerklonus, waren besorgniserregend. In den nächsten drei Monaten schritten Atrophie und Schwäche im ganzen rechten Arm fort, und im linken Arm entwickelten sich in der gleichen Reihenfolge ähnliche Befunde, so daß kein Zweifel mehr an der Diagnose Motoneuronkrankheit bestand. Er starb 11 Monate nach Beginn der Krankheit.

Diese Fälle zeigen, welche Schwierigkeiten die lokalisierte Manifestation der Krankheit verursachen kann, und wie leicht andere diagnostische Möglichkeiten in Betracht gezogen und sogar bestätigt werden können. Bei all diesen Fällen ist die Steigerung der Reflexe in Gegenwart von Atrophie und Schwäche ein verläßliches körperliches Symptom.

Da bisher noch keine spezifische Behandlung zur Verfügung steht, hat es für den Patienten keine Nachteile, wenn man nicht sofort die richtige Diagnose stellt. Es ist äußerst wichtig, daß man sich über die Diagnose sicher ist, bevor man sie dem Patienten und seinen Angehörigen bekanntgibt. Die Zurückhaltung, eine definitive Diagnose zu stellen, kann fälschlicherweise auf klinische Unsicherheit oder Inkompetenz zurückgeführt werden. Sobald die Diagnose sicher feststeht, sollte man dem Patienten raten, eine zweite Meinung einzuholen, um späteren Mißverständnissen und Beschuldigungen vorzubeugen, wenn die Angehörigen annehmen, daß die diagnostische Verzögerung negative Folgen für den Patienten hatte.

Familiäre spastische Spinalparalyse

Diese relativ seltene Krankheit wird entweder über ein dominantes oder ein rezessives Gen vererbt. Die rezessive Variante beginnt gewöhnlich früher (im Alter von 7–10 Jahren) und hat einen schwereren Verlauf, während der dominante Typ häufig erst bei über 20jährigen beginnt und gutartig verläuft. Selbst solche Fälle, bei denen die Krankheit in der Kindheit ausbricht, verlaufen langsamer, wenn der Erbgang dominant ist.

Die Krankheit ist fortschreitend und beginnt mit zunehmender Steifigkeit der Beine. Die Arme sind erst spät und relativ leicht betroffen. Eine wesentliche Beteiligung der Blase ist sehr ungewöhnlich, wenn die Krankheit nicht sehr weit fortgeschritten ist, und spricht – falls vorhanden – deutlich gegen diese Diagnose. Das dominierende Symptom ist die Spastizität. Die Kraft des Patienten ist zwar häufig nahezu normal, die Behinderung wird aber durch die starke Spastizität der Extensorengruppen verursacht. Die Beine sind nicht nur steif, adduziert und plantar überstreckt, die aktiven Muskelgruppen müssen darüber hinaus auch noch die Spastizität überwinden, um die Extremitäten zu bewegen. Darauf beruht der merkwürdig schleppende Gang. Der Patient erweckt dabei den Eindruck, als ob er jeden Moment vornüber fallen könnte, wenn er ein Bein am anderen vorbei zieht (Abb. 14.3).

Die Reflexe sind sehr lebhaft, doch ist bei manchen Patienten die Spastizität so stark, daß sie überhaupt nicht ausgelöst werden können, weil die Muskeln bereits maximal kontrahiert sind. Fälschlicherweise wird dann dokumentiert, daß die Reflexe fehlen. Die Babinski-Reflexe sind deutlich positiv, und die große Zehe kann ein Loch in die Oberseite der Schuhe drücken, da sie selbst in Ruhe permanent nach oben gestreckt wird. Die Bauchhautreflexe bleiben gewöhnlich erhalten, und dies, zusammen mit einer normalen Blasenfunktion, ist ein fast sicherer Hinweis darauf, daß eine spastische Paraplegie vom familiären Typ vorliegt. Es kann zu Sensibilitätsstörungen kommen, aber diese treten normalerweise erst spät auf und bestehen aus einer mäßigen Beeinträchtigung der Vibrationsempfindung und der Wahrnehmung geführter Bewegungen. Die meisten Patienten können sehr lange ohne Rollstuhl auskommen und können mit überraschend schweren Behinderungen fertig werden. Den meisten gelingt es die längste Zeit ihres Lebens, einen Beruf auszuüben oder einen normalen Haushalt zu führen.

In den letzten Jahren wurde eine Reihe von Varianten dieser Krankheit mit zusätzlichen Symptomen beschrieben, zu denen Muskelatrophie, Optikusatrophie, Athetose, Chorea, sensible Neuropathie und psychische Veränderungen gehören. Diese Störungen sind alle sehr selten.

Friedreichsche Ataxie (Abb. 14.4)

Die Friedreichsche Ataxie wird hier behandelt, weil – obwohl viele klinische Befunde auf einer Degeneration der peripheren Nerven und der Bahnen im Hirnstamm beruhen – die Hauptkomponente dieses Zustands eine Atrophie der spinozerebellären Bahnen ist. Die Krankheit ist familiär und wird gewöhnlich rezessiv vererbt. Die Inzidenz beträgt 1:100 000. Innerhalb einer bestimmten Familie ist das Alter, in dem die Krankheit beginnt, normalerweise konstant und liegt zwischen dem 8. und 16. Lebensjahr.

Das klinische Bild kann äußerst variabel sein, ist aber gewöhnlich innerhalb einer Familie ähnlich. In der Kindheit kann ein Hohlfuß mit hoher Wölbung und Hammerzehen gefunden werden. Dieser ist als Friedreich-Fuß bekannt und kann auch bei Familienmitgliedern gefunden werden, bei denen sich nicht das voll ausgeprägte Krankheitsbild entwickelt. Dies wird als „forme fruste" (abortive Verlaufsform) der Krankheit angesehen. Eine sich in der Kindheit entwickelnde Skoliose kann ein anderer Vorbote der Krankheit sein, und jedes Kind mit einer Kombination von Skoliose und einem Hohlfuß sollte als Kandidat für die spätere Entwicklung einer der spinozerebellären Störungen betrachtet werden.

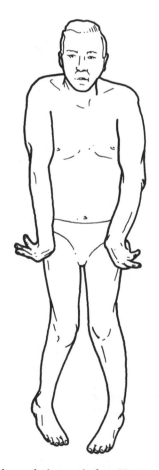

Abb. 14.3 Haltung bei spastischer Tetraparese. Beachte die Pronation der Unterarme, Flexion der Handgelenke und Extension der Finger; Flexion in Hüft- und Kniegelenk, Adduktion der Hüfte; Plantarflexion und Pronation der Füße

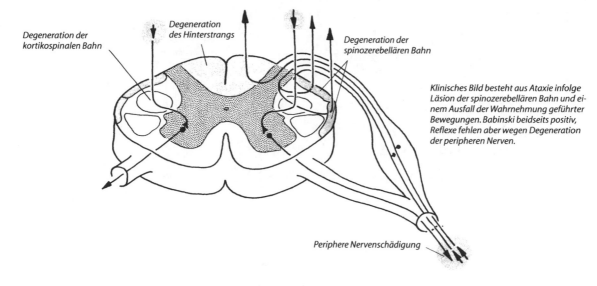

Degeneration der kortikospinalen Bahn

Degeneration des Hinterstrangs

Degeneration der spinozerebellären Bahn

Klinisches Bild besteht aus Ataxie infolge Läsion der spinozerebellären Bahn und einem Ausfall der Wahrnehmung geführter Bewegungen. Babinski beidseits positiv, Reflexe fehlen aber wegen Degeneration der peripheren Nerven.

Periphere Nervenschädigung

Abb. 14.4 Friedreichsche Ataxie

Der zerebelläre Anteil der Krankheit führt zu zerebellärer Dysarthrie und Ataxie, obwohl Nystagmus selten ist. Ungefähr 20 % der Patienten bekommen Diabetes mellitus. EKG-Veränderungen sind häufig und können in zweifelhaften Fällen ein diagnostisch wichtiges Frühsymptom sein. Negative T-Wellen und Hinweise auf eine Linksherzhypertrophie sind die üblichen Befunde.

Die andere Läsion, die die körperlichen Symptome bestimmt, ist die Degeneration peripherer Nerven, und ein Fehlen der Reflexe (Areflexie) ist ein konstanter Befund. Der Babinski ist gewöhnlich positiv, aber die Reflexe können nicht gesteigert sein, da sie durch die Degeneration der peripheren Nerven abgeschwächt werden. Diese Krankheit ist eine von mehreren, die diese Kombination von fehlenden Reflexen und positiven Babinski-Reflexen verursachen können. Die anderen werden unten aufgeführt. Da der Beginn schleichend erfolgt und die Krankheit rezessiv vererbt wird, kann das klinische Bild überraschend weit entwickelt sein, wenn der Patient ärztlichen Rat sucht.

Fallbeispiel XIII

Eine 29jährige Frau war darüber besorgt, daß sie Multiple Sklerose haben könnte. Seit Jahren hatte sie bemerkt, daß ihre Sprache zunehmend verwaschen wurde, insbesondere bei Ermüdung, daß sie immer ungeschickter wurde und Schwierigkeiten hatte, geradeaus zu gehen. Laut ihrer Aussage war ihre Familienanamnese negativ, sie berichtete aber, daß ihre jüngere Schwester kürzlich wegen Gleichgewichtsstörungen an einen HNO-Arzt überwiesen worden war. Bei der Untersuchung hatte sie eine verwaschene Stakkatosprache und einen extrem ataktischen Gang, so daß sie sich an der Wand abstützen mußte. Eine neurologische Untersuchung ergab, daß sie links stärker ataktisch war als rechts. Sie hatte weder eine Optikusatrophie noch einen Nystagmus. Die Reflexe in den Armen fehlten, die Patellarsehnenreflexe ließen sich gerade noch auslösen, die Achillessehnenreflexe fehlten und der Babins-

ki-Reflex war beidseitig positiv. Sie hatte eine auffallende, nach links konvexe thorakale Skoliose, aber absolut normale Füße. Untersuchungen der Nervenleitung zeigten verlängerte distale Latenzzeiten sowie kleine, verzögerte sensible Aktionspotentiale. MRTs von Kleinhirn und Halsmark waren ohne pathologischen Befund, und das EKG zeigte Veränderungen, die mit Friedreichscher Ataxie in Einklang standen. Ihre Schwester wollte sich nicht untersuchen lassen.

Funikuläre Spinalerkrankung (Abb. 14.5)

Dies ist eine klassische Krankheit, eine Stoffwechselstörung des Rückenmarks, die auf einem Vitamin-B$_{12}$-Mangel beruht. Sie war eine häufige Komplikation bei perniziöser Anämie, bevor diese mit roher Leber oder Vitamin B$_{12}$ behandelt werden konnte. In den letzten Jahren ist sie selten geworden, da perniziöse Anämie früher erkannt und behandelt wird, aber es können sich immer noch Patienten mit dem neurologischen Syndrom vorstellen, und es ist immer wichtig, diese Möglichkeit bei der Differentialdiagnose von Patienten mit Rückenmarksläsionen in Betracht zu ziehen. Es wurde auch gezeigt, daß ungefähr 25 % der Patienten mit durch Vitamin-B$_{12}$-Mangel verursachten Schädigungen des ZNS keine hämatologischen Auffälligkeiten aufweisen. Eine Bestimmung der Vitamin-B$_{12}$-Konzentration im Serum ist gerechtfertigt, wenn das klinische Bild verdächtig ist.

Vitamin-B$_{12}$-Mangel kann als Komplikation bei totaler Magenresektion, beim Syndrom der blinden Schlinge (Blind-loop-Syndrom), bei Parasitenbefall durch den Fischbandwurm (*Diphyllobothrium latum*) und bei Enteritis regionalis Crohn (Morbus Crohn) auftreten, die die Region des Dünndarms schädigt, in der Vitamin B$_{12}$ normalerweise resorbiert wird. Bei strengen Vegetariern (Veganern) kann es ebenfalls zu einem schweren Vita-

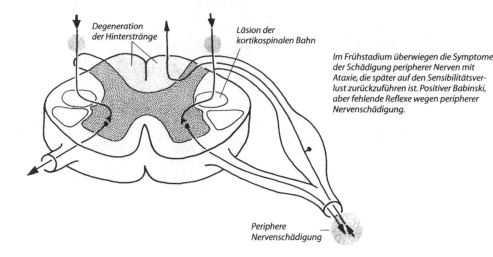

Degeneration der Hinterstränge

Läsion der kortikospinalen Bahn

Im Frühstadium überwiegen die Symptome der Schädigung peripherer Nerven mit Ataxie, die später auf den Sensibilitätsverlust zurückzuführen ist. Positiver Babinski, aber fehlende Reflexe wegen peripherer Nervenschädigung.

Periphere Nervenschädigung

Abb. 14.5 Funikuläre Spinalerkrankung

min-B$_{12}$-Mangel und anderen ernährungsbedingten Mangelerscheinungen kommen.

Die frühesten Symptome beruhen auf der Schädigung der peripheren Nerven und nicht auf der des Rückenmarks. Anhaltende kribbelnde Parästhesien sind häufig die erste Manifestation, und dieses Symptom spricht am ehesten auf eine Therapie mit Vitamin B$_{12}$ an. Der wichtigste motorische Befund ist Areflexie. Diese beruht ebenfalls auf der Schädigung der peripheren Nerven.

Der erste Hinweis auf eine zugrundeliegende Rückenmarksläsion ist der Nachweis positiver Babinski-Reflexe. Wie bei der Friedreichschen Ataxie wird die Entwicklung des Vollbilds einer Läsion des 1. Motoneurons durch die vorausgehende Schädigung der peripheren Nerven verhindert. Bei einem voll entwickelten Fall führt die anschließende Degeneration der kortikospinalen Bahnen und der Hinterstränge zu Paraplegie. Darüber hinaus bestehen eine distale Schwäche und eine sehr schwere Ataxie, die auf dem Ausfall der Lagewahrnehmung beruht. Außerdem kommt eine erhebliche Miktionsstörung vor, die auf dem Ausfall der Wahrnehmung der Blasenfüllung beruht, und es kommt zu schmerzloser Harnverhaltung. Die Störungen der Blasenfunktion werden in Kapitel 15 ausführlich behandelt.

Weniger häufig manifestiert sich Vitamin-B$_{12}$-Mangel in Form einer leichten, fortschreitenden Demenz oder als Optikusatrophie. Sowohl bei Demenz als auch bei fortschreitender Beeinträchtigung des Sehvermögens sollte daher routinemäßig die Vitamin-B$_{12}$-Konzentration im Serum bestimmt werden.

Leider hat die Behandlung mit Vitamin B$_{12}$ nur geringe Auswirkungen auf die Schädigung des Rückenmarks. Diese kann dramatisch verschlimmert werden, wenn Folsäure anstelle von Vitamin B$_{12}$ gegeben wird. Eine frühe Diagnose ist deshalb äußerst wichtig, um einer wesentlichen Schädigung des Rückenmarks zuvorzukommen, und Vitamin B$_{12}$ sollte bei allen Patienten mit anhaltenden peripheren Parästhesien und *fehlenden* Re-

flexen routinemäßig bestimmt werden. Sind die Reflexe intakt, ist es äußerst unwahrscheinlich, daß die Parästhesien auf irgendeiner Form von Neuropathie beruhen.

Folsäuremangel ist eine weitere Krankheit, bei der fehlende Reflexe und positive Babinski-Reflexe zusammen auftreten. Folsäuremangel kann ein ähnliches klinisches Bild hervorrufen, ob er aber zu ähnlichen Schädigungen des Rückenmarks führen kann, ist umstritten.

Tabes dorsalis (Abb. 14.6)

Diese klassische neurologische Störung ist wegen der besseren epidemiologischen Kontrolle und der wirksamen Behandlung der Syphilis praktisch verschwunden. Der genaue Zusammenhang zwischen dieser Krankheit und dem syphilitischen Prozeß wurde nie eindeutig aufgeklärt, obwohl er unbestritten ist. In den Hinterwurzeln oder den Hintersträngen wurden niemals Treponemen nachgewiesen, und typischerweise trat die Störung 10 bis 20 Jahre nach der Erstinfektion auf, zu einer Zeit also, wenn alle anderen Hinweise darauf schließen ließen, daß die Krankheit „ausgebrannt" war. Die serologischen Tests im Blut waren häufig negativ, bevor spezifischere Nachweise von Antikörpern gegen Treponemen zur Verfügung standen.

Als pathologische Grundlage wurde eine fortschreitende Fibrose der Meningen angesehen, die die spinalen Nervenwurzeln einhüllt und schädigt und eine sekundäre Schädigung der Hinterstränge verursacht. Die Schmerzfasern schienen besonders verletzlich zu sein, und eine Schädigung dieser Fasern war wahrscheinlich die Ursache für die klassischen einschießenden Schmerzen bei dieser Krankheit. Der Schmerz wurde als unerträglicher „elektrischer Schlag" beschrieben, konnte in den Extremitäten, im Rektum, im Magen oder in der Kehle auftreten und gipfelte schließlich in den so-

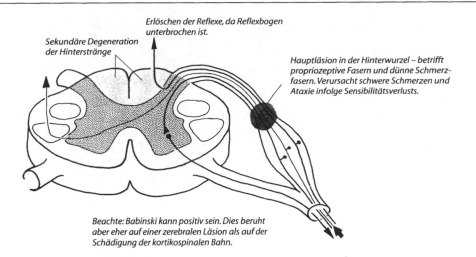

Erlöschen der Reflexe, da Reflexbogen unterbrochen ist.

Sekundäre Degeneration der Hinterstränge

Hauptläsion in der Hinterwurzel – betrifft propriozeptive Fasern und dünne Schmerz-fasern. Verursacht schwere Schmerzen und Ataxie infolge Sensibilitätsverlusts.

Beachte: Babinski kann positiv sein. Dies beruht aber eher auf einer zerebralen Läsion als auf der Schädigung der kortikospinalen Bahn.

Abb. 14.6 Tabes dorsalis

genannten tabischen Krisen. Später kam es zu einem Verlust der tiefen Schmerzempfindung, und der klassische Befund war, daß die Achillessehnen oder Hoden des Patienten stark gequetscht werden konnten, ohne daß dieser Schmerzen wahrnahm. Bei fortschreitender Schädigung der Nervenwurzeln wurde der Reflexbogen unterbrochen. Dies führte zu Areflexie und Hypotonie der Muskeln. Die extreme Hypotonie, die eine starke Überstreckung der Gelenke erlaubte, führte zusammen mit dem Verlust der tiefen Schmerzempfindung zu der fortschreitenden Zerstörung der Gelenke. Diese sogenannte tabische Arthropathie (siehe Charcot-Gelenke, Kapitel 13) kann auch bei Patienten mit erblicher Schmerzunempfindlichkeit und Syringomyelie auftreten.

In den späteren Stadien der Krankheit verursachte eine schwere sekundäre Degeneration der Hinterstränge einen kompletten Ausfall der Lagewahrnehmung. Die Patienten klagten dann darüber, daß sie nur hörten, wie ihre Füße den Boden berührten und daß sie das Gefühl hätten, als ob sie auf Watte gingen. Dies führte zu einem Gang mit hohen Schritten und klapperndem Aufsetzen der Füße. Dieser charakteristische Gang tritt heute nur bei Patienten mit hereditärer motorisch-sensibler Neuropathie vom Typ Déjerine-Sottas (hypertrophische Neuropathie, HMSN III), vom Typ Charcot-Marie-Tooth (HMSN I und II) oder mit einem Guillain-Barré-Syndrom in der Restitution auf. Diese Gangstörung, die durch einen schweren Ausfall der Lagewahrnehmung verursacht wird, ist im Dunkeln oder bei geschlossenen Augen viel stärker ausgeprägt und die Grundlage für eine der klassischen Prüfungen der Neurologie.

Romberg-Versuch

Patienten, die mit geschlossenen Augen dastehen, schwanken leicht. Dies führt dazu, daß der sensible

Input des Kleinhirns zunimmt. Bei einer zerebellären Krankheit ist dieses Schwanken sehr verstärkt, und der Patient kann erheblich hin und her taumeln, fällt aber nicht um. Bei einer starken Beeinträchtigung der Lagewahrnehmung kann der Patient mit offenen Augen völlig stabil stehen, fällt aber um, sobald er seine Augen schließt, weil das Kleinhirn plötzlich keinen sensiblen Input mehr erhält. Der Romberg-Versuch ist daher eher eine Prüfung auf Krankheiten der Hinterstränge als auf zerebelläre Krankheiten. Ein positives Testergebnis (der Patient fällt um, wenn er seine Augen schließt) ist als Romberg-Zeichen bekannt. Diese Prüfung wird in modifizierter Form bei der Untersuchung der vestibulären Funktion eingesetzt (siehe Kapitel 6).

Bei Patienten mit Tabes dorsalis fand man gewöhnlich auch in anderen Teilen des ZNS Hinweise auf die Krankheit. Fast alle hatten Argyll-Robertson-Pupillen, und viele hatten eine Optikusatrophie mit einem peripheren Gesichtsfeldausfall. Eine Schädigung des 1. Motoneurons führte zu positiven Babinski-Reflexen. Diese Kombination von Symptomen ist als Taboparalyse bekannt. Diese ist eine weitere Ursache für positive Babinski-Reflexe mit fehlenden Reflexen.

Diese Krankheit wurde deshalb relativ ausführlich vorgestellt, weil sie möglicherweise eine unerwünschte Renaissance erlebt, da die Inzidenz der Syphilis wieder ansteigt und es nicht sicher ist, daß deren wirksame Behandlung diese besondere Komplikation unbedingt verhindert, obwohl die gegenwärtige Seltenheit der Krankheit den Schluß zuläßt, daß dies der Fall ist.

AIDS und das Rückenmark

Bei Patienten mit AIDS kommen Enzephalopathie und Myelopathie im allgemeinen gemeinsam vor. Die Myelopathie kann der erste Hinweis auf die Krankheit sein und führt zu einer spastischen Paraplegie, die häufig mit den Symptomen einer peripheren Neuropathie verbunden ist. Dadurch können die Untersuchungsbefunde verändert werden, so daß Kombinationen von pyramidaler Schwäche, peripheren Parästhesien, fehlenden Reflexen und positiven Babinski-Reflexen gefunden werden können. Die pathologischen Veränderungen betreffen überwiegend die Funiculi posterolaterales und führen zu einer ataktischen Komponente. Schließlich entwickelt sich ein klinisches Bild, das erstaunliche Ähnlichkeit mit dem bei funikulärer Spinalerkrankung hat. Bei Patienten aus Risikogruppen mit fortschreitenden Rückenmarksläsionen dieser Art sollte der Verdacht auf AIDS durch entsprechende Tests abgeklärt werden.

Tropische spastische Paraparese

Seit vielen Jahren ist bei Patienten afroasiatischer Abstammung eine subakute oder chronische fortschreitende spastische Paraparese bekannt. Das klinische Bild ähnelt dem bei Multipler Sklerose, einer Krankheit, die in diesen ethnischen Gruppen extrem selten ist. Als sie das erste Mal identifiziert wurde, waren Bemühungen, eine neurotoxische Verbindung als Ursache zu finden, erfolglos. Erst nach der Entdeckung der Retroviren erkannte man, daß die Krankheit auf einer HTLV-1-Infektion beruht. Die auf MRTs erkennbaren Veränderungen ähneln denen bei Multipler Sklerose. Einige Fälle, besonders die mit akutem Beginn, sollen auf Steroide ansprechen. Bei Patienten der entsprechenden ethnischen Gruppen mit Hinweisen auf eine Rückenmarksläsion sollte man diese Krankheit bei der Differentialdiagnose unbedingt berücksichtigen.

Strahlenmyelopathie

Strahlenmyelopathie ist ein besonders wichtiges Thema. Sie tritt als Komplikation bei der Bestrahlung der Zervikal-, Thorakal- und Lumbalregion auf, bei der das Rückenmark zwangsläufig im Zentrum des bestrahlten Gebiets liegt. Sie kann in der Folge einer Strahlentherapie von Karzinomen des Larynx, einer palliativen Bestrahlung von Bronchial- oder Ösophaguskarzinomen und nach oder während der routinemäßigen Behandlung des Hodgkin-Lymphoms auftreten. Bei einigen dieser Krankheiten erhöht das längere Überleben des Patienten die Wahrscheinlichkeit, daß sich eine solche Schädigung bemerkbar macht. Sie tritt gewöhnlich ungefähr 9–18 Monate nach der Behandlung auf, obwohl es Berichte gibt, wonach die Strahlenmyelopathie schon nach ein bis zwei Monaten oder erst nach 24 Monaten beginnt. In vielen Fällen wird das akute klinische Bild von spinothalamischen sensiblen Symptomen beherrscht. Der Patient hat ein Kälte- und Taubheitsgefühl in beiden Beinen. Anschließend entwickelt sich rasch eine zunehmende Steifheit und Schwäche beider Beine. Die sensi-

blen Symptome sind im allgemeinen schwerer als die motorischen Störungen. Dies ist das genaue Gegenteil von dem, was man erwarten würde, wenn die neuen Symptome auf einer Kompression des Rückenmarks – der wichtigsten Differentialdiagnose – beruhen würden. Die Kernspintomographie hat den Ausschluß dieser anderen diagnostischen Möglichkeit relativ einfach gemacht. Die Krankheit kann nach mehrwöchigem Fortschreiten zum Stillstand kommen und eine mäßige Behinderung hinterlassen. Sie kann aber auch langsam und unaufhaltsam fortschreiten und zu einer schweren Behinderung führen, wenn der Patient länger überlebt.

Erst vor relativ kurzer Zeit hat man bei Patienten, die eine Bestrahlung der paraaortalen Lymphknoten bei der Behandlung maligner Seminome der Hoden sehr lange überlebten, eine Variante der Strahlenmyelopathie identifiziert. Dieser Zustand ist sehr schwer von der Motoneuronkrankheit vom Typ einer progressiven spinalen Muskelatrophie zu unterscheiden. Atrophie, Schwäche und Faszikulation sind die herausragenden Symptome. Alle Muskeln, die von den lumbalen und sakralen Motoneuronen versorgt werden, sind betroffen. Dies führt zu einer langsam über mehrere Jahre fortschreitenden Schädigung. Die sensiblen Befunde sind gering, so daß sich die Frage stellt, warum man diesen Zustand als fibrotischen Prozeß in den retroperitonealen Geweben betrachten sollte. Es kommen keine Symptome einer Läsion des 1. Motoneurons vor. Die Reflexe sind nicht gesteigert und können während der Zeit der Beobachtung erlöschen. Dies ist ein wichtiges differentialdiagnostisches Merkmal. Der Zustand könnte auf einer Strahlenschädigung der Vorderhornzellen in der Lendenanschwellung des Rückenmarks beruhen. Wahrscheinlich werden wegen der ausgezeichneten Überlebenschancen nach der Therapie mehr Fälle dieser Krankheit auftreten.

Fallbeispiel XIV

Ein 46jähriger Mann hatte eine Muskelatrophie und schmerzhafte Krämpfe in der linken Wade. 14 Jahre zuvor hatte er ein malignes Hodenteratom gehabt und postoperativ eine Strahlentherapie der paraaortalen Lymphknoten erhalten. Die neurologische Untersuchung ergab Schwäche und Atrophie im Versorgungsgebiet der Wurzeln L4, L5 und S1, die links stärker waren als rechts. Alle Reflexe waren abgeschwächt und der Babinski war beidseits negativ. Es fand sich ferner eine unsichere Veränderung der Wahrnehmung von Nadelstichen von L1 an abwärts. Der Patient hatte ein normales Myelogramm, und EMGs zeigten Hinweise auf eine chronische partielle Denervierung in den Versorgungsgebieten der Wurzeln L4, L5 und S1. Man zog die Möglichkeit einer Strahlenmyelopathie in Betracht. Er wurde 10 Jahre lang jährlich untersucht, und in dieser Zeit hat sich eine fortschreitende symmetrische Schwäche und Atrophie aller bereits früher betroffenen Muskelgruppen entwickelt. Es kam aber weder zu einem deutlichen Sensibilitätsstörung, einer Funktionsstörung des Sphinkters, noch zu einer Beteiligung anderer neuraler Strukturen.

Dieses klinische Bild ähnelt dem anderer beschriebener Fälle und scheint eine spezielle Komplikation der Bestrahlung des Lumbal- und Sakralmarks darzustellen.

Rückenmarkskompression

Eine Rückenmarkskompression kann durch Läsionen, die von den Nervenwurzeln, den Hüllen des Rückenmarks oder vom epiduralen Fettgewebe ausgehen, oder durch Läsionen der Wirbelsäule verursacht werden. An dieser Stelle werden wir nur die anamnestischen und körperlichen Symptome erörtern, die auf eine Rückenmarkskompression hinweisen.

Besonders hervorzuheben ist, daß die Frühsymptome einer Rückenmarkskompression von den Auswirkungen der Schädigung der motorischen Bahnen beherrscht werden. Die Gründe hierfür sind noch nicht völlig klar, sie könnten aber mit der Blutversorgung des Rückenmarks und speziell mit dem venösen Abfluß zusammenhängen. Dieser wird weiter unten ausführlicher besprochen, aber eine wie auch immer geartete Beeinträchtigung des venösen Abflusses führt zu Ödem und einer schlechten Kapillarzirkulation in der Wasserscheide des Rückenmarks, einem Gebiet zu dem auch die kortikospinalen Bahnen gehören.

Die frühesten Symptome sind die einer leichten spastischen Paraparese. Der Patient kann über ein leichtes Nachziehen der Füße und ein Schweregefühl in den Beinen klagen (siehe Kapitel 13). Diese Symptome können sich in einigen Fällen innerhalb mehrerer Monate entwickeln oder bei akuten Läsionen innerhalb von Stunden. Gelegentlich treten sie auch schlagartig auf. Eine drohende irreversible Schädigung des Rückenmarks wird entweder durch den Beginn von Miktionsstörungen oder durch sensible Symptome angekündigt. Schwierigkeiten bei der Einleitung der Blasenentleerung oder Harnverhaltung können relativ akut auftreten und zeigen gewöhnlich an, daß bald eine rasch fortschreitende Verschlechterung eintreten wird.

Sensible Symptome haben eine ähnliche Bedeutung und können in Form eines Kribbelns in den Fußsohlen einsetzen, das dann aufsteigt. Dieses Kribbeln kann innerhalb einiger Stunden eine bestimmte Höhe erreichen oder langsam über mehrere Tage fortschreiten. In beiden Situationen ist es unklug, Maßnahmen solange zu verschieben, bis sich die Obergrenze, die gewöhnlich zwei bis drei Segmente unterhalb der Kompression liegt, nicht mehr verändert.

Zusammenfassend läßt sich sagen, daß das Frühstadium einer Rückenmarkskompression von motorischen Symptomen bestimmt wird und daß das Auftreten sensibler Symptome eine Phase rascher Verschlechterung ankündigt, die zu einer irreversiblen Schädigung des Rückenmarks führt. Die klinische Abfolge und die Symptome der verschiedenen Phasen sind in Abbildung 14.7 zusammengefaßt. Um Ihnen eine Vorstellung von der

Variabilität möglicher Manifestationen einer Rückenmarkskompression zu geben, sind unten drei Beispiele aufgeführt.

Fallbeispiel XV

Ein 50jähriger Bergarbeiter, der starker Raucher war, wurde auf einem Jahrmarkt paraplegisch. Vor diesem Ereignis hatte er keine Symptome gehabt. Als er beim „Hau-den-Lukas" mit aller Kraft den Holzhammer schwang, schrie er auf, fiel zu Boden und war von der Taille abwärts gelähmt. Als er 30 Minuten später in der Notaufnahme untersucht wurde, hatte er eine schlaffe Paraplegie und einen Sensibilitätsverlust unterhalb von Th9. Eine Röntgenaufnahme der Brustwirbelsäule von der Seite zeigte einen kompletten Zusammenbruch des Wirbels Th7, und eine Aufnahme des Thorax zeigte ein großes symptomloses Bronchialkarzinom.

Fallbeispiel XVI

Eine 60jährige Frau hatte seit sechs Monaten Schmerzen im Nacken, die entlang der Innenseite des linken Arms ausstrahlten und mit einer Atrophie der Mm. interossei der linken Hand verbunden waren. Ihre stationäre Aufnahme erfolgte, weil ihre Beine in den letzten drei bis vier Wochen zunehmend steif geworden waren und die Schmerzen im Arm stärker wurden. Bei der Untersuchung hatte sie eine beidseitige Areflexie der Arme mit einer Kombination aus radikulärer und pyramidaler Schwäche in den unteren zervikalen Segmenten. Die Reflexe waren an beiden Beinen gesteigert und links war der Babinski positiv. Die Schmerzempfindung war von C5 bis Th8 beeinträchtigt. Nativaufnahmen zeigten einen kompletten Schwund der linken Bogenwurzel am Wirbel Th1. Eine Myelographie ergab eine vollständige Blockade bei Th1 durch einen extramedullären Tumor. Eine Druckentlastung des Rückenmarks war erfolgreich, und eine histologische Untersuchung ergab, daß es sich bei dem Tumor um ein Plasmazytom handelte. Weitere Untersuchungen bestätigten die Diagnose. Eine anschließende Subluxation wurde durch die Exzision der Wirbelkörper von C7, Th1 und Th2 und ein Knochentransplantat aus dem Beckenkamm behandelt. Innerhalb von sechs Wochen nach dieser zweiten Operation konnte die Patientin wieder mit zwei Stöcken gehen. Bis zu ihrem durch das Myelom verursachten Tod 18 Monate nach ihrer Erstuntersuchung erkrankte sie an mehreren opportunistischen bakteriellen Infektionen und Herpes zoster.

Fallbeispiel XVII

Ein 36jähriger Bankmanager wurde für eine Therapie mit Steroidinjektionen überwiesen, nachdem in einer Klinik in Schottland eine Demyelinisierung des Rückenmarks infolge einer Impfung diagnostiziert worden war. Ein vor der Diagnose aufgenommenes Myelogramm war, wie es hieß, ohne pathologischen Befund gewesen. Er war drei Monate zuvor geimpft worden und reiste einen Monat später nach Singapur. Ungefähr vier Wochen nach der Impfung wurden seine Beine immer schwächer, und er entwickelte ein Kältegefühl in den Füßen. Er wurde auch impotent. Er hatte aber keine Rückenschmerzen oder Funktionsstörungen des Sphinkters und fuhr nach seiner Rückkehr mit dem Wagen über Neujahr nach Schottland. Am Neujahrstag bemerkte er, daß er von der Brust abwärts taub geworden war und daß seine Beine sehr steif waren und schnell schwächer wurden. Im Krankenhaus

Beachte: Obwohl die Entwicklung des Sensibilitätsverlusts in der anatomischen Reihenfolge dargestellt wird, muß betont werden, daß in den meisten Fällen motorische Symptome das frühe klinische Bild beherrschen, und daß die Entwicklung der sensiblen Symptome sehr rasch erfolgen kann, wenn das motorische Defizit schon deutlich ausgeprägt ist.

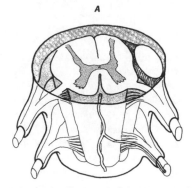

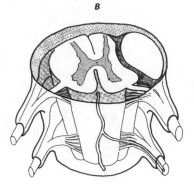

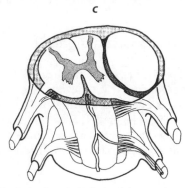

A

Hier ist ein Neurofibrom an der linken Hinterwurzel Th9 gezeigt. Die Wurzel wird gereizt, und es kommt zu Wurzelschmerzen im Segment Th9.

B

Das Rückenmark ist jetzt erheblich verschoben, und im Versorgungsgebiet der Wurzel und im kontralateralen spinothalamischen Versorgungsgebiet läßt sich ein deutlicher Sensibilitätsverlust nachweisen.

C

Das Endstadium der Rückenmarkskompression wurde erreicht.
Komplette Lähmung der Beine.

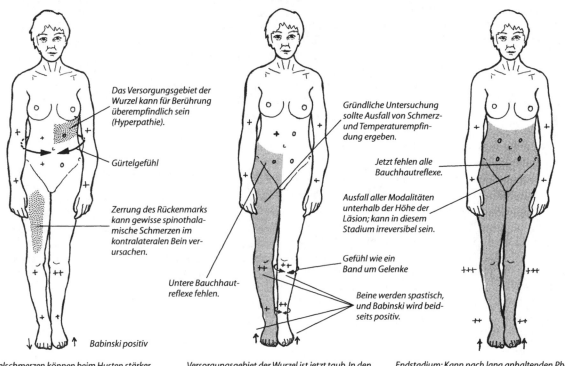

Das Versorgungsgebiet der Wurzel kann für Berührung überempfindlich sein (Hyperpathie).

Gürtelgefühl

Zerrung des Rückenmarks kann gewisse spinothalamische Schmerzen im kontralateralen Bein verursachen.

Untere Bauchhautreflexe fehlen.

Babinski positiv

Gründliche Untersuchung sollte Ausfall von Schmerz- und Temperaturempfindung ergeben.

Jetzt fehlen alle Bauchhautreflexe.

Ausfall aller Modalitäten unterhalb der Höhe der Läsion; kann in diesem Stadium irreversibel sein.

Gefühl wie ein Band um Gelenke

Beine werden spastisch, und Babinski wird beidseits positiv.

Wurzelschmerzen können beim Husten stärker sein. Patient spürt ein enges oder kaltes Band um den Bauch.

Versorgungsgebiet der Wurzel ist jetzt taub. In den Beinen treten Bandempfindungen auf.

Endstadium: Kann nach lang anhaltenden Phasen A und B akut werden. Verlauf von A nach C kann auch innerhalb von Stunden erfolgen.

Abb. 14.7 Entwicklung einer Rückenmarkskompression

wurde eine Sensibilitätsstörung mit einer Obergrenze bei Th7/8 dokumentiert. Ein Myelogramm wurde als normal befunden. Obwohl der Liquorstatus und die visuell evozierten Potentiale normal waren, wurde die Diagnose Multiple Sklerose gestellt. Nach zwei Wochen, in denen seine Symptome fortschritten, wurde er entlassen. Zu dieser Zeit – acht Wochen nach dem Beginn – ergab eine Untersuchung keinen pathologischen Befund an Hirnnerven oder Armen. Die Bauchhautreflexe fehlten, und beide Beine waren so spastisch, daß eine passive Bewegung im Hüft- und Kniegelenk fast unmöglich war. Die Reflexe waren erheblich gesteigert, und

der Babinski-Reflex war beidseits positiv. Die sensiblen Befunde waren ungewöhnlich. Die Vibrationsempfindung war völlig intakt, im rechten Bein war die Lagewahrnehmung leicht beeinträchtigt, aber Schmerz- und Temperaturempfindung waren beidseitig bis in die Höhe von Th7 stark beeinträchtigt. Man glaubte, daß die Anamnese und die klinischen Symptome untypisch waren und daß ein intramedullärer Tumor ausgeschlossen werden müßte. Man führte eine erneute Myelographie durch. Das erste Myelogramm wurde für normal gehalten, aber ein CT von Th7/8 war verdächtig, und ein zweites, am nächsten Tag aufgenomme-

nes Myelogramm bestätigte eine eindeutige Rückenmarkskompression durch eine degenerierte Bandscheibe in dieser Höhe. Diese wurde durch eine Kostotransversektomie erfolgreich entfernt, und sein klinischer Zustand besserte sich rasch. Bei einer Nachuntersuchung sechs Jahre nach der Operation ließen sich bis auf eine leichte Beeinträchtigung der Kältewahrnehmung im linken Bein und einen positiven Babinski auf der linken Seite keine pathologischen Abweichungen nachweisen. Er hatte das Squash und Golfspielen wieder aufgenommen.

Diese drei Fälle zeigen akute, subakute und chronische Rückenmarkskompressionen und ihre unterschiedlichen Manifestationen. Der dritte Fall verdeutlicht, wie schwierig ein myelographischer Nachweis von Läsionen im mittleren Thorakalbereich ist. Wäre diese Läsion nicht gefunden worden, hätte sie schließlich zweifellos zu einer Paraplegie geführt. Die sensiblen Befunde entsprachen eher denen einer zentralen Rückenmarksschädigung als denen, die normalerweise bei einer Kompression von außen auftreten, und letztendlich führte nur große Beharrlichkeit zur richtigen Diagnose. Ein Patient, der einem dritten Myelogramm 48 Stunden nach dem zweiten zustimmt, ist sehr mutig, und der Neurologe mußte von seiner Diagnose überzeugt sein, um dem Patienten diese Untersuchung aufzubürden.

Spinaler Epiduralabszeß

Die Erörterung dieser seltenen Krankheit an dieser Stelle ist wegen der Überschneidung zwischen den Symptomen einer komprimierenden und denen einer intrame-

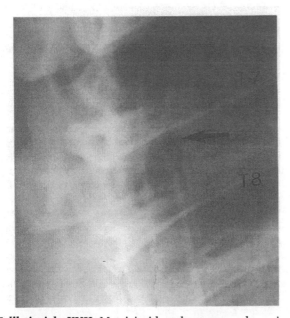

Fallbeispiel XVII Metrizimidmyelogramm, das eine Bandscheibenläsion mit Rückenmarkskompression in der mittleren Brustwirbelsäule zeigt

dullären Rückenmarksläsion angemessen. Epidurale Infektionen sind äußerst selten und gewöhnlich hämatogenen Ursprungs. Über 30 % der publizierten Fälle traten nach nicht penetrierenden Traumen der Wirbelsäule auf. Einige sind Komplikationen internistischer Krankheiten wie Diabetes, subakuter bakterieller Endokarditis und Sepsis, und das Risiko ist bei Patienten mit geschwächter Immunabwehr höher. Sehr selten ist ein Epiduralabszeß die Folge einer direkten Infektion bei einem chirurgischen Eingriff, einer Epiduralanästhesie oder einer Lumbalpunktion. Der Erreger ist fast immer *Staphylococcus aureus*. Die häufigste Lokalisation ist auf der Rückseite des Brustmarks. Dort erlaubt die lockere Befestigung der Dura eine schnelle Ausbreitung der Infektion.

Die pathologische Grundlage der Schädigung des Rückenmarks ist eine Mischung aus direkter Kompression durch die raumfordernde Läsion und einem sekundären Infarkt aufgrund einer Thrombophlebitis der örtlichen Venen. Dies führt zu einer komplexen Kombination von Symptomen einer Rückenmarkskompression und einer intramedullären Rückenmarkskrankheit, so daß – auch wegen der großen Seltenheit der Krankheit – eine richtige Diagnose fast unmöglich ist. Die am häufigsten vermutete klinische Diagnose ist Querschnittsmyelitis. Nur bei solchen Patienten, bei denen ein deutliches Infektionsrisiko besteht, würde man diese Krankheit unmittelbar in die Differentialdiagnose mit einbeziehen.

Eine Myelographie zeigt unter Umständen nur an, daß eine epidurale Läsion vorliegt, aber der bei dieser Untersuchung gewonnene Liquor kann auf einen infektiösen Prozeß hinweisen, wenn es auch unwahrscheinlich ist, daß der Erreger identifiziert wird. Die Liquorbefunde sind nicht die gleichen wie bei einer Meningitis. Ein MRT, das die Lokalisation und Ausdehnung der Läsion zeigt, ist der einzige Weg zu einer definitiven Diagnose. Die Kombination von großer Seltenheit und variabler Symptomatik macht diesen Zustand zu einem diagnostischen Minenfeld, und mehr als die Hälfte der publizierten Fälle war falsch diagnostiziert worden, bis eine chirurgische Freilegung die richtige Diagnose erlaubte.

Läsionen innerhalb des Rückenmarks

Die Anamnese und die Befunde einer intramedullären Läsion sind gewöhnlich denen einer Rückenmarkskompression ziemlich entgegengesetzt. Die Abfolge der Ereignisse wird durch den Verlauf der Bahnen für Schmerz- und Temperaturempfindung im zentralen Rückenmark bestimmt. Diese Fasern werden im Frühstadium am ehesten geschädigt. Eine Läsion im zentralen Rückenmark (Ependymom, Gliom oder syringomyelischer Hohlraum) führt zu einer Reizung und Zerstörung der Schmerz- und Temperaturfasern, die das Rückenmark durchqueren. Im Frühstadium erfolgt dies aber nur auf Höhe der Läsion.

Zu diesem Zeitpunkt kommt es nur zu geringen oder keinen Schädigungen der langen Bahnen, so daß ein schmales Segment entsteht, in dem Schmerz- und Temperaturempfindung ausfallen. Der Schmerz ist vom tiefen spinothalamischen Typ, aber die Sensibilitätsstörung kann unentdeckt bleiben, wenn die Schmerzempfindung nicht sorgfältig geprüft wird. Gelegentlich entdeckt ein Patient die Sensibilitätsstörung zufällig, wenn ihm eine brennende Zigarette auf die Haut fällt, oder wenn er beim Baden in warmem Wasser ein Areal mit beeinträchtigter Temperaturempfindung bemerkt. Wenn sich später die Läsion nach lateral ausdehnt, wird der Reflexbogen unterbrochen, und die segmentalen Reflexe gehen verloren. Dies führt nur selten zu weiteren motorischen Symptomen, aber jeder Patient mit spinothalamischen Symptomen sollte sorgfältig auf einen Ausfall der Reflexe untersucht werden. Ein Ausfall von Reflexen tritt nur bei Läsionen auf, die die definierten Reflexbögen in Armen und Beinen betreffen und natürlich die Bauchhautreflexe, die ebenfalls segmental verschaltet sind. Obwohl die reflektorische Muskelkontraktion im oberen und unteren Quadranten der Bauchwand ziemlich global ist, kann der auslösende Reiz sehr genau auf einzelne Dermatome von Th8 abwärts bis Th12 appliziert werden, und gelegentlich läßt sich die betroffene Nervenwurzel durch den Ausfall des Bauchhautreflexes genau bestimmen, wenn man über die Haut des entsprechenden Dermatoms streicht.

Im Halsmark können in diesem Stadium die sympathischen Bahnen betroffen sein, so daß es zu einem ein- oder beidseitigen Horner-Syndrom kommt. Erstreckt sich die Läsion bis zu den Vorderhornzellen, können lokale Atrophie und Schwäche auftreten, die normalerweise die Mm. interossei der Hand betreffen. Liegt die Läsion im mittleren Brustmark, ist es sehr unwahrscheinlich, daß der Patient Atrophie und Schwäche einzelner Interkostalmuskeln bemerkt. Bei einem Patienten mit spinothalamischen, im thorakalen Bereich lokalisierten Symptomen muß man dies aber unbedingt überprüfen. Dieses Symptom kann man entdecken, indem man beobachtet, ob die Interkostalmuskeln beim tiefen Einatmen nach innen gezogen werden. Sind abdominale Segmente betroffen, kann sich im entsprechenden Myotom eine Wölbung um den Bauch des Patienten bilden, so daß er wie das „Michelin-Männchen" aussieht.

Erst wenn das Rückenmark erheblich gedehnt wird, werden die langen Bahnen beteiligt. Diese Entwicklung kann mehrere Jahre in Anspruch nehmen, selbst wenn die zugrundeliegende Ursache ein intramedullärer Tumor ist. Die durchschnittliche Zeitspanne zwischen der Entdeckung der ersten Symptome und der Diagnose von intramedullären Tumoren beträgt drei bis vier Jahre. Dann erscheinen beidseitige Symptome einer Schädigung der Pyramidenbahn mit gesteigerten Reflexen an den Beinen und positiven Babinski-Reflexen. Der innere Teil der spinothalamischen Bahn kann geschädigt werden, so daß es zu einem absteigenden spinothalami-

schen Sensibilitätsverlust kommt. Im letzten Stadium des Prozesses überleben nur die peripheren sensiblen Fasern aus dem sakralen Gebiet, und es entwickelt sich eine sogenannte sakrale Aussparung, ein seltenes, aber diagnostisch wichtiges Kennzeichen einer intramedullären Läsion. Die Hinterstränge scheinen gegenüber einer Infiltration oder Verschiebung sehr resistent zu sein, und im allgemeinen treten Hinterstrangsymptome bei intramedullären Läsionen erst spät auf. Die Reihenfolge des Auftretens und die anatomischen Grundlagen der Symptome in den verschiedenen Stadien zeigt Abbildung 14.8.

Fallbeispiel XVIII

Eine 44jährige Frau berichtete, daß sie seit 18 Monaten Taubheitsgefühl im linken Oberschenkel habe. Das Bein fühlte sich schwer und schwach an. Sie hatte keine Schmerzen beim Gehen, in Ruhe hatte sie aber sehr unangenehme, tiefe Schmerzen im Bein und unangenehme Schmerzen um den linken Rippenbogen. Angeblich hatte sie mit 14 Jahren einen Bandscheibenvorfall gehabt, der mit Bettruhe behandelt worden war. Die körperliche Untersuchung ergab keinen pathologischen Befund, obwohl die Reflexe sehr lebhaft waren. Dies beruhte aber wahrscheinlich auf ängstlicher Anspannung, da der Babinski-Reflex beidseits negativ war. Die Prüfung der Muskelkraft war wegen der starken Schmerzen im linken Bein schwierig, die bei Bewegung schlimmer wurden, man hielt die Kraft aber für normal. Die Patientin hatte eine variable Beeinträchtigung der Wahrnehmung von Nadelstichen von gerade oberhalb des linken Knies bis gerade unterhalb des linken Rippenbogens. Temperaturempfindung und Propriozeption waren normal, aber die Vibrationsempfindung war von den Rippenbögen abwärts ausgefallen. Ein Myelogramm zeigte einen großen intramedullären Defekt von Th7 bis Th12. Ein CT bestätigte die Auftreibung des Rückenmarks zwischen diesen Segmenten. Bei der Operation resezierte man eine teilweise zystische Läsion, die sich als myxoides spinales Ependymom erwies. 10 Jahre später geht sie mit einem Stock, hat aber leider noch immer beträchtliche zentrale Schmerzen, die auf keine Behandlung ansprechen.

Fallbeispiel XIX

Ein 14jähriges Mädchen wurde überwiesen, um vor der Implantation von Harrington-Stäben wegen einer zunehmenden Skoliose, die sich in den letzten fünf Jahren entwickelt hatte, die Meinung eines Neurologen einzuholen. Bei der körperlichen Untersuchung waren die einzigen eindeutigen Befunde positive Babinski-Reflexe. Motorische oder sensible Defizite lagen nicht vor. Wegen des Verdachts auf eine Anheftung des Rückenmarks wurde eine Myelographie durchgeführt. Nach Injektion des Kontrastmittels wurde es in Höhe von L2 durch eine „wurstförmige" Erweiterung des unteren Rückenmarks aufgehalten. Auf zervikalem Niveau wurde weiteres Kontrastmittel injiziert, und in Höhe von Th3 fand sich nach normalem Halsmark eine Erweiterung zu einer ähnlichen Form. Ein CT bestätigte eine intramedulläre Läsion, die sich von Th3 bis zum Conus medullaris erstreckte. Das erweiterte Rückenmark füllte den Spinalkanal vollständig aus. Im Verlauf eines langwierigen neurochirurgischen Eingriffs wurde durch dorsale Rhizotomie und mehrfache Laminektomie ein 30 cm langes

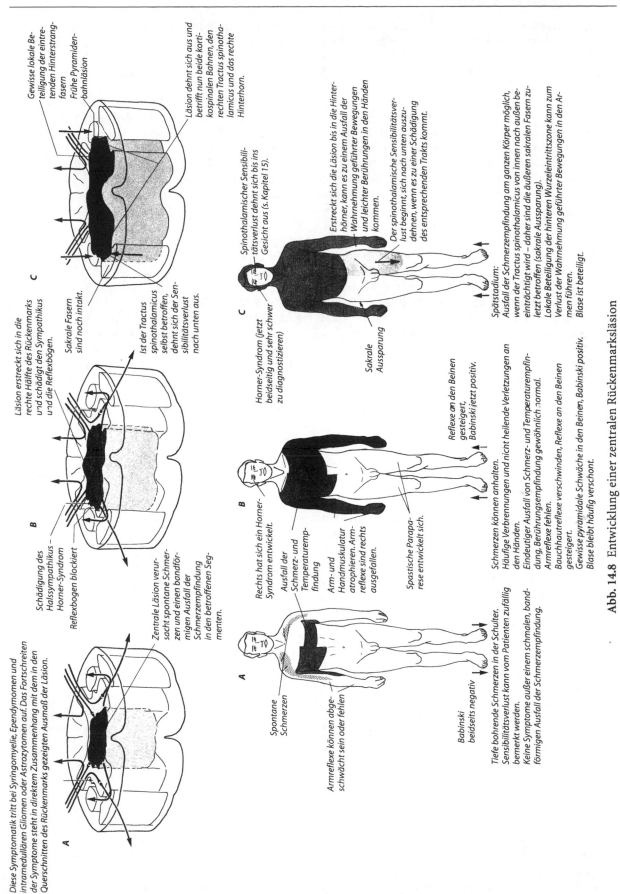

Diese Symptomatik tritt bei Syringomyelie, Ependymomen und intramedullären Gliomen oder Astrozytomen auf. Das Fortschreiten der Symptome steht in direktem Zusammenhang mit dem in den Querschnitten des Rückenmarks gezeigten Ausmaß der Läsion.

A

Gewisse lokale Beteiligung der eintretenden Hinterstrangfasern
Frühe Pyramidenbahnläsion

Läsion dehnt sich aus und betrifft nun beide kortikospinalen Bahnen, den rechten Tractus spinothalamicus und das rechte Hinterhorn.

Läsion erstreckt sich in die rechte Hälfte des Rückenmarks und schädigt den Sympathikus und die Reflexbögen.

Sakrale Fasern sind noch intakt.

Ist der Tractus spinothalamicus selbst betroffen, dehnt sich der Sensibilitätsverlust nach unten aus.

B

Schädigung des Halssympathikus Horner-Syndrom

Reflexbogen blockiert

Zentrale Läsion verursacht spontane Schmerzen und einen bandförmigen Ausfall der Schmerzempfindung in den betroffenen Segmenten.

C

Spinothalamischer Sensibilitätsverlust dehnt sich bis ins Gesicht aus (s. Kapitel 15).

Erstreckt sich die Läsion bis in die Hinterhörner, kann es zu einem Ausfall der Wahrnehmung geführter Bewegungen und leichter Berührungen in den Händen kommen.

Der spinothalamische Sensibilitätsverlust beginnt, sich nach unten auszudehnen, wenn es zu einer Schädigung des entsprechenden Trakts kommt.

Horner-Syndrom (jetzt beidseitig und sehr schwer zu diagnostizieren)

Sakrale Aussparung

Spätstadium:
Ausfall der Schmerzempfindung am ganzen Körper möglich, wenn der Tractus spinothalamicus von innen nach außen beeinträchtigt wird – daher sind die äußeren sakralen Fasern zuletzt betroffen (sakrale Aussparung).
Lokale Beteiligung der hinteren Wurzeleintrittszone kann zum Verlust der Wahrnehmung geführter Bewegungen in den Armen führen.
Blase ist beteiligt.

Spontane Schmerzen

Babinski beidseits negativ

Tiefe bohrende Schmerzen in der Schulter. Sensibilitätsverlust kann vom Patienten zufällig bemerkt werden.
Keine Symptome außer einem schmalen, bandförmigen Ausfall der Schmerzempfindung.

Armreflexe können abgeschwächt sein oder fehlen.

Rechts hat sich ein Horner-Syndrom entwickelt.

Ausfall der Schmerz- und Temperaturempfindung

Arm- und Handmuskulatur atrophieren. Armreflexe sind rechts ausgefallen.

Spastische Paraparese entwickelt sich.

Schmerzen können anhalten.
Häufige Verbrennungen und nicht heilende Verletzungen an den Händen.
Eindeutiger Ausfall von Schmerz- und Temperaturempfindung, Berührungsempfindung gewöhnlich normal. Armreflexe fehlen.
Bauchhautreflexe verschwinden, Reflexe an den Beinen gesteigert.
Gewisse pyramidale Schwäche in den Beinen, Babinski positiv. Blase bleibt häufig verschont.

Reflexe an den Beinen gesteigert, Babinski jetzt positiv.

Abb. 14.8 Entwicklung einer zentralen Rückenmarksläsion

Ependymom entfernt. Während der Erholungsphase hatte sie eine schlaffe Paraplegie. Anschließend mußten ihr wegen der durch die Laminektomien verursachten Kombination aus Skoliose und Kyphose Harrington-Stäbe eingesetzt werden. Sie ist auch nach neun Jahren an den Rollstuhl gebunden.

Diese Fälle scheinen auf den ersten Blick untypisch zu sein, wenn man an die vorausgegangene Schilderung der typischen Entwicklung der Symptome einer Läsion innerhalb des Rückenmarks denkt. Glücklicherweise sind intramedulläre Läsionen relativ selten, und Gliome und Astrozytome, die eher die typischen Symptome auslösen, sind äußerst selten. Diese beiden Fälle wurden beschrieben, um mehrere wichtige Punkte hervorzuheben. Vorausgesetzt, daß die Entwicklung langsam verläuft, kann die Läsion eine beträchtliche Größe erreichen, wobei es nur minimale körperliche Hinweise auf ihr Vorliegen gibt. Der erste Fall unterstreicht das zentrale Schmerzsyndrom. Dieses hätte die Diagnose leicht um mehrere Jahre verzögern können, wäre seine Natur nicht trotz der minimalen neurologischen Befunde sofort erkannt worden. Der zweite Fall hebt die potentiell unheilvolle Bedeutung von Skoliose als Kennzeichen einer zugrundeliegenden neurologischen Krankheit hervor und macht deutlich, daß für die neurologische Praxis gerade in Abwesenheit dramatischer klinischer Befunde große Wachsamkeit erforderlich ist.

Blutversorgung des Rückenmarks
(Abb. 14.9 und 14.10)

Das Rückenmark wird nicht von segmentalen Arterien oder einem einzelnen Gefäß versorgt, das an ihm entlang verläuft. In der Transversalebene gibt es ziemlich konstante vaskuläre Versorgungsgebiete. Das zentrale Gebiet wird von den Aa. sulcocommissurales versorgt, die alternierend von der A. spinalis anterior abzweigen, die in der Fissura mediana anterior des Rückenmarks liegt. Von der A. spinalis anterior zweigen auch Arterien ab, die auf der Oberfläche des Rückenmarks nach hinten verlaufen und durch Anastomosen mit Ästen der Aa. spinales posteriores einen oberflächlichen pialen arteriellen Plexus bilden, die Vasocorona medullaris, die die Peripherie des Rückenmarks versorgt.

Die paarigen Aa. spinales posteriores bilden einen Plexus über den Hintersträngen, die sie versorgen. Die Aa. spinales posteriores sind weniger konstant als die A. spinalis anterior, obwohl selbst letztere häufig unvollständig ist und im unteren Bereich des Brustmarks enden kann und dann weiter unten als neues Gefäß wieder auftritt. Zwar werden diese kleinen Gefäße durch mikroangiopathische Prozesse wie Syphilis, Diabetes, Arteriitis, epidurale Infektionen, subakute bakterielle Endokarditis, Panarteriitis nodosa und Arteriosklerose geschädigt, klinische Störungen der Blutversorgung des Rückenmarks beruhen aber gewöhnlich auf

Krankheiten der zuführenden Gefäße, die die A. spinalis anterior an verschiedenen Stellen ihres Verlaufs mit Blut versorgen.

Die A. spinalis anterior geht von den Aa. vertebrales im Foramen occipitale magnum aus, von denen zwei Gefäße abzweigen, die sich schließlich gegenüber des Dens axis zu einem einzigen Gefäß verbinden. Sie bezieht ferner Blut durch ein recht konstantes Gefäß, das an der Wurzel C3 oder C4 entlang in den Spinalkanal gelangt und dem linken Truncus thyrocervicalis entspringt, der bei chirurgischen Eingriffen am Hals geschädigt werden kann. Dieser obere Teil der A. spinalis anterior versorgt das Rückenmark nach kaudal bis ungefähr Th4.

Der Teil der Arterie, der das Brustmark versorgt, bezieht seine Blutzufuhr durch einen variablen Ast einer der Aa. intercostales gewöhnlich bei Th5 oder Th6. Dieses Gefäß kann bei Operationen durch den Ursprung der sechsten Rippe verletzt werden, etwa bei einer intrathorakalen Hiatushernienoperation. Das wichtigste zuführende Gefäß ist die A. radicularis magna (Adamkiewicz). Diese entspringt bei 75 % der Bevölkerung an der linken A. intercostalis von Th10, Th11 oder Th12. Auch dieses wichtige Gefäß wird leicht bei Thoraxoperationen durch die linke Seite der Brust, bei lumbaler Sympathektomie, bei der Entfernung der linken Niere, der Milz und der Nebenniere sowie bei der Interkostalanästhesie geschädigt. Bei jeder dieser Maßnahmen kann eine Schädigung dieses Gefäßes einen Infarkt im Brustmark verur-

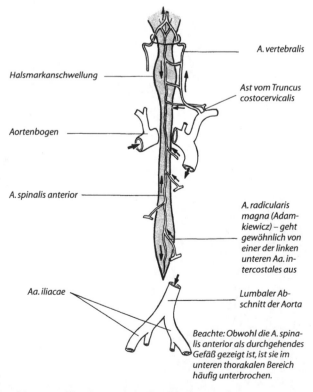

A. vertebralis

Ast vom Truncus costocervicalis

Halsmarkanschwellung

Aortenbogen

A. spinalis anterior

A. radicularis magna (Adamkiewicz) – geht gewöhnlich von einer der linken unteren Aa. intercostales aus

Aa. iliacae

Lumbaler Abschnitt der Aorta

Beachte: Obwohl die A. spinalis anterior als durchgehendes Gefäß gezeigt ist, ist sie im unteren thorakalen Bereich häufig unterbrochen.

Abb. 14.9 Blutversorgung des Rückenmarks

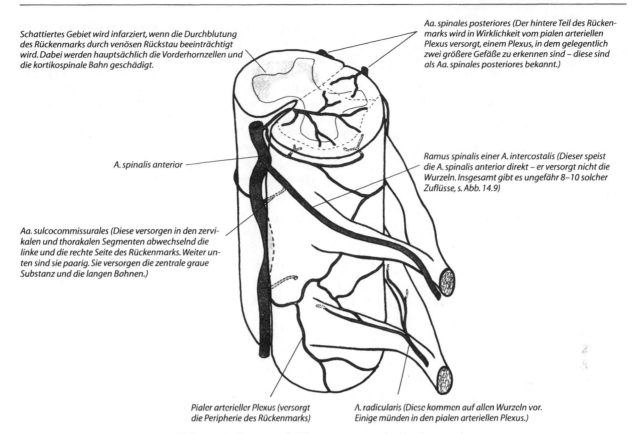

Schattiertes Gebiet wird infarziert, wenn die Durchblutung des Rückenmarks durch venösen Rückstau beeinträchtigt wird. Dabei werden hauptsächlich die Vorderhornzellen und die kortikospinale Bahn geschädigt.

Aa. spinales posteriores (Der hintere Teil des Rückenmarks wird in Wirklichkeit vom pialen arteriellen Plexus versorgt, einem Plexus, in dem gelegentlich zwei größere Gefäße zu erkennen sind – diese sind als Aa. spinales posteriores bekannt.)

A. spinalis anterior

Ramus spinalis einer A. intercostalis (Dieser speist die A. spinalis anterior direkt – er versorgt nicht die Wurzeln. Insgesamt gibt es ungefähr 8–10 solcher Zuflüsse, s. Abb. 14.9)

Aa. sulcocommissurales (Diese versorgen in den zervikalen und thorakalen Segmenten abwechselnd die linke und die rechte Seite des Rückenmarks. Weiter unten sind sie paarig. Sie versorgen die zentrale graue Substanz und die langen Bahnen.)

Pialer arterieller Plexus (versorgt die Peripherie des Rückenmarks)

A. radicularis (Diese kommen auf allen Wurzeln vor. Einige münden in den pialen arteriellen Plexus.)

Abb. 14.10 Segmentale Blutversorgung des Rückenmarks

sachen, der gewöhnlich bis hinauf nach Th3/4 reicht, der Obergrenze für das Versorgungsgebiet dieses zuführenden Gefäßes.

Das untere Rückenmark und die Nervenwurzeln der Cauda equina werden durch ein variables Gefäß versorgt, das mit einer der oberen lumbalen Nervenwurzeln in den Spinalkanal gelangt. Eine Schädigung durch einen Verschluß dieses Gefäßes ist selten, aber eine Beeinträchtigung der Blutversorgung des Lumbalmarks und der Nervenwurzeln ist die Ursache für eine Funktionsstörung, die als Claudicatio der Cauda equina bekannt ist.

Vaskuläre Syndrome

Die chirurgischen Ursachen von Gefäßkrankheiten des Rückenmarks wurden bereits weiter oben angegeben. Bei den internistischen Ursachen überwiegen atheromatöse Veränderungen der zuführenden Gefäße und insbesondere Krankheiten der A. vertebrales, durch die der Ursprung der A. spinalis anterior blockiert wird. Dadurch kommt es zu einem Infarkt in der zentralen Medulla oblongata und im Halsmark, der zu einer schlaffen Tetraparese führt (siehe Kapitel 11).

Diabetes mellitus, meningovaskuläre Syphilis, alle thrombotischen hämatologischen Krankheiten, Hyper-

viskositätssyndrome, lokale Embolien (subakute bakterielle Endokarditis, Vorhofflimmern, Myokardinfarkt), Aneurysma dissecans der Aorta, intravaskuläre Luftblasen bei der Caisson-Krankheit, Mikroangiopathien und Sichelzellenanämie sind in jeder Höhe des Rückenmarks wichtige Ursachen für einen Verschluß der zuführenden Gefäße.

Wird die A. radicularis magna (Adamkiewicz) durch einen dieser Prozesse verschlossen, liegt das endgültige Niveau der Läsion gewöhnlich bei Th4–Th6. Der ganze ventrale Sektor des Rückenmarks ist infarziert. Dies führt zu einer akuten schlaffen Paraplegie mit Harnverhaltung und einem spinothalamischen Sensibilitätsverlust bis hinauf zur Höhe der Läsion. Allerdings bleiben die Wahrnehmung von Berührungen und geführten Bewegungen häufig intakt. Der Beginn des akuten Infarkts wird gewöhnlich von starken lokalisierten Rückenschmerzen begleitet.

Das lumbale zuführende Gefäß kann an dem Syndrom der „Claudicatio intermittens der Cauda equina" beteiligt sein, das bei Patienten mit einer angeborenen Verengung des lumbalen Spinalkanals oder bei Patienten mit einer schweren Degeneration mehrerer lumbaler Bandscheiben und konsekutiver Stenose des Kanals auftritt. Dieses Gefäß scheint aber nur selten von einem primären Verschluß mit Infarkt des Lumbalmarks betroffen zu sein.

Claudicatio der Cauda equina

Diese wichtige und häufige Krankheit ist durch das Einsetzen starker Schmerzen, von Taubheitsgefühl und von Schwäche in einem oder beiden Beinen bei körperlicher Anstrengung gekennzeichnet, die den Patienten zum Stehenbleiben zwingt. Dazu kommt es gewöhnlich, nachdem der Patient eine Strecke von nur 50–100 m gegangen ist. Die Erholungsphase dauert manchmal nur 20 bis 30 Sekunden, obwohl sich der Patient gewöhnlich setzen muß, damit sich die Beschwerden zurückbilden, da es nicht ausreicht, wenn er stehen bleibt. Der Patient kann dann wieder 50–100 m gehen, bevor er wieder zum Anhalten gezwungen ist. Dieser Zustand muß vom Leriche-Syndrom unterschieden werden, das auf einer Verengung oder Verlegung der Aortenbifurkation beruht, die zu einer Claudicatio der Mm. glutaei führt. Bei dieser Krankheit ist es die Gesäßmuskulatur, in der Krämpfe und Schmerzen auftreten, und die Erholungsphase ist viel länger.

Claudicatio intermittens einer lumbalen Nervenwurzel

Eine Variante dieses Syndroms tritt auf, wenn eine einzelne lumbale Nervenwurzel von einer degenerierten Bandscheibe eingeklemmt wird. Anstelle von anhaltenden Wurzelschmerzen und Taubheitsgefühlen hat der Patient nur beim Gehen Wurzelsymptome. Ist die Wurzel L5 beteiligt, kann sich ein vorübergehender Fallfuß entwickeln, der rasch wieder zurückgeht, wenn der Patient stehenbleibt. Ist die Wurzel S1 betroffen, müssen Schmerzen und Kribbeln in der Wade und Schwäche der Plantarflexion von einer Claudicatio intermittens der Wade selbst unterschieden werden. Die Lokalisation von Schmerzen und Schwäche kann eine Claudicatio der Wurzel S1 vortäuschen, aber die längere Zeit bis zur Rückbildung sollte die Unterscheidung relativ einfach machen.

Diese beiden „vaskulären" Krankheiten trifft man gewöhnlich bei Patienten an, die eine lange Anamnese von rezidivierenden Rücken- und Wurzelschmerzen haben, die als „Lumbago" und „Ischias" bezeichnet und erfolgreich konservativ behandelt wurden. Heute weiß man, daß sich der Patient selbst bei schweren Bandscheibenvorfällen vollständig von der akuten Läsion erholen und lange Zeit symptomlos bleiben kann. Zukünftig ist es aber möglich, daß durch MRT und den zunehmenden Einsatz der mikrochirurgischen Bandscheibenoperation nicht nur eine wirksamere Linderung der akuten Symptome erreicht werden kann, sondern daß sich damit auch die spätere Entwicklung der durch Claudicatio verursachten Komplikationen verhindern läßt, wenn der Patient viel älter ist und ein größeres Risiko chirurgischer Komplikationen besteht.

Beim Verschluß einer A. spinalis posterior sind klassische Symptome weniger wahrscheinlich, da das Gefäß Teil eines Plexus ist und kein konstantes Versorgungsgebiet hat.

Die Auswirkungen einer Rückenmarkskompression beruhen anfangs auf vaskulären Faktoren, und man kann annehmen, daß eine venöse Abflußbehinderung zu einer kapillären Stauung führt. Diese ist in den in Abbildung 14.10 gezeigten Gebieten des Wasserscheidenareals im Rückenmark am stärksten. Wahrscheinlich dominieren deshalb auch im Frühstadium einer Rückenmarkskompression die Symptome einer Schädigung der spinothalamischen Bahnen.

Es gibt noch einige andere seltene, aber interessante vaskuläre Läsionen, die das Rückenmark betreffen können:

1. Angiome des Rückenmarks, die man gewöhnlich im unteren mediodorsalen Bereich des Rückenmarks findet, können wiederholt zu vorübergehender Paraparese mit starken Rückenschmerzen führen. Bei sorgfältiger Untersuchung kann ein assoziiertes Angiom in der Haut des Rückens gefunden werden.

Fallbeispiel XX

Ein 59jähriger Mann wurde zur Untersuchung von Harn- und Stuhlinkontinenz sowie Impotenz überwiesen, die seit sechs Jahren anhielten. Die Harninkontinenz hatte sich nach einer Prostataoperation verschlimmert. Es war bekannt, daß er unter hereditärer hämorrhagischer Teleangiektasie (Osler-Rendu-Weber-Krankheit) litt. Seit vielen Jahren hatte er ein Taubheitsgefühl im rechten Fuß, das auf eine lumbale Bandscheibenläsion zurückgeführt wurde. In den letzten beiden Jahren hatten seine Hände gekribbelt und waren gelegentlich taub geworden. Obwohl er Linkshänder war, mußte er immer öfter die rechte Hand benutzen. Am peinlichsten war ihm, daß er beim Gehen manchmal sehr plötzlich und ohne Vorwarnung harn- und stuhlinkontinent wurde. Symptome, die auf die Halswirbelsäule zurückzuführen waren, hatte er nicht bemerkt. Bei der körperlichen Untersuchung zeigten sich im Gesicht sehr deutlich Teleangiektasien. In den oberen Extremitäten waren die Reflexe am rechten Arm erheblich gesteigert. Atrophie oder Schwäche lagen aber nicht vor. Die Zweipunktdiskrimination in den Händen war stark beeinträchtigt. Die Bauchhautreflexe fehlten, die Patellarsehnenreflexe waren erheblich gesteigert, die Achillessehnenreflexe fehlten und der Babinski-Reflex war beidseitig positiv. Die Vibrationsempfindung und die Wahrnehmung geführter Bewegungen waren deutlich beeinträchtigt, und bei der neurologischen Untersuchung war sein rechtes Bein ataktisch. Bei der Myelographie kam es zu einem Zwischenfall. Als er mit dem Kopf nach unten geneigt wurde, hatte er massives Nasenbluten, bestand aber darauf, daß die Untersuchung fortgesetzt werde. Das Myelogramm zeigte zahlreiche gewundene Blutgefäße, die an Th3 begannen. Wegen des schweren Nasenblutens wurde die Untersuchung dann abgebrochen. Ein später aufgenommenes spinales Angiogramm zeigte, daß sich in Höhe von Th1/2 eine sehr große arteriovenöse Mißbildung füllte. Bei der Operation erwies sich die Läsion als intramedulläre, stark durchblutete Gefäßmißbildung, und die vergrößerten Gefäße waren venös. Man führte eine begrenzte Operation aus, die zu einer beträchtlichen Besserung des Gangs und der Kontinenz führte. Der Patient lehnte einen aggressiveren Eingriff ab. 10 Jahre später geht es ihm noch immer gut. Das volle Ausmaß seiner Läsion ist auf den kürzlich erhaltenen MRTs zu sehen.

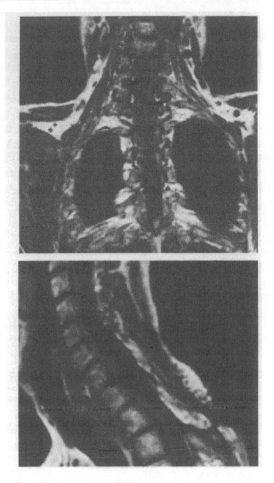

Brustmark gefunden werden und häufig in einen Hohlraum von Syringomyelie übergehen. Man findet sie gewöhnlich bei Patienten mit Hämangioblastomen der Retina und des Kleinhirns (von Hippel-Lindau-Krankheit)

5. Hämangiome der Wirbel sind vaskuläre Mißbildungen des Wirbelkörpers oder -bogens. Sie können zu einem Zusammenbruch des Wirbels oder wegen der starken Verdickung des Wirbelbogens zu einer raumfordernden epiduralen Läsion führen. Die Differentialdiagnose ist ein metastatischer Wirbelbefall, weil diese Mißbildungen gewöhnlich im Erwachsenenalter Symptome verursachen. Das Aussehen auf Röntgenaufnahmen kann den Verdacht auf osteolytische oder osteosklerotische Metastasen wecken.

Als letztes Beispiel für die diagnostischen Schwierigkeiten, die Rückenmarksläsionen bereiten können, und als weiteres Beispiel für die Fortschritte bildgebender Verfahren ist der folgende Fall sehr lehrreich, der gerade am Übergang zur Einführung der bildgebenden Verfahren auftrat.

Fallbeispiel XXI

Ein 35jähriger Architekt wurde mit akut einsetzender Paraplegie, Sensibilitätsverlust auf der linken Körperseite und Harnverhaltung in ein allgemeines Kreiskrankenhaus aufgenommen. Er wurde in eine neurochirurgische Klinik überwiesen, wo ein Myelogramm ohne pathologischen Befund war. Er wurde mit der Diagnose Querschnittsmyelitis zur Weiterbehandlung in die örtliche neurochirurgische Abteilung verlegt. Bei der Aufnahme hatte er eine segmentale Sensibilitätsstörung von Th5 bis Th7, ein Gebiet intakter Sensibilität von Th7 bis Th12 und einen Ausfall der Schmerz- und Temperaturempfindung unterhalb von Th12. Die Empfindung leichter Berührungen, die Lage- und Vibrationsempfindung waren intakt. Der linke Patellarsehnenreflex war gesteigert, beide Babinski-Reflexe waren positiv, und er konnte weder stehen noch gehen. VEPs und AEPs waren normal, und eine weitere Liquoruntersuchung zeigte keine oligoklonalen IgGs. Eine Behandlung mit ACTH-Injektionen war von einer erfreulichen Besserung gefolgt. Er wurde physiotherapeutisch mobilisiert und konnte mit einer Gehstütze gehen. Die Sensibilität der Blase kehrte zurück, und der Katheter wurde entfernt. Vor seiner Entlassung hatte er eine Lungenembolie, die mit Hilfe von Antikoagulantien behandelt wurde. Als er nach sechs Wochen die Klinik verließ, konnte er mit Hilfe eines Stocks gehen. Nach einem Jahr konnte er ohne Gehhilfen gehen, hatte aber noch immer einen verstärkten Harndrang. Innerhalb von zwei bis drei Wochen begann er, sein Bein nachzuziehen, und wurde wieder aufgenommen. Bei dieser Gelegenheit hatte er Schmerzen im Gebiet der oberen Brustwirbelsäule. Die Sensibilität war von Th4 an abwärts beeinträchtigt, aber nur auf der linken Seite. Alle anderen Modalitäten waren normal. Der Tonus war in beiden Beinen erhöht. Bei einer erneuten Lumbalpunktion konnte kein IgG im Liquor nachgewiesen werden. Er erhielt sieben Tage lang intravenös Methylprednisolon, und sein Zustand besserte sich rasch. Man hielt das klinische Bild aber für so untypisch – eindeutige Hinweise auf eine demyelinisierende Krankheit fehlten –, daß ein MRT gerechtfertigt erschien.

Fallbeispiel XX MRTs, die eine massive intramedulläre und durale arteriovenöse Mißbildung im Halsmark zeigen (im MRT sind Gefäße wegen der Bewegung des Bluts als schwarze, signalarme Gebiete zu erkennen)

Dieser Fall wurde aus mehreren Gründen beschrieben. Er ist nicht nur ein ausgezeichnetes Beispiel für die späte Manifestation einer angeborenen Läsion, sondern ist auch wegen der lang anhaltenden Funktionsstörungen der Sphinkteren mit nur relativ mäßigen Symptomen einer Schädigung des Rückenmarks bemerkenswert. Es ist unwahrscheinlich, daß ein Zusammenhang zwischen seiner Teleangiektasie und der spinalen arteriovenösen Mißbildung besteht.

2. Eine Teleangiektasie des Rückenmarks kann spontane Blutungen in die Substanz des Rückenmarks oder eine spinale Subarachnoidalblutung mit Rückenmarkskompression verursachen.

3. Eine Aortenisthmusstenose ist manchmal mit einer starken Erweiterung des proximalen Gefäßes in der Mitte des Thorax verbunden. Dieses kann so groß sein, daß es das Rückenmark komprimiert.

4. Hämangioblastome des Rückenmarks sind kompakte vaskuläre Tumoren, die normalerweise im oberen

Dieses wurde einen Monat später aufgenommen und zeigte eine Blutung in das untere Hals- und das obere Brustmark. Er wurde für einen neurochirurgischen Eingriff verlegt, bei dem sich herausstellte, daß es sich bei der Läsion um ein kavernöses intramedulläres Angiom handelte, das sich von C4 bis C7 erstreckte. Nach dem Eingriff konnte er kurze Strecken mit einem Stock gehen und hatte starken Harndrang. Er erholte sich weiter, konnte aber seine frühere Arbeit nicht wieder aufnehmen.

Diese Diagnose wäre ohne MRT kaum zu stellen gewesen. Das erste Myelogramm war – selbst bei der anschließenden Überprüfung – normal. Die auffälligen klinischen Symptome bei der ersten Untersuchung waren der bandförmige segmentale spinothalamische Sensibilitätsverlust mit einem intakten, tiefer liegenden Gebiet, der eine zentrale Rückenmarksläsion nahelegte, und die Unversehrtheit der Hinterstränge, die gewöhnlich bei Rückenmarksläsionen infolge Multipler Sklerose betroffen sind. Querschnittsmyelitis beruht nicht ausschließlich auf MS, aber eine immer auf gleichem Niveau rezidivierende Querschnittsmyelitis sollte grundsätzlich einen Verdacht erwecken. Auch hier erwiesen sich die normalen Ergebnisse der zusätzlichen Tests, die die Diagnose MS nicht bestätigen konnten, als wertvoll, da sie weitere Zweifel aufkommen ließen. Die offensichtliche Reaktion auf Steroide bei zwei Gelegenheiten schien für eine entzündliche Läsion zu sprechen, obwohl der Nutzen von Steroiden bei MS umstritten ist. Es ist auch möglich, daß der klinische Verlauf einfach den natürlichen Verlauf zweier Blutungen widerspiegelte, oder daß die Steroide das Ödem um die Blutung verringerten und auf diese Weise wirksam waren. Die MRT-Befunde waren deshalb nicht völlig überraschend und erlaubten die neurochirurgische Behandlung dieser Läsion, die ohne MRT vielleicht erst dann diagnostiziert worden wäre, wenn sie schließlich das Rückenmark komplett zerstört hätte. Dieser Patient war einer der ersten, der mit dem Kernspintomographen der neurochirurgischen Abteilung untersucht wurde. Leider verlief die Behandlung nicht so erfolgreich, wie man es sich beim Nachweis der Läsion erhofft hatte.

15 Das Rückenmark in Beziehung zur Wirbelsäule

Embryonalentwicklung des Nervensystems

Es ist unmöglich, die entwicklungsbedingten Mißbildungen des ZNS und ihre Spätfolgen ohne Kenntnis der Embryologie zu verstehen. Dieser Abschnitt soll die hervorragenden Lehrbücher zu diesem Thema nicht ersetzen, sondern nur eine kurze Zusammenfassung der Informationen liefern. Da viele Entwicklungen parallel ablaufen, ist es schwierig, in einer begrenzten Zahl von Abbildungen jede Komponente genau entsprechend der Standardklassifizierung der Entwicklungsstadien zu definieren. Der folgende Text und die Abbildungen basieren auf einer groben Zeitskala, in der die Entwicklungen auftreten. Alle Abbildungen sind aus dem gleichen Blickwinkel gezeichnet, so daß sich die Orientierung und Abfolge der Ereignisse leichter verfolgen läßt.

Entwicklung des Rückenmarks

1. Hat der Embryo das Stadium erreicht, in dem die Trennung in einen klar definierten oberen Amnionsack und einen unteren Dottersack erfolgt, wird die obere Zellschicht zum Ektoderm und die untere Zellschicht zum Endoderm. Am 15. Tag wandern die Zellen des Ektoderms zur Mitte der Scheibe und bilden den Primitivstreifen. Am Kopfende erscheint der Primitivknoten mit der zentralen Primitivgrube. Von ihrer Basis aus entwickelt sich eine stabförmige Zellgruppe, der Chordafortsatz, und dehnt sich zum Kopfende aus. Dabei trennt der Chordafortsatz Ektoderm und Endoderm. Von beiden Seiten des Chordafortsatzes geht das Mesoderm aus, das sich schmetterlingsförmig zur Seite, nach vorn und nach hinten schiebt und zwei Gebiete übrigläßt, in denen es Ektoderm und Endoderm nicht trennt, die Mundbucht am Kopfende und die Kloakenmembran am Schwanzende. Durch diesen Vorgang wird der Primitivknoten weiter zum Schwanzende des Embryos verschoben (Abb. 15.1 und 15.2).
2. Die Chorda dorsalis verschmilzt mit dem Endoderm. Die Primitivgrube steht dann in offener Verbindung mit Amnion- und Dottersack und bildet den Canalis neurentericus. Am 21. Tag wird dieser Kanal normalerweise durch die weitere Entwicklung der Chorda dorsalis verschlossen. Dieses Stadium kann bei der Entwicklung von Diastematomyelie (Spaltbildung des Rückenmarks) wichtig sein. Wird die Chorda dorsalis aus einem Embryo entfernt, entwickeln sich beiderseits der Mittellinie zwei getrennte Rückenmarke und Spinalkanäle. Bleibt der Canalis neurentericus bestehen, versucht jede Hälfte des Zentrums des Wirbelkörpers einen vollständigen Wirbel zu bilden, und die Bildung einer Bogenwurzel auf der jeweiligen Mittellinie führt zu einem knochigen Sporn, der die Mittellinie spaltet, so daß auf beiden Seiten ein separater Abschnitt des Rückenmarks liegt. Dies führt später zu Schwierigkeiten, wenn das Rückenmark im Spinalkanal nach oben gezogen wird. Gestützt wird dieser postulierte Mechanismus dadurch, daß solche Defekte gewöhnlich von einer Spaltung des Ektoderms begleitet werden, die dazu führt, daß die Haut in Höhe des Defekts mit der Wirbelsäule verbunden ist (Abb. 15.2 und 15.3).
3. Die mesodermale Schicht liegt nun auf beiden Seiten der Chorda dorsalis und fehlt nur am Kopf- und Schwanzende und da, wo die Chorda dorsalis die Mittellinie einnimmt (Abb. 15.3 und 15.4). An seiner Peripherie beginnt sich das Mesoderm aufzufalten und bildet eine periphere Leiste. In diesem Stadium (17.–19. Tag) beginnt sich das Nervensystem zu bilden. Die Chorda dorsalis faltet sich teilweise unter Bildung eines Rohrs, dessen Bildung am 28. Tag abgeschlossen ist. Dies löst die neurale Entwicklung im darüber liegenden Ektoderm aus. Parallel dazu verdickt sich das Mesoderm auf beiden Seiten zu zwei Säulen, dem paraxialen Mesoderm. Seitlich differenziert sich dieses in die intermediäre und die laterale mesodermale Platte, die die Organe bilden und nicht weiter besprochen werden. Das mediale paraxiale Mesoderm wird dann ab dem 20. Tag in Segmente, die Ursegmente oder Somiten, aufgeteilt. Die Segmentierung beginnt im zukünftigen Okzipitalgebiet und schreitet nach unten fort, so daß am 35. Tag 42 Somiten vorhanden sind. Das hohle Zentrum wird als Myelozele bezeichnet. Die Differenzierung des Mesoderms schreitet ebenfalls von oben nach unten fort. Die dorsolateralen Komponenten werden zu den Dermatomen, die medialen Zellen zur dorsalen Muskulatur und die ventromedialen Zellen zum Sklerotom. Diese letzteren Zellen können wandern. Sie bewegen sich auf die Chorda dorsalis zu, umgeben sie und bilden später die Wirbel und Bandscheiben (Abb. 15.5).
4. Die erste Phase der Bildung von Gehirn und Rückenmark, beginnt am 17. Tag. Die Zellen in der Mittellinie werden zum Neuroektoderm, und das Zentrum sinkt als Neuralplatte ein. Die seitlichen Ränder biegen sich nach innen und bilden eine vom Ektoderm

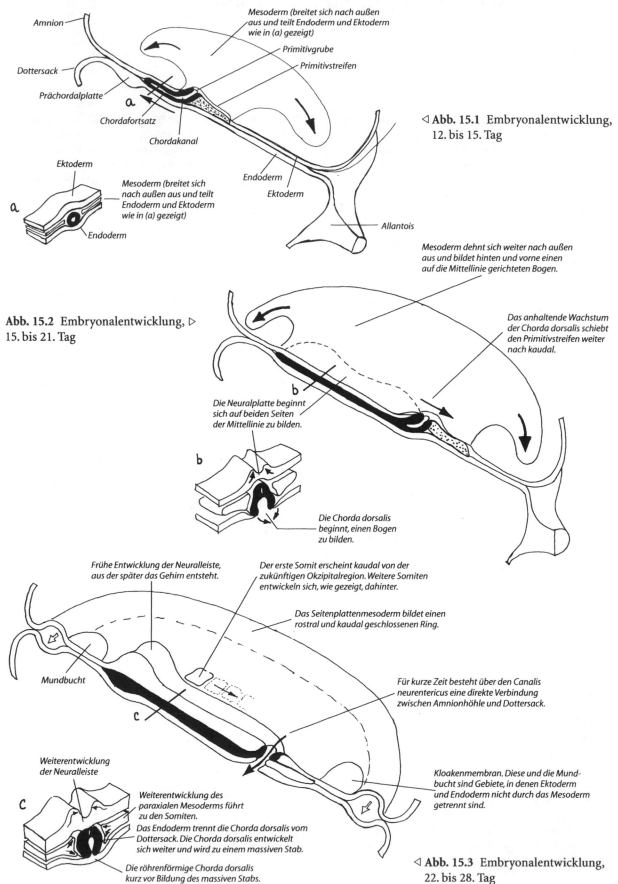

Amnion

Mesoderm (breitet sich nach außen aus und teilt Endoderm und Ektoderm wie in (a) gezeigt)

Primitivgrube

Primitivstreifen

Dottersack

Prächordalplatte

a

Chordafortsatz

Chordakanal

Endoderm

Ektoderm

Allantois

Ektoderm

a

Mesoderm (breitet sich nach außen aus und teilt Endoderm und Ektoderm wie in (a) gezeigt)

Endoderm

◁ **Abb. 15.1** Embryonalentwicklung, 12. bis 15. Tag

Mesoderm dehnt sich weiter nach außen aus und bildet hinten und vorne einen auf die Mittellinie gerichteten Bogen.

Abb. 15.2 Embryonalentwicklung, ▷ 15. bis 21. Tag

Das anhaltende Wachstum der Chorda dorsalis schiebt den Primitivstreifen weiter nach kaudal.

b

Die Neuralplatte beginnt sich auf beiden Seiten der Mittellinie zu bilden.

b

Die Chorda dorsalis beginnt, einen Bogen zu bilden.

Frühe Entwicklung der Neuralleiste, aus der später das Gehirn entsteht.

Der erste Somit erscheint kaudal von der zukünftigen Okzipitalregion. Weitere Somiten entwickeln sich, wie gezeigt, dahinter.

Das Seitenplattenmesoderm bildet einen rostral und kaudal geschlossenen Ring.

Mundbucht

c

Für kurze Zeit besteht über den Canalis neurentericus eine direkte Verbindung zwischen Amnionhöhle und Dottersack.

Weiterentwicklung der Neuralleiste

c

Weiterentwicklung des paraxialen Mesoderms führt zu den Somiten.

Das Endoderm trennt die Chorda dorsalis vom Dottersack. Die Chorda dorsalis entwickelt sich weiter und wird zu einem massiven Stab.

Die röhrenförmige Chorda dorsalis kurz vor Bildung des massiven Stabs.

Kloakenmembran. Diese und die Mundbucht sind Gebiete, in denen Ektoderm und Endoderm nicht durch das Mesoderm getrennt sind.

◁ **Abb. 15.3** Embryonalentwicklung, 22. bis 28. Tag

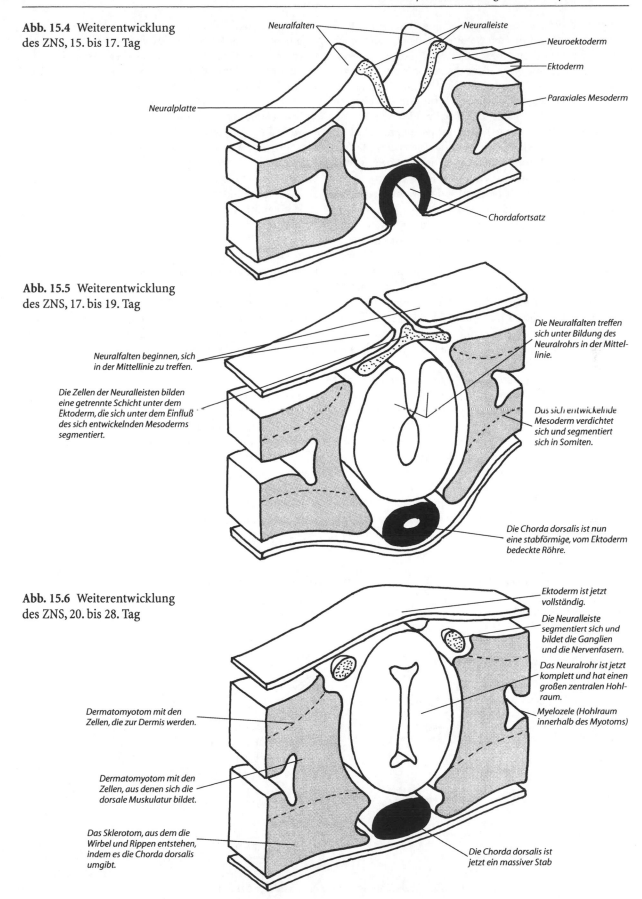

Abb. 15.4 Weiterentwicklung des ZNS, 15. bis 17. Tag

Neuralfalten

Neuralleiste

Neuroektoderm

Ektoderm

Paraxiales Mesoderm

Neuralplatte

Chordafortsatz

Abb. 15.5 Weiterentwicklung des ZNS, 17. bis 19. Tag

Neuralfalten beginnen, sich in der Mittellinie zu treffen.

Die Zellen der Neuralleisten bilden eine getrennte Schicht unter dem Ektoderm, die sich unter dem Einfluß des sich entwickelnden Mesoderms segmentiert.

Die Neuralfalten treffen sich unter Bildung des Neuralrohrs in der Mittellinie.

Das sich entwickelnde Mesoderm verdichtet sich und segmentiert sich in Somiten.

Die Chorda dorsalis ist nun eine stabförmige, vom Ektoderm bedeckte Röhre.

Abb. 15.6 Weiterentwicklung des ZNS, 20. bis 28. Tag

Ektoderm ist jetzt vollständig.

Die Neuralleiste segmentiert sich und bildet die Ganglien und die Nervenfasern.

Das Neuralrohr ist jetzt komplett und hat einen großen zentralen Hohlraum.

Myelozele (Hohlraum innerhalb des Myotoms)

Dermatomyotom mit den Zellen, die zur Dermis werden.

Dermatomyotom mit den Zellen, aus denen sich die dorsale Muskulatur bildet.

Das Sklerotom, aus dem die Wirbel und Rippen entstehen, indem es die Chorda dorsalis umgibt.

Die Chorda dorsalis ist jetzt ein massiver Stab

bedeckte Röhre. Die Verschmelzung beginnt in Höhe des dritten und vierten Somiten und setzt sich nach oben und unten fort. Der Neuroporus anterior schließt sich am 24. Tag, der Neuroporus posterior am 26. Tag. Die Neuralleiste ist die Vorstufe für die Bildung verschiedener wichtiger Strukturen. Zu diesen gehören die Pia mater, die Arachnoidea, die Spinalganglien, die Schwann-Zellen der peripheren Nerven, die vegetativen Grenzstrangganglien, das chromaffine Gewebe, die Hautpigmente und der Knorpel in den Kiemenbögen. Anomalien in der Differenzierung der Neuralleiste können bei Zuständen wichtig sein, bei denen eine zugrundeliegende neurale Mißbildung mit Pigmentierungs- und anderen Störungen der Haut verbunden sind, wie Neurofibromatose, Sturge-Weber-Syndrom und tuberöser Sklerose. Die Neuralleiste enthält die Zellen, aus denen die malignen Ganglioneurome in der Kindheit hervorgehen. Die Zellen der Neuralleiste bilden auch die Spinalganglien bis hinab nach L1/2 (Abb. 15.5 und 15.6). In diesem Stadium sind das untere Lumbalmark, das Sakralmark, die Steißbeinsegmente des Rückenmarks und die Wirbel *nicht* vorhanden.

5. Die Entwicklung dieser unteren Komponenten erfolgt über einen Kanalisierungsprozeß. Zellen im Schwanzabschnitt des Embryos aggregieren am 22. Tag um Vakuolen herum, die zu einer zystenähnlichen Struktur verschmelzen. Diese verbindet sich mit dem distalen Ende des Neuralrohrs, so daß sich eine kleine kaudale Verlängerung bildet (Abb. 15.7). Dieses Gebiet wird dann durch einen Prozeß organisierter Entdifferenzierung weiter verändert. Der embryonale Schwanz verschwindet und das Zentrum des distalen Neuralrohrs verengt sich zum Zentralkanal. Dabei hinterläßt

es in der unteren lumbalen und der sakralen Region einen definierten Hohlraum, der als Ventriculus terminalis bezeichnet wird. Dieser liegt gegenüber des zukünftigen Wirbels S2. In dieser Phase erstreckt sich das Rückenmark bis hinunter nach S2, aber vom 70. Tag an wird das Rückenmark bis auf die Höhe des Wirbels L5 hinaufgezogen, da die longitudinale Entwicklung der Wirbel die Länge des Rückenmarks übertrifft. Am 160. Tag endet das Rückenmark in Höhe des Wirbels L2, seiner normalen Position bei der Geburt. Das distale Neuralrohr atrophiert und wird zum Filum terminale. Dieses bleibt mit dem Wirbelkörper von S2 verbunden. Hiermit ist die Entwicklung des Rückenmarks abgeschlossen.

Entwicklungsstörungen des Rückenmarks

Es gibt drei wichtige Entwicklungsstörungen des Rückenmarks und eine von diesen, die Diastematomyelie, wurde bereits beschrieben. Die anderen sind Myelodysplasie und spinale Dysrhaphie.

Myelodysplasie

Diese Mißbildung beruht entweder darauf, daß sich das Neuralrohr nicht schließt oder sich wegen erhöhten Drucks innerhalb des Zentralkanals erneut öffnet. Man glaubt, daß ersteres die korrekte Erklärung ist, da häufig eine abnorme Proliferation des Neuroektoderms an den Rändern einer Spina bifida vorliegt. Dies würde man nicht erwarten, wenn die Entwicklung abgeschlossen gewesen und der Riß später aufgetreten wäre. Es gibt un-

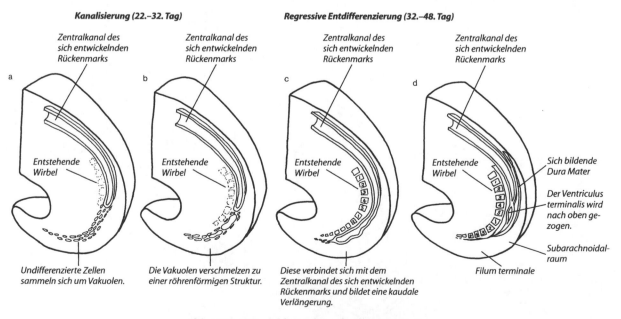

Abb. 15.7 Entwicklung der sakralen Segmente

terschiedliche Schweregrade. Schlimmstenfalls bleibt das Neuralrohr auf ganzer Länge offen. Dies ist gewöhnlich mit Anenzephalie verbunden. Bleibt nur der Neuroporus posterior offen, treten drei unterschiedlich schwere Formen von Spina bifida auf: eine Myelozele, bei der der ganze untere Rücken offen ist, neurale Überbleibsel an der Oberfläche liegen und Liquor durch die Öffnung austritt; eine Meningomyelozele, bei der die Haut geschlossen ist, bei der aber abnorme neurale Bestandteile in einer großen Zyste enthalten sind; und eine Meningozele, bei der ein zystischer Hohlraum Liquor enthält, die darunter liegenden neuralen Elemente aber relativ normal sind, obwohl andere Begleitanomalien bestehen können, die später zu Komplikationen führen können. Die schweren Formen der Spina bifida werden gewöhnlich von einer Arnold-Chiari-Mißbildung begleitet, einer angeborenen Anomalie in Höhe des Neuroporus anterior, die schließlich zu Hydrozephalus führt. Zervikale Meningozelen sind ziemlich selten, treten aber über der okzipitozervikalen Region auf und stehen mit schweren Defekten bei der Schließung des Neuroporus anterior in Zusammenhang.

Ein Beispiel für eine schwere Spina bifida zeigt das MRT in Abbildung 15.8.

Spinale Dysrhaphie

Diese spinale Anomalie beruht auf Störungen der Entdifferenzierung bei der Bildung des Sakralmarks. Die darüber liegende Haut kann abnorm sein mit Teleangiektasie, einem Nävus oder einem Sinus dermalis. Zugrundeliegende Knochendefekte sind ebenso wie Spina bifida occulta mit einem intrakanalikulären Lipom (einer Lipomeningozele; siehe Fallbeispiel VI) häufig. In diesem Gebiet können intraspinale und subkutane Der-

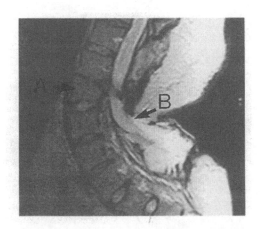

Abb. 15.8 Das MRT der Lendenwirbelsäule eines 28jährigen Patienten mit schwerer Spina bifida zeigt eine Kompressionsfraktur des Wirbelkörpers von L1 und die Anheftung des Rückenmarks und der Wurzeln in der Meningozele

moide, Teratome, Pilonidalzysten und Chordome auftreten, die entwicklungsbedingt sind. Selten bleibt der Ventriculus terminalis vergrößert und kann dann einen syringomyelischen Hohlraum im Sakralmark verursachen. Eine Anheftung des Rückenmarks („Tethered-cord-Syndrom"), die auf einem kurzen, dicken, nicht dehnbaren Filum terminale beruht, spiegelt ebenfalls eine unvollständige Entdifferenzierung wider. Bei ungefähr 5 % der Bevölkerung schließt sich der Neuralbogen von S1 nicht. Dies ist der leichteste Verschlußdefekt.

Entwicklung der Wirbelsäule
(Abb. 15.9 und 15.10)

1. Am 23. Tag beginnt gleichzeitig mit der Bildung des Neuralrohrs das Mesenchym aus dem medialen paraxialen Mesoderm – angezogen von der sich entwickelnden Chorda dorsalis und dem Neuralrohr – zu wandern. Die Chorda dorsalis wird zuerst von den Zellen umgeben, aus denen sich die Wirbel und die Bandscheiben entwickeln. Dieser Prozeß beginnt in der Zervikalregion und setzt sich nach oben und unten fort. Die Zellen, aus denen später die Bögen und die Querfortsätze entstehen, umgeben das Neuralrohr. Andere wandern nach lateral und bilden die Anlagen der Rippen.

2. Die Bildung der Wirbel und der Bandscheiben ist sehr kompliziert, erklärt aber wichtige Merkmale der Anatomie des Erwachsenen. Aus dem Sklerotomsegment, das sich von einem Somiten ableitet, entwickeln sich ein aus weniger Zellen bestehender oberer Teil und ein zunehmend zellreicher unterer Teil mit einer ausgeprägten Anhäufung von Zellen in seinem oberen Teil, aus dem sich die Bandscheibe und der Faserring entwickeln. Die Querfortsätze entstehen aus dem unteren Ende des dichten Anteils. Die untere dichte Komponente verschmilzt dann mit dem oberen, weniger dichten Teil des darunter liegenden Sklerotoms. Dabei bildet sich der zentrale Teil der Wirbel. Im Verlauf dieses Prozesses wird die Chorda dorsalis im Inneren des neu entstandenen Wirbelkörpers auf extrem engem Raum zusammengepreßt und bildet im vollentwickelten Wirbel nur noch einen gallertartigen Streifen. Im Gebiet der Bandscheiben besteht die Chorda dorsalis weiter, und ein Teil der vertebralen Chorda dorsalis wandert in ein Gebiet, das zum Nucleus pulposus der Bandscheibe wird.

3. Ist dieser Prozeß abgeschlossen, verläuft die A. segmenti, die ursprünglich zwischen den Somiten lag, außen an der Mitte des Wirbelkörpers entlang, und der segmentale Nerv, der zuvor in der Mitte des Somiten lag, liegt nun dem Bandscheibenraum gegenüber. Das Muskelsegment, das aus dem Somiten hervorgeht, spaltet sich nicht und wird daher in seinem Zentrum durch den segmentalen Nerv versorgt. Dies ist das Membranstadium der Wirbelentwicklung.

Dieses Stadium beginnt am 23. Tag. Innerhalb von 10 Tagen umgeben die Zellen des Sklerotoms die Chorda dorsalis. Die dorsal wandernden Zellen bilden die Wirbelbögen, während die ventrolateral wandernden Zellen die Querfortsätze und die Rippen bilden. Das Sklerotom um die Chorda dorsalis verdichtet sich und bildet den späteren Wirbelkörper. Am 24. Tag kommt es zu einer erneuten Segmentierung. Die erste Phase ist in Teil a der Abbildung gezeigt.

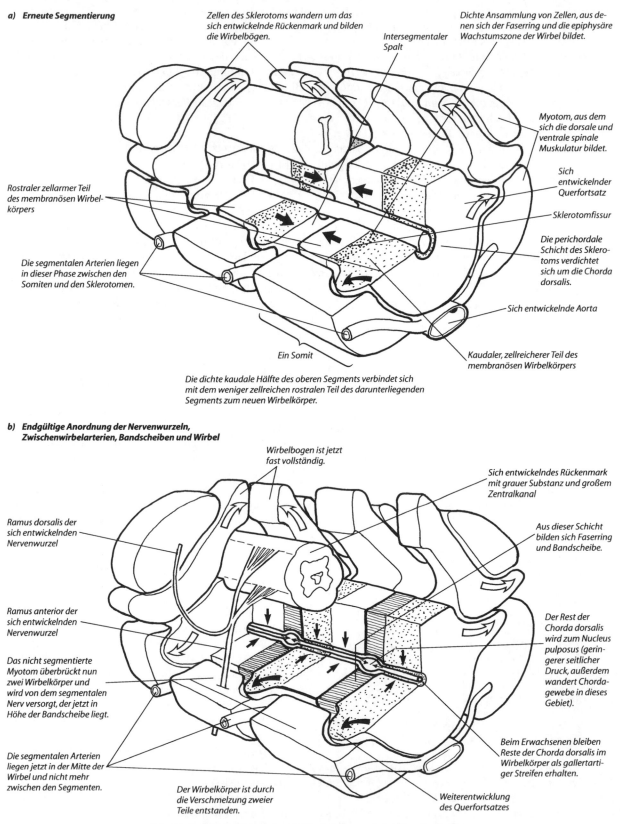

a) Erneute Segmentierung

Zellen des Sklerotoms wandern um das sich entwickelnde Rückenmark und bilden die Wirbelbögen.

Intersegmentaler Spalt

Dichte Ansammlung von Zellen, aus denen sich der Faserring und die epiphysäre Wachstumszone der Wirbel bildet.

Myotom, aus dem sich die dorsale und ventrale spinale Muskulatur bildet.

Sich entwickelnder Querfortsatz

Sklerotomfissur

Die perichordale Schicht des Sklerotoms verdichtet sich um die Chorda dorsalis.

Sich entwickelnde Aorta

Kaudaler, zellreicherer Teil des membranösen Wirbelkörpers

Rostraler zellarmer Teil des membranösen Wirbelkörpers

Die segmentalen Arterien liegen in dieser Phase zwischen den Somiten und den Sklerotomen.

Ein Somit

Die dichte kaudale Hälfte des oberen Segments verbindet sich mit dem weniger zellreichen rostralen Teil des darunterliegenden Segments zum neuen Wirbelkörper.

b) Endgültige Anordnung der Nervenwurzeln, Zwischenwirbelarterien, Bandscheiben und Wirbel

Wirbelbogen ist jetzt fast vollständig.

Sich entwickelndes Rückenmark mit grauer Substanz und großem Zentralkanal

Aus dieser Schicht bilden sich Faserring und Bandscheibe.

Ramus dorsalis der sich entwickelnden Nervenwurzel

Ramus anterior der sich entwickelnden Nervenwurzel

Das nicht segmentierte Myotom überbrückt nun zwei Wirbelkörper und wird von dem segmentalen Nerv versorgt, der jetzt in Höhe der Bandscheibe liegt.

Die segmentalen Arterien liegen jetzt in der Mitte der Wirbel und nicht mehr zwischen den Segmenten.

Der Rest der Chorda dorsalis wird zum Nucleus pulposus (geringerer seitlicher Druck, außerdem wandert Chordagewebe in dieses Gebiet).

Beim Erwachsenen bleiben Reste der Chorda dorsalis im Wirbelkörper als gallertartiger Streifen erhalten.

Weiterentwicklung des Querfortsatzes

Der Wirbelkörper ist durch die Verschmelzung zweier Teile entstanden.

Abb. 15.9 Entwicklung der Wirbelsäule und der Bandscheiben

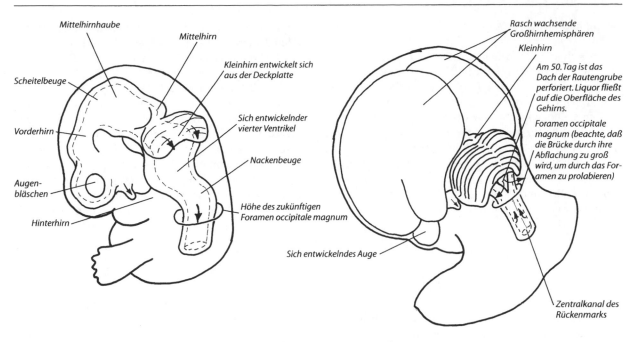

Abb. 15.10 Gehirn bei einem Embryo von 3,4 mm und einem von 7,5 mm Länge

4. Das knorpelige Stadium beginnt am 40. Tag, wenn auf beiden Seiten der Chorda dorsalis in den Bögen und den Querfortsätzen knorpelbildende Zentren erscheinen. Die innere Schicht des Bogens, die Abschlußmembran, wird zur Dura und das vordere und hintere Längsband (Ligamentum longitudinale anterius und posterius) entwickeln sich aus dem verbleibenden Mesenchym. Das vordere Längsband verbindet sich mit dem Wirbelkörper, während das hintere Längsband nur an der Kante der Bandscheibe haftet. Die abschließende Knochenbildung beginnt in der 20. bis 24. Woche an den Wirbelbögen und den anderen Fortsätzen in der Zervikalregion und schreitet nach oben und unten fort. Die Ossifikation der Wirbelkörper beginnt im unteren Thorakal- und oberen Lumbalbereich und dehnt sich zuerst kaudal und anschließend rostral aus. Der erste komplette Schluß der Wirbelbögen erfolgt im Lumbalbereich. Der Wirbelkörper verknöchert, und es bleibt nur der knorpelige Faserring, an dem die Bandscheibe befestigt ist.

Entwicklungsstörungen der Wirbel

Die grundlegenden Defekte beruhen auf fehlendem Knochenwachstum an den enchondralen Wachstumszonen an den oberen und unteren Endplatten der Wirbel oder der hinteren Gelenkfortsätze. Läsionen auf der Vorderseite führen zu einer gebeugten Wirbelsäule (Kyphose), anterolaterale Läsionen führen zu einer Beugung mit gleichzeitiger seitlicher Verkrümmung (Kyphoskoliose), während bei rein lateralen Läsionen eine seitliche Verkrümmung (Skoliose) auftritt.

Durch die Chorda dorsalis verursachte Anomalien

Bleibt die Chorda dorsalis bestehen, kommt es zur Bildung von Spaltwirbeln. Bildet sie sich dagegen vollständig zurück, entsteht keine Bandscheibe und die Wirbel verschmelzen. Bleibt dann das Wachstum auf der Vorderseite aus, führt das normale Wachstum der Wirbelbögen zu einer schweren lokalisierten Kyphose.

Ausbleibende Segmentierung der Wirbelbögen

Während der Bildung der Wirbelbögen entwickelt sich ein Spalt zwischen ihnen, der Beuge- und Streckbewegungen der Wirbelsäule ermöglicht. Segmentieren die Wirbelbögen nicht, verschmelzen Wirbelbögen und Bogenwurzeln, so daß Wachstum und Bewegung verhindert werden.

Fehlerhafte Somitenmigration

Da sich die Wirbel aus zwei Hälften des Mesenchyms benachbarter Somiten bilden, ist es sehr wichtig, daß die Spalte genau in der Mittellinie liegt, insbesondere hinsichtlich der anschließenden dramatischen Umgestaltung der beiden Komponenten. Sind sie nicht richtig angeordnet, führt die Bildung von übereinanderliegenden Halbwirbeln mit unvollständigen Bandscheiben dazwischen zu einem unbeweglichen Abschnitt mit ungleichmäßigem Wachstum und schwerer skoliotischer Deformation.

Mißbildung der Wirbelkörper

Wenn sich ein Somit nicht richtig entwickelt, kommt es zu einem Defekt der einen Hälfte des Wirbels, des Wirbelbogens, des Dornfortsatzes, des Querfortsatzes und der Rippe. Dies kann zu einem sehr kleinen oder sehr großen keilförmigen Halbwirbel mit skoliotischer Deformation führen. Andere Störungen beruhen auf einer fehlerhaften Entwicklung, Chondrifikation oder Ossifikation des ventralen oder dorsalen Teils des Wirbelkörpers. All diese Anomalien behindern das spätere Wachstum erheblich und führen schließlich zu Wirbelsäulendeformationen.

Hals- und Lendenrippen

Die Processus transversi auf zervikalem und lumbalem Niveau werden normalerweise zu einem Teil des Querfortsatzes. Gelegentlich wachsen sie aber weiter und bilden auf zervikalem oder lumbalem Niveau eine rippenähnliche Struktur. Auf lumbalem Niveau haben sie keine große Bedeutung, aber eine Halsrippe kann die A. subclavia oder den unteren Teil des Plexus brachialis einengen (siehe Kapitel 16).

Entwicklung des Gehirns

Die Entwicklung des Gehirns ist viel weniger gut bekannt und sehr viel komplexer als die des Rückenmarks und soll hier nur berücksichtigt werden, weil einige kranielle Anomalien mit spinalen Mißbildungen verbunden sind.

1. Am 24. Tag ist das Neuralrohr völlig geschlossen und wird durch die Entwicklung von drei größeren Vesikeln am rostralen Ende rasch unterteilt. Diese gliedern das Neuralrohr in Vorder-, Mittel- und Rautenhirn, die embryologisch als Prosencephalon, Mesencephalon und Rhombencephalon bezeichnet werden. Die Neuralleiste erstreckt sich nur bis zum Mittelhirn und trägt zur Bildung der Hirnnerven III–XII bei. Die Nn. olfactorius und opticus sind direkte Ausstülpungen des Vorderhirns.
2. Die erste Krümmung des Embryos erfolgt zwischen dem Halsmark und dem Rautenhirn. Die Scheitelbeuge entwickelt sich dann zwischen dem Vorderhirn und dem Mesencephalon, und die rasch wachsenden Hemisphären umhüllen den sich entwickelnden Hirnstamm. Praktisch gesehen ist die dritte Krümmung, die Brückenbeuge im mittleren Rautenhirn, die wichtigste. Durch sie wird das Neuralrohr an dieser Stelle abgeflacht und zur Vorstufe des vierten Ventrikels. Dieser Vorgang läuft zwischen dem 30. und 36. Tag ab.
3. Während der raschen Entwicklung der Hemisphären teilen sich die Überbleibsel der zentralen Hohlräume des Prosencephalon in die beiden Seitenventrikel und den dritten Ventrikel in der Mittellinie, den normalerweise zwei Lagen der Pia mater in zwei Hälften teilen, wobei sich zwischen diesen beiden Lagen ein Hohlraum bilden kann. Dieser Raum füllt sich manchmal mit Liquor, so daß ein fünfter Ventrikel in der Mittellinie zwischen den beiden seitlich davon gelegenen dritten Ventrikeln entsteht. Dieser fünfte Ventrikel wird als Septum-pellucidum-Zyste (Cavum septi pellucidi) bezeichnet (Abb. 15.11). Seit der Einführung der Computertomographie hat sich herausgestellt, daß dies eine sehr häufige Anomalie ist. Die Kommissuren, die die beiden Hemisphären verbinden sind die vordere Kommissur, das Corpus callosum und die hintere Kommissur. Die vordere Kommissur ist eine sehr wichtige Bahn, die die Bulbi olfactorii und die Temporallappen verbindet. Alle anderen Areale stehen über das Corpus callosum in Verbindung. Die sehr kleine hintere Kommissur ist funktionell weniger bedeutend. Manchmal entwickelt sich das Corpus callosum nicht (Agenesie) oder kann durch ein großes Lipom ersetzt sein. Diese Anomalien sind nicht unbedingt mit einer klinischen Symptomatik verbunden.

4. Am 56. Tag verdickt sich das vordere Dach des vierten Ventrikels zur Rautenlippe, die sich dann schnell vergrößert und das Kleinhirn bildet. Dabei dehnt sie sich, ähnlich wie die Großhirnhemisphären, nach hinten und oben aus und wölbt sich über das Dach des vierten Ventrikels. Die Deckplatte des vierten Ventrikels wird dünner und bekommt Löcher, durch die der Liquor über das Foramen Luschkae und das Foramen Magendii mit dem Subarachnoidalraum kommunizieren kann. Bilden sich in dieser Membran

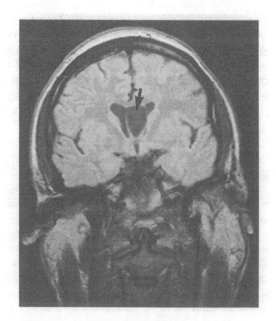

Abb. 15.11 Septum-pellucidum-Zyste

keine Löcher, entsteht ein riesiger, zystischer vierter Ventrikel. Diese Fehlbildung ist als Dandy-Walker-Syndrom bekannt und eine der Ursachen für Hydrozephalus. Eine andere wichtige Ursache ist die Aquäduktstenose, die gelegentlich von einer gabelförmigen Mißbildung des Aquädukts begleitet wird. Ihr Ursprung ist nicht geklärt. Sie ist aber klinisch wichtig, da sich Patienten im dritten Lebensjahrzehnt mit einem Hydrozephalus vorstellen können, der auf diesem Defekt beruht.

5. Die Arnold-Chiari-Mißbildung besteht aus einer variabel ausgeprägten Ektopie von Kleinhirn und Medulla oblongata durch das Foramen occipitale magnum (Abb. 15.12C). Bei leichter Ausprägung liegen unter Umständen nur die Kleinhirntonsillen im hinteren Teil des Zervikalkanals bis hinunter nach C1. In ihrer schwersten Form können sich ein Teil der Medulla oblongata und lange, dünne Kleinhirntonsillen bis hinab in den mittleren Zervikalbereich erstrecken. Häufig sind die schwereren Mißbildungen mit Spina bifida verbunden, und man hat erwogen, daß das Kleinhirn entweder durch den Hydrozephalus in den Zervikalkanal gedrückt wird, oder daß es durch die Fehlbildung am Ende des Rückens hineingezogen wird, die verhindert, daß sich das Rückenmark nach oben zurückzieht. Leichtere Formen der Arnold-Chiari-Mißbildung sind deshalb klinisch wichtig, weil die meisten Fälle von Syringomyelie mit ihr verbunden sind. Es ist noch immer unklar, ob es einen direkten dynamischen Zusammenhang gibt (siehe unten) oder ob die beiden Mißbildungen zufällig zusammen auftreten. Die vielkammerige Natur vieler Hohlräume steht in einigen Fällen in Widerspruch zu der Hypothese, daß sie eine einfache aufblähende Wirkung haben, und die chirurgische Dekompression der prolabierenden Kleinhirntonsillen ist bei der Behandlung von Syringomyelie nicht immer erfolgreich, obwohl bei den meisten Patienten ein weiteres Fortschreiten verhindert werden kann.

6. Fehlbildungen der Knochen im Gebiet des Foramen occipitale magnum und der Halswirbelsäule kommen vor, der embryologische Mechanismus ist aber ungeklärt. Sie können zu einer besonders kleinen hinteren Schädelgrube führen, zu basilärer Impression, bei der der Dens axis in das Foramen occipitale magnum ragt (Abb. 15.12A), oder zur Verschmelzung der Halswirbel, dem Klippel-Feil-Syndrom (Abb. 15.13). Diese Anomalien können zu einem kurzen Hals führen. Anomalien der Schädelbasis führen gewöhnlich zu fortschreitenden Komplikationen in der hinteren Schädelgrube, die manchmal erst im mittleren Alter auftreten. Das Klippel-Feil-Syndrom wird von schweren degenerativen Veränderungen der übrigen beweglichen Segmente der Halswirbelsäule begleitet, die zu untypischen Reizungen der Nervenwurzeln oder einer Rückenmarkskompression führen können.

7. Es kann zu leichteren Formen einer zervikalen Meningozele kommen, die den leichteren Formen einer Spina bifida analog sind. Ein Nävus in der Mittellinie oder ein telangiektatischer Fleck auf der Haut an Nacken und Hinterhaupt ist dabei nicht selten. Ein äußerst wichtiger Defekt ist ein Sinus dermalis, der in der Mitte des Nackens auftreten kann und mit den Meningen in Verbindung stehen kann. Dieser kann die Ursache für rezidivierende Meningitis sein, und bei allen Patienten mit rezidivierender Meningitis oder einer Meningitis, die von untypischen Keimen verursacht wird, sollte man nach einem vom Haaransatz verdeckten Sinus dermalis suchen.

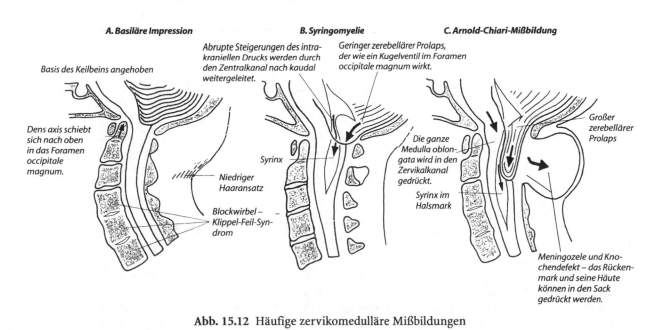

Abb. 15.12 Häufige zervikomedulläre Mißbildungen

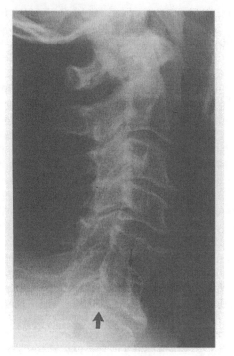

Ein Beispiel für einen leichten Segmentierungsdefekt, der zu einem Blockwirbel bei C5/6 führt. Der kleine Pfeil zeigt eine verkümmerte Bandscheibe, der große eine ausgeprägte Degeneration bei C6/7. Der Patient stellte sich mit starken, durch die Läsion bei C6/7 verursachten Wurzelschmerzen vor.

Abb. 15.13 Röntgenaufnahme eines Blockwirbels

Obwohl diese Mißbildungen verhältnismäßig selten sind, verursachen sie doch beträchtliche klinische und ethische Probleme.

Der Enthusiasmus der 1950er und 1960er, daß durch großangelegte chirurgische Eingriffe Myelomeningozelen zu reparieren und durch das Legen von Shunts ein Hydrozephalus zu behandeln sei, hat sich inzwischen gedämpft. Shunts müssen ein Leben lang überprüft werden, die Instabilität der Wirbel zwingt zu orthopädischen Eingriffen, es kommt zu einem wachsenden Größenunterschied zwischen Ober- und Unterkörper, und schließlich führt ein Leben im Rollstuhl, das die Folge eines derart aggressiven Ansatzes ist, zu Komplikationen. Das tragische Vermächtnis dieses Enthusiasmus sind viele junge Erwachsene mit multiplen neurologischen Symptomen, die teils auf ihre Mißbildungen, teils aber auch auf deren Behandlung zurückgehen und die eine Lektion für diejenigen sind, die damals geäußerte Warnungen für unethisch hielten. Die technische Machbarkeit eines Eingriffs ist langfristig nicht immer zum Besten des Patienten. Glücklicherweise haben intrauterine Ultraschalluntersuchungen die Zahl der Kinder, die mit schweren Mißbildungen dieser Art geboren werden, erheblich verringert. Diejenigen, die sich um solche Patienten kümmern mußten, sind sehr erleichtert, daß diese Zeit ungezügelten Enthusiasmus vorbei ist.

Man muß unbedingt erkennen, daß häufig erst im späten mittleren Alter Symptome auftreten, obwohl viele dieser Defekte angeboren sind. Das beste Beispiel ist vielleicht Syringomyelie.

Syringomyelie

Syringomyelie wurde bereits in Kapitel 13 im Zusammenhang mit den Symptomen einer sich ausdehnenden Läsion im Halsmark erwähnt. Oben wurde bereits ausgeführt, daß man kürzlich erkannt hat, daß Höhlenbildung im Rückenmark bei der Mehrzahl der Fälle mit einer angeboren Anomalie des Foramen occipitale magnum zusammenhängt. Dabei handelt es sich häufig um eine leichte Form der Arnold-Chiari-Mißbildung, bei der die Kleinhirntonsillen im hinteren Teil des Foramen occipitale magnum liegen (siehe Abb. 15.12B). Es wurde postuliert, daß im Laufe des Lebens die Kleinhirntonsillen durch den Druckanstieg beim Husten oder bei körperlicher Belastung in das Foramen occipitale magnum hinein gedrückt werden und daß dadurch der erhöhte Liquordruck auf die graue Substanz des Rückenmarks übertragen wird, anstatt über den spinalen Liquor ausgeglichen zu werden. Gelegentlich entwickelt sich eine akute Syringomyelie, wenn die Patienten husten oder niesen. Dies bezeichnet man als Hydromyelie.

Operationen an der hinteren Begrenzung des Foramen occipitale magnum zur Dekompression oder zur Drainage des Hohlraums an seinem kaudalen Ende können hilfreich sein und den klinischen Zustand des Patienten verbessern. Zum Nachweis der Läsion ist ein MRT erforderlich, da nicht immer knöcherne Mißbildungen vorhanden sind. Außer der symmetrischen Erweiterung des Zentralkanals können benachbarte schlitzförmige Hohlräume, die mit dem Zentralkanal in Verbindung stehen, zu asymmetrischen Symptomen führen. Warum die Hohlraumbildung auf der Höhe C7–Th1 beginnt, ist unklar. Vielleicht kann sich das Rückenmark in der zervikalen Anschwellung leichter ausdehnen. Der Mechanismus kann mit einem Luftballon mit erweiterten Abschnitten verglichen werden, auf dem sich beim Aufblasen eine Reihe von Wülsten bildet. Dehnt sich die Läsion nach oben in die Region des vierten Ventrikels aus, entwickelt sich der als Syringobulbie bekannte Zustand, und es kommt zu einem aufsteigenden Sensibilitätsverlust, wenn die kreuzenden Schmerzfasern aus der absteigenden Bahn des N. trigeminus betroffen werden. Der Sensibilitätsverlust breitet sich zwiebelschalenförmig von der Hinterseite des Kopfes nach vorn auf das Gesicht aus wie eine zu tief nach unten gezogene Wollmütze, die normalerweise die Augen frei läßt (Abb. 15.14). Die am frühesten betroffenen Hirnnervenkerne sind die Nuclei n. hypoglossi im Boden des vierten Ventrikels. Dies führt zu beidseitiger Atrophie und Schwäche der Zunge. Außerdem werden vestibuläre Afferenzen aus der Halsmuskulatur unterbrochen, und wenn der Sensibilitätsverlust auf das Gesicht übergreift, findet man gleichzeitig einen Nystagmus, gewöhnlich einen Downbeat-

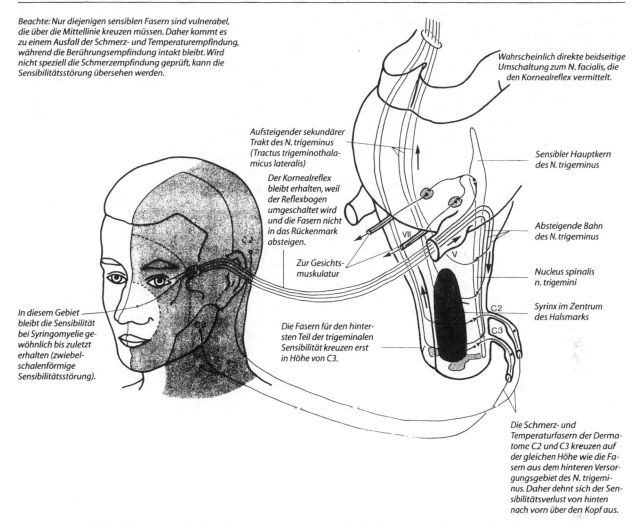

Beachte: Nur diejenigen sensiblen Fasern sind vulnerabel, die über die Mittellinie kreuzen müssen. Daher kommt es zu einem Ausfall der Schmerz- und Temperaturempfindung, während die Berührungsempfindung intakt bleibt. Wird nicht speziell die Schmerzempfindung geprüft, kann die Sensibilitätsstörung übersehen werden.

Wahrscheinlich direkte beidseitige Umschaltung zum N. facialis, die den Kornealreflex vermittelt.

Aufsteigender sekundärer Trakt des N. trigeminus (Tractus trigeminothalamicus lateralis)

Der Kornealreflex bleibt erhalten, weil der Reflexbogen umgeschaltet wird und die Fasern nicht in das Rückenmark absteigen.

Sensibler Hauptkern des N. trigeminus

Absteigende Bahn des N. trigeminus

Zur Gesichtsmuskulatur

Nucleus spinalis n. trigemini

In diesem Gebiet bleibt die Sensibilität bei Syringomyelie gewöhnlich bis zuletzt erhalten (zwiebelschalenförmige Sensibilitätsstörung).

Die Fasern für den hintersten Teil der trigeminalen Sensibilität kreuzen erst in Höhe von C3.

Syrinx im Zentrum des Halsmarks

Die Schmerz- und Temperaturfasern der Dermatome C2 und C3 kreuzen auf der gleichen Höhe wie die Fasern aus dem hinteren Versorgungsgebiet des N. trigeminus. Daher dehnt sich der Sensibilitätsverlust von hinten nach vorn über den Kopf aus.

Abb. 15.14 Anatomie der Sensibilitätsstörungen bei Syringomyelie (siehe auch Abb. 11.9)

Nystagmus beim Seitwärtsblick, der typisch für eine Läsion im Gebiet des Foramen occipitale magnum ist.

Syringomyelie ist zwar eine klassische neurologische Störung, doch wird sie häufig über Jahre hinweg falsch diagnostiziert. Der Hauptgrund dafür liegt darin, daß nicht berücksichtigt wird, daß nur die kutane Sensibilität normal ist. Wird die Schmerzempfindung an den Armen, dem oberen Thorax, am Hinterkopf und im Gesicht nicht spezifisch und sorgfältig geprüft, wird kein Sensibilitätsverlust festgestellt. Gewöhnlich werden Multiple Sklerose, Motoneuronkrankheit und zervikale Spondylose als diagnostische Alternativen vermutet. Eine schmerzlose Verletzung der Hände ist ein häufiges Erstsymptom. Diese Krankheit ist aber auch die Ursache für schwere Schmerzen, die häufig schon mehrere Jahre anhalten, ehe eine Sensibilitätsstörung nachzuweisen ist. Meistens kann der klinische Verdacht nur durch die richtige Untersuchungsmethode bestätigt werden, und selbst dann war bis zur Einführung der Kernspintomographie die Diagnose nur sehr schwer zu bestätigen. Bei Patienten mit einem starken Prolaps der Kleinhirnton-

sillen bis weit in den Zervikalkanal konnte die Diagnose manchmal mit Hilfe der Myelographie gestellt werden. Da der Patient zur Darstellung dieser Region aber mit dem Kopf nach unten gelagert werden muß, wurde der Verdacht geäußert, daß der Hohlraum im kritischen Moment kollabiert, so daß die Erweiterung des Halsmarks nicht nachzuweisen war.

Der folgende Fall ist ein ausgezeichnetes Beispiel für eine Diagnose, die neun Jahre, bevor sie durch ein MRT diagnostisch bestätigt werden konnte, klinisch sicher gestellt wurde. Die Symptome waren 29 Jahre lang vorhanden, und bis heute entspricht das klinische Bild ganz und gar nicht der klassischen Symptomatik.

Fallbeispiel I

Eine 44jährige Frau, die seit ihrem siebten Lebensjahr an Epilepsie litt, stellte sich 1976 mit schweren, intermittierenden Schmerzen auf der Innenseite ihres rechten Arms im Versorgungsgebiet des N. ulnaris vor. Diese Schmerzen hatte sie seit 16 Jahren. Eine Exploration des N. ulnaris am Ellenbogen hatte 1975 keine Besserung ge-

bracht. Die einzigen pathologischen Befunde waren eine gewisse Beeinträchtigung der Zweipunktdiskrimination und der Wahrnehmung von Nadelstichen im Versorgungsgebiet des N. ulnaris oder der Wurzel C8 auf der rechten Seite. Es bestanden keine Veränderung der Reflexe und kein anderes sensibles Defizit. Die Ergebnisse einer Untersuchung der Nervenleitung waren normal. 1981 berichtete sie von einer Empfindung, als ob sie sich die gesamte Innenseite ihres rechten Armes bis hinauf zum Schulterblatt und nach vorne bis zu ihrer rechten Brust verbrannt hätte. Sie hatte bemerkt, daß ihre rechte Hand nicht schwitzte, und in den Fingern dieser Hand hatte sie trophische Veränderungen. Ein Horner-Syndrom bestand nicht. Der linke Trizepssehnenreflex fehlte jetzt, und die Wahrnehmung von Nadelstichen war auf der rechten Seite in den Segmenten C8 bis Th2 verändert. Die Vibrationsempfindung war bis hinauf zu den Rippenbögen beeinträchtigt, und im rechten Bein war die Wahrnehmung geführter Bewegungen eingeschränkt. Ein Myelogramm, bei dem durch das Kontrastmittel auch die Region des Foramen occipitale magnum dargestellt wurde, war ohne pathologischen Befund. Der Proteingehalt im Liquor war leicht erhöht. Ein CT des Foramen occipitale magnum und der hinteren Schädelgrube war normal. Man nahm Syringomyelie als klinische Diagnose an, konnte sie aber nicht bestätigen. 1983 entwickelte sich links ein leichtes Horner-Syndrom, es wurden aber keine anderen Veränderungen dokumentiert, und die Patientin wurde erst 1989 erneut untersucht. Zu dieser Zeit waren die trophischen Veränderungen der Hände sogar noch auffälliger, andere neue Befunde wurden nicht festgestellt. Glücklicherweise stand nun ein MRT zur Verfügung, so daß sich eine Arnold-Chiari-Mißbildung mit einer Syrinx bestätigen ließ, die sich bis in Höhe von Th1 erstreckte. 1989 wurde dann eine Operation zur Dekompression der hinteren Schädelgrube durchgeführt, durch die sich ihre Symptome leider nicht besserten. Allerdings sind sie auch nicht weiter fortgeschritten.

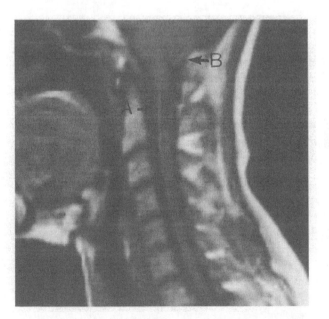

Fallbeispiel I Syringomyelie (A), die 15 Jahre nach der ersten Diagnose nachgewiesen wurde. Die Arnold-Chiari-Mißbildung (B) konnte zuvor durch eine Myelographie nicht dargestellt werden

Dieser Fall unterstreicht die sehr lange Anamnese von ungenau lokalisierten, unangenehmen Schmerzen, die häufig im Frühstadium von Syringomyelie die Symptomatik beherrschen und von denen häufig angenommen wird, daß sie nicht organischen Ursprungs sind. Eine Befund, der der klassischen Symptomatik eher entspricht, ist die zufällige Entdeckung eines schweren Ausfalls der Schmerzempfindung.

Fallbeispiel II

Ein 40jähriger Schreiner stellte sich vor, weil er bemerkt hatte, daß er die Schmerzempfindung in beiden Armen verloren hatte. Er hatte bereits vor Jahren festgestellt, daß Schnitte an seinen Händen mehrere Wochen brauchten, um abzuheilen, und daß er immer irgendwelche entzündeten Schnittwunden hatte, die aber nie schmerzten. Einmal hatte er sich ein Stemmeisen durch die Hand gestochen und selbst entfernt. Er entschloß sich, zum Arzt zu gehen, als er plötzlich entdeckte, daß ein Brett, das er gerade hobelte, mit Blut bedeckt war, und nicht sehen konnte, woher es kam. Als er die Unterseite seiner Arme inspizierte, bemerkte er, daß er sich die Haut vom Ellenbogen abgeschürft hatte und daß die Wunde stark blutete. Er hatte keine Schmerzen verspürt. Die körperliche Untersuchung ergab die klassischen Symptome von Syringomyelie: kompletter Ausfall der Schmerz- und Temperaturempfindung in der oberen Körperhälfte und ausgeprägte Atrophie und Schwäche der kleinen Hand- und der Armmuskulatur. Dadurch mußte er seine Arbeitsweise verändern, was zweifellos zu den vielen Verletzungen seiner Hände und Arme beitrug.

Am schwierigsten ist Syringomyelie in dem Stadium zu entdecken, wenn die Symptomatik auf den ersten Blick wie die eines nicht organischen Schmerzsyndroms wirkt. Sich der Möglichkeit bewußt zu sein, daß diese Diagnose zutreffen könnte, und genau zu wissen, wonach man suchen muß, ist wichtig, um auf längere Sicht einen diagnostischen Irrtum zu vermeiden. Der folgende Fall ist ein ausgezeichnetes Beispiel für diese Situation.

Fallbeispiel III

Ein 17jähriges Mädchen wurde überwiesen, um eine fünfte Meinung über ein Schmerzsyndrom einzuholen, wegen dessen sie in den letzten fünf Jahren Kinderärzte, Orthopäden und Rheumatologen konsultiert hatte. Die übereinstimmende Ansicht war, daß das Schmerzsyndrom psychogen war und zum Teil auf Schulangst beruhte. Als sie im Alter von 11 Jahren ein neues Kostüm anprobierte, schrie ihre Mutter sie an, daß sie sich gerade hinstellen solle, weil der Rock auf einer Seite zu weit herunterhing. Sie brach in Tränen aus und sagte, daß sie das doch täte, und sie stellten fest, daß die Patientin eine schwere Skoliose hatte. Zwei Jahre später bekam sie starke Schmerzen im rechten Arm, besonders wenn sie Hausaufgaben machte. Die Schmerzen waren so stark, daß sie weinen mußte, und sie beschrieb sie als bohrend und tief im Arm. Die Schmerzen standen in keinem Zusammenhang mit Bewegung oder Haltung und wurden in den nächsten zwei Jahren immer schlimmer, und im rechten Bein entwickelte *sich eine ähnliche Empfindung. Sie hatte keine anderen Symptome, und die einzige vorgeschlagene organische Diagnose war, daß sie unter einer Hemiatrophie litt, weil ihr rechter Fuß etwas kleiner war. Bei der Untersuchung hatte sie eine ausgeprägte thorakale Skoliose. Die Hirnnerven waren normal, die Reflexe im rechten Arm waren kaum auszulösen, während sie im linken Arm normal waren. Die Bauchhautreflexe fehlten, und die Reflexe an den Beinen waren gesteigert mit einem rechtsseitigen Klonus, aber der Babinski war beidseits negativ. Kraft und Koordination waren in allen Extremitäten normal. Die Sensibilität schien völlig normal zu sein, bis die Patientin gebeten wurde, bei den Nadelstichen auf den **Schmerz** zu achten. Sie hatte rechts einen kompletten Ausfall der Schmerzempfindung von C3 bis Th2. Man stellte die Diagnose Syringomyelie, und ein MRT zeigte eine ausgedehnte Syrinx von C3 bis Th3, eine weitere Syrinx, die sich bis hinunter in den unteren Teil des Brustmarks erstreckte sowie eine Arnold-Chiari-Mißbildung.*

Der wichtigste Hinweis auf die Diagnose war in diesem Fall die Skoliose, ein häufiges Erstsymptom, das auf eine zugrundeliegende Läsion des Nervensystems hindeutet und immer neurologisch abgeklärt werden sollte.

Halswirbelsäule und zervikale Spondylose

In der Zervikalregion kann eine Krankheit der Wirbelsäule sowohl das Rückenmark als auch die Nervenwurzeln betreffen. Man muß viele Merkmale der Anatomie dieser Region berücksichtigen, um die Pathogenese und die neurologischen Syndrome zu verstehen, die durch zervikale Spondylose verursacht werden (Abb. 15.15 und 15.16).

1. In der Zervikalregion hat das Rückenmark die bekannte Anschwellung, und der Spinalkanal ist ziemlich eng. Der übliche sagittale Durchmesser variiert von 15 bis 20 mm. Bei Patienten mit einem sagittalen Durchmesser von unter 13 mm kann es schon bei leichten Formen von degenerativer Spondylose zu einer Rückenmarkskompression kommen.

2. Die Wurzel C1 tritt oberhalb des ersten Halswirbels aus. Daher treten auch die anderen Wurzeln **oberhalb** der entsprechenden Wirbel aus. Das heißt, daß die Wurzel C6 im Zwischenraum C5/6 austritt (vergleiche mit den lumbalen Wurzeln).

3. Zervikale Spondylose wird durch eine Bandscheibendegeneration und -protrusion verursacht, und es kommt zu einer knochigen Überwucherung benachbarter Wirbel. Diese knöchernen Spangen bilden zusammen mit dem herausgepreßten und häufig verkalkten Material der Bandscheibe die spondylotische Leiste, die das Rückenmark komprimieren kann.

4. Diese Veränderungen sind an den Zwischenräumen C5/6, C6/7 und C4/5 maximal. Diese sind die beweglichen Segmente, an denen die stärkste Bewegung auftritt. Das Kopfgelenk (Atlantookzipitalgelenk) erlaubt nur nickende Bewegungen, und C7/Th1 wird durch den Brustkorb immobilisiert.

5. Die Beweglichkeit des Halses stellt große mechanische Anforderungen an das Halsmark. Bei der Beugung nach vorn ist die Länge des Zervikalkanals um etwa 2 cm größer, und das Halsmark muß sich ausdehnen. Darauf sind wahrscheinlich die vorübergehenden Rückenmarkssymptome zurückzuführen, die als Lhermitte-Zeichen bekannt sind. Das Lhermitte-Zeichen tritt bei der Beugung des Nackens auf, wenn das Halsmark durch Multiple Sklerose, zervikale Spondylose oder einen anderen Prozeß geschädigt wird, der das Halsmark zerrt oder bei dem es sich entzündet. Es besteht aus einem Kribbeln in allen vier Extremitäten oder Empfindungen im Rücken, die einem elektrischen Schlag ähneln. Bei einer Hyperextension des Nackens verkürzt sich der Zervikalkanal, und das Halsmark wird kürzer. In dieser Position kann das Rückenmark zwischen der vorn gelegenen spondylotischen Leiste und dem hinten gelegenen Ligamentum flavum gequetscht werden (Abb. 15.16).

6. Das Rückenmark kann diesen Belastungen nicht unbegrenzt nachgeben, da es vorne von den anterolateral ausgerichteten Nervenwurzeln festgehalten wird, während das Ligamentum denticulatum auf beiden Seiten verhindert, daß es sich nach dorsal verschiebt.

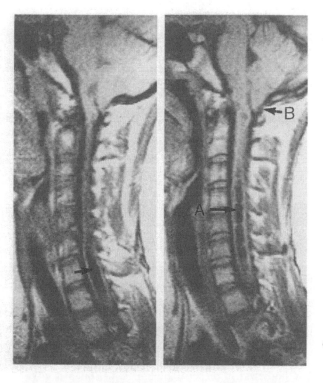

Fallbeispiel III Syringomyelie (A) in Hals- und Brustmark bei einer 17jährigen mit Arnold-Chiari-Mißbildung (B)

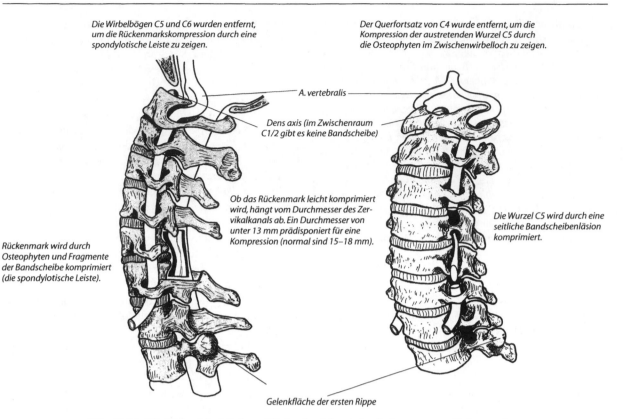

Die Wirbelbögen C5 und C6 wurden entfernt, um die Rückenmarkskompression durch eine spondylotische Leiste zu zeigen.

Der Querfortsatz von C4 wurde entfernt, um die Kompression der austretenden Wurzel C5 durch die Osteophyten im Zwischenwirbelloch zu zeigen.

A. vertebralis

Dens axis (im Zwischenraum C1/2 gibt es keine Bandscheibe)

Ob das Rückenmark leicht komprimiert wird, hängt vom Durchmesser des Zervikalkanals ab. Ein Durchmesser von unter 13 mm prädisponiert für eine Kompression (normal sind 15–18 mm).

Die Wurzel C5 wird durch eine seitliche Bandscheibenläsion komprimiert.

Rückenmark wird durch Osteophyten und Fragmente der Bandscheibe komprimiert (die spondylotische Leiste).

Gelenkfläche der ersten Rippe

Abb. 15.15 Die Halswirbelsäule: seitliche Ansicht und schräg von vorn links gesehen

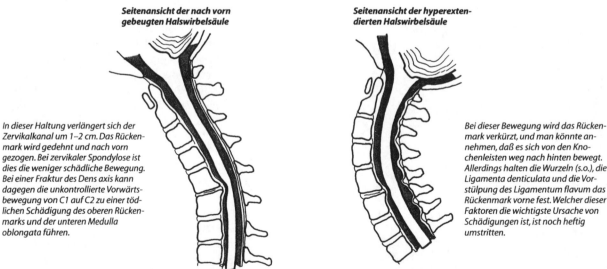

Seitenansicht der nach vorn gebeugten Halswirbelsäule

Seitenansicht der hyperextendierten Halswirbelsäule

In dieser Haltung verlängert sich der Zervikalkanal um 1–2 cm. Das Rückenmark wird gedehnt und nach vorn gezogen. Bei zervikaler Spondylose ist dies die weniger schädliche Bewegung. Bei einer Fraktur des Dens axis kann dagegen die unkontrollierte Vorwärtsbewegung von C1 auf C2 zu einer tödlichen Schädigung des oberen Rückenmarks und der unteren Medulla oblongata führen.

Bei dieser Bewegung wird das Rückenmark verkürzt, und man könnte annehmen, daß es sich von den Knochenleisten weg nach hinten bewegt. Allerdings halten die Wurzeln (s.o.), die Ligamenta denticulata und die Vorstülpung des Ligamentum flavum das Rückenmark vorne fest. Welcher dieser Faktoren die wichtigste Ursache von Schädigungen ist, ist noch heftig umstritten.

Abb. 15.16 Die Halswirbelsäule in Flexion und Extension

Klinische Symptome von zervikaler Spondylose
(Abb. 15.17)

Es gibt zwei klinische Syndrome, die bei manchen Patienten zusammen auftreten können: die Wurzelsyndrome und das Syndrom der chronischen Myelopathie.

Zervikale Wurzelsyndrome

Am häufigsten sind die Wurzeln C6, C7 und C5 betroffen, und zwar in dieser Reihenfolge. Läsionen der Wurzeln C3, C4 und Th1 sind so selten, daß andere mögliche Ursachen sorgfältig ausgeschlossen werden sollten, bevor man akzeptiert, daß eine Schädigung einer dieser

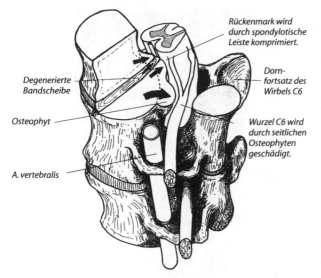

Rückenmark wird durch spondylotische Leiste komprimiert.

Dornfortsatz des Wirbels C6

Degenerierte Bandscheibe

Osteophyt

Wurzel C6 wird durch seitlichen Osteophyten geschädigt.

A. vertebralis

Abb. 15.17 Auswirkung von zervikaler Spondylose auf Rückenmark und zervikale Wurzeln

Wurzeln durch Spondylose verursacht wird. Die klinischen Symptome der einzelnen Wurzelläsionen werden in Kapitel 16 ausführlich beschrieben. Hier soll nur darauf hingewiesen werden, daß die Schmerzen im Versorgungsgebiet der betroffenen Wurzel gewöhnlich mit Bewegungen des Nackens zusammenhängen, daß sie beim Wachsein stärker sind, und daß ihr erstes Auftreten häufig durch ein bekanntes Trauma oder ungewöhnliche körperliche Aktivitäten, wie das Anstreichen einer Zimmerdecke, ausgelöst wird.

Man sollte Maßnahmen ergreifen, die verhindern, daß die geschädigte Wurzel in das Zwischenwirbelloch hinein und wieder herausgezogen wird. Dies läßt sich am besten dadurch erreichen, daß der Patient nachts eine weiche Halskrawatte trägt. Diese verhindert, daß der Hals nachts, wenn der Patient völlig entspannt ist, eine unnormale Haltung einnimmt, und schränkt am Tag die Bewegungsfreiheit etwas ein. Das Tragen der Halskrawatte ist tagsüber weniger wichtig, da der Schmerz gewöhnlich eine provozierende Bewegung unterdrückt. Häufig ist sie für den Patienten tagsüber eher ein Zeichen für seine Tapferkeit oder für die Behinderung als eine Unterstützung der Behandlung. Zusammen mit einer dunklen Brille und der Benutzung eines Stocks ist die Halskrawatte fast sicher ein Hinweis auf einen nicht organischen Ursprung. Die Symptome klingen gewöhnlich innerhalb weniger Wochen ab und treten dann unter Umständen Jahre lang nicht mehr auf, wenn die auslösenden Bewegungen unterbleiben.

Chronische zervikale Myelopathie

Glücklicherweise tritt dieser Zustand seltener auf als die Wurzelsyndrome. Der Patient kann wegen eines angebo-

renen, zu engen Zervikalkanals prädisponiert sein und wird sich gewöhnlich mit einer akuten oder langsam fortschreitenden spastischen Paraparese vorstellen. Der akute Beginn folgt häufig auf einen Sturz auf das Gesicht, der zu einer starken Hyperextension des Nackens führt, oder einen Sturz auf den Hinterkopf, der eine starke Hyperflexion verursacht.

Obwohl Wurzelsymptome nicht unbedingt ein wichtiger Teil der Anamnese sind, wird der Untersucher ziemlich oft feststellen, daß der Bizepssehnen- und Supinatorreflex (C5 und C6) fehlen und daß der Trizepssehnenreflex (C7) gesteigert ist. Dies zeigt an, daß die Wurzeln und das Halsmark in Höhe des Zwischenwirbelraums C5/6 komprimiert sind, und diese besondere Kombination ist für zervikale Spondylose mit Rückenmarkskompression fast pathognomonisch. MRT oder Myelographie sind immer angezeigt, und chirurgische Maßnahmen zur Entlastung des Halsmarks durch eine ventrale Bandscheibenresektion sind ratsam, obwohl ein gewisses Risiko besteht und eine Besserung nicht garantiert werden kann.

Häufig wird eine Halskrawatte empfohlen, doch scheint diese nur selten eine Auswirkung auf die Rückenmarksschädigung zu haben. Sie kann allerdings gleichzeitig vorhandene Wurzelschmerzen lindern. Leider haben auf Nativaufnahmen so viele Patienten im mittleren Alter eine zervikale Spondylose, daß ihr Vorliegen nicht als Bestätigung dafür betrachtet werden kann, daß ihre Krankheit auf Spondylose beruht. In Kapitel 14 wurde die chronische zervikale Myelopathie ausführlicher besprochen. Zeigt ein MRT keinen Hinweis auf eine Kompression, kann die Diagnose schließlich Multiple Sklerose oder Motoneuronkrankheit sein. Manchmal wird aber auch ein unerwartetes Neurofibrom oder Meningeom entdeckt. Wie in Kapitel 14 besprochen, sollte man Patienten mit der Diagnose zervikale Spondylose mit neurologischen Komplikationen langfristig betreuen und überprüfen.

Der folgende Fall ist ein ausgezeichnetes Beispiel für einen knappen diagnostischen „Fehlschuß" bei einem älteren Patienten mit einer degenerativen Krankheit der Halswirbelsäule und weiteren neurologischen Störungen in den Armen.

Fallbeispiel IV

Der Patient kam 1977 das erste Mal mit Parästhesien an der Innenseite des rechten Unterarms, Schmerzen im rechten Ellenbogen und ähnlichen, aber weniger starken Beschwerden auf der linken Seite. Diese hatten sich während einer Parforcejagd entwickelt, und er führte sie auf das Auf und Ab beim Reiten zurück. Dann entwickelte sich Taubheitsgefühl in einem sehr klar umrissenen Versorgungsgebiet des N. ulnaris der rechten Hand, und Untersuchungen der Nervenleitung zeigten eine leichte Verlangsamung im Ellbogensegment des rechten Arms. Der Patient wollte sich nicht operieren lassen. Da er die Angewohnheit hatte sich auf den Ellenbogen aufzustützen, wurde ihm in der Hoffnung, daß die Symptome zurückgehen würden, davon abgeraten. Er kam erst

1993 wieder. 1986 hatte er Kehlkopfkrebs gehabt, der mit einer Strahlentherapie behandelt wurde. Seit seiner Pensionierung joggte er und ging weiterhin auf Parforcejagden. In dem Jahr vor seiner zweiten Konsultation hatte er zunehmende Schwierigkeiten im linken Bein bemerkt, das er nachzuziehen schien. Beim Autofahren fiel ihm das Schalten mit der linken Hand schwer. Er hatte leichte Symptome im rechten Bein, die er aber auf Überanstrengung zurückführte. Er hatte das Gefühl gehabt, als ob seine Schuhe zu eng seien und als ob gelegentlich elektrische Schläge sein linkes Bein hinauf liefen. Er hatte keine Sphinkterstörung. Bei der körperlichen Untersuchung wurden eine ausgeprägte Erhöhung des Tonus im linken Arm und gesteigerte Reflexe in beiden Armen festgestellt. Das rechte Bein war spastisch mit einem sogenannten Dauerbabinski. Das linke Bein war viel weniger spastisch, aber er hatte einen rechtsseitigen Ausfall der Schmerz- und Temperaturempfindung bis hinauf nach Th3 und eine gestörte Lagewahrnehmung in beiden Beinen, die links stärker ausgeprägt war. Das Bild war typisch für die schleichende Entwicklung einer spastischen Paraparese mit einer ausgeprägten Sensibilitätsstörung. Die Möglichkeit einer Schädigung durch die Strahlentherapie mußte in Betracht gezogen werden, obwohl die Verzögerung von fast acht Jahren dies unwahrscheinlich machte. Ein MRT zeigte einen ausgedehnten intraduralen Tumor, der das Rückenmark stark komprimierte. Der Tumor wurde erfolgreich entfernt und erwies sich als Neurofibrom.

Man könnte nun spekulieren, daß möglicherweise ein Zusammenhang zwischen den ursprünglichen, 16 Jahre zuvor aufgetretenen Symptomen und dem Neurofibrom bestand und daß die Symptome, die für eine Manifestation einer Läsion des N. ulnaris gehalten wurden, in Wirklichkeit auf einer Reizung der Wurzel C8 beruhten. Dagegen spricht allerdings die sehr lange Latenz und das völlige Verschwinden dieser Symptome in der Zwischenzeit. Es ist aber auch ungewöhnlich, daß eine Druckläsion des N. ulnaris zurückgeht, so daß nicht geklärt werden kann, ob dies die ersten Symptome des Tumors waren.

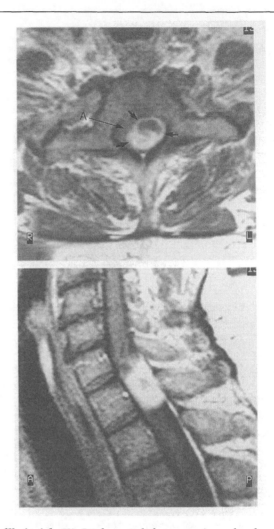

Fallbeispiel IV Rückenmarkskompression durch ein Neurofibrom in Höhe von Th1. (A) Rückenmark, kleine Pfeile zeigen auf den Tumor

Lendenwirbelsäule und lumbale Bandscheibenläsionen

Der wichtigste anatomische Unterschied zwischen der Hals- und der Lendenwirbelsäule besteht darin, daß das Rückenmark an der unteren Grenze des Wirbels L1 endet. Daher können lumbale Bandscheibenläsionen *nur* Wurzelsyndrome verursachen. Eine Läsion unterhalb von L1 kann weder eine Rückenmarksläsion noch eine spastische Paraparese auslösen. Man muß sich auch dessen bewußt sein, daß es acht zervikale Wurzeln, aber nur sieben Halswirbel gibt. Daher ändert sich unterhalb von Th1 auch die Beziehung zwischen Wurzel und Zwischenwirbelraum. Aus diesem Grund treten die lumbalen Wurzeln unter den entsprechenden Wirbeln aus, das heißt, daß die Wurzel L4 die Wirbelsäule durch den Zwischenraum L4/5 verläßt. Manchmal wird auch nicht bedacht, daß eine Bandscheibenläsion eine Wurzel *an einer beliebigen Stelle* zwischen ihrem Ursprung und dem

Zwischenwirbelloch, durch das sie austritt, schädigen kann: Die Wurzel S1 kann deshalb irgendwo auf ihrem circa 15 cm langen intraspinalen Verlauf geschädigt werden. Glücklicherweise ist es so, daß Bandscheibenläsionen in der Mehrzahl der Fälle tatsächlich die entsprechende Wurzel schädigen, da einzelne Wurzeln immer gerade über ihrem Zwischenwirbelloch am verletzlichsten sind. An dieser Stelle liegt die entsprechende Wurzel am weitesten ventral und seitlich im Spinalkanal und somit direkt auf dem Weg eines lateralen Bandscheibenvorfalls (Abb. 15.18 und 15.19).

Der Austritt der Wurzel erfolgt sehr weit oben im Zwischenwirbelloch und häufig über der Bandscheibe, die in ihren Zwischenwirbelraum prolabiert. Daher schädigt die Bandscheibe gewöhnlich die Wurzel, die zu dem darunter liegenden Zwischenraum zieht. Somit führt eine Bandscheibenläsion bei L4/5 zu einer Schädigung der Wurzel L5, während die Bandscheibe bei L5/S1 die Wurzel S1 schädigt.

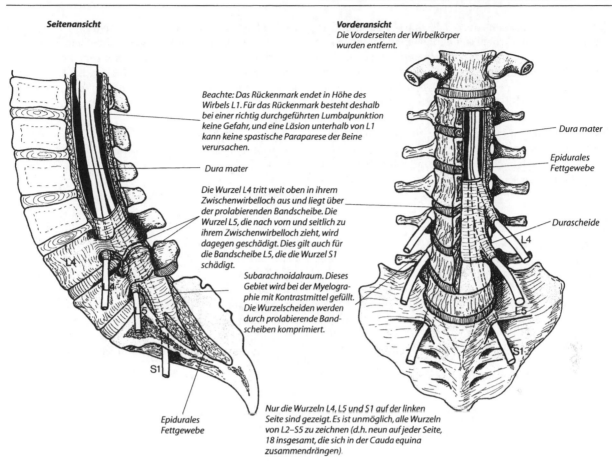

Seitenansicht

Beachte: Das Rückenmark endet in Höhe des Wirbels L1. Für das Rückenmark besteht deshalb bei einer richtig durchgeführten Lumbalpunktion keine Gefahr, und eine Läsion unterhalb von L1 kann keine spastische Paraparese der Beine verursachen.

Dura mater

Die Wurzel L4 tritt weit oben in ihrem Zwischenwirbelloch aus und liegt über der prolabierenden Bandscheibe. Die Wurzel L5, die nach vorn und seitlich zu ihrem Zwischenwirbelloch zieht, wird dagegen geschädigt. Dies gilt auch für die Bandscheibe L5, die die Wurzel S1 schädigt.

Subarachnoidalraum. Dieses Gebiet wird bei der Myelographie mit Kontrastmittel gefüllt. Die Wurzelscheiden werden durch prolabierende Bandscheiben komprimiert.

L4

S1

Epidurales Fettgewebe

Vorderansicht
Die Vorderseiten der Wirbelkörper wurden entfernt.

Dura mater

Epidurales Fettgewebe

Durascheide

L4

L5

S1

Nur die Wurzeln L4, L5 und S1 auf der linken Seite sind gezeigt. Es ist unmöglich, alle Wurzeln von L2–S5 zu zeichnen (d.h. neun auf jeder Seite, 18 insgesamt, die sich in der Cauda equina zusammendrängen).

Abb. 15.18 Lendenwirbelsäule und Cauda equina

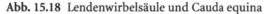

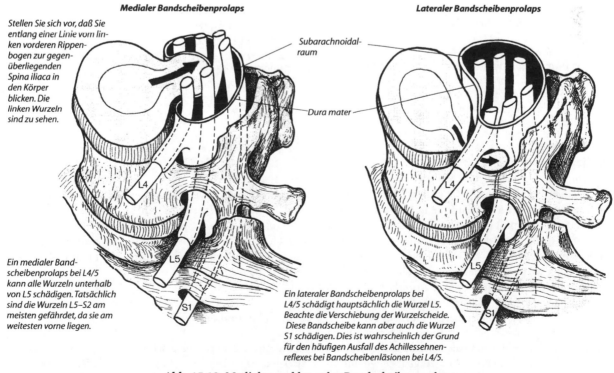

Medialer Bandscheibenprolaps

Stellen Sie sich vor, daß Sie entlang einer Linie vom linken vorderen Rippenbogen zur gegenüberliegenden Spina iliaca in den Körper blicken. Die linken Wurzeln sind zu sehen.

Ein medialer Bandscheibenprolaps bei L4/5 kann alle Wurzeln unterhalb von L5 schädigen. Tatsächlich sind die Wurzeln L5–S2 am meisten gefährdet, da sie am weitesten vorne liegen.

Subarachnoidalraum

Dura mater

Lateraler Bandscheibenprolaps

L4

L5

S1

L4

L5

S1

Ein lateraler Bandscheibenprolaps bei L4/5 schädigt hauptsächlich die Wurzel L5. Beachte die Verschiebung der Wurzelscheide. Diese Bandscheibe kann aber auch die Wurzel S1 schädigen. Dies ist wahrscheinlich der Grund für den häufigen Ausfall des Achillessehnenreflexes bei Bandscheibenläsionen bei L4/5.

Abb. 15.19 Medialer und lateraler Bandscheibenprolaps

Diese anatomischen Merkmale müssen sorgfältig in Betracht gezogen werden, wenn man einen Patienten mit lumbalen oder sakralen Wurzelläsionen untersucht. Wegen der besonderen Anatomie der Cauda equina könnte sich ein Neurofibrom der Wurzel L2 leicht als Läsion der Wurzel S1 manifestieren. Ein gravierender Fehler besteht darin, die betroffene Wurzel nicht bis hinauf zu ihrem Ursprung am Rückenmark zu untersuchen und nur nach einer zu den Symptomen passenden Bandscheibenläsion zu suchen. Der folgende Fall ist ein gutes Beispiel für diese Schwierigkeit.

Fallbeispiel V

Ein 26jähriger Mann hatte seit sechs Monaten einen paralytischen Spitzfuß, der akut aufgetreten war, als er Fußball spielte. Er berichtete, daß er gerade den Ball dribbelte, als sein Fuß sich mit einem schrecklichen Krachen überstreckte. Sein Knöchel schwoll stark an, und seit dieser Zeit hatte er einen „Fallfuß". Anderswo waren bereits eine Kontrastdarstellung der Nervenwurzel und eine Untersuchung der Nervenleitung ohne pathologische Befunde durchgeführt worden. Er hatte eine leichte Atrophie, und man empfahl eine Nachuntersuchung in sechs Wochen. Er kam aber erst fünf Jahre später wieder. Der Fallfuß hatte sich nicht gebessert. Außerdem hatte er inzwischen eine gewisse Schwäche der Wadenmuskulatur und Faszikulationen im rechten Oberschenkel bekommen. Rechts fehlten der Achillessehnenreflex und der Patellarsehnenreflex. Elektrophysiologische Untersuchungen wiesen auf eine Schädigung der Wurzeln L4, L5 und S1 hin. Ein CT der Zwischenwirbelräume L4/5 und L5/S1 war normal. Das Myelogramm wurde wiederholt und zeigte einen großen Tumor in der Region des Conus medullaris in Höhe von L1/2. Als die Aufnahmen der ersten Myelographie noch einmal geprüft wurden, war die Läsion eindeutig vorhanden. Bei der Operation wurde eine intradurale Dermoidzyste gefunden, die von innerhalb des Rückenmarks ausging und epidermoides, talgiges Gewebe und Haare, aber keine Zähne oder Knochen enthielt. Eine vollständige Entfernung war nicht möglich, aber seine neuen Symptome besserten sich rasch. Fünf Jahre später traten die Symptome wieder auf, und ein MRT zeigte einen Rezidivtumor. Man versuchte erneut, den Tumor radikal zu entfernen. Sein Zustand besserte sich, und es werden jährliche Kontrolluntersuchungen durchgeführt.

Aus diesem Fall lassen sich viele Lehren ziehen: Wie irreführend die Umstände des Beginns sein können, die Gefahr einer Fehldiagnose bei der Myelographie, wenn das Kontrastmittel nicht mindestens bis Th10 verfolgt wird, und die Bedeutung von Folgeuntersuchungen, vorausgesetzt, daß sich der Patient diesen unterzieht. Außerdem zeigt sich erneut, wie wichtig es ist, alle vorhergehenden Röntgenaufnahmen persönlich zu überprüfen, anstatt sich auf die Berichte zu verlassen.

Die andere wichtige Überlegung basiert auf der Häufigkeit von Bandscheibenläsionen an verschiedenen Stellen. Läsionen, die die Wurzeln L5 und S1 betreffen, machen ungefähr 95 % der lumbalen Bandscheibenläsionen aus. Läsionen, die L2, L3 und L4 schädigen, stellen nur ungefähr 5 %, und die Mehrzahl dieser Läsionen betrifft L4.

Daraus folgt, daß Läsionen der Wurzeln L2, L3, S2, S3, S4 und S5 nur mit äußerst geringer Wahrscheinlichkeit auf einer einfachen Bandscheibendegeneration beruhen und eine dringende Untersuchung angezeigt ist. Eine detaillierte Erörterung der Symptome einzelner lumbaler und sakraler Wurzelläsionen finden Sie auch in Kapitel 17.

Es gibt fünf Syndrome, die durch Bandscheibenläsionen in der oberen Lendenwirbelsäule verursacht werden.

Schmerzen an der Vorderseite des Oberschenkels

Schmerzen im vorderen Teil des Oberschenkels mit Atrophie des M. quadriceps und einem fehlenden Patellarsehnenreflex können durch Läsionen ausgelöst werden, die die Wurzeln L3 oder L4 betreffen. Bandscheibenläsionen sind eine ungewöhnliche Ursache für diese klinische Symptomatik. Ein metastatisches Prostatakarzinom oder diabetische Amyotrophie sind die wichtigsten Differentialdiagnosen. Schmerzen im anterolateralen Oberschenkel beruhen gewöhnlich auf Meralgia paraesthetica.

Kreuzschmerzen ohne Wurzelsymptome

Das Auftreten von Wurzelsymptomen im Bein ist normalerweise derart verläßlich, daß die Frage nach einer Bandscheibenläsion unter Umständen nicht gestellt wird, wenn sie fehlen. Gelegentlich kann eine Läsion in Höhe von L3/4 zu schweren lokalen Rückenschmerzen ohne radikuläre Schmerzen führen. Das bedenklichste anamnestische Merkmal sind Schmerzen in Ruhe. Werden die Rückenschmerzen nachts oder im Liegen schlimmer, liegt sehr wahrscheinlich eine gravierende Krankheit zugrunde.

Ischiassyndrom

Eine Bandscheibenläsion in Höhe des Zwischenraums L2/3 führt unter Umständen nicht zu einer Schädigung der entsprechenden Wurzel L3, sondern kann sich als Schmerzen in den Versorgungsgebieten von L5 oder S1 oder sogar als beidseitiges Schmerzsyndrom im Gebiet der unteren Wurzeln manifestieren. Dies unterstreicht erneut, wie wichtig eine vollständige myelographische oder MRT-Untersuchung der Region einschließlich des unteren Rückenmarks ist.

Akutes Kaudasyndrom

Ein akuter Bandscheibenvorfall in Höhe von L2/3 kann zu beidseitiger Läsion mehrerer Wurzeln führen. Der Patient klagt typischerweise über starke Schmerzen und

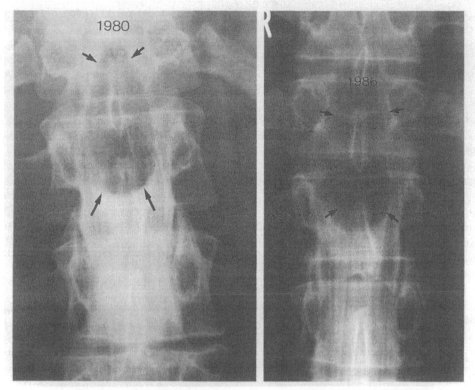

1980 vorhandene, aber unentdeckte Läsion   *Läsion wurde zuerst 1986 identifiziert*

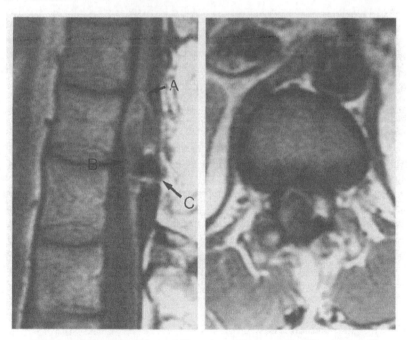

MRT von 1993. Normales Rückenmark (A); erweitertes Rückenmark (B); und Dermoidzyste (C)

Fallbeispiel V Dermoidzyste in Höhe von L1/2, die zu einem Fallfuß geführt hatte

eine schlaffe Lähmung beider Beine sowie über Harn- verhaltung. Dies ist ein chirurgischer Notfall, und man sollte sofort eine Myelographie oder ein MRT sowie eine Exploration der Cauda equina durchführen.

Claudicatio der Cauda equina

Dieses Syndrom kann durch eine schwere stenosierende Krankheit des Lumbalkanals in beliebiger Höhe verursacht werden. Weiter unten kann es zur Claudicatio einer einzelnen Wurzel kommen, auf höherem lumbalem Niveau findet man aber eine generalisiertere Ischämie der ganzen Cauda equina. Diese wird in den Kapiteln 14 und 17 ausführlicher besprochen.

Cauda-equina-Läsionen

Jede Läsion innerhalb des Spinalkanals unterhalb des Wirbels Th10 kann ein Kaudasyndrom verursachen. Häufig wird gefährlicherweise angenommen, daß die Cauda equina nur die Nervenwurzeln innerhalb des Sakrums umfaßt. Die Cauda equina besteht aus dem terminalen Rückenmark, allen Nervenwurzeln von Th12 bis S5 und dem Filum terminale, dem fibrösen Band, das von der Spitze des Rückenmarks ausgeht und es am Sakrum verankert (siehe Abb. 15.18).

Cauda-equina-Läsionen in der Kindheit

Die Embryologie der Wirbelsäule wurde bereits beschrieben, und die verschiedenen Entwicklungsstörungen, die im lumbosakralen Bereich auftreten können, wurden erwähnt. Denken Sie daran, daß Bandscheibenläsionen im Alter unter 15 Jahren überaus selten sind.

Angeborene Symptome

Spina bifida occulta

Viele Patienten mit Spina bifida occulta bleiben ihr ganzes Leben lang symptomlos, aber begleitende Entwicklungsstörungen können Schwierigkeiten verursachen. Man kann fortschreitende Atrophie und Schwäche finden, die besonders die von den Wurzeln L4, L5 und S1 versorgten Muskeln betreffen. Fehlende Achillessehnenreflexe und trophische Veränderungen der Füße können vorkommen. Das klinische Bild kann stabil sein, aber die Patienten müssen bis ins Teenageralter überwacht werden, um ein weiteres Fortschreiten auszuschließen.

Spina bifida cystica

Schwere Defekte der Wirbelsäule sind mit unterschiedlich schweren neuralen Störungen verbunden. Zu diesen gehören die Meningozele, die Meningomyelozele (ein Sack, der Teile des terminalen Rückenmarks und der Nervenwurzeln enthält), und die Myelozele (ein Klumpen mißgebildeten Nervengewebes, der frei auf der Oberfläche liegt). Die beiden letzten Varianten treten häufig zusammen mit Aquäduktstenose und Hydrozephalus auf. Die Folgen einer aggressiven chirurgischen Behandlung dieser Läsionen wurden bereits weiter oben besprochen.

Symptome, die in der späteren Kindheit auftreten

Leichte Entwicklungsstörungen der Cauda equina führen unter Umständen nicht zu angeborenen Behinderungen, doch kann der Aufstieg des Rückenmarks bei einem „Tethered-cord-Syndrom" zu Schwierigkeiten führen. Gelegentlich treten Symptome erst im Erwachsenenalter auf.

Fallbeispiel VI

Ein 25jähriger Treckerfahrer stellte sich mit Schmerzen in den Beinen vor. Es war bekannt, daß er seit seiner Geburt eine weiche Schwellung über dem unteren Ende der Wirbelsäule hatte, die allerdings erst kurz zuvor als Meningozele identifiziert worden war. In den letzten fünf Jahren hatte er über zunehmende Miktionsstörungen geklagt. Überraschenderweise erklärte er, daß seine Sexualfunktion völlig normal sei. Eine urologische Untersuchung ergab keine pathologischen Veränderungen seiner Harnorgane. Er litt unter akuter schmerzhafter Inkontinenz, wenn er auf Harndrang nicht sofort Wasser ließ. Er hatte festgestellt, daß er sehr starke Schmerzen auf der Hinterseite der Beine und ein Taubheitsgefühl am Damm bekam, wenn er auf seinem Trecker saß und in gebeugter Haltung arbeitete. Diese Symptome klangen innerhalb von Minuten ab, wenn er aufstand. Bei der körperlichen Untersuchung fand man eine große, weiche Meningozele ohne Hautveränderung. Er hatte eine Reithosenanästhesie von S2 bis S5 auf der linken und von S1 bis S5 auf der rechten Seite. Die Achillessehnenreflexe fehlten beidseitig und er hatte eine ebenfalls beidseitige Atrophie der Wadenmuskulatur. Die Babinski-Reflexe waren wegen Taubheitsgefühls in den Füßen nicht sicher zu untersuchen. Ein MRT zeigte eine torpedoförmige Läsion, die das Rückenmark mit der Durawand verband. Bei der Operation stellte sich heraus, daß es sich um ein intradurales Lipom des Filum terminale handelte. Seine Schmerzen hörten auf, aber die Miktionsstörungen halten an.

Entwickeln sich Schwäche, Taubheitsgefühl, trophische Veränderungen oder eine Ungleichheit von Größe und Form der Füße, ist eine sorgfältige Untersuchung erforderlich. Schmerzen sind ein ungewöhnliches Symptom bei entwicklungsbedingten Kaudasyndromen in der Kindheit und sollten eine sofortige Suche nach einer primären malignen Krankheit in der Wirbelsäule oder im Sakrum veranlassen: Retroperitoneale Malignome oder eine lumbale, intrathekale Metastasierung von einem Medulloblastom sollten in Betracht gezogen werden.

Cauda-equina-Läsionen bei Erwachsenen

Es gibt drei klinische Hauptbilder.

Laterales Kaudasyndrom (Abb. 15.20)

Die häufigste Ursache für ein laterales Kaudasyndrom ist ein Neurofibrom. Nur selten ist es auf eine hohe

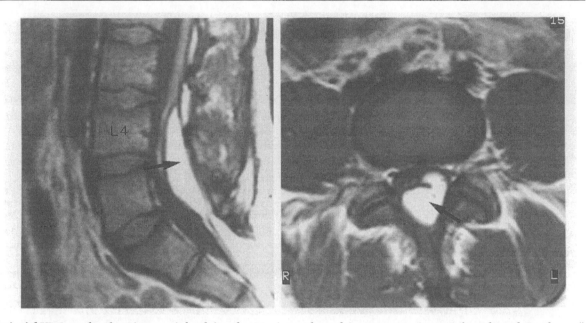

Fallbeispiel VI Intradurales Lipom mit begleitender Meningozele und Symptomen eines „Tethered-cord-Syndroms" (Pfeile zeigen das Lipom)

Bandscheibenläsion zurückzuführen. Die Symptome umfassen Schmerzen im vorderen Oberschenkel, Atrophie des M. quadriceps, Schwäche der Einwärtsdrehung des Fußes (Läsion von L4) und einen fehlenden Patellarsehnenreflex. Liegt die Läsion sehr hoch und seitlich vom Conus medullaris, können sogar Pyramidenbahnzeichen unterhalb der Läsion auftreten. Unter diesen Umständen können die Achillessehnenreflexe stark gesteigert sein, und gleichzeitig können Fußklonus und positive Babinski-Reflexe auftreten. In Kombination mit diesen Symptomen beruht eine beliebige Sphinkterstörung wahrscheinlich auf einer Rückenmarkskompression (siehe Fallbeispiel I in Kapitel 17).

Läsionen in der Mittellinie, die die Cauda equina von innen schädigen (Abb. 15.21)

Diese Läsionen werden auch als „Konusläsionen" bezeichnet. Die üblichen Ursachen sind Ependymome, Dermoide oder Lipome des Conus medullaris. Die Nervenwurzeln werden von innen nach außen – also in der Reihenfolge S5, S4, S3 et cetera – geschädigt. Zu den Erstsymptomen gehören Schmerzen in Rektum und Genitalien, Miktionsstörungen und Impotenz. Eindeutige körperliche Symptome fehlen, wenn die perianale Sensibilität und der Analreflex nicht sorgfältig geprüft werden. Später fallen die Achillessehnenreflexe aus, und die von L5 und S1 versorgten Muskelgruppen werden schwach. Ist die Ursache ein Ependymom, kann der Patient bereits seit bis zu fünf Jahren unter dumpfen Rückenschmerzen leiden, bevor andere Symptome auftreten.

Fallbeispiel VII

Ein 38jähriger Mann litt seit fünf Jahren unter Harndrang, Verstopfung, beidseitigen Ischiasschmerzen und Impotenz. Normalerweise lebte er auf den Orkney-Inseln und suchte nur deshalb ärztlichen Rat, weil er sich gerade in der Gegend befand. Die körperliche Untersuchung ergab eine ausgeprägte Atrophie der Beine unterhalb der Knie und eine generalisierte Beeinträchtigung der Sensibilität in den Versorgungsgebieten der Wurzeln L5 und S1. Ein Radikulogramm zeigte eine große Läsion, die den Sakralsack einnahm. Bei der Operation wurde ein myxopapilläres Ependymom gefunden, das erfolgreich entfernt wurde. Bevor er nach Hause zurückkehrte, kam es zu einer bemerkenswerten Rückbildung seiner langanhaltenden Symptome.

Hier fehlte der erwartete sakrale Sensibilitätsverlust, obwohl eine Funktionsstörung der sakralen Nervenwurzeln eine Hauptkomponente seiner Beschwerden war. Diese Symptome sind auf der Grundlage einer Bandscheibenläsion nur schwer zu erklären, es sei denn, daß man einen extrem seltenen medialen Bandscheibenprolaps in Höhe der oberen Lendenwirbelsäule postuliert.

Läsionen in der Mittellinie, die die Cauda equina von außen schädigen

Das wichtigste Kennzeichen dieser Situation sind beidseitige lumbale und sakrale Wurzelläsionen. Wurzelschmerzen in ungewöhnlichen Dermatomen – L2, L3, S2 oder S3 – sind sehr verdächtig. Schmerzen im Versorgungsgebiet von L4, L5 oder S1 werden leicht und nicht unvernünftig einer einfachen Bandscheibenläsion zuge-

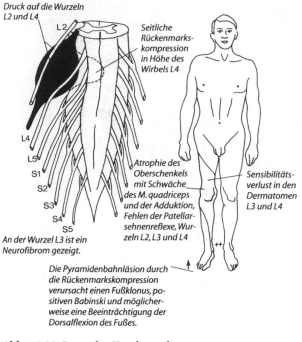

Druck auf die Wurzeln L2 und L4

Seitliche Rückenmarks-kompression in Höhe des Wirbels L4

Atrophie des Oberschenkels mit Schwäche des M. quadriceps und der Adduktion, Fehlen der Patellar-sehnenreflexe, Wurzeln L2, L3 und L4

Sensibilitäts-verlust in den Dermatomen L3 und L4

An der Wurzel L3 ist ein Neurofibrom gezeigt.

Die Pyramidenbahnläsion durch die Rückenmarkskompression verursacht einen Fußklonus, positiven Babinski und möglicherweise eine Beeinträchtigung der Dorsalflexion des Fußes.

Abb. 15.20 Laterales Kaudasyndrom

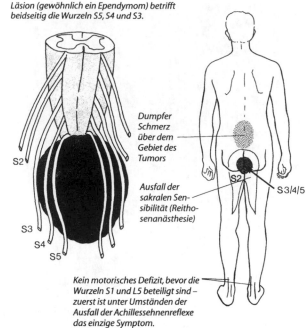

Läsion (gewöhnlich ein Ependymom) betrifft beidseitig die Wurzeln S5, S4 und S3.

Dumpfer Schmerz über dem Gebiet des Tumors

Ausfall der sakralen Sensibilität (Reithosenanästhesie)

Kein motorisches Defizit, bevor die Wurzeln S1 und L5 beteiligt sind – zuerst ist unter Umständen der Ausfall der Achillessehnenreflexe das einzige Symptom.

Abb. 15.21 Mediales Kaudasyndrom

schrieben. Starke Schmerzen, die sich durch geeignete Maßnahmen nicht lindern lassen, und der Nachweis neurologischer Symptome erfordern eine Untersuchung, die nicht nur eine Bandscheibenläsion bestätigen, sondern auch andere mögliche pathologische Prozesse ausschließen soll. Bei Erwachsenen sind die Alternativen äußerst unangenehm und umfassen primäre Tumoren des Sakrum (Chordome), Metastasen (insbesondere von Prostatakarzinomen), Retikulose, Leukämie oder eine direkte Metastasierung maligner Tumoren im ZNS, insbesondere von Medulloblastomen, Ependymomen oder Pinealomen.

Fallbeispiel VIII

Eine 20jährige Frau wurde mit starken, seit einem Monat anhaltenden Kopfschmerzen und Stauungspapillen als Notfall aufgenommen. Sie hatte seit fünf Jahren Schmerzen in der linken Wurzel S1, die ein Neurochirurg auf eine Bandscheibenläsion zurückgeführt hatte. Bei der körperlichen Untersuchung hatte sie Stauungspapillen und Nackensteife. Das Kernig-Zeichen war positiv und der linke Achillessehnenreflex fehlte. Man vermutete ein Ependymom mit einer spinalen Subarachnoidalblutung. Bei der Operation wurde aber ein pilozytisches Astrozytom mit Hinweisen auf eine kürzliche Blutung gefunden.

Dieser Fall unterstreicht die Gefahr der Diagnose einer Bandscheibenläsion bei einer 15jährigen und die überraschend langsame Entwicklung der Läsionen in dieser Situation. Die Ursache für die Stauungspapillen ist bei solchen Fällen unsicher: Man hat sie auf den sehr hohen Proteingehalt des Liquors zurückgeführt. In diesem Fall

wurde aber kein Liquor von oberhalb des Tumors entnommen, so daß sich nicht feststellen läßt, ob dies die Ursache war. Als die Patientin 10 Jahre später wegen Instabilität in Höhe der Laminektomie erneut untersucht wurde, hatte sie keine nachweisbaren Stauungspapillen mehr.

Proctalgia fugax

Eine wichtige gutartige Ursache von rektalen Schmerzen, die hier betrachtet werden muß, ist die gutartige, aber quälende Proctalgia fugax. Dieses Syndrom kann bei beiden Geschlechtern und in jedem Alter auftreten, scheint aber bei Männern häufiger zu sein. Die Attacken treten meistens nachts auf und können Erektion oder Ejakulation begleiten. Der Schmerz ist ein intensives Stechen um das Rektum herum und ungefähr 5 cm innerhalb des Analrings. Die Anfälle dauern normalerweise 15–20 Minuten und klingen dann ab. Pressen kann die Schmerzen etwas lindern. Man glaubt, daß die Proctalgia fugax auf einem Krampf des M. levator ani beruht.

Depressiv bedingte rektale Schmerzen

In den letzten Jahren klagte eine zunehmende Zahl von Männern, gewöhnlich ältere Witwer, über anhaltende brennende Schmerzen, die mit einem glühenden Schürhaken im Rektum verglichen werden. Die Schmerzen sind rund um die Uhr vorhanden und beeinträchtigen sämtliche Aktivitäten. Sie trotzen chirurgischer Diagnose und Behandlung, die der Patient beharrlich anstrebt.

Die Schmerzen ähneln in Qualität und Persistenz in vieler Hinsicht dem Zungenbrennen älterer Damen, die auch eine zugrundeliegende Krebsangst haben (siehe Kapitel 21). Der Zustand könnte eine monosymptomatische Depression sein und spricht manchmal auf Amitriptylin an.

Obwohl Schmerzen im unteren Teil des Rückens, im Damm und den Beinen zu den häufigsten Gründen für eine Krankenhausbehandlung gehören, muß unbedingt auf ungewöhnliche anamnestische Hinweise und eine sorgfältige neurologische Untersuchung geachtet werden.

Tumoren und das Rückenmark

Nachdem wir nun die Anatomie des Rückenmarks in Verbindung mit den Wirbeln vollständig beschrieben haben, können wir uns nun dem Thema Tumoren und Rückenmark zuwenden. Dieses wurde bis jetzt noch nicht behandelt, da für die Untersuchung und die Pathologie die Beziehung zwischen dem Tumor und der Wirbelsäule sehr wichtig ist. Außerdem gibt die Beziehung zwischen dem Tumor und dem Rückenmark sowie seinen Hüllen häufig wertvolle präoperative Hinweise auf die Pathologie und bestimmt in gewissem Maß auch den chirurgischen Ansatz.

Wie so häufig bei neurologischen Krankheiten müssen wir Rückenmarkstumoren bei Kindern und Erwachsenen getrennt voneinander behandeln, da die pathologischen Möglichkeiten in den verschiedenen Altersklassen sehr unterschiedlich sind. Außerdem zeigt die Inzidenz bestimmter Tumoren bei beiden Geschlechtern erhebliche Unterschiede. Wie bei den Hirntumoren ist auch bei Rückenmarkstumoren das Risiko hoch, daß sie auf Metastasen einer anderswo lokalisierten malignen Krankheit beruhen.

In krassem Gegensatz zu Hirntumoren sind 50 % der Rückenmarkstumoren bei Kindern Metastasen, die sich gewöhnlich durch die direkte Ausbreitung retroperitonealer Neuroblastome, Ganglioneurome oder Sarkome bilden.

Bei Erwachsenen sind ungefähr 20–30 % der Rückenmarkstumoren Metastasen. Metastasen von Mammakarzinomen bei Frauen (68 %) und Prostatakarzinomen bei Männern (40 %) sind am häufigsten. Tumoren der Lunge (25 %), der Schilddrüse (15 %), von Uterus und Cervix (10 %) sowie die direkte Ausbreitung des Hodgkin-Lymphoms oder multipler Myelome in den Spinalkanal sind die anderen wichtigen Ursachen. Meistens zeigen Nativaufnahmen Hinweise auf die Primärläsion oder die Beteiligung der Knochen, und häufig läßt die Art der Veränderungen auf den Nativaufnahmen Rückschlüsse auf die Lokalisation der Primärläsion zu.

Die Klassifizierung der Tumoren ist in beiden Altersklassen gleich: epidural, intradural/extramedullär und intramedullär, wenn sie tatsächlich innerhalb der Substanz des Rückenmarks liegen.

Tabelle 15.1 zeigt den auffälligen Unterschied in der Lokalisation der Tumoren bei Kindern und Erwachsenen.

Stellt sich ein Patient mit Symptomen vor, die eine Rückenmarksläsion vermuten lassen, sollte die anfängliche klinische Untersuchung die Unterscheidung zwischen einer intramedullären Läsion des Rückenmarks und einer komprimierenden (epi- oder intraduralen) Läsion erlauben. Betrachtet man Alter und Geschlecht des Patienten und die Lokalisation der Schädigung, kann man die wahrscheinliche Natur der Läsion ableiten, aber eine operative Diagnose und eine histologische Untersuchung sind immer erforderlich. Die folgenden Kurzbeschreibungen der verschiedenen Tumoren können als Leitfaden verwendet werden.

1. *Neurofibrome*: Gleiche Häufigkeit bei beiden Geschlechtern; Alter zwischen 30 und 50 Jahren; 60 % über L1, die eine spastische Paraparese verursachen; 30 % unterhalb von L1, die ein laterales Kaudasyndrom auslösen.
2. *Meningeome*: Frauen zu Männern: Verhältnis 9:1; treten gewöhnlich auf mittlerem thorakalem Niveau (Th3–Th6) auf; einige wenige im Foramen occipitale magnum; hier fällt das Überwiegen der Frauen auf 2:1.

Tabelle 15.1 Altersunterschiede bei Rückenmarkstumoren

	Kindheit		Erwachsenenalter	
Epidural	(50 %)	Neuroblastome Ganglioneurome Sarkome	(20 %)	Chordome Sarkome
Intradural	(10 %)	Meningeome Neurofibrome Lipome Angiome	(60 %)	Meningeome Neurofibrome
Intramedullär	(40 %)	Ependymome Epidermoidzysten	(20 %)	Gliome Ependymome

3. *Ependymome*: Männer zu Frauen: Verhältnis 2:1; Durchschnittsalter 30 Jahre; entweder innerhalb des Rückenmarks zwischen C6–Th2 (täuscht syringomyelischen Hohlraum vor) oder auf dem Filum terminale (mediales Kaudasyndrom). Sehr hohe Inzidenz von begleitender syringomyelischer Hohlraumbildung. Läsion wirkt dadurch sehr viel größer, als sie ist.

4. *Gliome*: Inzidenz in beiden Geschlechtern gleich; Durchschnittsalter zwischen 35 und 45 Jahren; fast alle im Halsmark; ziemlich selten.

5. *Dermoide*: Immer im sakrokokzygealen Bereich; sind gewöhnlich mit Spina bifida verbunden; manifestieren sich typischerweise im Alter von 15 bis 20 Jahren.

6. *Chordome*: Bei Männern etwas häufiger als bei Frauen; 80 % sakrokokzygeal; 12 % im Keilbein. Starker Knochenabbau und Schmerzen sind wichtige Symptome.

7. *Vaskuläre Tumoren*: Diese wurden bereits in Kapitel 14 besprochen.

Untersuchung auf Rückenmarkstumoren

Eine routinemäßige körperliche Untersuchung und Röntgenaufnahmen des Thorax sind für den Ausschluß eines primären Neoplasmas unerläßlich. Bei Männern ist eine rektale Untersuchung zur Feststellung von Prostatakarzinomen besonders wichtig, während bei Frauen die Brust sorgfältig untersucht werden sollte.

Fehlen Herdsymptome, die eine Höhenlokalisation des Tumors erlauben, sollten Röntgenaufnahmen der Halswirbelsäule einschließlich des Foramen occipitale magnum sowie der Brustwirbelsäule bis mindestens L1 durchgeführt werden, wenn das klinische Bild eine spastische Paraparese zeigt. Besteht das klinische Bild nur aus Kreuzschmerzen, lumbalen Wurzelschmerzen und einer Mischung von Symptomen von Läsionen des 1. und 2. Motoneurons in den Beinen, ist aus radiologischer Sicht der Abschnitt von Th10 bis L3 der wichtigste. Hat der Patienten Schmerzen in Rektum oder Genitalien, sollten die Wirbelsäule ab Th10 und das Sakrum geröntgt werden.

Ein MRT des Spinalkanals in Höhe der vermuteten Läsion ist heute bei allen Läsionen, bei denen Nativaufnahmen keine Veränderungen der Knochen zeigen, die Untersuchungsmethode der Wahl. Steht kein MRT zur Verfügung, ist noch immer die Myelographie die einzige Alternative.

Für die Myelographie gelten noch immer die alten Regeln: Eine Lumbalpunktion sollte nicht versucht werden, wenn in den nächsten Tagen die Anfertigung eines Myelogramms zu erwarten ist, da diese anschließend sehr schwierig sein könnte; der Queckenstedt-Versuch (Jugulariskompressionstest) sollte nicht gemacht werden, weil man das labile dynamische Gleichgewicht stören könnte, falls eine komprimierende Läsion des Rückenmarks vorhanden ist; und schließlich sollte eine Myelographie nicht durchgeführt werden, wenn beim Nachweis einer Läsion nicht rasch neurochirurgisch eingegriffen werden kann, da eine akute Verschlechterung nach der Untersuchung nicht selten ist.

Miktion und neurologische Krankheit (Abb. 15.22)

Miktionsstörungen sind ein verbreitetes Symptom von Rückenmarkskrankheiten und Läsionen der Cauda equina, so daß ihre Behandlung an dieser Stelle angemessen erscheint.

Die normale Anatomie und Physiologie der Miktion ist nicht genau bekannt, und daher sind die Mechanismen von krankheitsbedingten Miktionsstörungen ziemlich spekulativ. Männer haben einen beträchtlichen Vorteil gegenüber Frauen, weil ihre Harnröhre länger ist und es bei ihnen zusätzliche Sphinktermechanismen gibt, die während Erektion und Ejakulation die Blase isolieren und die Harnröhre kontrahieren. Bei Männern bilden die Fasern des M. detrusor am Blasenhals einen inneren Schließmuskel. Bei Frauen ist dies nicht der Fall, und die Sphinkterfunktion wird von den Muskelfasern übernommen, die die Harnröhre umgeben.

Der Winkel zwischen Blase und Harnröhre ist wichtig, und bei beiden Geschlechtern kann ein Kollaps des Beckenbodens, durch den die Blase nach hinten fällt, oder eine starke Koteinklemmung, durch die die Blase nach vorn gedrückt wird, aus rein mechanischen Gründen Auswirkungen auf die Blasenfunktion haben.

Am Diaphragma urogenitale gibt es einen echten äußeren Schließmuskel unter willkürlicher Kontrolle, der bei äußerster Anspannung die Kontinenz gewährleisten kann – eine Tatsache, die Prüfungskandidaten gut bekannt ist.

Bei der Anfangsuntersuchung eines Patienten mit Funktionsstörungen der Blase muß man detailliert nach Medikamenten fragen, die die Blasenfunktion beeinflussen können. Außerdem muß man Harnwegsinfektionen ausschließen und eine Prostatavergrößerung sowie die möglichen Auswirkungen einer schweren Verstopfung auf den Blasenhals in Betracht ziehen.

Die Anatomie von Blase und Becken sind schematisch in Abbildung 15.22 gezeigt. Beachten Sie, daß ein Teil der Harnröhre innerhalb des Abdomens liegt und denselben externen Druckveränderungen unterworfen ist wie die Blase, so daß beim Husten oder Niesen kein großer Druckunterschied entsteht.

Die neurale Kontrolle der Blase ist äußerst kompliziert. An ihr sind drei grundlegende Reflexmechanismen beteiligt:

1. Ein vesikosympathischer Reflex, der die Blase entspannt und die Harnröhre verengt.

2. Ein vesikoparasympathischer Reflex, der den M. detrusor kontrahiert und die Harnröhre entspannt.

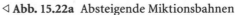

◁ **Abb. 15.22a** Absteigende Miktionsbahnen

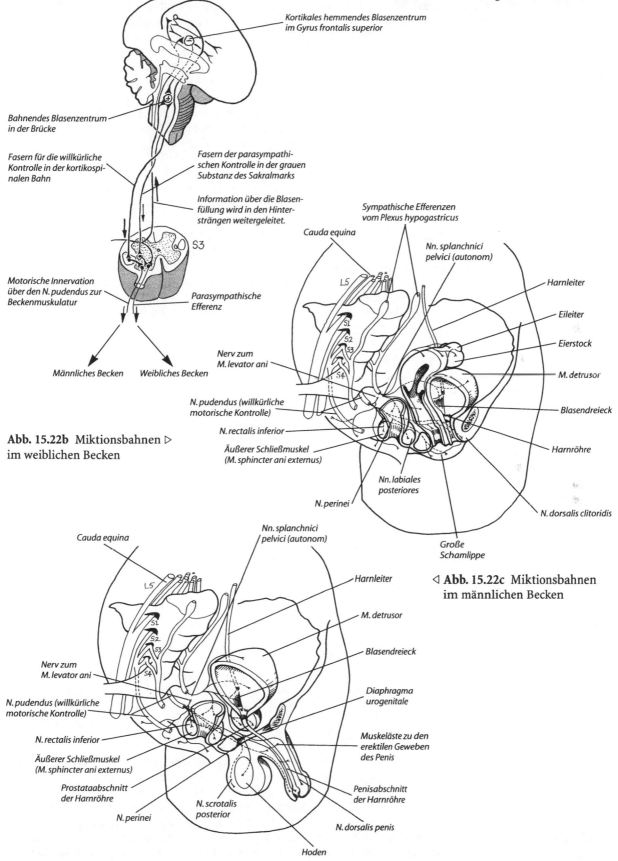

Kortikales hemmendes Blasenzentrum
im Gyrus frontalis superior

Bahnendes Blasenzentrum
in der Brücke

Fasern für die willkürliche
Kontrolle in der kortikospinalen Bahn

Fasern der parasympathi-
schen Kontrolle in der grauen
Substanz des Sakralmarks

Information über die Blasenfüllung wird in den Hintersträngen weitergeleitet.

S3

Motorische Innervation
über den N. pudendus zur
Beckenmuskulatur

Parasympathische
Efferenz

Männliches Becken   Weibliches Becken

Abb. 15.22b Miktionsbahnen ▷
im weiblichen Becken

Sympathische Efferenzen
vom Plexus hypogastricus

Cauda equina

Nn. splanchnici
pelvici (autonom)

L5

S1
S2
S3

S4

Nerv zum
M. levator ani

N. pudendus (willkürliche
motorische Kontrolle)

N. rectalis inferior

Äußerer Schließmuskel
(M. sphincter ani externus)

Nn. labiales
posteriores

N. perinei

Große
Schamlippe

Harnleiter

Eileiter

Eierstock

M. detrusor

Blasendreieck

Harnröhre

N. dorsalis clitoridis

◁ **Abb. 15.22c** Miktionsbahnen
im männlichen Becken

Cauda equina

Nn. splanchnici
pelvici (autonom)

L5

S1

S2

S3

S4

Nerv zum
M. levator ani

N. pudendus (willkürliche
motorische Kontrolle)

N. rectalis inferior

Äußerer Schließmuskel
(M. sphincter ani externus)

Prostataabschnitt
der Harnröhre

N. perinei

N. scrotalis
posterior

Hoden

Harnleiter

M. detrusor

Blasendreieck

Diaphragma
urogenitale

Muskeläste zu den
erektilen Geweben
des Penis

Penisabschnitt
der Harnröhre

N. dorsalis penis

3. Ein vesikopudendaler Reflex, der auf motorischen Zellen im lateralen Hinterhorn auf Höhe von S3 basiert und die quergestreifte Muskulatur des Beckenbodens und den äußeren Sphinkter kontrolliert. Dieser Reflex wird während der Miktion unterdrückt.

Die folgenden Details sind für das Verständnis einer pathologischen Blasenfunktion von fundamentaler Bedeutung.

1. Die Blase ist im Grunde eine hohle Tasche aus glatter Muskulatur, die Dehnungsrezeptoren enthält und sich unter dem Einfluß parasympathischer Nerven kontrahiert. Dies ist ein autonomer Dehnungsreflex, der 99 % der Zeit dafür sorgt, daß die Blase zunehmende Urinmengen aufnehmen kann, ohne daß der intravesikale Druck steigt.
2. Der parasympathische Reflex basiert auf den Wurzeln S3 und dem Segment S3 des Rückenmarks.
3. Die Dehnungsrezeptoren feuern mit einer Frequenz, die proportional zur Dehnung der Blasenwand und dem Gewicht des Urins in der Blase ist. Deshalb ist die afferente Aktivität im Liegen geringer als im Stehen: Darauf beruht der sofortige Harndrang beim morgendlichen Aufstehen. Jede Infektion oder Entzündung der Blasenwand erhöht die Empfindlichkeit der Dehnungsrezeptoren. Eine Stimulation des Damms und des Analkanals hemmt die Entleerung.
4. Der sakrale Reflexbogen steuert die Miktion bei Kleinkindern, Senilen und Bewußtlosen sowie nach verschiedenen Läsionen des Nervensystems.
5. Die willkürlichen Mechanismen umfassen die Unterdrückung des bedingten Reflexes, eine gewisse willkürliche Kontrolle über die bahnenden Zentren in Hypothalamus und Brücke und die direkte körperliche Kontrolle über den relativ schwachen äußeren Sphinkter und den Beckenboden. Dies wird alles durch ein Areal im Gyrus frontalis superior kontrolliert, und die wichtigsten absteigenden Bahnen liegen in oder neben den kortikospinalen Bahnen. Darauf ist die frühe Störung der Miktionskontrolle bei Patienten mit Rückenmarkskompression und der frühe Ausfall der Blasenkontrolle bei parasagittalen intrakraniellen Läsionen (siehe Kapitel 8) zurückzuführen.
6. Die sympathischen Efferenzen von Th11 bis L2 über den Plexus hypogastricus führen hinunter ins Becken und spielen bei der Miktion eine im wesentlichen hemmende Rolle. Sie entspannen den M. detrusor, hemmen die Weiterleitung von Signalen in die parasympathischen Ganglien, kontrahieren das Blasendreieck und die Harnröhre und könnten bei der Funktion des Sphinkters der Harnröhre eine Rolle spielen. Diese Effekte wirken der Einleitung der Miktion entgegen.

Für die Miktion ist eine völlige Entspannung der willkürlichen Kontrolle erforderlich. Der äußere Sphinkter und der Beckenboden entspannen sich, und der lokale Reflexbogen kann die Kontrolle übernehmen. Während sich der M. detrusor kontrahiert, wird der Blasenhals aufgezogen, und dies ermöglicht, zusammen mit der Hemmung des schwachen inneren Sphinkters, den Fluß des Urins über eine Kombination von steigendem intravesikalem Druck und Schwerkraft. Wird der Fluß durch eine mechanische Blockade behindert, wird der intraabdominelle Druck durch den Valsalva-Preßdruckversuch und eine Kontraktion der Bauchmuskeln erhöht. Dies ist die Ursache für den als Miktionssynkope bekannten Zustand (siehe Kapitel 22).

Neurologische Störungen, die die Blasenfunktion beeinträchtigen

Es ist wichtig, daß in der Blase immer ein niedriger Druck aufrechterhalten wird. In großen, schlaffen Blasen kommt es nicht zu anhaltendem hohem Druck, und obwohl eine Infektionsgefahr aufgrund von Restharnbildung besteht, sind Rückstaueffekte auf die Niere weniger wahrscheinlich. Kleine Blasen mit hohem intravesikalem Druck, wie man sie bei Rückenmarkskrankheiten findet, sind potentiell viel gefährlicher, da der starke Rückstau rasch zu sekundären Nierenschäden führen kann.

Es gibt vier Haupttypen neurologischer Störungen der Blasenfunktion.

Enthemmte Blase

Dieser Zustand beruht auf Läsionen, die den Gyrus frontalis superior und die Bahnen betreffen, die von ihm zum pontinen Miktionszentrum führen. Dazu gehören lokale Läsionen, wie Frontallappentumoren, parasagittale Meningeome, Aneurysmen der A. communicans anterior, Normaldruck-Hydrozephalus, Parkinsonismus und Multisystematrophie. Bei letzterer ist Inkontinenz immer mit Impotenz verknüpft. Ist der Verlust der Miktionskontrolle ein frühes Symptom von Demenz, sollte eine frontale Herdläsion sorgfältig ausgeschlossen werden. Die Symptome sind:

- Harndrang bei kleinen Blasenvolumina (Detrusorhyperreflexie).
- Plötzliche unkontrollierbare Entleerung.
- Kein Restharn, daher geringe Infektionsgefahr.
- Kommt es zu schwerem geistigem Verfall, kann die Blasenentleerung zufällig erfolgen, ohne daß der Patient darüber besorgt ist.

Läsionen in Höhe der Brücke können zwar theoretisch ein ähnliches klinisches Bild hervorrufen, manifestieren sich aber eher in Form neurologischer Störungen, die weitaus ernster sind als unkontrollierte Blasenentleerung. Bei 75 % der Kinder mit Ponsgliomen ist *Harnverhaltung* ein Frühsymptom, das häufig mit Pyramidenbahnzeichen und internukleärer Ophthalmoplegie verbunden ist. MRT-Untersuchungen haben ergeben, daß die Läsionen gewöhnlich in der dorsalen Brücke und im Mittelhirn liegen. Wahrscheinlich ermöglicht eine Schädigung des bahnenden Zentrums in der Brücke oder der Bahnen, daß im wesentlichen hemmende Mechanismen tätig werden.

Spinale Reflexblase

Dieser Zustand entsteht durch eine Schädigung des Rückenmarks durch ein Trauma, einen Rückenmarkstumor, Multiple Sklerose oder andere Rückenmarksläsionen. Die Symptome sind:

1. Die Blasenfüllung wird nicht wahrgenommen, und intravesikale Drucksteigerungen werden unter Umständen nur durch Schwitzen, Blässe, Krämpfe der Flexoren und starken Anstieg des Blutdrucks angezeigt. Der Blutdruck kann dabei so hoch sein, daß ein Phäochromozytom als Diagnose vermutet wird, wenn dieser wohlbekannte Reflex nicht in Rechnung gestellt wird.
2. Es kann ohne Vorwarnung zu einer reflektorischen Entleerung kommen.
3. Die Entleerung kann unvollständig sein, kann aber durch Übung verbessert und manchmal willkürlich herbeigeführt werden, wenn die Blase massiert und suprapubisch Druck ausgeübt wird. Die zugrundeliegende Störung ist als Detrusor-Sphinkter-Dyssynergie bekannt. Bei solchen Patienten findet man immer Hinweise auf beidseitige Pyramidenbahnläsionen, etwa gesteigerte Reflexe oder positive Babinski-Reflexe.

Die Blase ist klein und kontrahiert und faßt höchstens 250 ml Urin.

Autonome Blase (subsakrale Läsionen)

Eine autonome Blase beruht auf einer Schädigung der motorischen und sensiblen Komponenten in der Cauda equina oder im Becken. Sie ist ein Symptom bei Cauda-equina-Läsionen, Beckenoperationen, malignen Krankheiten im Becken, Spina bifida und hohen lumbalen Bandscheibenläsionen. Ein MRT oder Myelogramm ist in dieser Situation, bei der unter Umständen nur minimale Schmerzen auftreten (siehe Fallbeispiele weiter oben), zum Ausschluß einer hohen Bandscheibenläsionen unerläßlich. Die Symptome sind:

- Andauernde, tröpfelnde Harninkontinenz.
- Große Mengen von Restharn und hohe Infektionsgefahr.
- Keine Wahrnehmung der Blasenfüllung bei großer, schlaffer Blase.
- Kann mit Taubheitsgefühl am Damm und Ausfall der Sexualfunktion verbunden sein.

Deafferentierte Blase

Obwohl die Symptome denen einer autonomen Blase ähneln, ist die anatomische Erklärung ungewiß. Die deafferentierte Blase ist eine Folge mehrerer seltener Störungen, wie Tabes dorsalis und funikulärer Spinalerkrankung, und kann auch bei Multipler Sklerose und Diabetes mellitus auftreten. Diesen Störungen ist gemeinsam, daß sie zu einer sensiblen Deafferentierung der Blase und einem Ausfall des spinalen Reflexes führen. Dadurch kann es zu einer massiven Harnverhaltung kommen. Die Symptome sind:

- Tröpfelnde Inkontinenz so großer Urinmengen, daß die Patienten glauben können, daß ihre Miktion normal ist.
- Restharn läßt sich in Litern messen, hohe Infektionsgefahr.
- Blasenentleerung ist durch kräftiges Pressen möglich, aber unvollständig.

Harnverhaltung ist bei Frauen selten und beruht gewöhnlich auf einer mechanischen Blockade zum Beispiel durch Fibrome der Gebärmutter oder durch eine Retroflexio uteri gravidi. Bis vor kurzem galt Hysterie als einzige andere Ursache, aber EMGs des Sphinkters haben gezeigt, daß eine Funktionsstörung im Mechanismus des Harnröhrensphinkters möglich ist, der bei Frauen höher entwickelt ist. Diese Störung könnte in einigen Fälle die Ursache sein. Die Diagnose einer hysterischen Harnverhaltung sollte deshalb zurückhaltend gestellt werden, solange diese Möglichkeit nicht ausgeschlossen wurde.

Bei der Anamneseerhebung sind die wichtigsten Fragen an einen Patienten mit einer möglichen neurologischen Funktionsstörung der Blase die folgenden:

- Nimmt er die Blasenfüllung wahr?
- Spürt er den Harnabgang?
- Kann er die Miktion willkürlich unterbrechen?
- Verliert die Blase kontinuierlich Urin oder gehen plötzlich große Mengen ab?
- Liegt auch eine Stuhlentleerungsstörung vor?
- Bestehen bei Männern Potenzstörungen?
- Hat der Patient ein Taubheitsgefühl im Damm?

Anhand der identifizierten Funktionsstörung müssen die weitere Exploration und Untersuchung so geführt werden, daß mögliche neurologische Ursachen für die beschriebene Störung ausgeschlossen werden.

Die Untersuchungsmethoden umfassen heute biochemische Untersuchungen der Nierenfunktion, Urinanalyse und -kultur, Messung des Restharns nach versuchter vollständiger Entleerung, Zystometrographie, Elektromyographie des Sphinkters und MRTs von Gehirn und Rückenmark. Eine ausführliche Erörterung der speziellen Techniken würde den Rahmen dieses Buches sprengen.

Eine neurologische Funktionsstörung der Blase ist sehr schwer zu behandeln. Inkontinenz kann mit anticholinergen Medikamente wie Propanthelin (15 mg pro Tag), Imipramin (10–25 mg pro Tag) oder dem Medikament der Wahl, Oxybutynin (5 mg pro Tag), behandelt werden. Falls Medikamente nicht wirken, müssen die Durchtrennung verschiedener Beckennerven, intermittierender Selbstkatheterismus, verschiedene Arten der Blasendrainage oder die Schaffung eines Blasenersatzes in Betracht gezogen werden.

Die offensichtlichste Lösung, die Legung eines Dauerkatheters, ist zwar in vielen Fällen wirksam, wird aber wegen des großen Risikos einer – potentiell tödlichen – Infektion inzwischen häufig durch intermittierenden Selbstkatheterismus ersetzt. Ist der Patient nicht dazu in der Lage, werden weiterhin suprapubische Dauerkatheter gelegt. Bei Frauen kann die Harnröhre derart erweitert sein, daß der Katheter das Austreten von Urin nicht wirksam verhindern kann. Neurogene Blasendysfunktion ist ein wichtiges und häufig nicht zu lösendes Problem in der neurologischen Behandlung.

Potenzstörungen

Obwohl die Auswirkungen eines perinealen Sensibilitätsverlusts oder einer Harninkontinenz bei beiden Geschlechtern gleich sind, führt die damit verbundene Potenzstörung bei Männern zu großer Frustration und Angst. Bei ungefähr 50 % der Patienten mit chronischen neurologischen Krankheiten ist sie der Grund für eine Scheidung.

Bei Männern gibt es vier Komponenten der Sexualfunktion: Erektion, Sekretion, Emission und Ejakulation. Diese sind im Grunde autonome Reflexe, aber die Bedeutung psychischer Einflüsse, intakter absteigender spinaler Bahnen und des endokrinen Status kompliziert dieses Thema erheblich und führt zu einer ganzen Palette möglicher Ursachen für Impotenz, die nicht immer leicht zu erklären ist.

1. Für die Erektion sind eine passende psychische Verfassung und ein intakter parasympathischer Reflexbogen in Höhe von S2/3 erforderlich. Die Rolle des Sympathikus besteht in dieser Phase in einer Verbesserung der Durchblutung. Für den Aufbau und die Aufrechterhaltung der Erektion ist ein starker sensibler Input von der Glans penis und der umgebenden Haut nötig, der hauptsächlich über das Dermatom S2 erfolgt. Ein Sensibilitätsverlust in dieser Region ist wahrscheinlich auch mit einer Schädigung des Reflexbogens selbst verbunden. Infiltration der Wurzeln S2/3, gewöhnlich durch maligne Lymphome oder Leukämie, kann eine anhaltende, schmerzhafte Erektion verursachen. Dieser Zustand wird als Priapismus bezeichnet.

2. Drüsensekrete aus den Samenbläschen, der Cowperschen Drüse und der Prostata machen die Harnröhre unter parasympathischer Kontrolle gleitfähig.
3. Die Emission der Spermien in die Harnröhre wird durch sympathische Aktivität im Samenleiter vermittelt. Die Schließung des Blasenhalses verhindert eine retrograde Ejakulation in die Blase.
4. Die Ejakulation ist zum Teil durch die rhythmische Kontraktion der Mm. bulbospongiosus und ischiocavernosus willkürlich kontrolliert. Dadurch ist auch eine gewisse willkürliche Unterdrückung der Ejakulation beim Orgasmus möglich.

Gründe für einen Verlust der Potenz

Psychiatrische Störungen

Angstzustände, Depression und Psychosen können Impotenz verursachen. In den letzten Jahren hat man auch erkannt, daß Impotenz ein Frühsymptom eines Temporallappentumors sein kann, und da solche Tumoren auch zu Persönlichkeitsveränderungen führen können, besteht die Gefahr einer gravierenden Fehldiagnose. Man hat auch festgestellt, daß die Inzidenz von Impotenz bei Männern mit chronischer Temporallappenepilepsie größer ist. Ein nützlicher anamnestischer Hinweis auf unversehrte Reflexe sind normale morgendliche Spontanerektionen oder ein erfolgreich vollzogener außerehelicher Geschlechtsverkehr. Bestehen noch Zweifel, können mit Hilfe eines um den Penis gelegten Manometers nächtliche Spontanerektionen aufgezeichnet werden. Diese sogenannte Phallographie wird in Schlaflabors mit EEG-Aufzeichnungen kombiniert, da nächtliche Spontanerektionen speziell während des REM-Schlafs auftreten.

Rückenmarksläsionen

Kompression oder Durchtrennung des Rückenmarks, Multiple Sklerose, Tabes dorsalis und funikuläre Spinalerkrankung führen zu Impotenz. Nach einer Durchtrennung des Rückenmarks kommt es leicht zu einer reflektorischen Erektion, obwohl es auf kortikalem Niveau keine sensible Wahrnehmung und keine absteigenden Einflüsse gibt. In dieser Situation ist eine Ejakulation selten.

Cauda-equina-Läsionen

Cauda-equina-Läsionen beeinträchtigen die Erektion gewöhnlich über eine Kombination aus Sensibilitätsverlust des Penis und direkter Schädigung des Reflexbogens. Unter diesen Umständen ist eine tröpfelnde Emission von Sperma möglich. Die Ursachen von Cauda-equina-Läsionen wurden bereits früher in diesem Kapitel besprochen.

Läsionen autonomer Nerven

Eine autonome Neuropathie tritt bei Diabetes mellitus, chronischer Polyneuropathie gleich welcher Ursache (siehe Kapitel 19) und als wichtiger Teil des Shy-Drager-Syndroms auf (siehe Kapitel 12). Impotenz ist bei solchen Fällen häufig das früheste Symptom und wird gewöhnlich von Miktionsstörungen und orthostatischer Hypotonie begleitet. Die sympathische Nervenversorgung kann durch Kompressionsfrakturen des Wirbels L1, die den Plexus hypogastricus schädigen oder durch eine absichtliche chirurgische Exstirpation zur Behandlung einer peripheren Verschlußkrankheit verletzt werden. In beiden Fällen können normale Erektionen auftreten, aber die Ejakulation ist wegen retrograder Ejakulation in die Blase unmöglich oder unvollständig. Ganglienblocker verhindern sowohl die Erektion als auch die Ejakulation, während moderne blutdrucksenkende Mittel, die ihre Wirkung auf adrenerge Nervenendigungen beschränken, die Ejakulation beeinträchtigen können, ohne die Erektion zu beeinflussen.

Nierenversagen und Alkoholismus

Diese beiden internistischen Zustände verursachen wegen ihrer Auswirkungen auf die endokrine, vaskuläre und Nervenfunktion häufig Impotenz.

Endokrine Störungen

Die Potenz wird von vielen endokrinen Krankheiten mit deutlichen klinischen Symptomen beeinträchtigt. Aus neurologischer Sicht ist die wichtigste Überlegung die Möglichkeit einer Hyperprolaktinämie oder eines Panhypopituitarismus aufgrund eines Hypophysentumors. Bei Männern ist das erste Symptom generell ein Ausfall der Sexualfunktion, der häufig Jahre vor Gesichtsfeldausfällen oder Kopfschmerzen auftritt (siehe Kapitel 3). Der Patient erwähnt diese Symptome nur selten von sich aus, wenn man ihn nicht speziell danach fragt. Man sollte die Körperbehaarung, die Textur der Haut und die Größe der Hoden untersuchen, die Gesichtsfelder bestimmen, Nativaufnahmen der Sella turcica machen und, wenn ein starker Verdacht besteht, ein MRT des Hypothalamus und der Hypophysenregion aufnehmen.

Die leichte Zugänglichkeit von Prolaktintests hat die Untersuchung der männlichen Impotenz verändert, und auf Hyperprolaktinämie beruhende Impotenz läßt sich heute einfach erkennen und ist häufiger als früher angenommen wurde. Die meisten endokrinologischen Abteilungen können heute ein vollständiges Screening zum Ausschluß subklinischer endokriner Funktionsstörungen anbieten. Diese Untersuchungen sind bei solchen Patienten empfehlenswert, die impotent sind und bei denen weder psychische noch neurologische Störungen vermutet werden.

Gefäßkrankheiten

Die Verbindung von erektiler Impotenz mit Gefäßkrankheiten, die entweder auf zu geringer arterieller Blutversorgung oder auf Veneninsuffizienz beruhen, wurde kürzlich erkannt, und durch die Aufzeichnung des Blutdrucks im Penis mit Hilfe der Doppler-Sonographie läßt sich der Zustand identifizieren. Die Injektion von Papaverin in die Corpora cavernosa kann ebenfalls für die Diagnose verwendet werden: Bei Patienten mit endokriner oder neurogener Impotenz entwickelt sich eine normale Erektion, bei Patienten mit Gefäßkrankheiten aber nicht. Hilfsmittel, die die Penisvenen verschließen, oder Vakuumpumpen können bei vaskulärer Impotenz Abhilfe schaffen.

Behandlung

Zur Behandlung von Impotenz wurde eine Reihe chirurgischer Eingriffe entwickelt, bei denen Penisprothesen in Form fester Kunststoffstäbe oder aufblasbarer Kunststoffröhren in das Dorsum penis eingesetzt werden. Ihr Wert scheint für die beteiligten Partner eher kosmetischer Natur als befriedigend zu sein. Ein erfolgreicherer Ansatz ist die Verwendung der Schwellkörper-Autoinjektionstherapie mit Papaverin, wie bereits oben bemerkt wurde. Mit Ausnahme von vaskulärer Impotenz wird eine zufriedenstellende Erektion erreicht, die aber länger anhalten kann, als wünschenswert ist, so daß die Abschwellung medizinisch unterstützt werden muß. Diese Therapie ermöglicht nicht unbedingt eine Ejakulation. Besteht ein Sensibilitätsverlust des Penis, erlangt der Patient nur eine geringe oder keine sexuelle Befriedigung. Viele Patienten verzichten auf diese Therapie, sobald sich ihre Grenzen zeigen. Leider kann sie nur selten die Trennung der Ehepartner verhindern, wenn die sexuelle Funktionsstörung zu Konflikten geführt hat.

Lumbalpunktion

Sowohl aus anatomischen als auch aus klinischen Gründen ist die Besprechung der Lumbalpunktion an dieser Stelle angebracht. Diese Methode wird am häufigsten bei der Untersuchung vermuteter Rückenmarkskrankheiten und peripherer Neuropathien eingesetzt, die in Kapitel 19 besprochen werden.

Trotz wiederholter Einwände von Neurologen und Neurochirurgen betrachten noch immer viele Allgemeinärzte an Krankenhäusern ohne neurologische Abteilungen die Lumbalpunktion als Alternative zu genaueren diagnostischen Maßnahmen wie CT oder MRT. So eingesetzt kann die Untersuchung äußerst gefährlich sein und führt – abgesehen davon, daß sie kaum zur Aufklärung der Situation beiträgt – dazu, daß die neurologische Klinik einen moribunden Patienten aufnehmen muß, der lebensrettende Maßnahmen anstelle einer Diagnose benötigt.

Vor vielen Jahren belegte eine allgemeinmedizinische Praxis ein Bett auf der neurologischen Station. Ohne Wissen der Neurologen wurde bei einem Mädchen im Teenageralter, das seit kurzer Zeit unter Kopfschmerzen, Erbrechen und Ataxie litt, eine Lumbalpunktion durchgeführt. Man notierte nicht nur den Druck an einem Manometer, sondern man montierte noch ein zweites Manometer am ersten, um den Druckanstieg beim Jugulariskompressionstest erkennen zu können. Glücklicherweise überlebte die Patientin, die einen Kleinhirntumor hatte, diese potentiell tödliche Untersuchung, und der Liquor war, abgesehen vom stark erhöhten Druck, ganz normal, so daß keine nützlichen Informationen erhalten wurden. Heute würde man es als fahrlässig ansehen, vorher kein CT anzufertigen.

Offenbar wurde die Lumbalpunktion deshalb unternommen, „weil keine Stauungspapillen vorlagen". Dieser Irrtum hält sich hartnäckig. Häufig stimmt eine ganze Reihe von Ärzten darüber ab, ob ein Patient Stauungspapillen hat oder nicht, und fordern dann einen Neurologen an, der die Entscheidung treffen soll. Läßt die Anamnese auf einen wahrscheinlich erhöhten Hirndruck schließen, ist es gleichgültig, ob Stauungspapillen vorliegen oder nicht, und eine Lumbalpunktion sollte *nicht* versucht werden. Wahrscheinlich ist das Risiko eines Druckkonus in sehr akuten Fällen, in denen sich noch keine Stauungspapillen entwickeln konnten, größer als bei Fällen, in denen ein langsamer Druckanstieg bereits zu einer kompensatorischen Massenverschiebung im Gehirn geführt hat und sich ein labiles Gleichgewicht eingestellt hat.

Diese warnenden Ausführungen scheinen zwar eine seltsame Einleitung für eine Beschreibung zu sein, die die Durchführung einer Lumbalpunktion erleichtern soll, es wäre aber unverzeihlich diese Vorbehalte nicht zu nennen. Immer wenn eine Lumbalpunktion in Betracht gezogen wird, sollten die folgenden Fragen beantwortet werden:

1. Warum mache ich diese Lumbalpunktion? Mache ich sie, weil sie die einzige verfügbare Untersuchungsmethode ist?
2. Welche Informationen kann sie mir geben? Nur die Bestätigung erhalten zu wollen, daß alles normal ist, ist eine zweifelhafte Indikation.
3. Ist diese Situation möglicherweise gefährlich? Läßt irgend etwas in der Anamnese des Patienten auf eine Steigerung des intrakraniellen Drucks schließen?

Hier stellt sich die Frage nach der sogenannten „vorsichtigen" Lumbalpunktion. Aus offensichtlichen Gründen kann es so etwas gar nicht geben. Entweder dringt eine Nadel in den Subarachnoidalraum ein oder nicht. Ist erst einmal ein Loch vorhanden, fließt der Liquor weiter ab, wenn die Nadel herausgezogen wird. Eine kleinere Nadel kann zwar die Abflußgeschwindigkeit verringern, aber die Gefahr eines Druckkonus ist noch immer vorhanden. In Großbritannien hat die Lumbalpunktion bei den Patienten noch immer einen schlechten Ruf. Sie bezeichnen sie häufig als „lumbar punch" (lumbaler Schlag) – in einigen Fällen ist dies möglicherweise eine genaue Beschreibung.

Indikationen für eine Liquoruntersuchung

Periphere Neuropathien

- Verdacht auf Guillain-Barré-Syndrom (akute infektiöse Polyneuritis).
- Diabetische Polyneuropathie, besonders die proximale Variante, die das Bein betrifft.
- Verdacht auf hypertrophische Polyneuritis (Déjerine-Sottas-Krankheit).
- Verdacht auf eine immunologisch bedingte periphere Neuropathie.

Lumbalpunktion und Liquoruntersuchung sind Standardmethoden bei allen Fällen von peripherer Neuropathie.

Verdacht auf eine Infektion des ZNS

Bei allen Fällen mit Verdacht auf Meningitis oder Hirnabszeß sollte vor der Lumbalpunktion ein CT aufgenommen werden, falls ein Gerät vorhanden ist. Selbst bei einer einfachen Meningitis kann sich der Zustand des Patienten nach einer Lumbalpunktion erheblich verschlechtern, wenn ein ausgeprägtes Hirnödem besteht. Man hat diskutiert, ob bei Kindern der Einsatz von Breitbandantibiotika ohne Lumbalpunktion die Behandlungsmethode der Wahl sein kann. Verdacht auf virale, bakterielle oder Pilzmeningitis und auf Neurosyphilis (primäre, sekundäre oder tertiäre) sind weitere Indikationen.

Als Beispiel für die potentiellen Gefahren einer Lumbalpunktion unter diesen Umständen soll der folgende Fall geschildert werden.

Fallbeispiel IX

Ein 18jähriges Mädchen wurde mit Verdacht auf Meningitis in die Notaufnahme gebracht. Ihr Vater, ein praktischer Arzt, fragte einen Neurologen, ob er sie untersuchen würde. Der Neurologe kam gerade in die Notaufnahme, als eine Liege für eine Lumbalpunktion gebracht wurde. Das Mädchen war sehr schläfrig und schlief ein, bevor sie einen Satz zu Ende sprechen konnte. Sie hatte Fieber, und nicht nur Nackensteife, sondern auch eine Hyperextension des Kopfes. Obwohl die Babinski-Reflexe negativ waren, war die rechte Pupille etwas erweitert, und der Lichtreflex war rechts weniger stark als links. Ein CT stand nicht zur Verfügung, auf Drängen des Neurologen wurde die Lumbalpunktion aber nicht durchgeführt. Die Patientin erhielt eine Mannitolinfusion und wurde sofort in eine neurochirurgische Klinik verlegt. Bei ihrer Ankunft bestätigte ein CT, daß außer einer Meningitis auch eine Blockade des rechten Foramen Monroi und eine starke Erweiterung des rechten Seitenventrikels vorlagen und daß die Bildung eines Druckkonus unmittelbar bevorstand. Wäre die Lumbalpunktion durchgeführt worden, wäre die Patientin mit ziemlicher Sicherheit sofort verstorben.

Verdacht auf eine intrakranielle Blutung

Ein vorausgehendes CT kann – sehr zum Vorteil des Patienten – die Bestätigung einer Subarachnoidal- oder intrazerebralen Blutung durch eine Liquoruntersuchung überflüssig machen. Nach einer Liquoruntersuchung verschlechterte sich der Zustand vieler Patienten rasch, als dies die einzige Methode zur Bestätigung der Diagnose war.

Verdacht auf Multiple Sklerose

Über 50 Jahre lang war die Liquoruntersuchung die einzige indirekte Bestätigung der klinischen Diagnose von Multipler Sklerose. Die Bestätigung basierte auf einem erhöhten Proteingehalt des Liquors, einer positiven Pandy-Reaktion, die einen erhöhten Globulingehalt anzeigt, und auf einem tiefen Linksausfall der Kolloidkurve bei der Mastixreaktion – einer Präzipitationsreaktion zum Nachweis von Proteinen –, die bei negativem serologischem Nachweis von Syphilis häufig bei Patienten mit MS gefunden wurde. In einigen akuten Fällen war die Zellzahl im Liquor erhöht, und zwar überwiegend der Lymphozyten. Diese Befunde konnten aber auch bei anderen Krankheiten vorkommen. In den 1970ern erlaubte die Einführung der Immunelektrophorese des Liquors die Identifizierung spezieller Proteine, deren Konzentration bei Patienten mit MS erhöht war. Vor der Einführung der Kernspintomographie bestand die diagnostische Trias für MS aus erhöhtem Immunglobulingehalt des Liquors, pathologischen VEPs und dem klinischen Bild. Die Kernspintomographie hat den Bedarf an routinemäßigen Liquoruntersuchungen verringert. Sind aber nach Auswertung der Aufnahme noch Zweifel vorhanden oder ist kein MRT zugänglich, spielt die Liquoruntersuchung noch immer eine wichtige Rolle bei der Diagnose.

Kontraindikationen für eine Lumbalpunktion

Verdacht auf erhöhten Hirndruck

Bei Patienten mit Kopfschmerzen und eindeutigen Symptomen einer intrazerebralen Läsion in den Hemi-sphären oder der hinteren Schädelgrube sollte keine Lumbalpunktion durchgeführt werden.

Kopfschmerzen

Mit Ausnahme vermuteter Infektionen oder Subarachnoidalblutungen, die von Symptomen einer Reizung der Meningen begleitet werden, und im Hinblick auf die oben angegebenen Vorbehalte, ist die Lumbalpunktion eine gefährliche Methode zur Untersuchung von Kopfschmerzen. Nur bei Patienten, bei denen aufgrund eines CTs eine gutartige Hirndrucksteigerung angenommen wird, ist eine Lumbalpunktion zur *Bestätigung* von erhöhtem Hirndruck zulässig, und zwar deshalb, weil in der Folge wiederholt Lumbalpunktionen durchgeführt werden müssen, um die Wirksamkeit einer Behandlung zur Verringerung des Hirndrucks zu überprüfen.

Bewußtlosigkeit

Über 60 % der bewußtlosen Patienten haben keine neurologische Krankheit, so daß ihr Liquor normal sein wird. Die 40 % mit neurologischen Störungen sind wahrscheinlich infolge einer intrazerebralen „Katastrophe" bewußtlos, und die Wahrscheinlichkeit, daß eine Lumbalpunktion ihre Situation weiter verschlimmert, ist hoch. Außer bei einer möglichen Infektion sollte eine Lumbalpunktion nur nach neurologischem Rat und idealerweise erst nach einem CT durchgeführt werden.

Lokale Sepsis

Schwere pustulöse Akne auf dem Rücken oder infizierte Druckgeschwüre erhöhen das Risiko einer Liquoruntersuchung erheblich und können möglicherweise zu einer iatrogenen Meningitis oder einem Epiduralabszeß führen. Das Risiko ist besonders hoch, wenn bereits ein lumbaler Epiduralabszeß vermutet wird, da eine Durchdringung des Abszesses und das Eindringen von Keimen in den Subarachnoidalraum eine Meningitis verursacht.

Verdacht auf Rückenmarkskompression

In der Vergangenheit führte die Durchführung einer Lumbalpunktion bei der Untersuchung einer vermuteten Rückenmarkskompression wegen der akuten Veränderung der Liquordynamik, insbesondere während des Jugulariskompressionstests, manchmal zu einer akuten Verschlechterung des klinischen Zustands. Außerdem wurde dadurch auch die Aufnahme eines Myelogramms in den nächsten Tagen extrem erschwert, weil das Kontrastmittel unter diesen Umständen leicht in den Subduralraum eindrang. Deshalb wurde nicht nur der Zustand des Patienten akut verschlimmert, sondern auch die erforderliche nachfolgende Untersuchung erschwert. Glücklicherweise hat die Kernspintomographie, falls verfügbar, in diesen akuten Fällen die Myelographie praktisch ersetzt. Ist kein MRT zugänglich, ist der beteiligte Neurologe weiterhin mit diesen unvermeidlichen und belastenden Schwierigkeiten konfrontiert. Hier sollte bei einem Patienten, der eine sich rasch entwickelnde Rückenmarkskompression zu haben scheint, ein Myelogramm aufgenommen werden, nachdem die Neurochirurgen informiert wurden.

Nackensteife

Dieses Symptom gilt allgemein als wichtigster Hinweis auf eine Subarachnoidalblutung oder eine Infektion der Meningen. Es muß aber auch darauf hingewiesen werden, daß dieses Symptom auch bei einer Herniation der Kleinhirntonsillen durch das Foramen occipitale magnum auftritt. Gewöhnlich ist der klinische Verlauf bei einem Patienten mit einer Infektion oder Blutung ziemlich akut. Wird ein Patient nach einer mehrere Tage oder Wochen anhaltenden Krankheit schläfrig und bekommt einen steifen Nacken, sollte man an die Möglichkeit eines Druckkonus denken und eine Lumbalpunktion solange aufschieben, bis ein CT aufgenommen oder der Rat eines Neurologen eingeholt wurde. Es ist auch nicht ungewöhnlich, daß Patienten mit starken Kopfschmerzen während einer Virusinfektion oder einer massiven Migräne Nackensteife und Lichtscheu haben, die eine Infektion der Meningen oder eine Blutung vortäuschen.

Die große Mehrzahl der Patienten, die mit Verdacht auf Meningitis in die Klinik gebracht werden, hat einen der oben genannten Zustände. Unter diesen Umständen ist der Liquor normal. Dennoch werden viele Patienten nach der Behandlung mit der Diagnose „Enzephalitis" entlassen, die aber in Großbritannien extrem selten und bei Patienten ohne pathologischen Liquorbefund unwahrscheinlich ist. Die Anamnese anderer Patienten wies derart deutlich auf eine Subarachnoidalblutung hin, daß trotz normalen Liquors argumentiert wurde, daß „das Blut nicht genug Zeit gehabt hat, um bis hinunter zum Lumbalsack vorzudringen," und die Patienten einer Viergefäßangiographie unterzogen wurden. Das folgende Beispiel zeigt sehr gut, wie trügerisch dieser Vorschlag sein kann.

Fallbeispiel X

Eine 37jährige Frau, die vier Jahre zuvor wegen Anfällen von linksseitigen Parästhesien untersucht worden war, die auf Migräne zurückgeführt wurden, wurde mit anamnestisch begründetem Verdacht auf eine Subarachnoidalblutung aufgenommen. Im Hinblick auf die vorausgegangene Anamnese wurde Migräne als wahrscheinlicher angesehen, und man entschloß sich zur Durchführung einer Lumbalpunktion zum Ausschluß einer Subarach-

noidalblutung und nicht für ein CT, um sie zu bestätigen. Dem sehr erfahrenen Internisten des Hauses gelang eine atraumatische Punktion, und es trat langsam eine rötliche Flüssigkeit aus. Auch die zweite entnommene Probe war nicht klar, war aber nicht so blutig, daß man eine Subarachnoidalblutung hätte diagnostizieren können. Plötzlich rief die Patientin: „O, mein Kopf." In diesem Augenblick trat die Flüssigkeit viel schneller aus und war nun stark blutig. Die Lumbalpunktion wurde abgebrochen und ein CT aufgenommen, das nicht nur Blut im Subarachnoidalraum sondern auch im rechten Seitenventrikel zeigte. Eine weitere Untersuchung und eine Operation zeigten ein Papillom des Plexus chorioideus, das auch ihre Erstsymptome ausgelöst haben könnte. Die Patientin litt aber auch nach der Operation noch an Migräne.

Technik der Lumbalpunktion

Hat man sich trotz der genannten Vorbehalte und Kontraindikationen für eine Lumbalpunktion entschieden, sollte sie unbedingt richtig durchgeführt werden. Früher mußten viele Patienten intensiv untersucht werden, weil sie an einer iatrogenen „Subarachnoidalblutung" nach einer traumatischen Punktion litten. Ist durch eine traumatische Punktion erst einmal Blut in den Liquor gelangt, kann man leider nichts mehr dagegen unternehmen. Die Computertomographie hat die Wahrscheinlichkeit derartiger Vorkommnisse sehr verringert. Wegen dieser Möglichkeit sollte eine Lumbalpunktion zum Ausschluß einer Subarachnoidalblutung vom erfahrensten anwesenden Arzt durchgeführt werden. Das tragische Ergebnis einer Mißachtung dieses Rats zeigt der folgende Fall.

Fallbeispiel XI

Ein 17jähriges Mädchen wurde am Morgen des ersten Weihnachtsfeiertags in eine Klinik überwiesen, weil akut starke Kopfschmerzen und Erbrechen aufgetreten waren. Sie hatte vorher nie Kopfschmerzen gehabt. Der jüngste Arzt des Hauses, der in dieser Hinsicht noch keine Erfahrung hatte, führte eine Lumbalpunktion durch. Nach einer äußerst langwierigen und traumatischen Prozedur erhielt er stark blutigen Liquor. Alle Proben waren so blutig, daß in den drei Röhrchen keine genaue Bestimmung der Erythrozytenzahl möglich war. Der Arzt vom Dienst entschied, daß es sich um eine artifiziell blutige Punktion handelte und erlaubte den Eltern ihre Tochter über Weihnachten nach Hause mitzunehmen. Sie kollabierte und starb drei Tage später an einer weiteren massiven Subarachnoidalblutung.

Die Morbidität einer Lumbalpunktion – anschließende Rückenschmerzen und Kopfschmerzen – ist bei angespannten Patienten größer, die ihre schlimmsten Befürchtungen erfüllt sehen, wenn sie eine schlecht durchgeführte Punktion erleben. Damit soll nicht gesagt werden, daß diese Symptome nach einer technisch perfekten Lumbalpunktion niemals auftreten. Leider erhalten viele Ärzte ihre Zulassung, ohne daß sie eine Lumbalpunktion unter Aufsicht durchgeführt haben. Haben sie erst einmal ihre Zulassung, bringen sie sich – zum Nachteil ihrer Patienten – die Technik selbst bei. Alle Ärzte sollten ihre erste Lumbalpunktion vernünftigerweise unter der Aufsicht eines Experten machen. Diese Technik kann nicht durch einfache Beobachtung erlernt werden.

Lagerung des Patienten (Abb. 15.23 – 15.25)

Der wichtigste Faktor, um eine Punktion leicht und atraumatisch durchzuführen, ist die richtige Lagerung des Patienten. Häufig wird die Krankenschwester mit der geringsten Erfahrung damit beauftragt, den Patienten auf die Seite zu lagern. Ist der ausführende Arzt Rechtshänder, sollte der Patient, wie in den Abbildungen gezeigt, auf der linken Seite liegen, auch wenn dazu das Bett von der Wand weggeschoben werden muß. Die Durchführung einer Lumbalpunktion ist überraschend schwierig, wenn der Patient auf der anderen Seite liegt.

1. Der Patient sollte an die Bettkante gezogen werden, die eine feste Stütze ist und dabei hilft, den Rücken gerade zu halten.
2. Zwischen die Beine sollten ein oder zwei Kissen gelegt werden. Dadurch wird das obere Bein gestützt und verhindert, daß der Patient nach vorne rollt.

Außerdem wird der rechte Arm gestützt, so daß die Schultern nicht nach vorne fallen.

3. Es ist nicht nötig, daß eine Krankenschwester den Nacken mit Zwang beugt oder den Patienten in voll gebeugter Haltung fast erstickt. Liegt der Patient bequem, unterstützt dies seine Mitarbeit. Beachten Sie in Abbildung 15.23 die falsche, vornüber gerollte Haltung und welche Auswirkungen diese auf das Zielgebiet zwischen den Deckplatten hat. Vergleichen Sie diese Haltung mit der korrekten Lagerung in den Abbildungen 15.24 und 15.25. Die vertikale Lage des Rückens (bei der das Zielgebiet direkt unterhalb der tastbaren Dornfortsätze liegt) muß unbedingt mehrmals überprüft werden.

Steriles Arbeiten

Meningitis nach Lumbalpunktionen ist außerordentlich selten. Trotzdem muß man unbedingt steril arbeiten. Gummihandschuhe beeinträchtigen zwar den Tastsinn, der gelegentlich bei einer schwierigen Lumbalpunktion äußerst wichtig ist, doch hat das Aufkommen von AIDS dazu geführt, daß sich der Arzt nun eine Krankheit vom Patienten zuziehen kann und nicht nur, wie früher befürchtet, daß Keime von seiner Haut in den Subarachnoidalraum des Patienten eindringen können. Handschuhe sind deshalb heute obligatorisch. Trotzdem ist es

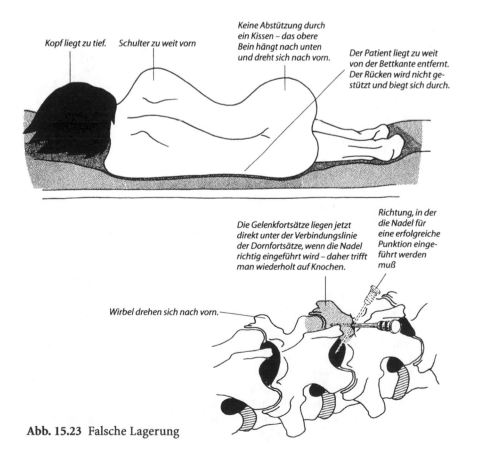

Kopf liegt zu tief.   Schulter zu weit vorn

Keine Abstützung durch ein Kissen – das obere Bein hängt nach unten und dreht sich nach vorn.

Der Patient liegt zu weit von der Bettkante entfernt. Der Rücken wird nicht gestützt und biegt sich durch.

Die Gelenkfortsätze liegen jetzt direkt unter der Verbindungslinie der Dornfortsätze, wenn die Nadel richtig eingeführt wird – daher trifft man wiederholt auf Knochen.

Richtung, in der die Nadel für eine erfolgreiche Punktion eingeführt werden muß

Wirbel drehen sich nach vorn.

Abb. 15.23 Falsche Lagerung

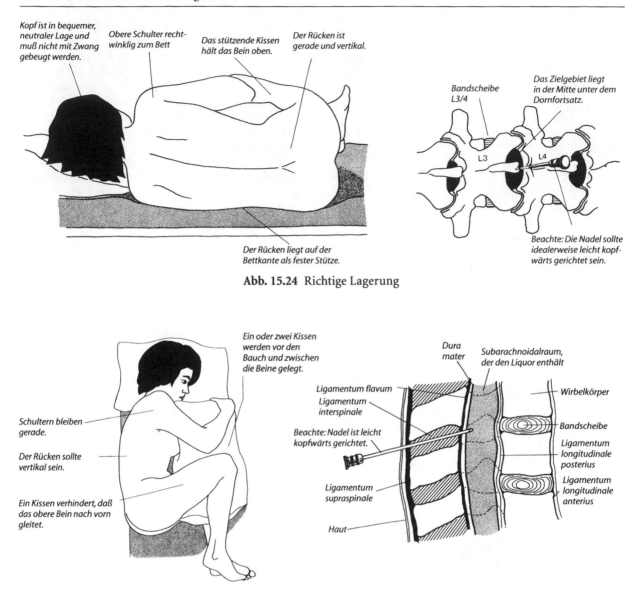

Abb. 15.24 Richtige Lagerung

Abb. 15.25 Richtige Lagerung von oben gesehen (*links*) mit korrekt eingeführter Nadel (*rechts*)

noch immer wichtig, daß die Hände gründlich gewaschen werden und daß die Kanüle der Spritze während der Prozedur nicht berührt wird.

Ausrüstung

An den meisten Kliniken gibt es heute entweder abgepackte Standardausrüstungen für Lumbalpunktionen oder das erforderliche Einwegmaterial. Die früher eingesetzten, wiederverwendbaren Nadeln, die häufig stumpf waren und einen schlecht sitzenden Mandrin hatten, gehören glücklicherweise der Vergangenheit an. Die Einwegkanülen haben keinen integrierten Absperrhahn. Ist eine Druckmessung erforderlich sollte das Manometer entweder direkt über einen flexiblen Schlauch oder ei-

nen kleinen, aufsteckbaren Adapter mit Absperrhahn mit der Nadel verbunden werden. Die vorhandene Ausrüstung ist an den einzelnen Kliniken so unterschiedlich, daß kein spezieller Rat gegeben werden kann. Allerdings muß man unbedingt prüfen, ob alle Nadeln, Absperrhähne und Manometer auch zusammen passen. Achten sie immer darauf, daß sich der Mandrin frei bewegen läßt, auch wenn sie Einwegmaterial verwenden. Überprüfen Sie, daß sich der Absperrhahn leicht drehen läßt, und die Fließrichtungen in den verschiedenen Stellungen des Hahns. Außerdem müssen Sie überprüfen, ob das Manometer in der Verpackung unbeschädigt ist. Wenn Sie sichergestellt haben, daß es keine Verzögerungen geben kann, weil ein Ausrüstungsstück versagt, kann die Lumbalpunktion beginnen.

Technik

1. Wählen Sie eine mittellange, elastische Nadel von kleiner Bohrung. Gelegentlich sind bei älteren Patienten mit einer Osteoarthrose im Rücken steifere Nadeln vorteilhaft, obwohl das Risiko behindernder postpunktioneller Kopfschmerzen mit der Nadelgröße zunimmt.

2. Wählen Sie den Zwischenraum zwischen den Wirbeln L3 und L4. Dieser liegt gerade unterhalb der Linie, die die beiden Spinae iliacae anteriores superiores verbindet. Markieren sie die Lage der Spinae, falls dies zur weiteren Orientierung erforderlich ist.

3. Reinigen Sie das Gebiet mit einem beliebigen Hautreinigungsmittel und schließlich mit Alkohol. Lassen Sie die Haut trocknen. Bereiten Sie dann ein Hautgebiet von circa 15 cm im Quadrat mit Mercuchrom oder einer schwachen Jodlösung vor (Abb. 15.26).

4. Decken Sie den Rücken, wie in Abbildung 15.27 gezeigt, mit drei Tüchern ab. Das obere sollte nicht bis auf die Nadel herabhängen. Dieses Tuch ist sehr sinnvoll, da man mit seiner Hilfe den Patienten bewegen und durch es hindurch die Spina iliaca spüren kann, wenn die Markierungen verdeckt sind, ohne die Sterilität zu gefährden. Gelegentlich wird auch ein Tuch mit einem Fenster bereitgestellt, bei dem aber die Markierungen, die zur Einhaltung der Ausrichtung der Nadel benötigt werden, nur schwer zu erkennen sind. Außerdem rutscht es leicht auf die Nadel, wenn es nicht selbsthaftend ist. Ein derartiges Tuch sollte am besten nicht benutzt werden.

5. Während die vorbereitete Haut trocknet, ziehen Sie 1–2 ml 2 %iges Lidocain mit Adrenalin in einer Spritze von 2 ml auf. Eine großräumige Infiltration des Gebiets mit 5–10 ml des Anästhetikums ist nicht erforderlich, da dies gewöhnlich zu starken Blutungen führt und den Zugangsweg in einen blutigen Brei verwandelt, so daß das „Feeling" verlorengeht. Weisen Sie den Patienten darauf hin, daß das Lokalanästhetikum etwa 10 Sekunden lang brennen wird. Heben Sie ein Stück Haut von etwa 1 cm Durchmesser an, und injizieren Sie weitere 0,5 ml direkt unter die Haut. Massieren Sie diese mit dem Finger ein. Wird die

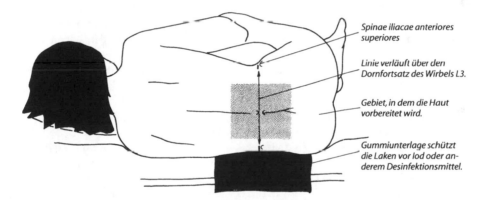

Spinae iliacae anteriores superiores

Linie verläuft über den Dornfortsatz des Wirbels L3.

Gebiet, in dem die Haut vorbereitet wird.

Gummiunterlage schützt die Laken vor Iod oder anderem Desinfektionsmittel.

Abb. 15.26 Gebiet, das für die Lumbalpunktion vorbereitet werden muß

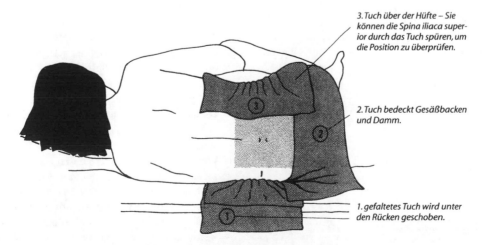

3. Tuch über der Hüfte – Sie können die Spina iliaca superior durch das Tuch spüren, um die Position zu überprüfen.

2. Tuch bedeckt Gesäßbacken und Damm.

1. gefaltetes Tuch wird unter den Rücken geschoben.

Abb. 15.27 Abdeckung für die Punktion

Haut nicht wie in Abbildung 15.28 straff gehalten, liegt das anästhesierte Gebiet unter Umständen nicht in der Mittellinie.

6. Überprüfen Sie mit der zur Lokalanästhesie verwendeten Nadel, daß die Haut über dem richtigen Zwischenraum anästhesiert wurde. Prüfen Sie dann, daß der Patient seine Lage nicht geändert hat, und warnen Sie ihn, daß er einen Druck gegen den Rücken spüren wird. Sagen Sie ihm, daß er sofort angibt, wenn er einen stechenden Schmerz fühlt. Halten Sie die Haut wie in Abbildung 15.28 und stechen Sie die Nadel durch die Haut. Es wird allgemein empfohlen, daß die schräge Öffnung der Nadel nach oben gerichtet ist. Die Überlegung ist, daß die Nadel so leichter zwischen die längs ausgerichteten Fasern der verschiedenen Ligamente und der Dura gleiten kann und die Fasern nicht quer durchtrennt. Dies wäre der Fall, wenn die Öffnung nach seitwärts oder unten gerichtet wäre. Man glaubt, daß sich so das Risiko von postpunktionellen Kopfschmerzen verringern läßt. Das Einstechen der Nadel in die Haut kann schwierig sein. Stoßen Sie aber nicht zu kräftig zu, da die Nadel sonst zu tief eindringen könnte. Sobald die Nadel die Haut durchdrungen hat, prüfen Sie, ob ihre Lage zwischen den Dornfortsätzen noch korrekt ist, und dringen Sie dann genau in der Mitte in das dichte Ligamentum spinale gerade unterhalb des oberen Dornfortsatzes ein (Abb. 15.25). Hat die Nadel es durchdrungen, halten Sie an, lassen die Nadel los und kontrollieren, ob sie einen Winkel von 90° zum Rücken einhält, der noch immer vertikal liegen sollte. Eine richtige Führung durch die Mitte dieses Ligaments ist sehr wichtig. Wurde die Nadel von dieser Linie abgelenkt, beginnen Sie noch einmal.

7. Ist die Nadel richtig ausgerichtet, drücken Sie sie sanft und leicht in Richtung Kopf hinein. Normalerweise läßt sich das Ligamentum interspinale leicht durchdringen, und in dieser Phase ist nur wenig Kraft erforderlich.

8. Bei richtiger Ausrichtung spüren sie in ungefähr 3,5 cm Tiefe einen leichten Widerstand. Prüfen Sie die Ausrichtung der Nadel erneut. Hat sie die richtige Lage, drücken sie ziemlich fest, aber nur ungefähr

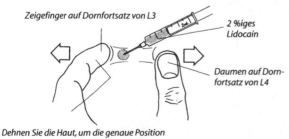

Zeigefinger auf Dornfortsatz von L3

2 %iges Lidocain

Daumen auf Dornfortsatz von L4

Dehnen Sie die Haut, um die genaue Position einzuhalten und die Injektion zu erleichtern.

Abb. 15.28 Injizieren der Haut

3 mm. Dadurch sollte die Nadel mit einem leichten „Plopp" in das Ligamentum flavum eindringen. Da bei diesem letzten Druck häufig auch die Dura durchdrungen wird, bewegen Sie die Nadel nicht weiter, ohne den Mandrin zurückzuziehen. Tritt kein Liquor aus, drehen Sie die Nadel um 90°, da eine Nervenwurzel über der Öffnung liegen könnte. Hat dies keinen Erfolg, führen Sie den Mandrin wieder ein (bewegen Sie die Nadel nie ohne eingeführten Mandrin). Führen Sie die Nadel weitere 3 mm ein, und ziehen Sie den Mandrin wieder heraus. Fahren Sie mit dieser Prozedur solange fort, bis Liquor austritt, Sie auf einen festen Widerstand stoßen oder der Patient über Schmerzen in einem Bein klagt.

9. Treffen Sie auf einen festen Widerstand, versuchen Sie nicht die Nadel mit Gewalt weiter zu bewegen: Sie könnten die gegenüberliegende Bandscheibe getroffen haben, die dann beschädigt wird. Wird eine Nervenwurzel getroffen, fragen Sie, welches Bein betroffen ist. Traten die Schmerzen im rechten Bein auf, ziehen Sie die Nadel bis fast zur Haut zurück und führen sie in einem leicht zur linken Seite gerichteten Winkel wieder ein, wobei Sie hoffentlich näher an der Mittellinie liegen als beim vorausgegangenen Stich. Es reicht nicht aus, die Nadel nur ungefähr 1 cm zurückzuziehen, da die Nadel gewöhnlich wieder auf demselben Weg eindringt und dieselbe Nervenwurzel trifft.

10. Machen Sie nie mehr als drei Versuche im gleichen Zwischenraum und haben Sie keine Angst, einen erfahreneren Kollegen zu bitten, es an einem anderen Zwischenraum (gewöhnlich L2/3) zu versuchen. Selbst nach 100 oder mehr erfolgreichen Punktionen ist ein Fehlpunktion möglich, und man wird Ihnen nicht danken, wenn Sie mehr als drei Zwischenräume traumatisiert haben, bevor Sie um Hilfe bitten. Bedenken Sie, daß eine blutige Punktion mehr Probleme schafft, als sie löst.
Versuchen Sie *nie* eine Punktion oberhalb von L2/3, da das Rückenmark verletzt werden könnte. Verwenden Sie nie eine Spritze, um während einer Lumbalpunktion Liquor anzusaugen. Ein sehr niedriger Liquordruck kann eine gravierende Ursache haben, etwa eine Einklemmung der Kleinhirntonsillen oder eine Blockade des Spinalkanals, und eine aktive Aspiration kann zu einer Katastrophe führen. Weniger gefährlich ist es, wenn die Nadel von einer Nervenwurzel blockiert ist, und es kann zu einem lang anhaltenden Ischiassyndrom kommen, wenn die Wurzel „aspiriert" wird.

11. Wenn Sie glauben, daß sie den Subarachnoidalraum erreicht haben, führen Sie den Mandrin wieder ein, sobald Liquor austritt. Der Druck läßt sich nicht anhand der Geschwindigkeit abschätzen, mit der der Liquor aus der Nadel fließt. Muß der Druck geprüft werden, sollte er im nächsten Schritt mit einem Manometer gemessen werden. Ist er sehr hoch – über

250 mm H_2O –, dürfen Sie nicht in Panik geraten, die Nadel herausziehen und den Liquor verwerfen. Sammeln Sie den Liquor aus dem Manometer, aber versuchen Sie nicht, mehr zu entnehmen. Bei 300 mm H_2O enthält das Manometer ungefähr 7–8 ml Liquor. Diese Menge ist für alle Liquoruntersuchungen mehr als ausreichend, und ist man erst einmal das Risiko eingegangen, Liquor zu entnehmen, wäre es dumm, die Probe nicht zu untersuchen.

Ist der Druck normal, was bei einer genauen Beurteilung des Falls zutreffen sollte, entnehmen Sie zuerst den Inhalt des Manometers und anschließend zwei weitere Proben von jeweils circa 2,5 ml (ungefähr 1,2 cm Flüssigkeit in den gewöhnlich verwendeten Standardfläschchen), die sie direkt aus der Nadel tropfen lassen. Eine weitere Probe von 2 ml sollte für die Glukosebestimmung verwendet werden.

12. Entfernen Sie die Nadel mit sanftem Zug. Es ist nicht nötig, den Daumen sofort auf das Loch zu pressen, da das Loch in der Dura verschlossen werden müßte, was aber unmöglich ist. Befestigen Sie mit Spray oder Pflaster ein Stück sterilen Verbandsmull, das nach einigen Stunden entfernt werden kann, über dem Loch. Wird dem Patienten nicht gesagt, daß der Verband entfernt werden kann, kommt er möglicherweise zwei Wochen später in die Klinik und trägt ihn noch immer.

13. Nach der Punktion sorgen traditionell die Krankenschwestern dafür, daß der Patient das Bett 24 Stunden lang nicht verläßt, mit all den kleinen Unannehmlichkeiten, die das mit sich bringt. Es empfiehlt sich, daß der Patient mit einem Kissen drei bis vier Stunden fast flach liegt. Dann kann er aufstehen. Hat er aber Kopfschmerzen, wird er sich leicht davon überzeugen lassen, daß er noch liegen bleiben soll. Postpunktionelle Kopfschmerzen sind fast unverkennbar: Jedesmal, wenn der Patient sich setzt oder aufsteht, bekommt er ein Gefühl, als ob ihm mit einem Ziegelstein auf den Nacken geschlagen worden wäre. Die Schmerzen lassen sofort nach, wenn er liegt. Nur bei sehr wenigen Patienten treten innerhalb der ersten 12 Stunden Kopfschmerzen auf, wenn sie nicht schon vor der Punktion welche hatten. Beginnen die Kopfschmerzen 12–24 Stunden nach der Punktion, können sie mehrere Tage anhalten und ziemlich lästig sein.

14. Schließlich ist der Arzt dafür verantwortlich, daß die Probengefäße in der Reihenfolge der Entnahme mit 1, 2 und 3 beschriftet werden, insbesondere bei einer traumatischen Punktion, so daß die Erythrozyten in aufeinanderfolgenden Proben gezählt werden können. Dies ist nicht narrensicher. Selbst bei einer atraumatischen Punktion kann beim Eindringen in die Dura eine Vene getroffen werden, und es kann zu fortgesetzter Entnahme stark blutigen Liquors kommen, wodurch eine Subarachnoidalblutung vorgetäuscht wird. Ein Hinweis auf diese Möglichkeit besteht darin, daß das Blut in einem solchen Fall beim Austritt aus der Nadel Schlieren bildet, während es bei einer Subarachnoidalblutung völlig mit dem Liquor vermischt ist. Außerdem weist bei einer sofort nach der Punktion durchgeführten Zentrifugation Xanthochromie der überstehenden Flüssigkeit auf eine Kontamination des Liquors mit Blutabbauprodukten hin, die bereits vor der Lumbalpunktion erfolgte.

Maßnahmen bei zu hohem Liquordruck

Ein Druck über 200 mm H_2O ist eigentlich pathologisch. Allerdings kann bei einem sehr angespannten Patienten, insbesondere wenn die Punktion schwierig war, der Druck diesen Wert leicht übersteigen. Geben Sie dem Patienten einige Minuten, um sich zu entspannen, und messen Sie den Druck erneut. Ist der Patient extrem fettleibig und wurde er lange nach vorne gebeugt gelagert, erhöht der intraabdominelle Druck den Liquordruck. Strecken Sie den Patienten vorsichtig, ohne die Nadel herauszuziehen, und lassen Sie ihn einige Minuten ruhig durchatmen, bevor Sie den Druck erneut überprüfen. Ist der Druck wirklich erhöht, und besonders wenn er über 300 mm H_2O liegt, entnehmen Sie eine Probe aus dem Manometer und ziehen Sie die Nadel heraus.

Untersuchen Sie sofort die Pupillen des Patienten und notieren Sie ihre Größe und Symmetrie. Messen Sie den Puls und den Blutdruck des Patienten und tragen Sie die Werte auf dem Beobachtungsbogen für Kopfverletzungen ein. Stellen Sie das Fußende des Bettes hoch und lagern Sie den Patienten mit dem Gesicht nach unten ohne Kissen. Veranlassen Sie ein CT und unterrichten Sie das neurochirurgische Team von der Situation. Geben Sie eine Infusion von 20 %igem Mannitol, von dem 1 g/kg innerhalb von 20 Minuten schnell infundiert werden sollen. Beobachten Sie die Pupillen, den Puls und den Blutdruck weiter und achten Sie auf Anzeichen für die Entwicklung eines Druckkonus. Dieser führt zu asymmetrischen Pupillen, einem verlangsamten Puls und einem Blutdruckanstieg. Häufig müssen keine speziellen Maßnahmen ergriffen werden, aber diese möglicherweise lebensbedrohende Situation sollte niemals unterschätzt werden. Es gibt keine Beweise dafür, daß ein Austausch des Liquors gegen physiologische Kochsalzlösung vor der Entfernung der Nadel von Nutzen ist. Eine Erhöhung des Drucks kann ein weiteres Auslaufen provozieren, und während der unvermeidlichen Bewegungen der Nadel beim Aufsetzen der Spritze kann die Dura einreißen, wodurch die Geschwindigkeit der Liquorrhoe weiter erhöht wird.

Maßnahmen bei pathologisch verringertem Liquordruck

Es ist nicht allgemein bekannt, daß auch ein niedriger Liquordruck beträchtliche Gefahren für den Patienten birgt. Ein Druck von weniger als 80 mm H$_2$O kann als zu niedrig angesehen werden. Unter diesen Umständen fließt der Liquor nur langsam, und man muß der Versuchung widerstehen, ihn mit einer Spritze zu aspirieren. Als die Lumbalpunktion die einzige neurologische Zusatzuntersuchungsmethode war, war eine der wohlbekannten Ursachen für einen niedrigen Liquordruck bei einem Patienten mit einer zerebralen Funktionsstörung ein subdurales Hämatom. Dies beruhte auf der Beeinträchtigung des Liquorabflusses in den Spinalkanal durch die Einklemmung der Kleinhirntonsillen im Foramen occipitale magnum, die die Übertragung des Drucks auf den Intrathekalraum verhinderte. Entsprechend kann bei einer völligen Blockade des Spinalkanals der Druck unterhalb der Blockade fallen, und die Entnahme von Liquor kann durch die hohe Viskosität weiter erschwert werden, die auf dem hohen Proteingehalt von häufig bis zu 2 g pro 100 ml beruht. Diesen Zustand bezeichnet man als Froin-Syndrom. Versuche, diese sirupartige Flüssigkeit zu aspirieren, können zu irreversiblen Rückenmarksschädigungen führen.

Fallbeispiel XII

1965 wurde ein junger Mann in eine neurologische Klinik aufgenommen, der mehrere Tage lang Kopfschmerzen, Schwindel, Gangunsicherheit, Nackensteife und eine leicht erhöhte Temperatur gehabt hatte. Sein Liquor wurde untersucht. Der Druck betrug 85 mm H$_2$O, und die Flüssigkeit enthielt 35 Lymphozyten. Es wurde keine sichere Diagnose gestellt, aber die Bedeutung des niedrigen Liquordrucks wurde nicht erkannt. Zwei Stunden später fand man ihn tot in seinem Bett. Er hatte einen Kleinhirnabszeß mit einem tonsillären Druckkonus.

Dieses Beispiel unterstreicht deutlich das Risiko, eine durch einen tonsillären Druckkonus verursachte Nackensteife für ein Zeichen von Meningitis zu halten.

Die Behandlung ist bei verringertem Liquordruck die gleiche wie bei erhöhtem.

Obwohl die technische Durchführung einer Lumbalpunktion detailliert beschrieben wurde, wurde auch die Bedeutung einer sorgfältigen Beurteilung der Notwendigkeit dieser Untersuchung und ihrer möglichen Gefahren hervorgehoben. Da gelegentlich auch bei gut geplanten Lumbalpunktionen ein zu hoher oder zu niedriger Liquordruck gefunden wird, wurde die Behandlung dieser Komplikationen mit aufgenommen. Der Jugulariskompressionstest (Queckenstedt-Versuch) wurde nicht erörtert. Er ist zwar ein altehrwürdiger Teil der Lumbalpunktion, hat aber keine besondere oder verläßliche Bedeutung. Er besteht darin, daß man abwechselnd auf jeder Seite die Vv. jugulares abdrückt und die Druckveränderung notiert. Der Druck im Manometer steigt so lange, wie die Vene komprimiert wird, da der venöse Druck im Kopf zunimmt. Hat der Patient eine Thrombose des Sinus transversus, steigt der Druck nicht, wenn die entsprechende Vene komprimiert wird. Vor der Einführung bildgebender Verfahren konnte diese Prüfung nützlich sein. Hatte der Patient aber einen Abszeß im Temporallappen infolge einer Mittelohrentzündung, konnte dieser Test tödlich sein. Bei einer Rückenmarkskompression wurde der Druckanstieg nicht bis in den lumbalen Subarachnoidalraum weitergeleitet, wenn die Blockade komplett war. Leider konnte die Prüfung unter diesen Umständen das Rückenmark weiter schädigen, indem sie die vaskuläre Dynamik innerhalb des Spinalkanals akut veränderte. Die gedankenlose Befolgung dieses Rituals führte zur Durchführung des Jugulariskompressionstests bei der zu Anfang dieses Abschnitts erwähnten Patientin, die glücklicherweise nicht tödlich endete.

Die Lumbalpunktion ist keine lebensrettende Maßnahme und wird nur allzu leicht zu einer lebensbedrohlichen, wenn bei der Auswahl der Patienten nicht äußerst sorgfältig verfahren wird.

16 Diagnose zervikaler Wurzel- und peripherer Nervenläsionen, die den Arm betreffen

Die neurologische Anatomie des Arms ist für Studenten ziemlich einschüchternd, und viele Ärzte stellen daher nur ungern eine anatomische Diagnose. Ein weit verbreitetes Mißverständnis ist auch, daß Plexusläsionen eine häufige Ursache von Krankheiten sind, die die Nervenversorgung des Arms betreffen. Die Anatomie des Plexus brachialis ist überaus komplex. In den meisten zivilisierten Ländern sind Plexusläsionen relativ selten, und ihre Häufigkeit ist proportional zur Zahl der absichtlich oder zufällig beigebrachten Schuß- und Stichverletzungen. Außer der schwierigen Differentialdiagnose zwischen rezidivierenden Mammakarzinomen und Strahlenfibrose, die später ausführlich besprochen wird, gibt es nur wenige Krankheitsprozesse, die primär den Plexus brachialis beeinträchtigen.

Die klinische Aufgabe besteht gewöhnlich in der verhältnismäßig einfachen Unterscheidung zwischen einer peripheren Nervenläsion und einer Wurzelläsion, die die Funktion des Arms beeinträchtigt. Daher werden in diesem Kapitel die anatomischen und klinischen Unterschiede zwischen Wurzel- und peripheren Nervenläsionen verglichen und gegeneinander abgegrenzt. Der letzte Abschnitt befaßt sich mit Plexusläsionen und enthält ein Diagramm des Plexus brachialis, das nach funktionellen Gesichtspunkten aufgebaut ist und die Lokaldiagnose vereinfachen soll.

Die klinische Situation läßt sich gewöhnlich auf eine einzige Überlegung reduzieren: ob der Schmerz oder die Schwäche im Versorgungsgebiet einer einzelnen Nervenwurzel, eines einzelnen peripheren Nerven oder eines seiner Äste liegt.

Die eindeutige Diagnose hängt von einer sehr sorgfältigen Bewertung der motorischen Funktion ab, da im Arm motorische Befunde sehr viel verläßlicher sind als sensible. Die Gründe hierfür werden später ausgeführt. Zur Erleichterung der Diagnose wurden diese Befunde in den Tabellen 16.1 und 16.2 zusammengefaßt, die auf einer einfachen Untersuchung der motorischen Versorgung des Arms beruhen, bei der 12 Bewegungen geprüft werden. Diese Untersuchung sollte – außer bei den außergewöhnlichsten Fällen – alle für eine genaue Diagnose nötigen Informationen liefern.

Verletzungsanfällige Regionen der Nervenversorgung am Arm

Abbildung 16.1 zeigt den Verlauf aller Nervenwurzeln und peripheren Nerven, die den Arm versorgen. Die Regionen, in denen die Beziehung zwischen neuralen Strukturen und Knochen oder Muskeln eine Prädisposition für Verletzungen bedeutet, wurden hervorgehoben. Beachten Sie, daß der N. radialis an drei Stellen seines Verlaufs verletzlich ist, der N. ulnaris an zwei und der N. medianus hauptsächlich am Handgelenk. Schädigungen des N. medianus am Handgelenk und des N. ulnaris am Ellenbogen sind die häufigsten Läsionen.

Betrachtet man die Nervenwurzeln, so werden die Wurzeln C5 und C6 am häufigsten durch zervikale Spondylose geschädigt, während die Hauptursachen einer Beeinträchtigung von C7 akute Bandscheibenläsionen und degenerative Krankheiten der Halswirbelsäule sind. Diese Tatsache ist darauf zurückzuführen, daß diese die beweglichen Segmente der Halswirbelsäule sind. Wegen der relativen Unbeweglichkeit der Halswirbelsäule ober- und unterhalb dieser Niveaus ist eine Beeinträchtigung der entsprechenden Nervenwurzeln durch eine akute oder degenerative Bandscheibenkrankheit ziemlich ungewöhnlich. Gibt es Hinweise auf eine Beteiligung der Wurzeln C3 oder C8 und Th1, müssen unbedingt auch andere diagnostische Möglichkeiten in Betracht gezogen werden.

Eine Schädigung der Wurzel Th1 ist eine relativ häufige Folge einer anatomischen Veränderung im Gebiet der Lungenspitze, die entweder auf einer Halsrippe oder auf der Invasion durch eine neoplastische Krankheit im oberen Teil der Lunge beruht. Die früher viel diskutierten Skalenus-Syndrome hat es vielleicht nie gegeben. Im Rückblick dienten sie möglicherweise nur zur Erklärung zervikaler Wurzelsyndrome und des Karpaltunnelsyndroms. Bis Mitte der 1950er Jahre war keiner dieser extrem häufigen neurologischen Zustände als klinische Entität etabliert.

Klinische Beurteilung der sensiblen Symptome

Die Unzuverlässigkeit sensibler Symptome in den Armen wurde bereits erwähnt. Dies beruht wahrscheinlich auf der komplexen zentralen Repräsentation dieser Extremität und der beträchtlichen Überlappung der Peripherie der Versorgungsgebiete. Wurzelschmerzen können von kribbelnden Parästhesien in einem genau lokalisierten Versorgungsgebiet bis zu sehr starken Schmerzen reichen, die der Patient nicht genau lokalisieren kann (Abb. 16.2). Die Reizung einzelner Wurzeln verursacht gewöhnlich in den folgenden Versorgungsgebieten Schmerzen:

Tabelle 16.1 Vergleichende Daten – Wurzelläsionen im Arm

Wurzel	C5	C6	C7	C8	Th1
Sensible Versorgung	Außenkante des Oberarms bis zum Ellenbogen	Lateraler Unterarm einschließlich Daumen und Zeigefinger	Über dem M. triceps, Mitte des Unterarms und Mittelfinger	Medialer Unterarm einschließlich des kleinen Fingers	Achselhöhle bis zum Olekranon
Sensibilitäts- störung (Hauptgebiet)	Wie oben; über dem M. deltoideus	Wie oben; über Daumen und radialer Handkante	Mittelfinger Vorder- und Rückseite der Hand	Kleiner Finger Handballen bis über dem Handgelenk	In der Achselhöhle (gewöhnlich minimal)
Schmerzendes Gebiet	Wie oben und medialer Rand des Schulterblatts	Wie oben; besonders Daumen und Zeigefinger	Wie oben und medialer Rand des Schulterblatts	Wie oben (bis hinauf zum Ellenbogen)	Tiefer Schmerz in Schulter und Achselhöhle bis zum Olekranon
Reflexbogen	Bizeps- sehnenreflex	Supinator- reflex	Trizeps- sehnenreflex	Fingerbeuger- reflex	keiner
motorisches Defizit (Muskeln, die am stärksten betroffen und am leichtesten zu prüfen sind)	M. deltoideus M. supraspinatus M. infraspinatus Mm. rhomboidei	Pronatoren und Supinatoren des Unterarms M. biceps M. brachioradialis M. brachialis	M. triceps Extensoren des Handgelenks Flexoren des Handgelenks M. latissimus dorsi M. pectoralis major	Fingerbeuger Fingerstrecker M. flexor carpi ulnaris (in seltenen Fällen die Muskeln des Daumenballens)	Alle kleinen Hand- muskeln (in selte- nen Fällen sind die Muskeln des Daumenballens von C8 innerviert)
Zugrunde- liegende Läsionen	Neuralgische Schul- teramyotrophie Zervikale Spondylose Ausriß der oberen Wurzeln des Plexus brachialis	Zervikale Spondylose Akute Band- scheibenläsion	Akute Band- scheibenläsion Zervikale Spondylose	Selten von Band- scheibenläsion oder Spondylose betroffen (gewöhn- lich gleiche Ursache wie Th1)	Halsrippe Anatomische Verän- derungen der ersten Rippe Pancoast-Syndrom Metastasen in tiefen Halslymph- knoten „Skalenus- syndrome" (thorakale Engpaßsyndrome)

1. C5-Wurzelschmerzen treten über der Schulter und auf der Außenseite des Arms auf. Sie erstrecken sich nicht bis unterhalb des Ellenbogens. Ein bestätigender Hinweis sind häufig Schmerzen entlang der medialen Grenze des Schulterblatts. (Derartige Schmerzen im Schulterblatt können auch bei Irritationen der Wurzeln C6 und C7 auftreten.)

2. C6-Wurzelschmerzen äußern sich als starker, tiefer Schmerz im M. biceps, der sich die Außenseite des Unterarms hinunter ausbreitet und auch die Vorder- und Rückseiten von Daumen und Zeigefinger betrifft.

3. C7-Wurzelschmerzen sind schon deshalb diffus, weil die Wurzel C7 das Periost der Armknochen versorgt und ein langes kutanes Versorgungsgebiet in der Mitte der Vorder- und der Rückseite des Arms hat. Gewöhnlich treten tiefe Schmerzen im M. triceps und Schmerzen auf der Mitte der Vorder- und Rückseite des Unterarms auf, die hauptsächlich in den Zeige- und den Ringfinger ausstrahlen. Bei sehr schweren C7-Wurzelschmerzen können die Patienten über Schmerzen im ganzen Arm klagen.

4. C8-Wurzelschmerzen sind relativ selten. Sie strahlen von gerade unterhalb des Olekranon bis in den klei- nen und den ganzen Ringfinger aus. Diese Läsion ist manchmal schwer von einer Läsion des N. ulnaris am Ellenbogen zu unterscheiden.

5. Eine Irritation der Wurzel Th1 führt zu einem schmerzhaften Gefühl im Schultergelenk und der Achsel und entlang der Innenseite des Oberarms bis zum Ellenbogen.

Betrachtet man die sensiblen Symptome, die auf einer Beteiligung peripherer Nerven beruhen, sind drei Über- legungen besonders wichtig (Abb. 16.3).

1. Das Versorgungsgebiet des N. radialis ist so sehr von dem anderer Nerven überlappt, daß ein nachweisba- res Defizit der Sensibilität ziemlich ungewöhnlich ist und daß sich sensible Symptome auf ein leichtes Kribbeln auf der dorsalen Seite von Daumen und Zei- gefinger beschränken.

2. Aus rein anatomischen Gründen sollte eine Kompres- sion des N. medianus am Handgelenk nur zu Schmer-

Tabelle 16.2 Vergleichende Daten – periphere Nervenläsionen im Arm

Nerven	N. axillaris	N. musculocutaneus	N. radialis	N. medianus	N. ulnaris
Sensible Versorgung	Über M. deltoideus	Radialer Unterarm bis zum Handgelenk	Radiale Oberseite des Unterarms und Rücken von Daumen und Zeigefinger	Radiale Handfläche Zeige-, Mittelfinger und radiale Hälfte des Ringfingers	Ulnare Handfläche, kleiner Finger und ulnare Hälfte des Ringfingers
Sensibilitätsstörung	Kleines Gebiet über M. deltoideus	Radialer Unterarm	Rücken von Daumen und Zeigefinger (wenn überhaupt)	Wie oben; beginnt an der Hautfalte am Handgelenk	Wie oben; aber häufig nicht nachweisbar
Schmerzendes Gebiet	Über der Schulterspitze	Radialer Unterarm	Rücken von Daumen und Zeigefinger	Daumen, Ring- und Mittelfinger: Strahlt häufig bis zum Ellenbogen in den Unterarm aus (Ursache unbekannt).	Vom N. ulnaris versorgte Finger und Handfläche distal des Handgelenks. Gelegentlich Schmerzen entlang des Verlaufs des Nerven bis zum Ellenbogen (kann verwirrend sein).
Reflexbogen	Keiner	Bizepssehnenreflex	Trizepssehnen- und Supinatorreflex	Fingerbeugerreflexe (M. flexor digitorum brevis)	Keiner
Motorisches Defizit	M. deltoideus (M. teres minor kann nicht geprüft werden) gewöhnlich offensichtlich	M. biceps M. brachialis (Schwäche des M. coracobrachialis nicht nachweisbar)	M. triceps Extensoren des Handgelenks Fingerstrecker M. brachioradialis und Supinator des Unterarms	Flexoren des Handgelenks Lange Flexoren des Daumens, Zeige- und Mittelfingers M. abductor pollicis brevis	Alle kleinen Handmuskeln außer M. abductor pollicis brevis M. flexor carpi ulnaris Lange Flexoren von Ring- und kleinem Finger
Zugrundeliegende Läsion	Suprakondyläre Humerusfraktur Schulterluxation Tiefe i.m. Injektionen	Schädigung sehr selten	Krückenlähmung Samstagnacht- Radialislähmung Humerusfraktur Innerhalb des M. supinator	Karpaltunnelsyndrom Direktes Trauma des Handgelenks Suizidversuch Stürze auf Glas Infektion in der Handfläche	*Ellenbogen* Lokales Trauma Bettruhe (Patient liegt auf Ellenbogen) Olekranonfraktur *Handgelenk* Lokales Trauma Ganglion am Handgelenk

zen in der lateralen Seite der Handfläche, im Daumen, im Zeige-, Mittel- und in der Hälfte des Ringfingers führen. In der Praxis klagen viele Patienten mit Karpaltunnelsyndrom darüber, daß der Schmerz über den ventralen Unterarm bis zum Ellenbogen und gelegentlich bis zur Schulter ausstrahlt. Andere bestehen darauf, daß auf dem Höhepunkt der Schmerzen auch der kleine Finger beteiligt ist. Die Gründe hierfür versteht man noch nicht genau, aber die Schmerzen in allen Fingern stehen sicher mit der großen Zahl sympathischer Fasern zu den Blutgefäßen der Hand in Zusammenhang, die fast ausschließlich aus dem N. medianus stammen. Diese Erklärung wird von der Tatsache gestützt, daß die meisten Patienten, die über Schmerzen in allen Fingern klagen, bemerken, daß auf dem Höhepunkt eines Schmerzanfalls die Finger blaß werden und geschwollen erscheinen – fast wie beim Raynaud-Phänomen –, und angeben, daß sich die Finger wie ein „Bündel kalter Würste" oder „Bananen" anfühlen.

3. Der N. ulnaris wird gewöhnlich am Olekranon oder bei seinem Eintritt in den Kubitaltunnel geschädigt. Sein sensibles Versorgungsgebiet beginnt an der Hautfalte des Handgelenks und umfaßt die Vorder- und Rückseite des kleinen Fingers sowie die mediale Hälfte des Ringfingers. Aus anatomischen Gründen

*Die häufigsten Ursachen für Läsionen
an den einzelnen Stellen sind angegeben.*

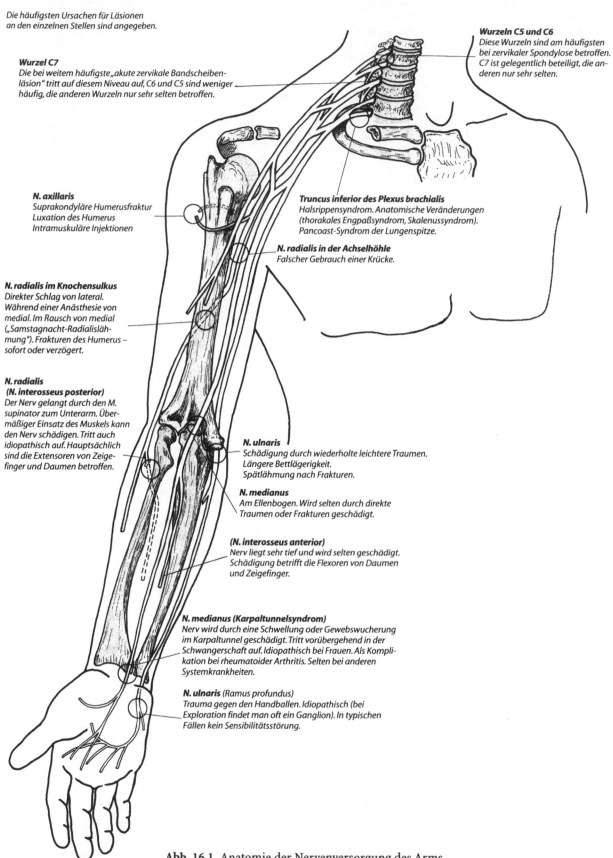

Wurzel C7
*Die bei weitem häufigste „akute zervikale Bandscheiben-
läsion" tritt auf diesem Niveau auf, C6 und C5 sind weniger
häufig, die anderen Wurzeln nur sehr selten betroffen.*

Wurzeln C5 und C6
*Diese Wurzeln sind am häufigsten
bei zervikaler Spondylose betroffen.
C7 ist gelegentlich beteiligt, die anderen nur sehr selten.*

N. axillaris
*Suprakondyläre Humerusfraktur
Luxation des Humerus
Intramuskuläre Injektionen*

Truncus inferior des Plexus brachialis
*Halsrippensyndrom. Anatomische Veränderungen
(thorakales Engpaßsyndrom, Skalenussyndrom).
Pancoast-Syndrom der Lungenspitze.*

N. radialis in der Achselhöhle
Falscher Gebrauch einer Krücke.

N. radialis im Knochensulkus
*Direkter Schlag von lateral.
Während einer Anästhesie von
medial. Im Rausch von medial
(„Samstagnacht-Radialislähmung"). Frakturen des Humerus –
sofort oder verzögert.*

N. radialis
(N. interosseus posterior)
*Der Nerv gelangt durch den M.
supinator zum Unterarm. Übermäßiger Einsatz des Muskels kann
den Nerv schädigen. Tritt auch
idiopathisch auf. Hauptsächlich
sind die Extensoren von Zeigefinger und Daumen betroffen.*

N. ulnaris
*Schädigung durch wiederholte leichtere Traumen.
Längere Bettlägerigkeit.
Spätlähmung nach Frakturen.*

N. medianus
*Am Ellenbogen. Wird selten durch direkte
Traumen oder Frakturen geschädigt.*

(N. interosseus anterior)
*Nerv liegt sehr tief und wird selten geschädigt.
Schädigung betrifft die Flexoren von Daumen
und Zeigefinger.*

N. medianus (Karpaltunnelsyndrom)
*Nerv wird durch eine Schwellung oder Gewebswucherung
im Karpaltunnel geschädigt. Tritt vorübergehend in der
Schwangerschaft auf. Idiopathisch bei Frauen. Als Kompli-
kation bei rheumatoider Arthritis. Selten bei anderen
Systemkrankheiten.*

N. ulnaris (Ramus profundus)
*Trauma gegen den Handballen. Idiopathisch (bei
Exploration findet man oft ein Ganglion). In typischen
Fällen kein Sensibilitätsstörung.*

Abb. 16.1 Anatomie der Nervenversorgung des Arms

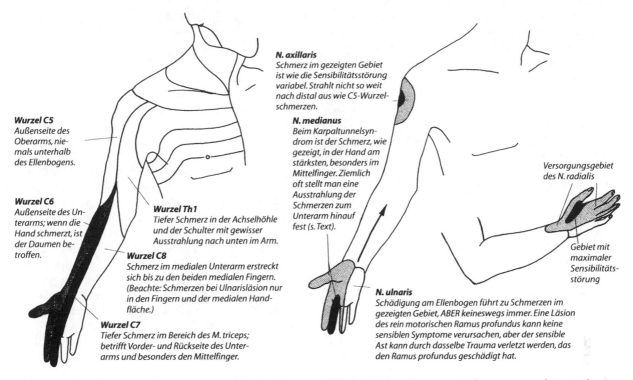

Wurzel C5
Außenseite des
Oberarms, nie-
mals unterhalb
des Ellenbogens.

Wurzel C6
Außenseite des Un-
terarms; wenn die
Hand schmerzt, ist
der Daumen be-
troffen.

Wurzel Th1
Tiefer Schmerz in der Achselhöhle
und der Schulter mit gewisser
Ausstrahlung nach unten im Arm.

Wurzel C8
Schmerz im medialen Unterarm erstreckt
sich bis zu den beiden medialen Fingern.
(Beachte: Schmerzen bei Ulnarisläsion nur
in den Fingern und der medialen Handfläche.)

Wurzel C7
Tiefer Schmerz im Bereich des M. triceps;
betrifft Vorder- und Rückseite des Unterarms und besonders den Mittelfinger.

N. axillaris
Schmerz im gezeigten Gebiet
ist wie die Sensibilitätsstörung
variabel. Strahlt nicht so weit
nach distal aus wie C5-Wurzel-
schmerzen.

N. medianus
Beim Karpaltunnelsyn-
drom ist der Schmerz, wie
gezeigt, in der Hand am
stärksten, besonders im
Mittelfinger. Ziemlich
oft stellt man eine
Ausstrahlung der
Schmerzen zum
Unterarm hinauf
fest (s. Text).

N. ulnaris
Schädigung am Ellenbogen führt zu Schmerzen im
gezeigten Gebiet, ABER keineswegs immer. Eine Läsion
des rein motorischen Ramus profundus kann keine
sensiblen Symptome verursachen, aber der sensible
Ast kann durch dasselbe Trauma verletzt werden, das
den Ramus profundus geschädigt hat.

Versorgungsgebiet
des N. radialis

Gebiet mit
maximaler
Sensibilitäts-
störung

Abb. 16.2 Verteilung von Schmerzen und Parästhesien
bei Wurzelläsionen

Abb. 16.3 Verteilung von Schmerzen und Parästhesien
bei peripheren Nervenläsionen

sollte oberhalb des Handgelenks keine sensible
Störung auftreten. In der Praxis bemerken viele Patienten einen dumpfen Schmerz entlang der ulnaren
Grenze des Unterarms, der dem Verlauf des Nerven
folgt. Diese Verteilung der Schmerzen könnte für eine
Störung im Versorgungsgebiet von C8 gehalten werden. Der Mechanismus ist unklar, und die Situation
ähnelt der bei einer Einklemmung des N. medianus
am Handgelenk, bei der der Schmerz entlang des medialen Unterarms nach oben ausstrahlt. Unter diesen
Umständen ist daher die Abgrenzung zwischen peripheren und Wurzelläsionen sehr schwierig.

Bei den meisten Patienten mit einer peripheren Beteiligung des N. medianus oder N. ulnaris können entsprechende sensible Beeinträchtigungen gefunden werden.
Die Zweipunktdiskrimination eignet sich besonders gut
für die Entdeckung einer minimalen Sensibilitätsstörung. Man muß aber daran denken, daß es in vielen
Fällen zu schweren Kompressionen des N. medianus
oder N. ulnaris ohne sensible Symptome oder Befunde
kommt. Dadurch wird eine korrekte Diagnose gelegentlich sehr schwierig.

Sind die Wurzeln beteiligt, ist eine Sensibilitätsstörung sehr ungewöhnlich, auch wenn die Schmerzen
außerordentlich stark sind. Findet man aber tatsächlich
eine Sensibilitätsstörung, betrifft diese nur äußerst selten das gesamte Versorgungsgebiet der Wurzel. Beispielsweise kann man bei einer Läsion der Wurzel C6 ein

Taubheitsgefühl auf den Rücken von Zeigefinger und
Daumen finden, während die Sensibilität in dem von
dieser Wurzel versorgten Gebiet des Unterarms normal
gefunden wird.

Ich möchte noch bemerken, daß bei Schmerzen im
Arm ein fehlender Nachweis von Sensibilitätsstörungen
nicht als Beweis für eine funktionelle Grundlage der
Symptome gewertet werden sollte. Deshalb sind die motorischen Befunde so wichtig.

Klinische Beurteilung
der motorischen Funktion am Arm

Für diagnostische Zwecke ist es wichtig, daß man ver-
gißt, daß mehrere Wurzeln zur Bildung einzelner peripherer Nerven, insbesondere der Nn. radialis und medianus, beitragen. Jede Bewegung des Arms wird fast ausschließlich von einer einzigen Nervenwurzel kontrolliert, und es ist nicht nötig, alle Muskeln zu prüfen, die
zu dieser Bewegung beitragen. Die einzige Überlegung
ist dann, welcher Nerv die Fasern der Wurzel zu diesem
bestimmten Muskel oder dieser Muskelgruppe befördert.

Im Arm lassen sich die folgenden Reflexe auslösen:

1. *Pectoralis-major-Reflex*: Wird ausgelöst, indem man
   die Finger gerade medial vom M. deltoideus auf den
   Bauch des M. pectoralis major legt und dann fest mit

dem Reflexhammer auf sie klopft. Die Schulter wird adduziert. Dies ist ein C7/C8-Reflex, der über die Nn. pectorales lateralis und medialis verläuft. Die doppelte Innervation verringert den lokalisatorischen Wert dieses Reflexes.

2. *Bizepssehnenreflex*: Legen Sie den Daumen auf die Bizepssehne am Ellenbogen, wobei der Patient seinen Arm um 90° beugt, und schlagen Sie mit dem Reflexhammer auf den Daumen. Der Ellenbogen wird gebeugt. Dieser Reflex wird fast ausschließlich von der Wurzel C5 über den N. musculocutaneus vermittelt.

3. *Supinatorreflex*: Klopfen sie bei rechtwinklig gebeugtem Arm ungefähr 10 cm über der Daumenwurzel auf die Sehne des M. brachioradialis. Man sieht, wie sich der Muskel kontrahiert und der Arm sich beugt. Für den Patienten ist die Auslösung dieses Reflexes ziemlich schmerzhaft und sollte nicht unnötig wiederholt werden. Hier handelt es sich um einen Reflex, der über C6 und den N. radialis vermittelt wird.

4. *Trizepssehnenreflex*: Beugen Sie den Arm des Patienten um 90° und ziehen Sie ihn über die Brust. Klopfen Sie ungefähr 2,5 cm oberhalb des Olekranon auf die Trizepssehne. Die Sehne ist sehr kurz, so daß ein weiter oben ausgeführter Schlag eine direkte Kontraktion des Muskels auslösen kann. Dies ist ein reiner C7-Reflex, dessen Bahn ebenfalls durch den N. radialis verläuft.

5. *Fingerbeugerreflexe*: Halten Sie die Hand des Patienten mit der Handfläche nach oben. Die Finger sollen halb gebeugt sein. Schlagen Sie dann mit den halb gebeugten Fingern Ihrer anderen Hand gegen die Fingerballen des Patienten. Sie spüren, wie sich die Finger beugen, und sehen, daß sich der freie Daumen beugt. Dies ist ein C8-Reflex, dessen Bahn über die Nn. medianus und ulnaris die langen Fingerbeuger erreicht.

Jede der grundlegenden Bewegungen des Arms beruht auf der Funktion einer Nervenwurzel und eines peripheren Nerven, die in den Abbildungen 16.4 und 16.5 angegeben sind. Daraus folgt, daß auch für jeden Reflex im Arm eine Nervenwurzel und ein peripherer Nerv zuständig sind. Betrachtet man diese Abbildungen, fällt auf, daß die traditionellen Methoden zur Prüfung der Funktion des Arms – Händedruck und die Opposition des Daumens zum kleinen Finger – nicht mit aufgenommen wurden. An diesen Bewegungen sind mehrere Muskelgruppen, mehrere Nerven und mehrere Nervenwurzeln beteiligt, und für die Unterscheidung von Wurzel- und peripheren Nervenläsionen ist ihr diagnostischer Wert fast gleich null.

Die folgenden Punkte sind bei der Untersuchung der motorischen Funktion des Arms besonders wichtig.

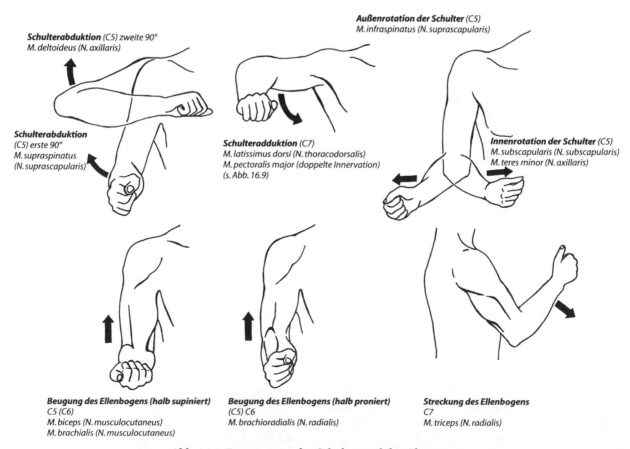

Abb. 16.4 Bewegungen der Schulter und des Oberarms

1. Eine Läsion der Wurzel C5 schwächt die Schulterabduktion über den gesamten Bereich von 180°. Eine Läsion des N. axillaris, die nur den M. deltoideus betrifft, schwächt nur die zweiten 90° der Bewegung. Dies darf nicht mit der schmerzhaften Schultersteife verwechselt werden, bei der starke Schmerzen die zweiten 90° der Abduktion verhindern. Diese Situation kann durch die bei Patienten mit schwerer schmerzhafter Schultersteife rasch eintretende Inaktivitätsatrophie des M. deltoideus noch weiter kompliziert werden.

2. Eine Läsion der Wurzel C6 führt zu einer Schwäche der Ellenbogenbeugung sowohl in voll supinierter Haltung (durch die Mm. biceps und brachialis) als auch in der halb pronierten Haltung (durch den M. brachioradialis). Eine Läsion des N. musculocutaneus (die äußerst selten ist) schwächt nur die Mm. biceps und brachialis. Eine Läsion des N. radialis führt nur zu einer Schwäche der Beugung in halb pronierter Stellung und die Kraft der intakten Mm. biceps und brachialis reicht selbst in dieser anatomisch für sie ungünstigen Haltung für eine fast normale Beugung aus. Die fehlende Kontraktion des M. brachioradialis ist gut zu erkennen.

3. Eine Läsion der Wurzel C7 führt zu einer Schwäche der Schulteradduktion, der Ellenbogenstreckung sowie der Extension *und* der Flexion des Handgelenks, da diese Wurzel einen wichtigen Teil der Nn. radialis und medianus stellt. Dagegen kann eine Läsion des N. radialis keine Auswirkungen auf die Schulteradduktion oder die Beugung des Handgelenks haben und betrifft auch den M. brachioradialis. Diese klinische Unterscheidung zwischen einer Läsion der Wurzel C7 und einer Läsion des N. radialis ist äußerst wichtig, da beide Läsionen häufig sind und in klinischen Situationen wie einem Trauma von Nacken und Schulter auftreten können, bei denen die Wurzel oder der Nerv oder beide gleichzeitig geschädigt werden.

4. Eine Läsion der Wurzel C8 ist relativ selten und kann zu Schwäche der langen Fingerbeuger und -strecker führen. Viele Neurologen würden auch die Schwäche der kleinen Handmuskeln nennen. Dieses Symptom ist aber sehr umstritten, und bei einigen Patienten scheint es eine Innervation der kleinen Handmuskeln durch C8 zu geben, während bei der Mehrzahl diese Muskeln fast ausschließlich von Th1 versorgt werden.

5. Eine Läsion der Wurzel Th1 verursacht Atrophie und Schwäche *aller* Mm. interossei. Hier gibt es sehr viele anatomische Besonderheiten. Eine Läsion des N. ulnaris führt ebenfalls zu auffallender Atrophie der Mm. interossei. Der M. abductor pollicis brevis bleibt aber verschont, da er zwar von Th1 versorgt wird,

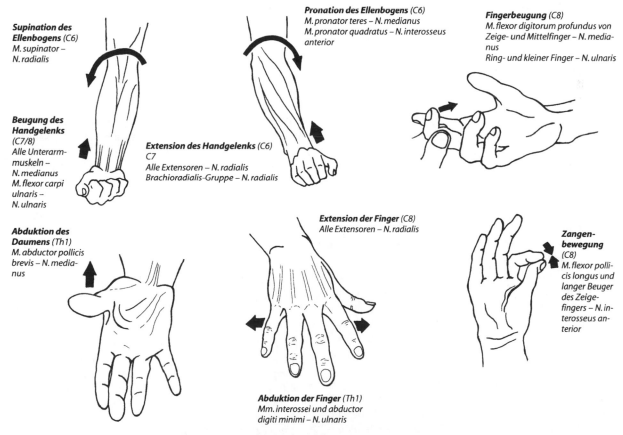

Supination des Ellenbogens (C6)
M. supinator – N. radialis

Beugung des Handgelenks (C7/8)
Alle Unterarmmuskeln – N. medianus
M. flexor carpi ulnaris – N. ulnaris

Extension des Handgelenks (C6)
C7
Alle Extensoren – N. radialis
Brachioradialis-Gruppe – N. radialis

Pronation des Ellenbogens (C6)
M. pronator teres – N. medianus
M. pronator quadratus – N. interosseus anterior

Fingerbeugung (C8)
M. flexor digitorum profundus von Zeige- und Mittelfinger – N. medianus
Ring- und kleiner Finger – N. ulnaris

Abduktion des Daumens (Th1)
M. abductor pollicis brevis – N. medianus

Extension der Finger (C8)
Alle Extensoren – N. radialis

Abduktion der Finger (Th1)
Mm. interossei und abductor digiti minimi – N. ulnaris

Zangenbewegung (C8)
M. flexor pollicis longus und langer Beuger des Zeigefingers – N. interosseus anterior

Abb. 16.5 Bewegungen des Unterarms und der Hand

aber über den N. medianus. Verwirrenderweise werden bei ungefähr 2–3 % der Patienten mit ansonsten normaler Anatomie *alle* kleinen Handmuskeln vom N. ulnaris innerviert. Diese sogenannte „all-ulnar hand" ist eine beträchtliche diagnostische Falle. Unter diesen Bedingungen kann eine Läsion des N. ulnaris zu einer Atrophie aller kleinen Handmuskeln führen, und bei dem Patienten kann fälschlicherweise eine Läsion von Th1 diagnostiziert werden oder, was noch schlimmer ist, Motoneuronkrankheit.

Seien Sie sich bewußt, daß es sich hier nur um grobe diagnostische Richtlinien handelt, da einige Bewegungen nicht erörtert wurden. Sie wurden deshalb nicht berücksichtigt, weil ihre Besprechung die Situation zu sehr kompliziert, ohne die Diagnose wesentlich zu erleichtern. In der Praxis kann durch die Prüfung dieser Bewegungen in den meisten Fällen eine eindeutige Schlußfolgerung erreicht werden. Der Wert dieser Vorgehensweise zeigt sich, wenn man sie auf die verschiedenen klinischen Zustände anwendet, die in Betracht gezogen werden sollten, nachdem die Anamnese eine ungefähre Vorstellung von einer möglichen Diagnose gegeben hat.

Klinische Syndrome

Syndrome bei Wurzelausriß

Diese Zustände bereiten nur selten differentialdiagnostische Schwierigkeiten, da die zugrundeliegende Verletzung gewöhnlich nur allzu offensichtlich ist. Es gibt zwei grundlegende Syndrome:

1. Obere Plexuslähmung (Erbsche Lähmung), die auf einem Ausriß der Wurzeln C5 und C6 beruht. Sie ist gewöhnlich die Folge einer Verletzung der Schulter bei Motorradunfällen oder während einer Zangengeburt, wenn die Schultern feststecken und der Kopf zu fest gezogen wird. Die obere Plexuslähmung führt zu einem Ausfall der Schulterabduktion und der Flexion am Ellenbogen. Dies bedeutet, daß der Arm schlaff herunterhängt und nicht in eine funktionelle Haltung bewegt werden kann, obwohl die Funktion der Hand selbst normal bleibt.
2. Der zweite Typ, die Klumpke-Lähmung, tritt auf, wenn die Wurzeln C8 und Th1 ausgerissen wurden. Dies geschieht gewöhnlich bei Stürzen (wenn der Patient versucht, den Sturz aufzuhalten, indem er nach etwas greift, und der Arm nach oben gezogen wird, während sich der Körper weiterbewegt), oder wenn der Arm in eine laufende Maschine gerät. In diesem Fall verliert der Patient die Kontrolle über alle Mm. interossei und die langen Fingerbeuger und -strecker. Hier kann zwar der Arm jede beliebige Stellung einnehmen, aber die der Hand hat keine nützliche Funktion mehr.

Bei beiden Syndromen kompliziert eine starke Kausalgie in den betroffenen Gebieten den Wurzelausriß infolge eines kürzlichen Traumas. Diese kann zu unerträglichen Schmerzen in der betroffenen Extremität führen, die ebenso wie die motorische Behinderung ein Leben lang anhalten.

Wurzelläsionen aufgrund von zervikaler Spondylose

Durch zervikale Spondylose verursachte Wurzelläsionen wurden in Kapitel 15 ausführlich besprochen. Es wurde bereits erwähnt, daß bei den Wurzeln C5 und C6 die Wahrscheinlichkeit einer Beeinträchtigung am höchsten ist. Diese führt zu einer fast pathognomonischen Kombination von Reflexveränderungen. Der Bizepssehnen- und der Supinatorreflex, die über die Wurzeln C5 und C6 verlaufen, sind gewöhnlich abgeschwächt oder fehlen, und bei typischen Fällen ist der Trizepssehnenreflex gewöhnlich auffallend gesteigert. Dies beruht auf der lokalen Schädigung der Nervenwurzeln an C5 und C6, durch die die Reflexbögen blockiert werden, und auf der Verengung des Spinalkanals in dieser Höhe, die ein gewisses Maß an Rückenmarkskompression verursacht und den Trizepssehnenreflex verstärkt, der durch den Reflexbogen der Wurzel C7 gerade unterhalb der Kompression verläuft.

Bei schwerer zervikaler Spondylose können alle drei Reflexe in beiden Armen fehlen. Wurzelläsionen, die andere Wurzeln als C5, C6 und C7 betreffen, sind relativ selten, und bei einer Beteiligung der Wurzeln C2, C3, C4, C8 oder Th1 sollten andere diagnostische Möglichkeiten untersucht werden.

Bei Patienten mittleren und höheren Alters zeigen Röntgenaufnahmen der Halswirbelsäule fast immer zervikale Spondylose, die eine physiologische Folge des Alterns ist. Man darf auf keinen Fall automatisch annehmen, daß untypische Wurzelläsionen oder eine rasch fortschreitende Symptomatik der Halswirbelsäule auf Spondylose beruhen, und bei ungewöhnlichen Fällen ist eine sorgfältige Untersuchung angebracht. Auch das Gegenteil trifft zu. Eine überraschend normale Röntgenaufnahme der Halswirbelsäule bei einem älteren Patienten mit klinischen Symptomen einer Krankheit, die das Halsmark oder die zervikalen Wurzeln betrifft, sollte eine Suche nach anderen Ursachen veranlassen.

Fallbeispiel I

Eine 86jährige Frau hatte generalisierte Schmerzen in beiden Armen, überraschend gesteigerte Reflexe und einen beidseits positiven Babinski. Dieser Fall ereignete sich vor der Einführung der MRT, so daß die einzige angemessene Untersuchungsmethode eine Myelographie war. Mit Rücksicht auf das Alter und die Gebrechlichkeit der Patientin zögerte der Radiologe, ein Myelogramm auszuführen, insbesondere, da die Veränderungen auf der Nativaufnahme minimal waren. Man konnte ihn davon überzeu-

gen, daß gerade die schwache Ausprägung der Veränderungen auf der Nativaufnahme dagegen sprachen, daß dieses fortschreitende Syndrom durch zervikale Spondylose verursacht wurde. Die Myelographie zeigte ein großes Meningeom, das das Rückenmark in Höhe von C2 komprimierte. Das Meningeom konnte ohne besondere Komplikationen erfolgreich entfernt werden.

Akute zervikale Bandscheibenläsionen

Im Vergleich zu akuten lumbalen Bandscheibenläsionen sind akute zervikale Bandscheibenläsionen relativ selten. Sie lassen sich zwei Gruppen zuordnen:

1. Verletzungen, die in einer ansonsten normalen Wirbelsäule auftreten. Diese sind typischerweise die Folge von Sportverletzungen oder Verkehrsunfällen bei jungen Menschen und verursachen gewöhnlich ein einseitiges Syndrom. Der Patient bekommt sehr schwere akute Nackenschmerzen, die mit radikulären Schmerzen im Versorgungsgebiet einer bestimmten Wurzel verbunden sind. Die Schmerzen können von Schwäche der von der betroffenen Nervenwurzel innervierten Muskeln begleitet werden. Am häufigsten ist die Wurzel C7 von traumatischen Bandscheibenläsionen betroffen.

Fallbeispiel II

Ein 1,95 m großer Student, der Basketball spielte, wurde am Geburtstag seiner Schwester in eine Prügelei mit ungebetenen Gästen verwickelt und dabei von sechs Soldaten übel zugerichtet. Anschließend litt er unter Schmerzen in Nacken und Arm und wurde mehrmals in einer Klinik untersucht. Man sagte ihm, daß keine traumatische Läsion vorläge, weil die Nativaufnahmen seiner Halswirbelsäule normal seien. Zwei Jahre später konnte er wegen einer schleichenden spastischen Paraparese und Anzeichen einer beidseitigen C7-Läsion nicht mehr Basketball spielen. Eine Myelographie ergab eine schwere traumatische Läsion der Bandscheibe C6/7, die chirurgisch behandelt werden mußte. Die Wurzelschmerzen gingen zurück, aber er erholte sich nur zum Teil von der Rückenmarksschädigung. Dieser Fall unterstreicht erneut, wie gefährlich es ist, aus einer normalen Röntgenaufnahme den Schluß zu ziehen, daß keine Störung vorliegt.

2. Verletzungen des Nackens bei Patienten, die bereits eine durch zervikale Spondylose veränderte Halswirbelsäule haben. Bei solchen Patienten kann eine plötzliche Flexion oder Extension des Nackens infolge eines Sturzes oder eines Auffahrunfalls zu akuten Wurzelsymptomen oder sogar zu einer akuten Rückenmarksschädigung führen. Die Wurzelsymptome sind gewöhnlich beidseitig, und die begleitende Rückenmarksschädigung kann eine akute Tetraparese auslösen. Man muß wissen, daß bei Patienten mit einer Spondylose selbst kleinere traumatische Ereignisse, die so auf die Halswirbelsäule einwirken, möglicherweise ernste Konsequenzen haben können.

Fallbeispiel III

Ein 72jähriger Mann erhielt Schlaftabletten auf Barbituratbasis, stürzte unter ihrem Einfluß die Treppe hinunter und wurde tetraparetisch. Er hatte typische Symptome von Läsionen der Wurzeln C5 und C6 und eine leichte spastische Paraparese ohne Sensibilitätsstörung. Nativaufnahmen zeigten starke spondylotische Schädigungen in Höhe von C4 und C5. Trotz fachkundiger Pflege starb er sechs Tage nach dem Unfall an Bronchopneumonie.

Fallbeispiel IV

Eine 73jährige Frau stürzte in ihrer Küche, schlug mit dem Kopf auf und überstreckte dabei den Nacken. Sofort nach dem Sturz hatte sie ein Kribbeln in beiden Händen, und dieses Gefühl breitete sich rasch über die Arme bis zu den Schultern aus. Sie rief keinen Arzt. Innerhalb eines Monats führten zunehmende Schwäche in beiden Beinen und der linken Hand und Unbeholfenheit zu ihrer Aufnahme. Bei der Untersuchung war der Tonus in beiden Armen erhöht, wobei die Erhöhung links stärker war, aber in beiden Armen fehlten die Reflexe. Der Babinski war links positiv, sie hatte aber keine pyramidale Schwäche in den Beinen. Die Schmerz- und Temperaturempfindung war in den Dermatomen C4 bis C8 beidseitig beeinträchtigt. Sie gab an, daß sie seit 20 Jahren unter Kribbeln in beiden Händen litt, das durch eine frühere Entlastung des Karpaltunnels nicht beseitigt worden war. Ein Myelogramm zeigte eine starke Rückenmarkskompression auf der Höhe C2/3. An der neurologischen Klinik, auf die sie verlegt worden war, wurde über Multiple Sklerose diagnostiziert. Sechs Monate später wurde sie wieder in derselben neurologischen Klinik aufgenommen, weil sie inzwischen in beiden Beinen eine pyramidale Schwäche und einen beidseits positiven Babinski bekommen hatte. Man erwog eine durch Folsäuremangel verursachte periphere Neuropathie als Diagnose. Vier Monate später sah sie der ursprüngliche Neurologe wieder. Damals war sie tetraplegisch und hatte einen Sensibilitätsausfall für Schmerz und Temperatur, der sich ausgedehnt hatte und nun auch C2 auf der Rückseite des Kopfes sowie den ganzen Rumpf einschloß. Man äußerte gewisse Vorbehalte gegen die früher vorgeschlagenen Diagnosen, und sie wurde an eine andere neurologische Klinik überwiesen, an der wegen der rasch zunehmenden Schwäche sofort eine Tracheotomie durchgeführt werden mußte. Eine Myelographie mit wasserlöslichem Kontrastmittel ergab eine Kompression des Rückenmarks bei C1, aber die Läsion erstreckte sich vom Wirbelkörper von C2 bis zum Clivus. Man führte eine transorale Druckentlastung des Halsmarks durch, die ausgedehntes granulomatöses Gewebe zeigte, das man für die Folge eines vorausgegangenen Traumas hielt. Vier Wochen später wurde wegen einer Subluxation bei C1/2 eine atlantoaxiale Fixierung durchgeführt, und innerhalb von vier Wochen konnte die Patientin mit einem Gehgestell gehen, und ihre Sensibilität hatte sich vollständig erholt. Sechs Monate später waren außer der Areflexie der Arme und den positiven Babinski-Reflexen keine pathologischen Befunde mehr nachzuweisen. Sie starb sieben Jahre später an einer anderen Krankheit.

Hinsichtlich des klaren Zusammenhangs mit einem Trauma bei einer Patientin mit einer 20jährigen Anamnese und neurologischen Symptomen einer zervikalen Spondylose sind die anderen, trotz der durch eine positive Myelographie bestätigten Rückenmarkskompression vorgeschlagenen Diagnosen erstaunlich. Sie wurde schließlich in praktisch letzter Minute durch einen heroischen Eingriff gerettet. Dieser Fall wurde wegen der großen Bedeutung der bereits bestehenden spondylotischen Veränderungen für die Pathogenese des Zustands und wegen der Wahrscheinlichkeit beschrieben, daß sich dadurch die Areflexie in den Armen erklären läßt, die aber anscheinend als Hinweis gedeutet wurde, der eine Rückenmarkskompression *ausschließt*. Die diagnostische Falle besteht darin, daß man nicht daran denkt, daß bereits fehlende Reflexe durch eine neu hinzukommende Rückenmarksläsion nicht gesteigert werden können. Dies wird in mehreren anderen Kapiteln erwähnt.

Mehrere ähnliche Fälle sind seit der Einführung der MRT aufgetreten, die gezeigt hat, daß eine Rückenmarkskompression häufig in Höhe von C3/4 oder C4/5 vorkommt, obwohl die stärksten degenerativen Veränderungen bei C5/6 und C6/7 liegen. Dies führt zu einem typischen klinischen Bild, das von Taubheitsgefühl in den Armen, ausgeprägtem Verlust der Wahrnehmung geführter Bewegungen in den Beinen und einer spastischen Paraparese oder Paraplegie bestimmt wird. Die Frühsymptome Taubheitsgefühl und Kribbeln in den Armen wurden mehrfach erfolglos durch eine Entlastung des Karpaltunnels behandelt. Ein Patient kam sogar zur Nachuntersuchung einer beidseitigen Entlastung des Karpaltunnels in einem Rollstuhl, weil er zwei Wochen nach dem Eingriff paraplegisch geworden war. Eine Bandscheibenresektion oder ein druckentlastender Eingriff sind obligatorisch, obwohl die Endergebnisse enttäuschend sein können. Intensive brennende und kribbelnde Parästhesien in den Händen können viele Monate nach dem Eingriff anhalten, und ein dauerhafter Ausfall der Wahrnehmung geführter Bewegungen kann die wirksame Mobilisierung eines älteren Patienten verhindern, selbst wenn sich die motorischen Anteile zufriedenstellend bessern.

Neuralgische Schulteramyotrophie (serogenetische Polyneuritis)

Dieser klassische neurologische Zustand wurde ursprünglich als Folge einer Immunisation durch die Injektion eines Serums in den M. deltoideus angesehen. Das Syndrom wird nicht durch eine direkte Verletzung der peripheren Nerven ausgelöst, sondern man nimmt an, daß es sich um einen entzündlichen Prozeß in den Nervenwurzeln handelt. Er wird anfangs nur selten richtig diagnostiziert, da die Schmerzen so stark sind, daß eine ernstere Ursache vermutet wird. Später wird versäumt, den Rücken des Patienten zu untersuchen, so daß niemand die offensichtliche Scapula alata entdeckt.

In einem typischen Fall treten unerträglich starke Schmerzen in den Dermatomen C5, C6 und C7 auf. Zwei bis drei Tage später, wenn die Schmerzen nachlassen, kommt es zu rasch fortschreitender Atrophie und

Schwäche einiger Muskeln, die von C5, C6 und C7 innerviert werden. In besonders schweren Fällen können der M. sternocleidomastoideus und der obere Teil des M. trapezius sowie von C7 innervierte Muskelgruppen beteiligt sein. Sehr weit verbreitet und auffallend ist eine starke Beteiligung des M. serratus anterior, die von einer Scapula alata begleitet wird. Dieses Symptom findet man – wie einige andere – nur, wenn man speziell nach ihm sucht.

Fallbeispiel V

Ein 35jähriger Mann wurde wegen Schmerzen im linken Arm und der linken Schulter überwiesen. Die Symptome hatten ein Jahr zuvor eingesetzt, nachdem er an einem kalten Tag Mountainbike gefahren war und stark geschwitzt hatte. Am selben Tag bemerkte er, als er sich zum Haarewaschen nach vorn beugte, daß sein Nacken steif war und schmerzte. In der Nacht erwachte er wegen sehr starker Schmerzen und brauchte eine halbe Stunde, um aufzustehen und Schmerztabletten einzunehmen, die aber keine Wirkung hatten. Die Schmerzen strahlten über die Schulter und bis hinunter zum Ellenbogen aus. Er beschrieb auch ein Gefühl, als ob ihm jemand einen Pfahl zwischen die Schulterblätter triebe. Diese starken Schmerzen hielten sieben bis acht Tage an. Seit dieser Zeit hatte er Schmerzen und Beschwerden in der Schulter, die trotz mehrerer physiotherapeutischer und chiropraktischer Behandlungen sowie zwei Konsultationen bei einem Rheumatologen anhielten. Das wichtigste verbliebene Symptom bestand darin, daß seine Schulter jedesmal, wenn er seinen linken Arm benutzte (er war Linkshänder), stark schmerzte und steif wurde. Die Anamnese paßte gut zu einer neuralgischen Schulteramyotrophie, und diese Diagnose wurde sofort bestätigt, als er sein Hemd auszog und die noch bestehende Scapula alata zu sehen war.

Dies erklärte seine anhaltenden Symptome, die auf der abnormen Stellung des linken Schultergelenks beruhten. Es ist nur schwer zu verstehen, wie so viele Physiotherapeuten diesen Mann untersuchen konnten, ohne diesen auffälligen Befund zu bemerken.

Gelegentlich kann dieser Zustand auch auf beiden Seiten gleichzeitig auftreten.

Fallbeispiel VI

Ein 32jähriger Mann hatte seit fünf Tagen starke Arm- und Schulterschmerzen. Er hatte fünf Nächte lang nicht geschlafen. In den letzten 48 Stunden waren beide Arme schwach geworden, und er war bereits vornüber hingefallen, als er versuchte den Stecker seines Fernsehgeräts herauszuziehen. Bei der Untersuchung bestand eine ausgeprägte Schwäche aller von C5–C8 versorgten Muskelgruppen und eine Areflexie beider Arme. Sensible Befunde und Symptome einer Läsion der langen Bahnen wurden nicht gefunden. Man diagnostizierte eine beidseitige neuralgische Schulteramyotrophie. In den nächsten 10 Tagen nahmen die Schmerzen zu, während die Schwäche nicht weiter fortschritt. Als er sich eines nachts über eine Kerze beugte, um nach einem Glas Wasser zu greifen, fing sein Hemd Feuer. Ein MRT bestätigte, daß sein Halsmark und die zervikalen Wurzeln normal waren. Eine Liquoruntersuchung ergab keine Zellen und einen Proteingehalt von 107 mg%, aber keine Erhöhung der Globuline. Eine fünftägige

Therapie mit Immunglobulinen führte zu einer starken Linderung seiner Schmerzen und der Schwäche, die sich drei Wochen vor der Behandlung manifestiert hatte. Die Besserung der motorischen Funktion hält noch immer an.

Dieser Fall läßt den Schluß zu, daß zumindest bei beidseitigen Fällen eine hochdosierte Infusion mit Immunglobulinen die Prognose für eine rasche Rückbildung verbessern kann. Ohne diese Therapie kommt es bei Fällen, bei denen sich in den ersten fünf bis sechs Wochen eine Besserung abzeichnet, gewöhnlich innerhalb von drei bis sechs Monaten zu einer vollständigen Rückbildung. Zeigen sich erste Anzeichen einer Besserung erst nach mehreren Monaten, kann es 18 bis 24 Monate dauern, bis die maximale Rückbildung eintritt, die aber häufig unvollständig ist. Bei älteren Patienten können die betroffenen Wurzeln durch eine gleichzeitig bestehende zervikale Spondylose für eine Schädigung prädisponiert sein. Viele Patienten berichten, daß sie in den Stunden bevor die Krankheit auftrat, Kälte ausgesetzt waren, obwohl man annimmt, daß der Zustand mit einer Virusinfektion in Zusammenhang steht.

Fallbeispiel VII

Ein 45jähriger Mann und seine 15jährige Tochter stellten sich bei de mit neuralgischer Schulteramyotrophie vor. Beim Vater war der rechte Arm betroffen, bei der Tochter der linke. Einen Tag vor Auftreten der Symptome hatten sich beide an einem warmen Herbstnachmittag körperlich stark angestrengt. Nach Sonnenuntergang war es dann rasch kalt geworden. Beide erinnerten sich, daß sich ihre schweißgetränkten Hemden zu dieser Zeit plötzlich sehr kalt anfühlten. Der rechtshändige Vater hatte den ganzen Nachmittag Holz gehackt, während die linkshändige Tochter Tennis gespielt hatte.

Diese Fälle sind wegen des Zusammenhangs zwischen körperlicher Aktivität und Kälteexposition besonders interessant und zeigen eine Ähnlichkeit mit akuter Poliomyelitis, bei der die erste betroffene Extremität häufig in den Stunden vor dem Beginn stark belastet wurde. Man nimmt an, daß die körperliche Anstrengung den Ort des viralen Angriffs bestimmen könnte.

Skalenussyndrom (Abb. 16.6)

Vor 40 Jahren enthielten Lehrbücher ganze Kapitel, die den sogenannten „Engpaß- oder Skalenussyndromen" gewidmet waren. Damals waren zervikale Spondylose und Karpaltunnelsyndrom noch keine anerkannten Entitäten. Seit sie bekannt wurden, sind die thorakalen Engpaßsyndrome fast ganz aus dem diagnostischen Repertoire verschwunden. Bis heute hat praktisch nur das Skalenussyndrom überdauert, dem wir eine Situation hinzufügen können, in der eine normale erste Rippe durch eine Deformation des Thorax nach oben verscho-

ben ist. Dies kann bei Patienten mit thorakaler Skoliose infolge eines künstlichen Pneumothorax oder einer Thorakoplastik und bei angeborenen Anomalien wie kongenitalem Schulterblatthochstand (Sprendel-Deformität) auftreten, einer autosomal rezessiven Störung mit einer Mißbildung des Schultergelenks und einem hypoplastischen Schulterblatt. Die resultierenden Symptome eines Skalenussyndroms können entweder auf einer neuralen oder vaskulären Schädigung beruhen.

Neurales Skalenussyndrom

Das neurale Skalenussyndrom ist sehr interessant. Die sensiblen Symptome umfassen einen tiefen Schmerz in der Achselhöhle und entlang der ulnaren Seite des Arms, der sich häufig bis hinunter zur Hand erstreckt – in anderen Worten in den Versorgungsgebieten von C8 und Th1. Die motorischen Symptome werden dagegen durch die Schädigung der Wurzel Th1 und insbesondere der Fasern bestimmt, die den M. abductor pollicis brevis versorgen, so daß die anderen kleinen Handmuskeln fast überhaupt nicht betroffen sind. Dies führt zu einer Situation, in der die Schmerzen überwiegend in den vom N. ulnaris innervierten Fingern auftreten, während Atrophie und Schwäche hauptsächlich den vom N. medianus versorgten M. abductor pollicis brevis betreffen. Es gibt Patienten, bei denen wegen dieses Syndroms eine Operation des Karpaltunnels am Handgelenk durchgeführt wurde, obwohl eine sorgfältige Beurteilung der sensiblen Symptome ergeben hätte, daß die Diagnose Karpaltunnelsyndrom nicht haltbar ist.

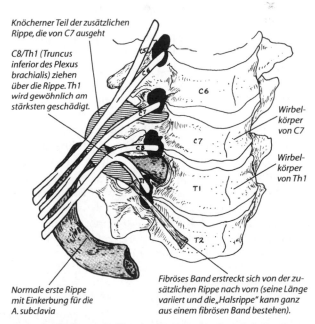

Knöcherner Teil der zusätzlichen Rippe, die von C7 ausgeht

C8/Th1 (Truncus inferior des Plexus brachialis) ziehen über die Rippe. Th1 wird gewöhnlich am stärksten geschädigt.

Wirbelkörper von C7

Wirbelkörper von Th1

Normale erste Rippe mit Einkerbung für die A. subclavia

Fibröses Band erstreckt sich von der zusätzlichen Rippe nach vorn (seine Länge variiert und die „Halsrippe" kann ganz aus einem fibrösen Band bestehen).

Die A. subclavia liegt vor den Wurzeln – Stenose und poststenotische Erweiterung können hier wichtiger sein als die Zerrung der Wurzeln.

Abb. 16.6 Halsrippensyndrom

Der Zustand läßt sich leicht durch Elektromyographie bestätigen, und die Befunde bestehen aus einem elektromyographischen „Syndrom" mit Hinweisen auf Denervierung des M. abductor pollicis brevis bei einem normalen Aktionspotential des N. medianus. Außerdem findet man normale vom N. ulnaris innervierte Muskeln in der Hand, obwohl das Aktionspotential des N. ulnaris am Handgelenk fehlt. Schon für sich sprechen diese elektromyographischen Befunde dafür, daß die unteren Wurzeln des Plexus brachialis im Hals untersucht werden sollten, da in dieser Situation – auch wenn Nativaufnahmen und MRTs keine nachweisbare Halsrippe zeigen – möglicherweise eine Schädigung durch abnorme fibröse Bänder vorliegt.

Vaskuläres Skalenussyndrom

Das vaskuläre Skalenussyndrom ist das Ergebnis einer abnorm hoch stehenden Rippe, die die A. axillaris nach oben verschiebt. Dadurch kommt es zu einer lokalen Stenose und einer poststenotischen Erweiterung der Arterie. An der Wand des erweiterten Gefäßes können sich Blutgerinnsel bilden, von denen sich dann kleine Emboli ablösen und durch die A. brachialis zur Hand gelangen können. Dies führt zu akuten embolischen Ereignissen, die dem Raynaud-Phänomen ähneln, und schließlich zu ischämischen Veränderungen in den Fingern führen. In dieser Situation gibt es manchmal keine pathologischen neurologischen Befunde, aber es kann zur irrtümlichen Diagnose eines Karpaltunnelsyndroms kommen, wenn der Patient berichtet, daß er wiederholte Anfälle starker Schmerzen in der Hand hat, die von Blässe und Anschwellen der Finger begleitet werden.

Für die weitere Untersuchung dieser Patienten benötigt man Nativaufnahmen für die Suche nach einer Halsrippe oder einem verlängerten Querfortsatz des Wirbels C7, ein MRT der Skaluslücke und, falls das vaskuläre Skalenussyndrom vorliegt, eine Angiographie, um die A. subclavia in ihrem Verlauf zu überprüfen.

Es soll wiederholt werden, daß die Existenz der in älteren Büchern beschriebenen thorakalen Engpaßsyndrome zweifelhaft ist und daß es sehr unsicher ist, ob die sogenannten Skalenussyndrome, die auf abnormen Muskelansätzen beruhen, jemals existierten. Eine Halsrippe oder ein abnormes fibröses Band zusammen mit einem ungewöhnlich verlängerten Querfortsatz des Wirbels C7 scheinen die einzigen gültigen Ursachen für das thorakale Engpaßsyndrom zu sein.

Läsionen des N. radialis

Der N. radialis wird in der Achselhöhle häufig durch den falschen Gebrauch von Krücken geschädigt, wenn der Patient sein ganzes Gewicht über die Achselhöhle abstützt. Es soll aber darauf hingewiesen werden, daß der richtige Einsatz von Krücken, bei dem die Patienten ihr Gewicht auf dem Handballen ruhen lassen, den Ramus profundus des N. ulnaris bei seinem Eintritt in die Handfläche schädigen kann.

Eine Schädigung des N. radialis in der Achselhöhle sollte zu einer Schwäche aller vom N. radialis innervierten Muskeln führen: des M. triceps, der Extensoren des Handgelenks, der Fingerstrecker und des M. brachioradialis. Ziemlich häufig scheinen die Fasern, die den M. triceps versorgen, von Läsionen in der Achselhöhle verschont zu werden, so daß fälschlicherweise auf eine tiefer gelegene Läsion unterhalb der Radialisrinne geschlossen werden kann. In so einem Fall kann sogar der Trizepssehnenreflex intakt sein. Diese anatomische Besonderheit muß berücksichtigt werden.

Eine weiter distal gelegene Schädigung kann auf mehrere Arten entstehen:

1. Eine Verletzung des N. radialis im Sulcus des Nerven an der Außenseite des Oberarmknochens kann durch einen Unfall oder absichtlich durch einen festen Schlag auf die Außenseite des Arms herbeigeführt werden. Diese Verletzung führt zu einer akuten Fallhand und starken Schmerzen im anterolateralen Unterarm.
2. Auf ähnliche Weise kann bei einer sogenannten „Samstagnacht-Radialislähmung" der Nerv auf der Innenseite des Arms geschädigt werden. Diese tritt bei Patienten auf, die betrunken oder stark sediert sind und einschlafen, während ihr Arm über eine Stuhllehne oder die Bettkante hängt, oder als Folge einer schlechten Lagerung bei einer Anästhesie. In den letzten Jahren scheint das Schlafen in engen Kojen oder Betten von Jachten oder Wohnwagen eine häufige Ursache zu sein.
3. Frakturen in der Mitte des Humerusschafts können den Nerven entweder akut schon während des Bruchs oder während der Heilung in Mitleidenschaft ziehen, wenn es zu übermäßiger Kallusbildung kommt. Unter diesen Umständen ist eine dauerhafte Schädigung selten, obwohl die Nervenlähmung zunächst fortzuschreiten scheint, und eine operative Exploration des Nerven ist nur selten notwendig. Bei Läsionen des Nerven auf diesem Niveau ist der M. triceps gewöhnlich nicht betroffen, und die Schwäche ist auf die Extensoren des Handgelenks, den M. brachioradialis und die Fingerstrecker beschränkt.
4. Eine Schädigung des N. radialis in Höhe der Achselhöhle oder des Oberarms ist zwar mit Schmerzen, Kribbeln oder Taubheitsgefühl im kutanen Versorgungsgebiet des Nerven verbunden, führt aber nur selten zu einer nachweisbaren Sensibilitätsstörung, da sein Versorgungsgebiet von denen der benachbarten Nn. ulnaris und medianus überlappt wird. Kann eine Sensibilitätsstörung nachgewiesen werden, betrifft sie normalerweise den Rücken von Daumen und Zeigefinger.

Der N. radialis wird bei seinem Eintritt in den Unterarm zwischen den beiden Köpfen des M. supinator zum N. interosseus posterior.

Läsionen des N. interosseus posterior

Eine Schädigung des N. interosseus posterior verursacht eine Schwäche der Extensoren des Handgelenks und insbesondere der Extensoren von Zeigefinger und Daumen. Diese Läsion kann idiopathisch oder nach ungewohnten, kräftigen Drehbewegungen des Unterarms auftreten, etwa beim Gebrauch eines Schraubendrehers. Man hat auch von Fällen einer Schädigung des Nerven beim Armdrücken berichtet, bei dem die Teilnehmer den Ellenbogen auf der Tischplatte aufstützen und versuchen, die Hand ihres Gegners nach unten zu drücken, und bei einem Dirigenten, bei dem dieser Zustand als wohl einzigartiges Berufsrisiko anzusehen ist. Die Ursache scheint bei diesen Fällen eine direkte Einklemmung des Nerven infolge einer Schwellung des oder einer Blutung in den M. supinator zu sein. Schreitet der Zustand fort, ist eine frühe Exploration des Nerven ratsam.

Eine Bleivergiftung, die bei Anstreichern häufig auftrat, schädigte speziell den N. interosseus posterior. Man nahm an, daß dieser Nerv für eine Schädigung prädisponiert ist, aber es ist auch möglich, daß eine berufliche Überanstrengung des M. supinator durch das Streichen für die Lokalisation der Schädigung an diesem Nerven prädisponiert. Glücklicherweise enthält Farbe heute bis auf wenige Ausnahmen kein Blei mehr, so daß dieser Zustand eher historische als praktische Bedeutung hat.

Prüfung der Mm. interossei bei einer Radialislähmung

Bei einer Radialislähmung ist die Methode zum Ausschluß koexistierender Schwäche der Mm. interossei ein Punkt von besonderer klinischer Bedeutung. Besteht eine Fallhand mit Schwäche der Fingerstrecker, scheinen die Mm. interossei schwach zu sein. Dies läßt sich leicht bestätigen, indem man selbst versucht, die Finger zuerst bei völlig gebeugtem und anschließend mit ausgestrecktem Handgelenk zu abduzieren. Der beobachtete Kraftunterschied ist bemerkenswert. Bei einer Fallhand sollte man die Hand des Patienten in einer natürlichen Haltung flach auf eine feste Oberfläche legen. Dann kann man die Mm. interossei prüfen und zeigen, daß sie nicht betroffen sind (Abb. 16.7).

Läsionen des N. ulnaris

Wie leicht der N. ulnaris am Ellenbogen geschädigt werden kann, ist jedem bekannt, der sich schon einmal den „Musikantenknochen" angeschlagen hat. Die Tatsache, daß Ulnarislähmungen die Folge wiederholter und

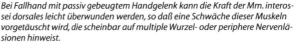

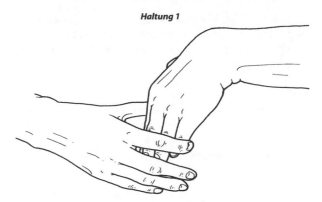

Bei Fallhand mit passiv gebeugtem Handgelenk kann die Kraft der Mm. interossei dorsales leicht überwunden werden, so daß eine Schwäche dieser Muskeln vorgetäuscht wird, die scheinbar auf multiple Wurzel- oder periphere Nervenläsionen hinweist.

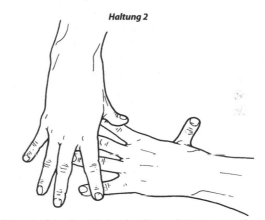

Wird die Hand auf eine ebene Fläche gelegt, können die Mm. interossei ihre Befestigung an den Sehen des M. extensor digitorum longus effektiv einsetzen, und man findet normale Kraft (wenn sie nicht betroffen sind). So werden zusätzliche Wurzel- oder periphere Nervenläsionen ausgeschlossen.

Abb. 16.7 Prüfung der Mm. interossei bei einer Radialislähmung

scheinbar trivialer Verletzungen dieser Art sein können, wird weniger wahrgenommen. Schon geringfügige Veränderungen persönlicher Gewohnheiten, zum Beispiel das Sitzen in einem Stuhl mit hölzernen Armlehnen oder Autofahren mit dem Ellenbogen auf dem Türrahmen, sind andere Ursachen für Läsionen des N. ulnaris am Ellenbogen.

Bettlägerige Patienten rutschen oft auf die Ellenbogen gestützt im Bett umher, und die schleichende Entwicklung einer beidseitigen Ulnarislähmung ist eine häufige Folgeerscheinung. Viele Patienten orthopädischer Stationen werden aus diesem Grund an die Neurologie überwiesen, da ihre Beine immobilisiert sind und sie sich nur so bewegen können.

Bei Frauen kann es zu einer sehr allmählichen Schädigung kommen, da sie normalerweise einen größeren Bewegungsradius im Ellenbogengelenk haben als Männer und bei ihnen wiederholte Flexion und Extension des Arms mit größerer Wahrscheinlichkeit zu einer Schädigung des Nerven am Olekranon führt.

Eine wichtige Variante dieser anatomischen Deformation führt zu einem Zustand, der als Ulnarisspätlähmung bezeichnet wird. Hier hatte der Patient als Kind eine suprakondyläre Humerusfraktur, die zu einer wachstumsbedingten Deformation des Ellenbogengelenks führte. Im Laufe der Jahre entwickelt sich schleichend eine Schädigung des N. ulnaris, und es kann 20–30 Jahre dauern, bis diese bemerkt wird. Dabei kann es zum Zeitpunkt der Manifestation zu einer bemerkenswert akuten Verschlechterung kommen.

Fallbeispiel VIII

Der 74jährige Besitzer eines Pflegeheims hatte den ganzen Morgen des zweiten Weihnachtsfeiertags den Kessel geheizt, weil ein Angestellter erkrankt war. An diesem Abend bemerkte er Schmerzen auf der Innenseite des Unterarms und ein Kribbeln im kleinen und im Ringfinger. Am nächsten Morgen hatte er Schwierigkeiten, mit Messer und Gabel umzugehen, den Zündschlüssel in seinem Wagen zu drehen oder sonstige feinmotorische Tätigkeiten mit seiner rechten Hand auszuführen. Als er am nächsten Tag den Arzt konsultierte, hatte er eine komplette Läsion des N. ulnaris. Im Alter von vier Jahren hatte er sich das Ellenbogengelenk gebrochen und hatte deshalb einen erheblich vergrößerten Bewegungsradius. Bei der Operation fand man, daß der Nerv geschwollen und am Olekranon von dichtem Bindegewebe eingeklemmt war. Man führte eine Entlastung sowie eine Verlagerung des Nerven durch, die zu einer ausgezeichneten Rückbildung führten. Dieser Fall muß eine der spätesten jemals dokumentierten Ulnarisspätlähmungen sein.

In vielen Fällen, in denen der Nerv allmählich geschädigt wird, ist das Fehlen sensibler Symptome bemerkenswert. Obwohl man Taubheitsgefühl und Kribbeln in den Fingern erwarten würde, kann es zu einem schweren und sogar kompletten Ausfall der motorischen Funktion in den vom N. ulnaris innervierten Muskeln kommen, ohne daß die geringsten sensiblen Symptome auftreten. Ist man sich in dieser Situation nicht darüber im klaren, daß die Hand bei 2–3 % der Bevölkerung komplett vom N. ulnaris innerviert wird, kann es vorkommen, daß fälschlicherweise eine Läsion der Wurzel Th1 oder Motoneuronkrankheit diagnostiziert wird, weil alle Mm. interossei atrophiert sind und die klinische Unterscheidung zwischen Ulnaris- und Medianusläsionen nicht mehr möglich ist.

Läsionen des N. ulnaris am Ellenbogen sollten zu Schwäche des M. flexor carpi ulnaris und des medialen Teils des M. flexor digitorum profundus führen. Aus Gründen, die bei weitem noch nicht klar sind, ist es ziemlich ungewöhnlich, daß diese Muskeln ernsthaft betroffen sind. Noch wichtiger ist die Beobachtung, daß eine Schädigung am Ellenbogen speziell die Fasern zu schädigen scheint, die den M. interosseus dorsalis primus innervieren. Daher kann der Patient eine auffällige Schwäche und Atrophie dieses Muskels haben, während die anderen Mm. interossei und der M. abductor digiti

minimi fast völlig verschont sind. Auf den ersten Blick macht es dies unwahrscheinlich, daß der Nerv am Ellenbogen geschädigt wurde, und weist eher auf eine Läsion am Handgelenk hin.

Am Handgelenk teilt sich der Nerv in einen sensiblen, oberflächlichen Ast und den motorischen Ramus profundus.

Läsionen des Ramus profundus des N. ulnaris am Handgelenk (Abb. 16.8)

Durch wiederholte Traumen des Handballens (beim Zudrücken einer nicht ganz geschlossenen Autotür mit dem Handballen, bei der Verwendung eines Schlüssels beim Einspannen eines Werkstücks in eine Drehbank, etc.) kann der Nerv gegen die Handwurzelknochen gedrückt werden. Gelegentlich kann der Nerv am Handgelenk durch ein vom Gelenk ausgehendes Ganglion geschädigt werden, und wenn die Anamnese keine Anhaltspunkte für Traumen des Handballens liefert, sollte man den Nerven explorieren, um diese Möglichkeit auszuschließen. Durch ein Ganglion wird nur der Ramus profundus des N. ulnaris geschädigt, der rein motorisch ist, so daß es zu Atrophie und Schwäche aller vom N. ulnaris innervierten kleinen Handmuskeln kommt, ohne daß Kribbeln, Taubheitsgefühl oder andere Symptome einer sensiblen Beteiligung auftreten. Dadurch kann erneut der Verdacht auf eine Motoneuronkrankheit geweckt werden, der weiter verstärkt wird, wenn die Hände des Patienten ausschließlich vom N. ulnaris innerviert werden.

Immer wenn die Mm. interossei durch eine Läsion des N. ulnaris betroffen werden, sollte eine frühe operative Exploration zur Entlastung des Nerven durchgeführt werden, sobald die Lokalisation der Schädigung erkannt wurde. Läßt man die Atrophie fortschreiten, führt ein späterer Eingriff nur zu unbefriedigenden Ergebnissen, und eine ausgeprägte Schwäche der Mm. interossei ist sehr behindernd.

Läsionen des N. medianus

Der tief sitzende N. medianus ist vor Traumen im Arm gut geschützt. Selten wird der N. interosseus anterior, der kurz unterhalb des Ellenbogengelenks aus dem N. medianus hervorgeht und auf der vorderen Membrana interossea nach distal verläuft, bei Frakturen des Unterarms oder bei einer Ellenbogenluxation geschädigt.

Läsion des N. interosseus anterior

Eine reine Läsion des N. interosseus anterior führt zu Schwäche der langen Flexoren des Daumens und des

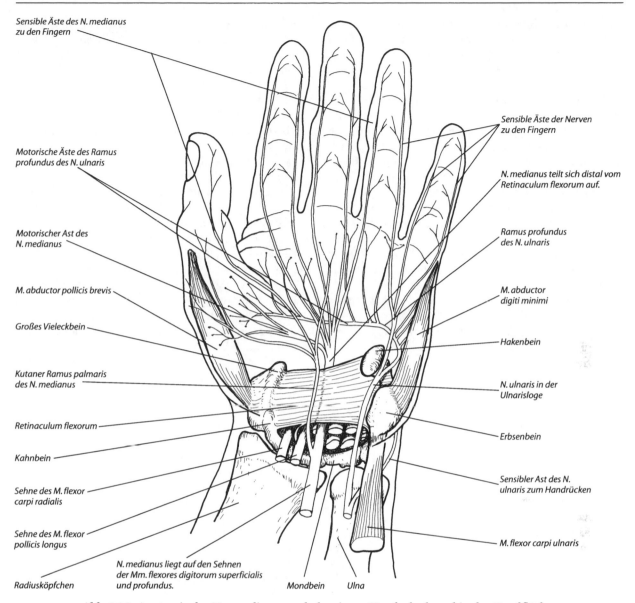

Sensible Äste des N. medianus
zu den Fingern

Motorische Äste des Ramus
profundus des N. ulnaris

Motorischer Ast des
N. medianus

M. abductor pollicis brevis

Großes Vieleckbein

Kutaner Ramus palmaris
des N. medianus

Retinaculum flexorum

Kahnbein

Sehne des M. flexor
carpi radialis

Sehne des M. flexor
pollicis longus

Radiusköpfchen

N. medianus liegt auf den Sehnen
der Mm. flexores digitorum superficialis
und profundus.

Mondbein   Ulna

Sensible Äste der Nerven
zu den Fingern

N. medianus teilt sich distal vom
Retinaculum flexorum auf.

Ramus profundus
des N. ulnaris

M. abductor
digiti minimi

Hakenbein

N. ulnaris in der
Ulnarisloge

Erbsenbein

Sensibler Ast des N.
ulnaris zum Handrücken

M. flexor carpi ulnaris

Abb. 16.8 Anatomie der Nn. medianus und ulnaris am Handgelenk und in der Handfläche

Zeigefingers. Diese beeinträchtigt die Zangenbewegung von Daumen und Zeigefinger und ist äußerst behindernd. Gewöhnlich ist die Läsion die Folge einer Verletzung am Ellenbogen mit einer Blutung in die tiefe Muskulatur. Man sollte eine chirurgische Entlastung in Betracht ziehen.

Karpaltunnelsyndrom (Abb. 16.8)

Im Karpaltunnel ist der N. medianus sehr vulnerabel, und eine Schädigung auf dieser Höhe ist die häufigste periphere Nervenläsion. Das Karpaltunnelsyndrom ist auch die häufigste neurologische Komplikation in der Schwangerschaft. Mitte der 1940er wurde es das erste Mal beschrieben, es wurde aber erst mit dem Aufkom-

men der Neurophysiologie Mitte der 1950er auf eine feste Grundlage gestellt. Hier soll bemerkt werden, daß einige bedeutende Ärzte die Existenz dieses Zustands ein ganzes Jahrzehnt nach seiner Erstbeschreibung leugneten und statt dessen darauf beharrten, daß alle Schmerzen in der Hand auf sogenannten „thorakalen Engpaßsyndromen" beruhen, und den beschreibenden Begriff „Akroparästhesien" für diesen Zustand verwendeten.

Das auffallendste Merkmal ist, daß die Schmerzen in der Hand nachts besonders stark sind und tags völlig fehlen können. Der Patient erwacht typischerweise mit starken Schmerzen in Daumen, Zeige- und Mittelfinger, und die Symptome lassen sich recht einfach durch Hin- und Herschwingen des Arms oder Beugung und Streckung des Handgelenks beheben. Überraschend oft strahlen die Schmerzen auch auf die Innenseite des Unterarms und gelegentlich bis hinauf zur Schulter aus. Die Gründe hierfür sind noch nicht klar, und man könnte ein zervikales Wurzelsyndrom vermuten. Allerdings sind die Lokalisation der Schmerzen in der Hand und ihr Nachlassen infolge der beschriebenen Bewegungen diagnostische Hinweise. Deshalb sollte man bei nächtlichen Schmerzen in der Hand – unabhängig davon, wie atypisch ihre tatsächliche Beschreibung ist –, durch die der Patient aufwacht und die durch Handbewegungen gelindert werden, solange von einem Karpaltunnelsyndrom ausgehen, bis eine andere Ursache nachgewiesen wird. Schmerzen, die morgens erst beim Erwachen bemerkt werden, werden häufig durch die Irritation einer zervikalen Wurzel durch zervikale Spondylose ausgelöst, können durch Bewegungen des Kopfes stärker werden, und lassen sich nicht durch Schütteln der Hand lindern.

Die Besonderheiten der Verteilung der sensiblen Symptome beim Karpaltunnelsyndrom wurden bereits im einleitenden Teil dieses Kapitels dargestellt. Die sensiblen Befunde können ziemlich ausgeprägt sein, wobei es im vom N. medianus innervierten Teil der Hand zu einem kompletten Sensibilitätsverlust oder zu starken Schmerzen mit nur geringer sensibler Beeinträchtigung kommen kann.

Die motorischen Auswirkungen beschränken sich üblicherweise auf den M. abductor pollicis brevis, da die anderen Muskeln, die vom N. medianus versorgt werden (Mm. flexor pollicis brevis und adductor pollicis), entweder auch vom N. ulnaris innerviert werden oder ihr Ausfall leicht durch die langen Muskeln des Unterarms kompensiert werden kann. Gewöhnlich lassen sich nur die Atrophie und Schwäche des M. abductor pollicis brevis leicht und überzeugend nachweisen. In vielen Fällen ist keine Atrophie oder Schwäche nachzuweisen. Vom klinischen Standpunkt genügt es, den M. abductor pollicis brevis korrekt zu prüfen (siehe Abb. 16.5), und sich dann zu vergewissern, daß die vom N. ulnaris versorgten Muskeln normal funktionieren.

Es gibt vier Hauptmanifestationen des Karpaltunnelsyndroms:

1. Ein rein sensibles Syndrom, das gewöhnlich bei Frauen auftritt und bei dem sich allmählich eine starke Sensibilitätsstörung im Versorgungsgebiet des N. medianus ohne nennenswerte Schmerzen entwickelt. Diese Variante scheint – insbesondere bei degenerativen arthrotischen Veränderungen im Handgelenk – mit wiederholten Bewegungstraumen in Zusammenhang zu stehen, wie sie beim Stricken, Nähen oder Häkeln vorkommen. Gewöhnlich ist die Herstellung von Kleidungsstücken für die Enkel die Ursache.

2. Rein motorische Läsionen trifft man im allgemeinen bei Männern an, die ihre Hände als Werkzeuge einsetzen. Schreiner, Zimmerleute, Klempner und Mechaniker sind besonders anfällig für diese Varian-

te. Sensible Symptome sind entweder minimal oder fehlen ganz, und der Patient kommt entweder, weil er bei anspruchsvollen Aufgaben Schwierigkeiten mit dem Daumen hat, oder weil er bemerkt hat, daß der laterale Teil des Daumenballens eingefallen ist. Bedenkt man, daß die Ursache der Läsion eine direkte Verletzung des Nerven in der Handfläche ist, überrascht es, daß so selten sensible Symptome auftreten.

3. Eine überwiegend autonome Manifestation mit starken Schmerzen tritt beim Karpaltunnelsyndrom in der Schwangerschaft auf. Die Patientin kann tagsüber symptomlos sein, wacht aber nachts mehrmals wegen furchtbarer Schmerzen auf, die scheinbar die ganze Hand betreffen. Die Schmerzen werden oft als Gefühl beschrieben, daß die Hand fett, geschwollenen, kalt und klamm ist. Bei der Rückbildung tritt dann ein stechendes und brennendes Gefühl auf, wenn die Hand aus dem Bett baumelt oder hin und her geschwungen wird. Treten tagsüber Attacken auf, werden sie gewöhnlich dadurch provoziert, daß die Patientin mit erhobenen Armen arbeitet, eine Zeitung liest, oder dadurch, daß sie beim Autofahren die Hände auf das Steuer legt. Jeder Anfall geht überraschend schnell vorüber. Die Patientin ist ansonsten symptomlos, und die Nervenleitung ist zwischen den Attacken gewöhnlich normal. Wahrscheinlich werden in solchen Fällen bevorzugt die autonomen Fasern des N. medianus beeinträchtigt.

4. Das klassische Karpaltunnelsyndrom umfaßt Elemente der oben beschriebenen Syndrome, und im Idealfall sollten Atrophie des M. abductor pollicis brevis, Taubheitsgefühl im vom N. medianus innervierten Teil der Hand und Schmerzattacken auftreten, durch die der Patient aufwacht. Leider scheint die klassische Form ziemlich selten zu sein, so daß dieser äußerst häufige Zustand oft falsch diagnostiziert oder jahrelang nicht erkannt wird.

Läsionen des N. thoracicus longus

Eine klassische, den Arm betreffende Nervenläsion beruht auf einer Schädigung des langen, dünnen N. thoracicus longus, der einen einzigen, aber großen und wichtigen Muskel, den M. serratus anterior, versorgt. Dieser flache Muskel setzt am medialen Rand der Unterseite des Schulterblatts an, besteht aus mehreren, ineinander greifenden Strängen, die von verschiedenen Rippen ausgehen, und spielt bei der Bewegung des Arms eine wichtige Rolle. Normalerweise hält er das Schulterblatt flach auf dem Rücken und dreht bei der Abduktion der Schulter den unteren Teil des Schulterblatts nach lateral. Ist dieser Muskel gelähmt, fällt den Patienten auf, daß sie ihren Arm nicht gerade nach oben halten können, und sie bemerken auf der betroffenen Seite eine kleine Beule über der Schulter, wenn sie in den Spiegel schauen.

Angehörige können ein auffälliges Abstehen des Schulterblatts bemerken, insbesondere, wenn der Patient versucht, seinen Arm zu heben oder nach vorn zu bewegen. Häufig kommen die Patienten, weil sie Schmerzen und Steifheit im Bereich des Schultergelenks haben, die dadurch ausgelöst werden, daß die Mm. supraspinatus, infraspinatus und deltoideus versuchen, die mangelnde Rotation des Schulterblatts zu kompensieren, und dadurch verkrampft und schmerzhaft werden.

Es gibt keine spezifischen Ursachen, aber eine Beteiligung dieses Muskels ist ein fast universeller Befund bei neuralgischer Schulteramyotrophie, die wahrscheinlich die häufigste Ursache ist. Der Nerv kann in diesem Bereich durch vorsätzlich zugefügte Stichverletzungen und gelegentlich durch unbeabsichtigte chirurgische Traumen leicht geschädigt werden. Ein besonders hohes Risiko besteht bei einer Lymphknotenbiopsie im hinteren Halsdreieck, da er dort dicht unter der Oberfläche verläuft. Die Rückbildung ist – möglicherweise wegen der Länge des Nerven – langsam und häufig unvollständig.

Läsionen des Plexus brachialis

Krankheitsprozesse, die den Plexus brachialis mit einbeziehen, sind selten. Traumatische Läsionen sind mit Sicherheit die häufigsten Ursachen, und der einzige atraumatische Zustand, der diagnostische Schwierigkeiten bereiten kann, ist eine Schädigung des Plexus, die durch eine Bestrahlung der axillaren Region bei der Behandlung von Mammakarzinomen ausgelöst wird. Hierbei besteht das größte Problem darin zu entscheiden, ob die Plexusläsion auf einer Tumorinfiltration beruht, die eine weitere Strahlentherapie erfordert, oder auf der Bestrahlung selbst.

Es gibt vier wichtige Stellen, an denen eine Schädigung des Plexus zu einigermaßen typischen klinischen Bildern führt (Abb. 16.9).

Läsionen des Truncus superior

Eine Schädigung dieses Gebiets, das der am dichtesten an der Oberfläche gelegene Teil des Plexus brachialis ist, tritt häufig bei Stich- oder Schußverletzungen im Hals auf. C5 und C6 werden zerstört, so daß Taubheitsgefühl auf der Außenseite des Arms und der Hand sowie ein Ausfall der Abduktion, der Ein- und Auswärtsdrehung der Schulter, der Beugung des Ellenbogengelenks und der radialen Streckung des Handgelenks auftreten. Der Bizepssehnen- und der Supinatorreflex fehlen. Beachten Sie, daß die distal von den Wurzeln lokalisierte Läsion die Mm. rhomboidei, die von einem Ast der Wurzel C5 versorgt werden, und den M. serratus anterior verschont, der über den N. thoracicus longus von Ästen der Wurzeln C5, C6, C7 innerviert wird.

Läsionen des Truncus inferior

Eine Schädigung dieses Gebiets wurde bereits im Zusammenhang mit dem Halsrippensyndrom in gewissem Umfang behandelt. Dieser Teil des Plexus brachialis kann auch durch Karzinome der Lungenspitze, die sich durch die apikale Pleura ausdehnen (Pancoast-Syndrom), und durch Metastasen von Mamma- oder anderen Karzinomen in den Achsellymphknoten geschädigt werden. Das klinische Bild besteht aus starken Schmerzen in der Schulter, die nachts besonders stark sind, wenn der Patient im Bett liegt, und ihn dazu bringen können, im Sitzen zu schlafen. Die Schmerzen werden von Kribbeln und Taubheitsgefühl auf der Innenseite des Arms bis hinunter in den kleinen und den Ringfinger begleitet. Später kommt es zu Schwäche der Fingerbeuger und -strecker sowie der Mm. interossei.

Läsion des N. radialis in der Achselhöhle

Diese Läsion wurde bereits bei den durch Krücken verursachten Verletzungen des Nerven in der unteren Achselhöhle behandelt. Eine Läsion des N. radialis kann auch infolge von Stichverletzungen und neoplastischem Befall der Achsellymphknoten auftreten. Es kommt zu einer kompletten Radialislähmung, die in diesem Fall auch den M. triceps betreffen kann. Wie bereits früher erwähnt, wird der M. triceps bei externen Traumen der Achselhöhle häufig verschont.

Läsionen des Fasciculus posterior

Läsionen des Fasciculus posterior des Plexus brachialis können bei Schußverletzungen durch kleinkalibrige, langsame Kugeln auftreten. Die Kugel durchquert das Gebiet des Plexus und prallt auf die Innenseite des Schulterblatts. Der Fasciculus posterior scheint durch diesen Mechanismus besonders leicht geschädigt zu werden. Die Symptomatik ist häufig vorübergehend, und der Patient erholt sich später. Eine Läsion des Fasciculus posterior ist leicht zu diagnostizieren, da es sich im wesentlichen um eine mit einer Läsion des N. axillaris kombinierte Radialislähmung handelt. Deshalb kann der Patient das Ellenbogengelenk, das Handgelenk und die Finger nicht strecken, und es besteht eine Schwäche der zweiten 90° der Schulterabduktion, weil der M. deltoideus gelähmt ist.

Stahlungsschäden des Plexus brachialis

Bei Patientinnen, deren Achsellymphknoten in der Umgebung des Plexus brachialis wegen Metastasen von Mammakarzinomen bestrahlt wurden, kann besonders die Wurzel C7, die im Zentrum des Bestrahlungsfelds liegt, durch die Strahlung geschädigt werden, während

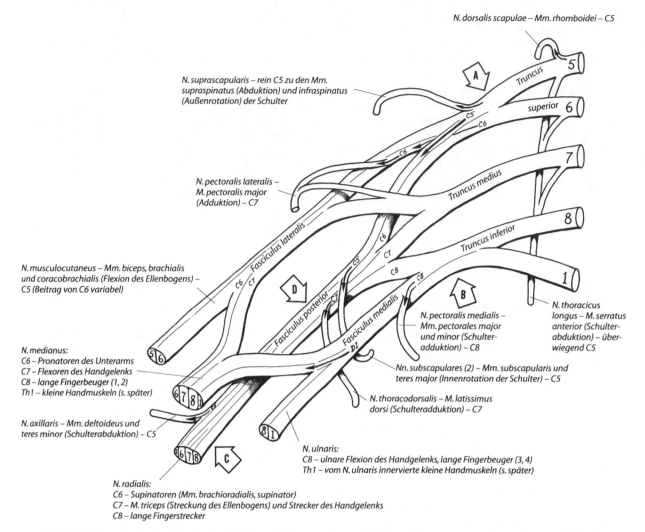

Abb. 16.9 Anatomie des Plexus brachialis und die von den radikulären Komponenten innervierten Muskeln

die Wurzeln C8 und Th1 weniger beteiligt sind. Die Schädigung tritt nicht sofort auf, sondern setzt gewöhnlich 12–18 Monate nach Abschluß der Strahlentherapie ziemlich akut ein. Die Patientin bemerkt ein fortschreitendes Taubheitsgefühl und zunehmende Schwäche von Unterarm und Hand, aber ein wichtiges Merkmal ist das Fehlen von Schmerzen. Das Taubheitsgefühl und die Schwäche können über einen Zeitraum von wenigen Wochen rasch fortschreiten und dann scheinbar zum Stillstand kommen oder nur noch sehr langsam fortschreiten. Weniger typisch ist eine sehr langsam fortschreitende Symptomatik, die erst viele Jahre nach der Bestrahlung beginnt. Wegen der langen Verzögerung des Beginns besteht stärkere Besorgnis, daß der Zustand auf einer rezidivierenden Krankheit beruht, aber wie bei der akuteren Form ist auch hier das Fehlen von Schmerzen beruhigend. Wird die Schwäche von Schmerzen – insbesondere hartnäckigen – begleitet, ist mit großer Wahrscheinlichkeit eine maligne Infiltration die Ursache.

Eine MRT-Untersuchung, besonders die Aufnahme einer STIR- oder FLAIR-Sequenz, kann eine maligne Infil-

tration in das bestrahlte Gebiet bestätigen oder ausschließen. Früher deutete das Fehlen von Schmerzen und das sehr langsame Fortschreiten der Symptome auf die gutartigere Natur hin. Chirurgische Versuche zur Entlastung oder Exploration des Plexus waren erfolglos, und es ist offensichtlich, daß eine weitere Bestrahlung des Gebiets, außer bei einem eindeutig nachgewiesenen Rezidiv, auf keinen Fall angebracht ist. Auch mit Hilfe der MRT ist diese Situation diagnostisch noch immer sehr schwierig.

Die diagnostischen Schwierigkeiten bei Läsionen der Wurzeln und der peripheren Nerven, die den Arm betreffen, wurden umrissen. Die große Diskrepanz zwischen dem, was tatsächlich vorliegt, und dem, was aufgrund rein anatomischer Gesichtspunkte vorliegen sollte, wurde betont. Ich habe eine vereinfachte Methode zur Untersuchung des Arms beschrieben, die diesen Umständen Rechnung trägt. In den meisten Fällen können elektrodiagnostische Untersuchungen sehr nützlich sein. Details der eingesetzten Techniken und der zu erwartenden Ergebnisse finden Sie in Kapitel 19.

17 Läsionen von Nervenwurzeln und peripheren Nerven, die das Bein betreffen

Im vorigen Kapitel wurden bei der Besprechung von Wurzel- und peripheren Nervenläsionen, die den Arm betreffen, drei Punkte hervorgehoben:

1. Anatomische Gegebenheiten, aufgrund derer Nerven in fibrösen Kanälen und entlang von Knochen verlaufen oder Muskeln durchqueren und daher vulnerabel sind.
2. Sensible Störungen, die sich anatomisch nicht erklären lassen, so daß sensible Symptome irreführend sein können.
3. Die Verläßlichkeit motorischer Symptome, die mit Hilfe von Reflexen und Muskelschwäche eine Unterscheidung zwischen peripheren Nerven- und Wurzelverletzungen erlaubt.

Betrachtet man Wurzel- und periphere Nervenläsionen im Bein (Tabellen 17.1 und 17.2), gibt es einige auffallende Unterschiede:

1. Die peripheren Nerven werden, mit Ausnahme des N. peroneus am Wadenbeinköpfchen, viel weniger leicht und seltener durch alltägliche Traumen geschädigt als die Nerven des Arms.
2. Sensible Symptome sind als Hinweise auf die geschädigte Wurzel sehr verläßlich. Außerdem führen die beiden häufigsten peripheren Nervenläsionen, Schädigungen des N. cutaneus femoris lateralis am Oberschenkel und des N. peronaeus, in anatomisch genau umschriebenen Gebieten zu Schmerzen und Mißempfindungen, so daß die Diagnose relativ einfach ist.
3. Motorische Symptome sind bei lumbalen und sakralen Wurzelläsionen sehr viel weniger verläßlich, da sich die Nervenversorgung der meisten Muskeln aus zwei oder mehr Wurzeln ableitet, so daß bei der Läsion einer einzigen Wurzel Atrophie und Schwäche manchmal nur schwer nachzuweisen sind.

In den Beinen lassen sich fünf diagnostisch wertvolle Reflexe auslösen:

1. *Adduktorenreflex*: Legen Sie Ihre Finger bei leicht nach außen gedrehtem Oberschenkel und leicht gebeugtem Knie über die Sehne des M. adductor am unteren Teil des medialen Oberschenkels. Schlagen Sie mit dem Reflexhammer auf die Finger, fühlen Sie, wie sich der Muskel kontrahiert und der Oberschenkel adduziert wird. Dies ist ein L3-Reflex, der über den N. obturatorius vermittelt wird.

2. *Patellarsehnenreflex*: Das Knie des Patienten wird um 45° gebeugt und durch Ihre linke Hand gestützt. Lokalisieren Sie das Ligamentum patellae und schlagen Sie gerade oberhalb der Tuberositas tibiae darauf. Sie sehen, wie sich der M. quadriceps kontrahiert. Dieser L4-Reflex wird über den N. femoralis vermittelt.

3. *Achillessehnenreflex*: Obwohl sich dieser Reflex sehr leicht prüfen und auf Symmetrie untersuchen läßt, wenn der Patient mit angezogenen und gespreizten Beinen daliegt, bevorzugen insbesondere Frauen, daß die Beine gekreuzt werden, so daß ein Bein auf dem anderen ruht. In beiden Haltungen sollte die Sehne dadurch angespannt werden, daß der Untersucher den Fuß des Patienten leicht nach oben zieht und mit dem Reflexhammer auf die Achillessehne schlägt. Man sieht, daß sich der Wadenmuskel kontrahiert, und kann fühlen, wie der Fuß plantar gestreckt wird. Dieser Reflex wird durch die Wurzel S1 über die Nn. ischiadicus und tibialis übertragen. Für den Patienten kann die Auslösung dieses Reflexes ziemlich schmerzhaft sein, so daß man von weiteren Versuchen absehen sollte, sobald man festgestellt hat, daß keine Reflexzuckung erfolgt.

4, 5. *Medialer und lateraler ischiokruraler Reflex*: Bringen Sie das Bein in die gleiche Lage wie bei der Auslösung des Patellarsehnenreflexes und legen Sie Ihre Finger auf die mediale beziehungsweise laterale Sehne der ischiokruralen Muskeln. Mit einem scharfen Schlag des Reflexhammers sollten sich beide Reflexe leicht auslösen lassen. Sie werden durch die Wurzel S1 übermittelt. Es ist aber von potentieller klinischer Bedeutung, daß der mediale Reflex durch den N. tibialis, der laterale aber durch den N. peronaeus verläuft, die beide aus dem N. ischiadicus hervorgehen.

Spinale Ursprünge der Wurzeln, die das Bein versorgen

Hier müssen einige anatomische Merkmale der lumbalen und sakralen Wurzeln betont werden. Alle Wurzeln, die das Bein versorgen, entspringen im Rückenmark oberhalb des Wirbels L1, und jede Wurzel muß erst einige Zentimeter im Spinalkanal zurücklegen, bevor sie das Foramen erreicht, durch das sie die Wirbelsäule verläßt. Daraus folgt, daß die Schädigung selbst bei Hinweisen auf eine Läsion einer einzigen Wurzel an einer beliebigen Stelle ihres intraduralen Verlaufs liegen kann. In der

Tabelle 17.1 Vergleichende Daten – Wurzelläsionen am Bein

Wurzeln	L2	L3	L4	L5	S1
Sensible Versorgung	Über oberen Oberschenkel zur hinteren Axiallinie	Über unteren Oberschenkel zur hinteren Axiallinie	Über das Knie zum Innenknöchel	Lateraler Unterschenkel bis zum Fußrücken sowie Fußsohle und große Zehe	Hinter dem Außenknöchel zum lateralen Fußrand und zur kleinen Zehe
Sensibilitätsstörung	Häufig keine Wenn überhaupt, laterales Gebiet	Häufig keine Wenn überhaupt, laterales Gebiet	Medialer Unterschenkel von unterhalb des Knies bis zum Innenknöchel	Fußrücken bis zur großen Zehe	Hinter dem Außenknöchel bis zur lateralen Außenkante des Fußes
Schmerzendes Gebiet	Diagonal über den Oberschenkel	Diagonal über den Oberschenkel	Bis hinunter zum Innenknöchel; häufig starke Schmerzen am Knie um die Patella	Rückseite des Oberschenkels, laterale Wade, Fußrücken und große Zehe	Rückseite des Oberschenkels, Rückseite der Wade, lateraler Fuß und kleine Zehe
Reflexbogen	Keiner	Adduktorenreflex	Patellarsehnenreflex	Keiner	Achillessehnenreflex und ischiokrurale Reflexe
Motorisches Defizit (am einfachsten nachweisbar)	Flexion der Hüfte Adduktion des Oberschenkels	Extension des Knies Adduktion des Oberschenkels	Einwärtsdrehung des Fußes	Dorsalflexion von Zehen und Fuß (letztere auch L4)	Plantarflexion und Auswärtsdrehung des Fußes
Verursachende Läsionen (nach Häufigkeit geordnet)	L2/L3/L4	Neurofibrome Meningeome Maligne Neoplasmen Sehr selten Bandscheibenläsionen (zusammen 5 %, meistens L4)		L5/S1	Bandscheibenläsionen Metastasen Neurofibrome Meningeome Angeborene Läsionen, die die Cauda equina betreffen

Praxis wird die Wurzel am häufigsten durch eine Bandscheibenläsion an ihrem Austrittspunkt verletzt. Denkt man nicht daran, daß die Läsion auch weiter oben im Spinalkanal liegen könnte, wenn sich keine lokale Läsion nachweisen läßt, besteht gelegentlich die Gefahr schwerwiegender Fehldiagnosen.

Fallbeispiel I

Ein 48jähriger sportlich sehr aktiver Mann hatte beim Cricket sehr starke akute Rückenschmerzen bekommen. Diese erstreckten sich über die rechte Gesäßbacke bis ins rechte Bein. Sein Hausarzt behandelte ihn konservativ, und die Schmerzen vergingen nach einigen Wochen. Dies geschah ein Jahr vor seiner Konsultation. In der Zwischenzeit hatte er beim Bücken gelegentlich ein Spannungsgefühl im rechten Bein, aber keine nennenswerten Schmerzen gehabt. Innerhalb von acht Wochen entwickelte sich rechts ein ausgeprägter Fallfuß. Klinisch gesehen handelte es sich hier um eine reine Läsion der Wurzel L5 ohne Schwäche der Aus- und Einwärtsdrehung des Fußes. Der Achillessehnenreflex war intakt. Ein sensibles Defizit bestand nicht. Untersuchungen der Nervenleitung zum Ausschluß einer Läsion des N. peronaeus waren normal, und ein Myelogramm zeigte eine sehr leichte Bandscheibenläsion in

Höhe von L4/5. Der Proteingehalt des Liquors war mit 1,05 g/l beträchtlich erhöht. Anschließend zeigte ein CT einen zentralen Bandscheibenprolaps auf diesem Niveau, und bei der Operation wurde ein überraschend großer mediolateraler Vorfall der Bandscheibe entfernt. Da der Patient keine Schmerzen hatte, kam es zu keinen unmittelbaren positiven Auswirkungen, und in den nächsten sechs Jahren suchte er mehrere andere Ärzte auf, die alle den Befunden und Behandlungsmaßnahmen zustimmten und der Meinung waren, daß die Nervenwurzel irreversibel geschädigt war. Sieben Jahre nach der Operation wurde er wegen zunehmender Schwäche im Bein, die sich inzwischen auch auf den Oberschenkel ausgedehnt hatte, erneut überwiesen. Die Untersuchung ergab Atrophie und Schwäche des rechten M. quadriceps und rechts ein Fehlen des Patellarsehnenreflexes. Der Achillessehnenreflex war aber rechts immer noch intakt. Alle anderen Reflexe waren gesteigert. Man hielt es für unwahrscheinlich, daß dies auf einer zunehmenden Vernarbung durch die vorausgegangene Operation beruhte. Ein MRT zeigte eine Kontrastmittel aufnehmende Läsion von 2 cm Durchmesser in Höhe von Th12, die das Rückenmark nach links drückte. Bei der Operation erwies sie sich als Neurofibrom, das erfolgreich entfernt wurde. Man nahm an, daß es von einer sensiblen Wurzel ausging, die exakte Höhe konnte aber nicht bestimmt werden. Leider zeigte eine Nachuntersuchung drei Jahre später keine Rückbildung der Symptome.

Tabelle 17.2 Vergleichende Daten – periphere Nervenläsionen am Bein

Nerven	N. obturatorius	N. femoralis	N. ischiadicus	
			N. peronaeus	N. tibialis
Sensible Versorgung	Innenseite des Oberschenkels bis zur hinteren Axiallinie	Anteromediale Oberfläche des Oberschenkels und Unterschenkel bis zum Innenknöchels	Vorderer Unterschenkel, Oberseite des Fußgelenks und Fußrücken	Hinterseite des Unterschenkels, Fußsohle und Außenkante des Fußes
Sensibilitätsstörung	Häufig keine	Gewöhnlich im oben angegebenen anatomischen Bereich	Häufig nur auf Fußrücken nachweisbar	Fußsohle und Außenkante des Fußes
Schmerzendes Gebiet	Medialer Oberschenkel	Vorderseite des Oberschenkels und Innenseite des Unterschenkels bis zum Fußgelenk	Häufig schmerzloses dumpfes Gefühl Anterolateraler Unterschenkel und Fuß	Häufig schmerzlos Sehr selten
Reflexbogen	Adduktorenreflex	Patellarsehnenreflex	Lateraler ischiokruraler Reflex	Achillessehnenreflex Medialer ischiokruraler Reflex
Motorisches Defizit	Adduktion der Hüfte	Extension des Knies	Dorsalflexion, Einwärtsdrehung (M. tibialis anterior) und Auswärtsdrehung des Fußes Laterale ischiokrurale Muskulatur	Plantarflexion und Einwärtsdrehung des Fußes (M. tibialis posterior) Mediale ischiokrurale Muskulatur
Verursachende Läsionen	Neoplasmen im Becken Schwangerschaft Eingriffe im Becken	Diabetes Schenkelhernie Retroperitoneale Hämatome (Antikoagulantien) Aneurysmen der A. femoralis Neoplasmen im hinteren Abdomen Psoasabszeß	Druckparese am Wadenbeinköpfchen Fraktur/Dislokation der Hüfte Penetrierende Verletzungen des Gesäßes Falsch plazierte Injektionen in das Gesäß	Wird selbst in Höhe des Gesäßes nur sehr selten verletzt. Der N. peronaeus wird viel leichter geschädigt (Grund unbekannt)

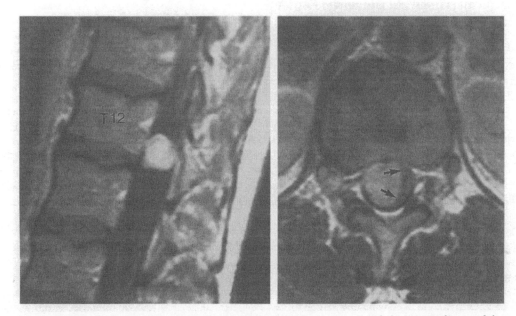

Fallbeispiel I Neurofibrom, das den größten Teil des Spinalkanals einnimmt (Pfeile zeigen die Ausdehnung des Tumors)

Dieser Fall zeigt wieder einmal die Vorteile der Kernspintomographie bei der Darstellung der lumbalen Wurzeln. Selbst bei einer Myelographie mit wasserlöslichem Kontrastmittel kann die Darstellung des unteren Rückenmarks sehr unbefriedigend sein. Darüber hinaus hatte der Patient unglücklicherweise eine sehr große Bandscheibenläsion, die seine Symptome befriedigend erklärte. Im Rückblick waren das Fehlen von Schmerzen und der erhöhte Proteingehalt des Liquors wichtige Hinweise, obwohl der intakte Achillessehnenreflex vielleicht der wichtigste war. Eine Bandscheibenläsion, die so gravierend ist, daß sie die Wurzel L5 so stark schädigen kann, würde in den meisten Fällen die vorbeiziehende Wurzel S1 ausreichend dehnen, um den Achillessehnenreflex auszuschalten. Bei der zweiten Konsultation waren die gesteigerten Reflexe ein Hinweis auf eine Läsion, die hoch genug lag, um eine Rückenmarkskompression zu verursachen, obwohl die Babinski-Reflexe negativ blieben. Die bei intraduralen Läsionen der lumbalen und sakralen Wurzeln auftauchenden diagnostischen Schwierigkeiten wurden umfassend bei den Cauda-equina-Läsionen in Kapitel 15 behandelt.

Der klinische Begriff „Ischiasbeschwerden" muß ebenfalls erläutert werden. Ischiasbeschwerden sind ein Symptom und keine Krankheit. Der Begriff bedeutet einfach „Schmerzen im Bein" und nicht eine Entzündung des N. ischiadicus. Ischiasbeschwerden werden nicht unbedingt durch eine Bandscheibenläsion verursacht und können das Erstsymptom anderer, ernsterer Krankheiten sein. Das kutane Versorgungsgebiet des N. ischiadicus erstreckt sich nicht bis zum hinteren Oberschenkel oder bis zur Gesäßbacke.

Anatomische Merkmale der Nervenversorgung des Beins

Die am weitesten oben gelegenen Anteile der Nervenversorgung des Beins gehen von den Wurzeln L1, L2, L3 und L4 aus, verlassen den Spinalkanal gerade unterhalb des Zwerchfells und treten zwischen den vorderen und hinteren Ansätzen des M. psoas in den Retriperitonealraum ein (Abb. 17.1). Diese vier Wurzeln bilden den Plexus lumbalis, dessen Äste die Vorderseite des Beins erreichen müssen.

Plexus lumbalis

Die Wurzel L1 hat zwei Äste: die Nn. iliohypogastricus und ilioinguinalis, die die Haut über Schambein und Leistenband sowie die Haut von oberem Penis und Skrotum beziehungsweise die Haut der Schamlippen versorgen.

Die Wurzeln L1 und L2 verbinden sich zum N. genitofemoralis, der zusätzlich zur Versorgung der Haut im Schenkeldreieck den M. cremaster im Samenstrang motorisch innerviert.

Der Kremasterreflex

Aus offensichtlichen Gründen gibt es diesen Reflex nur bei Männern. Streicht man leicht über die Haut am inneren, oberen Teil des Oberschenkels, wird der ipsilaterale Hoden nach oben gezogen. Dieser Reflex wird von der Wurzel L2 vermittelt.

Der erste klinisch wichtige Ast, der N. cutaneus femoris lateralis (L2, L3), erreicht den Oberschenkel, indem er um den Beckenrand herumzieht und unter dem lateralen Teil des Leistenbands in den Oberschenkel mündet.

Der N. femoralis (L2, L3, L4) zieht auf der Außenseite des M. iliopsoas nach unten und tritt mit dem Muskel unter dem Leistenband in das Schenkeldreieck in den anteromedialen Oberschenkel ein.

Der N. obturatorius (L2, L3, L4) liegt auf der Innenseite des M. iliopsoas und tritt im Becken in engen Kontakt mit dem Uterus, bevor er durch das Foramen obturatorium in den medialen Teil des Oberschenkels eintritt. Im Becken kann er bei geburtshilflichen und gynäkologischen Maßnahmen verletzt werden.

Der Plexus lumbalis versorgt daher über die Nn. obturatorius, femoralis beziehungsweise cutaneus femoris lateralis die Flexoren der Hüfte, die Adduktoren des Oberschenkels, die Extensoren des Knies sowie die Haut des anteromedialen und lateralen Oberschenkels. Die sensible Fortsetzung des N. femoralis ist der N. saphenus, der über die Innenseite des Kniegelenks verläuft und ein langezogenes Hautgebiet auf der Innenseite des Unterschenkels versorgt. Zu seinem Versorgungsgebiet gehören auch der Innenknöchel und gelegentlich ein Teil der Innenseite des Fußes.

Plexus sacralis

Der Rest des Beins wird vom Plexus sacralis versorgt, der aus den Wurzeln L4, L5, S1 und S2 entsteht. Dieser Plexus bildet sich über dem Iliosakralgelenk und verläßt das Becken fast sofort durch das Foramen ischiadicum majus. Seine Hauptäste, die Nn. glutaei, ischiadicus und cutaneus femoris posterior, liegen dann direkt hinter dem Hüftgelenk. Es ist offensichtlich, daß Frakturen des oberen Femur, insbesondere solche unter Beteiligung der Hüfte und der Hüftgelenkspfanne, diese Nerven leicht schädigen könnten. Es ist aber erstaunlich, wie selten es bei solchen Frakturen zu Nervenläsionen kommt. Der N. ischiadicus ist besonders durch falsch plazierte intramuskuläre Injektionen in die Gesäßbacke gefährdet. Abbildung 17.2 zeigt die richtige Stelle für derartige Injektionen.

Der N. ischiadicus besteht aus zwei getrennten Komponenten, die von derselben Faszie umhüllt werden, dem N. peronaeus (früher N. fibularis communis genannt) und dem N. tibialis. Eine wichtige anatomische Besonderheit ist, daß selbst bei einer Traumatisierung des ge-

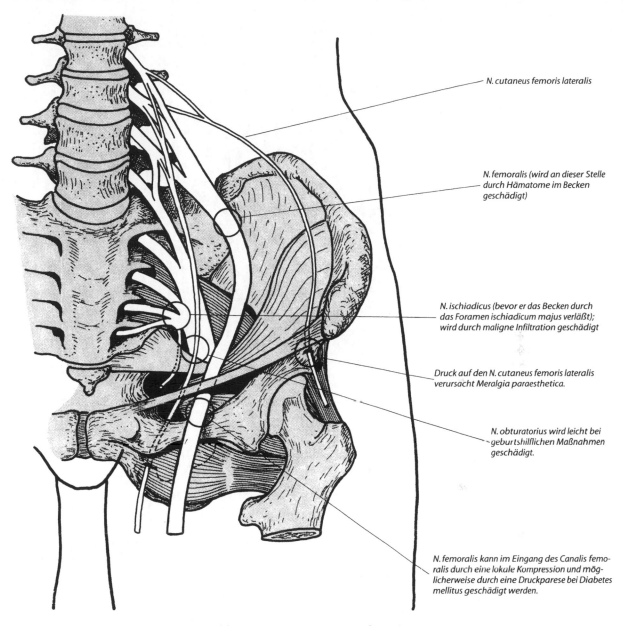

N. cutaneus femoris lateralis

N. femoralis (wird an dieser Stelle durch Hämatome im Becken geschädigt)

N. ischiadicus (bevor er das Becken durch das Foramen ischiadicum majus verläßt); wird durch maligne Infiltration geschädigt

Druck auf den N. cutaneus femoris lateralis verursacht Meralgia paraesthetica.

N. obturatorius wird leicht bei geburtshilflichen Maßnahmen geschädigt.

N. femoralis kann im Eingang des Canalis femoralis durch eine lokale Kompression und möglicherweise durch eine Druckparese bei Diabetes mellitus geschädigt werden.

Abb. 17.1 Nervenversorgung des Beins

samten Nervenstamms der N. peronaeus mit sechs Mal höherer Wahrscheinlichkeit geschädigt wird als der N. tibialis. Der Grund hierfür ist noch nicht völlig klar, aber dieser Umstand hat erhebliche klinische Bedeutung und war ein äußerst wichtiger Wegweiser bei der im folgenden Fall geschilderten chirurgischen Exploration, die vor der Einführung der Computertomographie durchgeführt wurde.

Fallbeispiel II

Eine 35jährige Frau hatte im Laufe des letzten Jahres allmählich einen Fallfuß bekommen. Elektromyographische Untersuchungen zeigten eine schwere Denervierung der prätibialen Muskeln, erga-

ben aber keine Hinweise auf eine Läsion des N. peronaeus am Wadenbeinköpfchen. Nativaufnahmen des Beckens und der lumbosakralen Wirbelsäule waren ohne pathologischen Befund. Ein Myelogramm war normal und lieferte keinen Hinweis auf eine Läsion der Wurzel L5. Sie wurde sechs Monate lang beobachtet, ohne daß eine Besserung eintrat. Tatsächlich kam es sogar zu einer leichten Verschlimmerung, und man bat einen Orthopäden um eine chirurgische Exploration des N. ischiadicus hinter dem Hüftgelenk, da die anatomische Besonderheit des N. peronaeus bekannt war, die darauf hinwies, daß dies der einzig mögliche Läsionsort zu sein schien. Bei der Operation wurde ein harter Tumorknoten gefunden, der aus der Incisura ischiadica major hervortrat und den Stamm des N. ischiadicus komprimierte. Der Tumor erwies sich als Chondrosarkom, das von der Innenseite des Ileums ausging. Dieses wurde von einem Chirurgen in einer intraabdominellen Operation größten-

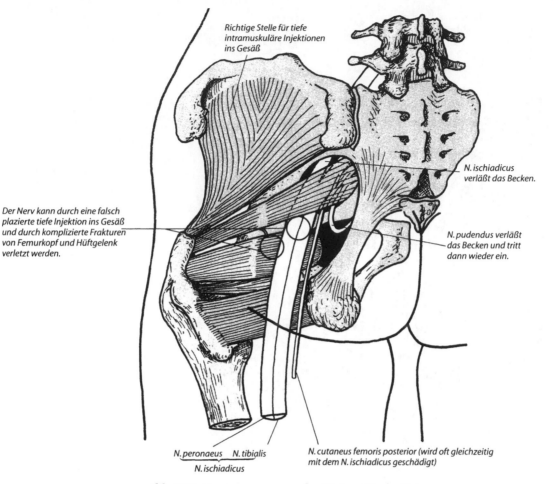

Richtige Stelle für tiefe
intramuskuläre Injektionen
ins Gesäß

N. ischiadicus
verläßt das Becken.

Der Nerv kann durch eine falsch
plazierte tiefe Injektion ins Gesäß
und durch komplizierte Frakturen
von Femurkopf und Hüftgelenk
verletzt werden.

N. pudendus verläßt
das Becken und tritt
dann wieder ein.

N. peronaeus   N. tibialis
N. ischiadicus

N. cutaneus femoris posterior (wird oft gleichzeitig
mit dem N. ischiadicus geschädigt)

Abb. 17.2 Nervenversorgung der Hinterseite des Beins

teils entfernt, der N. peronaeus erholte sich aber nicht mehr. Die Patientin ist 20 Jahre nach der Operation noch immer am Leben und wohlauf. Sie erhielt keine Strahlentherapie.

Dies ist ein ausgezeichnetes Beispiel für die klinische Anwendung dieser anatomischen Besonderheit, die auch bei stumpfen Traumen und Schußverletzungen im Gebiet hinter dem Hüftgelenk berücksichtigt werden muß.

Nach seiner Aufteilung in die beiden einzelnen Nerven in Höhe des unteren Oberschenkels verläuft der N. tibialis weiter in der Tiefe und wird nur sehr selten geschädigt (Abb. 17.3). Der N. peronaeus dagegen muß in die vorderen und lateralen Kompartimente des Unterschenkels gelangen und ist an der Stelle, an der er sich um das proximale Wadenbein windet, sehr vulnerabel.

Die anschließende Aufspaltung des N. peronaeus in die Nn. peronaeus profundus, peronaeus superficialis und ihre Äste hat nur geringe praktische Bedeutung, da eine Schädigung der einzelnen Nerven unterhalb des Wadenbeinköpfchens äußerst selten ist.

Der N. tibialis liegt tief in der Wade und wird fast nie geschädigt. Die terminalen Äste des N. tibialis in den Zehen, die Nn. digitales plantares communes, können we-

gen ihrer Lage unter den Metatarsalköpfchen verletzt werden. Dies ist die Grundlage der Morton-Neuralgie.

Klinisch wichtige Merkmale der sensiblen Nervenversorgung des Beins

Periphere Nervenversorgung

Die kutane Versorgung des Beins durch periphere Nerven finden Sie in Abbildung 17.4. Die Versorgung der Haut durch die Wurzeln L1 und L2 über die Nn. ilioinguinalis, iliohypogastricus und genitofemoralis ist in den Abbildungen 17.5, 17.8 und 17.9 gezeigt. Das Versorgungsgebiet des N. cutaneus femoris lateralis ist ebenfalls gezeigt. Bemerkenswert ist, daß das versorgte Gebiet die Mittellinie des Oberschenkels nicht überquert, während das von den Wurzeln L2 und L3 versorgte Gebiet (Abb. 17.5) sich bis zur hinteren Axiallinie auf dem posteromedialen Oberschenkel erstreckt.

Das langgezogene Hautgebiet, das vom N. saphenus, einem Ast des N. femoralis, versorgt wird, erstreckt sich entlang der Innenseite des Unterschenkels nach distal.

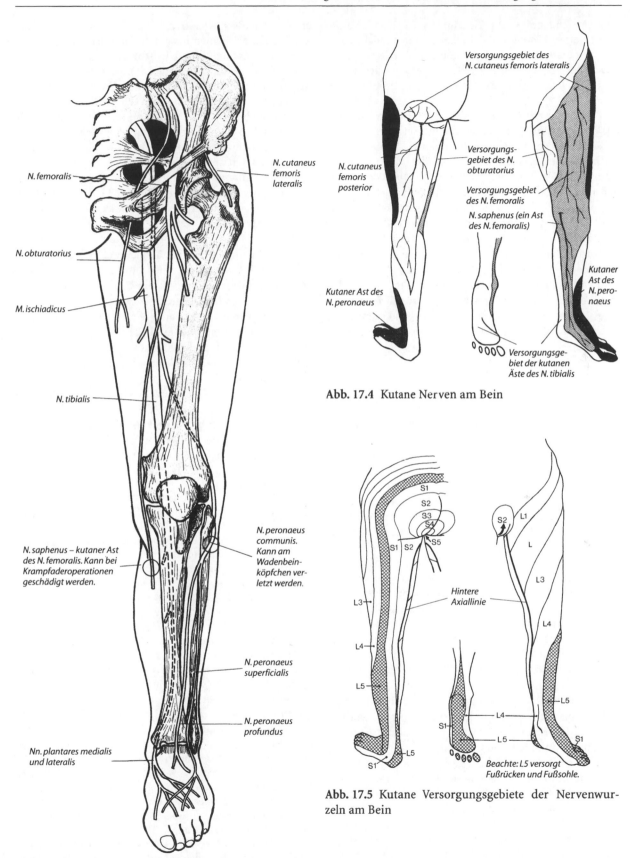

Abb. 17.4 Kutane Nerven am Bein

Abb. 17.5 Kutane Versorgungsgebiete der Nervenwurzeln am Bein

Abb. 17.3 Beziehungen zwischen Knochen und Nerven im Bein

Anatomisch ist dies sehr wichtig: Ein Sensibilitätsverlust infolge einer Läsion des N. ischiadicus kann nicht zu einer kompletten strumpfförmigen Anästhesie unterhalb des Knies führen, weil auf der Innenseite des Unterschenkels immer ein Gebiet mit intakter Sensibilität vorhanden ist.

Verglichen mit seiner Größe versorgt der N. ischiadicus ein überraschend kleines Hautgebiet. Wird mit dem N. ischiadicus nicht auch zugleich der N. cutaneus femoris posterior geschädigt, tritt auf der Hinterseite des Oberschenkels kein Taubheitsgefühl auf, und das Gebiet der resultierenden Sensibilitätsstörung findet man auf der posteromedialen Seite des Unterschenkels und der seitlichen und plantaren Oberfläche des Fußes.

Eine Läsion des N. peronaeus durch eine Schädigung am proximalen Wadenbein zeigt einige Ähnlichkeiten mit einer Läsion des N. radialis am Arm. Sie führt zu einem Fallfuß und einer Sensibilitätsstörung in einem bemerkenswert kleinen Bereich, der gewöhnlich in Form eines Dreiecks auf dem Fußrücken liegt und sich nur bis gerade oberhalb des Fußgelenks auf den Unterschenkel ausdehnt.

Versorgungsgebiete der Wurzeln

Die Versorgungsgebiete der Nervenwurzeln sind in Abbildung 17.5 gezeigt. Die Wurzel L1 versorgt die Leistengegend und die benachbarten Genitalien über die Nn. iliohypogastricus, ilioinguinalis und genitofemoralis. Die kutanen Versorgungsgebiete der lumbalen Wurzeln L2 und L3 ziehen sich spiralförmig über die Vorderseite des Oberschenkels hinunter bis zur hinteren Axiallinie auf der Innenseite. Dies steht im Gegensatz zu den Versorgungsgebieten der kutanen Nerven in dieser Region, die im wesentlichen vertikal am Oberschenkel nach unten verlaufen. Die Seltenheit einer degenerativen Bandscheibenkrankheit oberhalb von L4 macht deutlich, daß Schmerzen im vorderen Oberschenkel nicht leichtfertig einer Bandscheibenkrankheit zugeschrieben werden sollten. Dieser Punkt wurde bereits im Abschnitt über Cauda-equina-Läsionen in Kapitel 15 betont.

L4 ist die höchste Wurzel, die üblicherweise von einer Bandscheibenkrankheit in Mitleidenschaft gezogen wird, und selbst dies ist relativ ungewöhnlich. Die Schmerzen strahlen bei einer Wurzelläsion von L4 über die Vorderseite des Knies und die Innenseite des Unterschenkels bis zum Innenknöchel aus. Die Schmerzen werden häufig als brennend beschrieben, und sie scheinen über dem Knie und hinter der Patella besonders stark zu sein. Die Qualität der Wahrnehmung unterscheidet sich von der der anderen häufig betroffenen Wurzeln.

Die Wurzel, die am häufigsten durch eine degenerative Bandscheibenkrankheit beeinträchtigt wird, ist L5. Die Schmerzen treten gewöhnlich in einem Gebiet auf, das sich quer über die Gesäßbacke, die Außenseite des Beins bis zum Fußgelenk und weiter bis zum Fußrücken

und der Fußsohle erstreckt. Starke Schmerzen in der großen Zehe scheinen für eine Läsion der Wurzel L5 besonders typisch zu sein. Die Schmerzen sind in der Gesäßbacke gewöhnlich dumpf, im posterolateralen Oberschenkel und im anterolateralen Unterschenkel einschießend und stechend und werden schließlich auf dem Fußrücken bis zur großen Zehe zu einem schmerzhaften Kribbeln. Die Schmerzen in der großen Zehe werden oft mit der Erholungsphase verglichen, nachdem ein schwerer Gegenstand auf die Zehe fiel. Diese Variation in der Art der Schmerzwahrnehmung über die gesamte Ausdehnung des Versorgungsgebiets von L5 ist bei der Beurteilung von möglicherweise vorgetäuschten Schmerzen sehr wichtig.

Bei einer Wurzelirritation von S1 umfaßt das schmerzende Gebiet die innere Gesäßbacke, die Hinterseite des Oberschenkels und die Außenseite des Unterschenkels und des Fußes. Die Qualität der Schmerzen ähnelt der oben bei L5 beschriebenen. Bei Läsionen von L5 und S1 findet man nur selten eine eindeutige Sensibilitätsstörung, obwohl man bei einer Läsion von L5 gelegentlich eine leicht veränderte kutane Sensibilität auf dem Fußrücken findet oder auf der Außenseite des Fußes bei einer Läsion von S1.

Die unteren sakralen Wurzeln S2 bis S5 versorgen die Haut der inneren Hinterseite des Oberschenkels, die inneren Gesäßbacken und die Genitalien. Bei allen Patienten, die über Schmerzen im hinteren Oberschenkel oder in den Genitalien klagen oder Sphinkterstörungen haben, sollte die Sensibilität dieser Gebiete sorgfältig geprüft werden.

Fallbeispiel III

Ein 14jähriges Mädchen war vor acht Monaten eine Treppe hinuntergefallen und hatte daraufhin Rückenschmerzen gehabt, die aber zurückgingen, bis sie drei Monate später beim Rollschuhlaufen erneut stürzte. Auch diese Schmerzen vergingen spontan. Als sie einen Monat später auf einem Heizkörper saß, bemerkte sie, daß ihre rechte Gesäßbacke keine Wärmeempfindung hatte. Als sie das Gebiet berührte, stellte sie fest, daß das zentrale Gebiet der rechten Gesäßbacke taub war. Die Schmerzen wurden schlimmer und waren nachts so stark, daß sie aufstehen und umhergehen mußte, um sich Linderung zu verschaffen. Innerhalb der nächsten sechs Wochen breitete sich das Taubheitsgefühl über die hintere Innenseite ihres rechten Oberschenkels aus. In den zwei Wochen vor der neurologischen Konsultation hatte sie starke Schmerzen im ganzen rechten Fuß, und das Taubheitsgefühl hatte sich jetzt auch auf die Hinterseite der rechten Wade ausgedehnt. Drei Monate zuvor war sie von einem Orthopäden untersucht worden, der eine anterior-posteriore und eine seitliche Röntgenaufnahme der Lendenwirbelsäule anforderte. Diese waren ebenso wie ein anschließend aufgenommenes CT der lumbalen Bandscheiben angeblich normal. Bei der neurologischen Untersuchung lagen diese Aufnahmen allerdings nicht vor. Sie wurde nur an einen Neurologen überwiesen, weil der Rheumatologe, der eine Epiduralanästhesie machen sollte, in Urlaub war. Die Untersuchung ergab eine rechtsseitige Sensibilitätsstörung in den Dermatomen L5, S1 und S2 und ein beidseitiges Fehlen des Achillessehnen-

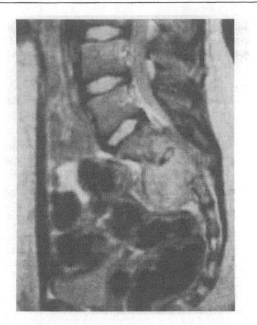

Fallbeispiel III Riesenzelltumor des Kreuzbeins, der sich bei einem 14jährigen Mädchen als untypisches Ischiassyndrom manifestierte

reflexes. Es erschien möglich, daß eine Konusläsion übersehen worden war, weil nicht weit genug oben geröntgt wurde, um sie nachzuweisen. Ein MRT der Lendenwirbelsäule und des Kreuzbeins zeigte einen großen Tumor aus weichem Gewebe, der vorne vom zweiten Sakralsegment ausging und sich in alle Richtungen im Kreuzbein ausdehnte. Eine anschließende Überprüfung der ursprünglichen Röntgenaufnahmen und CTs zeigte deutlich, daß dieser Tumor schon damals vorhanden war. Eine Biopsie ergab, daß es sich um einen Riesenzelltumor des Knochens handelte. Die Patientin erhielt eine Strahlentherapie, durch die sich ihre Symptome erheblich besserten, der Tumor aber kaum oder gar nicht zurückging. Die Patientin starb sechs Jahre später, obwohl noch zahlreiche andere Meinungen eingeholt wurden und trotz einer totalen Resektion des Kreuzbeins gegen Ende ihrer Krankheit.

Dieser Fall zeigt beispielhaft viele wichtige Punkte: die ungünstige Bedeutung von nächtlichen Schmerzen, die untypische Beteiligung von Nervenwurzeln, daß bei Kindern keine degenerative Bandscheibenkrankheit auftritt und daß man alle verfügbaren Röntgenaufnahmen persönlich und sorgfältig prüfen sollte, und man sie nicht nur betrachten sollte, um eine Diagnose auszuschließen. Diese Überlegungen gelten auch für Erwachsene, wie der folgende Fall zeigt.

Fallbeispiel IV

Eine 65jährige Frau, die seit zwei Monaten unter quälenden Schmerzen im Bereich der linken Hüfte und entlang der hinteren Innenseite des Oberschenkels litt, wurde von einem Orthopäden überwiesen. Die Schmerzen waren so stark, daß sie sich nicht hinsetzen konnte und daß es ihr im Stehen besser ging als im Liegen, besonders wenn sie ihre Hüfte leicht gebeugt hielt. Sie wurde

nachts ständig von den Schmerzen geweckt, die nicht auf Analgetika ansprachen. Die BSG war mit Werten zwischen 50 und 80 mm/h dauerhaft erhöht, hatte aber vier Jahre zuvor für kurze Zeit einen Wert von 120 mm/h gehabt. Diese Beschleunigung konnte damals nicht erklärt werden. Alle biochemischen und hämatologischen Untersuchungen waren normal. Bei der körperlichen Untersuchung fehlten beide Achillessehnenreflexe und es bestand ein bandförmiges sensibles Defizit, das sehr genau im Dermatom S2 lokalisiert war. Ein CT und ein Knochenszintigramm wurden angesetzt und zeigten einen Tumor, der vom linken Iliosakralgelenk ausging. Eine Biopsie ergab, daß es sich um ein Fibrohistiozytom handelte. Nach einer anfänglich positiven Reaktion auf eine Strahlentherapie verschlechterte sich der Zustand der Patientin, und sie starb sechs Monate nach der ersten Konsultation.

Klinisch wichtige Merkmale der motorischen Nervenversorgung des Beins

Die richtigen Methoden zur Prüfung der Beinbewegungen und die für diese Bewegungen zuständigen Wurzeln und peripheren Nerven sind in den Abbildungen 17.6 und 17.7 gezeigt.

Periphere Nervenversorgung

Die Nervenversorgung des M. psoas geht von L1, L2 und L3 in der hinteren Bauchwand aus. Der N. femoralis (L2 und L3) ist für die Hüftbeugung zuständig, weil er den M. iliopsoas innerviert, und für die Extension des Knies, da er den M. quadriceps innerviert. Eine Läsion des N. femoralis innerhalb des Beckens beeinträchtigt Hüftbeugung und Streckung des Knies. Dies kann durch eine Läsion innerhalb des Beckens, zum Beispiel ein Hämatom oder einen Psoasabszeß, kompliziert werden, die die Hüftbeugung direkt beeinträchtigt. Wenn der M. iliopsoas tatsächlich schwach ist oder eine versuchte Kontraktion wegen starker Schmerzen seine Benutzung verhindert, ist dies ein klarer Hinweis, daß eine intraabdominelle Läsion die Ursache ist. Von einem streng praktischen Gesichtspunkt müssen die möglichen Ursachen der Schwäche der Hüftbeuger nicht unterschieden werden. Die Bahn des Patellarsehnenreflexes verläuft durch den N. femoralis, so daß er bei einer Läsion dieses Nerven immer ausfällt. Obwohl der N. femoralis Anteile von L2, L3 und L4 enthält, verläuft der Reflexbogen ausschließlich über L4. Daher kann der Patellarsehnenreflex bei einer Läsion von L4 ausfallen, ohne daß es zu einer merklichen Atrophie und Schwäche des Oberschenkels kommt.

Der N. obturatorius versorgt den M. obturatorius externus (Auswärtsdrehung des Oberschenkels) und alle Adduktoren des Oberschenkels. Seine Unversehrtheit läßt sich einfach prüfen, indem man untersucht, ob der Patient seine Beine gegen einen Widerstand zusammenpressen kann. Der N. obturatorius übermittelt den Adduktorenreflex, der bei einer Läsion des N. obturatorius

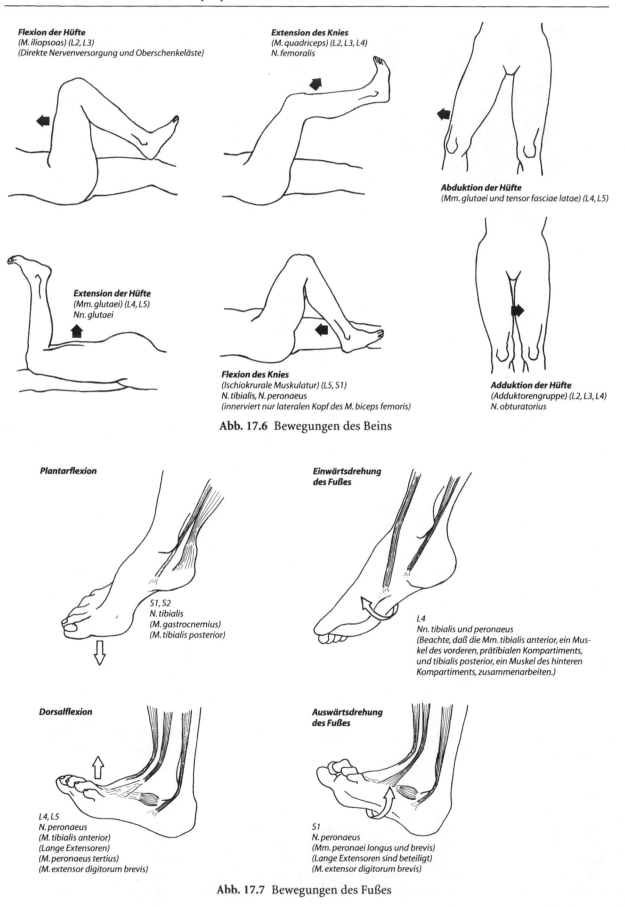

Flexion der Hüfte
(M. iliopsoas) (L2, L3)
(Direkte Nervenversorgung und Oberschenkeläste)

Extension des Knies
(M. quadriceps) (L2, L3, L4)
N. femoralis

Abduktion der Hüfte
(Mm. glutaei und tensor fasciae latae) (L4, L5)

Extension der Hüfte
(Mm. glutaei) (L4, L5)
Nn. glutaei

Flexion des Knies
(Ischiokrurale Muskulatur) (L5, S1)
N. tibialis, N. peronaeus
(innerviert nur lateralen Kopf des M. biceps femoris)

Adduktion der Hüfte
(Adduktorengruppe) (L2, L3, L4)
N. obturatorius

Abb. 17.6 Bewegungen des Beins

Plantarflexion

S1, S2
N. tibialis
(M. gastrocnemius)
(M. tibialis posterior)

Einwärtsdrehung des Fußes

L4
Nn. tibialis und peronaeus
(Beachte, daß die Mm. tibialis anterior, ein Muskel des vorderen, prätibialen Kompartiments, und tibialis posterior, ein Muskel des hinteren Kompartiments, zusammenarbeiten.)

Dorsalflexion

L4, L5
N. peronaeus
(M. tibialis anterior)
(Lange Extensoren)
(M. peronaeus tertius)
(M. extensor digitorum brevis)

Auswärtsdrehung des Fußes

S1
N. peronaeus
(Mm. peronaei longus und brevis)
(Lange Extensoren sind beteiligt)
(M. extensor digitorum brevis)

Abb. 17.7 Bewegungen des Fußes

ausfällt. Das Fehlen dieses Reflexes ist aber auch ein nützliches Anzeichen für eine Schädigung der Wurzeln L2 oder L3. Dies ist der höchste Reflex, der am Bein ausgelöst werden kann.

Der N. peronaeus versorgt den kurzen Kopf des M. biceps femoris, die prätibialen Muskeln (Dorsalflexoren des Fußes und der Zehen und einen großen Teil der Muskeln für die Einwärtsdrehung), die M. peronaei (die den Fuß nach außen drehen) und den M. extensor digitorum brevis des Fußrückens, der zur Dorsalflexion der Zehen beiträgt. Der M. extensor digitorum brevis läßt sich gerade unterhalb und vor dem Außenknöchel tasten, wenn die Zehen dorsalflektiert werden. Die Innervation des M. biceps femoris enthält auch die Fasern für den lateralen ischiokruralen Reflex aus der Wurzel S1. Dieser kann bei der Höhenlokalisation einer Läsion des N. peronaeus von Nutzen sein: Liegt die Läsion – was gewöhnlich der Fall ist – am Knie oder darunter, bleibt der Reflex erhalten.

Der N. tibialis versorgt den langen Kopf des M. biceps femoris und die mediale ischiokrurale Muskulatur (Flexion des Knies), die hinteren Teile des Unterschenkels (Plantarflexion und Einwärtsdrehung des Fußes) und alle inneren Fußmuskeln mit Ausnahme des M. extensor digitorum brevis, dem einzigen Muskelbauch auf dem Fußrücken. Der Reflexbogen des Achillessehnen- und des medialen ischiokruralen Reflexes verläuft durch den N. tibialis und die Wurzel S1.

Versorgungsgebiete der Wurzeln

Die Wurzel L2 ist hauptsächlich für die Hüftbeugung zuständig und leistet einen wichtigen Beitrag zur Adduktion des Oberschenkels. Die Extension des Knies wird bei einer Läsion von L2 nur minimal beeinträchtigt, obwohl L2, L3 und L4 an der Innervation des M. quadriceps beteiligt sind. Der Beitrag der Wurzel L2 zum Kremasterreflex wurde bereits weiter oben beschrieben. Die Wurzel L3 leistet einen wichtigen Beitrag zur Extension des Knies und zur Adduktion des Oberschenkels, und nach klinischen Kriterien scheint die Innervation der Mm. adductores und quadriceps überwiegend aus L3 zu stammen.

Die Wurzel L4 übermittelt den Patellarsehnenreflex, scheint aber nur geringen Anteil an der motorischen Versorgung des M. quadriceps zu haben. Patienten mit einer Läsion der Wurzel L4 haben häufig nur eine minimale Atrophie und Schwäche des M. quadriceps, und der Patellarsehnenreflex fehlt. Unterhalb des Knies erfolgt die Versorgung der Einwärtsdreher des Fußes (M. tibialis anterior im prätibialen Kompartiment, M. tibialis posterior im hinteren Kompartiment) fast ausschließlich über L4. Der Beitrag von L4 erreicht diese Muskeln über die Nn. peronaeus beziehungsweise tibialis. Bei einer Wurzelläsion von L4 findet man nur eine minimale Schwäche der Dorsal- und Plantarflexion des Fußes,

während eine ausgeprägte Schwäche der Einwärtsdrehung des Fußes besteht. Ein Patient mit beidseitiger Läsion von L4 hat einen äußerst bemerkenswerten Gang, bei dem die Füße auf den Boden klatschen, als ob der Patient extreme Plattfüße hätte. Bei Läsionen von L4, L5 und S1 kann auch eine gewisse Schwäche der M. glutaei beobachtet werden. Dies läßt sich am besten durch eine direkte Inspektion des Gesäßes feststellen, indem man die Muskeln beobachtet, wenn der Patient die Gesäßbacken zusammenpreßt.

Ist bei Läsionen der Wurzel L5 Schwäche nachzuweisen, ist sie gewöhnlich am stärksten in den Extensoren der Zehen, besonders der großen Zehe. Wegen wichtiger Beiträge von L4 und S1 zur Innervation der Muskeln für die Plantar- und Dorsalflexion des Fußes tritt bei diesen Bewegungen normalerweise keine Schwäche auf. Sowohl L4 als auch L5 sind an der Innervation der Mm. glutaei beteiligt, und Atrophie und Schwäche dieser sehr großen und kräftigen Muskeln ist manchmal schwer zu erkennen. Durch die Wurzel L5 verläuft kein Reflexbogen.

Eine Läsion von S1 führt zu einem Ausfall des Achillessehnenreflexes. Die beiden ischiokruralen Reflexe sind ebenfalls abgeschwächt oder fehlen. Falls die Wurzel nicht völlig zerstört wurde, kann Schwäche nur äußerst schwer nachgewiesen werden. Am besten prüft man die Auswärtsdrehung des Fußes, wenn man Hinweise auf eine Läsion von S1 sucht. Es kann eine gewisse nachweisbare Schwäche der Plantarflexion und der ischiokruralen Muskulatur bestehen. Die Untersuchung der ischiokruralen Muskeln bereitet die gleichen Schwierigkeiten wie die der Mm. glutaei, da sie wie diese groß und kräftig sind und von mehreren Wurzeln innerviert werden. Bei der Läsion einer einzigen Wurzel sind Atrophie und Schwäche deshalb unter Umständen nur sehr schwer nachzuweisen.

Prüft man die Kraft in den Beinen bei Patienten mit Bauch- oder Rückenschmerzen, muß man unbedingt eine Hemmung durch die Schmerzen berücksichtigen. Ermutigt man den Patienten, sich trotz seiner Schmerzen so stark wie möglich anzustrengen, kann man gewöhnlich feststellen, ob die Kraft normal ist oder nicht. Die meisten Patienten arbeiten mit, wenn man ihnen erklärt, wie wichtig diese Untersuchung ist. Man darf bei Patienten mit Schmerzen in den Beinen auf keinen Fall auf eine Untersuchung der Motorik verzichten, da bei einer unvollständigen Untersuchung wichtige lokalisierende diagnostische Hinweise übersehen werden können.

Spezielle klinische Zustände, die Nerven und Nervenwurzeln des Beins betreffen

Meralgia paraesthetica

Diese häufige Symptomatik (Einklemmung des N. cutaneus femoris lateralis) führt zu einer eigenartigen tauben, kribbelnden, brennenden Überempfindlichkeit im mittleren lateralen Oberschenkel. Diese wird am ehesten wegen des sonderbaren Gefühls bemerkt, das auftritt, wenn der Patient die Hand in die Hosentasche steckt. Diesem Zustand begegnet man am häufigsten bei adipösen Patienten beiderlei Geschlechts, die stark abgenommen haben. Er kann aber gelegentlich auch in der späten Schwangerschaft, in den Wochen nach der Geburt (möglicherweise wird der Nerv durch die absackende vordere Bauchwand gezerrt) oder idiopathisch auftreten. Manchmal kommt es bei jungen Männern zu lokalen Traumen durch zu enge Jeans oder dadurch, daß eine junge Dame auf dem Schoß sitzt. Der Zustand geht üblicherweise spontan zurück, und eine chirurgische Entlastung ist nicht ratsam, da es später zu einer irreversiblen Einklemmung des Nerven in Narbengewebe kommen kann, die anhaltende, stärkere kausalgische Schmerzen verursachen kann. Man hat diskutiert, daß einige dieser Fälle auf lumbalen Wurzelläsionen beruhen. Wendet man strenge anatomische Kriterien an, ist schwer zu verstehen, wie das möglich sein soll.

Läsionen des N. femoralis

Der N. femoralis kann im oberen Abdomen durch primäre oder sekundäre Neoplasmen oder durch Psoasabszesse und im Becken durch intrapelvine Hämatome geschädigt werden, die eine überraschend häufige Komplikation einer schlecht kontrollierten Behandlung mit Antikoagulantien sind. Ein direktes Trauma des Nerven kann bei einer Arterienkatheterisierung auftreten oder durch ein Aneurysma der A. femoralis verursacht werden.

Diabetische Amyotrophie

Die diabetische Amyotrophie ist eine äußerst wichtige und häufig falsch diagnostizierte Komplikation des Diabetes, die entweder den N. femoralis selbst oder die drei Wurzeln betrifft, aus denen er stammt. Dieser Zustand tritt typischerweise bei nicht insulinpflichtigem Diabetes auf und ist bei Männern häufiger. Er ist durch einen Beginn mit unerträglichen Schmerzen auf der Vorderseite des Oberschenkels gekennzeichnet, die oft auch entlang der Innenseite des Unterschenkels bis zum Innenknöchel ausstrahlen. Gewöhnlich zeigt die Anamnese einen raschen Gewichtsverlust und einen schlechten gesundheitlichen Allgemeinzustand in den Wochen vor Einsetzen der Schmerzen. Dies ist wahrscheinlich der Grund, warum so häufig irrtümlicherweise eine maligne Krankheit diagnostiziert wird. Einige Tage nach Auftreten der Schmerzen, die manchmal nur auf Opiate ansprechen, lassen sie nach, und es entwickeln sich akut eine rasch fortschreitende Atrophie und Schwäche des M. quadriceps, die das Gehen unmöglich macht.

Langfristig bessert sich der Zustand wieder, obwohl 18–24 Monate bis zu einer kompletten Rückbildung und sechs Monate vergehen können, bis die Besserung beginnt. In einigen Fällen lassen die klinischen Hinweise auf eine Schädigung der Wurzeln L2, L3 und L4 und nicht des N. femoralis schließen. Dabei kommt es zu einer weiter ausgedehnten Schwäche und Atrophie, die Flexoren und Adduktoren der Hüfte betreffen. Der Diabetes muß unbedingt unter Kontrolle gebracht werden, gewöhnlich mit Insulin, um eine Besserung der großen Behinderungen durch diesen Zustand zu erreichen.

Hämatom im Becken

Ein Hämatom im Becken beruht häufig auf einer schlechten Einstellung der Therapie mit Antikoagulantien, kann aber auch bei jeder beliebigen Blutungsneigung auftreten. Der Beginn ähnelt mit starken Schmerzen im Oberschenkel und einer akuten Läsion des N. femoralis dem bei diabetischer Amyotrophie. Die komplette Rückbildung dauert sechs bis neun Monate.

Fallbeispiel V

Eine 84jährige Frau bekam eine operative Revision ihrer rechtsseitigen Hüfttotalendoprothese. Einen Monat darauf bekam sie auf derselben Seite starke Schmerzen in der Leistengegend. Wegen einer früheren Lungenembolie war ihr vor der ursprünglichen Operation prophylaktisch Heparin gegeben worden. Trotzdem zeigte ein Phlebogramm eine tiefe Venenthrombose, und sie erhielt höher dosiertes Heparin und zusätzlich Warfarin. Die Schmerzen verschlimmerten sich, und ihr rechtes Bein wurde schwach. Ein MRT der Lendenwirbelsäule zeigte keine nennenswerte Läsion im Spinalkanal. Sie wurde zu einer neurologischen Untersuchung überwiesen. Dabei hatte sie in der rechten Hüfte Schmerzen, die bei Hüftbeugung stärker waren. Die Hüftbeugung war schwach, und sie hatte eine Paralyse des rechten M. quadriceps. Man empfahl die Aufnahme eines CTs zur Bestätigung der klinischen Diagnose eines Psoashämatoms. Das CT zeigte eine ausgeprägte Vergrößerung des Psoasschattens. Diese entsprach einem bereits einige Zeit bestehenden Hämatom. Frisches Blut wurde nicht nachgewiesen, und wahrscheinlich beruhten die Symptome auf einer Blutung in den Muskel, die möglicherweise bei der ersten Operation erfolgte.

Fallbeispiel VI

Bei einem 17jährigen Jungen wurde wegen eines „Bandscheibenvorfalls" ein Hausbesuch angefordert. Der Junge war mit einem grippalen Infekt mit Fieber und Husten aus einem Pfadfinderlager zurückgekehrt. Er war vor der Untersuchung erst drei Wochen krank gewesen. In dieser Zeit hatte er immer stärker werdende Rückenschmerzen, die in den linken Oberschenkel ausstrahlten und nachts besonders stark waren. Bei der Untersuchung war er eindeutig sehr anämisch, hatte abgenommen und klagte über starke Schmerzen. Eine Lymphknotenschwellung bestand nicht, und er hatte keine pathologischen Resistenzen im Bauchraum. Er hatte eine ausgeprägte Atrophie und Schwäche des linken M.

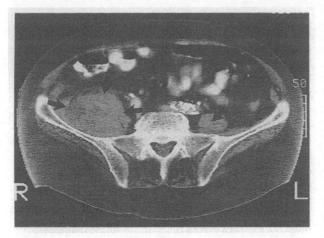

Fallbeispiel V Hämatom im rechten M. psoas (Pfeile). Der Schatten ist fast isodens und wahrscheinlich schon mehrere Wochen vorhanden. Beachte den normalen Schatten des M. psoas auf der linken Seite

quadriceps, und der Patellarsehnenreflex fehlte. Er konnte kaum stehen. Er wurde in eine Klinik aufgenommen, in der eine akute myeloische Leukämie bestätigt wurde. Dieser Fall ereignete sich vor der Einführung der Computertomographie, aber die klinische Diagnose, die wahrscheinlich korrekt war, lautete auf ein Hämatom im Becken infolge von Leukämie.

Auch hier zeigt sich, wie wichtig es ist, die ernste Bedeutung nächtlicher Schmerzen mit einer untypischen Verteilung zu erkennen und die Seltenheit von Bandscheibenläsionen bei jungen Patienten zu berücksichtigen.

Mit Ausnahme dieser beiden klassischen Krankheitszustände sind Läsionen des N. femoralis extrem selten.

Läsionen des N. ischiadicus

Der N. ischiadicus kann im Becken durch die direkte Ausbreitung von Neoplasmen aus dem Rektum oder dem Urogenitaltrakt geschädigt werden. Obwohl das Ischiassyndrom in der späten Schwangerschaft sehr häufig vorkommt, ist es unwahrscheinlich, daß es auf einer direkten Kompression des N. ischiadicus beruht.

In der Gesäßbacke sind falsch plazierte tiefe intramuskuläre Injektionen, komplizierte Frakturen der Hüfte oder penetrierende Wunden, insbesondere bei Schuß- und Stichverletzungen, die häufigsten Ursachen einer Schädigung des N. ischiadicus.

Ein ungewöhnliches, bereits früher erwähntes Merkmal bei Schädigungen an dieser Stelle ist, daß der peronaeale Anteil des Nerven trotz eines unspezifischen Traumas des ganzen Nervenstamms mit sechsfach höherer Wahrscheinlichkeit geschädigt wird als der tibiale Anteil. Ein häufiges diagnostisches Problem, das den praktischen Wert dieser Tatsache unterstreicht, ist das

Folgende. Ein Patient mit einer schweren traumatischen Schädigung der Hüfte wurde vielleicht vor dem offenen Eingriff am Gelenk nicht ausreichend untersucht. Anschließend stellt man fest, daß der Patient einen Fallfuß bekommen hat. Dann stellt sich die Frage, ob dies einfach auf dem durch die Lagerung während der Operation verursachten Druck auf den N. peronaeus am proximalen Wadenbein beruht, oder ob der Nerv während der Fraktur oder des Eingriffs im Gesäß beschädigt wurde. Der erhebliche Unterschied bezüglich der Prognose beider Läsionen – sowohl hinsichtlich des Zeitraums als auch des Potentials für eine komplette Genesung – ist sehr wichtig. Ein nützliches klinisches Symptom kann der Nachweis von Atrophie und Schwäche im M. biceps femoris sein, dem vom N. peronaeus innervierten Teil der ischiokruralen Muskulatur, da dieser von einer Läsion am Wadenbeinköpfchen nicht beeinträchtigt wird. Erscheint der M. biceps femoris atrophiert, sollte auch der laterale ischiokrurale Reflex fehlen. Durch elektrophysiologische Untersuchungen sollte sich dann leicht bestätigen lassen, ob die Läsion am Wadenbein lokalisiert ist oder nicht, da die Prognose im ersteren Fall sehr viel günstiger ist.

Eine Schädigung des N. ischiadicus durch eine falsch plazierte Injektion ist besonders verheerend, da sie nicht nur zu einer behindernden Schwäche der Dorsal und Plantarbewegung des Fußes führt, sondern auch häufig sehr starke, brennende Schmerzen in Bein und Fuß zur Folge hat, die nur die vom N. femoralis versorgte Innenseite des Beins aussparen. Diese Schmerzen machen es dem Patienten fast unmöglich, die Beinschienen zu tragen, die zur Kompensation der Schwäche benötigt werden.

Läsion des N. peronaeus

Der N. peronaeus wird von den Nerven des Beins am häufigsten durch Kompression geschädigt, da er sich am proximalen Wadenbein um den Knochen windet und nur durch Haut und Faszie geschützt ist, wobei die Faszie den Nerv eng am Knochen hält. Der Nerv wird daher an diesem Ort schon durch mäßigen Druck äußerst leicht verletzt. Eine Druckschädigung kann bei Gesunden durch einen harten Schlag auf den Nerv verursacht werden oder nach längerem Sitzen mit übereinander geschlagenen Beinen auftreten.

Allgemeinkrankheiten sollten als mögliche Ursachen einer erhöhten Empfindlichkeit aufgrund von Ernährungsstörungen des Nerven immer sorgfältig ausgeschlossen werden. Diabetes ist wahrscheinlich die häufigste Ursache, aber man sollte auch Panarteriitis nodosa und andere Kollagenosen ausschließen. In Endemiegebieten ist Lepra die häufigste Ursache. Bei all diesen Zuständen kann auch die Druckempfindlichkeit anderer peripherer Nerven erhöht sein, insbesondere die des N. ulnaris. Treten unter diesen Umständen multiple Druckparesen auf, bezeichnet man den Zustand als Mononeuritis multiplex.

Der normale N. peronaeus kann auch bei Patienten empfindlicher sein, die sehr stark abgenommen haben, so daß die schützende Wirkung von Fett und Muskeln verloren geht. Dies gilt besonders für bettlägerige Patienten. Entsprechend können Unterschenkelgipsverbände den Nerv schädigen.

Unabhängig von der Ursache entwickelt sich ein Fallfuß und – wenn die Nervenläsion komplett ist – Schwäche für die Einwärtsdrehung, die Dorsalflexion und die Auswärtsdrehung des Fußes. Diese Bewegungen werden von den Nervenwurzeln L4, L5 beziehungsweise S1 kontrolliert. Die Unterscheidung von einer L5-Läsion sollte einfach sein, aber der Nachweis, daß die Einwärts- und Auswärtsdrehung intakt sind, kann schwierig sein, wenn wegen einer L5-Läsion eine ausgeprägte Schwäche der Dorsalflexion besteht. Die Prüfung läßt sich erleichtern, indem man den Fuß in einer Normallage festhält, während man diese Bewegungen prüft. Diese Situation ähnelt der bei der Prüfung der inneren Handmuskeln in Gegenwart einer ausgeprägten Fallhand (siehe Kapitel 16). Elektromyographie und Untersuchungen der Nervenleitung sind bei der Bestätigung der klinischen Diagnose äußerst hilfreich.

Die kutane Versorgung von Unterschenkel und Fuß durch den N. peronaeus erfolgt hauptsächlich über den N. peronaeus superficialis. Dieser versorgt den vorderen, lateralen Teil des Unterschenkels und ein dreieckiges Gebiet auf dem Fußrücken. Ein kleiner Ast des N. peronaeus profundus versorgt den Zwischenraum zwischen der großen und der zweiten Zehe. In den meisten Fällen einer Schädigung des N. peronaeus kommt es überraschenderweise nur zu einer geringen oder zu keiner Sensibilitätsstörung. In der Praxis ist es ungewöhnlich, mehr als ein kleines Gebiet mit leicht veränderter Sensibilität auf dem Fußrücken zu finden.

Fallbeispiel VII

Ein 50jähriger Mann mit Diabetes und Bluthochdruck trat beim Golfspielen in einen Kaninchenbau und stürzte. Am nächsten Tag erwachte er mit einem ausgeprägten Fallfuß. Er ging erst drei Wochen später zum Arzt, als sich sein Zustand eher noch verschlechtert hatte und sensible sowie motorische Ausfälle vorhanden waren. Die klinischen Symptome wiesen eindeutig auf eine Läsion des N. peronaeus am Wadenbein hin, und dies wurde durch Untersuchungen der Nervenleitung noch am selben Tag bestätigt. Die Nervenleitung war im betroffenen Abschnitt des Nerven erheblich verlangsamt. Die offensichtliche Ursache war eine durch Diabetes begünstigte Druckläsion des N. peronaeus, aber das vorausgegangene Trauma und die Vollständigkeit des Ausfalls ließen eine Exploration des Nerven ratsam erscheinen. Man fand eine spindelförmige Verdickung des Nerven, die, wie sich bei der Inzision zeigte, durch ein Hämatom innerhalb des Nerven verursacht wurde. Innerhalb der nächsten sechs Wochen erholte sich der Patient vollständig. Es ist wahrscheinlich, daß ein Aufschub der Exploration zu einer dauerhaften Schädigung geführt hätte.

Dieser Fall unterstreicht, wie wichtig es ist, jeden einzelnen Aspekt der Anamnese zu berücksichtigen, und zeigt, daß die naheliegendste Diagnose nicht unbedingt richtig sein muß.

Läsionen des N. tibialis

Der N. tibialis wird anders als der N. peronaeus nur selten geschädigt. Wie bereits erwähnt, wird er durch Traumen in der Hüftregion mit viel geringerer Wahrscheinlichkeit verletzt und im Oberschenkel liegt er tief in einer geschützten Position. Auch hinter dem Kniegelenk liegt der N. tibialis in der Tiefe, kann aber durch Luxationsfrakturen des Knies oder durch ein Aneurysma der A. poplitea in Mitleidenschaft gezogen werden. In der Wade liegt der Nerv tief unter den Muskeln und tritt erst am Halteband der Plantarflexoren an die Oberfläche. Dort teilt er sich in die Nn. plantares medialis und lateralis. Für diesen Läsionsort wurde ein Syndrom beschrieben, das dem Karpaltunnelsyndrom analog ist und als Tarsaltunnelsyndrom bezeichnet wird. Dieses Syndrom ist verhältnismäßig selten.

Tarsaltunnelsyndrom

Hiervon sind die Nn. plantares medialis und lateralis betroffen, und auf der Innenseite des Fußes und der Fußsohle treten Schmerzen auf, die ähnlich wie beim Karpaltunnelsyndrom als brennend empfunden werden. Es kann zu Atrophie und Schwäche der inneren Fußmuskeln kommen. Schlägt man am Innenknöchel auf den Nerv, kann ein positives Tinel-Hoffmann-Zeichen auftreten. Die Ursachen sind nicht klar. Patienten haben viel öfter geschwollene, ödematöse Füße als geschwollene, ödematöse Hände, und doch wird das Syndrom nur selten von derartigen Veränderungen begleitet. Gelegentlich findet man bei der chirurgischen Entlastung ein Ganglion, das vom Fußgelenk ausgeht, als Ursache, wenn elektrophysiologische Untersuchungen ein Tunnelsyndrom bestätigt haben.

Die terminalen Äste des N. tibialis sind die Nn. plantares medialis und lateralis. Diese sind analog zu den Nn. medianus und ulnaris. Der N. plantaris medialis versorgt die Haut der medialen Fußsohle. Seine muskuläre Innervation ist gering. Der N. plantaris lateralis versorgt die Haut der lateralen Fußsohle und nimmt stark an der Innervation der inneren Fußmuskeln teil. Es hat keinen praktischen Wert, die Wirkungen der einzelnen Fußmuskeln zu identifizieren.

Die Nn. digitales verlaufen zwischen den Metatarsalköpfchen nach distal und liegen bis zum Ligamentum metatarsale transversum profundum an der Oberfläche. Sie können daher sowohl von außen komprimiert als auch zwischen den Metatarsalköpfchen eingeklemmt werden. Der N. digitalis zwischen dem dritten und vierten Metatarsalköpfchen ist besonders vulnerabel. Starke Schmerzen beim Stehen oder Gehen, die in die Haut zwischen den Zehen und die benachbarten Seiten der Zehen ausstrahlen, können sehr behindernd sein. Gelegentlich bildet sich am Nerv ein Neurom, das sehr druckempfindlich ist und palpabel sein kann. Die Behandlung erfolgt durch eine Resektion des Nerven. Dieser Zustand ist als Morton-Neuralgie bekannt.

Verglichen mit den Armen sind Nervenläsionen in den Beinen relativ selten. Wurzelläsionen treten häufiger auf und können mit gravierenden Krankheiten innerhalb des Beckens oder des Abdomens zusammenhängen. Man darf keinesfalls davon ausgehen, daß Schmerzen im Bein grundsätzlich auf Bandscheibenläsionen zurückzuführen sind. Es ist sehr wichtig, eine klare Vorstellung von der Anatomie der lumbalen und sakralen Nervenwurzeln innerhalb des Rückenmarks und des Beckens zu haben und sich der klinischen Hinweise bewußt zu sein, die auf ernstere Krankheiten schließen lassen.

Die wichtigsten alarmierenden Zeichen bei einem Patienten mit ins Bein ausstrahlenden Rückenschmerzen sind, daß die Schmerzen nicht im Versorgungsgebiet von L5 oder S1 auftreten und daß sie in Ruhe und insbesondere nachts besonders stark sind. Dies ist ein deutlicher Unterschied zu einer Bandscheibenläsion, bei der Ruhe die Schmerzen gewöhnlich lindert.

Als Beispiel für die Gültigkeit dieser Aussage ist der folgende Fall lehrreich.

Fallbeispiel VIII

Ein 58jähriger Allgemeinarzt hatte seit acht Wochen Schmerzen im linken Oberschenkel. Ein Jahr zuvor war bei ihm ein Blasenkarzinom festgestellt worden, nachdem er Hämaturie bekommen hatte. Dieses wurde mit einer Strahlentherapie behandelt, und die Nachuntersuchung fiel zufriedenstellend aus. Nach einer langen Fahrt hatte sich auf der linken Seite ein brennendes und wundes Gefühl in der Leistengegend und entlang der Außenseite des Oberschenkels entwickelt. Er dachte, daß er eine Gürtelrose bekäme, und hatte am ersten Abend ziemlich starke Schmerzen. Der Schmerz war tief, nagend und brennend und hielt ihn wach. In den darauffolgenden acht Wochen wurden die Schmerzen zunehmend stärker, weckten ihn nachts immer öfter auf und ließen sich nur durch Sitzen oder Herumgehen lindern. Die Schmerzen wurden durch Bewegung, Husten oder Niesen nicht verschlimmert. Er hatte vor lauter Schmerzen mehrere Nächte nicht geschlafen. Die körperliche Untersuchung ergab keine motorischen Ausfälle an den Beinen, Patellar- und Achillessehnenreflex waren intakt und Hüftbeugung und -adduktion waren nicht beeinträchtigt. Er hatte links eine beeinträchtigte Sensibilität in den Versorgungsgebieten des N. cutaneus femoris lateralis, des Oberschenkelasts des N. genitofemoralis und des N. ilioinguinalis. Wegen der Lymphdrainage der Blase und der Möglichkeit einer epiduralen Läsion wurde ein MRT aufgenommen, um nach Hinweisen auf Lymphknoten, eine Vergrößerung des unteren Teils des M. psoas oder nach epiduralen Metastasen zu suchen. Das MRT war normal. Außer dem Neurologen und dem Patienten hielten alle diesen Befund für beruhigend, aber die Schmerzen blieben und sprachen nicht auf Opiate

an. Sechs Wochen später waren die neurologischen Befunde unverändert, und die Schmerzen blieben hartnäckig. Diesmal wurde ein CT aufgenommen, und ein weiteres MRT in Betracht gezogen, falls dies ebenfalls normal sein sollte. Bei dieser Gelegenheit wurde festgestellt, daß der untere Teil des M. psoas stark vergrößert war und eine Feinnadelaspiration des Gebiets ergab ein anaplastisches metastatisches Karzinom. Der Patient erhielt eine Strahlentherapie, die die Schmerzen etwas linderte. Der Patient verstarb sechs Monate später.

Störungen im Zusammenhang mit den unteren sakralen Wurzeln wurden im Abschnitt über Cauda-equina-Läsionen in Kapitel 15 behandelt.

Hinsichtlich der im obigen Fallbeispiel dargestellten Symptome ist es nun an der Zeit, die kutane Nervenversorgung der Leistengegend, des Damms und der äußeren Genitalien beider Geschlechter zu betrachten (Abb. 17.8 und 17.9). Diese wird nur sehr selten in Lehr-

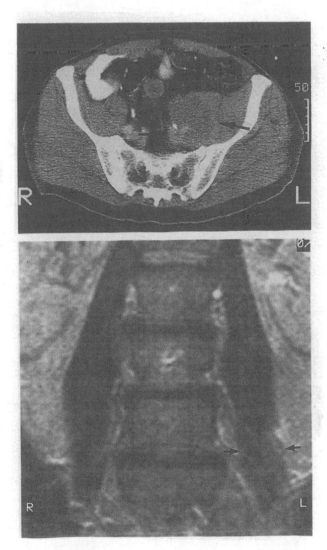

Fallbeispiel VIII Metastatisches Karzinom im linken M. psoas

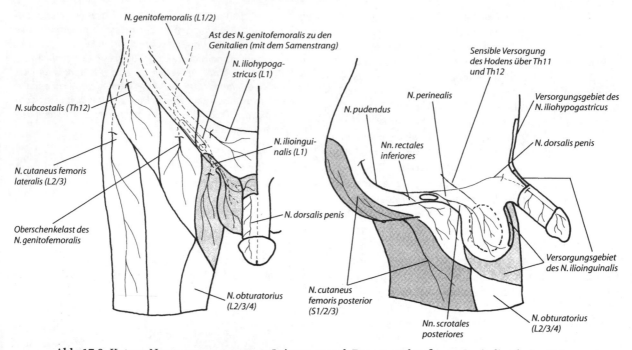

Abb. 17.8 Kutane Nervenversorgung von Leistengegend, Damm und äußeren Genitalien beim Mann

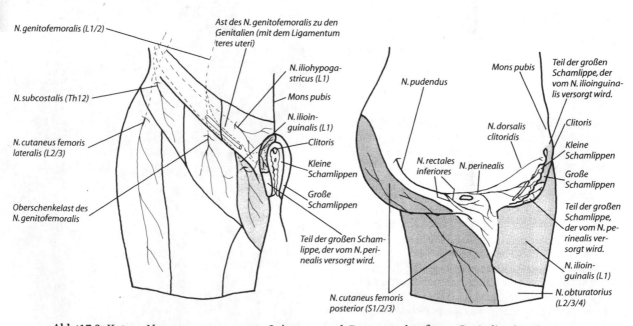

Abb. 17.9 Kutane Nervenversorgung von Leistengegend, Damm und äußeren Genitalien bei der Frau

büchern behandelt. Es ist aber selbst mit den detailliertesten Anatomiebüchern äußerst mühsam, sich die Anatomie der Nervenversorgung dieses klinisch sehr wichtigen Gebiets zusammenzusuchen.

Die Nerven, die diese Region versorgen, sind insofern interessant, als sie von den Plexus lumbalis und sacralis abstammen und innerhalb des Spinalkanals beidseitig vulnerabel sind. Daher findet man bei Patienten mit einer beidseitigen Beeinträchtigung der Sensibilität im Gebiet des Damms oder der Genitalien fast immer Läsionen innerhalb des Spinalkanals.

Haben die Nerven den Spinalkanal verlassen, ändert sich die Situation drastisch, da die Nerven auf ihrem Weg um das Becken herum divergieren und nun streng einseitige Manifestationen die Regel sind. Die Nn. iliohypogastricus, ilioinguinalis und subcostalis, die die mediale und laterale Leistengegend innervieren, und der N. cutaneus femoris lateralis (siehe Abb. 17.1) sind daher im hinteren Bereich durch eine retroperitoneale maligne Krankheit und Läsionen im retroperitonealen Lymphgewebe gefährdet, während sie vorne bei abdominalen Inzisionen verletzt werden können. Der mediale Teil der Leistengegend wird vom Oberschenkelast des N. genitofemoralis versorgt. Dieser schlägt einen direkteren Weg an der Außenseite des M. psoas entlang ein, gibt einen Ast ab, der bei Männern den Samenstrang und bei Frauen das runde Uterusband begleitet, und zieht hinunter in die gleichen Gebiete, die – zumindest, was die Genitalien betrifft – auch vom N. ilioinguinalis versorgt werden, leistet aber keinen Beitrag zur Innervation der Haut des Oberschenkels.

Da der Hoden von oben in dieses Gebiet absteigt, ist die Situation wie folgt: Der vordere Teil des Skrotums wird vom N. ilioinguinalis (L1) versorgt, der hintere von den Nn. scrotales posteriores (S2 und S3) und der im Skrotum enthaltene Hoden hat eine Innervation, die sich von den Wurzeln Th11 und Th12 ableitet und mit dem Samenstrang in das Skrotum hinunter gelangt. Entsprechend werden bei Frauen der Mons pubis und der obere Teil der großen Schamlippen über den N. ilioinguinalis von der Wurzel L1 innerviert, während der untere und hintere Teil der großen Schamlippen, die Clitoris und die kleinen Schamlippen von den Nn. labiales posteriores (S2 und S3) versorgt werden. Nirgendwo sonst im Körper werden benachbarte Hautgebiete aus so weit auseinanderliegenden radikulären Ursprüngen versorgt. Dieses Wissen ist bei der Beurteilung von lokalisiertem Schmerz oder Taubheitsgefühl in den Genitalien beider Geschlechter nützlich.

Der untere, innere Teil der Gesäßbacke und der hintere, innere Teil des Oberschenkels werden hauptsächlich vom N. cutaneus femoris posterior versorgt, aber die perianale Region und der benachbarte obere, innere Oberschenkel werden bei beiden Geschlechtern von den Nn. rectales inferiores innerviert, deren Versorgungsgebiet beträchtlich mit dem des N. cutaneus femoris posterior überlappt. Der N. perinealis versorgt den weiter vorn gelegenen Teil des Damms vor der Begrenzung des Anus bis nach vorne zu dem vom N. ilioinguinalis innervierten Bereich auf der vorderen Innenseite des Oberschenkels. Bei Männern versorgen die Nn. scrotales posteriores den hinteren Teil des Skrotums. Bei Frauen werden die Haut des hinteren unteren Teils der großen Schamlippen, die Haut der kleinen Schamlippen und das unte-

re Drittel der Vagina von den Nn. labiales posteriores innerviert. Die Clitoris wird vom N. dorsalis clitoridis versorgt. Das männliche Äquivalent, der N. dorsalis penis, hat ein viel größeres Versorgungsgebiet, das die Oberseite des Penis vor dem vom N. ilioinguinalis innervierten Gebiet, und die gesamte Glans und die Vorhaut umfaßt. Somit wird die Peniswurzel ebenso wie der ganze weiter vorne liegende Teil des Penis und der vordere Teil des Skrotums von Nerven versorgt, die von L1 abstammen, während der hintere Teil des Skrotums und der Damm von S2 und S3 innerviert werden. Alle Gebiete, deren sensible Versorgung bei Männern und Frauen letztlich über den N. pudendus erfolgt, können durch Läsionen des Rektums, der Vagina, der Prostata und der paraanalen Gewebe sowie durch chirurgische Maßnahmen, die durch den Damm erfolgen, geschädigt werden. Es soll betont werden, daß Schmerzen in diesen Gebieten sehr unangenehm bohrend und nachts häufig stärker sind. Bei Patienten, die Schmerzen in diesen Gebieten haben, besteht eine hohe Wahrscheinlichkeit, daß eine maligne Krankheit vorliegt.

Zum Schluß ist noch eine Anmerkung zum Anheben des ausgestreckten Beins erforderlich, da dieses schwer zu prüfen ist. Enthält die Anamnese typische radikuläre Schmerzen beim Husten oder Niesen, kann das Anheben des Beins auf der betroffenen Seite schon bei einer Hebung um 20–30° schmerzhaft sein. Wird dies mehrmals geprüft, wird sich der Patient anspannen, sobald das Bein zur Vorbereitung des Anhebens angefaßt wird. Die beste Prüfungsmethode besteht darin, daß man das Bein an der Hüfte beugt und dabei das Knie in dem Maße beugt, in dem das Bein angehoben wird. Anschließend streckt der Untersucher das Bein im Kniegelenk. Häufig ertragen die Patienten dabei eine Hüftbeugung von 45°, wenn vorher bei gestrecktem Bein nur 10° erreicht wurden. Dies läßt auf eine starke emotionale Komponente schließen. Auch ein Seitenvergleich ist wichtig. Diese Modifikation wird als Laségue-Zeichen bezeichnet. Wenn eine Bandscheibe vollständig ausgestoßen ist, kann die Anhebung des gestreckten Beins völlig normal sein, während eine kleine Protrusion der Bandscheibe im Wurzelkanal zu einer drastischen Beeinträchtigung dieser Bewegung führen kann. Wie alle Zeichen in der Neurologie muß man auch diesen Versuch unter Berücksichtigung der Anamnese und der anderen Symptome interpretieren und darf ihn nicht überbewerten.

18 Krankheiten der Muskulatur und der motorischen Endplatte

Muskeln sind sehr vielen erblichen, degenerativen, metabolischen und toxischen Störungen unterworfen. Es besteht eine starke Ähnlichkeit zu peripheren Nervenkrankheiten, da auch hier eine Vielzahl von Störungen zu einer begrenzten Zahl von Symptomen führt. Die Differentialdiagnose hängt von einer sorgfältig erhobenen Familienanamnese, einer genauen Dokumentation des Ausmaßes und der Verteilung der Muskelveränderungen und der Kenntnis aller diagnostischen Möglichkeiten ab.

Muskeldystrophie

Muskeldystrophie ist durch eine erbliche Degeneration verschiedener Muskelgruppen gekennzeichnet, die nach einem Zeitraum scheinbar normaler Entwicklung und Funktion der Muskeln beginnt. Bei einigen Varianten verzögert sich der Beginn bis ins Erwachsenenalter. Obwohl Muskeldystrophie noch immer hauptsächlich als eine Störung der Muskeln angesehen wird, legen klinische und elektrophysiologische Befunde eine neurogene Komponente nahe. Eine vollständige Erörterung dieser kontroversen Ansichten geht über den Rahmen dieses Buches hinaus. Man kann zwar anhand der klinischen Symptome häufig eine sichere Diagnose stellen, es ist aber dennoch wichtig, alle bestätigenden Untersuchungen, einschließlich elektrophysiologischer Tests und Muskelbiopsie, durchzuführen. Die Diagnose muß für prognostische Zwecke sicher sein, so daß eine solide Basis für eine genetische Beratung vorliegt. Gelegentlich findet man Patienten, denen ein tödlicher Ausgang prognostiziert wurde, bei denen sich aber später zeigt, daß sie an einer begrenzten Form von Myopathie oder einer neurogenen Krankheit wie der Kugelberg-Welander-Krankheit leiden. Die wichtigsten zu berücksichtigenden Krankheiten sind:

- Duchenne-Muskeldystrophie
- Becker-Muskeldystrophie
- Gliedmaßengürtelmuskeldystrophie (pelvifemorale Form, Leyden-Möbius-Krankheit und skapulo-humerale Form)
- Fazio-skapulo-humerale Muskeldystrophie (Landouzy-Déjerine-Krankheit)
- Myotonische Dystrophie (Curschmann-Steinert-Batten-Syndrom)
- Myotonia congenita (Thomsen-Syndrom)
- Okuläre Muskeldystrophien (okulopharyngeale Muskeldystrophie)

Die Klassifizierung der Muskeldystrophien erfolgt anhand der zeitlichen Abfolge und Verteilung der Schwäche bei den verschiedenen Formen. Diese Verteilung und die zusätzlichen klinischen Symptome sind in den Abbildungen 18.1 bis 18.6 gezeigt.

Allgemeine klinische Symptome der Muskeldystrophie

1. Die Familienanamnese ist häufig positiv. Man sollte daran denken, daß Familienanamnesen manchmal unverläßlich sind oder nicht erhalten werden können. Nur eine positive Familienanamnese ist von Bedeutung.
2. Die Verteilung und zeitliche Abfolge des Muskelbefalls variiert je nach Art der Dystrophie sehr. Tatsächlich bilden diese Merkmale die Grundlage für die Klassifizierung der Muskeldystrophie.
3. Bei Muskeldystrophie werden die Muskeln schwach, bevor eine merkliche Atrophie zu sehen ist. Dies beruht darauf, daß die degenerierenden Muskelfasern häufig durch Fett ersetzt werden, so daß die Muskeln sogar hypertrophiert erscheinen können. Solche Muskeln fühlen sich dick und teigig an. Dies steht in deutlichem Gegensatz zu einer neurogenen Krankheit, bei der die Atrophie häufig schneller fortschreitet, als sich die Schwäche entwickelt.
4. Die Reflexe sind häufig schon in einem sehr frühen Stadium der Muskeldystrophie – und lange bevor der Muskel deutlich atrophiert ist – abgeschwächt oder fehlen. Dies ist eines von mehreren Symptomen, die zur Annahme einer neurogenen Komponente geführt haben.
5. Im Endstadium von Muskeldystrophie ist eine klinische Diagnose unter Umständen unmöglich, da die ausgedehnte Muskelatrophie und -schwäche sowie der Ausfall der Reflexe ebensogut auf eine diffuse neurogene Störung hinweisen können.

Angeborene Myopathien

Viele Jahre diente der Begriff „floppy infant" zur Beschreibung einer Gruppe muskulärer, von Geburt an vorhandener Störungen, bei denen das Kind hypoton war und eine verzögerte motorische Aktivität und Entwicklung zeigte. Die Behinderungen können so schwer sein, daß sie das Überleben des Kindes gefährden. Die-

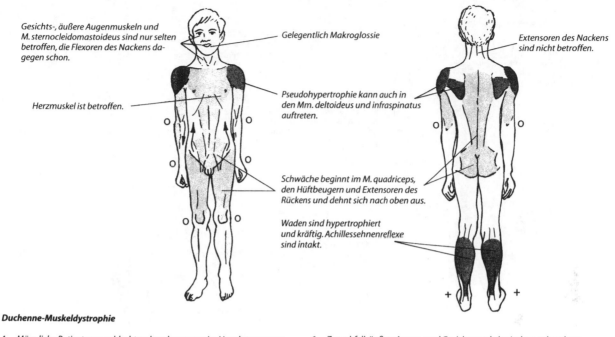

Gesichts-, äußere Augenmuskeln und M. sternocleidomastoideus sind nur selten betroffen, die Flexoren des Nackens dagegen schon.

Herzmuskel ist betroffen.

Gelegentlich Makroglossie

Extensoren des Nackens sind nicht betroffen.

Pseudohypertrophie kann auch in den Mm. deltoideus und infraspinatus auftreten.

Schwäche beginnt im M. quadriceps, den Hüftbeugern und Extensoren des Rückens und dehnt sich nach oben aus.

Waden sind hypertrophiert und kräftig. Achillessehnenreflexe sind intakt.

Duchenne-Muskeldystrophie

1. Männliche Patienten; geschlechtsgebundene rezessive Vererbung wegen eines Defekts am kurzen Arm des X-Chromosoms, der zum Fehlen eines bestimmten Proteins des Zytoskeletts von Muskelzellen, Dystrophin, führt. (Seltene Berichte über weibliche Fälle. Fast alle hatten ein Turner-Syndrom mit X0.) 30 % der Fälle sind neue Mutationen.

2. Beginn zwischen 3. und 10. Lebensjahr. 30 Fälle pro 100 000.

3. Keine abortiven Fälle. Die meisten Patienten sterben innerhalb von sechs Jahren nach dem Beginn, gewöhnlich mit ungefähr 20 Jahren.

4. Beginn in den proximalen Muskeln der Beine, insbesondere im M. quadriceps und der unteren Rumpfmuskulatur. Später Beteiligung des Schultergürtels und Ausdehnung nach peripher. Kontrakturen treten früh auf und sind stark. Bei sorgfältiger Untersuchung kann eine frühe Beteiligung der Flexoren des Nackens entdeckt werden.

5. Wichtige Frühsymptome sind unter anderem Ausfall der Reflexe mit Ausnahme des Achillessehnenreflexes, der gewöhnlich intakt bleibt und eine Neuropathie ebenso ausschließt wie die überraschende Erhaltung der Kraft in den Flexoren und Einwärtsdrehern des Fußes.

6. Zwerchfell, äußere Augen- und Gesichtsmuskeln sind nur sehr selten beteiligt.

7. Andere Symptome umfassen Makroglossie, Pseudohypertrophie der Waden, der Mm. deltoideus und infraspinatus. Das EKG zeigt in 90 % der Fälle hohe R-Zacken und tiefe Q-Zacken.

8. Knochenverdünnung, Skoliose, pathologische Frakturen, Fettzelldurchwachsung des Herzens und Atemwegsinfekte sind wichtige Komplikationen, die zum Tod führen können.

9. 30 % der Patienten haben einen IQ von weniger als 75.

10. Träger können durch Bestimmung der Enzyme im Serum und EMG ermittelt werden. Bei betroffenen Kindern haben die Enzyme im Frühstadium sehr hohe Werte, die später in den Normbereich absinken, wenn die Atrophie stark fortgeschritten ist. Eine Beteiligung der Darmmuskeln kann zu einem Darmverschluß führen.

11. Obwohl sich die Kraft im Frühstadium durch Steroide bessern kann, haben diese keine Auswirkungen auf die Prognose.

Abb. 18.1 Duchenne-Muskeldystrophie

sem Zustand kann eine ganze Reihe von Störungen zugrunde liegen.

In einigen Fällen ist der Zustand nur ein Symptom eines schweren Hirnschadens, da sich Spastizität und choreoathetotische Bewegungen erst im Alter von ein bis zwei Jahren entwickeln können. Die infantile spinale Muskelatrophie (Typ Werdnig Hoffmann) kann schon bei der Geburt so schwer sein, daß bereits eine schlaffe Paralyse vorhanden ist. Dies wird in Kapitel 19 ausführlich besprochen. Myotonische Dystrophie ist eine andere mögliche Ursache für das Floppy-infant-Syndrom, obwohl sie sich üblicherweise erst im zweiten oder dritten Lebensjahrzehnt manifestiert.

Es gibt noch mehrere andere Störungen, die auf myopathischen Prozessen zu beruhen scheinen und von einer gutartigen Variante mit verzögerter, aber normaler motorischer Entwicklung bis zu progredienter Myopa-

thie reichen. Die routinemäßige Durchführung von Muskelbiopsien, elektronenmikroskopischen und histochemischen Untersuchungen hat gezeigt, daß dem Syndrom verschiedene Krankheiten zugrunde liegen. Bei der Muskelbiopsie findet man bei all diesen Störungen eine erhöhte Zahl von Typ-I-Fasern und die weiteren pathologischen Veränderungen beschränken sich auf diesen Fasertyp.

Central-core-Krankheit (Zentralfibrillenmyopathie)

Bei diesem Zustand haben die Muskelfasern eine abnorme Struktur, und in den zentralen Gebieten der Muskelfaser sind keine Muskelenzyme vorhanden. Die Central-core-Krankheit wird autosomal dominant vererbt. Die abnorme Zentralfibrille kommt nur in Typ-I-Fasern vor.

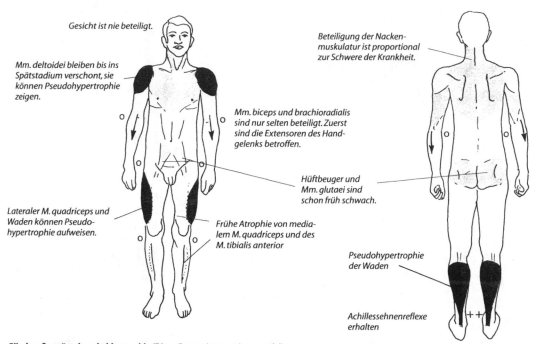

Gesicht ist nie beteiligt.

Mm. deltoidei bleiben bis ins Spätstadium verschont, sie können Pseudohypertrophie zeigen.

Mm. biceps und brachioradialis sind nur selten beteiligt. Zuerst sind die Extensoren des Handgelenks betroffen.

Lateraler M. quadriceps und Waden können Pseudohypertrophie aufweisen.

Frühe Atrophie von medialem M. quadriceps und des M. tibialis anterior

Beteiligung der Nackenmuskulatur ist proportional zur Schwere der Krankheit.

Hüftbeuger und Mm. glutaei sind schon früh schwach.

Pseudohypertrophie der Waden

Achillessehnenreflexe erhalten

Gliedmaßengürtelmuskeldystrophie *(Diese Gruppe ist umstritten, und die Diagnose sollte erst nach umfangreichen Untersuchungen zum Ausschluß anderer Diagnosen gestellt werden)*

1. *Männliche und weibliche Patienten sind gleichermaßen betroffen. Vererbung erfolgt autosomal rezessiv, ist aber gelegentlich dominant oder sporadisch.*

2. *Beginn im Alter zwischen 10 und 30 Jahren.*

3. *Es kommt zu abortiven Fällen mit überwiegender Beteiligung des Beckengürtels (femorale Form) oder des Schultergürtels (skapulo-humerale Form). Führt gewöhnlich 10 bis 20 Jahre nach dem Beginn zu Behinderungen.*

4. *Beginn ist entweder im Becken- oder Schultergürtel möglich, und der Prozeß kann auf diese Gebiete beschränkt bleiben und scheinbar über Jahre stationär sein. Schließlich kann es zu beträchtlicher peripherer Atrophie und Schwäche kommen. Kontrakturen sind ungewöhnlich.*

5. *Proximale Reflexe sind häufig abgeschwächt, und die Achillessehnenreflexe bleiben wie bei der Duchenne-Muskeldystrophie bis ins Spätstadium der Krankheit erhalten.*

6. *Eine Beteiligung des Herzens ist äußerst selten und die Gesichtsmuskeln sind – wenn überhaupt – nur leicht betroffen.*

7. *Pseudohypertrophie kann in den Waden und Mm. deltoidei auftreten und besonders auffallend im lateralen M. quadriceps. Häufig kommt es zu einer frühen und starken Atrophie auf der Innenseite des Oberschenkels.*

8. *Spezifische Komplikationen treten nicht auf, und die Lebenserwartung wird nicht beeinträchtigt.*

9. *Die Intelligenz ist normal.*

10. *Die Enzyme im Serum sind leicht erhöht oder normal.*

11. *Die Differentialdiagnose sollte Polymyositis, spät manifestierte angeborene Myopathien, Lipid- und mitochondriale Myopathien und die Kugelberg-Welander-Krankheit umfassen.*

Abb. 18.2 Gliedmaßengürtelmuskeldystrophien

Deren Zahl ist höher als normal. Es ist noch unklar, ob es sich hierbei um eine myopathische Degeneration oder um die Folge einer neurogenen Störung handelt.

Nemalinmyopathie (Stäbchenmyopathie)

Bei dieser Störung findet man in den Typ-I-Fasern stäbchenförmige Strukturen. Die Vererbung erfolgt gewöhnlich autosomal dominant, kann aber auch rezessiv oder sporadisch sein. Die Patienten haben ein dünnes, dysmorphes Gesicht sowie Kyphoskoliose und Hohlfüße.

Zentronukleäre Myopathie (myotubuläre Myopathie)

Bei dieser Krankheit haben die Typ-I-Fasern eine tubuläre Struktur, die dem des fetalen Muskels ähnelt. Sie

wird autosomal rezessiv vererbt. In der Kindheit besteht eine ausgeprägte Schwäche der äußeren Augen- und der Gesichtsmuskeln. Kürzlich wurden einige seltene Fälle einer Manifestation im Erwachsenenalter mit Gliedmaßengürtelmuskeldystrophie beschrieben.

Angeborenes Mißverhältnis der Fasertypen (konnatale Myopathie)

Der Muskel zeigt ein stark abweichendes Verhältnis der Muskelfasertypen mit einem Überschuß von Typ-I-Fasern, die kleiner sind als üblich. 50 % der Fälle sind mit einer angeborenen Hüftgelenksluxation, Mißbildungen der Füße, hohem gotischem Gaumen und Kyphoskoliose verbunden. Leichte, durch Muskelbiopsie nachweisbare Veränderungen, die diesen ähneln, treten auch bei den drei anderen Formen auf, und es ist noch

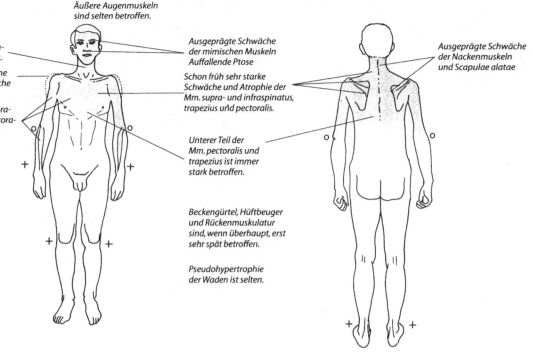

Äußere Augenmuskeln sind selten betroffen.

Mm. sternocleido-mastoidei sind atro-phiert (manchmal feh-len sie von Geburt an).

M. deltoideus kann eine echte kompensatorische Hypertrophie zeigen.

Auch die Mm. brachiora-dialis, biceps und pectora-lis können kongenital fehlen.

Ausgeprägte Schwäche der mimischen Muskeln Auffallende Ptose

Schon früh sehr starke Schwäche und Atrophie der Mm. supra- und infraspinatus, trapezius und pectoralis.

Unterer Teil der Mm. pectoralis und trapezius ist immer stark betroffen.

Beckengürtel, Hüftbeuger und Rückenmuskulatur sind, wenn überhaupt, erst sehr spät betroffen.

Pseudohypertrophie der Waden ist selten.

Ausgeprägte Schwäche der Nackenmuskeln und Scapulae alatae

Fazio-skapulo-humerale Dystrophie (Landouzy-Déjerine-Krankheit)

1. *Männliche und weibliche Patienten sind gleichermaßen betroffen. Erbgang ist autosomal dominant, gelegentlich auch rezessiv.*

2. *Beginn zwischen 10. und 40. Lebensjahr. 3–10 Fälle pro 100 000.*

3. *Häufig abortiver, leichter Verlauf. Geschwister oder Eltern eines Patienten haben oft nur eine Schwäche der mimischen Muskulatur.*

4. *Schwäche beginnt im Gesicht und greift dann auf den Schultergürtel über, insbesondere auf den unteren M. trapezius und die Mm. pectoralis, triceps und biceps. Die Muskeln des Unterarms können eine auffallende echte kom-pensatorische Hypertrophie aufweisen. Der Beckengürtel ist nur selten stärker und, wenn überhaupt, erst sehr spät betroffen. Kontrakturen sind selten.*

5. *Die Reflexe sind nur an den Mm. biceps und triceps abgeschwächt. Der Verlauf ist extrem langsam. Die Behinderung ist relativ leicht.*

6. *Pseudohypertrophie ist selten. Die Mm. deltoidei sind häufig durch echte Hypertrophie vergrößert, weil sie die Schwäche anderer Muskeln kompen-sieren.*

7. *Zu den besonderen Symptomen gehört ein angeborenes Fehlen der Mm. pectoralis, biceps oder brachioradialis. Gelegentlich ist der M. tibialis anterior der einzige betroffene Muskel unterhalb des Schultergürtels.*

8. *Normale Lebenserwartung.*

9. *Normale Intelligenz.*

10. *Bei 50 % der Fälle sind die Enzymwerte im Serum leicht erhöht.*

Abb. 18.3 Fazio-skapulo-humerale Dystrophie

nicht klar, ob es sich hierbei um eine eigenständige En-tität handelt. Kinder mit diesem Zustand haben aber eine schwere schlaffe Lähmung, so daß leicht irrtümlich eine infantile spinale Muskelatrophie (Typ Werdnig Hoffmann) diagnostiziert wird. Eine gewisse Besserung, die im Alter von zwei Jahren einsetzt, schließt letztere Diagnose aus.

Die meisten Patienten mit diesen Störungen über-leben bis ins Erwachsenenalter und sind durch die pro-ximale Myopathie unterschiedlich stark behindert.

Metabolische Myopathie

Eine vollständige Schilderung des Muskelstoffwechsels kann im Rahmen dieses Buches nicht geleistet werden. Daher wird sich die Erörterung auf einige Verall-gemeinerungen beschränken, die eine Vorstellung von der biochemischen Muskelfunktion vermitteln und als Grundlage für die Besprechung der unterschiedli-chen Varianten der metabolischen Myopathie dienen sollen.

Es gibt drei metabolisch bedeutsame Punkte:

1. Der Proteinstoffwechsel muß normal sein, um die Unversehrtheit der kontraktilen Proteine aufrechtzu-erhalten. Bei einigen endokrinen Myopathien können Veränderungen der kontraktilen Proteine zur Muskel-schwäche beitragen.

2. Der Stoffwechsel der Energieproduktion im Muskel muß intakt sein. Dies bedeutet einfach gesagt, daß die Verfügbarkeit von Glukose und die Stoffwechselwege des Glykogenabbaus normal sein müssen. Mehrere Muskelstörungen basieren entweder auf Störungen der Glukoseaufnahme oder auf Defekten von Enzy-men des Glykogenabbaus.

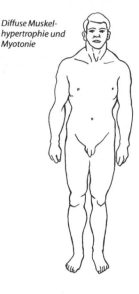

*Diffuse Muskel-
hypertrophie und
Myotonie*

Myotonia congenita (Thomsen-Syndrom)

1. *Beide Geschlechter betroffen. Wird autosomal dominant vererbt. Zwei Fälle pro 100 000.*

2. *Myotonie von Geburt an vorhanden und zeigt sich zuerst als merkwürdige Phonation beim Schreien, Schwierig-keiten beim Füttern oder dadurch, daß das Kind nach dem Waschen des Gesichts die Augen nicht mehr öffnen kann.*

3. *Im zweiten Lebensjahrzehnt zeigt sich eine Muskelhypertrophie. Die körperliche Leistungsfähigkeit ist aber wegen der Langsamkeit und Steifheit der Bewegungen schlecht. Bei aufgewärmten Muskeln geht die Steifheit zurück, und einige Patienten können an Langstreckenwettkämpfen teilnehmen. Die Myotonie ist in der Kälte viel stärker aus-geprägt, so daß Sport im Winter (etwa Fußball) praktisch nicht möglich ist.*

4. *Die Muskelhypertrophie ist die Folge der fast andauernden unwillkürlichen isometrischen Kontraktionen.*

5. *Mit zunehmendem Alter wird die Myotonie schwächer und spricht häufig gut auf Procainamid, Phenytoin oder Chinidin an. Die Patienten sollten keine Berufe ergreifen, die im Freien ausgeübt werden. Ein Patient, der Glaser war, konnte im Winter nicht arbeiten, weil er das Glas nicht mehr loslassen konnte, wenn er eine Scheibe in einen Fensterrahmen einsetzen wollte.*

6. *Mit diesem Zustand sind keine weiteren Störungen verbunden und die Lebenserwartung ist normal.*

7. *Man nimmt an, daß die Krankheit auf einem Defekt der Leitfähigkeit von Chlorid in der Muskelmembran beruht.*

8. *Es gibt eine autosomal rezessive Form, die mit progredienter Schwäche verbunden ist.*

Abb. 18.4 Myotonia congenita

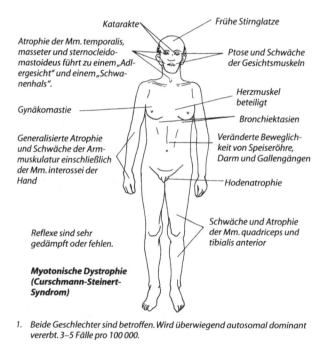

Katarakte

Frühe Stirnglatze

*Atrophie der Mm. temporalis,
masseter und sternocleidomastoideus führt zu einem „Adl-
ergesicht" und einem „Schwanenhals".*

Ptose und Schwäche
der Gesichtsmuskeln

Herzmuskel
beteiligt

Gynäkomastie

Bronchiektasien

*Generalisierte Atrophie
und Schwäche der Arm-
muskulatur einschließlich
der Mm. interossei der
Hand*

Veränderte Beweglich-
keit von Speiseröhre,
Darm und Gallengängen

Hodenatrophie

*Reflexe sind sehr
gedämpft oder fehlen.*

Schwäche und Atrophie
der Mm. quadriceps und
tibialis anterior

**Myotonische Dystrophie
(Curschmann-Steinert-
Syndrom)**

1. *Beide Geschlechter sind betroffen. Wird überwiegend autosomal dominant vererbt. 3–5 Fälle pro 100 000.*

2. *Beginn ist in jedem Alter möglich, auch kongenital, aber meistens entwickelt sich die Krankheit im Alter von 20 bis 30 Jahren. Ist die Mutter der Träger, er-folgt der Beginn früher, sogar im Säuglingsalter, und auf eine scheinbare Besserung in der Kindheit folgt eine rasche Verschlechterung, wenn der Pati-ent das Alter erreicht, in dem die Krankheit normalerweise beginnt.*

3. *Die Penetranz der Krankheit scheint unvollständig zu sein, und man hat be-hauptet, daß Katarakte in einer vorangehenden Generation ein minimaler Hinweis auf die Krankheit sind. Es ist auch möglich, daß sich die Krankheit in*

aufeinanderfolgenden Generationen früher manifestiert. Dies könnte aber auch einfach auf eine frühere Erkennung zurückzuführen sein. Diese Punkte sind sehr umstritten.

4. *Der Beginn kann entweder von Schwäche, von Myotonie oder einer Kombi-nation von beiden dominiert werden. Schwierigkeiten beim Lösen des Griffs können Probleme bei feinmotorischen Aufgaben bereiten, während manu-elle Arbeiten durch die reine Schwäche beeinträchtigt werden. Bei einigen Patienten mit Schwäche in den Beinen können die Erstsymptome Schwie-rigkeiten beim Schießen eines Balls oder durch die Schwäche der Mm. quad-ricipes verursachte „Pseudo-Drop-Attacks" sein. In den meisten Fällen sind die Flexoren des Arms myotonisch und die Extensoren schwach.*

5. *Es gibt zahlreiche zusätzliche Hinweise auf die Diagnose. Dazu gehören Stirnglatze (die bei Frauen von einer Perücke verdeckt werden kann), aus-druckslose Mimik und Ptose sowie eine ausgeprägte Atrophie der Mm. mas-seter und temporalis, die das Gesicht abgemagert und verhärtet erscheinen läßt. Schließlich kommt es immer zu vorderem Polstar. Wegen Myotonie der Zunge kann Dysarthrie auftreten. Eine Atrophie der Mm. sternocleido-mastoidei bis zu ihrem völligen Verschwinden ist ein hervorstechendes Frühsymptom, und den Patienten kann es schwerfallen, ihren Kopf von ei-nem Kissen zu heben. Der Hals ist dünn (Schwanenhals). Bei der Perkussion der Zunge auf einem Spatel oder des Daumenballens zeigt sich eine langsa-me myotonische Kontraktion der Muskeln.*

6. *Es kommt zu zahlreichen weiteren Störungen einschließlich Gynäkomastie, Gonadenatrophie mit Impotenz, kardialen Störungen mit Synkopen und Be-wegungsstörungen des gesamten Darms und der Gallengänge. Atemwegs-infekte sind wegen Störungen der Bronchialmuskulatur und gelegentlicher Störungen der Immunglobuline häufig. Viele Patienten haben einen niedri-gen IQ, und im Verlauf der Krankheit kann Demenz auftreten.*

7. *Die Diagnose ist gewöhnlich aus klinischen Gründen eindeutig, und die myotonischen EMG-Veränderungen lassen sich leicht in praktisch jedem Muskel nachweisen.*

8. *Ein vorzeitiger Tod – gewöhnlich durch Herzversagen oder eine schwere Atemwegsinfektion – ist die Regel.*

Abb. 18.5 Myotonische Dystrophie (Curschmann-Steinert-Syndrom)

3. Ein normaler Natrium-, Kalium- und Kalziumstoff-wechsel ist für die Aufrechterhaltung normaler Mem-branruhepotentiale und für die Einleitung und die Beendigung der Kontraktion wichtig.

Die Stoffwechselwege und Beziehungen zwischen diesen Stoffwechselaktivitäten sind in Abbildung 18.7 zusam-mengefaßt. Die metabolischen Myopathien führen ge-wöhnlich zu chronisch fortschreitender Muskelschwä-

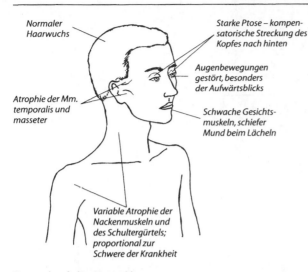

Labels on figure:
- Normaler Haarwuchs
- Starke Ptose – kompensatorische Streckung des Kopfes nach hinten
- Augenbewegungen gestört, besonders der Aufwärtsblicks
- Atrophie der Mm. temporalis und masseter
- Schwache Gesichtsmuskeln, schiefer Mund beim Lächeln
- Variable Atrophie der Nackenmuskeln und des Schultergürtels; proportional zur Schwere der Krankheit

Progressive okuläre Myopathie
(einschließlich okulopharyngealer Muskeldystrophie)

1. *Beide Geschlechter betroffen. Dominante oder sporadische Vererbung.*

2. *Klinische Symptome reichen von Ptose allein bis zu Ptose mit Augenbewegungsstörung und Schwäche der Gesichtsmuskeln. In ungefähr 25 % der Fälle ist der Schultergürtel beteiligt.*

3. *50 % der Patienten leiden unter Dysphagie. In einigen Familien ist diese das Hauptsymptom, während die anderen klinischen Symptome nur bei einer sorgfältigen Untersuchung gefunden werden. Für diese Gruppe wurde der Begriff okulopharyngeale Muskeldystrophie vorgeschlagen. Bei diesen Fällen kann eine operative Durchtrennung des M. cricopharyngeus erstaunliche Erfolge haben. Ein abgemagerter Patient nahm postoperativ innerhalb von sechs Wochen 18 kg zu.*

4. *Bei einigen Familien kommt es zu Retinitis pigmentosa, Sehstörungen, endokrinen Störungen, einer Beteiligung des Herzens und zerebellären Veränderungen. Elektrophysiologische und histologische Untersuchungen legen die Vermutung nahe, daß die Krankheit bei einigen Patienten eher eine neuropathische als eine myopathische Grundlage hat.*

5. *Die Krankheit liegt vielleicht irgendwo zwischen den Muskeldystrophien und metabolischen Neuropathien wie dem Refsum-Syndrom. Klinisch muß sie von myotonischer Dystrophie unterschieden werden.*

Abb. 18.6 Progressive okuläre Myopathie

che, aber im Anfangsstadium sind akute Anfälle schwerer Muskelschwäche während oder nach körperlichen Anstrengungen das typische Symptom. Die Unterscheidung läßt sich häufig anhand der typischen Anamnesen der akuten Schwächezustände treffen.

Störungen des Glykogenstoffwechsels als Ursachen von Muskelkrankheiten

Von den sieben Glykogenspeicherkrankheiten führen nur vier zu einer klinisch bedeutenden Muskelkrankheit.

Pompe-Krankheit (Glykogenose Typ II)

Diese Krankheit tritt gewöhnlich im frühen Kindesalter auf und verläuft immer tödlich. Sie wird autosomal rezessiv vererbt, und das Gen liegt auf dem langen Arm von Chromosom 17. In den letzten Jahren wurden einige Fälle einer leichten Verlaufsform dieser Störung bei Erwachsenen gefunden. Bei der infantilen Form sind auch Herz, Leber, Nieren und das ZNS betroffen, und der erste Hinweis auf die Krankheit können entweder Herzinsuffizienz oder Muskelschwäche sein. Der Zustand ist nur schwer von der infantilen spinalen Muskelatrophie (Typ Werdnig Hoffmann) zu unterscheiden, da auch hier das EMG starke Fibrillation zeigt – ein Hinweis auf eine Krankheit der Vorderhornzellen oder auf Denervierung. Man nimmt an, daß dies auf Glykogenablagerungen in den Vorderhornzellen beruht. Die diagnostisch wichtigen Hinweise sind die Schädigung des Herzmuskels und eine häufig sehr große Zunge, die alternativ die Diagnose von Kretinismus mit einer proximalen Myopathie nahelegen kann. Keines dieser Symptome tritt bei der infantilen spinalen Muskelatrophie (Typ Werdnig Hoffmann) auf.

Die adulte Form manifestiert sich als langsam fortschreitende proximale Myopathie. Die fleckförmige Beteiligung kann eine Polymyositis vortäuschen. Dies zeigt, wie wichtig eine Muskelbiopsie ist, da die EMG-Befunde ähnlich verwirrend sein können und Hinweise auf myopathische und neurogene Veränderungen liefern. Die Muskelbiopsie zeigt mit Glykogen gefüllte Vakuolen innerhalb der Muskelzellen.

Glykogenose Typ III (Amylo-1,6-Glukosidase-Mangel, Forbes-Syndrom)

Dieser Zustand wird autosomal rezessiv vererbt, und das Hauptsymptom ist die Ablagerung von sogenanntem Grenzdextrin in der Leber, die zu Lebervergrößerung, verkümmertem Wachstum und Hypoglykämie führt. Bei Kleinkindern liegt eine leichte proximale Myopathie mit Hypotonie vor, und es wurde über einige Fälle bei Erwachsenen berichtet, bei denen die Symptomatik leicht mit der der Motoneuronkrankheit verwechselt werden kann.

Myophosphorylasemangel (McArdle-Krankheit oder Glykogenose Typ V)

Myophosphorylasemangel wird gewöhnlich autosomal rezessiv vererbt. Kürzlich wurde aber auch eine dominante Variante berichtet. Dieser Zustand ist bei männlichen Patienten dreimal häufiger. Die Anomalie beschränkt sich hier auf die Skelettmuskeln und zeigt sich nur bei körperlicher Anstrengung, da der Defekt die Umwandlung von Glykogen in Glukose blockiert. Da Myophosphorylase nicht an der Glykogensynthese beteiligt ist, gibt es nur einen geringen Überschuß an Glykogen im Muskel. Die Störung führt zu leichter Ermüdbarkeit und schweren Muskelkrämpfen bei körperlicher Anstrengung, wobei der Abbau von Muskelproteinen zu Myoglobinurie und schließlich bei 8 % der Patienten zu Nierenversagen führt.

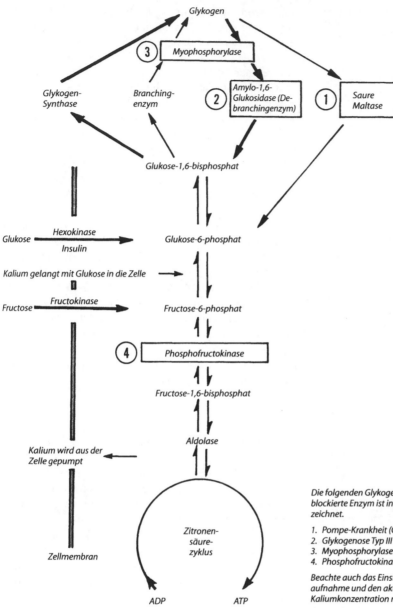

Die folgenden Glykogenspeicherkrankheiten führen zu Muskelkrankheiten. Das blockierte Enzym ist in der Abbildung mit der entsprechenden Zahl gekennzeichnet.

1. Pompe-Krankheit (Glykogenose Typ II)
2. Glykogenose Typ III (Amylo-1,6-Glukosidase-Mangel, Forbes-Syndrom)
3. Myophosphorylasemangel (McArdle-Krankheit oder Glykogenose Typ V)
4. Phosphofructokinasemangel (Tarui-Krankheit oder Glykogenose Typ VII)

Beachte auch das Einströmen von Kalium in die Zelle während der Glukoseaufnahme und den aktiven Pumpmechanismus, durch den die intrazelluläre Kaliumkonzentration niedrig gehalten wird (siehe periodische Lähmungen).

Abb. 18.7 Glukose- und Glykogenstoffwechsel im Muskel

Wie bei allen metabolischen Muskelstörungen bekommen die Patienten später relativ häufig eine permanente Gliedmaßengürtelmuskelschwäche. Dies ist bei 20 % der Fälle mit Myophosphorylasemangel der Fall.

Die klassische Untersuchung besteht darin, daß der Unterarm, in dem durch das Anlegen einer Manschette eine Ischämie erzeugt wird, einem Belastungstest unterzogen wird. Dadurch wird der Bedarf an anaerober Glykolyse erhöht, und der Muskel entwickelt umgehend einen starken Krampf. Nimmt man eine venöse Blutprobe aus dem belasteten Arm, findet man keinen Anstieg der Laktatkonzentration im Blut, und das EMG der verkrampften Muskeln zeigt elektrische Ruhe. Dies ist das genaue Gegenteil der Verhältnisse bei einem normalen Muskelkrampf. Die Störung ist extrem selten. Da es keine kausale Behandlung gibt, kann man den Patienten nur raten, plötzliche oder anhaltende körperliche Anstrengungen zu vermeiden.

Phosphofructokinasemangel (Tarui-Krankheit oder Glykogenose Typ VII)

Die klinischen Details dieser Krankheit sind praktisch die gleichen wie beim Myophosphorylasemangel. Der Unterschied besteht darin, daß der Abbau von Glykogen zu Glukose einige Schritte weiter blockiert ist (siehe Abb. 18.7).

Muskelkrankheiten aufgrund von Störungen des Kaliumstoffwechsels

Diese Zustände sind als periodische oder paroxysmale Lähmungen bekannt und sind mit Veränderungen der Kaliumkonzentration in Gewebe und Serum verbunden. Der Defekt hat wahrscheinlich mit der Permeabilität der Membranen der Muskelzellen zu tun, wobei die Kaliumkonzentration im Serum nur die massive Aufnahme oder Abgabe von Kalium durch den Muskel widerspiegelt. Obwohl die Kaliumkonzentration im Serum zur Diagnose führt, lassen kürzliche Studien den Schluß zu, daß auch Veränderungen der Natriumdurchlässigkeit der Muskelzellmembranen eine wichtige Rolle spielen können. Es gibt drei Formen.

Familiäre paroxysmale hypokaliämische Lähmung

Diese Störung wird autosomal dominant vererbt und betrifft mit einem Verhältnis von 4:1 männliche Patienten häufiger als weibliche. Dieses Verhältnis beruht auf der geringeren Penetranz des Gens beim weiblichen Geschlecht. Der Zustand manifestiert sich im Alter zwischen 10 und 20 Jahren und klingt gewöhnlich nach dem 35. Lebensjahr ab. Lähmungsanfälle treten typischerweise nach Ruhephasen auf, gewöhnlich morgens beim Aufwachen, und insbesondere dann, wenn der Patient am vorangegangenen Abend eine kohlenhydratreiche Mahlzeit gegessen oder sich körperlich überanstrengt hat. Streß, Kälteexposition und übermäßiger Alkoholgenuß können ebenfalls Anfälle provozieren.

Wenn nach einer Mahlzeit oder nach körperlicher Anstrengung rasch Glukose aufgenommen wird, gelangt gleichzeitig ein Überschuß von Kalium in den Muskel. Die Serumkonzentration von Kalium fällt, und bei einer Konzentration von 3,5 mmol/l, spätestens aber bei 2,5 mmol/l macht sich Schwäche bemerkbar. Dies läßt den Schluß zu, daß die hohe intrazelluläre Kaliumkonzentration die Schwäche verursacht und nicht die niedrige Serumkonzentration, da bei Gesunden Schwäche erst durch viel niedrigere Kaliumkonzentrationen ausgelöst wird.

Ein Lähmungsanfall ist selten tödlich, da weder das Zwerchfell, die Atemmuskulatur noch die Augenmuskeln betroffen sind. Dies beruht darauf, daß diese Muskeln auch im Schlaf ununterbrochen aktiv sind und dabei Kalium aus den Zellen pumpen: Dies ist ein weiterer Hinweis darauf, daß der Anstieg der intrazellulären Kaliumkonzentration eine wichtige Ursache der Schwäche ist.

Die Anfälle dauern üblicherweise 8–24 Stunden, und normalerweise nimmt ihre Häufigkeit und Schwere mit zunehmenden Alter ab. Ein Anfall kann durch die orale Gabe von 10 g Kaliumchlorid in Wasser beendet werden. Acetazolamid (150 mg pro Tag) kann bei Patienten mit häufigen Anfällen eine gewisse Schutzwirkung haben, indem es das Eindringen von Kalium in die Muskelzellen verhindert. Der Zustand ist bei Patienten asiatischer Herkunft sehr viel häufiger und ist bei diesen sehr oft mit Hyperthyreose verbunden.

Fallbeispiel I

Ein 28jähriger Kellner in einem Chinarestaurant wurde mit Anfällen von Schwäche überwiesen. Diese traten gewöhnlich sonntagmorgens auf. Wenn das Restaurant samstagnachts schloß, aßen er und seine Kollegen alle übriggebliebenen Speisen und spielten bis sechs Uhr früh Mah-Jongg. Dann ging er zu Bett. Viele Male war er beim Aufwachen komplett gelähmt und brauchte mehrere Stunden, um sich vollständig zu erholen. Er wurde stationär aufgenommen, und bei normaler Krankenhauskost über vier Tage blieb die Kaliumkonzentration im Serum dauerhaft normal. Schilddrüsentests zeigten, daß er thyreotoxisch war. Am Samstagabend wurde er zu seiner Arbeit im Restaurant zurückgeschickt und gebeten, sich wie üblich zu verhalten. Am nächsten Morgen wurde er um sechs Uhr wieder auf Station aufgenommen. Um halb neun betrug die Kaliumkonzentration im Serum 1,8 mmol/l, und er war wieder gelähmt. Eine Behandlung seiner Hyperthyreose und die Vermeidung der provozierenden Aktivitäten erwiesen sich als überaus erfolgreich. Drei Jahre später brachte er einen Kollegen aus einem anderen Chinarestaurant, der unter derselben Krankheit litt.

Eine genetische Analyse über die Familienanamnese kann manchmal zu unerwarteten Schwierigkeiten führen. Bei der Befragung eines 18jährigen Patienten mit dieser Krankheit in Anwesenheit seiner Mutter, stellte sich heraus, daß die einzige, ihm bekannte Person mit der Krankheit der beste Freund seines Vaters war. Der Gesichtsausdruck der Mutter in diesem Augenblick zeigte, daß eine weitergehende Erörterung in dieser Richtung peinlich werden könnte.

Familiäre hyperkaliämische episodische Lähmung (Adynamia episodica hereditaria Gamstorp oder Gamstorp-Syndrom)

Diese Variante einer mit Kalium in Zusammenhang stehenden Schwäche ist durch den akuten Beginn der Schwäche ungefähr 30 Minuten nach körperlicher Anstrengung gekennzeichnet. Spürt der Patient die aufkommende Steifigkeit und Schwäche, kann er durch weitere körperliche Aktivität den Beginn hinauszögern, der nachfolgende Anfall ist dann aber stärker. Anders als bei der hypokaliämischen Form kann hier ein Anfall durch Fasten provoziert werden.

Die proximalen Muskeln sind besonders stark betroffen und werden steif und kontrahiert. Einzelne Anfälle dauern zwischen 30 Minuten und zwei Stunden. Die Anfälle setzen gewöhnlich zwischen dem 5. und 15. Lebensjahr ein und klingen üblicherweise im Alter von über 20 Jahren ab. Leider entwickelt sich gewöhnlich eine chronische proximale Myopathie, nachdem der Zustand scheinbar aufgehört hat.

Die Schwäche beruht wahrscheinlich auf der plötzlichen Freisetzung von Kalium aus den Muskeln, da sie auftritt, wenn die Serumkonzentration 5 mmol/l überschreitet. Bei Patienten mit Kaliumretention kommt es erst bei einer Serumkonzentration von 7 mmol/l zu Schwäche.

Anfälle können durch die orale Aufnahme von Kalium provoziert und durch die Gabe von 50–100 mg Acetazolamid pro Tag verhindert werden. Ein akuter Anfall kann durch die intravenöse Verabreichung von 1–2 g Kalziumglukonat oder durch die Gabe von 100 g Glukose in isotonischer Kochsalzlösung mit 10 Einheiten löslichem Insulin beendet werden. Die rasche, durch das Insulin unterstützte Aufnahme von Glukose transportiert Kalium in die Muskelzellen zurück.

Normokaliämische periodische Lähmung

Es ist sehr ungewiß, ob diese Krankheit existiert: Man nimmt an, daß viele berichtete Fälle Beispiele für das Gamstorp-Syndrom sind. Ein ungewöhnliches Merkmal ist, daß der Zustand im Alter zwischen zwei und 10 Jahren auftritt. Die Anfälle bestehen aus akuten Episoden einer schlaffen Quadriplegie, die ein bis drei Wochen anhalten kann. Die Anfälle können auf Natriumchlorid ansprechen und durch die Gabe von Steroiden, die Salze zurückhalten, wie Fludrocortison verhindert werden. Der Zusammenhang dieser Störung mit dem Kaliumstoffwechsel ist noch nicht bekannt.

Sekundäre metabolische und endokrine Myopathien

Einige Symptome endokriner Myopathien werden durch gleichzeitig vorliegende Störungen des Elektrolythaushalts verursacht, so daß sich bei ihrer Erörterung eine gewisse Überschneidung nicht vermeiden läßt.

Störungen des Elektrolythaushalts

Natriumstoffwechsel

Schwere Störungen des Natriumstoffwechsels verursachen zerebrale Symptome, die das klinische Bild bestimmen. Leichtere Störungen des Natriumstoffwechsels können zur Muskelschwäche bei Nebennierenkrankheiten beitragen.

Hypokaliämie

Eine Hypokaliämie von weniger als 2,5 mmol/l führt zu einer schweren schlaffen Tetraparese. Die häufigsten Ursachen sind:

- Conn-Syndrom (aldosteronsezernierender Nebennierentumor)
- Nierenkrankheiten (Fanconi-Syndrom, renal-tubuläre Azidose)
- Kaliumverlierende Enteritis und schwere Diarrhoe
- Übermäßige diuretische Behandlung (Thiazid-Diuretika)
- Behandlung mit Carbenoxolon (Süßholzextrakt, der bei Ulkuskrankheit eingesetzt wird)
- Bartter-Syndrom
- Toxizität von Amphotericin B
- Alkoholismus – akute und chronische Myopathien
- Lithiumvergiftung
- Mineralokortikoide (speziell Fludrocortison)
- Hyperthyreose

Bei *allen* Patienten mit einer akuten oder subakuten schlaffen Paraparese ist eine sofortige Bestimmung der Kaliumkonzentration im Serum indiziert. Bei einem Patienten mit dem Conn-Syndrom wurde die richtige Diagnose erst gestellt, als ein dritter Anfall von akuter paralytischer Poliomyelitis unwahrscheinlich erschien.

Hyperkaliämie

Eine Hyperkaliämie von über 7 mmol/l führt zu einer schweren aufsteigenden Quadriplegie, die ein Guillain-Barré-Syndrom vortäuschen kann. Die äußeren Augenmuskeln sind nur sehr selten betroffen. Die häufigsten Ursachen sind:

- Nierenversagen
- Nebennierenendinsuffizienz
- Rhabdomyolyse
- Übermäßige Gabe von Kaliumsalzen in intravenösen Infusionen
- Aldosteronantagonisten (Spironolacton)

Es besteht ein viel höheres Risiko, daß die herzschädigende Wirkung der Hyperkaliämie zum Tod des Patienten führt, bevor es zu einer Paralyse kommt. Allerdings ist dies nicht immer der Fall.

Fallbeispiel II

Ein 81jähriger Mann wurde wegen plötzlicher Stürze überwiesen, bei denen seine Beine einzuknicken schienen. Dies geschah nach zwei Kataraktoperationen und einem Anfall von dekompensierter Herzinsuffizienz, die mit Diuretika behandelt worden war. Er hatte festgestellt, daß er anhaltende, aber variable Schwierigkeiten beim Hinsetzen und Aufstehen hatte, die er auf Gewichtszunahme zurückführte. Wenn er stürzte, hatte er den Eindruck, daß seine Beine plötzlich unter ihm kollabierten. Bei der Untersuchung wurden außer einer leichten Verdünnung der Oberschenkel keine neurologischen Veränderungen gefunden. Der Neurophysiologe, der um ein EMG und eine Untersuchung der Nervenleitung gebeten worden war, schrieb: „Ich glaube, daß ich die Elektromyographie aufgeben muß, wenn ich weiter solche Ergebnisse erhalte, die angesichts des klinischen Bildes keinen Sinn ergeben." Die EMGs waren verhältnismäßig normal, aber die motorischen Leitgeschwindigkeiten betrugen 21 und 24 m/s in den Beinen und 34 m/s im N. ulnaris. Er fand keine sensiblen Aktionspotentiale. Während er auf diese Ergebnisse wartete, begann der Patient wieder damit, seine Mahlzeiten zu salzen, und glaubte, daß es ihm besser ginge. Er wurde daher für eine Untersuchung des Stoffwechsels aufgenommen. Bei der Untersuchung bestätigte sich, daß sein Nervensystem normal war. Besonders die Reflexe blieben normal, und es bestand keine Sensibilitätsstörung. Er war kurzatmig, hatte leichte Ödeme an den Fußknöcheln und einen erhöhten Jugularvenenpuls. Eine routinemäßige biochemische Untersuchung ergab eine Kaliumkonzentration im Serum von 8,2 mmol/l. Alle anderen Elektrolyte waren normal, nur die Magnesiumkonzentration war etwas zu niedrig. Die Schilddrüsenfunktion war normal. Er wurde sofort mit 10 ml 10 %igem Kalziumglukonat und Calcium-Resonium-Zäpfchen behandelt, und man begann mit einer Infusion von Glukose und Insulin. 24 Stunden später war die Kaliumkonzentration auf 6,7 mmol/l gefallen und fiel, ohne weitere Infusionen, bis in den normalen Bereich. Sie drohte sogar wegen einer schweren Verstopfung, die eine Ausscheidung des Ionenaustauscherharzes verhinderte, noch weiter abzufallen. Als die Kaliumkonzentration einen Wert von 5,5 mmol/l erreichte, wurde er asymptomatisch. Der genaue Mechanismus der Krankheit blieb rätselhaft, und die Ergebnisse der Nervenleitungsuntersuchungen können nicht erklärt werden. Leider wurde er nicht weiter betreut, da er nach seiner Entlassung in eine andere Gegend zog.

Hypokalzämie

Chronische Hypokalzämie führt zu Anfällen von Tetanie und Muskelschwäche. Im Kindesalter kann Hypokalzämie zu Krämpfen, Stauungspapillen und einer Verkalkung der Basalganglien führen. Bei allen jungen Patienten mit Katarakt sollte eine Hypokalzämie sorgfältig ausgeschlossen werden. Zu den Ursachen gehören primäre und sekundäre Nebenschilddrüseninsuffizienz, Nierenkrankheiten oder Eingriffe zur Umgehung der Blase, Mangelernährung oder Vitamin-D-Mangel. Selten besteht ein Zusammenhang zwischen Hypokalzämie und Knochenmetastasen. Die Gründe hierfür sind noch unbekannt.

Fallbeispiel III

Ein 66jähriger Mann mit einem bekannten Prostatakarzinom und weit verbreiteten osteosklerotischen und osteolytischen Metastasen, die zu pathologischen Frakturen beider Oberschenkel geführt hatten, wurde zur Beurteilung einer proximalen Muskelschwäche überwiesen, die anderswo als durch das Karzinom verursachte Polymyositis diagnostiziert worden war. Er hatte eine ausgeprägte proximale Schwäche und eine beträchtliche Atrophie beider Oberschenkel, die zum Teil auf seine Frakturen zurückzuführen war. Eine Komplikation des Prostatakarzinoms durch Polymyositis wurde für unwahrscheinlich gehalten, und EMGs, insbesondere im Schultergürtel, ließen eher auf eine Denervierung als auf eine Myopathie schließen. Eine Muskelbiopsie zeigte nur atrophische Veränderungen. Die anfängliche Serumkonzentration von Kalzi-

um betrug 1,46 mmol/l, die von Phosphat 0,26 mmol/l. Alle anderen Elektrolyte waren normal, einschließlich von Magnesium mit einer Serumkonzentration von 0,6 mmol/l. Das biochemische Team konnte diese Werte überhaupt nicht erklären. Der Patient erhielt oral hohe Dosen von 12 g Kalziumglukonat pro Tag sowie täglich 1,25 mg hochwirksames Vitamin D, aber die Serumkonzentration von Kalzium fiel zunächst auf 1,36 mmol/l, bevor sie innerhalb von vier Wochen auf 2,1 mmol/l anstieg. Zu diesem Zeitpunkt besserte sich seine proximale Schwäche erheblich. Die Serumkonzentration schwankte danach zwischen 1,8 und 2,2 mmol/l, während er weiter diese große Mengen von Kalzium und Vitamin D einnahm, und er konnte sich wieder mit Hilfe von Stöcken fortbewegen. Schließlich wurde er nach einer weiteren Strahlentherapie anämisch und erblindete wegen einer Metastase in der Orbita auf einem Auge. Er starb drei Jahre nach der Diagnose der hypokalzämischen Myopathie, blieb aber bis zwei Wochen vor seinem Tod mobil.

Obwohl der zugrundeliegende Mechanismus bei diesem Fall nicht geklärt ist, werden sowohl die dramatische proximale Schwäche als auch die Notwendigkeit unterstrichen, bei Patienten mit proximaler Schwäche eine Stoffwechselstörung in Betracht zu ziehen.

Hyperkalzämie

Eine akute Hyperkalzämie führt zu schweren zerebralen Funktionsstörungen oder einer akuten Psychose. Ein langsamerer Beginn führt zu ziemlich schwerer, aber variabler proximaler Muskelschwäche. Diese ist gewöhnlich mit stark gesteigerten Reflexen verbunden, die den Verdacht auf Motoneuronkrankheit lenken können. Die häufigste Ursache ist eine durch ein Adenom der Nebenschilddrüse ausgelöste Nebenschilddrüsenüberfunktion. Hyperkalzämie kann auch bei Patienten mit osteolytischen Karzinommetastasen oder als Komplikation bei kleinzelligem Bronchialkarzinom mit ektopischer Sekretion von Parathormon auftreten. Multiple Myelome können diffuse Knochenzerstörungen und Hyperkalzämie verursachen. Sarkoidose, eine übermäßige Aufnahme von Vitamin D, das Burnett-Syndrom (Milch-Alkali-Syndrom) und idiopathische Hyperkalzämie im Kindesalter sind andere mögliche Ursachen.

Endokrine Krankheiten

Schilddrüsenkrankheiten

Die Schilddrüse kann auf mehrere Arten mit Muskelstörungen zu tun haben.

1. Myasthenia gravis ist häufig mit Hyperthyreose verbunden (in 10 % der Fälle, so daß bei allen Patienten mit Myasthenia gravis die Schilddrüse routinemäßig untersucht werden sollte).

2. Hypokaliämische periodische Lähmung tritt in Verbindung mit Hyperthyreose auf, besonders bei asiatischen Patienten, aber auch in anderen ethnischen Gruppen.

3. Die häufigste muskuläre Komplikation ist thyreotoxische Myopathie, die besonders den Schultergürtel (Mm. supra- und infraspinatus, deltoideus und triceps) oder den Beckengürtel (Hüftbeuger und M. quadriceps) betrifft. Sie kann die einzige erkennbare Manifestation der Krankheit sein und tritt hauptsächlich bei Männern auf, obwohl Hyperthyreose bei weiblichen Patienten dreimal häufiger ist als bei männlichen. Ein wichtiger Hinweis auf diese Diagnose sind stark gesteigerte Reflexe. Die Symptomatik ähnelt der bei hypokalzämischer Myopathie und könnte auch irrtümlich zur Diagnose Motoneuronkrankheit führen.

4. Die Beteiligung der äußeren Augenmuskeln bei Hyperthyreose wurde in Kapitel 5 beschrieben.

5. Myxödem verursacht eine proximale Muskelschwäche, die fälschlicherweise als Ausdruck der allgemeinen Verlangsamung angesehen werden kann. Bei ungefähr 25 % der Patienten tritt eine voll ausgeprägte proximale Myopathie auf. Die neurologisch gravierendere Komplikation von Myxödem ist die zerebelläre Degeneration (siehe Kapitel 12). Proximale Muskelschwäche tritt auch bei Kretinismus auf.

Nebennierenkrankheiten

Beim durch gesteigerte Hormonausschüttung der Nebenniere verursachten Cushing-Syndrom kommt es zu auffälliger Atrophie und Schwäche des Beckengürtels und der Oberschenkelmuskulatur und zu einer Atrophie der Gesäßmuskeln. Bildet sich außerdem übermäßiges Fettgewebe am oberen Rumpf und über der Halswirbelsäule, führt diese Kombination zum klinischen Erscheinungsbild eines sogenannten Büffelhöckers. Die Ähnlichkeit der Körperform mit der eines Büffels ist bei betroffenen Patienten sehr auffällig. Die Diagnose ist gewöhnlich offensichtlich, aber der folgende Fall bereitete erhebliche diagnostische Schwierigkeiten, wobei erschwerend hinzukam, daß sich das Cushing-Syndroms gleichzeitig mit dem Beginn von Parkinsonismus entwickelte.

Fallbeispiel IV

Ein 63jähriger Mann, der früher Kurzstreckenläufer gewesen war, wurde nach beidseitiger Implantation einer Hüftgelenksendoprothese mit beidseitigen Läsionen der Nn. ulnares und einem beginnenden rechtsseitigen Parkinsonismus mit Tremor überwiesen. Beide Nn. ulnares wurden erfolgreich verlegt, und er erhielt Antiparkinsonika. Das Ansprechen auf die Behandlung war schwer einzuschätzen: Obwohl sich die auffälligeren Symptome, Tremor und Rigor, zu bessern schienen, verbesserte sich seine allgemeine Beweglichkeit nicht, und er berichtete plötzlich von einer Reihe von Stürzen, weil seine Oberschenkel schwach waren. Bei seinem

ersten Besuch hatte er ein ziemlich gerötetes Gesicht, dünne Arme und Beine und einen dicken Rumpf. Die Symptome in den Extremitäten wurden auf seine verschiedenen orthopädischen Schwierigkeiten zurückgeführt. Er klagte weiter über generalisierte Schwäche, und seine Extremitäten wurden zunehmend dünner, während sich sein Gesicht immer stärker rötete. Er bestritt aber, Alkohol zu trinken. Dies war nach zweijähriger Behandlung. Seine Körperform und die Anamnese ließen auf ein Cushing-Syndrom schließen. Die mitternächtlichen Cortisolwerte waren vier Nächte hintereinander erhöht, und Dexamethason führte nur zu einem minimalen Rückgang der Werte. Der 24-Stunden-Urin enthielt 345 nmol/l Cortisol und 49 ng/l ACTH. Die Tests wurden nach Absetzen aller Antiparkinsonika mit ähnlichen Resultaten wiederholt. CTs von Hypophyse und Nebennieren waren normal. Nach langer Diskussion empfahlen das endokrinologische und das biochemische Team eine beidseitige Resektion der Nebennieren gefolgt von einer kompletten Substitutionstherapie. Die zunehmende Schwäche, die die Behandlung des Parkinsonismus immer schwieriger gemacht hatte, besserte sich erheblich, und alle Symptome des Cushing-Syndroms gingen zurück. Acht Jahre später ist der Parkinsonismus so weit fortgeschritten, daß er zu einer starken Behinderung führt.

Ein identisches Bild kann durch eine exogene Steroidtherapie verursacht werden. Auch hier kommt es zu einer Umverteilung des Körperfetts und starker, akuter proximaler Myopathie. Im neurologischen Bereich kann dies – innerhalb von Wochen – bei Patienten vorkommen, die zur Kontrolle erhöhten Hirndrucks hoch dosiertes Dexamethason erhalten. Die Schwäche geht erstaunlich schnell zurück, wenn die Steroide ohne Risiko abgesetzt werden können.

Bei der Addison-Krankheit, die auf einem Versagen der Nebennieren beruht, sind allgemeine Lethargie, Muskelkrämpfe und -schwäche integrale Bestandteile der Krankheit. Diese Symptome werden gewöhnlich durch die Hyponatriämie verursacht.

Das Conn-Syndrom, ein aldosteronsezernierender Nebennierentumor mit hypokaliämischer Muskelschwäche, wurde bereits weiter oben erwähnt.

Krankheiten der Nebenschilddrüsen

Die Auswirkungen von Krankheiten der Nebenschilddrüsen wurden bereits im Abschnitt über Störungen des Kalziumstoffwechsels besprochen.

Entzündliche Muskelkrankheiten

Muskeln sind erstaunlich resistent gegenüber Infektionen, und mit Ausnahme des Gasbrands, der von *Clostridium perfringens* verursacht wird, sind bakterielle Infektionen selten. Ungefähr 80 % der Patienten mit Sarkoidose bekommen eine leichte bis schwere proximale Myopathie. Diese ist bei weiblichen Patienten über 50 Jahren besonders häufig und kann auf Steroide ansprechen.

Die Bornholm-Krankheit (epidemische Pleurodynie) ist ebenso wie die generalisierten Muskelschmerzen und die Abgeschlagenheit bei Grippe, die den Beginn akuter Poliomyelitis vortäuschen können, ein Beispiel für Muskelentzündungen bei viralen Krankheiten.

Ein Befall mit Parasiten ist in Westeuropa sehr selten. *Trichinella spiralis* befällt besonders die äußeren Augenmuskeln und ist eine seltene Ursache für Schmerzen und Schwäche in diesen Muskeln. Bei Zystizerkose findet man in den Muskeln des Rumpfes von Patienten, die Eier des Schweinebandwurms aufgenommen haben und so zum Zwischenwirt wurden, gewöhnlich symptomlose kalzifizierte Zysten. Zysten im Gehirn führen gewöhnlich zu Epilepsie, aber Nativaufnahmen des Rumpfes zum Nachweis der kalzifizierten Zysten sind für die Diagnose wichtig. Hier muß unbedingt betont werden, daß die zerebralen Zystizerken *nicht* verkalken und daher auf Nativaufnahmen des Schädels nicht zu sehen sind. Im CT sind sie aber gut zu erkennen.

Idiopathische entzündliche Myopathien

Die wichtigsten entzündlichen Muskelkrankheiten sind die idiopathischen entzündlichen Myopathien. Es gibt drei wichtige Zustände, die in diese Kategorie fallen: Einschlußkörperchenmyositis, Dermatomyositis und Polymyositis.

Einschlußkörperchenmyositis

Diese Polymyositis-ähnliche Krankheit, die erst relativ spät beschrieben wurde, tritt im höheren Alter auf, schreitet gewöhnlich nur langsam fort und spricht nur sehr schlecht auf Steroide an. Sie läßt sich nur durch eine Muskelbiopsie diagnostizieren. Die klinischen Symptome ähneln ansonsten sehr denen von Polymyositis.

Dermatomyositis

Die proximale Myopathie von Polymyositis kann mit Hautveränderungen verbunden sein, deren Bedeutung vom Alter des Patienten abhängt. Die Kombination ist als Dermatomyositis bekannt. Die Hautveränderungen bestehen aus einem lilafarbenen Ausschlag auf Wangen, Nase und Augenlidern (daher auch die Bezeichnung Lilakrankheit) und verdickter, geröteter Haut an den Interphalangealgelenken, Ellenbogen und Knien. Der Nagelfalz kann gerötet und teleangiektisch sein.

Fallbeispiel V

Eine 56jährige Frau hatte seit einigen Wochen eine rasch zunehmende generalisierte Schwäche. Sie hatte ausgedehnte Hautveränderungen, die für Dermatomyositis charakteristisch waren.

Zehn Jahre vorher war ein Mammakarzinom entfernt worden, und bei keiner Nachfolgeuntersuchung konnten Anzeichen für eine verbliebene oder metastasierende Krankheit gefunden werden. Eine anfängliche Untersuchung auf ein Rezidiv ergab keinen pathologischen Befund. Die gute Reaktion auf Steroide hielt mehrere Monate an, aber eine akute Verschlechterung veranlaßte eine weitere Untersuchung auf Karzinom. Dabei wurden weit verbreitete Metastasen gefunden. Sie starb einige Monate später an einem metastatischen Mammakarzinom.

In diesem Fall zeigten Screeningtests trotz des äußerst starken Verdachts auf ein Karzinom keine pathologischen Veränderungen. Es ist umstritten, wie weit man bei solchen Patienten gehen soll, um eine Grundkrankheit nachzuweisen, und es herrscht Unsicherheit darüber, ob eine Entdeckung der zugrundeliegenden Läsion die Prognose in irgend einer Weise verändert. Dieser Fall unterstreicht die Schwierigkeiten bei solchen Fällen, in denen mit an Sicherheit grenzender Wahrscheinlichkeit eine Grundkrankheit vorhanden ist.

Dermatomyositis ist das *übliche* Muster, nach dem die Krankheit im Kindesalter abläuft. Sie ist aber in diesem Alter *nie* mit einer malignen Grundkrankheit verbunden. Allgemeinsymptome sind dagegen in der Kindheit sehr häufig, und die Störung kann mit Darmdurchbruch, Darmverschluß und der Ablagerung von Kalzium in Haut und Unterhautbindegewebe verbunden sein. Die Kalziumablagerungen können als kalzifizierte Klumpen durch die Haut nach außen erodieren.

Kinder mit Dermatomyositis sollten mit Steroiden behandelt werden, die erwartungsgemäß gut wirksam sind. In Verbindung mit Dermatomyositis im Kindesalter kann ein myasthenisches Syndrom (Lambert-Eaton-Syndrom) auftreten, und wenn sich der klinische Zustand des Kindes verschlechtert oder fluktuiert, ist ein Tensilontest angezeigt, um diese Möglichkeit auszuschließen.

Im Erwachsenenalter zeigen weniger als 50 % der Patienten Hautveränderungen, aber das Risiko einer malignen Grundkrankheit ist praktisch auf diese Altersklasse beschränkt. Es besteht außerdem ein ausgeprägter Geschlechtsunterschied. Im Alter von über 50 Jahren findet man schließlich bei 70 % der Männer mit Dermatomyositis eine maligne Grundkrankheit, während das Risiko bei Frauen nur 25 % beträgt. Das zugrundeliegende Malignom findet man bei Frauen gewöhnlich in der Brust und bei Männern im unteren Darmabschnitt. Kann bei Patienten über 50 Jahren kein Mamma- oder Bronchialkarzinom nachgewiesen werden, ist eine Untersuchung auf einen Darmtumor gerechtfertigt, obwohl unsicher ist, daß seine Entdeckung einen Einfluß auf den weiteren Verlauf hat.

Polymyositis

Die Bedeutung dieser Krankheit liegt nicht nur in der – potentiell erheblichen – Störung der Muskelfunktion, sondern auch in der Verbindung mit gravierenden Grundkrankheiten. Bei ungefähr 20 % der Fälle besteht eine Kollagenose. Rheumatoide Arthritis, Sklerodermie, systemischer Lupus erythematodes, das Sjögren-Syndrom und einige paraneoplastische Syndrome führen nicht zu den oben besprochenen Hautveränderungen.

Wie so häufig bei neurologischen Störungen, besteht das Hauptproblem des Anfängers nicht in der Klassifizierung, sondern zuerst darin, den Zustand überhaupt zu erkennen. Polymyositis wird ebenso wie Porphyrie und das Guillain-Barré-Syndrom häufig als funktionelle Störung oder Hysterie fehldiagnostiziert. Ein Teil der Schwierigkeiten ist darauf zurückzuführen, daß der Name und die üblichen Beschreibungen nahelegen, daß Muskelschwäche ein herausragendes Symptom ist und daß die Schwäche proximal und symmetrisch ist, so daß die Diagnose scheinbar offensichtlich ist. Leider ist dies sehr ungenau, da weniger als die Hälfte der Patienten eine nachweisbare Muskelschwäche haben und die Schwäche unter Umständen nur gerade so ausgeprägt ist, daß sich der Patient ziemlich abgespannt fühlt. Die Schwäche kann erstaunlich begrenzt sein, zum Beispiel auf die Mm. glutaei oder die Extensoren des Nackens mit einer Tendenz zu leichter Ermüdung, ein Symptom, das den Verdacht auf Myasthenia gravis erweckt, oder allzu oft auf Depression oder Angst zurückgeführt wird.

Allgemeine klinische Merkmale

1. Frauen sind doppelt so oft betroffen wie Männer, und das typische Alter liegt zwischen 50 und 70 Jahren.
2. Muskelschwäche ist das übliche subjektive Hauptsymptom und betrifft gewöhnlich zuerst den Beckengürtel. Dies führt zu Schwierigkeiten beim Treppensteigen oder beim Aufstehen von einem Stuhl.
3. Darauf folgt Schwäche des Schultergürtels, die Schwierigkeiten beim Erreichen von Gegenständen auf Regalen, beim Waschen des Gesichts oder beim Kämmen verursacht. Schwäche der Nackenmuskulatur und Dysphagie sind in diesem Stadium sehr häufig, aber Gesichtslähmung und Schwäche der äußeren Augenmuskeln sind äußerst selten. Dies ist ein wichtiges Unterscheidungsmerkmal zu Myasthenia gravis. Allerdings kann Myasthenia gravis ohne okuläre Beteiligung, wie später noch ausgeführt wird, leicht eine Polymyositis vortäuschen.
4. Schmerzen und Schwäche der betroffenen Muskeln treten bei weniger als der Hälfte der Patienten auf und sind gewöhnlich in den Muskeln des Schultergürtels am auffälligsten.
5. Allgemeinsymptome wie Gewichtsverlust, Appetitlosigkeit, Fieber und Mattigkeit treten häufiger bei Polymyositis im Kindesalter auf.
6. Erst spät kommt es zu einer leichten Atrophie der betroffenen Muskeln, und der Nachweis von Atrophie ist bei Frauen wegen der proximalen Verteilung des Unterhautfettgewebes schwierig. Gewöhnlich läßt sie sich bei älteren Männern leichter entdecken.
7. Bei 20 % der Fälle findet man Hinweise auf eine Kollagenose, wie das Raynaud-Phänomen, Gelenkschmerzen, interstitielle Lungenentzündung und Nierenfunktionsstörungen.
8. Die Sehnenreflexe werden üblicherweise erst sehr spät im Krankheitsverlauf beeinträchtigt.

Fallbeispiel VI

Ein 58jähriger Mann kehrte aus dem Ausland zurück, um bei seiner Familie zu leben. Er berichtete von einer zunehmenden körperlichen Verlangsamung in den letzten zwei Jahren. Diese wurde einer Depression nach dem Tod seiner Frau zugeschrieben, und er erhielt Antidepressiva. Bei seiner Ankunft zeigte sich eine ausgeprägte körperliche Trägheit, und er hatte einen anhaltenden Husten mit viel wäßrigem Sputum. Bei der Untersuchung hatte er eindeutig Parkinsonismus, aber der dramatischste Befund waren die ausgeprägte Schwäche und Atrophie der proximalen Muskeln. Eine Röntgenaufnahme des Thorax zeigte ein kavernöses Karzinom im rechten oberen Lungenlappen, und die EMG-Befunde standen mit einer Polymyositis in Einklang. Er sprach gut auf Levodopa und Prednison an, starb aber einige Wochen darauf, in denen er eine palliative Strahlentherapie erhielt.

Dies ist ein Beispiel für eine maligne Krankheit, die mit Polymyositis verbunden ist, und die gute Reaktion auf Steroide ist nicht ungewöhnlich. Überraschend häufig sprechen Patienten, bei denen später eine maligne Grundkrankheit gefunden wird, am stärksten auf Steroide an, und dies ist unter Umständen ein wichtiger Hinweis darauf, daß eine fortlaufende Überwachung bezüglich einer Grundkrankheit nötig ist.

Polymyalgia rheumatica

Muskelschwäche und sehr starke, tiefe brennende und reißende Schmerzen in den Muskeln, die der Patient häufig beschreibt, „als ob das Fleisch von den Knochen gerissen würde," sind die Kardinalsymptome einer bemerkenswerten Krankheit, die als Polymyalgia rheumatica bekannt ist. Gewöhnlich tritt nach den Muskelschmerzen eine merkliche Schwäche auf, und die EMG-Veränderungen sind leicht und unspezifisch. Die BSG ist üblicherweise erhöht, und eine fast sofortige Reaktion auf Indometacin oder Steroide spricht sehr für diese Diagnose. Der Zusammenhang dieser Krankheit mit anderen Kollagenosen ist unsicher, aber ein besonderes Merkmal ist, daß ungefähr 40 % der Patienten später eine Arteriitis cranialis bekommen. Wird der Patient aus der Klinik entlassen, sollte man ihm raten, sich bei zukünftigen Kopfschmerzen sofort zu melden.

Eine entzündliche proximale Myopathie, die in gewissem Umfang auf Steroide anspricht, wurde in Verbindung mit einer HIV-Infektion identifiziert. Ihre Beziehung zu Polymyositis ist bis jetzt noch nicht geklärt. Außerdem kann Azidothymidin (AZT), das zur Behandlung der HIV-Infektion eingesetzt wird, ebenfalls eine Myopathie auslösen.

Myasthenia gravis und myasthenische Syndrome

Myasthenia gravis war die erste neurologische Krankheit, bei der eindeutig eine Autoimmunstörung als Ursache identifiziert wurde. Die Verbindung mit Thymustumoren war bereits seit langem bekannt, und seit den frühen 1940ern entfernte man die Thymusdrüse – in einigen Fällen mit deutlich positiven Auswirkungen. In den 1950ern hatte man gezeigt, daß eine Thymektomie in Abwesenheit eines Thymustumors bei jungen Frauen mit rasch fortschreitender, erst seit kurzem bestehender Krankheit nützlich war. In den 1960ern erkannte man die positive Wirkung von Steroiden. Schließlich führte die Entdeckung von Endplattenantikörpern, heute ein wichtiger diagnostischer Test, zur Behandlung mit hoch dosierten Immunsuppressiva.

Die Krankheit läßt sich nur verstehen, wenn man die normale Anatomie und Physiologie der motorischen Endplatte kennt, die in Abbildung 18.8 detailliert gezeigt ist. Die Antikörper sind bei Myasthenia gravis gegen den Acetylcholinrezeptor gerichtet, beim Lambert-Eaton-Syndrom gegen die spannungsgesteuerten Kalziumkanäle in der präsynaptischen Membran. Das Endergebnis ist bei beiden Zuständen ein teilweises Versagen der neuromuskulären Erregungsübertragung. Der Ort der Antikörperproduktion ist noch nicht sicher bekannt. Bei Patienten mit vergrößerten Thymozyten oder Thymustumoren führt eine Thymektomie zu einer Besserung, während bei einigen Patienten nur eine leichte oder keine Verbesserung eintritt. Dies läßt auf eine Antikörperproduktion außerhalb des Thymus schließen. Nur verhältnismäßig wenige Patienten können nach einer Thymektomie völlig auf Steroide und Immunsuppressiva verzichten.

Bei dieser Krankheit bestehen auffällige Alters- und Geschlechtsunterschiede. Es gibt zwei unterschiedliche Gruppen, bei denen der Zustand typischerweise auftritt, er kann aber auch bei älteren Frauen und jungen Männern vorkommen, wenn auch sehr viel weniger häufig.

Bei jungen Frauen (20–35 Jahre) ist der Beginn gewöhnlich akut. Sie leiden unter einer typischen, stark fluktuierenden Myasthenia gravis unter Beteiligung der Augenmuskeln und mit generalisierter Schwäche.

Ältere Männer (60–75 Jahre) haben eine okulopharyngeale Myasthenia gravis. In dieser Altersklasse sind Schlaganfälle und Motoneuronkrankheit andere mögliche Diagnosen, und auch das Lambert-Eaton-Syndrom infolge einer malignen Krankheit ist wahrscheinlicher.

Bei Myasthenia gravis besteht die Schwierigkeit in erster Linie darin, die Diagnose überhaupt in Betracht zu ziehen. Jeder Patient mit Muskelschwäche, auch wenn sie nicht fluktuierend ist und wenn keine Augensymptome vorliegen, sollte als möglicher Myasthenia-gravis-Fall betrachtet werden, bis ein Tensilontest oder fehlende Antikörper gegen die motorische Endplatte diese Diagnose ausschließen. Selbst diese Tests sind nicht unfehlbar, wie ein weiter unten beschriebener Fall beweist.

Wie viele andere Krankheiten ist eine klassische Myasthenia gravis, die sich in Form von Ptose mit variablem Doppeltsehen manifestiert, leicht zu diagnostizieren. Leider sind untypische Manifestationen überaus häufig, und die ersten Symptome sind unter Umständen sehr schwer zu erkennen, so daß eher eine andere Störung vermutet wird. Gewöhnlich beruht dies darauf, daß die diagnostischen Symptome, Variabilität und schnelle Ermüdbarkeit, nicht sofort zu erkennen sind und daß sich der Patient mit einer scheinbar permanenten leichten Ptose oder einer gleichbleibenden Einschränkung der Augenbewegungen vorstellt, die fälschlicherweise als partielle Augenmuskellähmung diagnostiziert werden. Besteht eine nicht variierende Schwäche der äußeren Augenmuskeln, können Motoneuronkrankheit oder ein Hirnstamminsult vermutet werden.

Andererseits können auch extrem kurze Phasen von Doppeltsehen oder Dysarthrie auftreten, die eine Manifestation von latentem Schielen oder transitorische ischämische Attacken im Hirnstamm vortäuschen können. Da Streß und Müdigkeit myasthenische Episoden auslösen können, werden leicht nicht organische Mechanismen vermutet.

Selbst bei richtiger Diagnose, ist eine Bestätigung durch den Tensilontest nicht einfach, da dieser schwer zu interpretieren ist. Die grundlegende Voraussetzung für den Test ist eine wahrnehmbare und meßbare Schwäche eines bestimmten Muskels. Im Frühstadium der Krankheit können myasthenische Muskeln eine unsichere Reaktion auf Tensilon zeigen. Dies gilt auch für Versuche mit länger wirksamen, oral verabreichten Cholinesterasehemmern.

Tensilontest (Edrophoniumtest)

Dieser Test sollte am besten im Krankenhaus durchgeführt werden, wobei sich der Patient auf eine Liege legt und die für einen eventuellen Kollaps benötigte Ausrüstung bereit steht. Er sollte nicht ambulant und nicht im Sitzen durchgeführt werden.

Man sollte den Patienten darauf hinweisen, daß es bei der Injektion des Tensilons zu Herzjagen, Engegefühl im Hals, Zuckungen der Gesichtsmuskeln, Stechen in den Augen und Tränenfluß kommen kann. Viele Patienten berichten von einem merkwürdigen Geschmack. Gelegentlich wird ein Kontrolldurchlauf mit isotonischer Kochsalzlösung als Placebo empfohlen. Bei einem positi-

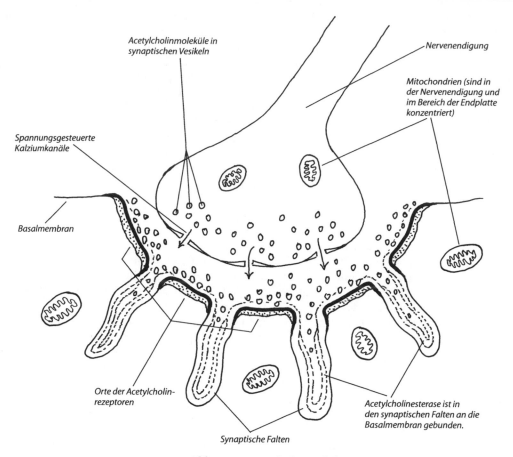

Abb. 18.8 Motorische Endplatte

ven Test ist das Ergebnis für den Patienten so dramatisch und unerwartet, daß diese Maßnahme wahrscheinlich unnötig ist.

Man zieht 10 mg Tensilon auf, injiziert 2 mg intravenös und spült mit isotonischer Kochsalzlösung nach. Der Patient wird die meisten Nebenwirkungen spüren, und selbst diese kleine Dosis kann schon ausreichen, um eine Synkope auszulösen. Sie kann auch zu einer sofort sichtbaren positiven Reaktion führen, bei der sich die Kraft der geprüften Muskeln erheblich verbessert. Mögliche Reaktionen sind, daß der Patient nicht mehr verwaschen spricht – dies wird üblicherweise durch Zählen geprüft – oder daß er sich beim Wassertrinken nicht verschluckt und daß sich gegebenenfalls ein hängendes Oberlid hebt oder das Doppeltsehen verschwindet.

Beobachtet man zwei Minuten nach der ersten Injektion noch keine Reaktion und treten keine belastenden Nebenwirkungen auf, injiziert man weitere 3 mg und macht die gleichen Beobachtungen. Wenn auch dieser Versuch fehlschlägt und der Patient nicht unter Nebenwirkungen leidet, injiziert man die restlichen 5 mg als Bolus und wiederholt die Beobachtungen.

Eine starke positive Reaktion verschwindet normalerweise nach einigen Minuten, kann aber auch 10–15 Minuten anhalten. Eine positive Reaktion auf Tensilon ist vielleicht das dramatischste Ereignis in der neurologischen Praxis und ziemlich unverkennbar. Leider schließt ein negatives Testergebnis die Diagnose nicht unbedingt aus.

Fallbeispiel VII

Eine 29jährige Frau wurde wegen einer intermittierenden linksseitigen Ptose überwiesen, die ihr aufgefallen war, als sie ein Paßbild machen ließ und zum ersten Mal feststellte, daß ein Auge fast ganz geschlossen war. Bei zwei innerhalb der nächsten drei Monate durchgeführten Tensilontests zeigte sie keine Reaktion, und sie hatte auch keine Antikörper. Anschließend entwickelte sich Doppeltsehen und innerhalb von sechs Monaten eine generalisierte Schwäche mit bulbären Symptomen. Als der Zustand auf hochdosierte Steroide und Immunsuppressiva nicht mehr ansprach, wurde eine Thymektomie durchgeführt. Die histologische Untersuchung ergab eine Beteiligung des Thymus ohne lymphoide Hyperplasie. Leider hatte die Thymektomie nach einer anfänglichen Besserung nicht den erwarteten langfristigen Effekt. Acht Jahre später steht sie noch immer vollständig unter Immunsuppressiva und erhält Steroide und Cholinesterasehemmer. Sie ist aber berufsunfähig und kann kaum ihren Haushalt bewältigen.

Wie bereits erwähnt, sind die häufigsten Erstsymptome eine variable Ptose eines Augenlides und variables Doppeltsehen. Kurz darauf kommt es zur Schwäche beim Kauen, zu Dysarthrie oder Schwierigkeiten beim Schlucken.

Symptome an den Extremitäten treten bei solchen Fällen erst spät auf und sind bei den meisten Myasthenikern von untergeordneter Bedeutung. Eine Veränderung der Reflexe ist ungewöhnlich: Tatsächlich sind die Reflexe häufig sehr lebhaft.

Myasthenie kann vorübergehend bei 10 % der Kinder von myasthenischen Müttern auftreten. Mußten der Mutter während der Wehen hohe Dosen Cholinesterasehemmer gegeben werden, kann das Kind mit einer cholinergen Lähmung geboren werden. Dies ist ungewöhnlich, da sich Myasthenie im allgemeinen im Lauf der Schwangerschaft bessert, und die Medikation der Mutter unter Umständen herabgesetzt wurde.

In der Kindheit ist Myasthenie ziemlich selten, ist aber im Gegensatz zur adulten Form immer mit ausgeprägter generalisierter Schwäche verbunden. Ansonsten ähneln die klinischen Symptome denen bei Erwachsenen. Bei Myasthenie in der Kindheit bestehen gute Aussichten auf eine spontane Rückbildung. Wie bereits früher erwähnt, kann Myasthenie in dieser Altersklasse als Komplikation von Dermatomyositis auftreten.

Bei Erwachsenen mit lange bestehender Myasthenie kann eine proximale „myasthenische Myopathie" hinzukommen, und in den meisten Fällen kommt es zu fortschreitender Atrophie in den am stärksten betroffenen Muskeln und einer verringerten Reaktion auf Cholinesterasehemmer. Man hofft, daß die moderne Behandlungsmethode mit Steroiden und Immunsuppressiva die Entwicklung der proximalen Myopathie verhindern kann. Bis jetzt scheint diese Hoffnung berechtigt zu sein.

Hyperthyreose sollte grundsätzlich ausgeschlossen werden. Sie tritt bei 10 % der männlichen und 20 % der weiblichen Patienten mit Myasthenia gravis auf. Auch ein routinemäßiges CT des Thorax zum Ausschluß eines Thymoms ist angezeigt.

Behandlung von Myasthenia gravis

Die ursprüngliche Behandlung von Myasthenia gravis mit Cholinesterasehemmern begann 1934, als sich eine geistreiche Vermutung als richtig erwies. Diese Medikamente haben noch immer eine feste, aber abnehmende Rolle bei der Behandlung. Die wichtigste Behandlungsmethode ist heute – insbesondere bei jungen Frauen und bei Thymustumoren in jedem Alter – eine frühe Thymektomie.

Cholinesterasehemmer

Diese Medikamente führen gelegentlich zu Bauchkrämpfen, Schweißausbrüchen, Tachykardie, Muskelfaszikulation und verschwommenem Sehen und sollten daher vorsichtig eingesetzt werden. Neostigmin hat in einer Dosierung von 15–30 mg alle vier Stunden eine relativ schnelle Wirkung, die nur kurz anhält; mit seiner Hilfe läßt sich die Wirksamkeit einer Therapie mit Cholinesterasehemmern feststellen. Außerdem kann es in jedem Stadium der Krankheit als rasch wirksames Notfallmedikament eingesetzt werden. Pyridostigmin (30–120 mg alle sechs bis acht Stunden) hat eine länger anhaltende Wirkung und wird am besten als Basismedikation gegeben, die gegebenenfalls durch entsprechende Dosen von Prostigmin ergänzt wird. Vor den 1960ern war dies die einzig verfügbare Behandlungsmethode, und viele Patienten kamen damit ganz gut zurecht. Leider hat diese Therapie keinen Einfluß auf die zugrundeliegenden pathophysiologischen Mechanismen, und viele Patienten sprachen schließlich nicht mehr darauf an und entwickelten eine proximale Myopathie.

Steroide

Heute ist der Einsatz von Prednison Standard, und ältere Männer sprechen unter Umständen schon auf äußerst niedrige Dosen von 2,5–5 mg pro Tag an. Bei jüngeren Patientinnen können hohe Dosen von 60 bis 120 mg alle zwei Tage (1–1,5 mg/kg) erforderlich sein, um eine Wirkung zu erzielen. Bei derart hohen Dosen muß eine durch Steroide verursachte Myopathie als mögliche Komplikation berücksichtigt werden.

Immunsuppression

Azathioprin ist in einer Dosierung von 25–50 mg pro Tag (2,5 mg/kg/Tag) das standardmäßig eingesetzte Immunsuppressivum. Die richtige Dosis sollte einen Anstieg des Erythrozytendurchmessers auf 105 bis 110 µm bewirken, vorausgesetzt, daß die Leukozytenzahl zufriedenstellend ist. Der Nutzen dieser Therapie zeigt sich nicht sofort, und bei manchen Patienten kann es sechs Monate dauern, bis die Behandlung anschlägt. Die hämatologischen Parameter müssen einmal monatlich überprüft werden.

Durch die modernen Behandlungsmethoden sind myasthenische Krisen heute selten, aber der Einsatz der Plasmapherese und die intravenöse Gabe von Immunglobulinen haben sich bei lebensbedrohlichen Rückfällen bewährt. Obwohl die Daueranwendung von Steroiden und Immunsuppressiva bei diesen recht jungen Patienten Anlaß zur Sorge gibt, darf man nicht vergessen, warum der Zustand als Myasthenia *gravis* bezeichnet wird. Vor der Einführung der modernen Therapieverfahren war er nämlich häufig tödlich.

Lambert-Eaton-Syndrom

Dieses myasthenische Syndrom tritt gewöhnlich in Verbindung mit einem kleinzelligen Bronchialkarzinom auf.

Die Schwäche betrifft hauptsächlich die proximalen Muskeln von Becken- und Schultergürtel. Die Muskeln von Nacken und Rumpf sind betroffen, aber eine Beteiligung der äußeren Augenmuskeln ist ungewöhnlich. Die Anfangssymptomatik kann einer Myasthenia gravis ähneln und sowohl naheliegende als auch sehr untypische Symptome umfassen. Anders als bei Myasthenia gravis führt eine wiederholte Aktivität des Muskels zu einer Zunahme der Kraft und nicht zu Schwäche, obwohl die Patienten dies nur selten bemerken. Nur die Hälfte der Patienten haben zur Zeit der Diagnose ein nachweisbares Malignom. Deshalb ist eine sorgfältige Weiterbetreuung erforderlich, da das Syndrom mehrere Jahre vor der Diagnose der Grundkrankheit auftreten kann. Die Behandlung ist im Grunde die gleiche wie bei Myasthenia gravis, außer daß sich die Acetylcholinfreisetzung durch die Gabe von 10–20 mg 3,4-Diaminopyridin pro Tag verbessern läßt. Dies führt zu einer sofortigen Besserung der Symptome. Allerdings ist bei den meisten Patienten für eine langfristige Behandlung eine Kombination mit Steroiden und Azathioprin erforderlich.

Durch Medikamente und Giftstoffe verursachte Muskelkrankheiten

In den letzten 20 Jahren ist die Zahl der Medikamente, Toxine und Chemikalien enorm gestiegen, die durch ihre Wirkung auf die motorische Endplatte und den Muskel zu Schwäche und Lähmung führen. Diese Stoffe haben große klinische Bedeutung erlangt. Hinsichtlich der Wichtigkeit von schwerer Muskelschwäche als Erstsymptom ist eine ausführliche Übersicht über diese Stoffe gerechtfertigt, und der Vollständigkeit halber wurden auch seltene Ursachen erwähnt.

Medikamente, die auf die motorische Endplatte wirken

Medikamente können die normale Funktion der motorischen Endplatte vorübergehend beeinträchtigen, ein Myasthenie-artiges Syndrom auslösen, bereits vorher bestehende Veränderungen der motorischen Endplatte manifest machen oder die Erholung nach einer neuromuskulären Blockierung bei der Anästhesie verzögern.

Antibiotika

Alle Aminoglykoside können die motorische Endplatte schädigen. Neomycin und Tobramycin haben dabei die stärksten negativen Auswirkungen. Gentamycin, Neomycin, Tobramycin und Streptomycin können die normale motorische Endplatte zeitweilig blockieren. Erythromycin, Penicillin, Sulfonamide, Tetracyclin und Fluorochinolone können eine latente Myasthenia manifest ma-

chen. Polymyxin und Colomycin können selbst bei örtlicher Anwendung bei Nierenversagen zu Schwierigkeiten führen.

Antikonvulsiva

Phenytoin kann die motorische Endplatte über eine membranstabilisierende Wirkung beeinflussen, die bei myotonischen Zuständen, bei denen eine pathologische Instabilität der Membranen vorliegt, klinisch ausgenutzt wird.

β-Blocker und Kalziumantagonisten

β-Blocker können die motorische Endplatte durch eine Blockade der Ionenpumpen in der Membran der Muskelzellen beeinträchtigen. Timolol-Augentropfen können durch direkte Einwirkung auf die äußeren Augenmuskeln zu Doppeltsehen führen. Bei Kalziumantagonisten, die die Kalziumkanäle blockieren, sind Muskelkrämpfe eine häufige, manchmal schwere Nebenwirkung. Der Wirkmechanismus ist noch nicht sicher.

Steroide

Alle Steroide können die motorische Endplatte beeinträchtigen. Werden sie bei myasthenischen Patienten eingesetzt, kann die Muskelschwäche anfangs verschlimmert werden. Langfristige Gaben von Steroiden führen wegen der Schädigung der Typ-IIb-Muskelfasern zu einer Myopathie. Die fluorierten Steroide Dexamethason und Betamethason können unter Okklusionsverbänden lokale Auswirkungen auf darunter liegende Muskeln haben.

Lithium

Lithium beeinträchtigt die motorische Endplatte, indem es den Natriumvorrat der Nervenendigungen erschöpft und den Mechanismus der Ionenpumpen auf präsynaptischem Niveau stört.

D-Penicillamin

Dieser Wirkstoff, der zur Behandlung von rheumatoider Arthritis, hepatolentikulärer Degeneration und Zystinurie eingesetzt wird, verursacht eine sehr komplexe Muskelschwäche. Er provoziert die Bildung von Antikörpern gegen Acetylcholinrezeptoren, durch die eine Myasthenia gravis vorgetäuscht wird, und kann auch eine entzündliche Myopathie auslösen, die alle Symptome von Polymyositis aufweist.

Organophosphate

Diese Stoffe, insbesondere die Insektizide Malathion und Diazanon, blockieren die motorische „Endplatte", indem sie die Acetylcholinesterase irreversibel inaktivieren. Ähnliche Chemikalien sind als Nervengase potentielle Kampfstoffe.

Botulinustoxin

Botulinustoxin bindet an die spannungsgesteuerten Kalziumkanäle der präsynaptischen Membran und verursacht eine fortschreitende Lähmung, die tödlich ist, wenn sie nicht rechtzeitig erkannt und behandelt wird. Die in jüngerer Zeit entwickelte therapeutische Anwendung von Botulinustoxin bei der Behandlung von einseitigem Spasmus facialis, Blepharospasmus und Torticollis wurde in den Kapiteln 6 und 12 besprochen. Die Nervenendigung erholt sich, indem sie neue präsynaptische Endungen bildet, ein Prozeß, der 7–12 Wochen dauert. Botulismus tritt bei Kindern nach Wundinfektionen mit *Clostridium botulinum* auf, kann ohne erkennbare Ursache auftreten und ist klassischerweise die Folge der Aufnahme des Toxins, das von dem Bakterium in unzureichend konservierten Nahrungsmitteln gebildet wird. Die jüngsten Fälle in Großbritannien waren die Folge von Kontamination einer Haselnußkrem in Joghurt.

Zeckenbisse

Das paralytische Toxin, das an der Zeckenlähmung beteiligt ist, und sein Wirkmechanismus sind noch nicht bekannt. Die Entfernung der Zecke führt zur Heilung.

Schlangengifte

In Verbindung mit Schlangengiften gibt es zwei Arten von neuromuskulärer Blockade, die die prä- beziehungsweise postsynaptischen Endungen betreffen. Die präsynaptisch wirkenden Toxine sind Phospholipasen und wirken tödlich. Dabei handelt es sich um die folgenden Gifte (die betreffenden Schlangenarten sind in Klammern angegeben): β-Bungarotoxin (Krait), Notoxin (Tigerottern), Taipotoxin (Taipan), Crotoxin (Klapperschlangen) und Erabutoxin (Seeschlangen). Die postsynaptischen Neurotoxine, die sich irreversibel an das aktive Zentrum des Acetylcholinrezeptors binden, sind Polypeptide und bei weitem nicht so wirksam. Zu ihnen gehört das α-Bungarotoxin. Diese Eigenschaft hat sie zu wichtigen experimentellen Werkzeugen gemacht. Sie werden von allen Arten aus der Familie der Grubenottern (z. B. den Klapperschlangen in den USA) und einigen Arten der echten Vipern produziert.

Durch Medikamente verursachte Myopathie

Nekrotisierende Myopathie

Durch Medikamente verursachte Muskelschäden führen zu einer rasch fortschreitenden proximalen Muskelschwäche, in Muskeln also, die, wie bereits besprochen, aus einem bestimmten Grund besonders anfällig gegenüber Stoffwechselstörungen sind. Ein Symptom der akuten Krankheit sind starke Muskelschmerzen und ausgeprägte Muskelschwäche, die eine Polymyositis vortäuschen können. In einigen Fällen kann der rasche Abbau der Muskeln zu Myoglobinurie führen (siehe unten). Gelegentlich ist der Beginn schleichend, und es bildet sich eine chronische Myopathie, so daß der Verdacht nicht so leicht auf eine Beteiligung von Medikamenten fällt.

Lovastatin

Dieser Wirkstoff, der bei familiärer Hypercholesterinämie und nach Nierentransplationen gegeben wird, verursacht interessanterweise in sehr unterschiedlichem Umfang Nebenwirkungen. Wird er allein eingenommen, beträgt das Risiko einer Myopathie 1 %. Zusammen mit Gemfibrozil steigt das Risiko auf 5 %. In Kombination mit Cyclosporin bei einem Patienten mit einer Nierentransplantation liegt das Risiko einer Myopathie bei 30 %.

Clofibrat

Dieser verzweigtkettige Fettsäureester, der ebenfalls den Cholesterinspiegel senkt, führt besonders bei Patienten mit Nierenversagen aufgrund einer Nephrose zu Myopathie, da der Wirkstoff an Albumin gebunden und über die Nieren ausgeschieden wird.

Epsilon-Aminocapronsäure

Dieser Wirkstoff soll erneute Blutungen nach einer Subarachnoidalblutung verhindern, indem er die Fibrinolyse blockiert. Wird er länger als 14 Tage eingenommen, kann er Myopathie verursachen.

Andere Wirkstoffe

Etretinat, das zur Behandlung von Schuppenflechte verwendet wird, kann nach einer Anwendungsdauer von drei bis sieben Monaten zu einer Myopathie führen, insbesondere bei Nierenversagen. Dies gilt auch für Procainamid. 5-Azacytidin, ein zytotoxisches Medikament, kann speziell bei Patienten mit Leberinsuffizienz eine Myopathie verursachen. Azidothymidin, das bei AIDS verwendet wird, kann nach einer Anwendungsdauer von 6–17 Monaten zu Muskelschwäche führen, und Emetin, ein Alkaloid aus der Brechwurzel, kann bei längerer Anwendung eine reversible proximale Myopathie verursachen.

Myoglobinurie

Die dramatische Freisetzung von Bestandteilen der Myofibrillen bei akuter nekrotisierender Myopathie kann zu Myoglobinurie führen, in deren Folge die Nierentubuli verstopfen, so daß es zu Nierenversagen mit Anurie kommt. Alle oben genannten Stoffe können zu diesem Zustand führen. Er tritt aber besonders als Komplikation bei Muskelquetschungen und Schlangenbissen auf und ist eine Folge der stark erhöhten Muskelaktivität, die durch eine Vergiftung mit Phencyclidin (angel dust) ausgelöst wird.

Amphiphile Myopathie

Diese Art der Myopathie wird durch eine große Gruppe von Medikamenten mit einem weiten therapeutischen Anwendungsbereich verursacht. Diese Stoffe sind große kationische amphiphile Moleküle mit einer hydrophoben und einer hydrophilen Region. Letztere trägt eine substituierte Aminogruppe mit einer positiven Nettoladung, die eine Wechselwirkung mit Zellmembranen und Zellorganellen erlaubt. Die hydrophoben Regionen reagieren mit Plasmamembranen und verursachen eine akute nekrotisierende oder eine chronische, niedriggradige Myopathie mit einem Verlust von Mikrotubuli. Zur hydrophoben Gruppe gehört Chlorphenamin.

Die hydrophile Region reagiert mit Liposomen und führt unter Bildung fetthaltiger Vakuolen in den Muskelfasern zu den sogenannten „Lipoidosen". Zur hydrophilen Gruppe gehören Chlorochin, Hydroxychlorochin, Doxorubicin und Amiodaron.

Die folgenden Medikamente haben sehr ähnliche chemische Strukturen. Es konnte aber noch *nicht* nachgewiesen werden, daß sie eine amphiphile Myopathie verursachen: Propranolol, Amantadin, Tocainid, Tamoxifen,

Clomipramin, Desipramin, Nortriptylin, Fenfluramin und Haloperidol. Der Einsatz dieser Medikamente bei einem Patienten mit sich entwickelnder Muskelschwäche sollte mit großer Aufmerksamkeit betrachtet werden.

Wirkstoffe gegen Mikrotubuli

Es gibt zwei allgemein verwendete Medikamente, die eine Myopathie auslösen können, indem sie die Lysosomen beeinträchtigen und mit dem mikrotubulären System des Muskels in Wechselwirkung treten. Dabei handelt es sich um Vincristin, das häufiger zu einer peripheren Neuropathie führt, und Colchicin zur Behandlung von Gicht, Maltafieber, Amyloidose, primärer biliärer Zirrhose und proliferativer Vitreoretinopathie, insbesondere bei Patienten mit Nierenversagen.

Muskelschäden infolge medikamenteninduzierter Hypokaliämie

Vor der Einführung von H_2-Rezeptorenblockern war die Behandlung der Ulkuskrankheit mit Carbenoxolon (Süßholzextrakt) weit verbreitet, und es kam zu vielen Fällen akuter Muskelschwäche aufgrund von schwerer Hypokaliämie. Entsprechend können Thiazid-Diuretika zu einem Kaliumverlust führen, der eine sehr akute, schwere Muskelschwäche auslöst, obwohl das Risiko heute besser bekannt ist als in der Frühzeit der oralen diuretischen Therapie.

Aus dieser umfangreichen Liste von allgemein verwendeten Medikamenten ist ersichtlich, daß bei Patienten, die sich mit Muskelschwäche vorstellen, die Frage nach der aktuellen und früheren Medikation ein wichtiger Teil der Anamnese ist. Obwohl der erste Gedanke von Studenten auf die Frage nach Muskelkrankheiten in Richtung der Muskeldystrophien geht, machen diese nur einen kleinen Teil des Gebiets der Muskelkrankheiten aus. Viel bedeutender sind die erblichen biochemischen Störungen, die autoimmun vermittelten entzündlichen Störungen, die vielfältig verursachten myasthenischen Syndrome und der zunehmend wichtige Komplex der medikamenteninduzierten Myopathien.

19 Periphere Neuropathien und Krankheiten des zweiten Motoneurons

Die klassischen Symptome einer Läsion des 2. Motoneurons sind Atrophie und Schwäche der innervierten Muskeln und ein Ausfall der lokalen Reflexe. Diese Symptome können mit anderen Phänomenen wie Muskelkrämpfen, Muskelschmerzen bei Belastung, leichter Ermüdbarkeit und Faszikulationen verbunden sein. Diese zusätzlichen Symptome können auf bestimmte Krankheiten wie Motoneuronkrankheit oder Myasthenia gravis hinweisen. Leider treten einzelne oder all diese Symptome bei jeder Krankheit auf, die das 2. Motoneuron an einer beliebigen Stelle seines Verlaufs von den Vorderhornzellen bis zur motorischen Endplatte schädigt.

Die Symptome einer Neuropathie sind, je nach der Ätiologie, sehr variabel. Manchmal wird das Bild von sensiblen Symptomen bestimmt, die von leichten Parästhesien bis zu starken Schmerzen reichen können. Die tatsächliche sensible Beeinträchtigung kann von einem leichten Taubheitsgefühl mit Überempfindlichkeit gegen Schmerzreize bis zu einem völligen Ausfall der Schmerzempfindung reichen. Bei anderen Krankheiten ist das klinische Bild im wesentlichen durch motorische Symptome geprägt. Dies kann so weit gehen, daß fast gar keine sensiblen Phänomene auftreten.

Der einzige konstante Untersuchungsbefund ist eine Abschwächung oder das Fehlen der Reflexe, selbst bei Patienten mit einer rein sensiblen Symptomatik. Grob verallgemeinert gilt, daß bei einem Patienten mit normalen Reflexen eine periphere Neuropathie unwahrscheinlich ist. Diese Symptome müssen bei jedem Patienten sehr kritisch beurteilt werden, und es ist sehr wichtig, daran zu denken, daß eine Unterscheidung zwischen einer Nerven- und einer Muskelkrankheit allein anhand klinischer Befunde unter Umständen unmöglich ist.

Phänomene bei Krankheiten des peripheren Nervensystems

Muskelatrophie

Muskelatrophie ist ein Symptom aller Läsionen des 2. Motoneurons und vieler Muskelkrankheiten. Die Ausnahmen sind Pseudohypertrophie, Hypertrophie infolge von Myotonie und kompensatorische Hypertrophie nicht betroffener Muskeln bei manchen Myopathien (siehe Kapitel 18).

Muskeln werden mit zunehmendem Alter und im Rahmen eines generalisierten Gewichtsverlusts normalerweise dünner. In beiden Situationen nimmt die Aus-

dauer der Muskeln ab, während die Kraft nicht betroffen ist. Selbst sehr gebrechliche Patienten sollten mit jedem Muskel einen Innervationsversuch mit voller Kraft schaffen. Gelingt ihnen das, ist es unwahrscheinlich, daß sie eine periphere Nerven- oder Muskelkrankheit haben. Soll derselbe Muskel wiederholt mit voller Kraft eingesetzt werden, kann rasch eine Ermüdung eintreten und den Verdacht auf Myasthenia gravis wecken, aber das Fehlen von Schwäche der Augenmuskeln wird diese Diagnose in vielen, aber nicht in allen Fällen ausschließen. Beim Lambert-Eaton-Syndrom führt wiederholte Aktivität zu einer *Zunahme* der Kraft, und die Reflexe können wieder auslösbar werden. Generalisierte Schwäche ohne okuläre Beteiligung tritt bei Myasthenia gravis häufig auf, und bei diesen Fällen ist es möglich, daß die Diagnose nicht einmal in Betracht gezogen wird, insbesondere dann, wenn die Schwäche kontinuierlich besteht. Man sollte jeden Patienten mit erst kürzlich manifestierter Schwäche, auch wenn diese nicht besonders variabel ist, sinnvollerweise als möglichen Myasthenia-gravis-Fall betrachten, und ein Tensilontest kann zu vielen Überraschungen führen.

Fallbeispiel I

Ein 49jähriger Mann klagte über eine seit sechs Monaten zunehmende Schwäche. Diese trat nach einem häuslichen Unfall auf, den er ursprünglich für die Ursache hielt. Allerdings hatte sich sein Zustand in den letzten sechs Monaten derart verschlimmert, daß er nicht mehr wie früher täglich Squash spielen und Kapitän seines Golfclubs sein konnte, sondern nur noch zwei Löcher spielen und keine Treppen mehr steigen konnte. Er hatte gespürt, daß die Schwäche hauptsächlich die Schultern betraf, und er konnte sich fast nicht mehr die Haare waschen. Bei der Untersuchung waren die Hirnnerven völlig normal, und die Nackenmuskulatur war kräftig. Er hatte eine ausgeprägte Atrophie und Schwäche im Schultergürtel und eine gewisse Schwäche der distalen Arm- und Handmuskeln. Die Muskeln der Beine waren gut entwickelt mit mäßiger proximaler Schwäche. Die Reflexe waren intakt, die Babinski-Reflexe waren negativ und er hatte kein sensibles Defizit. Myasthenie erschien unwahrscheinlich, da die Schwäche nicht fluktuierend war und Augensymptome sowie ausgeprägte Atrophie fehlten. Untersuchungen der Nervenleitung und EMGs waren völlig normal, eine repetitive Stimulation war aber nicht versucht worden. Man führte eine Liquoruntersuchung durch, die einen Anstieg von IgG zeigte, so daß die eher unwahrscheinliche Möglichkeit einer demyelinisierenden Krankheit in Betracht gezogen werden mußte. Er wurde mit ungeklärter Diagnose in die Klinik aufgenommen. Am zweiten Morgen seines Klinikaufenthalts war er zum ersten Mal nicht in der Lage, das Bad ohne fremde Hilfe zu verlassen. Einige Stunden später ergab die körperliche Untersu-

chung ungefähr die gleichen Befunde wie zuvor, und er konnte das Bad selbständig betreten und verlassen. Nachdem dieser erste Hinweis auf Ermüdbarkeit in der Anamnese aufgetreten war, wurde ein Tensilontest durchgeführt. Innerhalb von 30 Sekunden konnte er normal gehen und eine Treppe hinauf laufen. Man diagnostizierte Myasthenia gravis. Er brauchte in der Folge immer höhere Dosen von Cholinesterasehemmern und Steroiden. Obwohl die Kontrolle der Krankheit hervorragend war, bestand er auf einer zweiten Meinung, weil er die hohen Dosen nicht mochte. Er wurde an einen Kollegen überwiesen, der sich besonders für diese Krankheit interessierte. Dieser konnte nach einer interkostalen Muskelbiopsie zeigen, daß es sich um das Lambert-Eaton-Syndrom handelte. 13 Jahre später geht es dem Patienten noch immer gut, obwohl er inzwischen viel höhere Dosen von Steroiden und Immunsuppressiva erhält, als ihn damals veranlaßten, eine zweite Meinung einzuholen.

Bestimmte Muskeln atrophieren schnell, wenn sie nicht bewegt werden. Das beste Beispiel hierfür ist der M. quadriceps, der schon nach einer Bettlägerigkeit von wenigen Tagen eine wahrnehmbare Atrophie aufweisen kann. In dieser Situation ist der Muskel nicht schwach. Der wichtige Punkt ist hierbei, daß Atrophie nicht unbedingt mit Schwäche verbunden ist und daß eine Inaktivitätsatrophie das Volumen, nicht aber die Kraft beeinträchtigt.

Muskelschwäche

Patienten mit Schmerzen fällt es schwer, bei der Untersuchung ihrer Muskeln mitzuarbeiten. Die Kooperation des Patienten ist aber sehr wichtig, und die meisten Patienten nehmen die Schmerzen bei einer maximalen Anstrengung in Kauf. Patienten, die die Anstrengung strikt verweigern, leiden gewöhnlich unter einem nicht organischen Schmerzsyndrom. Tatsächlich sind „Ächzen und Stöhnen" bei Patienten, die offensichtlich überhaupt nicht in der Lage sind, einen Muskel zu kontrahieren, fast pathognomonisch für ein nicht organisches Leiden, insbesondere wenn dies in Hörweite des Untersuchers auftritt, während sich der Patient auszieht.

Schwäche in den Beinen nach unerträglichen Rückenschmerzen ist ein häufiges Symptom depressiver Kreuzschmerzsyndrome. Die Schwäche betrifft *alle* Muskelgruppen. Bei Patienten mit organischer Bandscheibenkrankheit sollte eine gegebenenfalls vorliegende Schwäche auf die Muskeln beschränkt sein, die von einer Wurzel versorgt werden, und zwar normalerweise auf das Versorgungsgebiet von L5 oder S1.

Nicht organische Schwäche wird gewöhnlich als Nachgeben bei der Innervation beschrieben. Dies ist ein schlechter Begriff, da jede Art von Schwäche schließlich dazu führt, daß der Muskel nachgibt. Bei nicht organischer Schwäche gibt es aber eine typische variable Schwäche, die proportional zur vom Untersucher ausgeübten Gegenkraft ist. Übt der Untersucher plötzlich

weniger Kraft aus, gibt der Patient nach einer kurzen Verzögerung den Versuch auf und „gibt nach". Häufig steht die Leistung des Patienten bei der Prüfung in krassem Widerspruch zu seiner Fähigkeit, selbständig in die Klinik zu gehen, sich auszuziehen und sich auf die Liege zu begeben. Gelegentlich spürt man bei kompletter, nicht organischer Schwäche eines Muskels beim gleichzeitigen Palpieren der Antagonisten, wie sich diese jedesmal kontrahieren, wenn der Patient versucht, den „schwachen" Muskel einzusetzen. Bei solchen Fällen kommt es in großem Umfang zu Ächzen und Stöhnen, Grimassenschneiden und Versteifung des ganzen Körpers. Dies unterscheidet sich recht deutlich von den stummen, aber erfolglosen Anstrengungen organisch gelähmter Patienten. Es ist überraschend, wie häufig Patienten, die bei der Untersuchung auf der Liege eine komplette Schwäche des Beins demonstrieren, das „gelähmte" Bein beim Gehen *steif* halten, wenn sie in das Sprechzimmer kommen. Sie stützen sich gewöhnlich mit beiden Händen auf ihren Stock. Benutzen sie eine Krücke, sieht man häufig, wie sie diese nach vorne bewegen, während ihr ganzes Gewicht auf dem „betroffenen" Bein ruht.

Areflexie

Viele ansonsten gesunde Menschen haben abgeschwächte oder fehlende Reflexe. Manche dieser Personen erinnern sich daran, daß bei früheren körperlichen Untersuchungen Maßnahmen zur Reflexbahnung ergriffen wurden oder daß ihnen gesagt wurde, daß ihre Reflexe fehlen. Ein kürzlicher Ausfall vorher intakter Reflexe ist ein wichtiges körperliches Symptom, und falls bereits früher medizinische Untersuchungen durchgeführt wurden, lohnt es sich, die Unterlagen zu beschaffen, um das Vorhandensein der Reflexe bestätigen zu können. Häufig findet man in den Unterlagen nur „ZNS √". Dies unterstreicht die Bedeutung einer genauen Dokumentation körperlicher Befunde bei allen Untersuchungen und wie wichtig es ist festzuhalten, wenn ein bestimmtes System ausdrücklich *nicht* untersucht wurde. Es ist durchaus zu verantworten, ein bestimmtes Gebiet nicht zu untersuchen, wenn etwaige Befunde für den betreffenden Fall irrelevant sind. Wird dies aber nicht vermerkt, kann eine spätere Durchsicht der Notizen den falschen Eindruck erwecken, als ob zu diesem Zeitpunkt alles in Ordnung gewesen sei.

Ein kompletter Ausfall der Reflexe ist ein Symptom von peripherer Neuropathie und tritt häufig bei Patienten mit Muskelkrankheiten auf. Der Ausfall einzelner Reflexe sollte eine Krankheit anzeigen, die die Nervenwurzel oder den peripheren Nerven betrifft, die den entsprechenden Reflex vermitteln. Bei älteren Patienten können abgeschwächte oder fehlende Achillessehnenreflexe von unklarer Bedeutung sein, während bei Kindern insbesondere ein fehlender Achillessehnenreflex niemals

als zufälliger oder unwichtiger Befund abgetan werden darf. Verallgemeinert gesagt gilt, daß der Patient bei gesteigerten Reflexen vielleicht nur Angst hat, während *ein fehlender Reflex immer erklärt werden sollte.*

Muskelkrämpfe

Muskelkrämpfe sind wohl allgemein bekannt. Sie treten gewöhnlich auf, wenn sich ein bereits verkürzter Muskel kontrahiert. Dies trifft besonders auf die kleinen Fußmuskeln zu, wenn der Fuß durch das Gewicht der Bettdecke bereits gebeugt ist. Salzmangel oder eine niedrige Serumkonzentration von Kalzium sind eine Prädisposition für Krämpfe, aber üblicherweise unter offensichtlichen klimatischen Bedingungen oder in Verbindung mit einer Krankheit. Die Mehrzahl der Patienten mit Krämpfen hat *keine* Störung des Elektrolythaushalts oder körperliche Krankheit: Krämpfe sind ein häufiges physiologisches Phänomen. Obwohl Muskelkrämpfe ein häufiges Symptom von Motoneuronkrankheit sind, sollte diese Diagnose nur gestellt werden, wenn noch andere eindeutige Symptome vorhanden sind.

Muskelschmerzen bei Anstrengung

Muskelschmerzen während oder nach einer Anstrengung sind oft die Folge einer ungewohnten Aktivität. Die Grundlage für das Training einer Sportart oder einer Aktivität besteht darin, Muskelschmerzen zu verringern oder ihren Beginn hinauszuzögern. Die häufigste Art von Muskelschmerzen tritt wahrscheinlich nach ungewohnter Aktivität im M. tibialis anterior auf. Gelegentlich kann das Anschwellen des Muskels in seinem straffen Kompartiment zu einer ischämischen Schädigung führen, die eine chirurgische Dekompression erfordern kann. Dies wird als Tibialis-anterior-Kompartmentsyndrom bezeichnet und ist ein chirurgischer Notfall. Muskelschmerzen und -krämpfe nach körperlicher Anstrengung sind häufige Symptome bei entzündlicher Myopathie, Polymyalgia rheumatica und Glykogenspeicherkrankheiten. Sie können aber auch in ganz unerwarteten Situationen auftreten.

Fallbeispiel II

Eine 38jährige Frau klagte über starke generalisierte Muskelschmerzen nach der leichtesten Anstrengung. Es war ihr peinlich, daß sie ihre Hausarbeiten und ihre Einkäufe nicht erledigen konnte, und selbst ihre Kinder von der Schule abzuholen, war eine Qual. Sie spürte, daß ein gewisses Maß an Schwäche vorhanden war, aber die Schmerzen schränkten ihre Aktivitäten derart ein, daß sie noch keine Ermüdbarkeit festgestellt hatte. Sie hatte keine Augen- oder Hirnnervensymptome. Bei der körperlichen Untersuchung wurden eine ausgeprägte proximale Schwäche und eine hochgradige Druckempfindlichkeit der proximalen Muskeln, insbesondere im Schulterbereich, festgestellt. Eine Diagnose von Po-

lymyositis schien sicher zu sein. Die BSG betrug 6 und eine notfallmäßige Bestimmung der CPK ergab 35 IU/ml. Das EMG zeigte keine Anzeichen einer entzündlichen Muskelkrankheit. Ein Tensilontest führte zu einer dramatischen und sofortigen Wiederherstellung der Kraft, und innerhalb von 24 Stunden nach Behandlungsbeginn mit 10 mg Prednison und 60 mg Pyridostigmin pro Tag war die Patientin völlig symptomlos und hatte keine Schwäche und keine Schmerzen mehr. Es scheint so, als ob hier die Schmerzen eine gravierende Komplikation einer tiefgreifenden Schwäche waren, die von der Patientin nicht bemerkt wurde, weil die Schmerzen sie an Bewegungen hinderten, die die Schwäche aufgedeckt hätten.

Dieser Fall ist ein weiteres ausgezeichnetes Beispiel einer untypischen Manifestation von Myasthenia gravis.

Faszikulation

Eine sichtbare, spontane Kontraktion von Muskelfasergruppen ist als Faszikulation bekannt. Sie ist ein physiologisches Phänomen, das gewöhnlich nach körperlichen Anstrengungen auftritt. Sie ist besonders bei ehemals sehr sportlichen Patienten häufig, die ihre sportlichen Aktivitäten eingeschränkt haben, und am auffälligsten an entspannten Muskeln wie den Waden. Obwohl Faszikulationen bei Motoneuronkrankheit vorkommen, sind sie für diese Krankheitsgruppe nicht spezifisch und können bei jeder Krankheit des 2. Motoneurons auftreten. Fehlen andere Symptome, etwa Atrophie oder Schwäche des faszikulierenden Muskels, ist es unwahrscheinlich, daß die Faszikulation eine ernste Bedeutung hat. Sie ist einer der häufigsten Gründe dafür, daß Ärzte einen Neurologen aufsuchen. Bei Ärzten, die in ihren eigenen Muskeln Faszikulationen feststellen, muß man viel Überzeugungskraft aufbringen, bevor sie akzeptieren, daß sie nicht unter Motoneuronkrankheit leiden. Es ist auch überraschend, wie häufig Patienten, die tatsächlich Motoneuronkrankheit haben, völlig ahnungslos sind, daß in ihren Rumpf- und Extremitätenmuskeln ausgedehnte Faszikulationen auftreten. Diese sind fast nie der Anlaß zur Konsultation.

Sensible Symptome

Bei Krankheiten des peripheren Nervensystems haben wir es mit symmetrischen sensiblen Symptomen, Symptomen im Gebiet eines sensiblen Dermatoms oder im kutanen Versorgungsgebiet eines peripheren Nerven zu tun (siehe Kapitel 16 und 17).

Generalisierte sensible Mißempfindungen fangen gewöhnlich in den Beinen an und betreffen selten die Hände, bevor die Symptome im Bein Kniehöhe erreicht haben. Die Mißempfindungen bestehen aus ununterbrochenen, leicht kribbelnden Parästhesien, die mit Taubheitsgefühl verbunden sind, obwohl ein tatsächlicher

Sensibilitätsverlust häufig nur schwer zu finden ist. Diese Empfindungen können im warmen Bett oder im Stehen stärker sein, klingen aber nicht vollständig ab. Patienten mit *intermittierenden* peripheren Parästhesien leiden fast ohne Ausnahme unter Angstzuständen mit Hyperventilation (siehe Kapitel 22). Ähnliche, aber *anhaltende* Symptome treten bei Multipler Sklerose auf, und die Unterscheidung von einer peripheren Neuropathie gelingt am besten anhand des Zustands der Reflexe. Sind die Reflexe erhalten oder gesteigert, ist die wahrscheinliche Diagnose Multiple Sklerose, fehlen sie oder sind sie abgeschwächt, kann die Ursache eine periphere Neuropathie sein.

Bei peripherer Neuropathie folgt unmittelbar auf die Ausdehnung des Kribbelns ein Taubheitsgefühl in einem „handschuh- und strumpfförmigen" Gebiet. Dies ist, wie „Nachgeben bei der Innervation", ein weiterer abwertender Begriff, der leicht zu schwerwiegenden Fehlinterpretationen führen kann, weil er gewöhnlich zur Beschreibung nicht organischer sensibler Defizite gebraucht wird. Dabei wird die Tatsache ignoriert, daß eine organische Sensibilitätsstörung ähnliche Befunde liefert. Bei einer organischen Sensibilitätsstörung wird die Wahrnehmung über einen Bereich von einigen Zentimetern allmählich wieder normal, wobei die Wahrnehmung in der Übergangsregion verändert ist. Dagegen findet man bei einer nicht organischen Störung gewöhnlich einen scharf begrenzten Übergang vom kompletten Sensibilitätsverlust zur intakten Wahrnehmung. Außerdem ist es bei einer organischen Sensibilitätsstörung ungewöhnlich, daß alle Modalitäten gleichermaßen beeinträchtigt sind, häufig sind einige Modalitäten relativ intakt. Unter nicht organischen Umständen behauptet der Patient, daß ein kompletter Sensibilitätsverlust aller Modalitäten vorliegt. Geht man von den Gebieten mit einem kompletten Sensibilitätsverlust beispielsweise am Fußgelenk 2,5 cm weiter nach oben oder die gleiche Strecke über die Mittellinie des Brustbeins hinweg, können Vibrationen wahrgenommen werden. Ein die Grenzen der Versorgungsgebiete überschreitender Ausfall der Wahrnehmung von Nadelstichen ist *kein* häufiger nicht organischer Befund. Solche Patienten geben sehr genau an, daß der Ausfall nur bis zur Mittellinie reicht. Deshalb ist die Prüfung der Vibrationsempfindung ein besserer Test auf eine nicht organische Sensibilitätsstörung (Abb. 19.1).

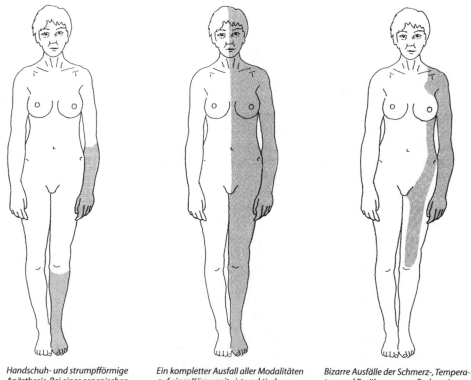

Handschuh- und strumpfförmige Anästhesie. Bei einer organischen Krankheit kommt es nie zu einem kompletten Ausfall aller Modalitäten mit scharfen Obergrenzen.

Ein kompletter Ausfall aller Modalitäten auf einer Körperseite ist praktisch unmöglich. Patienten behaupten oft, daß ihre Vibrationsempfindung auf einer Seite des Brustbeins oder des Schädels ausgefallen ist. Der vorgebliche Ausfall ist immer genau in der Mittellinie begrenzt und endet nicht vor oder hinter der Mittellinie, wie in manchen Lehrbüchern behauptet wird.

Bizarre Ausfälle der Schmerz-, Temperatur- und Berührungsempfindung in umschriebenen Gebieten sind nicht einer Wurzel- oder Nervenläsion zuzuordnen. Ein vorgeblicher Ausfall über die halbe Schulter oder auf der Außenseite des Rumpfes ist ziemlich häufig, läßt sich aber nicht organisch erklären.

Abb. 19.1 Beispiele für die Verteilung bei nicht organischer Sensibilitätsstörung

Zur weiteren Erörterung werden die Krankheiten in zwei Gruppen aufgeteilt: diejenigen, die die Vorderhornzellen betreffen, und diejenigen, die die motorischen und sensiblen peripheren Nervenfasern beeinträchtigen.

Krankheiten der Vorderhornzellen

Hierbei handelt es sich um eine Gruppe von Störungen mit verschiedenen genetischen, infektiösen oder toxischen Ursachen, von denen viele eine letale Prognose haben. Sie werden aus gutem Grund zusammen mit den Krankheiten der peripheren Nerven und Muskeln besprochen, da die Überschneidung der klinischen Manifestationen zu ernsten Fehldiagnosen führen kann. Besonders verheerende Auswirkungen auf den Patienten kann eine fälschlicherweise diagnostizierte Motoneuronkrankheit haben, und diese Diagnose sollte erst gestellt werden, nachdem alle anderen Möglichkeiten ausgeschlossen wurden, es sei denn das klinische Bild ist absolut charakteristisch.

Erbliche Krankheiten der Vorderhornzellen

Diese Kategorie umfaßt drei oder möglicherweise vier Krankheiten, wenn wir der Tatsache Rechnung tragen, daß ungefähr 5 % der Patienten mit Motoneuronkrankheit eine positive Familienanamnese bezüglich dieser Störung haben.

Infantile spinale Muskelatrophie (Typ Werdnig Hoffmann)

Diese letal verlaufende Krankheit wird autosomal rezessiv vererbt. Die Krankheit beginnt in utero, und die Mutter stellt unter Umständen fest, daß die Bewegungen des Fetus in der Spätphase der Schwangerschaft schwach sind. Dies ist besonders bei Müttern der Fall, die schon vorher ein erkranktes Kind hatten. Bei der Geburt kann das Kind ein „schlaffes Baby" sein und Schwierigkeiten beim Atmen und Trinken haben. In der Rückenlage fallen die Arme und Beine nach außen, so daß die Haltung der eines Frosches ähnelt. Es kann zu Areflexie kommen. Wegen des Unterhautfettgewebes sind Faszikulationen unter Umständen nicht zu sehen, aber leichte Zuckungen von Fingern und Zehen weisen auf Faszikulation der darunter liegenden Muskeln hin. Die Muskeln des Gesichts und der Zunge bleiben häufig verschont, aber es kommt früh zu einer Lähmung der Atemmuskulatur, die in den meisten Fällen die Todesursache ist. Diese Lähmung läßt sich häufig daran erkennen, daß beim Atmen die Interkostalräume nach innen gezogen werden. Bei der schwersten Form kann das Kind innerhalb von Wochen sterben, gewöhnlich tritt der Tod aber innerhalb des ersten Lebensjahres ein.

Intermediäre Form der infantilen spinalen Muskelatrophie

Bei dieser weniger schweren Form der oben beschriebenen Krankheit entwickelt sich das Kind im ersten Lebensjahr scheinbar normal, aber wenn es eigentlich anfangen sollte zu laufen, zeigt sich eine Schwäche der Beine. Die Arme können leicht betroffen sein, und anders als bei der tödlich verlaufenden Krankheit stehen Atrophie und Fibrillieren der Zunge im Vordergrund. Die Krankheit scheint zum Stillstand zu kommen, und das Kind kann überleben, wenn es nicht zu einer Beteiligung der Atemmuskulatur kommt. Ob es sich hierbei um eine variable Expression des Gens für die infantile spinale Muskelatrophie (Typ Werdnig Hoffmann) handelt oder um eine eigenständige Entität, ist unbekannt.

Kugelberg-Welander-Syndrom (juvenile spinale Muskelatrophie)

Diese seltene Störung wird sowohl autosomal rezessiv als auch dominant vererbt. Sie manifestiert sich gewöhnlich in der späten Kindheit oder im frühen Teenageralter und wird durch Schwäche der proximalen Muskeln bestimmt. Dabei kommt es zu deutlichen Faszikulationen, aber nur zu mäßiger Atrophie. Die langen Bahnen sind nicht betroffen, die Reflexe sind nicht gesteigert, und die Babinski-Reflexe sind negativ. Das Kugelberg-Welander-Syndrom ist die leichteste Form der erblichen Motoneuronkrankheiten. Die Schwäche ist im Beckengürtel am stärksten ausgeprägt, und die Krankheit wird häufig als eine Gliedmaßengürtelmyopathie oder Becker-Kiemer-Muskeldystrophie fehldiagnostiziert. Die Prognose ist relativ günstig: Es kommt zu einer gewissen Gehbehinderung und später einer Schwäche im Schultergürtel, die Augenmuskeln sind aber nur selten beteiligt. Die meisten Patienten brauchen schließlich einen Rollstuhl, und es ist wahrscheinlich, daß viele Langzeitüberlebende mit Motoneuronkrankheit an dieser Krankheit leiden. Ob es sich um eine eigenständige genetische Störung oder eine gutartige Form der infantilen spinalen Muskelatrophie (Typ Werdnig Hoffmann) handelt, ist unklar.

Fallbeispiel III

Ein 27jähriger Buchhalter, der der Pensionskasse seiner Firma beitreten wollte, wurde zur Beurteilung seiner proximalen Muskeldystrophie überwiesen. Außerdem sollte eine Prognose gestellt werden. Seine Anamnese war ungewöhnlich. Er hatte erst im Alter von drei Jahren Laufen gelernt, hatte aber anschließend bis zum Alter von ungefähr 10 Jahren einen verhältnismäßigen normalen Gang. Damals verschlechterte sich sein Zustand rasch, so daß er mit 14 Jahren einen Rollstuhl benutzen mußte und mit 15 Jahren überhaupt nicht mehr gehen konnte. Er war unter Anästhesie untersucht worden, konnte sich aber nicht genau an die Befunde erinnern. In der Familienanamnese gab es keine ähnliche Krankheit. Bei der Untersuchung waren die Hirnnerven normal. Er hatte in allen Extremitäten eine globale Schwäche vom Grad 2 oder 3, die aber distal stärker ausgeprägt war als proximal. Er hatte eine deutliche Atrophie der kleinen Hand- und Fußmuskeln. Er hatte eine Areflexie, und die Babinski-Reflexe waren auf beiden Seiten negativ. Er hatte eine fixierte Beugefehlstellung beider Kniegelenke. Alle Routineuntersuchungen, einschließlich CPK, waren normal. EMGs zeigten eine chronische partielle Denervierung proximaler und distaler Gruppen in allen vier Extremitäten. Er hatte keine Faszikulationen und nur minimale Fibrillationen. Diese Befunde standen in Einklang mit einem Kugelberg-Welander-Syndrom, und die Ärzte der Pensionskasse seiner Firma wurden entsprechend beraten.

Dieser Patient war sich sicher, daß die Krankheit nach seinem 15. Lebensjahr nicht mehr weiter fortgeschritten war, obwohl die Schnelligkeit überrascht, mit der sich seine hochgradige Behinderung entwickelt hatte.

Motoneuronkrankheit

Ungefähr 5 % der Patienten mit Motoneuronkrankheit haben eine positive Familienanamnese, und das Vererbungsmuster deutet auf ein autosomal dominantes Gen hin. Genanalysen haben bei 40 % der familiären Fälle einen Defekt in dem Enzym Superoxid-Dismutase gezeigt. Dieser Defekt war bei sporadischen Fällen nicht nachzuweisen. Bis jetzt hat sich unser Wissen über den Mechanismus durch die Entdeckung dieses Defekts nicht weiterentwickelt und auch zu keiner Therapie geführt. Die klinischen Symptome werden im nächsten Abschnitt ausführlicher behandelt.

Amyotrophische Lateralsklerose

Die für die gegenwärtige Erörterung wichtigste Variante der Motoneuronkrankheit ist die progressive Muskelatrophie, bei der die Schädigung hauptsächlich die Vorderhornzellen betrifft und bei der – definitionsgemäß – keine Hinweise auf eine Krankheit der kortikospinalen oder kortikobulbären Bahnen vorliegen. Dies bedeutet, daß die Reflexe nicht gesteigert und die Babinski-Reflexe negativ sind und daß die Schwäche eine myotomale und keine pyramidale Verteilung aufweist.

Sind Symptome einer Beteiligung des 1. Motoneurons vorhanden, bezeichnet man den Zustand als amyotrophische Lateralsklerose, und diese ist die häufigste Manifestationsform der Krankheit.

Man nimmt an, daß auch eine Variante existiert, bei der ausschließlich das 1. Motoneuron betroffen ist. Diese Form ist als primäre spastische Spinalparese bekannt, führt zu einer sehr schweren fortschreitenden spastischen Paraparese und kann eine Rückenmarkskompression oder Multiple Sklerose vortäuschen. Die Prognose, diese Form zu überleben, ist günstig, und viele Patienten überleben die Erstmanifestation der Krankheit 20 Jahre

oder länger. Es kann zu einer erheblichen Inaktivitätsatrophie der Muskeln kommen, aber Untersuchungen der Nervenleitung und EMGs liefern keine Anzeichen für eine Schädigung des 2. Motoneurons, und es treten keine sensiblen Störungen oder Blasenfunktionsstörungen auf, die auf andere relativ gutartige Krankheiten als Ursache hindeuten würden (siehe Kapitel 15). Alle möglichen Manifestationsformen der Motoneuronkrankheit sind in Abbildung 19.2 gezeigt.

Sporadische progressive Muskelatrophie

Diese Form der Motoneuronkrankheit beginnt mit distaler Atrophie und Schwäche, die entweder die Arme oder die Beine betreffen kann. Sie kann sich deshalb wie eine Läsion des N. ulnaris äußern, wenn die Hand betroffen ist, oder als Läsion des N. peronaeus, wenn das Bein betroffen ist und ein Spitzfuß vorliegt. Unabhängig davon, wie begrenzt die Schädigung ist, sollte diese diagnostische Möglichkeit immer in Betracht gezogen werden, wenn sich trotz eindeutiger Denervierung der betroffenen Muskeln bei EMG-Untersuchungen keine Hinweise auf eine periphere Nervenschädigung ergeben. Mit der Zeit wird die Symptomatik symmetrisch, und die Diagnose ist dann klarer.

Fallbeispiel IV

Eine 38jährige Krankenschwester wurde mit einem fortschreitenden linksseitigem Spitzfuß überwiesen. Sie gab an, daß sie Krämpfe im linken Bein gehabt habe und daß sich der Spitzfuß allmählich entwickelt hatte. Acht Jahre vorher war sie wegen Rückenschmerzen bei einem Neurologen gewesen, und wegen des Verdachts auf einen Rückenmarkstumor war ein Myelogramm vorgenommen worden. Leider waren keine neurologischen Symptome aufgezeichnet worden, und das Myelogramm war vernichtet worden. Man sagte ihr, daß eine Bandscheibe „vorgefallen und wieder zurückgeschlüpft sei." Bei der Untersuchung hatte sie eine generalisierte Schwäche, einen starken Spitzfuß und generalisierte Faszikulationen im linken Bein, gesteigerte Reflexe und einen positiven Babinski auf der linken Seite. In den Dermatomen L5 und S1 schien ein gewisses sensibles Defizit zu bestehen. EMGs ergaben Hinweise auf eine beidseitige Denervierung im Versorgungsgebiet der Wurzeln L4 und L5. Ein Myelogramm und eine Liquoruntersuchung waren ohne pathologischen Befund. Die anfangs befürchtete Motoneuronkrankheit schien durch eine fortschreitende Sensibilitätsstörung bei einer späteren Untersuchung weiter ausgeschlossen zu sein, aber erneute EMGs ergaben Hinweise auf eine beidseitige Denervierung, so daß die Diagnose Motoneuronkrankheit wieder wahrscheinlich erschien. Ein älterer Kollege stimmte zu, obwohl auch er über das scheinbar unbestreitbare sensible Defizit überrascht war. Leider entwickelte sich die Krankheit dann sehr rasch, wurde generalisiert und führte vier Jahre, nachdem die endgültige Diagnose gestellt worden war, zum Tod der Patientin.

Obwohl die Diagnose Motoneuronkrankheit rückblickend klar war, bestand doch Zurückhaltung, diese

A) Klassische amyotrophische Lateralsklerose   **B)   Manifestation in einer einzigen Extremität**   **C)   Schwere generalisierte Krankheit** (kann Polymyositis oder Auszehrung durch eine okkulte Krankheit vortäuschen)

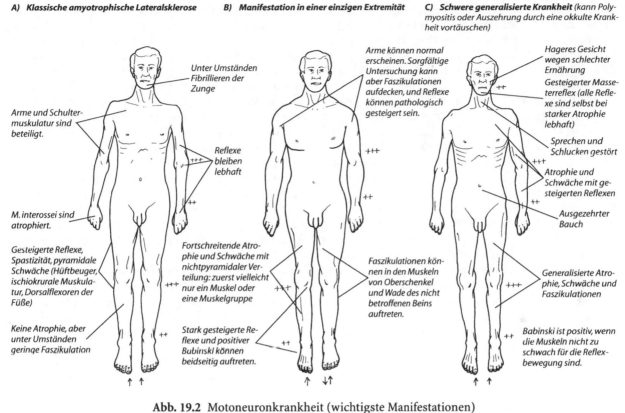

Unter Umständen Fibrillieren der Zunge

Arme und Schultermuskulatur sind beteiligt.

Reflexe bleiben lebhaft

M. interossei sind atrophiert.

Gesteigerte Reflexe, Spastizität, pyramidale Schwäche (Hüftbeuger, ischiokrurale Muskulatur, Dorsalflexoren der Füße)

Keine Atrophie, aber unter Umständen geringe Faszikulation

Fortschreitende Atrophie und Schwäche mit nichtpyramidaler Verteilung: zuerst vielleicht nur ein Muskel oder eine Muskelgruppe

Stark gesteigerte Reflexe und positiver Babinski können beidseitig auftreten.

Arme können normal erscheinen. Sorgfältige Untersuchung kann aber Faszikulationen aufdecken, und Reflexe können pathologisch gesteigert sein.

Faszikulationen können in den Muskeln von Oberschenkel und Wade des nicht betroffenen Beins auftreten.

Hageres Gesicht wegen schlechter Ernährung

Gesteigerter Masseterreflex (alle Reflexe sind selbst bei starker Atrophie lebhaft)

Sprechen und Schlucken gestört

Atrophie und Schwäche mit gesteigerten Reflexen

Ausgezehrter Bauch

Generalisierte Atrophie, Schwäche und Faszikulationen

Babinski ist positiv, wenn die Muskeln nicht zu schwach für die Reflexbewegung sind.

Abb. 19.2 Motoneuronkrankheit (wichtigste Manifestationen)

Diagnose zu stellen, so daß das verwirrende und noch immer nicht zu erklärende sensible Defizit einen diagnostischen Ausweg zu bieten schien, bis die Hinweise erdrückend wurden. Die einfache Regel über gesteigerte Reflexe in Gegenwart von Atrophie und der positive Babinski hätten vielleicht zu größerer diagnostischer Sicherheit führen sollen.

Bei älteren Menschen scheinen die bulbären Vorderhornzellen besonders verletzlich zu sein, so daß eine rasch fortschreitende Bulbärparalyse in der Altersgruppe über 60 Jahren wahrscheinlich die häufigste Manifestation der Krankheit ist. Das erste Symptom ist gewöhnlich verwaschene Sprache, und am Telefon kann sich der Patient anhören, als ob er getrunken hätte. Dann kommt es zu Schwierigkeiten beim Kauen und bei der Formung der Speisen zu einem Bolus, und der Patient bemerkt, daß er eine bewußte Anstrengung unternehmen muß, um zu schlucken. Das nächste neue Symptom besteht darin, daß sich der Patient beim Trinken verschluckt. Bei der ersten Konsultation sind Atrophie, Schwäche und Fibrillieren der Zunge die auffälligsten Symptome, und man kann unter Umständen beeinträchtigte oder keine Gaumenbewegungen feststellen. Andere Symptome findet man nur selten, und der Masseterreflex sollte nicht gesteigert sein. In vielen Fällen bemerken die Patienten generalisierte Faszikulationen in den Muskeln des Rumpfes nicht. Diese sind eine klare Bestätigung für die Diagnose.

Fallbeispiel V

Ein 75jähriger Mann wurde überwiesen, weil er seit ungefähr sechs Monaten Schwierigkeiten hatte, seinen Speichel zu schlucken. Ansonsten ging es ihm gut, und er spielte noch mit einem Arm Golf, da er seinen linken Arm 1942 verloren hatte. Er klagte, daß die Symptome sehr viel schlimmer geworden, waren, seit er wegen sehr starker Krämpfe in den Beinen Chinin erhielt. Diese Kombination von Symptomen ließ auf Motoneuronkrankheit schließen, ein Verdacht, der dadurch verstärkt wurde, daß seine 36jährige Tochter an dieser Krankheit verstorben war. Bei der Untersuchung hatte er einen etwas gesteigerten Masseterreflex und geringes Fibrillieren der Zunge, aber Sprechen und Schlucken schienen normal zu sein. Allerdings hatte er am ganzen Rumpf und in allen Extremitäten generalisierte Faszikulationen, die besonders in Beinen und Schultern auffielen. Alle Reflexe waren gesteigert, und der Babinski war beidseits positiv. EMGs waren pathognomonisch. Er starb ein Jahr nach der Diagnosestellung.

Die Anfangsbefunde legten nahe, daß die bulbäre Beteiligung auf einer Läsion des 1. Motoneurons beruhte und die Prognose relativ günstig sei. Aber sechs Monate später sprach er unverständlich. Die operative Anlage einer erforderlichen Ernährungsfistel lehnte er ab. Er hatte die generalisierten Faszikulationen nicht bemerkt. Schwere Muskelkrämpfe sind ein häufiges Frühsymptom bei Motoneuronkrankheit, und die körperlichen Befunde können beim Auftreten bulbärer Symptome minimal sein und so in die Irre führen. Auch das familiäre Muster der Krankheit ist hier von Interesse, da es in krassem Gegensatz zu normalen familiären Fällen steht, in denen die Kinder die Krankheit erst 40 Jahre, nachdem ihre Eltern daran gestorben sind, bekommen. Dieser Fall wird genetisch analysiert.

Die Patienten können rasch eine Aspirationspneumonie bekommen, und nicht selten tritt der Tod innerhalb von sechs Monaten nach der Erkrankung ein. Die Differentialdiagnose umfaßt Motoneuronkrankheit diesen Typs, bulbäre Myasthenia gravis und Pseudobulbärparalyse nach einem Schlaganfall. Im Frühstadium kann die Ausprägung des verwaschenen Sprechens und der Schwierigkeiten beim Schlucken stark variieren, und eine sichtbare Reaktion auf Tensilon kann die Diagnose weiter erschweren.

Eine durch einen Schlaganfall verursachte Pseudobulbärparalyse ist relativ einfach von den anderen Zuständen zu unterscheiden, da die Manifestation immer akut und der Masseterreflex gesteigert ist. Sie ist außerdem häufig mit einer ausgeprägten emotionalen Labilität verbunden, die bei den anderen beiden Zuständen nicht auftritt.

Infektiöse Vorderhornzellkrankheit [Poliomyelitis acuta anterior (Heine-Medin), Kinderlähmung]

Infolge wirksamer Schutzimpfungsprogramme ist diese Krankheit in den entwickelten Ländern heute selten. Früher kam es dagegen zu jährlichen Epidemien. Seltene Fälle treten nach der Impfung auf oder bei nicht immunisierten Angehörigen von Kindern, die kurz zuvor eine Schluckimpfung erhalten hatten. Die Krankheit ist noch immer ein großes Risiko für nicht geimpfte Reisende in tropischen Ländern und Gebieten mit schlechten hygienischen Bedingungen, da das Virus durch mit Faeces verunreinigtes Trinkwasser übertragen wird.

Die häufigste Manifestation ist die aseptische Meningitis, die sich nur in 1 % der Fälle zur potentiell letalen paralytischen Poliomyelitis weiterentwickelt. Die Krankheit ist auch als „Kinderlähmung" bekannt, ein Begriff, der in einem deutlichen Widerspruch zu der Tatsache steht, daß Erwachsene mit 15mal höherer Wahrscheinlichkeit gelähmt werden und eine höhere Mortalität haben.

Ungefähr drei Wochen nach einer akuten Virusinfektion der oberen Atemwege entwickeln sich schwere Myalgie, schmerzhafte Parästhesien und das klinische Bild einer leichten Meningitis mit Kopfschmerzen und Lichtscheu. Vier oder fünf Tage darauf entwickelt sich rasch Schwäche mit schweren Krämpfen und Faszikulation der betroffenen Muskeln. Dabei handelt es sich gewöhnlich um Muskelgruppen, die von derselben Gruppe von Motoneuronen in der zervikalen oder der Lendenanschwellung des Rückenmarks innerviert werden. Manchmal ist die Schwäche auf eine stark benutzte Extremität beschränkt, zum Beispiel den Arm bei Tennisspielern oder die Beine bei Läufern. Der Tod tritt gewöhnlich infolge einer Bulbärparalyse oder einer Lähmung der Atemmuskulatur ein. Alle modernen Entwicklungen auf dem Gebiet der künstlichen Beatmung gehen ursprünglich auf die Geräte zurück, die zur Behandlung von akuter Poliomyelitis entwickelt wurden. Viele Patienten überlebten die früheren Epidemien, und einige der anfangs gelähmten Muskelgruppen erholten sich später, aber die meisten Überlebenden litten unter beträchtlichen, wenn auch manchmal bemerkenswert lokalisierten Behinderungen.

Früher bestand bei jeder Art von Lähmung in der Kindheit die Wahrscheinlichkeit, daß sie als „Polio" bezeichnet wurde. Es gibt noch immer viele Patienten mit so unterschiedlichen Krankheiten wie Zerebralparese, Spina bifida oder Friedreichscher Ataxie, deren Familien gesagt wurde, daß sie als Kinder „Polio" gehabt hätten. Bei allen Patienten, die eine derartige Anamnese berichten, scheint eine sorgfältige Überprüfung der körperlichen Symptome eine kluge Vorsichtsmaßnahme zu sein.

Eine lange zurückliegende Polio hat zu umschriebenen Gruppen von stark atrophierten und schwachen Muskeln und fehlenden lokalen Reflexen geführt. Vasomotorische Veränderungen haben zur Folge, daß die betroffene Extremität violett, geschwollen und klamm ist. Bestehen Ataxie, Sensibilitätsverlust oder sind die Reflexe intakt, kann die Diagnose nicht Zustand nach Polio lauten.

Post-Polio-Syndrom

Seit langem wurde vermutet, daß für Überlebende von Poliomyelitis ein höheres Risiko besteht, daß sich ein der Motoneuronkrankheit ähnlicher Zustand entwickelt. Diese Auffassung war allerdings immer umstritten. Motoneuronkrankheit sollte bei Überlebenden von Polio einen gutartigeren Verlauf haben. Dieser Zustand wird heute als Post-Polio-Syndrom bezeichnet. Man nimmt an, daß es dabei zum Untergang von Vorderhornzellen kommt, die sich zuvor vom akuten Angriff des Poliomyelitis-Virus „erholt" hatten. Typischerweise tritt das Syndrom 30–40 Jahre nach der ursprünglichen Infektion und daher in der Gruppe der 60–70jährigen auf, so daß ein gleichzeitiges Auftreten von Motoneuronkrankheit durchaus möglich ist. Für die Differentialdiagnose ist es wichtig, die Symptome einer vorausgegangenen Poliomyelitis richtig zu erkennen.

In der oberen Extremität werden besonders die Muskeln der Schulter durch Poliomyelitis geschädigt, während eine Beteiligung der Mm. interossei der Hand nur relativ selten vorkommt. Der Bizeps- und der Trizepssehnenreflex fallen schon bei der ursprünglichen Infektion aus. Findet man gesteigerte Reflexe im Arm und eine deutliche Beteiligung der inneren Handmuskeln, deutet dies auf eine andere Krankheit hin.

An den unteren Extremitäten besteht eine auffällige Besonderheit in den stark ausgeprägten autonomen Veränderungen. Wie beim Arm kann die Lähmung proximal und umschrieben sein, aber die Extremität ist gewöhnlich kalt, geschwollen, violett und ödematös. Man nimmt an, daß diese Veränderungen nicht einfach eine Folge der Lähmung und der damit verbundenen Ödeme sind, sondern daß das Poliomyelitis-Virus auch autonome Zellen im Rückenmark geschädigt hat.

Die wichtigsten Hinweise auf die Entwicklung einer die Beine betreffenden Motoneuronkrankheit wären gesteigerte Reflexe und positive Babinski-Reflexe. Waren aber die Reflexe bereits früher erloschen, können sie nicht gesteigert werden, und sind die prätibialen Muskeln schwach, kann kein positiver Babinski auftreten. Dadurch kommt es nur zu einer Verteilung der Schwäche, die eher einer pyramidalen Krankheit entspricht als die bereits bestehende Schwäche des Patienten, und dies ist der Hinweis der Neuentwicklung einer Läsion des 1. Motoneurons.

Schwäche der Rumpfmuskulatur kann zu einer Mischung von Kyphoskoliose, Lordose und segmentalem Ausfall der Interkostal- oder Bauchmuskeln führen. Mit steigendem Alter kann eine sekundäre Degeneration der Wirbelsäule zu zunehmenden Schmerzen und Behinderungen führen.

Beim Post-Polio-Syndrom betrifft die neue Schädigung solche Muskeln, die nach Angaben der Patienten auch in der ursprünglichen Krankheitsphase beteiligt waren und sich anschließend erholt hatten. Diese Tatsache stützt die Ansicht, daß geschädigte Neurone vorzeitig degenerieren, und daß kein neuer Krankheitsprozeß vorliegt. Durch halbjährliche Nachuntersuchungen über einen Zeitraum von ein bis zwei Jahren läßt sich die viel rascher fortschreitende Entwicklung einer echten Motoneuronkrankheit gewöhnlich ausschließen. Leider kann durch elektromyographische Untersuchungen keine der beiden Diagnosen eindeutig bestätigt oder ausgeschlossen werden.

Fallbeispiel VI

Ein 63jähriger pensionierter Professor wurde überwiesen, weil er seit sechs Monaten an zunehmender Ungeschicklichkeit und Schwäche im linken Arm litt. Man hatte ihm gesagt, daß dies auf einer zervikalen Spondylose beruhte, obwohl die Entwicklung relativ schmerzlos verlaufen war. Er hatte 30 Jahre vorher Poliomyelitis gehabt, die eine gewisse bleibende Schwäche in den Beinen verursacht hatte, und obwohl die Arme akut betroffen waren, schienen sie sich völlig erholt zu haben. Bei der Untersuchung hatte er links eine ausgeprägte Schwäche der Mm. interossei, eine Atrophie des Unterarms und gesteigerte Reflexe im ganzen Arm. Der rechte Arm war neurologisch ohne pathologischen Befund. Beide Beine zeigten deutliche Hinweise auf eine alte Poliomyelitis. Sie waren reflexlos mit einer generalisierten Atrophie und mäßigen vasomotorischen Veränderungen, aber der linke Babinski war positiv. Das klinische Bild stand in eindeutigem Widerspruch zu zervikaler Spondylose, und die distale Atrophie, die gesteigerten Reflexe im Arm und der positive Babinski legten nahe, daß er tatsächlich eine Motoneuronkrankheit hatte. Der klinische Verlauf

in den nächsten sechs Monaten bestätigte eindeutig, daß es sich hier um Motoneuronkrankheit handelte, die sich bei einem Patienten mit vorausgegangener Poliomyelitis entwickelte.

Fallbeispiel VII

Eine 58jährige Frau wurde wegen zunehmender Schwäche in den Beinen überwiesen. Mit 24 Jahren hatte sie als Grundschullehrerin Poliomyelitis gehabt, die auf ihrem Höhepunkt zu einer generalisierten Paralyse geführt hatte, künstliche Beatmung war aber nicht erforderlich gewesen. Sie war zwei Jahre im Krankenhaus und konnte an Stöcken gehen, hatte aber eine beträchtliche Schwäche in den Beinen zurückbehalten. Sie hatte die ganze Zeit gewußt, daß ihre Mm. quadricipes schwach waren, aber jetzt schienen sie schwächer zu werden. Sie hatte in der letzten Zeit 9 kg zugenommen. Bei der Untersuchung hatte sie für eine alte Poliomyelitis typische vaskuläre Veränderung in beiden Beinen. Die Schwäche betraf besonders die Hüftbeuger, die Mm. quadricipes und die Auswärtsdreher und Dorsalflexoren der Füße, die keine Reflexe aufwiesen. Wegen der Schwäche fehlten die Babinski-Reflexe. EMGs zeigten bizarre verlängerte und repetitive Riesenpotentiale in einem Interferenzmuster von niedriger Amplitude ohne Faszikulation oder Fibrillation. Diese Befunde ließen auf lange zurückliegende Veränderungen schließen, und es gab keine Hinweise auf eine neue Krankheit und auf Muskeln, die nur mit relativ wenigen überlebenden Einheiten funktionierten. Halbjährliche Nachuntersuchungen über einen Zeitraum von drei Jahren bestätigten diese Ansicht. Eine weitere Verschlechterung trat nicht auf. Dieser Verlauf wurde durch eine gewisse Gewichtsabnahme unterstützt.

Fallbeispiel VIII

Ein 46jähriger Mann wurde wegen Schwäche der Kaumuskulatur überwiesen, die besonders die rechte Seite betraf. Er war in Indien geboren worden und hatte sich mit sechs Jahren beim Schwimmen in stehendem Wasser eine Krankheit zugezogen. Er hatte nur wenige Erinnerungen an diese Krankheit, und man hatte ihm erzählt, daß er zwei Wochen im Koma gelegen habe. Er konnte sich aber erinnern, daß er in der Erholungsphase nur kauen konnte, wenn er den Unterkiefer mit den Händen auf und ab bewegte. Durch die Krankheit hatte er auch eine anhaltende komplette Lähmung des 2. Motoneurons des N. facialis. Seine Mutter kam aus Indien, um weitere Details zu berichten, und sagte, daß die Diagnose Poliomyelitis nie erwogen worden war. Sie bestätigte, daß es fast ein Jahr dauerte, bevor der Patient wieder normal sprechen und kauen konnte. Bei der Untersuchung hatte er eine ausgeprägte Schwäche der rechten Mm. pterygoidei und eine komplette rechtsseitige Fazialislähmung. Andere Befunde fanden sich nicht, und die bulbären Muskeln waren normal. EMGs der rechten Mm. pterygoidei ergaben ein Bild, das dem bei der oben genannten Patientin erstaunlich ähnelte, mit einer stark verminderten Zahl identischer, repetitiver Riesenpotentiale, aber ohne Hinweise auf Fibrillation oder Faszikulation. Während der 12monatigen Nachsorge schritt die Krankheit nicht weiter fort.

Es ist ziemlich wahrscheinlich, daß dieser Fall ein Beispiel für eine bulbäre Poliomyelitis ist. Eine anhaltende

Fazialislähmung wurde als häufigste Dauerfolge der Krankheit beschrieben. Es gibt anamnestische Hinweise auf eine Beteiligung der Kaumuskulatur bei der akuten Krankheit und jetzt entwickelt sich nach 40 Jahren eine Schwäche derselben Muskeln. Vielleicht handelt es sich hier um ein möglicherweise einmaliges Beispiel eines Post-Polio-Syndroms. Mit Sicherheit wäre dieser Fall eine sogar noch ungewöhnlichere Manifestation der Motoneuronkrankheit.

Toxische Vorderhornzellkrankheit

Glücklicherweise gibt es keine Medikamente, von denen bekannt ist, daß sie die Vorderhornzellen schädigen. Es gibt aber mindestens eine Chemikalie, Tri-*ortho*-kresylphosphat, die in den letzten 70 Jahren zu zwei Ausbrüchen der Krankheit geführt hat. Den ersten verursachte seine Verwendung als sogenannter „Jamaica ginger", ein Bestandteil alkoholischer Getränke in der Prohibitionszeit in den USA. Der zweite Ausbruch ereignete sich vor relativ kurzer Zeit in Marokko, als mit Tri-*ortho*-kresylphosphat kontaminiertes Speiseöl auf den Markt gebracht wurde. Es kam zu einer Massenvergiftung, und viele Überlebende erlitten schwere Behinderungen. Eine Epidemie einer peripheren Neuropathie mit ähnlichen Symptomen trat 1981 in Spanien auf, und obwohl man Speiseöl im Verdacht hatte, konnte die genaue Ursache noch nicht festgestellt werden.

Die dritte „toxische" Ursache einer Schädigung der Vorderhornzellen, oder zumindest einer Polio-ähnlichen Krankheit, ist die Zeckenlähmung. Diese beruht auf einem Toxin, das die Zecke beim Biß in die Haut – normalerweise auf der Kopfhaut oder am Nacken – absondert. Die betreffenden Zeckenarten kommen in den Rocky Mountains Kanadas und der USA, in Südafrika, Australien und in Südosteuropa in den Staaten des Balkans vor. Innerhalb weniger Tage nach dem Biß der Zecke kommt es zu Fieber, Wahnvorstellungen, Parästhesien im Gesicht und Schwierigkeiten beim Schlucken. Darauf folgt rasch eine aufsteigende Lähmung, die tödlich verlaufen kann, wenn die Zecke nicht gefunden und entfernt wird.

Elektrotrauma und Vorderhornzellkrankheit

In den letzten Jahren hat man erkannt, daß Überlebende starker elektrischer Schläge im betroffenen Gebiet eine akute Rückenmarksschädigung bekommen können. Da der elektrische Strom häufig durch den Arm in den Körper gelangt und durch den anderen Arm oder das Bein zur Erde fließt, ist das Rückenmark auf dem Niveau C5, C6 und C7 am stärksten betroffen. Innerhalb von Monaten kommt es zu fortschreitender Atrophie und Schwäche in diesen motorischen Einheiten, die Symptome verursachen, die nicht von denen einer Motoneuronkrankheit zu

unterscheiden sind. Der Zustand kommt gewöhnlich zum Stillstand, aber die Schädigung ist dauerhaft.

Periphere Neuropathie

Läsionen einzelner Nervenwurzeln und einzelner peripherer Nerven wurden in den Kapiteln 16 und 17 behandelt. In diesem Kapitel beschäftigen wir uns mit erblichen, infektiösen, toxischen Störungen und Zuständen unklarer Genese, bei denen die peripheren Nerven diffus geschädigt werden.

Im Säuglings- und Kindesalter kann eine periphere Neuropathie zu Störungen der normalen motorischen Entwicklung, Ungeschicklichkeit und Gangstörungen führen. Nur selten klagt ein Kind über distale Parästhesien, das klassische Symptom einer Polyneuropathie. Wegen des Fehlens subjektiver Symptome glaubt man häufig, daß Kinder mit einer peripheren Nervenschädigung an Muskeldystrophie leiden, so daß elektrophysiologische Untersuchungen für die Differentialdiagnose unerläßlich sind.

Beim Erwachsenen ist die Diagnose wegen der distalen Parästhesien, der Sensibilitätsstörung und der Ungeschicklichkeit, die gewöhnlich aus einer Mischung aus einer Beeinträchtigung der Feinmotorik und einer sensiblen Störung besteht, leichter zu stellen, auch wenn die Ätiologie häufig nicht geklärt werden kann.

In allen Altersklassen ist eine detaillierte Familienanamnese sehr wichtig. Manchmal stellt sich heraus, daß mehrere Angehörige einer Familie unter der gleichen Krankheit leiden, die sich hinter verschiedenen diagnostischen Bezeichnungen verbirgt. Falls Zweifel bestehen, lohnt sich der Aufwand für die Untersuchung anderer Familienmitglieder, um festzulegen, ob eine erbliche Krankheit vorliegt oder nicht. Eine genaue Anamnese aller früher verwendeten Medikamente und möglicher Chemikalienexposition ist ebenfalls wichtig. Ernährungsgewohnheiten, frühere chirurgische Eingriffe im Bauchraum und Einzelheiten über den Alkoholkonsum sollten ebenfalls erfragt werden, da ernährungsbedingte Mangelerscheinungen eine häufige Ursache von Neuropathien sind.

Erbliche periphere Neuropathien

Die Klassifikation der erblichen peripheren Neuropathien hat sich in den letzten 15 Jahren erheblich verändert, und im weiteren Text wird diese neue Klassifikation verwendet. Aus historischen und praktischen Gründen werden aber auch die alten Namen der Krankheiten aufgeführt, da die alten Bezeichnungen sich noch in den klinischen Unterlagen vieler Patienten finden. Heute bezeichnet man diese Krankheiten als hereditäre motorisch-sensible Neuropathien (HMSN I–III) und hereditäre sensible Neuropathien (HSN I–IV).

Hereditäre motorisch-sensible Neuropathien

HMSN I (Charcot-Marie-Tooth-Krankheit, Roussy-Lévy-Syndrom)

Diese Krankheit beruht entweder auf einem autosomal dominanten oder rezessiven Gendefekt auf Chromosom 1. Das Gen zeigt eine variable Penetranz, so daß ein ganzes Spektrum von Syndromen auftreten kann, die von einem deformierten Hohlfuß bis zu einer voll entwickelten Neuropathie reichen können.

Körperliche Symptome können in jedem Alter gefunden werden. Im Säuglingsalter können Kyphoskoliose oder ein Hohlfuß auffallen, so daß der Rat eines Orthopäden eingeholt wird. Häufig wird die Bedeutung dieser Befunde in diesem Stadium nicht erkannt, obwohl eine Untersuchung der Füße der Eltern häufig eine ähnliche Deformität an den Tag bringt. Die Art der Fehlbildung des Fußes kann man sich am leichtesten merken, wenn man sich vorstellt, welche Form ein Fuß hätte, mit dem gerade ein Fußball aus Beton getreten wurde: Der Fuß ist verkürzt, das Gewölbe ist hoch, und die Außenseite des Fußes berührt den Boden nicht; die Zehen stehen eng zusammen und scheinen auf der Oberseite der Mittelfußknochen zu entspringen und nicht an ihren Enden. Diese Art der Fehlbildung kann in Verbindung mit jeder der erblichen neurologischen Störungen und intraspinalen Krankheiten gefunden werden und ist ein neurologisches Schlüsselsymptom, das als Friedreich-Fuß bekannt ist (Abb. 19.3). Üblicherweise zeigt sich die Symptomatik im Alter zwischen 10 und 20 Jahren deutlicher. Sie beginnt mit Atrophie und Schwäche der M. peronaei, führt zu einem Fallfuß und einer fortschreitenden Verschlimmerung der bereits bestehenden Hohlfüße. Später atrophieren die Wadenmuskulatur und das distale Drittel des Oberschenkels, so daß das Bein schließlich wie ein „Storchenbein" oder ein „Sektglas" aussieht (Abb. 19.4). Die Vibrationsempfindung ist schon früh beeinträchtigt, und später kann die Wahrnehmung geführter Bewegungen in gewissem Umfang nachlassen. Die motorischen Beschwerden stehen immer viel stärker im Vordergrund als das sensible Defizit, obwohl in manchen Familien eine Sensibilitätsstörung ein wichtiges Symptom zu sein scheint.

In einem schweren, lang bestehenden Fall kann auch eine Atrophie der Unterarme und der kleinen Handmuskeln vorkommen. Die Reflexe erlöschen, und in ungefähr 50 % der Fälle ist eine Verdickung der peripheren Nerven nachweisbar. In einigen Familien ist der Zustand mit einem gleichzeitig bestehenden gutartigen hereditärem Tremor verbunden. Diese Variante wurde früher als Roussy-Lévy-Syndrom bezeichnet.

Das wichtigste Kennzeichen von HMSN I ist eine starke Verlangsamung der peripheren Nervenleitgeschwindigkeit (NLG) auf 10–20 m/s, während die sensiblen Aktionspotentiale fehlen. Klinisch unauffällige Familienangehörige können ebenfalls Nervenleitungsstö-

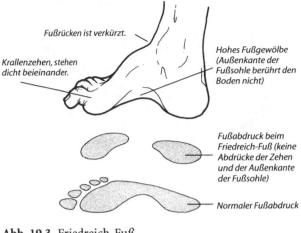

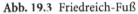

Abb. 19.3 Friedreich-Fuß

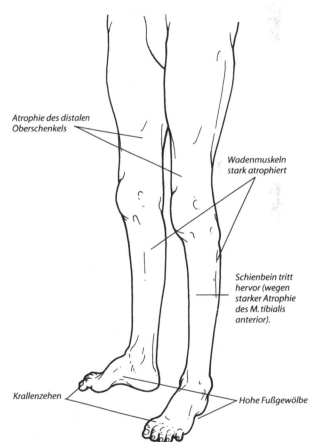

Abb. 19.4 Charcot-Marie-Tooth-Krankheit (HMSN I oder II): Das Bein hat die Form eines Sektglases oder eines Storchenbeins

rungen haben. Pathologisch findet man periphere segmentale Demyelinisierung und eine Degeneration der Hinterstränge. Die Prognose für das Überleben ist günstig, und nur relativ wenige Patienten müssen einen Rollstuhl benutzen.

HMSN II

Dieser Zustand wird autosomal dominant vererbt und ist praktisch mit HMSN I identisch, außer daß er sich später – ungefähr im Alter von 20–30 Jahren – manifestiert. Der Verlauf von HMSN II ist leichter, sie betrifft nur die Beine und ist weniger progredient. Die beiden Neuropathien lassen sich dadurch unterscheiden, daß bei HMSN II die Geschwindigkeit der Nervenleitung und die Aktionspotentiale nur minimal vermindert sind. Bei dieser Form scheint der pathologische Prozeß im Neuron oder Axon abzulaufen, und der Zustand wurde als „neuronale Form" der Charcot-Marie-Tooth-Krankheit beschrieben.

HMSN III (hypertrophische periphere Neuropathie, Déjerine-Sottas-Krankheit)

Diese Krankheit wird autosomal rezessiv vererbt, und die ersten Symptome treten im frühen Kindes- oder Jugendalter auf. Die betroffenen Patienten sind gewöhnlich kleinwüchsig, haben eine Kyphoskoliose und können Fehlbildungen der Hände und Füße haben. Die motorische Entwicklung kann verzögert sein. Die Reflexe fehlen, und die peripheren Nerven sind verdickt und lassen sich leicht palpieren. Manchmal sind sie sogar sichtbar, insbesondere die Nn. subclavii und die kutanen Nerven auf dem Fußrücken.

Die Schwäche tritt zuerst in den Beinen auf, wird aber generalisiert, und anders als bei HMSN I und HMSN II kommt es zu einen schweren sensiblen Defizit. Dieses beeinträchtigt insbesondere die Lagewahrnehmung und kann zu Pseudotabes und Pseudoathetose führen. Häufig ist das Gehör beeinträchtigt. Untersuchungen der Nervenleitung zeigen eine extreme Verlangsamung auf 10 m/s oder weniger, und sensible Aktionspotentiale fehlen. Die pathologischen Veränderungen sind überraschend, wenn man die Verdickung der Nerven bedenkt. Die normalerweise myelinisierten Nervenfasern sind hypomyelinisiert oder nicht myelinisiert, und es gibt Hinweise auf eine segmentale Demyelinisierung. Die Nervenfasern sind von konzentrischen Schichten aus Basalmembran umgeben. Die verdickten Nerven können leicht durch Kompression von außen geschädigt werden, und es kann zu einer Neuropathie kommen, die einer Mononeuritis multiplex ähnelt. Die Krankheit führt zu starken Behinderungen, und die meisten Patienten sind im Alter zwischen 20 und 30 Jahren an den Rollstuhl gebunden.

Neuropathie bei Friedreichscher Ataxie

Diese wird zwar nicht der Gruppe der erblichen motorisch-sensiblen Neuropathien zugerechnet, da aber eine leichte sensomotorische Neuropathie mit langsamer Nervenleitung bis in den Bereich von 20–30 m/s ein charakteristisches Kennzeichen dieser Krankheit ist, soll sie hier kurz erwähnt werden. Auch hier tritt die gleiche Deformität des Fußes (Friedreich-Fuß) auf, und jeder Patient mit einem Friedreich-Fuß sollte sehr sorgfältig auf Anzeichen von Ataxie und Dysarthrie untersucht werden (siehe auch Kapitel 14).

Hereditäre sensible Neuropathien

HSN I

Diese seltene familiäre Störung wird autosomal dominant vererbt. Sie beeinträchtigt hauptsächlich Schmerzbahnen und – in geringerem Umfang – auch andere Modalitäten, besonders an den Beinen. Klinische Symptome treten im Alter zwischen 10 und 20 Jahren auf. Die zugrundeliegende Pathologie ist eine langsam fortschreitende Degeneration der distalen sensiblen Axone, die nicht myelinisierte und kleine myelinisierte Fasern betrifft. Dies erklärt die starke Beeinträchtigung der Schmerz- und Temperaturempfindung. Die größten Probleme bereiten dabei wiederholte schmerzlose Verletzungen und Ulzerationen an den Füßen, die später zu einer schweren destruktiven Arthropathie der Fußgelenke fortschreiten können (Charcot-Gelenk). Die autonomen Funktionen sind nicht beeinträchtigt, und falls der Zustand erkannt und die Füße behandelt werden, ist die Prognose günstig.

HSN II (Morvan-Syndrom, infantile Syringomyelie oder kongenitale sensible Neuropathie)

Hierbei handelt es sich um eine sehr seltene, autosomal rezessive Störung, die zu distalen sensiblen Defiziten mit schmerzlosen Deformitäten und Ulzerationen an Händen und Füßen führt. Bis auf ihre Manifestation im Säuglingsalter ähnelt sie HSN I.

HSN III (Riley-Day-Syndrom, familiäre Dysautonomie)

Diese sehr seltene autosomal rezessive Störung tritt am häufigsten in jüdischen Familien auf. Sie beruht auf dem angeborenen Fehlen von Neuronen in den vegetativen Grenzstrangganglien und den sensiblen Spinalganglien. Das klinische Bild wird von einer schweren autonomen Neuropathie bestimmt mit schwankender Körpertemperatur, fehlender Tränen- und Speichelbildung, orthostatischer Hypotonie und einer beeinträchtigten Geschmackswahrnehmung mit einer bemerkenswert glatten Zunge und einem generalisierten Ausfall der Schmerz- und Temperaturempfindung. Alle Reflexe fehlen. Die meisten Kinder sterben wegen der autonomen Funktionsstörung vor dem 15. Lebensjahr.

HSN IV (kongenitale sensible Neuropathie mit Ausfall der Schweißbildung)

Eine äußerst seltene autosomal rezessive Störung, die sich im Säuglingsalter in Form von Episoden hohen Fiebers wegen der fehlenden Schweißbildung manifestiert. Geistiger Rückstand und Minderwuchs sind häufig. Ein wichtiges Symptom ist die angeborene Schmerzunempfindlichkeit. Die Prognose ist ungünstig.

Metabolische Neuropathien

Auch diese Krankheiten sind erblich, doch wurde bei ihnen der biochemische Defekt identifiziert, der die Neuropathie verursacht, und sie werden deshalb getrennt klassifiziert.

Amyloid-Neuropathie

Bei Amyloidose können die peripheren Nerven durch die direkte Ablagerung von Amyloid um die Nervenfasern, Ablagerung von Amyloid in den Hüllen der Nervenfasern und durch die mikrovaskuläre Amyloidablagerung, die zu einer „vaskulitischen" Form von Neuropathie führt, geschädigt werden. Das klinische Bild wird durch die Schäden an Fasern mit kleinem Durchmesser geprägt, die zu einem Ausfall der Schmerz- und Temperaturempfindung und einer autonomen Neuropathie führen, die ein konstantes Symptom ist.

Es gibt vier Varianten der erblichen Amyloid-Neuropathie. Die zuerst beschriebene Form wurde anfangs bei Patienten portugiesischer Abstammung gefunden, inzwischen konnte sie aber auch bei japanisch- und schwedischstämmigen Familien nachgewiesen werden. Diese Variante führt zu einer sehr unangenehmen, unaufhaltsam fortschreitenden und letztlich tödlichen Neuropathie, die im dritten Lebensjahrzehnt in den Beinen beginnt und in ungefähr 10 Jahren zum Tod führt. Die zweite Variante wurde von Familien schweizerischer und deutscher Abstammung berichtet und ist eine leichtere Störung, die gewöhnlich mit einem Karpaltunnelsyndrom beginnt. Bei dieser Form sind Glaskörpertrübungen häufig. Die dritte Form ist eine generalisierte Neuropathie, die sich im Alter zwischen 30 und 40 Jahren manifestiert und nur minimale vegetative Schädigungen verursacht. Sie wurde zuerst in Iowa bei einer Familie britischer Abstammung festgestellt. Der vierte Typ wurde bisher nur aus Finnland gemeldet und führt zu multiplen Hirnnervenläsionen und Hornhautdystrophie.

Systemische, nicht familiäre Amyloidose kann durch eine periphere Neuropathie kompliziert werden. Primäre Amyloidose, einschließlich der, die bei Patienten mit multiplen Myelomen auftritt, führt zu einer generalisierten, symmetrischen sensomotorischen Neuropathie mit einer späteren schweren autonomen Beteiligung. Die Diagnose wird anhand einer Biopsie des N. suralis, von Rektum oder Zahnfleisch gestellt. Todesursache ist gewöhnlich eine Schädigung von Herz oder Nieren durch Amyloid.

Lipoproteinstörungen und periphere Neuropathien

In dieser Gruppe sehr seltener Störungen können die anderen Komponenten des Zustands von größerer Bedeutung als die Neuropathie sein. Sie sollen aber aus Gründen der Systematik hier behandelt werden.

Zerebrale Lipidosen

Bei den zerebralen degenerativen Krankheiten, die von der Ablagerung abnormer Lipide im Gehirn begleitet werden, stehen zwar zerebrale Symptome im Vordergrund, das klinische Bild umfaßt aber auch eine periphere Neuropathie. Untersuchungen der Nervenleitung und Nervenbiopsien bestätigen häufig die Diagnose, ohne daß eine Hirnbiopsie gemacht werden muß. Die beiden Krankheiten sind die metachromatische Leukodystrophie und die Globoidzellen-Leukodystrophie (Krabbe-Syndrom), die autosomal rezessiv vererbt werden.

Metachromatische Leukodystrophie

Diese Krankheit beruht auf einem Mangel an Arylsulfatase A, der zu der Ablagerung von Sulfatiden in den Geweben führt. Eine ausgedehnte Demyelinisierung des Gehirns führt zu einer Intelligenzminderung und einem progredienten Bild, das Multipler Sklerose nicht unähnlich ist, wenn die peripheren neuropathischen Symptome nicht entdeckt werden. Es gibt infantile, juvenile und adulte Formen, die aber alle innerhalb weniger Jahre nach dem Beginn letal sind.

Globoidzellen-Leukodystrophie (Krabbe-Syndrom)

Diese Krankheit wird durch einen Mangel an Galactosylceramid-β-galactosidase verursacht. Galactocerebrosid sammelt sich im Gehirn und den peripheren Nerven an. Eine fortschreitende zerebrale Degeneration und Symptome von Neuropathie beherrschen das klinische Bild. Die Krankheit führt innerhalb von ein bis zwei Jahren nach ihrer Manifestation, die gewöhnlich im ersten Lebensjahr erfolgt, zum Tod.

Neuropathie aufgrund von Glykoproteinmangel

Im Zusammenhang mit Glykoproteinmangel wurden zwei Zustände identifiziert. Dabei handelt es sich um die Abetalipoproteinämie und die Analphalipoproteinämie.

Abetalipoproteinämie (Bassen-Kornzweig-Syndrom)

Diese autosomal rezessiv vererbte Krankheit führt zu einer Akkumulation von Triglyzeriden in der Darmschleimhaut, die die Resorption von fettlöslichen Vitaminen beeinträchtigt. Die Serumkonzentration von Cholesterin ist extrem niedrig. Das klinische Bild wird durch Malabsorption mit Entwicklungsverzögerung und progressiver Ataxie, Dysarthrie und peripherer Neuropathie bestimmt sowie durch eine ausgeprägte Beeinträchtigung der Lagewahrnehmung, die auf einer Beteiligung der dicken Fasern beruht. Diese Störung kann mit Retinitis pigmentosa verbunden sein. Die Patienten können bis ins mittlere Alter überleben. Außer der extrem niedrigen Cholesterinkonzentration ist das Vorhandensein von Akanthozyten im Blutausstrich ein wichtiges Symptom. Akanthozyten sind Erythrozyten mit stacheligen Fortsätzen. Man nimmt an, daß die Gabe von hoch dosierten fettlöslichen Vitaminen und die Beschränkung der mit der Nahrung zugeführten Fette das Fortschreiten der neurologischen Symptome beeinflussen kann.

Analphalipoproteinämie (Tangier-Krankheit)

Dieser faszinierende, autosomal rezessiv vererbte Zustand kann sich als periphere Neuropathie manifestieren. Das auffälligste klinische Symptom ist die Ablagerung von Cholesterin in den Rachenmandeln, die sich dadurch gelb färben und anschwellen, so daß es zu Atem- und Schluckbeschwerden kommen kann. Die biochemische Grundlage dieser Krankheit ist nicht sicher, aber im Serum fehlen die HDLs praktisch ganz, und die Cholesterinkonzentration im Blut ist äußerst niedrig. Die kleinen myelinisierten und nicht myelinisierten Fasern sind betroffen, so daß es gewöhnlich zu einer starken Beeinträchtigung der Schmerz- und Temperaturempfindung kommt, die eine Syringomyelie vortäuschen kann. Die Neuropathie schreitet nur sehr langsam fort.

Refsum-Syndrom (Heredopathia atactica polyneuritiformis, Phytansäure-Speicherkrankheit)

Diese sehr seltene Krankheit beruht darauf, daß Phytansäure, die hauptsächlich in Milchprodukten, Fischölen und Rindfleisch vorkommt, nicht abgebaut werden kann. Die Krankheit beginnt normalerweise im späten Teenageralter und wird von Retinitis pigmentosa mit Nachtblindheit, Taubheit, Ataxie und progredienter peripherer Neuropathie bestimmt. Ichthyose kann ein Frühsymptom sein. Früherkennung und Behandlung mit einer phytolarmen Diät können den Krankheitsverlauf beeinflussen, der ansonsten aufgrund einer späteren Beteiligung des Herzens tödlich ist.

Fabry-Syndrom (Angiokeratoma corporis diffusum, α-Galaktosidase-A-Mangel)

Dieser Zustand wird X-chromosomal rezessiv vererbt und beginnt in der Kindheit. Die Hautläsion ist ein teleangiektatischer Ausschlag auf dem unteren Teil des Rumpfes und den Oberschenkeln. In allen Geweben wird ein abnormes Lipid abgelagert, das auch in allen Körperflüssigkeiten vorhanden ist. Die häufigste Todesursache ist Nierenversagen. Die periphere Neuropathie ist durch sehr starke, unerträglich brennende Schmerzen gekennzeichnet. Diese können anhalten und gelegentlich während sogenannter „Krisen" stark sein.

Alle erblichen neuropathischen Zustände führen zu Symptomen einer peripheren Neuropathie: im wesentlichen zu einem Ausfall aller Reflexe und einer sensiblen Beeinträchtigung, die vorzugsweise die Schmerz- und Temperaturempfindung betreffen kann, wenn dünne Fasern beteiligt sind, und zu einem Ausfall der Propriozeption mit nachfolgender Ataxie führt, wenn dicke Fasern betroffen sind. Dieser differentielle Sensibilitätsverlust kann gelegentlich eine Rückenmarkskrankheit vortäuschen, wenn man nicht daran denkt, daß eine dissoziierte Sensibilitätsstörung manchmal auf einer peripheren Neuropathie beruhen kann. Die Routineuntersuchung von Patienten mit Verdacht auf periphere Neuropathie sollte eine genaue Familienanamnese, Palpation der peripheren Nerven, Untersuchung der Augen auf Glaskörpertrübungen und Retinitis pigmentosa sowie eine Untersuchung der Mandeln umfassen. Die Voruntersuchungen sollte man darüberhinaus durch einen Blutausstrich und die Bestimmung der Serumkonzentrationen von Cholesterin und Lipoproteinen sowie des Phytansäuregehalts des Bluts ergänzen, wenn das klinische Bild dies rechtfertigt. Bei genetisch bestimmten und metabolischen Neuropathien ist eine starke Verlangsamung der Nervenleitung, die im Bereich von 10–20 m/s liegen kann (normal sind 38 m/s und mehr), ein häufiger Befund. Bei anderen Arten von Neuropathie kommt es zu einer Verlangsamung bis in den unteren Normalbereich, aber bis auf das Guillain-Barré-Syndrom findet man eine derart extreme Verlangsamung nur selten, und eine starke Verlangsamung der NLG ist das Kardinalsymptom der erblichen Neuropathien.

Metabolisch ausgelöste Neuropathie (akute intermittierende Porphyrie)

Drei der sechs Varianten von Störungen des Porphyrinstoffwechsels sind mit einer Schädigung des Gehirns und der peripheren Nerven verbunden. Der klassische Zustand ist die akute intermittierende Porphyrie, die auf einem Defekt der Uroporphyrinogen-Synthase beruht. Der Mechanismus der Schädigung des Nervensystems ist noch nicht sicher, aber die Schädigungen werden am meisten auf die Toxizität abnormer Metaboliten zurückgeführt. Attacken werden meistens durch bestimmte Medikamente ausgelöst, aber auch hier ist der Mechanismus unbekannt.

Die Krankheit wird autosomal rezessiv vererbt, und die Häufigkeit beträgt 1,5/100 000. Viele der am stärksten provozierenden Medikamente werden nicht mehr allgemein eingesetzt, wodurch sich vielleicht die Seltenheit akuter Anfälle erklären läßt. Am wichtigsten waren Sulfonamide und Barbiturate (siehe Tabelle 19.1). Viele andere, weniger häufig verwendete Medikamente wurden mit Anfällen in Verbindung gebracht. Attacken können auch durch Fasten und Fieber ausgelöst werden.

Das klinische Bild ist bemerkenswert, da es leicht andere Krankheiten vortäuschen kann und zwar solche, die den Einsatz weiterer provozierender Medikamente wie Sulfonamide erfordern können, wenn das Bild auf eine Harnwegsinfektion hinweist, oder eine Vollnarkose mit Barbituraten, wenn ein akutes Abdomen vermutet wird.

Starke kolikartige Bauchschmerzen mit Erbrechen und Verstopfung können einen Darmverschluß vortäuschen. Akute emotionale Verwirrtheitszustände mit abnormem Verhalten, die häufig einen psychotischen Grad erreichen können, erfordern unter Umständen eine akute psychiatrische Intervention.

Der akute Beginn einer schweren aufsteigenden Neuropathie ähnelt dem Guillain-Barré-Syndrom, aber die Verbindung mit dem schrittweisen Beginn und ungewöhnlich starken Schmerzen bei einem geistig gestörten Patienten könnten leicht zur Diagnose Hysterie führen. Bei einem typischen Fall sind starke schmerzhafte Parästhesien, häufig ohne Sensibilitätsstörung, ein wichtiges Symptom. Kommt es zu einer Sensibilitätsstörung, kann sie proximal in einer sogenannten „Badehosenverteilung" beginnen. Eine rasch aufsteigende schlaffe Lähmung mit Areflexie und einer Beteiligung der Hirnnerven ist das übliche motorische Bild. Eine autonome Beteiligung ist möglich und kann die gastrointestinalen Symptome verursachen. Anfälle starker Bauchschmerzen (viszerale Krisen) und Tachykardie mit orthostatischer Hypotonie sind die üblichen Hinweise auf eine autonome Beteiligung.

Früher wurde die Diagnose gestellt, indem man überschüssiges Porphobilinogen und δ-Aminolävulinsäure im Urin nachwies, aber heute dient die direkte Bestimmung von Erythrozyten-Urobilinogen-Synthase als diagnostischer Test. Die tief rote Farbe des Urins, die während eines Anfalls auftritt, entwickelt sich nur, wenn man den Urin am Licht stehen und oxidieren läßt.

Sekundäre metabolische Funktionsstörungen sind häufig, und es können Hinweise auf eine gesteigerte Sekretion von ADH (antidiuretisches Hormon), Nephropathie mit Salzverlust und Leberstoffwechselstörung bestehen.

Die Mortalität ist hoch (25–50 %) und beruht auf der Lähmung und der zerebralen Funktionsstörung. Überlebende beginnen sich nach sechs bis acht Wochen zu erholen, aber die Rückbildung verläuft langsam und ist häufig unvollständig. Anfälle sollten mit intravenösen Gaben von Glukose (10–20 g/h) und Hämatin (4 mg/kg in 12 Stunden) behandelt werden. Dadurch wird der Stoffwechseldefekt ausgeglichen. Phenothiazine können zur Sedierung eingesetzt werden: Chlorpromazin scheint besonders nützlich zu sein. Andere Stoffwechselstörungen werden nach den üblichen Regeln behandelt.

Fallbeispiel IX

Eine 26jährige Frau bekam eine Harnwegsinfektion, die mit Sulfonamiden behandelt wurde. Die Rückenschmerzen gingen in Bauchschmerzen mit Erbrechen über, es konnte aber keine chirurgische Ursache gefunden werden, und sie erhielt weiter Sulfonamide. Zunehmende Schmerzen und emotionale Labilität führten zur Aufnahme in ein allgemeines Krankenhaus und anschließend zur Verlegung in eine psychiatrische Klinik. Zunehmende neurologische Behinderung mit Schmerzen, Taubheit und Schwäche schienen auf Hysterie hinzudeuten. Sie sollte neurologisch untersucht werden und wurde am Tag der Verlegung gezwungen, durch den Korridor zum Krankenwagen zu kriechen, „um ihre Genesung zu beschleunigen." Bei ihrer Ankunft in der neurologischen Abteilung war sie dyspnoisch und leicht zyanotisch, hatte eine schwere generalisierte Schwäche, eine beidseitige Gesichtslähmung, Areflexie und Schwierigkeiten beim Schlucken und Sprechen. Sie hatte eindeutig eine schwere, fulminante Neuropathie. Eine Urinprobe färbte sich nach zwei Stunden auf dem Fensterbrett der Station tiefrot, und die biochemische Analyse bestätigte die Diagnose von akuter intermittierender Porphyrie. Sie erhielt 25 mg Chlorpromazin pro Tag, um ihre Symptome zu kontrollieren, und sie entging nur knapp der Beatmung. Sie erholte sich gut.

Diese Folge von Überweisungen – chirurgisch, psychiatrisch und schließlich neurologisch – ist für die Krankheit fast schon pathognomonisch, aber akute intermittierende Porphyrie ist so selten, und ihre Manifestatio-

---

Tabelle 19.1 Medikamente, die Anfälle von Porphyrie auslösen können

Alkohol
Barbiturate
Carbamazepin
Chloramphenicol
Chlordiazepoxid
Dichloralphenazon
Ergotamin-Derivate
Glutethimid
Griseofulvin
Imipramin
Levodopa
Meprobamat
Methsuximid
Methyldopa
Östrogene (auch in oralen Kontrazeptiva)
Pentazocin
Phenytoin
Sulfonamide
Tolbutamid

nen sind so variabel und untypisch, daß sie fast nie sofort erkannt wird. Wie bei allen seltenen Krankheiten kann jeder die Diagnose stellen, wenn man einmal daran gedacht hat, allerdings besteht das Hauptproblem darin, überhaupt daran zu denken. Auch hier zeigt sich die Bedeutung einer vollständigen Anamnese bezüglich aller Medikamente, die der Patient in den letzten Monaten eingenommen hat. Die Familienanamnese ist manchmal negativ, bis der erste Fall entdeckt wird. Bei der Untersuchung der restlichen Familie können dann andere Betroffene gefunden werden, die noch keinen Anfall hatten und vielleicht sogar schon früher provozierende Medikamente eingenommen haben, ohne daß Symptome auftraten.

Es gibt sechs Neuropathien, die mit Infektionen in Zusammenhang stehen. Lepra und Herpes zoster führen zu einer direkten Infektion der Nerven. Bei Diphtherie produziert das Bakterium im Körper ein Toxin. Sarkoidose führt zu einem infektionsbedingten chronischen granulomatösen Zustand. Schließlich gibt es die immunologisch ausgelösten Neuropathien, das Guillain-Barré-Syndrom und die chronisch-rezidivierenden entzündlichen Neuropathien. Botulismus, der auf der Aufnahme von Botulinustoxin beruht, wurde in Kapitel 18 besprochen, da hierbei die motorische Endplatte und nicht der Nerv geschädigt wird.

Lepra

Weltweit gesehen ist Lepra mit 13 Millionen Betroffenen wahrscheinlich die wichtigste Ursache peripherer Neuropathien. Es gibt zwei Hauptformen, die lepromatöse Lepra mit generalisierter Beteiligung der Haut und generalisierter Nervenschädigung durch eine Infektion der Schwann-Zellen durch *Mycobacterium leprae* und die tuberkuloide Lepra mit fleckförmigen Hautläsionen, die die kutanen Nerven schädigen und zu depigmentierten und anästhetischen Flecken führen. Die verschiedenen Typen werden durch die Immunreaktion bestimmt. Bei der generalisierten Form ist sie schwach, während sie bei der lokalisierten Form sehr stark ausfällt. Die Infektion durch den Mikroorganismus erfolgt über die Haut in den kühleren Gebieten des Körpers: dem Gesicht, den Händen, Füßen und den männlichen Genitalien. Die kleinen Fasern der kutanen Nerven werden zuerst geschädigt. Dies führt zu einem auffälligen Ausfall der Schmerz- und Temperaturempfindung, der eine Syringomyelie vortäuschen kann. Bei den verdickten Nervenstämmen können Kompressionslähmungen auftreten. Eine Langzeitbehandlung kann die Krankheit zum Stillstand bringen, aber die Nervenläsionen bilden sich nur schlecht und unvollständig zurück.

Fallbeispiel X

Ein 50jähriger Mann, der mehrere Jahre in Nordafrika gearbeitet hatte, schlug die Tür seines Land Rovers zu und wollte weggehen,

konnte aber nicht. Zunächst glaubte er, daß er den Ärmel seiner Jacke eingeklemmt hätte, stellte aber dann zu seiner Überraschung fest, daß es seine Finger waren, die zwar stark verletzt, aber völlig schmerzfrei waren. Am selben Tag zeigte er seinen Kollegen, daß er seine verletzte Hand, ohne zu zucken, über eine Flamme halten konnte. Diese Vorführung hatte recht verheerende Auswirkungen. Eine Biopsie ergab tuberkuloide Lepra.

Glücklicherweise ist Lepra heute in Europa selten. Sie ist aber in Afrika und im Mittleren Osten endemisch. Lepra ist nicht sehr infektiös, und für Reisende ist eine Ansteckung unwahrscheinlich. Bei Personen, die längere Zeit in diesen Gebieten leben, besteht allerdings ein gewisses Risiko. Wie oben erwähnt, sind die Nervenstämme verdickt und werden druckempfindlich, so daß die langsame Entwicklung einer diffusen Neuropathie durch plötzliche Kompressionslähmungen besonders verletzlicher Nerven (z.B. der Nn. ulnaris und peronaeus) überlagert wird. Der Patient kann daher eine „Mononeuritis multiplex" bekommen. Die anderen wichtigen Ursachen dieser Symptomatik sind Diabetes und Panarteriitis nodosa.

Herpes zoster

Herpes zoster befällt klassischerweise einzelne Nervenstämme oder Nervenwurzeln und führt zu Schmerzen und Sensibilitätsstörungen. Weniger bekannt ist aber, daß auch eine motorische Beteiligung häufig ist. Diese läßt sich am leichtesten nachweisen, wenn zervikale oder lumbale Wurzeln betroffen sind. Die segmentale motorische Schwäche bei einer Beteiligung thorakaler Wurzeln ist weniger deutlich, wenn man nicht speziell nach ihr sucht. Ausbrüche von Herpes zoster beruhen wahrscheinlich auf einem lokalen Zusammenbruch des immunologischen Mechanismus, der eine Replikation des Herpes-Virus verhindert, das in den sensiblen Spinalganglien vorhanden war, seit der Patient viele Jahre zuvor Windpocken gehabt hatte. Das Virus wandert durch den Nerv zur Haut und führt im betroffenen Dermatom zu einer Bläschenbildung, die vier bis fünf Tage nach dem Beginn der scharf umgrenzten Schmerzen auftritt. Die schwere, durch den Ausbruch verursachte Vernarbung der Nervenwurzeln kann eine Zosterneuralgie auslösen, einen der unangenehmsten und schmerzhaftesten Zustände überhaupt. Herpes zoster kann bei Patienten mit supprimierter oder geschwächter Immunabwehr in generalisierter Form auftreten.

Diphtherische Neuropathie

In den meisten zivilisierten Ländern ist diese Krankheit wegen der Schutzimpfungsprogramme selten geworden. Es kommt aber noch immer zu gelegentlichen Ausbrüchen, die zeigen, daß diese Krankheit eine sehr ernste und häufig tödliche Kinderkrankheit bleibt. Eine neurale Beteiligung tritt bei 20 % der Infizierten auf. Das von dem Bakterium produzierte Toxin hemmt die Myelinsynthese durch die Schwann-Zellen. Die generalisierte Neuropathie zeigt sich gewöhnlich vier bis acht Wochen nach der akuten Infektion und führt, wie das Guillain-Barré-Syndrom, zu einer rasch aufsteigenden Lähmung, die durch die Beteiligung der Atemmuskulatur tödlich verlaufen kann. Die häufigste Todesursache ist eine diphtherische Myokarditis. Überlebende erholen sich völlig. Während der akuten Infektion führt eine Lähmung der Akkomodation zu verschwommenem Sehen und die Schwäche des Gaumensegels zu nasalem Sprechen. Man nimmt an, daß dies auf einer direkten lokalen Toxineinwirkung beruht, die in den ersten zwei Wochen der Krankheit auftritt. Eine ähnliche lokalisierte Lähmung kann bei einer diphtherischen Infektion bei Ulcus tropicum der Beine vorkommen.

Sarkoidose

Diese komplexe und nicht gut aufgeklärte Krankheit, die gewöhnlich Lungenfunktionsstörungen verursacht, wird in ungefähr 5 % der Fälle durch periphere Nervenläsionen kompliziert. Sarkoidose ist eine chronische granulomatöse Krankheit ohne bekanntes Pathogen. Die häufigste Nervenläsion ist eine Bellsche Lähmung, und bei Patienten mit beidseitigem oder rezidivierendem Auftreten von Bellscher Lähmung sollte diese Krankheit immer in Betracht gezogen werden. Es wurden auch Läsionen einzelner thorakaler oder lumbaler Nervenwurzeln beschrieben, und selten kann es zu einer sensomotorischen Neuropathie kommen. Sarkoidose ist einer jener Zustände, die bei der Differentialdiagnose fast jeder neurologischen Krankheit in Erscheinung treten können, aber all diese Manifestationen sind äußerst selten.

Guillain-Barré-Syndrom

Die Inzidenz des Guillain-Barré-Syndroms beträgt 9,5 Fälle pro eine Million. Die meisten Fälle kommen als Notfall ins Krankenhaus. Sie bereiten beträchtliche diagnostische Schwierigkeiten, da es ein weites Spektrum klinischer Manifestationen gibt, und nur der klassische Typ mit fortschreitender aufsteigender Lähmung wird wahrscheinlich sofort erkannt. Häufig kommt es zu gravierenden Fehldiagnosen.

Fallbeispiel XI

Ein sehr verängstigter 28jähriger Mann kam am frühen Abend in die Notaufnahme und klagte über generalisierte Parästhesien und Atembeschwerden. Man nahm an, daß er unter einem Angstzustand mit Hyperventilation litt, und er wurde nach Hause geschickt. Sein Zustand verschlechterte sich, aber er wollte nicht

mehr in das ursprüngliche Krankenhaus gehen, da man ihm gesagt hatte, daß er die Zeit der Kollegen verschwenden würde. Vier Stunden später wurde er mit einem Herz- und Atemstillstand in ein anderes Krankenhaus aufgenommen. Zu diesem Zeitpunkt hatte er keine Reflexe mehr und war völlig gelähmt. Er überlebte nicht.

Fallbeispiel XII

Eine 32jährige Alkoholikerin in psychiatrischer Behandlung klagte über Schwierigkeiten beim Sprechen und Schlucken und über generalisierte Schwäche. Ihr Psychiater wurde gerufen und diagnostizierte einen akuten Angstzustand. Zwei Stunden später rief ihr Ehemann wegen zunehmender Atembeschwerden seiner Frau einen Krankenwagen. Sie kollabierte im Krankenwagen und erreichte das Krankenhaus trotz Reanimationsversuch mit lichtstarren, erweiterten Pupillen, generalisierter Hypotonie und Areflexie. Untersuchungen des Liquors und der Nervenleitung bestätigten ein Guillain-Barré-Syndrom. Sie wurde beatmet und überlebte zwei Jahre lang auf einer Intensivstation. In dieser Zeit kehrten die Reflexe zurück, und die Kraft erholte sich, so daß die Extremitäten spastisch werden und zum ersten Mal eine Enthirnungshaltung einnehmen konnten. Sie hatte eine kortikale Blindheit. Sie starb infolge einer pulmonalen Infektion.

Diese Fälle verdeutlichen den relativ unspezifischen Beginn, und wie leicht dieser als Angstzustand fehldiagnostiziert werden kann. Außerdem zeigen sie die potentiell fulminante Natur der Krankheit. Eine sofortige Aufnahme in eine Klinik mit der Möglichkeit künstlicher Beatmung ist sehr wichtig, und eine frühe Tracheotomie ist ratsam, sobald abzusehen ist, daß die Atmungsfunktion beeinträchtigt ist und künstliche Beatmung erforderlich wird.

Fallbeispiel XIII

Ein 20jähriger Student reiste in den Fernen Osten und nach Australien. Während einer ziemlich abenteuerlichen Phase in Thailand, wo er sich tätowieren ließ und illegale Drogen konsumierte, bekam er schmerzhafte Parästhesien in den Füßen. Diese hielten bereits eine Woche an, als er nach Australien flog. Zu dieser Zeit hatte sich das Kribbeln bereits bis zum unteren Abdomen ausgedehnt, die Beine waren taub geworden, und in den Händen entwickelte sich Kribbeln und Taubheitsgefühl. Es fiel ihm immer schwerer, zu gehen und seine Taschen zu tragen. Er suchte einen Arzt in Australien auf, der zwar keine Diagnose stellte, ihm aber empfahl, möglichst bald nach Großbritannien zurückzukehren. Bei der Aufnahme in die Klinik hatte er eine generalisierte Schwäche, die jetzt auch die Gesichtsmuskeln betraf, und er hatte ein ausgeprägtes sensibles Defizit bis zur Mitte der Oberschenkel und zur Mitte der Oberarme. Er hatte keine Reflexe. Er erhielt sofort eine Infusion von 24 g Immunglobulin, die vier Tage lang täglich wiederholt wurde. Innerhalb von drei Tagen hatte sich die Sensibilitätsstörung gebessert und reichte nur noch bis in Höhe der Hand- und Fußgelenke. Seine Kraft hatte sich soweit erholt, daß er mit Unterstützung stehen konnte. Innerhalb von sechs Wochen hatte er sich bis auf ein Taubheitsgefühl der Füße und eine Schwäche der Dorsalflexion der Füße und Zehen vollständig erholt.

Dieser Fall entspricht eher der klassischen Manifestation der Krankheit – wenn auch der Beginn schleichender und die Sensibilitätsstörung ausgedehnter als üblich ist.

Man nimmt an, daß das Guillain-Barré-Syndrom die Reaktion der Nervenwurzeln auf eine Reihe unterschiedlicher infektiöser Prozesse darstellt. Häufig folgt es auf akute Infektionen der oberen Luftwege oder des Darms und ist bei 1 % der Fälle von infektiöser Mononukleose eine typische Komplikation. Das Guillain-Barré-Syndrom kann auch in Verbindung mit einem systemischen Karzinom und in jedem Alter auftreten. Die klinischen Befunde sind sehr variabel, und häufig wird Hysterie vermutet.

Die ersten Symptome sind gewöhnlich schmerzhafte distale Parästhesien, die aber oft nicht von sensiblen Ausfällen begleitet werden. Schwäche kann geradezu explosionsartig auftreten, und ein Patient kann innerhalb von 30 Minuten schwer gelähmt werden, obwohl der Zeitraum, in dem sich die Schwäche entwickelt, bei akuten Fällen gewöhnlich ungefähr 12–48 Stunden beträgt. Die Schwäche ist häufig in den proximalen Muskeln am stärksten ausgeprägt, so daß der Patient nicht stehen oder sitzen kann, während gleichzeitig die distale Kraft ziemlich normal ist. Genau diese Kombination kann zur Diagnose Hysterie führen, da die meisten Ärzte dazu neigen, die distale Kraft, den Händedruck und die Fußbewegungen zu prüfen, und häufig versäumen, die sehr viel wichtigeren proximalen Muskeln zu testen, wenn die distale Kraft normal ist.

In den meisten Fällen ist der wichtigste Hinweis und fast pathognomonische Befund das völlige Erlöschen der Reflexe, und zwar schon dann, wenn die Schwäche noch nicht schwer ist. Man sollte den Patienten unbedingt fragen, ob er früher Reflexe hatte. Viele werden sich an die Auslösung des Patellarsehnenreflexes im Schulunterricht erinnern, und jeder, der Militärdienst geleistet hat, wird sich gewöhnlich daran erinnern, daß die Reflexe bei der Musterung geprüft wurden. Leider gibt es viele Patienten, die niemals untersucht wurden, und man sollte daran denken, daß bei ungefähr 5 % der Bevölkerung die Reflexe abgeschwächt sind oder fehlen. Nur der Ausfall zuvor nachgewiesener Reflexe ist von Bedeutung. Wird der Patient ausreichend früh im Krankheitsverlauf untersucht, kann man das Verschwinden der Reflexe unter Beobachtung dokumentieren, und dies ist wirklich beweisend.

Untypische Manifestationen sind sehr häufig und umfassen beidseitige Fazialislähmung, die leicht übersehen wird, wenn der Lidschluß, das Aufblasen der Wangen und das Schürzen der Lippen nicht routinemäßig geprüft wird. Das Vorliegen einer beidseitigen Fazialislähmung ist ein weiteres, praktisch pathognomonisches Symptom eines Guillain-Barré-Syndroms. Bei anderen Formen von Polyneuropathie ist sie außerordentlich selten.

Es gibt auch eine absteigende Form der Störung, die mit Fazialislähmung beginnt und dann die oberen Extremitäten betrifft, und man sollte bei jedem Patienten mit beidseitiger Fazialislähmung und fehlenden Reflexen an den Armen Verdacht schöpfen.

Aufsteigende Lähmung kann mit Rückenmarksentzündung verbunden sein, die zu einer gleichzeitigen Querschnittsmyelitis führt. Diese Kombination kann eine Rückenmarkskompression vortäuschen.

Bei einigen Patienten kommt es durch einen Verlust der Lagewahrnehmung zu einer derart schweren Deafferentierung der Extremitäten, daß Haltetremor und Ataxie auftreten können. Dies ist besonders bei Fällen mit einer Beteiligung der Hirnnerven wahrscheinlich, und diese Form wird auch als Müller-Fisher-Syndrom bezeichnet.

Ungefähr 25 % der Patienten haben merkliche Atembeschwerden, und die Mortalität von 10 % ist ein Maß für die Gefährlichkeit der Krankheit. Die typische Erhöhung des Proteingehalts des Liquors wird immer sehr betont, doch kann es einige Tage dauern, bevor diese Erhöhung auftritt, und in den sehr akuten Stadien einer schweren Erkrankung findet man unter Umständen einige Lymphozyten im Liquor, die auf diagnostische Alternativen wie Poliomyelitis hinweisen können.

Ein vermutetes Guillain-Barré-Syndrom ist einer der wenigen Zustände, die als akute neurologische Notfälle betrachtet werden sollten. Dennoch wird es oft von solchen Ärzten nachlässig behandelt und als relativ gutartiger Zustand angesehen, die von einem der gelegentlich auftretenden, leicht verlaufenden Fälle ausgehen, bei denen es innerhalb weniger Wochen zu einer Genesung kommt.

Chronische entzündliche demyelinisierende Polyradikuloneuritis und chronische rezidivierende entzündliche Polyneuropathie

Dies sind zwei mit dem Guillain-Barré-Syndrom verwandte Syndrome. Sie lassen sich vielleicht am besten als Guillain-Barré-Syndrom charakterisieren, das progredient oder schubweise verläuft. Beide Zustände haben eindeutig eine immunologische Grundlage und sprechen auf Steroide, Immunsuppressiva und bei akuter Verschlimmerung auf IgG-Infusionen an.

Toxische Neuropathien

Viele verschiedene Chemikalien können periphere Nervenschäden verursachen, und bei Patienten mit peripherer Neuropathie sollte bei der Anamneseerhebung routinemäßig nach einer möglichen Chemikalienexposition gefragt werden. Einige der Toxine sind fast nur noch von historischem Interesse.

Arsen war früher ein häufig verwendetes Gift, war im ersten wirksamen Medikament gegen Syphilis enthalten (Salvarsan) und wurde vor noch nicht allzu langer Zeit von einem britischen Neurologen zur Behandlung von Multipler Sklerose eingesetzt, was zu mehreren Fällen von Arsenneuropathie führte.

Blei ist noch immer ein potentiell „verstecktes" Gift. Seine Entfernung aus Farben hat das Problem gelöst, soweit es Maler betraf, und Kinder vor den Folgen des Kauens auf mit bleihaltigen Farben bemaltem Spielzeug geschützt. Es kommt aber immer noch zu isolierten Fällen durch das Verbrennen von Batterien zur Rückgewinnung des Bleis, durch Bleiglasuren auf Töpferwaren, Make-up vom indischen Subkontinent und Vergiftungen mit Tetraethylblei beim Schnüffeln von verbleitem Benzin.

Thallium, das in den USA als Gift gegen Küchenschaben breite Verwendung findet, hat Fälle von peripherer Neuropathie verursacht. In einem in Großbritannien berühmten Fall hat ein Mann drei Arbeitskollegen mit Thallium vergiftet. Zwei davon starben an einer Krankheit, die sich nicht diagnostizieren ließ, bis sich auch das dritte Opfer schlecht fühlte und der Verdacht auf eine Vergiftung aufkam. Dieser bestätigte sich nach der Exhumierung der ersten beiden Opfer.

Tri-*ortho*-kresylphosphat führte zu einer motorischen Neuropathie, als es in der Prohibitionszeit als Geschmacksstoff illegalem Alkohol zugesetzt wurde, und löste vor kürzerer Zeit eine Epidemie einer schweren motorischen Neuropathie aus, als in Marokko verunreinigtes Speiseöl verkauft wurde. Der Stoff, der die Speiseölvergiftung in Spanien verursachte, konnte nicht identifiziert werden.

Organische Lösungsmittel wurden mit den Nervenschädigungen bei Überlebenden wiederholten Klebstoffschnüffelns in Zusammenhang gebracht. In der Schuhindustrie sind Fälle identifiziert worden, die auf der Inhalation der in industriellen Klebstoffen verwendeten Lösungsmittel *n*-Hexan und α-Methylhexan beruhten. Acrylamid, ein Ausgangsstoff für Kunststoffe, war eines der ersten identifizierten Neurotoxine der modernen Zeit.

Eine Anamnese aller früheren und aktuellen Beschäftigungen sowie der in der Freizeit verwendeten Chemikalien sollte unbedingt Teil jeder Untersuchung auf Neuropathie sein, und bei der jüngeren Generation muß leider der illegale Konsum einer Reihe möglicher Toxine berücksichtigt werden.

Medikamenteninduzierte Neuropathie

Medikamenteninduzierte Neuropathie ist seit langem bekannt, und es ist interessant, daß man bereits vor der Entdeckung der teratogenen Wirkung von Thalidomid (Contergan) eine durch dieses Medikament verursachte periphere Neuropathie gefunden hat. Einige der im vorherigen Abschnitt besprochenen Schwermetalle wurden mehrere Jahrhunderte als therapeutische Wirkstoffe eingesetzt und könnten als „Medikamente" angesehen werden, und es soll erwähnt werden, daß Gold noch immer zur Behandlung rheumatischer Manifestationen verwendet wird, wobei neben anderen Gefahren auch das Risiko einer Neuropathie besteht.

Es gibt zwei Hauptgruppen von Medikamenten, die besonders leicht Neuropathie verursachen, die Antibiotika und die Zytostatika.

Unter den Antibiotika sind besonders Metronidazol bei der Langzeitbehandlung von Mykosen, Nitrofurantoin, speziell bei chronischen Nierenkrankheiten, Dapson gegen Lepra und Infektionen mit *Pneumocystis carinii* bei AIDS und die Verwendung von Isoniazid und Ethionamid bei Tuberkulose erwähnenswert. Chloramphenicol hat ebenfalls zu Neuropathie geführt, doch sind solche Fälle selten, weil es nie für lange Zeit eingesetzt wird.

Die Beurteilung der Auswirkungen von Zytostatika ist schwierig, weil sie bei Krankheiten eingesetzt werden, die auch unbehandelt durch eine direkte oder paraneoplastische Polyneuropathie kompliziert werden können. Dies ist besonders bei der Behandlung maligner Lymphome mit Vinca-Alkaloiden problematisch. Diese Wirkstoffe können zu einer schmerzhaften peripheren Neuropathie mit auffallender Atrophie und Schwäche der Mm. interossei der Hand führen, und bei den meisten mit Vinca-Alkaloiden behandelten Patienten entwickelt sich rasch Areflexie. Die Verwendung von Cisplatin bei Ovarialkarzinomen ist ebenfalls wichtig, da auch Karzinome der Eierstöcke mit peripherer Neuropathie als paraneoplastischer Komplikation in Verbindung gebracht wurden.

Einige der anderen Medikamente, von denen berichtet wurde, daß sie Neuropathien auslösen können, werden häufig verwendet. Zu ihnen gehören Phenytoin, Disulfiram, Hydralazin, Penicillin, Perhexilin, Cliochinol, Natriumcyanat und Pyridoxin, das paradoxerweise bei mit Isoniazid behandelten Patienten zur Verhinderung einer Neuropathie eingesetzt wird.

Ätiologisch unterschiedliche Polyneuropathien

Diese Kategorie umfaßt mehrere wichtige allgemeinmedizinische Krankheiten, einschließlich Diabetes, Alkoholismus, Nierenkrankheiten und Malignome, bei denen der exakte Zusammenhang mit der zugrundeliegenden Krankheit oder mit begleitenden Medikamenten unklar ist. Jede dieser Neuropathien wird als getrennte Entität behandelt.

Alkoholbedingte Polyneuropathie

Weltweit ist Alkohol eine häufige Ursache von Polyneuropathien, aber in Großbritannien ist diese Störung nicht verbreitet. Es ist noch immer unsicher, ob die Polyneuropathie auf einer direkten toxischen Wirkung des Alkohols beruht oder die Folge eines begleitenden Vitamin-B_1-Mangels ist. Obwohl ein schwerer Vitamin-B_1-Mangel eine Polyneuropathie verursacht, die der bei Alkoholismus klinisch ähnelt, ist eine Substitutionstherapie mit Vitamin B_1 allein nicht erfolgreich, wenn nicht auch der Alkohol entzogen wird. Gut ernährte starke Trinker scheinen weniger häufig eine Polyneuropathie zu bekommen als mangelernährte Alkoholiker. Die Polyneuropathie ist durch starke Schmerzen in den Füßen mit einer sehr ausgeprägten Überempfindlichkeit gegenüber leichten Berührungen oder Schmerzreizen gekennzeichnet. Die Patienten können nicht ertragen, daß die Bettücher ihre Füße berühren, oder daß sie die Füße auf den Boden stellen. Der Beginn kann bemerkenswert akut sein, und wegen der Schmerzen kommen die meisten Patienten früh, bevor es zu stärkeren motorischen Ausfällen kommt. Gelegentlich kann eine relativ schmerzlose motorische Polyneuropathie auftreten, von der sich der Patient nur langsam und unvollständig erholt. Bei akutem Beginn führen Alkoholentzug und massive Gaben von Vitamin B$_1$ zu einer raschen Verringerung der Beschwerden und – vorausgesetzt, daß der Patient abstinent bleibt,– zu einer guten Rückbildung.

Starke Trinker neigen auch zu Druckparesen, die dadurch ausgelöst werden, daß sie beim Liegen in betrunkenem Zustand Druck auf die Nerven ausüben. Der klassische Zustand wird auch als „Samstagnacht-Radialislähmung" bezeichnet, und beruht auf einer Kompression des N. radialis. Es kann auch zu einer Lähmung des N. peronaeus durch eine Kompression am Wadenbeinköpfchen kommen, insbesondere, wenn das Bein durch Mangelernährung dünn geworden ist.

Diabetische Polyneuropathie

Diabetes in all seinen Formen ist in der westlichen Welt die häufigste Ursache für Polyneuropathien. Ihr Auftreten korreliert häufig mit der Dauer und der Schwere der Krankheit, und sie betrifft überwiegend Männer. Ungefähr 50 % der Diabetiker, die seit 20 Jahren oder mehr an der Krankheit leiden, haben ein gewisses Maß an Polyneuropathie. Bei nicht insulinpflichtigem Diabetes ist die Polyneuropathie allerdings ein häufiges subjektives Erstsymptom.

Alle Fasertypen sind betroffen – motorische, sensible und autonome –, so daß es zu einer großen Vielfalt klinischer Manifestationen kommt. Selbst die zugrundeliegenden pathologischen Veränderungen sind kompliziert. Eine primäre axonale Degeneration mit sekundärer Demyelinisierung kann durch proximale vaskuläre Nervenläsionen und Druckparesen modifiziert werden, gegen die die Nerven wegen der schlechten Gefäßversorgung empfindlich sind. Diese zusätzlichen Merkmale können zu fast stationären oder nur langsam fortschreitenden Funktionsstörungen der peripheren Nerven führen, die immer wieder von sehr plötzlich auftretenden, aber potentiell reversiblen akuten Nervenläsionen unterbrochen werden, von denen einige ausschließlich bei Diabetes auftreten.

Diabetische Polyneuropathie kann in den folgenden Formen auftreten:

1. *Leichte periphere sensible Neuropathie*: Leichtes Taubheitsgefühl in den Füßen und Ausfall der Achillessehnenreflexe; tritt langfrisitig bei fast allen Diabetikern auf.

2. *Sensomotorische Neuropathie*: Eindeutige distale Sensibilitätsstörung aller Modalitäten, die Füße und Hände betrifft, und generalisierte Areflexie. Diese Form kann unaufhaltsam fortschreiten und zu einer starken Behinderung führen. Ein wichtiges Symptom sind Schmerzen, die jeder Behandlung widerstehen. Gelegentlich haben Amitriptylin, Phenytoin oder Carbamazepin eine günstige Wirkung. Der Nutzen der kürzlich eingeführten, 0,075 %igen Capsaicinsalbe ist noch nicht sicher, und manche Patienten finden ihre Anwendung unerträglich. Ein gravierender Verlust der tiefen Schmerzempfindung kann zu Charcot-Deformitäten an Knie- und Fußgelenken führen. Diese schmerzlose destruierende Arthropathie findet man heute fast ausschließlich bei diabetischer Polyneuropathie.

3. *Autonome Neuropathie*: Sie kann zu Impotenz, Diarrhoe, orthostatischer Hypotonie, Tachykardie, Ausfall der Peristaltik, Pupillenverengung und einer potentiell gefährlichen Beeinträchtigung der vegetativen Reaktion auf Hypoglykämie führen, auf die sich viele Patienten als Anzeichen einer beginnenden hypoglykämischen Attacke verlassen. Das Auftreten von autonomer Polyneuropathie bei Diabetes ist ein prognostisch sehr ungünstiges Zeichen.

4. *Druckparesen*: Karpaltunnelsyndrom, Kompression des N. ulnaris am Ellenbogen und des N. peronaeus am Wadenbeinköpfchen sind häufig und können nacheinander auftreten und das klinische Bild einer Mononeuritis multiplex hervorrufen. Diese Nervenlähmungen lassen sich durch geeignete Maßnahmen zur Druckentlastung und zur Vermeidung von Kompressionen beheben.

5. *Vaskuläre Nervenläsionen*: Rezidivierende und multiple Lähmungen der Augenmuskelnerven wurden in Kapitel 5 besprochen. Einige Patienten, besonders die mit instabilem Diabetes, können akute Schmerzen und Taubheitsgefühl in thorakalen Dermatomen mit einer Lähmung der Interkostalmuskeln bekommen. Wahrscheinlich handelt es sich hierbei um vaskuläre Läsionen des entsprechenden N. intercostalis. Diese Läsionen können sich alle zurückbilden.

6. *Diabetische Amyotrophie*: Diese sehr wichtige Variante wird häufig falsch diagnostiziert und manchmal fälschlich als Femoralis-Neuropathie bezeichnet. Sie wird zwar in Kapitel 17 eingehend behandelt, soll aber hier noch einmal detailliert dargestellt werden. Diabetische Amyotrophie hat folgende Kennzeichen:
   - Nicht insulinpflichtiger Diabetes, besonders bei Männern.
   - Beginn ist durch akuten starken Gewichtsverlust ohne offensichtliche Verschlechterung der diabetischen Stoffwechselstörung gekennzeichnet.
   - Unerträgliche Schmerzen auf der Vorderseite des

Oberschenkels bis hinunter zum Innenknöchel. Die Schmerzen treten in den Versorgungsgebieten des N. femoralis und der Wurzel L4 auf. Die Schmerzen sind 5–10 Tage lang stark.

- Auf dem Höhepunkt der Schmerzen beginnt der Patient zu stolpern und zu fallen. Es kommt zu rasch fortschreitender Schwäche des M. quadriceps, und der Patellarsehnenreflex erlischt. Es folgt eine rasch zunehmende Atrophie der Oberschenkelmuskulatur.
- Eine sorgfältige Untersuchung der motorischen Funktionen zeigt häufig Schwäche der Hüftbeuger und der Adduktoren des Oberschenkels, die eher auf eine lumbale Plexopathie, die L2, L3 und L4 betrifft, hindeutet als auf eine Läsion des N. femoralis oder der Wurzel L4. Letzteres ist eine häufige Fehldiagnose.
- Die Genesung erfolgt gewöhnlich über einen Zeitraum von 6–18 Monaten. Die Dauer hängt von der Schwere und der genauen Lokalisation der vermuteten vaskulären Läsion der Nervenwurzeln oder Nervenstämme im Becken ab.

Dieser Zustand kann das Erstsymptom von Diabetes sein. Wird diese Möglichkeit nicht berücksichtigt, fällt der Verdacht gewöhnlich auf einen malignen Prozeß im Becken oder ein epidurales Malignom. Der Nachweis eines erhöhten Blutzuckerspiegels ist ein viel billigerer Weg der Diagnosestellung als negative MRTs oder CTs des Beckens oder des unteren Rückens.

Diabetes sollte bei jedem Patienten ausgeschlossen werden, der sich mit irgendeiner Form von Polyneuropathie vorstellt, bevor andere Untersuchungen in Betracht gezogen werden.

Ischämische Polyneuropathie

Die wahrscheinliche Rolle einer Ischämie von Nerven wurde bereits oben erwähnt. Viele 70–80jährige Patienten klagen über kribbelnde Parästhesien in den Füßen, besonders im warmen Bett oder beim Stehen. Diese können von einem Nachlassen der kutanen Sensibilität an den Füßen begleitet werden. Dies beruht fast sicher auf einer schlechten Ernährung der Haut, die die kutanen Nervenfasern und die Nervenendigungen in der Haut schädigt. Untersuchungen der Nervenleitung zeigen nur selten Hinweise auf eine Neuropathie. Es gibt keine wirksame Behandlung.

Ernster ist die Polyneuropathie, die als Komplikation bei einer Kollagenose auftritt, und besonders eine Polyneuropathie in Verbindung mit Panarteriitis nodosa. Diese Krankheit kann nicht nur Läsionen einzelner Hirnnerven verursachen, sondern auch eine ausgedehnte diffuse sensomotorische Polyneuropathie aufgrund von schwerer Gefäßentzündung. Sie ist eine der klassischen Ursachen von Mononeuritis multiplex. Über meh-

rere Tage kann der Patient Druckparesen aller exponierten peripheren Nerven bekommen, so daß sich schließlich eine akute „generalisierte" Neuropathie entwickelt. Diese kann sich zurückbilden, vorausgesetzt, daß eine weitere Kompression vermieden und die Grundkrankheit angemessen behandelt wird.

Rheumatoide Arthritis kann durch ein Karpaltunnelsyndrom kompliziert werden, das durch eine lokale arthritische Veränderung am Handgelenk verursacht wird. Zu diffuseren Schädigungen kann es infolge lokaler Traumen in der Umgebung entzündeter Gelenke kommen. Es ist noch nicht sicher, ob durch rheumatoide Arthritis selbst eine echte Polyneuropathie ausgelöst werden kann.

Systemischer Lupus erythematodes kann das Bild eines akuten Guillain-Barré-Syndroms, eine diffuse sensomotorische Polyneuropathie oder eine Mononeuritis multiplex verursachen. Bei dieser komplexen Krankheit kann die Grundlage teils vaskulärer und teils immunologischer Natur sein.

Polyneuropathie bei chronischem Nierenversagen

Chronisches Nierenversagen führt zur Polyneuropathie. Früher könnten einige Fälle auf der Verwendung von Nitrofurantoin beruht haben, es bestand aber immer der Verdacht, daß ein Teil der Nervenschädigungen durch die Urämie verursacht wird. Dies wurde inzwischen durch die Einführung der Dialyse eindeutig bestätigt, und in der Frühzeit der Dialyse waren aufeinanderfolgende Untersuchungen der Nervenleitung einer der Indikatoren für ihre Wirksamkeit. Das gewöhnliche klinische Bild besteht aus einer generalisierten leichten sensomotorischen Polyneuropathie.

Polyneuropathie in Verbindung mit malignen Prozessen

Polyneuropathien in Verbindung mit malignen Krankheiten wird in den meisten Erörterungen ein größeres Gewicht gegeben, als durch ihre Seltenheit gerechtfertigt ist. Polyneuropathien infolge von Chemotherapien sind häufiger. Am interessantesten sind in diesem Zusammenhang die unterschiedlichen Mechanismen der Schädigungen, die alle Möglichkeiten umfassen, wie periphere Nerven geschädigt werden können.

Karzinombedingte Polyneuropathie

Eine fortschreitende leichte generalisierte sensible Polyneuropathie sollte den Verdacht auf eine Grundkrankheit lenken, wenn Diabetes und Alkohol als mögliche Ursachen ausgeschlossen wurden.

Typischer ist eine reine sensible Polyneuropathie, die pathologisch auf einer Schädigung der Zellen in den sensiblen Spinalganglien beruht. Schmerzhafte Parästhesien und Ataxie aufgrund eines gravierenden Ausfalls der Lagewahrnehmung sind die auffälligsten Symptome. Diese Form führt rasch zu einer Behinderung und stabilisiert sich dann. Am häufigsten findet man sie bei weiblichen Patienten.

Beide Arten von Polyneuropathien treten beim kleinzelligen Bronchialkarzinom auf. Andere zugrundeliegende Karzinome sind – mit Ausnahme von Ovarialkarzinomen – äußerst selten. Die Differentialdiagnose wird erschwert, wenn bei der Behandlung der Krankheit Cisplatin gegeben wurde und sich eine Polyneuropathie entwickelt.

Mit Lymphomen verbundene Polyneuropathie

Lymphome können eine sensomotorische Polyneuropathie auslösen. Ein wichtiges zusätzliches Kennzeichen ist hierbei, daß sich die Polyneuropathie bei einer wirksamen Behandlung der Grundkrankheit mit größerer Wahrscheinlichkeit bessert als eine karzinombedingte Neuropathie. Leider kann die Verwendung von Vinca-Alkaloiden eine Neuropathie auslösen, die nur sehr langsam zurückgeht, aber nur, wenn der Wirkstoff abgesetzt werden kann, ohne das Überleben des Patienten zu gefährden.

Plasmozytom

Zusätzlich zu der wichtigsten neurologischen Komplikation eines Plasmozytoms, einer Rückenmarkskompression aufgrund epiduraler Ablagerungen, können die peripheren Nerven auf unterschiedliche Arten geschädigt werden. Paraproteine können besonders im Karpaltunnel abgelagert werden. Sekundäre Amyloidablagerungen können die peripheren Nerven schädigen, und abnorme Immunglobuline können zu einer immunologisch bedingten Polyneuropathie führen. Alle drei Typen können von starken Schmerzen begleitet werden.

In einigen Fällen führt eine axonale Neuropathie, von der man annimmt, daß sie sich auf keinen der oben genannten Mechanismen zurückführen läßt, zu einer sehr viel schleichenderen Polyneuropathie. Die immunologisch bedingte, demyelinisierende Variante verursacht eine überwiegend motorische Polyneuropathie. Eine erfolgreiche Behandlung des zugrundeliegenden Plasmozytoms kann eine gewisse Besserung ermöglichen.

Polyneuropathie aufgrund anderer Paraproteinämien

Alle Störungen, bei denen abnorme Immunproteine gebildet werden, können die peripheren Nerven schädigen. Die gutartigen IgG- oder IgM-Gammopathien, die Vorstufen eines malignen Plasmoms sein können, können

sich in Form einer sensomotorischen Polyneuropathie äußern. Makroglobulinämie (Waldenström-Krankheit) kann entweder eine leichte sensomotorische Polyneuropathie verursachen oder sich akut in einer Form manifestieren, die dem Guillain-Barré-Syndrom ähnelt. Kryoglobuline verursachen gewöhnlich Durchblutungsstörungen in peripheren Gefäßen, die zu akuter Mononeuritis multiplex führen können, aber auch eine leichte sensomotorische Polyneuropathie verursachen können.

Aus dem oben Gesagten wird deutlich, daß bei jedem Patienten mit einer sensomotorischen Polyneuropathie ohne leicht erkennbare Ursache ein sorgfältiger Ausschluß von Bronchial-, Mamma- und Ovarialkarzinomen durchaus gerechtfertigt ist. Durch eine Elektrophorese der Serumproteine lassen sich die Dysproteinämien gewöhnlich identifizieren. Eine eingehendere Suche nach anderen zugrundeliegenden Karzinomen bleibt normalerweise erfolglos und ist schwerer zu rechtfertigen. Wiederholungsuntersuchungen im Abstand von sechs Monaten auf die häufigen Grundkrankheiten sind angebracht, da die Neuropathie gelegentlich mehrere Jahre vor den klinischen Hinweisen auf den Tumor auftreten kann.

Fallbeispiel XIV

Ein 62jähriger pensionierter Bankbote hatte seit einem Jahr starke Kreuzschmerzen und ein Taubheitsgefühl, das sich vom Rücken aus über das ganze rechte Bein und die Vorderseite des linken Beins erstreckte. Zwei Monate vor seiner Aufnahme hatte er eine Parästhesie mit Schwäche in der linken Hand und fünf Wochen später in der rechten Hand bekommen. Er hatte 3,5 kg abgenommen. Bei der Aufnahme hatte er Schwäche und Atrophie der Mm. interossei der Hand, rechts stärker als links. Beide Mm. quadricipes waren atrophiert und schwach. Er hatte eine minimale distale Schwäche. Beide Achillessehnenreflexe fehlten. Alle Reflexe der Arme waren bis auf den rechten Trizepssehnenreflex vorhanden. Er hatte eine handschuh- und strumpfförmige Sensibilitätsstörung und einen bandförmigen Ausfall der Wahrnehmung von Nadelstichen auf dem Rumpf zwischen Th7 und Th10. Ein Myelogramm war normal, aber das nach dem Myelogramm aufgenommene CT ließ auf eine Verdickung des unteren Rückenmarks schließen. Ein MRT war negativ. Der Liquor war normal, und EMGs sowie Untersuchungen der Nervenleitung standen mit einer Polyneuropathie in Einklang, wobei die minimale Verlangsamung auf eine axonale Grundlage hindeutete. Man holte eine zweite Meinung ein, und die Diagnose einer Polyneuropathie mit einer ungewöhnlichen Verteilung wurde bestätigt. Weitere gründliche allgemeine Untersuchungen waren ohne pathologischen Befund. Der Patient litt weiter unter starken Schmerzen. Als er zwei Monate später weitere 3,5 kg abgenommen und die Schwäche und das periphere Taubheitsgefühl zugenommen hatten, wurde er für eine erneute Untersuchung in die Klinik aufgenommen. Er hatte eine ausgeprägte Schwäche aller Extremitäten sowie einen generalisierten Ausfall der Vibrationsempfindung und der Wahrnehmung geführter Bewegungen. Er konnte nicht ohne Unterstützung stehen. Alle Untersuchungen, einschließlich einer Bronchoskopie, waren normal. Man bestätigte ein weiteres Fortschreiten der Schwäche und der sensiblen Befunde, und der Leberrand war palpabel. Man führte erneut eine komplette Untersuchung durch, die aber wieder keinen pathologischen Befund ergab. Fünf Monate später wurde er aufgenommen, nachdem er wegen Dehydration und Schwäche kollabiert war. Die neurologischen Befunde waren unverändert, aber die Natriumkonzentration im Serum betrug 114 mmol/l. Er erhielt intravenöse Gaben von Hydrocortison, und weitere biochemische Untersuchungen bestätigten, daß er die Addison-Krankheit und eine unzureichende ADH-Sekretion hatte. Er wurde mit Hydrocortison und Carbamazepin behandelt und erhielt weiterhin hohe Dosen Morphin, um die schmerzhaften Parästhesien zu kontrollieren. Einen Monat später bekam er einen schuppigen Hautausschlag, den man für karzinombedingt hielt, und einige kleine Knoten in der Haut unter dem rechten Arm. Eine Biopsie bestätigte, daß es sich um Metastasen eines kleinzelligen Bronchialkarzinoms handelte. Eine Röntgenaufnahme des Thorax war noch immer normal, aber drei Wochen später bekam er plötzlich eine Gelbsucht und starb einige Tage später, 30 Monate nach dem Auftritt der ersten Symptome.

In diesem Fall wurde rasch gezeigt, daß der äußerst untypische Beginn, der zunächst eher auf eine Rückenmarkskrankheit hinzudeuten schien, eine schmerzhafte axonale Neuropathie war, Symptome, die Indikatoren für ein zugrundeliegendes Karzinom sind. Trotz wiederholter Untersuchungen und der Überzeugung, daß wahrscheinlich ein Bronchialkarzinom die Ursache war – eine Ansicht, die durch die Entwicklung eines Syndroms der inadäquaten ADH-Sekretion (SIADH) scheinbar bestätigt wurde –, konnte die Diagnose erst wenige Wochen vor seinem Tod, zwei Jahre nach Beginn der Polyneuropathie, endgültig bestätigt werden, und zwar nur wegen der kutanen Metastasen. Es ist zweifelhaft, ob eine frühe Entdeckung der Läsion irgendwelche Auswirkungen auf den Krankheitsverlauf gehabt hätte, und in gewissem Umfang bestätigt dieser Fall, daß eine solche Suche oft vergebens ist.

Elektromyographie und Untersuchungen der Nervenleitgeschwindigkeit

Die Untersuchung der elektrischen Aktivität ruhender und kontrahierender Skelettmuskeln und der Leitung der Nervenimpulse wurde zu einer der nützlichsten Diagnosemethoden der Neurologie. Auf experimentellem Niveau hat die Technik zu einer vollkommen Neubewertung der neuromuskulären Krankheiten geführt, und aus klinischer Sicht können EMGs die Diagnose völlig verändern und schwerwiegende diagnostische Fehler vermeiden. EMGs und Untersuchungen der Nervenleitgeschwindigkeit sind für die Diagnose und Behandlung peripherer Nerven- und Muskelkrankheiten unverzichtbar geworden. Diese Techniken kann man nur durch praktische Erfahrung lernen. Da man aber die beschreibenden Begriffe verstehen sollte, die bei der Dokumentation von EMGs benutzt werden, sind diese unten erklärt. Die allgemeinen Prinzipien der Untersuchung der Nervenleitung werden beschrieben, und ihre Anwendung auf spezielle Situationen ist in den Abbildungen 19.6 und 19.7 gezeigt.

Elektromyographie

Die Elektromyographie erfolgt über die Einführung einer konzentrischen Nadelelektrode in den Muskel. Die elektrischen Potentiale im Muskel werden auf einem Oszilloskop während des Einstichs der Nadel, bei ruhendem und bei vollständig kontrahiertem Muskel beobachtet. Der zu untersuchende Muskel wird anhand der klinischen Diagnose ausgewählt. Ein leicht beeinträchtigter Muskel ist einem stark beeinträchtigten Muskel vorzuziehen, da bei letzterem unter Umständen nur so wenige Muskelfasern überlebt haben, daß die EMG-Befunde verwirrend sein können (Abb. 19.5).

Denervierung (Abb. 19.5 A)

Ist die Nervenversorgung eines Muskels durch eine Krankheit der Vorderhornzellen, der Nervenwurzeln oder des peripheren Nerven geschädigt, ist der Muskel „denerviert" und die EMG-Befunde werden als „chronische partielle Denervierung" bezeichnet. Jede Vorderhornzelle und ihr Neurit versorgen eine Gruppe von Muskelfasern, und das Ganze wird als motorische Einheit bezeichnet. Dies bedeutet, daß bei einer Schädigung einer Vorderhornzelle oder ihres Neuriten eine umschriebene und begrenzte Gruppe von Muskelfasern aufhört zu funktionieren. Man hat gezeigt, daß sich überlebende Neurone verzweigen und benachbarte, denervierte Muskelfasern übernehmen können, so daß die verbleibenden motorischen Einheiten größer werden. Diese grundlegenden Veränderungen führen zu den folgenden EMG-Befunden an einem denervierten Muskel. Denervierte Muskelfasern sind übererregbar und zeigen spontane elektrische Aktivität. Beim Einstich der Nadel sind die normalen kurzen Verletzungspotentiale stark verlängert (gesteigerte Einstichaktivität) und setzen sich gelegentlich in einem Ausbruch mit abnehmender Frequenz und Amplitude fort (ein pseudomyotoner Schauer).

Bei unbewegter Nadel treten im ruhenden Muskel vorübergehende Veränderungen des muskulären Membranpotentials von 50–200 µV und extrem kurzer Dauer auf. Dies sind Fibrillationspotentiale. Sie können gelegentlich länger dauern und monophasisch sein und werden dann als positive scharfe Wellen bezeichnet. Kontraktionen ganzer motorischer Einheiten führen zu Faszikulationspotentialen. Dies sind die Kontraktionen, die mit bloßem Auge zu erkennen sind und manchmal fälschlicherweise im klinischen Sprachgebrauch als „Fibrillationen" bezeichnet werden. Sie sind nicht unbedingt pathologisch.

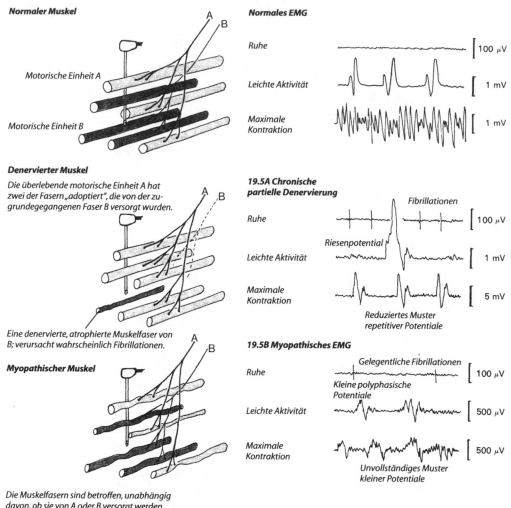

Normaler Muskel

Motorische Einheit A

Motorische Einheit B

Denervierter Muskel

Die überlebende motorische Einheit A hat zwei der Fasern „adoptiert", die von der zugrundegegangenen Faser B versorgt wurden.

Eine denervierte, atrophierte Muskelfaser von B; verursacht wahrscheinlich Fibrillationen.

Myopathischer Muskel

Die Muskelfasern sind betroffen, unabhängig davon, ob sie von A oder B versorgt werden, obwohl beide Nervenfasern normal sind.

Normales EMG

Ruhe — 100 μV

Leichte Aktivität — 1 mV

Maximale Kontraktion — 1 mV

19.5A Chronische partielle Denervierung

Fibrillationen

Ruhe — 100 μV

Riesenpotential

Leichte Aktivität — 1 mV

Maximale Kontraktion — 5 mV

Reduziertes Muster repetitiver Potentiale

19.5B Myopathisches EMG

Gelegentliche Fibrillationen

Ruhe — 100 μV

Kleine polyphasische Potentiale

Leichte Aktivität — 500 μV

Maximale Kontraktion — 500 μV

Unvollständiges Muster kleiner Potentiale

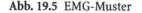

Abb. 19.5 EMG-Muster

Nach der Messung der Ruheaktivität wird der Patient gebeten, den Muskel leicht anzuspannen, während der Untersucher die Nadel festhält. Die normale motorische Einheit produziert ein bi- oder triphasisches Potential mit einer Amplitude von bis zu 2 mV in einem proximalen Muskel und 5 mV in den kleinen Hand- oder Fußmuskeln. Hat sich eine Einheit durch die Verzweigung ihrer Nervenfaser und die „Adoption" benachbarter Muskelfasern vergrößert, geschehen zwei Dinge: Die Dauer der Kontraktion der Einheit nimmt zu, so daß ein polyphasisches Potential entsteht, und die Amplitude der Einheiten wird stark erhöht, wobei in den Fußmuskeln häufig 5–10 mV und in den kleinen Handmuskeln bis zu 15 mV erreicht werden. Diese Potentiale werden als Riesenpotentiale bezeichnet.

Der Patient spannt den Muskel dann so stark wie möglich gegen Widerstand an. Bei einem normalen Muskel ist die Aktivität kontinuierlich, da sich motorische Einheiten kontrahieren und ruhen, während andere übernehmen. Das Grundlinienrauschen wird völlig überdeckt. Dies ist als Interferenzmuster bekannt. Bei einem denervierten Muskel erscheinen Lücken im Muster, die die Position einer geschädigten motorischen Einheit in der Sequenz markieren, und die überlebenden Einheiten sind typischerweise groß und polyphasisch. Ihr identisches Erscheinungsbild macht häufig deutlich, daß es sich um das gleiche Riesenpotential handelt, das sich in regelmäßigen Abständen wiederholt. Dies wird als gelichtetes maximales Aktivitätsmuster bezeichnet. Diese Befunde können fleckförmig sein, und bei manchen Krankheiten scheinen die schnelleitenden Fasern zuerst geschädigt zu werden, so daß die auffälligsten Denervierungsbefunde in der Peripherie des Muskels auftreten. Dies ist speziell ein Symptom der Motoneuronkrankheit. Es muß betont werden, daß diese Befunde nur eine Schädigung der Nervenfasern oder der Vorderhornzelle anzeigen; die Höhe der Schädigung muß aus den klinischen Symptomen und Untersuchungen der Nervenleitung abgeleitet werden. Eine chronische partielle Denervierung weist nicht automatisch auf eine Vorderhornzellkrankheit hin.

Myopathische Veränderungen (Abb. 19.5 B)

Bei Muskelkrankheiten ist die Situation ganz anders. Der Krankheitsprozeß betrifft alle oder einige Muskelfasern völlig zufällig, ohne Rücksicht auf motorische Einheiten. Die einzige Ausnahme hiervon bildet die Polymyositis, bei der die Veränderungen extrem fleckförmig sein können, so daß Registrierung über die gesamte Tiefe und in mehreren Abschnitten eines Muskels erforderlich sein kann, bevor man ein Gebiet mit einer typischen Schädigung findet. Außerdem können die geschädigten Muskelfasern bei Polymyositis äußerst erregbar sein, und wenn die Region der motorischen Endplatte betroffen ist, können Veränderungen gefunden werden, die einer Denervierung ähneln.

Bei einer Muskelkrankheit findet man typischerweise die folgenden Symptome:

1. Geschädigte Muskelfasern – insbesondere bei entzündlichen Myopathien, wie Polymyositis und bei der Pompe-Krankheit (siehe Kapitel 18), bei der die Glykogenspeicherkrankheit sowohl die Muskelfasern als auch die Vorderhornzellen schädigt, – können gesteigert erregbar sein und Fibrillationen zeigen. Dies kann zur irrtümlichen Diagnose einer Denervierung führen.
2. Da der Prozeß in einzelnen Fasern häufig fleckförmig ist, gibt es eine verzögerte oder blockierte Leitung entlang der Faser, so daß die Einheit aufgelöst und verkleinert wird. Das Endergebnis ist ein kleines (200–500 µV), polyphasisches Aktionspotential. Das Interferenzmuster weist gewöhnlich keine Lücken auf, da ein Teil der Fasern aller motorischer Einheiten überlebt, aber die kleinen polyphasischen Potentiale verursachen ein charakteristisches „krachendes" Geräusch auf dem EMG-Verstärker, das wie das Rascheln von Pergamentpapier klingt.
3. Bei mit Myotonie verbundenen Muskelkrankheiten sind die verlängerten Entladungen, die die typische Steifheit der Muskeln verursachen, als leiser werdende Salven von Potentialen zu hören, die früher mit dem Geräusch von „Sturzkampfbombern" verglichen wurden. Eine genauere und zeitgenössische Beschreibung wäre das Geräusch eines Motorradmotors bei hoher Drehzahl. Die Salven überlagern einander häufig, ganz anders als bei dem einzelnen pseudomyotonischen Schauer, der durch eine Bewegung der Nadel in erregbaren, partiell denervierten Muskeln ausgelöst wird.
4. EMG-Techniken sind bei der Diagnose von Myasthenia gravis nur von begrenztem Wert, da die normalerweise betroffenen Muskeln häufig nicht für EMG-Techniken zugänglich sind. Kann ein passender Muskel gefunden werden, kann eine Salve von Reizen mit einer Frequenz von 20 Hz bei Myasthenia gravis eine deutlich abnehmende Reaktion und beim Lambert-Eaton-Syndrom eine ansteigende Reizantwort

auslösen. Diese Methode ist für den Patienten ziemlich schmerzhaft, kann aber eindeutige diagnostische Ergebnisse liefern.

Messung der Nervenleitgeschwindigkeit (Elektroneurographie)

Die grundlegenden Erfordernisse für eine Messung der motorischen Nervenleitgeschwindigkeit sind, daß ein passender Muskel vorhanden ist und daß seine Nervenversorgung an zwei Punkten entlang ihrem Verlauf stimuliert werden kann. Die Zeit, die bei Stimulation in unmittelbarer Nähe des Muskels gemessen wird, ist als distale Latenz bekannt und umfaßt nicht nur die Zeit, die der Impuls braucht, um im Nerv nach unten zu wandern, sondern auch die Verzögerung an der motorischen Endplatte und bei der Initiation der Kontraktion. Wird der Nerv dann weiter oben stimuliert, kann eine zweite Latenz erhalten werden. Die Zeitdifferenz zwischen dieser und der distalen Latenz liefert eine genaue Messung der Zeit, die der Impuls für den Durchlauf einer abgemessenen Strecke des Nerven braucht. Daraus kann man die Nervenleitgeschwindigkeit (in m/s) leicht berechnen. Es gibt sehr sorgfältig dokumentierte Berichte über die Geschwindigkeitsbereiche in allen Nerven, die auf diese Weise geprüft werden können. Am häufigsten sind dies die Nn. medianus und ulnaris im Arm und die Nn. peronaeus und tibialis im Bein. Nerven wie der N. radialis oder der N. femoralis lassen sich nur an einem Punkt leicht stimulieren, so daß hier nur die Latenzzeit bis zu den entsprechenden Muskeln bestimmt werden kann.

Allgemein gilt, daß bei einem denervierten Muskel, bei dem die Läsion nachweislich oberhalb des proximalen Reizes liegt, die Läsion wahrscheinlich die Nervenwurzel oder die Vorderhornzelle betrifft. Die Positionen der Elektroden und die Geschwindigkeiten bei Standarduntersuchungen der Nervenleitung an Armen und Beinen sind in den Abbildungen 19.6 und 19.7 gezeigt.

Nervenaktionspotentiale können auf zwei Arten gemessen werden, orthodrom (in normaler Richtung) und antidrom (gegenläufig). Hierfür ist die wichtigste Voraussetzung, daß ein Nerv vorhanden ist, der entweder so nahe an der Oberfläche verläuft, daß er mit Oberflächenelektroden abgeleitet werden kann, oder eine konstante anatomische Lage hat, so daß Nadelelektroden neben ihm eingeführt werden können. Sowohl der N. medianus als auch der N. ulnaris können am Handgelenk über eine Stimulation der Nn. interdigitales der entsprechenden Finger untersucht werden. Nervenaktionspotentiale am Bein sind schwerer zu messen. Die Methoden sind in den Abbildungen gezeigt.

Im Fall von Kompressionsläsionen des N. ulnaris am Ellenbogen oder des N. peronaeus am Wadenbeinköpfchen ist bei einigen Patienten keine Verlangsamung der Nervenleitung durch das geschädigte Gebiet nachzuwei-

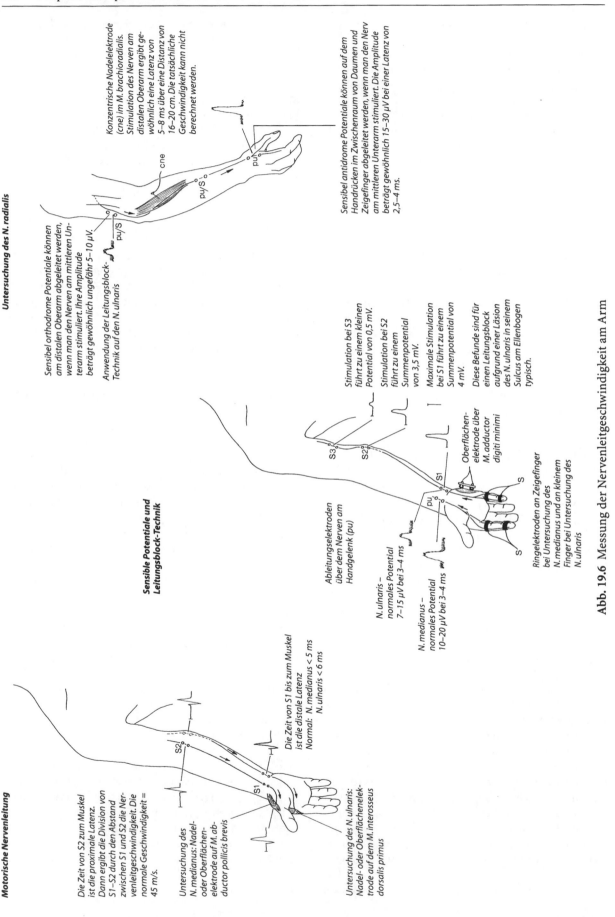

Motorische Nervenleitung

Die Zeit von S2 zum Muskel ist die proximale Latenz. Dann ergibt die Division von S1–S2 durch den Abstand zwischen S1 und S2 die Nervenleitgeschwindigkeit. Die normale Geschwindigkeit = 45 m/s.

Untersuchung des N. medianus: Nadel- oder Oberflächenelektrode auf M. abductor pollicis brevis.

Untersuchung des N. ulnaris: Nadel- oder Oberflächenelektrode auf dem M. interosseus dorsalis primus.

Die Zeit von S1 bis zum Muskel ist die distale Latenz.
Normal: N. medianus < 5 ms
N. ulnaris < 6 ms

Sensible Potentiale und Leitungsblock-Technik

Ableitungselektroden über dem Nerven am Handgelenk (pu)

N. ulnaris – normales Potential 7–15 µV bei 3–4 ms

N. medianus – normales Potential 10–20 µV bei 3–4 ms

Ringelektroden an Zeigefinger bei Untersuchung des N. medianus und an kleinem Finger bei Untersuchung des N. ulnaris.

Oberflächenelektrode über M. adductor digiti minimi

Stimulation bei S3 führt zu einem kleinen Potential von 0,5 mV.

Stimulation bei S2 führt zu einem Summenpotential von 3,5 mV.

Maximale Stimulation bei S1 führt zu einem Summenpotential von 4 mV.

Diese Befunde sind für einen Leitungsblock aufgrund einer Läsion des N. ulnaris in seinem Sulcus am Ellenbogen typisch.

Untersuchung des N. radialis

Sensibel orthodrome Potentiale können am distalen Oberarm abgeleitet werden, wenn man den Nerven am mittleren Unterarm stimuliert. Ihre Amplitude beträgt gewöhnlich ungefähr 5–10 µV.

Anwendung der Leitungsblock-Technik auf den N. ulnaris

Konzentrische Nadelelektrode (cne) im M. brachioradialis. Stimulation des Nerven am distalen Oberarm ergibt gewöhnlich eine Latenz von 5–8 ms über eine Distanz von 16–20 cm. Die tatsächliche Geschwindigkeit kann nicht berechnet werden.

Sensibel antidrome Potentiale können auf dem Handrücken im Zwischenraum von Daumen und Zeigefinger abgeleitet werden, wenn man den Nerv am mittleren Unterarm stimuliert. Die Amplitude beträgt gewöhnlich 15–30 µV bei einer Latenz von 2,5–4 ms.

Abb. 19.6 Messung der Nervenleitgeschwindigkeit am Arm

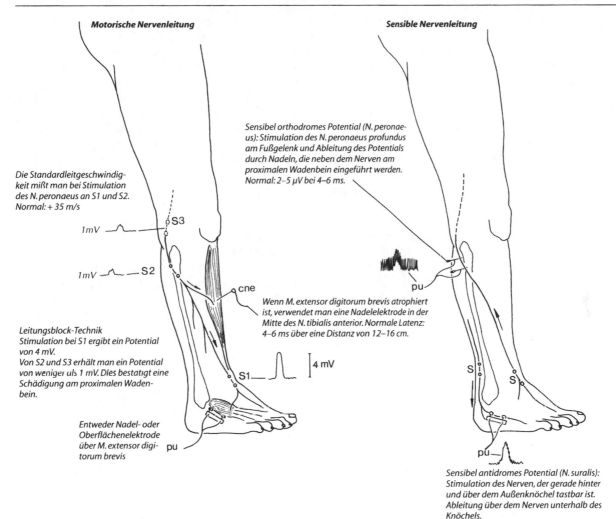

Motorische Nervenleitung

Die Standardleitgeschwindigkeit mißt man bei Stimulation des N. peronaeus an S1 und S2. Normal: + 35 m/s

1mV ⌐⌐ ⌐S3

1mV ⌐⌐ — S2

Leitungsblock-Technik Stimulation bei S1 ergibt ein Potential von 4 mV. Von S2 und S3 erhält man ein Potential von weniger als 1 mV. Dies bestätigt eine Schädigung am proximalen Wadenbein.

Entweder Nadel- oder Oberflächenelektrode über M. extensor digitorum brevis   pu

cne

S1

Sensibel orthodromes Potential (N. peronaeus): Stimulation des N. peronaeus profundus am Fußgelenk und Ableitung des Potentials durch Nadeln, die neben dem Nerven am proximalen Wadenbein eingeführt werden. Normal: 2–5 μV bei 4–6 ms.

Wenn M. extensor digitorum brevis atrophiert ist, verwendet man eine Nadelelektrode in der Mitte des N. tibialis anterior. Normale Latenz: 4–6 ms über eine Distanz von 12–16 cm.

4 mV

Sensible Nervenleitung

pu

S   S

pu ⌐

Sensibel antidromes Potential (N. suralis): Stimulation des Nerven, der gerade hinter und über dem Außenknöchel tastbar ist. Ableitung über dem Nerven unterhalb des Knöchels. Normal: 5–15 μV bei 2–4 ms.

Abb. 19.7 Messung der Nervenleitgeschwindigkeit am Bein

sen. Eine sehr nützliche Zusatzuntersuchung besteht in der Messung der quantitativen Muskelaktionspotentiale. Mit Hilfe maximaler Stromstöße wird das maximale Muskelpotential gemessen, das durch Stimulation am Hand- oder Fußgelenk ausgelöst wird. Der Nerv wird dann gerade unterhalb des Ellenbogens oder des Wadenbeinköpfchens stimuliert. Eine leichte Verringerung der Größe des Potentials um ungefähr 10 % ist normal. Der Nerv wird dann oberhalb des Ellenbogens oder in der Kniekehle stimuliert. Häufig sieht man einen starken Abfall des Potentials, und eine Reduktion der Größe des Potentials von 40 % und mehr bei diesem zweiten Reizort ist pathognomonisch für eine Nervenschädigung unterhalb des oberen Reizes, auch wenn die Leitungsgeschwindigkeit der verbliebenen Fasern normal sein kann. Gewöhnlich findet man eine Kombination aus Verlangsamung und einer Abnahme der Fasern. Mit dieser Technik kann der tatsächliche Punkt der Schädigung an einer Stelle gefunden werden, an der der Nerv fast nicht erregt werden kann.

Fortschrittlichere Techniken

In den letzten Jahren haben Verbesserungen der elektrophysiologischen Apparate, insbesondere digitale Mittelwertmethoden, den Anwendungsbereich von Untersuchungen der Nervenleitung erheblich erweitert. Heute kann man sehr kleine Aktionspotentiale in fast jedem kutanen Nerv über dem Hintergrundrauschen nachweisen, indem man antidrome oder orthodrome Reizung verwendet, und für die meisten peripheren Nerven wurden Normbereiche für die Größe der Potentiale und die Latenz bestimmt.

Es gibt allerdings einige Situationen, in denen solche Informationen für die klinische Diagnose wichtig sind. Im motorischen Bereich war einer der größten Nachteile, daß man die Nervenleitung im proximalen Teil des Nerven nicht untersuchen konnte.

Am Oberarm kann man Leitungsgeschwindigkeiten durch Stimulation in der Achselhöhle oder in der Schlüsselbeingrube über dem Erbschen Punkt erhalten, obwohl die neuralen Strukturen auf diesen Niveaus so tief liegen, daß ziemlich schmerzhafte Stromstöße erforderlich sind. Mit Hilfe dieser Techniken erhält man nützliche Informationen, insbesondere bei vermutetem zervikalem Engpaßsyndrom oder Läsionen des Plexus brachialis. Diese Methode läßt sich leichter auf die oberen zervikalen Wurzeln des Plexus brachialis anwenden. Die unteren zervikalen Wurzeln, die häufig ebenfalls von diesen pathologischen Prozessen beeinträchtigt werden, sind schwerer zu stimulieren. Man hat daher Techniken entwickelt, bei denen Elektroden zur Nervenstimulation in der Nähe der einzelnen Nervenwurzeln neben der Wirbelsäule eingeführt werden.

Die Verwendung von Nadelelektroden ermöglicht die Untersuchung evozierter Potentiale in tieferen Strukturen, und Oberflächenelektroden an Nacken und Kopf registrieren diese Informationen weiter zentral in Form von somatosensibel evozierten Potentialen (SEPs).

Für diese Techniken ist beträchtliche Geschicklichkeit erforderlich, und sie sind nicht allgemein verfügbar. Einfacher lassen sich einige Informationen aus der Untersuchung der F-Wellen bei einfachen Untersuchungen der peripheren Nervenleitung erhalten. Dabei macht man sich die Tatsache zunutze, daß bei einer distalen Reizung des untersuchten Nerven auf die unmittelbare Kontraktion des Muskels nach ungefähr 30 Sekunden eine zweite, viel kleinere Muskelkontraktion folgt. Der Impuls wandert auch antidrom hinauf zu den Vorderhornzellen und verursacht eine zweite Entladung, die durch den Nerv wieder zurück nach peripher läuft. Eine erhöhte Latenz zwischen der direkten Reaktion des Muskels (M-Welle) und der zweiten Reaktion (F-Welle) zeigt eine proximale Schädigung des Nerven oder der Nervenwurzel an.

Diese Methoden wurden entwickelt, weil man in der Zeit, als die wichtigsten Abbildungsverfahren für das Rückenmark, den Spinalkanal und radikuläre Läsionen die Myelographie oder die Radikulographie mit all ihren Beschränkungen waren, versuchte, mehr klinische Informationen zu erhalten. Die Einführung der MRT hat in gewissem Umfang viele dieser Techniken überflüssig gemacht, da sich eine sichere klinische Diagnose leicht durch MRTs bestätigen läßt, ohne daß man auf diese technisch komplizierten und gelegentlich auch schwer zu interpretierenden Methoden zurückgreifen muß.

Entsprechend hat auch die elektromyographische Untersuchung der paravertebralen Muskulatur zum Nachweis von Denervierung im Versorgungsgebiet einzelner zervikaler oder lumbaler Nervenwurzeln viel von ihrem ohnehin begrenzten Nutzen eingebüßt, nachdem sich heute die zugrundeliegende Läsion so leicht anatomisch nachweisen läßt.

Die Einzelfaserelektromyographie ist eine andere hochspezialisierte Technik, mit der man die elektrische Aktivität in einer einzelnen Muskelfaser untersuchen kann. Das als „Jitter" bekannte Phänomen besteht in einer Schwankung in der Spannung und der Entladungsfrequenz der einzelnen Fasern in Ruhe. Diese werden durch viele periphere Nervenkrankheiten verändert, haben aber besonderen Wert bei der Frühdiagnose von Myasthenia gravis. Für die Interpretation dieser Befunde sind erhebliche Erfahrung und Können erforderlich.

Es gibt keine Standarduntersuchung für jeden Patienten, der zum EMG und zur Untersuchung der Nervenleitung überwiesen wird. Man muß die klinische Problematik berücksichtigen und wird eine der Situation angemessene Kombination von Messungen an den Muskeln und den Nerven durchführen. Alle Neurologen sollten detaillierte praktische Erfahrung mit der Anwendung elektrophysiologischer Techniken und ihrer Interpretation haben.

20 Kopfschmerzen

Kopfschmerzen sind das häufigste Symptom in der Medizin und können der Grund für bis zu 40 % der Konsultationen sein. Nach einer konservativen Schätzung leiden 10 % der Bevölkerung an Migräne, der häufigsten Ursache für starke rezidivierende Kopfschmerzen.

Viele Lehrbücher enthalten lange Klassifizierungen vielfältiger Ursachen von Kopfschmerzen, die darauf hinzuweisen scheinen, daß die Differentialdiagnose von Kopfschmerzen eine reine Formalität ist. Mit Ausnahme der Fälle von Migräne, die dem klassischen Bild genau entsprechen, ist diese Sicht nicht gerechtfertigt. Das Ausmaß der Überschneidung zwischen den ätiologischen Faktoren und den Symptomen der Kopfschmerzen kann die Differentialdiagnose enorm erschweren. Beispielsweise leiden die meisten Patienten mit Kopfschmerzen, die als „diagnostische Problemfälle" überwiesen werden, unter Migränekopfschmerzen, und die diagnostischen Schwierigkeiten beruhten darauf, daß die Kopfschmerzen nicht frontal, streng einseitig oder pulsierend waren. All diese Symptome sind für die Diagnose einer klassischen Migräne obligatorisch, aber keines von ihnen muß vorhanden sein, um Migränekopfschmerzen zu diagnostizieren.

Betrachtet man ätiologische Faktoren, ist die Rolle von Verspannungen im Einzelfall ein schwerwiegendes Problem. Nur weil ein Patient angespannt ist, folgt nicht automatisch, daß er Spannungskopfschmerzen hat. Migräne wird häufig durch Spannung ausgelöst, und jeder Patient, der eine Serie schwerer Migräneattacken hatte, entwickelt rasch Verspannungen. Gelingt es nicht, die überragende Bedeutung der Natur der Kopfschmerzen und insbesondere ihr Verteilungsmuster richtig einzuschätzen, kann eine ausgedehnte, wirkungslose Behandlung mit Tranquilizern und Sedativa die Folge sein, die dem Patienten eine mögliche symptomatische Linderung verwehrt.

Da es beträchtliche Ähnlichkeiten beim diagnostischen Ansatz und bei den ätiologischen Faktoren zwischen Patienten mit Kopf- und solchen mit Gesichtsschmerzen gibt, sollten dieses und das folgende Kapitel nacheinander gelesen werden.

Allgemeine Überlegungen zu Kopfschmerzen

Es gibt ein, nicht nur in der breiten Öffentlichkeit weit verbreitetes Mißverständnis, daß die häufigsten Ursachen für Kopfschmerzen Überanstrengung der Augen und Krankheiten der Nebenhöhlen sind, und daß alle

starken Kopfschmerzen auf Hirntumoren zurückzuführen sind. Es werden nur sehr wenige Patienten überwiesen, deren Augen noch nicht untersucht wurden, und bei vielen wurden auch die Nebenhöhlen geröntgt oder sogar mehrere erfolglose HNO-Eingriffe vorgenommen.

Refraktionsfehler können zu Schmerzen in und um die Augen führen, wenn die Augen für ungewöhnlich lange Zeit oder bei schlechter Beleuchtung benutzt werden. Refraktionsfehler können keine intermittierenden starken Kopfschmerzen auslösen, die nicht mit Arbeiten in kurzem Abstand zu den Augen oder Lesen verbunden sind, und es ist einfach abwegig, Kopfschmerzen, die morgens beim Aufwachen vorhanden sind, auf eine Überanstrengung der Augen zurückzuführen. Beträchtliche Verzögerungen werden durch eine Überweisung an Augenärzte und Optiker verursacht, da es einige Zeit dauert, bis der Patient eine neue Brille erhält und feststellt, daß die Kopfschmerzen durch diese nicht gelindert werden.

Viele Patienten klagen lebenslang über Nebenhöhlenkopfschmerzen. Eine genaue Befragung führt dann gewöhnlich zur typischen Anamnese einer Migräne. Eine Sinusitis führt zu Schmerzen in der betroffenen Nebenhöhle, die in andere Gebiete des Gesichts und des Kopfes ausstrahlen kann, aber die zugrundeliegenden Schmerzen im betroffenen Sinus lassen sich identifizieren. Die Erwägung, daß eine chronische subklinische Nebenhöhleninfektion jahrzehntelang rezidivierende starke Kopfschmerzen verursachen kann, ist nicht mehr akzeptabel. Ist die Nase nicht verstopft und besteht keine Rhinorrhoe, ist eine Sinusitis auszuschließen, aber eine einseitige Rhinorrhoe und Verstopfung der Nase kann ein Symptom von Bing-Horton-Kopfschmerz sein. In diesen Fällen enden die Verstopfung der Nase und die Rhinorrhoe sofort, wenn die Kopfschmerzen aufhören, und da die Attacken nur ein bis zwei Stunden dauern, sollte der Ausschluß von Sinusitis als Ursache keine diagnostischen Schwierigkeiten bereiten.

Häufig verwenden Patienten den Begriff „gewöhnliche Kopfschmerzen", und dieser Begriff scheint zu bedeuten, daß die Kopfschmerzen so selten aufgetreten sind, von so kurzer Dauer waren oder so gut auf einfache Analgetika ansprachen, daß der Patient vorher noch keinen ärztlichen Rat gesucht hat. Man muß unbedingt versuchen, die genaue Art der vorausgegangenen Kopfschmerzen zu ermitteln, und darf nicht die Selbstdiagnose des Patienten akzeptieren oder zulassen, daß sie der Patient als „normal" abtut. Patienten, bei denen vor kurzem starke Kopfschmerzen eingesetzt haben, reagieren ziemlich verärgert, wenn man sie eingehend über die Natur früherer Kopfschmerzen befragt, und dennoch ist dies bei vielen Fällen der wichtigste Teil der Anamnese. Der Patient glaubt, daß eine derartige Befragung das Schädel-CT unnötig verzögert, das – wie er und all seine Freunde wissen – dringend geboten ist, weil seine Kopfschmerzen so stark sind.

Die Wahrscheinlichkeit, daß Kopfschmerzen eine ernste Ursache haben, steigt nicht proportional zur Stärke der Schmerzen. Tatsächlich beruhen die stärksten rezidivierenden Kopfschmerzen gewöhnlich auf Migräne. Patienten mit einem Hirntumor können über „dumpfe" oder „diffuse" Kopfschmerzen klagen, tun dies aber meistens nur, wenn sie speziell danach gefragt werden. Nur selten veranlassen die Kopfschmerzen den Patienten, medizinischen Rat einzuholen.

Früher verlangten Patienten Röntgenaufnahmen des Schädels, die aber nur selten nützliche Informationen lieferten. Heute wollen die Patienten ein Schädel-CT, das zwar sicher aufschlußreicher ist, aber bei einer Wahrscheinlichkeit von 1:2000, daß die Kopfschmerzen auf einer Ursache beruhen, die sich durch ein CT nachweisen läßt, sollte man den Wünschen der Patienten nicht in jedem Fall nachgeben. Überraschend häufig begründen die Patienten ihren Wunsch nach einem Schädel-CT damit, daß sie *schon seit langem* starke Kopfschmerzen haben, ein Umstand, durch den eine ernste Ursache praktisch bereits ausgeschlossen ist. Leider hat die zunehmende Verfügbarkeit der Computertomographie zu der absurden diagnostischen Bezeichnung „CT-negative Kopfschmerzen" geführt, eine Diagnose die weder zur Heilung der Kopfschmerzen, noch zur Beruhigung des Patienten beiträgt oder auf eine wirksame Behandlungsmethode hinweist.

Die wichtigste Untersuchung bei der Beurteilung von Kopfschmerzen ist die Anamneseerhebung.

Migränekopfschmerzen

In den vorausgegangenen Abschnitten wurde immer wieder die Bedeutung der Erkennung von Migränekopfschmerzen betont. Dies beruht darauf, daß bei der Mehrzahl der Patienten, die mit Kopfschmerzen – und insbesondere mit starken – an eine Klinik überwiesen werden, Migräne oder Migränevarianten Ursache der Schmerzen sind.

Die Schwierigkeit bei der Diagnosestellung kann auf untypische Symptome der Kopfschmerzen zurückzuführen sein. Dies ist nicht ungewöhnlich. Allerdings beruhen diese Schwierigkeiten häufig darauf, daß man die Angaben des Patienten unkritisch übernimmt, daß er vorher nur „Nebenhöhlen-" oder „gewöhnliche" Kopfschmerzen hatte. Kopfschmerzen, die scheinbar im Alter von 55 Jahren beginnen, können auf eine ernste Störung hinweisen. Sieht man sie aber im Rahmen einer lebens-

langen Migräne (die bis dahin als „Nebenhöhlenkopfschmerzen" bezeichnet wurde), wird die Diagnosestellung einfacher.

Ein anderes Problem besteht darin, daß Verspannungen eine kausale Rolle zugeschrieben wird, wenn die Verspannungen eine Folge der Kopfschmerzen sind. Obwohl es nötig sein kann, die Verspannungen durch eine geeignete Medikation zu behandeln, ist es unwahrscheinlich, daß man damit Erfolg hat, wenn die zugrundeliegenden Kopfschmerzen durch Migräne verursacht werden, da die gleichzeitig verschriebenen einfachen Analgetika die Migränekopfschmerzen nicht lindern können. Dies ist so, weil bei der Mehrzahl der Migränepatienten einfache, nicht rezeptpflichtige Analgetika und selbst Narkotika den Schmerz nicht wesentlich vermindern. Analgetische Kombinationspräparate können, unabhängig von der Darreichungsform, bestenfalls zu einem Rückgang der Schmerzen um 10–20 % führen. Auf Patienten mit echter Migräne macht es keinen Eindruck, daß genügend, zum rechten Zeitpunkt eingenommenes Aspirin wirkungsvoll sein soll.

Das Muster des Auftretens der Migräne ist für die Diagnosestellung sehr wichtig, und dies wird gewöhnlich nicht stark genug betont. Viele Patienten bemerken, daß die Attacken saisonal gehäuft auftreten und daß bestimmte Wetterverhältnisse eine Attacke auslösen können. In den letzten Jahren wurde die wichtige Rolle des Wetters zunehmend erkannt, das gelegentlich „Migräneepidemien" auslösen kann. Die klassischen Kopfschmerzen in Verbindung mit Gewittern sind vielleicht das auffälligste Beispiel, aber lang anhaltende Phasen niedrigen Luftdrucks mit hoher Luftfeuchtigkeit bei warmem oder kaltem Wetter scheinen ein ebenso guter Auslöser zu sein. Der Mechanismus dieses Zusammenhangs ist noch unklar.

Fast alle Betroffenen stellen irgendwann fest, daß die Attacken am Ende von Streßphasen auftreten. In der einfachsten Form zeigt sich dies darin, daß manche Patienten bereits morgens – und speziell an den Wochenenden – mit Kopfschmerzen aufwachen. Manchmal lassen sich die Attacken vermeiden, indem an den Wochenenden der gleiche Tagesablauf wie an Arbeitstagen eingehalten wird. Die extremste Form dieser entspannungsbedingten Migräneattacken findet man bei einigen Patienten, die nur im Urlaub Kopfschmerzen bekommen. Starke, täglich auftretende Migräne folgt häufig auf länger anhaltende Streßphasen, die zum Beispiel durch die tödliche Krankheit eines Angehörigen, einen Umzug oder das Zerbrechen einer Ehe verursacht werden. Unter diesen Umständen scheint die Wahrscheinlichkeit noch höher zu sein, daß die Patienten, deren Leben ohnehin schon chaotisch ist, zu der Überzeugung gelangen, daß sie jetzt einen tödlichen Hirntumor haben. Davon kann man sie manchmal nur sehr schwer abbringen, und diese Patientengruppe ist wahrscheinlich am schwersten zu behandeln.

Bei weiblichen Patienten ist der Zusammenhang mit Menstruation, Schwangerschaft und Menopause schon seit Jahrhunderten bekannt, doch läßt sich auch hier der Mechanismus nicht erklären. Junge Mädchen haben in den zwei Jahren vor der Menarche häufig zyklische Kopfschmerzen, und danach stellen sie fest, daß sie gewöhnlich einige Tage vor der und am ersten Tag der Periode Kopfschmerzen bekommen. Im späten Teenageralter kann die versuchte Einnahme der Antibabypille, unabhängig von der Art der Pille und wie niedrig sie dosiert ist, zu unkontrollierten Kopfschmerzen führen. Bei der Mehrzahl der Patientinnen führt eine Schwangerschaft zu einer dramatischen Besserung der Migräne, und die meisten Migränepatientinnen geben an, daß ihre Schwangerschaften die längste kopfschmerzfreie Zeit ihres Lebens waren. Leider haben sie normalerweise 6–12 Wochen nach der Geburt eine sehr starke Migräne, und danach setzt das vorausgegangene zeitliche Muster der Kopfschmerzen wieder ein.

Ab Beginn der Menopause läßt sich die Migräne – ebenso wie die Periode – häufig schlechter voraussagen und nimmt häufig eine eher neuralgische Qualität an, wobei die Schmerzen auf das Auge oder das Gesicht lokalisiert sind und die Patientin häufig fürchtet, daß dies eine neue, ernste Entwicklung darstellt. Eine Hormonsubstitutionstherapie scheint, wenn sie überhaupt etwas bewirkt, diese Situation nur zu verschlimmern, besonders, wenn die Patientin bereits bei der Einnahme der Antibabypille starke Kopfschmerzen gehabt hatte.

Es gibt auch eine Gruppe von Patientinnen, die in der Menopause zum ersten Mal Migräne bekommen. Leider leiden diese Patientinnen gewöhnlich für den Rest ihres Lebens unter Migräne, während jene, die seit ihrer Menarche Migräne hatten, nach der Menopause häufig eine erhebliche Abnahme der Stärke und der Häufigkeit der Attacken feststellen.

Es gibt noch mehrere andere Faktoren, die an der Auslösung von Migräne beteiligt sein können, aber nicht so allgemein gültig sind wie die oben genannten.

1. Es ist nicht ungewöhnlich, daß Migräne durch relativ leichte Schläge gegen den Kopf ausgelöst werden kann, und bei einigen Männern lösen Kopfbälle mit so großer Sicherheit Migräne aus, daß sie auf das Fußballspielen verzichten. Bei Kindern sind solche posttraumatischen vaskulären Kopfschmerzen ein Anlaß zu großer Sorge für Eltern, die annehmen, daß Kopfschmerzen nach einer Kopfverletzung Anzeichen einer größeren intrazerebralen Katastrophe sind, wie leicht die Verletzung auch sein mag. Für gutachtlich tätige Neurologen ist es immer wieder überraschend, daß nach wirklich schweren Kopfverletzungen Kopfschmerzen ein ungewöhnliches Symptom sind, während sie nach leichten Schlägen gegen den Kopf derart häufig geklagt werden.
2. Migränepatienten bemerken häufig, daß interkurrente Infektionen, besonders solche der oberen Luftwege mit Fieber, zu sehr starken Kopfschmerzen führen, die nicht von ihrer üblichen Migräne zu unterschei-

den sind. Enthält die Anamnese keine Hinweise auf Migräne, können Fieber, Lichtscheu, Übelkeit, starke Kopfschmerzen und gelegentlich sogar Nackensteife eine Meningitis oder eine Subarachnoidalblutung vortäuschen. Die Mehrzahl der Patienten, die mit Verdacht auf Meningitis in eine Klinik eingewiesen werden, gehört zu dieser Gruppe. Eine Liquoruntersuchung hat bei ihnen ein normales Ergebnis, und sie bekommen leider häufig besonders starke postpunktionelle Kopfschmerzen, so daß sie einige Tage länger im Krankenhaus bleiben müssen, als durch die Grundkrankheit gerechtfertigt gewesen wäre.
3. Es ist wohlbekannt, daß helles Licht und Lärm den Migränepatienten während einer Attacke unangenehm sind. Weniger gut bekannt ist aber, daß sie auch auslösende Faktoren sein können. Viele Betroffene berichten, daß das Fahren in Richtung der auf- oder untergehenden Sonne, das durch Bäume scheinende Licht der Wintersonne und das auf einer nassen Straße reflektierte Licht tatsächlich Kopfschmerzen provozieren. Sehr lauter Lärm kann eine ähnliche Wirkung haben, und ältere Patienten erinnern sich häufig daran, daß sie als Kinder nach Kinobesuchen nach dem Lärm und beim flackernden Licht des Films und dem Herauskommen ins helle Tageslicht Migräne bekamen. Andere Patienten berichten, daß das vom Schnee reflektierte Sonnenlicht beim Skifahren oder der Blick aus einem Flugzeugfenster ähnliche Auswirkungen haben können.
4. Ernährungsbedingten Faktoren wird bei der Auslösung von Migräne nur noch eine sehr kleine Rolle zugebilligt, obwohl sie in Frauenmagazinen nach wie vor sehr populär sind. Zu einer gewissen Zeit war dieses Konzept so vorherrschend, daß Patienten verkündeten, ihre Kopfschmerzen seien nicht auf Migräne zurückzuführen, weil sie aufgehört hätten, Schokolade, Käse und Orangen zu essen, und die Kopfschmerzen trotzdem noch aufträten. Die Daten, die dieses Konzept auf den ersten Blick stützen, leiten sich wahrscheinlich von dem Zusammenhang zwischen Hunger und Migräne ab.
Viele Patienten wissen, daß sie einen Migräneanfall auslösen können, wenn sie so lange nichts essen, bis sie sehr hungrig sind. Andere berichten, daß eines der Warnsignale für eine drohende Migräne plötzlicher Heißhunger ist – oft auf sehr süße Nahrungsmittel. In beiden Situationen ißt der Patient wahrscheinlich leicht zu beschaffende Nahrungsmittel: unterwegs einen Schokoladenriegel, und zu Hause ist wahrscheinlich Käse das am leichtesten verfügbare Nahrungsmittel im Kühlschrank. Fast alle Patienten geben an, daß sie überrascht sind, wie häufig sie die Nahrungsmittel, von denen sie angeblich Migräne bekommen sollen, essen können, *ohne* daß sie eine Attacke haben, selbst jene Patienten, die überzeugt sind, daß ihre Attacken durch diese Nahrungsmittel verursacht werden.

Vielleicht das beste Beispiel für die Variabilität der Empfindlichkeit für eine Attacke ist die Reaktion auf Alkohol. Migränepatienten bemerken, daß sie jede Art von Wein oder Spirituosen bei vielen Gelegenheiten ohne schlechte Folgen trinken können, während bei anderen Gelegenheiten minimale Mengen von Alkohol sofort Migräne auslösen können. Dies ist nicht die Art, wie sich eine „Allergie" gegen beliebige Substanzen bei irgendeiner anderen Krankheit verhält. Natürlich ist es vernünftig, daß die Patienten, wenn sie eindeutige Hinweise haben, daß etwas, das sie tun oder essen, Attacken auslöst, diese Dinge möglichst vermeiden sollten. Es ist aber nicht akzeptabel, aufgrund einer zweifelhaften Theorie einen völligen Verzicht auf bestimmte Nahrungsmittel zu empfehlen.

Lokalisation der Kopfschmerzen

Die klassische Migräne betrifft das frontotemporale Gebiet und ist einseitig. Bei einer Lokalisation der Kopfschmerzen in diesem Bereich sollte es nicht allzu schwierig sein, eine Verdachtsdiagnose zu stellen (Abb. 20.1).

Die in Abbildung 20.2 gezeigte Lokalisation bereitet größere Schwierigkeiten. Verspannungen der Nackenmuskulatur werden als Ursache von Spannungskopfschmerzen derart hervorgehoben, daß angenommen wird, daß alle okzipitalen Kopfschmerzen auf Verspannungen beruhen müssen. Viele Fälle ansonsten normaler Migräne beginnen in der Okzipitalregion und strahlen nach vorne in das „klassische" frontotemporale Gebiet aus. Patienten berichten häufig, daß Kopfschmerzen, die auf diese Weise beginnen, nach starkem Streß auftreten, und zwar als direkte Reaktion auf den Streß und nicht wie die über Nacht verzögerte Reaktion, die typischer ist. Die Schmerzen beginnen im Subokzipitalgebiet und strahlen nach vorn in die Schläfe oder tief hinter das Auge aus. Die Schmerzen sind häufig beidseitig, aber eine Seite ist häufig stärker betroffen als die andere.

Die dritte Variante (Abb. 20.3) ist die, die am häufigsten einer Nebenhöhlenkrankheit zugeschrieben wird. Der Schmerz beschränkt sich im wesentlichen auf eine Lokalisation tief hinter dem Auge. Er kann beidseitig auftreten und besonders durch helles Licht verschlimmert werden. Er hält mehr oder weniger kontinuierlich über Tage oder Wochen an, wobei es zu periodischen Verschlimmerungen kommt, und wird gewöhnlich als Gesichtsneuralgie bezeichnet. Diese Schmerzen treten häufig bei Patienten auf, die schon früher isolierte Migräneattacken hatten, und ihre ungewöhnliche anhaltende Natur ist der Hauptgrund für die Überweisung. Sie betreffen anders als das Bing-Horton-Syndrom, das fast ausschließlich auf Männer beschränkt ist, häufiger Frauen. Dieses Kopfschmerzmuster scheint mit besonders hoher Wahrscheinlichkeit durch die Antibabypille oder eine Hormonsubstitutionstherapie ausgelöst zu werden.

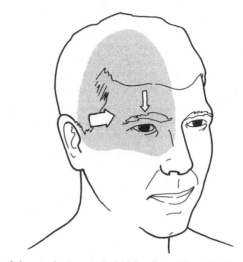

Die Kopfschmerzen beginnen in der Schläfe auf einer Seite und breiten sich über die ganze Kopfseite aus. Der Kopfschmerz ist pulsierend, und es können alle Begleiterscheinungen von Migräne auftreten. Der Schmerz bleibt gewöhnlich streng einseitig, kann aber bei aufeinanderfolgenden Attacken auf jeder Seite auftreten. Die Attacke endet gewöhnlich von selbst und dauert zwischen 30 Minuten und mehreren Stunden.

Abb. 20.1 Klassische Migräne (Hemikranie)

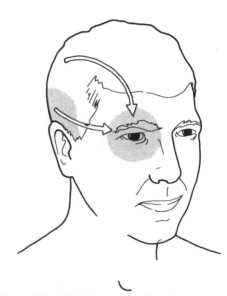

Dieser Kopfschmerz führt am häufigsten zu einer Überweisung in ein Krankenhaus. Der Beginn ist weniger dramatisch. Häufig kommt es zu dumpfen Schmerzen im Okzipitalgebiet, die sich nach vorn über die Schläfe oder bis in das Gebiet tief hinter dem Auge ausbreiten. Ein dumpfer, berstender Schmerz hinter dem Auge ist ein wichtiger diagnostischer Hinweis. Der Schmerz kann bei dieser Form auch beidseitig sein. Allerdings ist der Schmerz auf einer Seite gewöhnlich stärker. Andere Begleiterscheinungen von Migräne treten unter Umständen nicht auf, und die Kopfschmerzen können mehrere Tage anhalten, wobei sie gewöhnlich jeweils über Nacht neu auftreten.

Abb. 20.2 Okzipito-orbitale Migräne

Art der Schmerzen

Obwohl pulsierende Schmerzen immer als typisches Symptom von Migräne hervorgehoben werden, müssen die Kopfschmerzen nicht pulsierend sein, um die Dia-

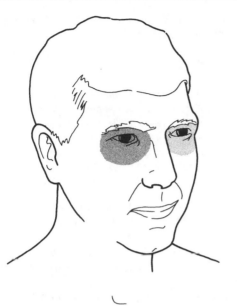

Hierbei handelt es sich um eine Variante des Bing-Horton-Syndroms. Der Schmerz ist überwiegend nagend und hinter einem oder beiden Augen lokalisiert. Gelegentlich kommt es zu stechenden Schmerzen wie von einer „Nadel hinter dem Auge." Lichtscheu ist häufig, und helles Licht oder plötzliche Bewegungen können Schmerzen auslösen. Diese Form ist eine häufige Variante der vaskulären Kopfschmerzen, die durch orale Kontrazeptiva oder eine Hormonsubstitutionstherapie ausgelöst werden.

Abb. 20.3 Orbitale Migräne

gnose zu stützen. Selbst wenn die Schmerzen in der klassischen Lokalisation auftreten, kommen pulsierende Schmerzen unter Umständen nur in der Entwicklungsphase der Kopfschmerzen vor, und der schließlich vorhandene Schmerz kann mehr oder weniger konstant sein. Auf dem Höhepunkt der Kopfschmerzen läßt sich das Pulsieren gewöhnlich durch plötzliche Bewegungen auslösen, etwa durch Aufsetzen im Bett, rasches Aufstehen oder besonders durch Vornüberbeugen und schnelles Treppensteigen.

Bei Schmerzen außerhalb des frontalen Gebiets, die oben beschrieben wurden, ist Pulsieren nur selten ein hervorstechendes Symptom. Der tiefe berstende oder drückende Schmerz im Auge oder hinter der Orbita muß betont werden, da er nicht nur das wichtigste diagnostische Symptom bei diesen Fällen ist, sondern auch häufig den diagnostischen Hinweis bei den im nächsten Kapitel behandelten fazialen Migränesyndromen liefert. Diesem starken orbitalen Schmerz können sich intensive stechende Empfindungen überlagern, die von den Patienten mit einem Bündel Brennesseln verglichen werden. Gelegentlich haben die Patienten ein Gefühl, als ob ihnen ein glühender Dolch durch das Auge gestochen würde, das praktisch pathognomonisch für Migräne ist. Diese dolchartigen Wahrnehmungen können in jedem anderen Teil des Kopfes auftreten, besonders in der Orbita und im Ohr, schießen oft diagonal durch den Kopf und sind so plötzlich und heftig, daß sie den Patienten mehr ängstigen als fast jedes andere Symptom der Migräne.

Auch andere Empfindungen werden geschildert, zum Beispiel, daß das Auge „schmerzt" oder daß „ein kleines Bündel glühender Nadeln" hinten in die Orbita gestochen wird.

Es ist nicht ungewöhnlich, daß der Kopf im Gebiet der stärksten Kopfschmerzen äußerst berührungsempfindlich wird, so daß fälschlicherweise eine Arteriitis cranialis diagnostiziert wird, und das selbst bei 20jährigen Patienten! Selbst nach dem Abklingen der Kopfschmerzen kann sich das ganze Gebiet noch mehrere Tage geprellt anfühlen und berührungsempfindlich sein.

Begleitsymptome

In Beschreibungen der klassischen Migräne wird immer großer Wert auf dramatische Prodromalsymptome gelegt, etwa Fortifikationsskotome, so genannt, weil sie dem Plan einer alten Festung ähneln. Häufig beschreiben die Patienten Zickzacklinien oder kleine unvollständige, eingekerbte Kreise, die wie ein umgekehrtes C aussehen, wenn sie der Patient zeichnet. Diese Phänomene sind besonders typisch, wenn nur ein Auge betroffen ist. Sind beide Augen betroffen, sind die visuellen Phänomene gewöhnlich hemianopisch und werden gewöhnlich so beschrieben, daß das Sehen auf einer Seite verschwommen und unscharf wird. Diese Erscheinung dehnt sich langsam bis zur Mittellinie aus, so daß dann nur noch die Hälfte eines Gesichts oder einer Uhr gesehen wird. Diese visuellen Phänomene gehen den Kopfschmerzen gewöhnlich voraus: Sie entwickeln sich typischerweise innerhalb von 5–10 Minuten und enden nach ungefähr 20–30 Minuten rasch, wenn die Kopfschmerzen einsetzen. Sie sind kein universelles Symptom der Migräne, und viele Migränepatienten haben nie derartige Wahrnehmungen, obwohl es bei den meisten zu Lichtscheu und leicht verschwommenem Sehen kommt.

Den meisten Patienten ist während einer Attacke sehr übel, aber starkes Erbrechen ist relativ ungewöhnlich. Tatsächlich ist es eine nützliche Regel, daß man unbedingt die Möglichkeit einer ernsten Krankheit in Betracht ziehen sollte, wenn Erbrechen als neues Symptom der Attacken auftritt. Liegt keine Vorgeschichte von Migräne vor, sollte als Ursache von kürzlich aufgetretenen, von Erbrechen begleiteten Kopfschmerzen solange ein Tumor in der hinteren Schädelgrube vermutet werden, bis das Gegenteil erwiesen ist. Gravierendere neurologische Begleiterscheinungen werden weiter unten im Abschnitt über vasospastische Migräne besprochen.

Stimmungsumschwünge vor, während und nach Migräne werden häufig unterschätzt und können manchmal ein wichtiger Hinweis auf eine bevorstehende Attacke oder auf die richtige Diagnose sein. Viele Patienten fühlen sich in den 24 Stunden vor einer Migräne reizbar und aggressiv und stellen fest, daß sie bei alltäglichen Tätigkeiten Fehler machen. Manchmal münden diese Symptome nicht in Kopfschmerzen, und dieser Zustand wurde von einer Patientin plastisch als ihr „Schneckentag" beschrieben. Andere Patienten bemerken, daß diese Symptome während der Kopfschmerzen auftreten und hinterher noch einige Tage anhalten.

Eine angenehmere Stimmungsveränderung kann als „Supertag" beschrieben werden. Der Patient ist heiter, voller Energie und in einem „Stimmungshoch". Die Patienten können zu diesem Zeitpunkt auch bemerkenswert produktiv und leistungsfähig sein: Hausfrauen erledigen den Frühjahrsputz für das ganze Haus an einem Tag, und wenn sie am nächsten Tag mit Kopfschmerzen zusammenbrechen, werden sie beschuldigt, daß „sie selbst schuld sind." Selbst die Patienten erkennen manchmal nicht, daß diese Stimmungsveränderung ein Teil der Migräne ist, die bereits begonnen hat, und daß die anschließenden Kopfschmerzen unvermeidlich sind, wenn nicht besondere Maßnahmen ergriffen werden. Dies ist leichter gesagt als getan, da sich die Patienten so wohl fühlen, daß das Letzte, an das sie denken, bevorstehende Kopfschmerzen sind, bis sie sie – gewöhnlich am nächsten Morgen beim Aufwachen – haben.

Andere wichtige Varianten der Migräne

Migräne in der Kindheit

Migräne in der Kindheit läßt sich am besten als kurz und heftig charakterisieren. Der Beginn ist gewöhnlich sehr akut und durch Blässe, Übelkeit und Erbrechen mit gelegentlichen Klagen über verschwommenes Sehen gekennzeichnet. In manchen Fällen kann das Bild von Schwindel beherrscht werden, während bei anderen die Bauchschmerzen so stark und die Kopfschmerzen so leicht sein können, daß intraabdominelle Krankheiten wie Blinddarmentzündung vermutet werden. Diese sogenannte „abdominale Migräne" kann bei Kindern sehr dramatisch sein. Gewöhnlich werden die Kopfschmerzen nicht zum Hauptsymptom, bevor das Kind 10 Jahre alt ist.

Gelegentlich können außergewöhnliche 5jährige ihre Attacken bemerkenswert genau beschreiben, wenn ihre Eltern es ihnen erlauben. Ein kleiner Junge nannte seine Attacken „Kopfschmerzen mit Farben"; andere nennen sie „Schwindel im Kopf" oder „Schmerzen über dem Auge". Die Beschreibung der Eltern eines blassen, teilnahmslosen und schläfrigen Kindes läßt nur wenige Zweifel an der Diagnose.

Wie bei Erwachsenen können die Attacken durch körperliche Anstrengung hervorgerufen werden, und einigen sportlich veranlagten Kindern vergeht der Spaß an Spielen und dem Sportunterricht, weil sie dabei Migräneattacken bekommen. Anders als bei Erwachsenen können die Attacken aber auch äußerst kurz sein, manchmal nur 15–20 Minuten, und es kommt zu einer plötzlichen und vollständigen Erholung. Im frühen Teenageralter tritt dann die sogenannte Basilarismigräne auf,

bei der ischämische Attacken im Hirnstamm das klinische Bild beherrschen.

Fallbeispiel I

Ein 13jähriger Junge wurde wegen fünf, jeweils 30minütigen Episoden von Flimmern vor den Augen, gefolgt von Hemianopsie und Tetraplegie überwiesen. Alle Symptome waren in den letzten zwei Jahren aufgetreten und auf alle folgten typische Migränekopfschmerzen. Zwischen den Attacken war es zu typischer Migräne ohne die ischämischen Symptome gekommen.

Liegt eine positive Familienanamnese von Migräne vor, wird der betroffene Elternteil häufig die richtige Diagnose vermuten, tritt aber in einer Familie zum ersten Mal Migräne auf, führt dies zu erheblicher Beunruhigung der Eltern und häufig zu übertriebenen Untersuchungen. Die typischen zeitlichen Muster und die vollständige Erholung des Kindes, gewöhnlich nach einem kurzen Schlaf, sollten die richtige Diagnose anzeigen.

Vasospastische Migräne

Dieser alles umfassende Begriff wurde anstelle von „hemiplegischer Migräne" gewählt, einem sehr ungenauen Namen für diesen Zustand. Eine wirkliche Lähmung ist selten und die Beteiligung einer ganzen Körperseite ungewöhnlich. Der Begriff „vasospastische Migräne" kann kritisiert werden, da noch immer umstritten ist, ob die neurologischen Begleiterscheinungen auf Gefäßkrämpfen oder auf einer primären Störung der kortikalen Funktion beruhen. Das Auftreten der klinischen Phänomene in klar erkennbaren vaskulären Versorgungsgebieten und selten vorkommende Infarkte im betroffenen Gebiet scheinen sehr für eine vaskuläre Ätiologie zu sprechen, allerdings muß auf die Kontroverse aufmerksam gemacht werden. Das nächste Fallbeispiel unterstützt eine vaskuläre Ätiologie.

Fallbeispiel II

Eine 56jährige Frau wurde mit einer linksseitigen Hemiplegie aufgenommen. Schon seit Anfang 20 hatte sie mehrmals pro Jahr Anfälle gehabt, bei denen sie eine linksseitige Sehstörung hatte, gefolgt von Taubheitsgefühl und Schwäche auf der linken Seite, die 30–40 Minuten dauerten, und starken Kopfschmerzen. Gewöhnlich versuchte sie die Kopfschmerzen zu vermeiden, indem sie zu Bett ging. Bei dieser Gelegenheit hatte sie sich am frühen Abend mit einer beginnenden Attacke ins Bett gelegt und erwachte morgens zwar ohne Kopfschmerzen, war aber hemiplegisch und hemianopisch. Bei der Aufnahme war sie noch bei Bewußtsein und konnte sprechen. Sie sagte, daß sie sich immer davor gefürchtet hätte, eines Morgens aufzuwachen, ohne daß die Attacke vorüber sei. Ein CT zeigte einen Infarkt im gesamten Versorgungsgebiet der rechten A. cerebri media. In den nächsten fünf Tagen bekam sie ein schweres unkontrollierbares Hirnödem, fiel ins Koma und starb.

Man kann nur sehr schwer zu einer anderen Schlußfolgerung gelangen, als daß ihre Attacken, einschließlich der tödlichen, auf einem intensiven Gefäßkrampf im Versorgungsgebiet der rechten A. cerebri media beruhten. Ärzte scheinen nur mit einer gewissen Zurückhaltung eine klare Diagnose eines Schlaganfalls aufgrund von Migräne zu stellen, aber diese ernste Komplikation des Zustands wird heute zunehmend anerkannt.

Die häufigsten vasospastischen Symptome sind die in Kapitel 3 besprochenen Sehstörungen, die für die Diagnose einer klassischen Migräne vorhanden sein müssen. In Kapitel 5 wurde eine vorübergehende Okulomotoriuslähmung begleitet von starken orbitalen Kopfschmerzen behandelt, die ophthalmoplegische Migräne. Pupillenstörungen bei Migräne – entweder eine erweiterte Pupille oder ein Horner-Syndrom – wurden in Kapitel 2 beschrieben.

Hirnstammsymptome, Übelkeit, Erbrechen und Schwindel können als Prodromalsymptome von Migräne auftreten oder ein Teil der tatsächlichen Attacke sein. Hirnstammsymptome während einer „Basilarismigräne" bei Kindern wurden im vorhergehenden Abschnitt beschrieben. Bei Erwachsenen könnte eine Ischämie im Versorgungsgebiet der A. basilaris, die zu einer schlechten Durchblutung der beiden Aa. cerebri posteriores führt, das Syndrom der vorübergehenden globalen Amnesie verursachen. Dieses wird in Kapitel 22 ausführlich dargestellt.

Die Form von Migräne, die am häufigsten irrtümlich für eine vorübergehende ischämische Attacke gehalten wird, wurde als „cheiro-orale" Migräne bezeichnet, ein Name, der unterstreicht, daß nur der Arm, das Gesicht und der Mund auf derselben Seite betroffen sind. Üblicherweise hat der Patient ein Kribbeln in den Fingern einer Hand und ipsilateral in den Lippen und auf der Zunge. Über mehrere Minuten steigt das Kribbeln den Arm hinauf und erstreckt sich nach außen auf das Gesicht und hinterläßt ein Taubheitsgefühl. Sind der rechte Arm und die rechte Gesichtshälfte betroffen, können bei einem Patienten, dessen linke Hemisphäre dominant ist, Sprachstörungen auftreten. Diese können einfach aus „Wortsalat" bestehen, wobei die Reihenfolge der richtigen Worte verdreht wird. In schwereren Fällen kommt es zu eindeutig aphasischen Störungen. Der betroffene Arm fühlt sich während der Attacke schwer und tot an, eine nachweisbare Lähmung und ein objektiver Sensibilitätsverlust sind aber unter Umständen schwer zu entdecken. Der zeitliche Verlauf ist wichtig. Normalerweise entwickelt sich das vollständige Bild langsam innerhalb von 5–10 Minuten, hält dann 15–30 Minuten an und klingt dann relativ plötzlich wieder ab. Parallel dazu können Kopfschmerzen auftreten, die aber häufiger erst mit einer Verzögerung von 15–30 Minuten einsetzen oder sich überhaupt nicht entwickeln. Dieser Zustand ist als „Migräne ohne Kopfschmerzen" bekannt und führt zu großer Beunruhigung und Fehldiagnosen. Die Diagnose sollte aber wegen der langsamen Entwicklung und des zeitlichen Verlaufs schon allein anhand der Anamnese offensichtlich sein.

Das Risiko, daß solche Attacken in einen Infarkt münden, kann durch das Alter, die Einnahme der Antibabypille oder eine Hormonsubstitutionstherapie erhöht werden. Es wurde schon immer befürchtet, daß die Gabe von Ergotamin bei solchen Patienten Gefäßkrämpfe auslösen könnte. Das gleiche gilt für Sumatriptan, das einen ähnlichen Wirkmechanismus besitzt. Allerdings liegen keine Berichte über derartige Vorkommnisse vor. Es ist aber ratsam, diese Medikamente bei Patienten mit vasospastischen Phänomenen vorsichtig einzusetzen.

Es gibt Berichte, daß es bei Patienten mit wiederholten identischen vasospastischen Migräneattacken zu Hirnläsionen kommen kann, die sich durch bildgebende Verfahren nachweisen lassen. Der folgende Fall stützt die Ansicht, daß solche Ereignisse nicht immer gutartig sind, und daß der Versuch gerechtfertigt ist, die Attacken mit vasodilatorischen Medikamenten zur Migräneprophylaxe wie Propranolol oder Nifedipin zu verhindern.

Fallbeispiel III

1974 stellte sich eine 32jährige Frau vor, die seit 10 Jahren wiederholt Episoden von rechtsseitigem Taubheitsgefühl, Schwäche und Sprachstörungen gehabt hatte. Die Episoden waren vollkommen typisch für Migräne, obwohl die begleitenden Kopfschmerzen mäßig und untypisch waren. Intensive hämatologische, biochemische und kardiologische Untersuchungen waren, ebenso wie eine zerebrale Angiographie, ohne pathologischen Befund. Trotz der Gabe von Propranolol hielten die Attacken an und gipfelten im Alter von 35 Jahren in einem tödlichen Schlaganfall. Die Obduktion ergab Hinweise auf multiple infarzierte Areale unterschiedlichen Alters in der linken Hemisphäre, aber keine Anzeichen einer zugrundeliegenden Gefäßkrankheit. Man fand auch keine Quelle von Emboli. Die wahrscheinlichste Diagnose bleiben daher wiederholte vasospastische Migräneattacken.

Migräne wird häufig als sozial bequeme Entschuldigung angesehen. Die obige Erörterung und die Fallbeispiele sollen das Gleichgewicht wieder herstellen und zu einer höheren Ernsthaftigkeit bei der Beurteilung und Behandlung dieser sehr behindernden und manchmal tödlichen Störung beitragen.

Bing-Horton-Kopfschmerz (Cluster headache, Abb. 20.4)

Dieser Zustand sollte von allen Formen der Migräne am leichtesten zu identifizieren sein, wird aber dennoch kaum jemals richtig diagnostiziert. Der Grund hierfür ist sicherlich der, daß die Schmerzen so stark sind, daß eine so einfache Ursache wie Migräne nur selten in Betracht gezogen wird, und es wird immer vermutet, daß der Patient unter einer akuten Sinusitis, einem geplatzten Aneurysma, einem Hirntumor oder einer anderen „sehr ernsten" Diagnose leidet, die dem Untersucher in den Sinn kommt. Wird der Zustand schließlich diagnostiziert, hatten die Patienten häufig lange Zeit jährliche Attacken und viele mußten sich mehreren HNO-Eingriffen und vielen Therapien mit Antibiotika gegen „Sinusitis" unterziehen. Wegen des natürlichen Verlaufs der Störung wird immer die zuletzt ergriffene Maßnahme als erfolgreich angesehen, bis die nächste Attacke das Gegenteil beweist. Der amerikanische Name für diesen Zustand, „alarm-clock headache" ist anschaulicher als alle anderen Namen, wie Cluster headache, Cephalaea histaminica, Horton-Syndrom oder neuralgische Migräne, die keine Hinweise auf das praktisch pathognomonische Kardinalsymptom geben. Der Zustand tritt fast ausschließlich nachts bei Männern mittleren Alters auf, und es ist sehr ungewöhnlich, wenn die Anamnese frühere Migräneattacken anderer Art enthält.

Der Beginn der Kopfschmerzen ist sehr akut. Zuerst tritt ein stechendes oder kribbelndes Gefühl in der Orbita und dem Nasenloch auf einer Seite auf. Nach wenigen Minuten hat der Patient das Gefühl, daß ihm ein glühender Schürhaken ins Nasenloch geschoben oder Säure in die Orbita gegossen wird. Der Schmerz ist im Auge besonders stark und kann selbst starke Männer zum Weinen bringen. Das betroffene Auge wird rasch kongestioniert und tränt, die Nase verstopft sich, und über die gesamte Dauer der Attacke fließt wäßriges Nasensekret aus. Das charakteristischste Symptom besteht darin, daß die Attacken anfangs ausschließlich nachts auftreten und den Patienten aufwecken. Dies kann zwei bis drei Mal pro Nacht geschehen, wobei jede Attacke zwischen 30

Minuten und zwei Stunden dauert. Der Patient stellt rasch fest, daß die Attacken jede Nacht zur gleichen Zeit auftreten, wobei gewöhnlich 1, 4 und 7 Uhr früh angegeben werden.

Attacken am Tag sind weniger häufig. Gewöhnlich kommt auf drei nächtliche Attacken eine am Tag. Auch tagsüber läßt sich ein Zeitrhythmus feststellen, wobei Attacken eine Stunde nach dem Mittagessen und gegen 18 Uhr besonders häufig sind. Tags bemerken viele Patienten eine spezielle Provokation durch Alkohol. Falls vorhanden, ist dies ein weiteres charakteristisches Symptom des Zustands. Nach jeder Attacke scheinen Wange und Auge wund zu sein und sind berührungsempfindlich, eine leichte Ptose ist möglich, und die Pupille kann erweitert sein. Die Berührungsempfindlichkeit kann bis zur nächsten Attacke anhalten. Wegen der anfallsartigen Natur des Zustands wird häufig Trigeminusneuralgie vermutet, und viele Patienten erhalten Carbamazepin, das nicht nur wirkungslos ist, sondern ihre Beschwerden verschlimmern kann, indem noch Übelkeit und Schwindel zu dem Syndrom hinzukommen. Es soll betont werden, daß das nächtliche Auftreten der Attacken und die Schmerzen im Auge und der Stirn in krassem Widerspruch zur örtlichen und zeitlichen Verteilung der Schmerzen bei Trigeminusneuralgie stehen, obwohl die Schmerzen zweifellos annähernd die gleiche Intensität erreichen (siehe Kapitel 21).

Die Attacken treten gewöhnlich 6–12 Wochen lang täglich auf, und diesem „Cluster" von Anfällen verdankt der Zustand seinen Namen. Er kann mehrere Jahre lang immer zur selben Jahreszeit auftreten, und in Europa scheinen die Monate Dezember, Januar und Februar besonders provozierend zu sein. Gelegentlich treten die Attacken über noch längere Zeit auf, und es gibt Patienten, die trotz verschiedener chirurgischer und pharmakologischer Behandlungsversuche, die wegen falscher Diagnosen wirkungslos bleiben, über mehrere Jahre hinweg täglich Attacken haben.

Die wirksamste Therapie für Bing-Horton-Kopfschmerz besteht aus einer Kombination von Methysergidmaleat und Lithiumcarbonat. Schon recht kleine Dosen können sehr wirksam sein. Bei den meisten Fällen sind Gaben von 1 mg Methysergidmaleat und 125 mg Lithiumcarbonat um 8, 14 und 22 Uhr erfolgreich, und die positive Wirkung zeigt sich innerhalb von 48 Stunden. Schlägt dies fehl, kann eine Verdoppelung der Dosis beider Medikamente für 7–10 Tage nötig sein. Obwohl 2 mg Ergotamintartrat oder 6 mg Sumatriptan bei einer Attacke hilfreich sein können, ist wegen des natürlichen Zeitablaufs mit einer spontanen Erholung in weniger als einer Stunde die Gabe dieser Medikamente nicht gerechtfertigt, falls die Beherrschung des Zustands durch prophylaktische Medikation keine Schwierigkeiten bereitet. Konnten die Attacken 10 Tage lang völlig unterdrückt werden, zeigt eine stufenweise Absetzung des Methysergidmaleats normalerweise an, ob der „Cluster" vorüber ist und das Lithiumcarbonat ab-

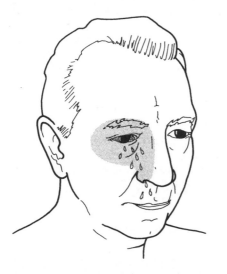

Diese Krankheit betrifft fast nur Männer mittleren Alters, die gewöhnlich keine vorausgegangene Anamnese von Migräne haben. Die Attacken dauern zwischen 30 Minuten und zwei Stunden und treten hauptsächlich nachts auf. Der Schmerz ist im und um das Auge unerträglich. Das Auge kann kongestioniert und die Nase verstopft sein. Es kommt zu Tränenfluß und Rhinorrhoe. Kann besonders leicht durch Alkohol ausgelöst werden. Die Anfälle treten 6–12 Wochen lang auf und können sich jedes Jahr in derselben Jahreszeit wiederholen. Gute Reaktion auf Methysergid und Lithium.

Abb. 20.4 Bing-Horton-Kopfschmerz

gesetzt werden kann. Man sollte dem Patienten einen kleinen Vorrat an Medikamenten geben, damit er zukünftige Anfälle sofort behandeln kann. Allerdings ist eine medizinische Überwachung ratsam, bis der „Cluster" vorüber ist.

Bing-Horton-Kopfschmerz, der allen diagnostischen Kriterien gerecht wird, ist bei Frauen äußerst selten. Untypische weibliche Varianten des Zustands werden vielleicht besser als neuralgische Migräne oder als Sluder-Neuralgie bezeichnet, die in Kapitel 21 ausführlicher besprochen wird. Die wichtigsten Unterschiede bestehen darin, daß die Schmerzen im Gesicht ausgedehnter sind und sich außer auf die Orbita und die Nase häufig auf den Processus mastoideus und den Kiefer erstrecken. Die Attacken dauern gewöhnlich länger, und obwohl sie oft nachts auftreten, halten sie häufig bis in den Tag hinein an. Tags beginnen die Attacken langsamer als die geradezu explosiv auftretenden Anfälle bei Männern. Die Behandlung entspricht der oben für Bing-Horton-Kopfschmerz besprochenen, muß aber unter Umständen viele Monate fortgesetzt werden, da ein Cluster bei Frauen bis zu sechs Monaten und länger dauern kann.

Status migrainosus

Das Konzept einer niedriggradigen anhaltenden Migräne ist inzwischen umstritten, da laut Kopfschmerzklassifikationen, die ursprünglich für Forschungszwecke gedacht waren, anhaltende Kopfschmerzen *nicht* auf Migräne beruhen. Solche Kopfschmerzen werden wegen ihrer Chronizität und nicht wegen der Natur der Kopfschmerzen als chronische Spannungskopfschmerzen angesehen. Es wird noch immer versucht, anatomische, physiologische und pharmakologische Unterschiede zu finden, die bestätigen, daß Spannungskopfschmerzen eine eigenständige Entität sind und nicht bloß eine Variante des Migränesyndroms. Leider kommt es bei Patienten mit rezidivierenden Kopfschmerzen zu extremer Anspannung, die zu dem Schluß führt, daß die Kopfschmerzen deshalb auf der Anspannung beruhen. Die Patienten sind über die Genauigkeit der Unterscheidung nicht wirklich besorgt: Sie wollen eine Linderung ihrer Kopfschmerzen erreichen, und eine prophylaktische Behandlung gegen Migräne ist bei Patienten, bei denen chronische Spannungskopfschmerzen vermutet werden, häufig überraschend erfolgreich. Viele Patienten, die seit langem unter Migräne leiden, können klar zwischen einer gewöhnlichen Migräneattacke und einer Attacke unterscheiden, die durch eine belastende Situation ausgelöst wurde, obwohl die grundlegenden Merkmale der Kopfschmerzen identisch sind.

Dieser Zustand wird am besten als chronische leichte Migräne beschrieben. Die Verteilung der Kopfschmerzen ähnelt der in Abbildung 20.3. Der Anfall kann durch eine belastende Situation ausgelöst worden sein. Bis der Pati-

ent zum Arzt kommt, ist dieser anfängliche Streß aber häufig nicht mehr wirksam. Allerdings sind nun die Kopfschmerzen selbst zu einem Streßfaktor geworden, weil der Patient, seine Angehörigen und fast jeder, den er trifft, (außer seinem Neurologen) entschieden haben, daß er einen Hirntumor haben muß. Hier muß noch einmal betont werden, daß es wichtig ist, sowohl die Migräne mit Migränemedikamenten als auch die Anspannung zu behandeln.

In dieser Gruppe besteht ein wichtiger Teil der Behandlung darin, daß man dem Patienten versichert, daß er keinen Hirntumor hat. Manchmal haben die Patienten Angst davor, diese Befürchtung zu äußern. Sie ist aber eine derart konstante Sorge bei dieser Gruppe, daß man den Patienten ausdrücklich sagen sollte, daß diese Möglichkeit in Betracht gezogen und aus klinischen Gründen ausgeschlossen wurde, obwohl es zunehmend wahrscheinlich ist, daß die Patienten ein CT zur Bestärkung dieser Ansicht verlangen. Früher waren die Patienten mit einer Röntgenaufnahme des Schädels zufrieden, aber heute ist die öffentliche Meinung, daß ein CT alles zeigt.

Die Behandlung dieses Zustands kann sehr schwierig sein: Eine sofortige Reaktion ist bei keiner Medikation wahrscheinlich, und es kann schwer sein, den Patienten zu überreden, daß bei jeder Medikation ein Versuch von mindestens vier Wochen nötig ist, bevor sich sichere Schlüsse ziehen lassen. Falls keine Kontraindikation vorliegt, können mäßige Dosen von Propranolol mit seiner kombinierten Wirkung gegen Angst und Migräne hilfreich sein. Geringe Dosen von 10 mg pro Tag werden besser vertragen und können genauso wirksam sein wie 80–160 mg langwirkendes Propranolol pro Tag. Amitriptylin (10–50 mg nachts) kann innerhalb von Tagen überraschend wirksam sein. Dies legt nahe, daß der Wirkmechanismus nichts mit der antidepressiven Wirkung der Substanz zu tun hat. Eine nächtliche Gabe von 0,5–1,5 mg Pizotifen ist bei dieser Patientengruppe weniger wirksam. Ist eine Langzeitbehandlung nötig, treten beträchtliche Nachteile auf – starke Schläfrigkeit bei Männern und unzumutbare Gewichtszunahme bei Frauen. Die gleiche Einschränkung gilt für Methysergidmaleat, das schon bei der nächtlichen Gabe einer geringen Dosis von 1 mg wirken kann. Diese Dosierung erlaubt eine langfristigere Verabreichung als die empfohlene Dosis von 2 mg pro Tag, die nur wenige Patienten vertragen. Der Patient sollte aber während der medikamentösen Behandlung ständig überwacht werden.

Jede dieser Medikationen ist einer Selbstmedikation mit hohen Dosen nicht rezeptpflichtiger analgetischer Kombinationspräparate vorzuziehen, die jahrelang ohne Wirkung eingenommen werden. Bei der Mehrzahl der Fälle tödlicher Analgetikanephropathie handelt es sich um Patienten mit Migräne, die nicht rezeptpflichtige Analgetika auf diese Weise eingenommen haben. Schon dieses Risiko rechtfertigt den Versuch, diese äußerst schwierigen Patienten zu behandeln.

Belastungsmigräne

Diese unterschätzte, aber ziemlich häufige Variante der Migräne wird sehr oft irrtümlicherweise als Subarachnoidalblutung diagnostiziert. Sie kann bei jeder Belastung auftreten, tritt aber am häufigsten beim Geschlechtsverkehr auf und wird auch als gutartiger postkoitaler Kopfschmerz bezeichnet. Der zunehmende Enthusiasmus für intensives Fitneßtraining in Sportstudios, insbesondere das Training mit Gewichten, hat eine weitere klar erkennbare Gruppe von Patienten mit ähnlichen Symptomen geschaffen.

Beim Geschlechtsverkehr beginnt der Kopfschmerz explosionsartig beim Orgasmus oder bei maximaler Belastung in anderen Situationen. Die Patienten haben dann das Gefühl, als ob man ihnen einen Ziegelstein auf den Hinterkopf geschlagen hätte. Die Schmerzen können pulsierend sein, klingen aber relativ schnell innerhalb von 10–15 Minuten ab. Sucht der Patient eine Klinik auf, wird wahrscheinlich sofort eine Lumbalpunktion zum Ausschluß einer Subarachnoidalblutung durchgeführt. Ein bedauernswerter Patient mußte sich wegen postkoitaler Kopfschmerzen innerhalb von sechs Monaten drei Lumbalpunktionen im gleichen Krankenhaus unterziehen. Interessanterweise scheint es sich um einen sich selbst begrenzenden Zustand zu handeln, und die Patienten können innerhalb einiger Monate eine Reihe von Attacken haben, ohne daß es zu einem späteren Rezidiv kommt.

Probleme entstehen, wenn man den Patienten einige Zeit nach solch einem Anfall untersucht. Der Zustand ist so charakteristisch, daß man dem Patienten versichern kann, daß die Schmerzen nicht durch eine „kleine Blutung" verursacht werden, *wenn* die Kopfschmerzen nach ein bis zwei Stunden *vollständig* abklangen und am nächsten Tag keine Nackensteife, Übelkeit, Erbrechen und Kreuzschmerzen auftraten. Sieht man den Patienten, während er gerade eine Serie von kurz aufeinanderfolgenden Attacken hat, verhindert die Einnahme von 20 mg Propranolol eine Stunde vor der beabsichtigten Anstrengung wirksam das Auftreten der Kopfschmerzen.

Zwei andere Varianten von Kopfschmerzen, die wahrscheinlich zur gleichen Kategorie gehören, sind der Hustenkopfschmerz und der sogenannte „Blitzkopfschmerz". Bei beiden setzen die Schmerzen explosionsartig ein, und Migränepatienten ist wohlbekannt, daß jeder länger anhaltende Hustenanfall den akuten Beginn einer ansonsten typischen Migräne bewirken kann. Akut einsetzende heftige Kopfschmerzen ohne klare Ursache werden als „Blitzkopfschmerz" bezeichnet, und die gutartige Natur dieses Zustands wurde wiederholt dargelegt. Da die Kopfschmerzen, die eine Subarachnoidalblutung begleiten, ähnlich rasch einsetzen und ähnlich stark sind, haben Neurochirurgen, die nur Patienten sehen, die derartige Kopfschmerzen in Verbindung mit einer erwiesenen Subarachnoidalblutung hatten, eine an-

dere Auffassung. Sie behaupten, daß als Ursache für jeden derartigen Kopfschmerz solange eine Subarachnoidalblutung angenommen werden sollte, bis das Gegenteil bewiesen ist. Sie erkennen dabei nicht, daß sie völlig überlastet wären, wenn alle Patienten mit Blitzkopfschmerz zu einer kompletten neurochirurgischen Untersuchung an sie überwiesen würden. Wenn sich solche Kopfschmerzen rasch entwickeln, nicht von Übelkeit oder Erbrechen begleitet werden, nicht zu Verwirrtheit oder einer Bewußtseinsstörung führen und es in den nächsten Stunden nicht zu Nackensteife oder Rückenschmerzen kommt, ist eine Subarachnoidalblutung äußerst unwahrscheinlich (siehe Kapitel 9).

Migräne mit Schwindel

Migräne ist häufig mit allen Arten von Schwindel verbunden. Gutartiger Lagerungsschwindel ist bei Migränepatienten sehr viel häufiger als bei Gesunden, und selbst die Menière-Krankheit zeigt eine Verbindung zu Migräne. Diese Zustände wurden in Kapitel 7 ausführlicher behandelt. Es ist sehr wichtig, daß man die möglicherweise ernste Bedeutung einer Kombination von Kopfschmerzen mit Erbrechen, das durch eine Lageveränderung ausgelöst wird, und akutem Schwindel erkennt. Selbst ein Patient mit seit langem bestehender Migräne und Kopfschmerzen, die wie früher zu sein scheinen, sollte sehr aufmerksam untersucht werden, wenn die Kopfschmerzen plötzlich von Übelkeit und Erbrechen – insbesondere bei Lageveränderungen – begleitet werden. Bei den meisten wird man zwar einen gutartigen Lagerungsschwindel finden, aber dennoch *müssen* bei dieser Gruppe weitere Untersuchungen durchgeführt werden.

Fallbeispiel IV

Ein 31jähriger Busfahrer hatte seit 10 Wochen jeden Tag Kopfschmerzen. Diese unterschieden sich völlig von seinen lebenslangen, aber seltenen typischen Migräneattacken. Der Schmerz war in der Okzipitalregion lokalisiert, und der Patient hatte das Gefühl, als ob ihm ein Nagel in den Kopf geschlagen worden wäre. Sieben Tage vor der Aufnahme in die Klinik ließ er alle Passagiere aussteigen und fuhr zurück zum Busdepot, weil er Angst hatte, weiter zu fahren. Fünf Tage vor der Aufnahme hatte er begonnen, sich bei Lageveränderungen zu erbrechen. Er erwähnte, daß er schon seit acht Wochen leichte Schwindelgefühle bekam, wenn er seine Lage änderte. Bei der Untersuchung hatte er außer Stauungspapillen keine anderen körperlichen Befunde. Ein CT zeigte einen zystischen Kleinhirntumor und einen ausgeprägten Hydrozephalus. Der Tumor erwies sich als Hämangioblastom, das ohne Zwischenfälle total entfernt wurde. Ein Jahr später konnte er seine Arbeit als Busfahrer wieder aufnehmen.

Wie schon weiter oben erörtert, muß auch das rezidivierende Schwindelsyndrom, das in der Kindheit als Variante der Migräne auftritt, sorgfältig untersucht werden, um einen Tumor in der hinteren Schädelgrube auszuschließen (siehe Fallbeispiel V).

Die Behandlung der mit Migräne verbundenen Schwindelsyndrome ist sehr schwierig. Bei gutartigem Lagerungsschwindel ist eine Kombination von 10 mg Propranolol und 15 mg Cinnarizinhydrochlorid pro Tag besonders wirksam. Die Menière-Krankheit in Verbindung mit Migräne ist schwerer zu behandeln, da Betahistinhydrochlorid (8–16 mg pro Tag) die Kopfschmerzen verstärken kann, so daß höhere Dosen von Propranolol mit Cinnarizin oder Prochlorperazin (5 mg pro Tag) vorzuziehen sind. Leider kann die langfristige Einnahme von Prochlorperazin oder Cinnarizin ein extrapyramidales Syndrom oder medikamenteninduzierten Parkinsonismus verursachen, und es ist wichtig, daß man die Patienten nicht für unbegrenzte Zeit mit dieser Medikation behandelt. Prochlorperazin scheint bei nicht-psychiatrischen Patienten mehr Fälle von medikamenteninduziertem Parkinsonismus zu verursachen als jeder andere Wirkstoff.

Behandlung einer akuten Migräneattacke

In der vorausgegangenen Erörterung wurde der Einsatz verschiedener prophylaktischer Medikamente und Medikationen bei chronischer Migräne und den speziellen Migränevarianten betrachtet. Das Ziel der Migränetherapie und der Migränepatienten ist, die Attacken zu verhindern, anstatt sie wirksam zu behandeln, wenn sie auftreten.

Jede angemessene Änderung des Verhaltens oder Vermeidung auslösender Faktoren ist wünschenswert, führt aber leider nur selten zu einer dramatischen Verbesserung der Situation, da viele Faktoren unvermeidbar sind und ein Ausschluß bestimmter Nahrungsmittel bei echten Migränepatienten so wirkungslos ist. Das Endergebnis ist, daß die Patienten noch immer akute Attacken bekommen, auch wenn noch so große Anstrengungen für die Behandlung unternommen werden.

Bei vielen erwachsenen Patienten und den meisten Kindern kommt es zu einer erheblichen Linderung der Migräne, wenn sie einschlafen können, und wahrscheinlich beruht der Erfolg antiemetischer Sedativa wie Prochlorperazin ebenso sehr auf der Sedierung wie auf der Verhinderung des Erbrechens. Die Stärke der Kopfschmerzen verhindert häufig das Einschlafen, und die Patienten ziehen es vor, zu sitzen oder sogar zu gehen, wenn die Kopfschmerzen nicht so stark sind, daß sie sich nicht bewegen können. Seit fast 100 Jahren verwendet man Ergotamin oder Dihydroergotamin, die heute noch erhältlich sind. Die tatsächliche Erfolgsrate läßt sich schwer abschätzen, und viele Patienten finden, daß die Verwendung der Mutterkornalkaloide Begleiterscheinungen der Migräne wie „Darmverstimmung", Übelkeit, Erbrechen oder Diarrhoe verstärkt. Sie können als Tablette mit 2 mg, als subkutane Injektion mit 1 mg oder als Suppositorium mit 2 mg Wirkstoff genommen werden. Der Wirkstoff ist auch als Inhalationsmittel erhältlich. Allerdings besteht hierbei die Gefahr, daß sich der Patient bei einer schweren Attacke nicht an die vorgeschriebene Dosis hält, deren Überschreitung gefährlich sein kann. Migränepatienten betreiben – wegen ihrer starken Kopfschmerzen, der Wirkungslosigkeit von Arzneimitteln, oder „weil sie irgend etwas gegen die Schmerzen tun müssen" – häufig Mißbrauch von Analgetika und anderen Medikamenten.

Die kürzliche Einführung von Sumatriptan hat bei einem größeren Teil der Patienten die Behandlung akuter Attacken verbessert. Seine Wirkung beruht darauf, daß es dieselben Rezeptoren stimuliert wie Ergotamin, und die beiden Wirkstoffe sollten nicht zusammen eingesetzt werden. Sumatriptan hat eine spezifischere Wirkung auf die kranielle Blutzirkulation als Ergotamin, und vermutlich ist die Wahrscheinlichkeit geringer, daß es eine Engstellung der Herzkranzarterien und der peripheren Gefäße bewirkt. Sumatriptan ist in Tablettenform mit 50 oder 100 mg oder in einer Dosis von 6 mg im Autoinjektor (subkutan) erhältlich. Bei vielen Patienten wirken die Injektionen nach 15–20 Minuten und die Tabletten nach 60–90 Minuten. Es kann zu vielen sonderbaren Wahrnehmungen kommen, einschließlich Engegefühl in der Brust, Engegefühl in der Okzipitalregion und Kribbeln oder Taubheitsgefühl im Gesicht, so daß viele Patienten, bei denen diese Symptome besonders stark hervortreten, die Einnahme des Medikaments ablehnen.

Zweifellos war einer der Hauptnachteile von Ergotamin die übermäßige Einnahme durch Patienten mit schwerer Migräne. Diese führte zu Ergotaminkopfschmerzen, bei denen die vorausgegangene Dosis von Ergotamin nach Abklingen der Wirkung weitere Kopfschmerzen auslöste. Heute gibt es Hinweise, daß auch Sumatriptan zu Reboundkopfschmerzen führen kann. Aus diesem Grund sollte das Hauptziel der Behandlung die Verringerung der Häufigkeit akuter Migräneattacken mit allen verfügbaren prophylaktischen Maßnahmen sein.

Aus diagnostischer Sicht wäre es außerordentlich hilfreich, wenn Kopfschmerzen, die weder auf Ergotamin noch auf Sumatriptan ansprechen, bedeuten würden, daß die Diagnose Migräne falsch ist. Dies ist aber leider nicht der Fall. Versuche einer Prophylaxe oder die wirksame Behandlung akuter Attacken scheitern häufig, und der immer verzweifeltere Patient fällt schließlich unter die diagnostische Kategorie chronischer Spannungskopfschmerz – dies überrascht nicht, da sein Leben von der Krankheit zunehmend belastet wird. Gerade diesen Patienten ist nicht mit Versuchen gedient, alle Kopfschmerzen in theoretische Schubladen zu stecken, anstatt den Patienten als Individuum mit einem individuellen Problem zu behandeln. Eine weniger dogmatische, erneute Klassifizierung der Art der Kopfschmerzen kann zu einer wirksameren Behandlung führen. Zu häufig wird den Patienten gesagt, daß ihre Kopfschmerzen nicht alle diagnostischen Kriterien für Migräne erfüllen und deshalb nicht behandelt werden können. Bedenkt man, daß es so viele Arten von Migräne gibt wie Patienten, die darunter leiden, kann dieser therapeutische Nihilismus vermieden werden.

Spannungskopfschmerz (Abb. 20.5)

Bei Spannungskopfschmerz wird heute eine akute und eine chronische Form unterschieden. Der zugrunde- liegende Kopfschmerz ist bei beiden Formen der gleiche: Die Unterscheidung erfolgt anhand der Häufigkeit oder der Persistenz der Kopfschmerzen. Ein typischer aku- ter Spannungskopfschmerz beginnt mit einem ange- spannten Gefühl in den Mm. suboccipitales und breitet sich dann als Wahrnehmung einer Spannung über die Oberseite des Kopfes aus. Tritt diese Art von Kopf- schmerzen unmittelbar nach einer belastenden Situation auf und spricht auf einfache Analgetika an oder klingt ohne Einnahme von Medikamenten über Nacht ab, scheint die Diagnose sicher zu sein. Ähnliche Kopf- schmerzen, die täglich gegen Abend auftreten, wenn der Patient unter Streß steht, lassen ebenfalls auf Span- nungskopfschmerz schließen. Führt die belastende Si- tuation allerdings dazu, daß der Patient mit Kopf- schmerzen aufwacht, muß man die Möglichkeit in Be- tracht ziehen, daß die Kopfschmerzen auf einer Migräne beruhen, und eine weitere Bewertung der Qualität der Kopfschmerzen ist wichtiger als die Tatsache, daß sie mit Streß verbunden sind.

Während akuter Spannungskopfschmerzen können als weitere Anzeichen von Angst und Schmerzen Span- nung der Nackenmuskeln und der Kopfhaut, Konzentra- tionsschwierigkeiten, leichter Schwindel und sogar Schwierigkeiten beim Fokussieren auftreten. Starke Lichtscheu, Schläfrigkeit, Übelkeit, Erbrechen und ein Gefühl der Leistungsschwäche sind bei Spannungskopf- schmerz ungewöhnlich. Ein Symptom, das die Unter- scheidung zwischen akuter spannungsbedingter Migrä- ne und Spannungskopfschmerz zu erlauben scheint, ist die Lokalisation der Schmerzen in und hinter dem Auge, und man sollte unbedingt ausdrücklich nach diesem Symptom fragen, das ein auffälliges Kennzeichen aller Formen von Migräne ist.

Treten die Kopfschmerzen weiter täglich auf und hal- ten sogar über Nacht an oder setzen sich über eine defi- nierte Streßsituation hinaus fort, werden sie als chroni- sche Spannungskopfschmerzen klassifiziert. Solche Kopfschmerzen unterhalten sich schließlich selbst, weil sie das Leben und die Arbeit des Patienten belasten, und sie werden durch Arbeitskollegen und Freunde weiter geschürt, die darauf bestehen, daß die Chronizität der Kopfschmerzen auf eine ernste Krankheit hindeuten muß. Die Überweisung solcher Patienten zu weiterge- henden Untersuchungen macht einen großen Teil der Arbeit in der neurologischen Ambulanz aus.

Eine Exploration vorausgegangener Kopfschmerzen kann bei diesen Patienten sehr aufschlußreich sein. Häu- fig erfährt man eine Anamnese sehr typischer migrä- neartiger Kopfschmerzen, die vom Patienten als „ge- wöhnliche Kopfschmerzen" oder als Folge einer „Sinusi- tis" abgetan wurden. Gelegentlich enthält die Anamnese frühere, länger dauernde Anfälle ähnlicher Kopfschmer- zen. Diese sind manchmal in den Unterlagen des Patien- ten vermerkt, der sie unter Umständen leugnet. Eine lan- ge Anamnese rezidivierender Kopfschmerzen diesen Typs kann ein weiterer Hinweis auf eine leichte anhal- tende Migräne sein. In solchen Fällen kann eine geeigne- te Behandlung nach monatelangen vergeblichen Thera- pieversuchen mit Sedativa und Analgetika zum Erfolg führen. Die Kontroverse darüber, ob Spannungskopf- schmerzen, Belastungsmigräne oder chronische Migrä- ne getrennte Entitäten oder der gleiche Zustand sind, hält zum Nachteil der Patienten an.

Das wirksamste prophylaktische Medikament ist bei dieser Patientengruppe Amitriptylin (50–100 mg nachts). Früher ließ sein Erfolg den Schluß zu, daß eine im we- sentlichen psychologische Diagnose richtig war. Aller- dings hat man inzwischen auch eindeutige Erfolge bei Pa- tienten mit typischer Migräne gefunden, so daß eine der- art einfache Schlußfolgerung unzulässig ist. Die Ge- schwindigkeit und Wirksamkeit von Dosen, die für die Behandlung einer merklichen Depression zu gering sind, stützen das Konzept einer chronischen leichten Migräne.

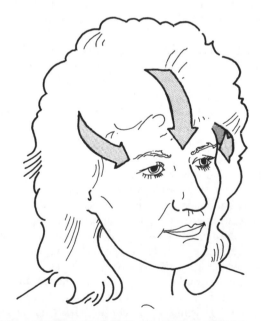

Der Schmerz soll auf Krämpfen der Kopfhaut und der Mm. suboccipitales beruhen. Die Muskeln werden als berührungsempfindlich und knotig beschrieben, doch läßt sich dies nur schwer beurteilen. Im allgemeinen sind Beschreibungen eines Engegefühls wie von einem „Band" oder einer „zu engen Kopfhaut" häufig (im Gegensatz zu dem „berstenden Gefühl", das von Migränepatienten beschrieben wird). Diese Patienten sind gewöhnlich sehr ängstlich und sprechen gut auf Tranquilizer an. Die Kopfschmerzen reagieren auf einfache Analgetika.

Abb. 20.5 Spannungskopfschmerz

Psychotischer Kopfschmerz (Abb. 20.6)

Dieser Begriff ist unglücklich gewählt, da die Patienten nicht „psychotisch" im üblichen Wortsinn sind. Ihre Symptome sind bemerkenswert konstant. Der Schmerz im Kopf ist auf ein begrenztes Gebiet lokalisiert, das häufig nur so groß ist wie ein Zehnpfennigstück und von den Patienten gewöhnlich mit einem Finger gezeigt wird. Die Art, wie sie ihre Wahrnehmungen beschreiben, hat wahnhaften Charakter: Der Patient macht Äußerungen wie „ich kann den Klumpen in meinem Kopf fühlen," „im Kopf kriechen Würmer herum" oder „der Knochen verfault." Einer Beruhigung durch den Arzt setzt der Patient immer ein „ich weiß schon, daß Sie nichts finden können, aber ich weiß, daß da etwas ist" entgegen. Solche Patienten bitten den Untersucher regelmäßig, den Klumpen über dem schmerzenden Gebiet abzutasten, und der Patient und häufig auch der Ehepartner bestätigt, daß an manchen Abenden vorübergehend ein Klumpen von der Größe eines Hühnereis an dieser Stelle erscheint. Diese Patienten unterziehen sich bereitwillig wiederholten Untersuchungen, verlangen sie sogar und lassen sich nie durch negative Untersuchungsergebnisse beruhigen. Gelegentlich trifft man auf Patienten, die schon seit 30 oder mehr Jahren dasselbe Symptom haben, und es hat den Anschein, daß noch nie einer von ihnen geheilt wurde.

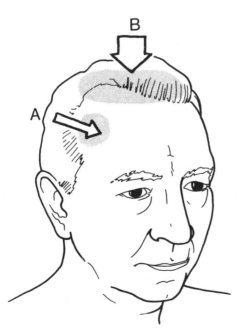

(A) Die Patienten zeigen auf einen bestimmten Punkt des Kopfes, und auf bizarre Klagen, daß „der Knochen verfault" oder daß „Würmer unter der Haut kriechen" folgt rasch die Aufforderung, die wachsende Beule zu tasten. Normalerweise ist nichts außer einer normalen Wölbung des Schädels palpabel.
(B) Ein anhaltendes Druckgefühl am Scheitel ist für einfache depressive Kopfschmerzen typisch, als ob 24 Stunden am Tag „das Gewicht der ganzen Welt" auf dem Kopf des Patienten lasten würde.

Abb. 20.6 Psychotischer Kopfschmerz

Kopfschmerz bei erhöhtem Hirndruck

Die typische Beschreibung von Kopfschmerzen, die auf einer Hirndrucksteigerung beruhen, ist angeblich, daß die Schmerzen beim Aufwachen auftreten, durch Bücken oder Husten verstärkt werden, ein „berstendes" Gefühl im Kopf verursachen und nicht gut auf Analgetika ansprechen. Leider kommen all diese Symptome, wie in früheren Abschnitten besprochen, häufig bei Migräne vor, so daß die Diagnose keinesfalls einfach ist. Viele Patienten mit derartigen Kopfschmerzen werden intensiv untersucht, ohne daß sich pathologische Befunde ergeben. Kopfschmerzen, die nur beim Husten auftreten, erfüllen einige der Kriterien, und die Entscheidung über die Durchführung einer kompletten Untersuchung bedarf einer sorgfältigen klinischen Beurteilung.

In neurologischen Kliniken und spezialisierten Kopfschmerzkliniken beeindruckt die Tatsache, daß nur sehr wenige Patienten mit Kopfschmerzen wirklich eine ernste Krankheit haben. Vielmehr ist es so, daß Patienten mit Hirntumoren erst auf gezielte Fragen antworten, daß sie seit mehreren Wochen morgens ein „dumpfes" Gefühl im Kopf haben. Gewöhnlich sind dramatischere neurologische Symptome die Ursache für ihren Arztbesuch. Es wird allgemein angenommen, daß bei weniger als einem von 2000 Patienten eine ernste Ursache für die Kopfschmerzen vorliegt. Die Kunst bei der Beurteilung von Patienten mit Kopfschmerzen besteht darin, diejenigen zu erkennen, bei denen ein besonderes Risiko vorliegt. Zwei Beispiele für Patienten, bei denen sofort eine ernste intrakranielle Krankheit erkannt wurde, finden Sie in Kapitel 8 (Fallbeispiele XXV und XXVI).

Diese beiden Beispiele wurden nicht aufgenommen, um Sie zu beunruhigen, sondern um einen wichtigen Hinweis auf ernste Störungen hervorzuheben. Sehr kurzdauernde, pulsierende Kopfschmerzen, die in Verbindung mit Lageveränderungen oder bei der Bauchpresse auftreten, können auf eine Blockade im Ventrikelsystem hindeuten, die wie ein Kugelventil wirkt. Hierbei ist die Schnelligkeit überraschend, mit der die Schmerzen auftreten und auch wieder abklingen. Dies steht im Gegensatz zu Husten- und Blitzkopfschmerz, die weiter oben behandelt wurden und bei denen eine länger anhaltende Provokation oder gar keine Provokation erforderlich ist. Wie in Kapitel 8 besprochen, sind Patienten mit kürzlich neu aufgetretenen Kopfschmerzen begleitet von Lagerungsschwindel und sehr plötzlichem Erbrechen die andere Gruppe, bei der unbedingt eine gründliche Untersuchung durchgeführt werden muß. Die Aufnahme eines CTs bei jedem Patienten mit Kopfschmerzen läßt sich praktisch nicht realisieren.

Trotzdem unterstreicht der folgende Fall, daß – unabhängig davon, wie klassisch die Anamnese selbst bei einem vorausgegangenen negativen CT bei einem Kind mit typischer Migräne ist – eine genaue körperliche Untersuchung noch immer eine wichtige Rolle bei der Behandlung spielt.

Fallbeispiel V

Ein 13jähriges Mädchen wurde mit einem Rückfall von Migräne überwiesen, die zuerst im Alter von zwei Jahren vermutet worden war. Ihr Hausarzt war darüber besorgt, daß der Befund an ihrem Augenhintergrund nicht normal war, obwohl er zugab, daß er seit 15 Jahren keine Stauungspapillen mehr gesehen hatte. Im Alter von zwei Jahren weinte sie zwei bis drei Stunden lang und erbrach sich alle 15 Minuten. Sie erinnerte sich daran, daß diese Anfälle mit sechs Jahren wieder auftraten, mit starken Kopfschmerzen verbunden waren und einmal wöchentlich vorkamen. Ein CT mit Kontrastmittel soll negativ gewesen sein (sie lebte damals in den USA). Unter Propranolol verringerte sich die Anfallshäufigkeit auf einmal pro Monat. Als sie 1991 nach Großbritannien zurück-kehrte, hatten die Kopfschmerzen aufgehört, und Propranolol wurde abgesetzt. Vier Jahre lang ging es ihr gut. Drei Monate vor der Konsultation bekam sie ähnliche Kopfschmerzen, die aber im Abstand von 5–10 Tagen zwei bis drei Tage anhielten. Die Anfälle wurden noch immer von Erbrechen beherrscht und waren noch typischer für Migräne. Sie begann, auf dem rechten Auge Tupfen zu sehen, und später verschwamm das zentrale Gesichtsfeld. Daraufolgten immer sofort die Kopfschmerzen, die auf der linken Seite als hämmerndes Gefühl in der Stirn begannen. 30 Minuten darauf setzte Erbrechen ein. Dieses erfolgte zwei bis drei Stunden lang alle 10 Minuten (fast genau wie bei den Attacken in der Kindheit). Am Ende der Attacken schlief sie ein, und die Kopf-schmerzen klangen ab. Es zeigte sich, daß die Attacken häufig dienstags auftraten und sich durch Propranolol oder Pizotifen nicht beeinflussen ließen. Die Abfolge der Symptome und der intermittierende Charakter schienen die Diagnose Migräne weiter zu bestätigen, aber die Patientin hatte Stauungspapillen. Ein CT zeigte einen Kleinhirntumor mit einem leichten Hydroze-phalus. Der Tumor wies kalzifizierte Gebiete auf, die für eine seit langem bestehende Läsion sprachen. Die Operation ergab ein juveniles Astrozytom vom Grad I.

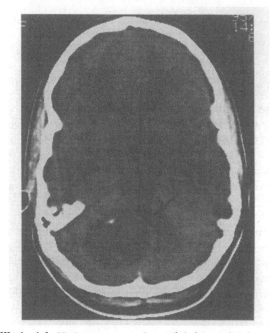

Fallbeispiel V Astrozytom im Kleinhirn (nicht zy-stisch). Vierter Ventrikel verformt und verlagert (großer Pfeil). Kleines kalzifiziertes Areal innerhalb des Tumors (kleiner Pfeil)

Es ist interessant, ob die Kopfschmerzen vollständig auf-hören werden (Operation im Mai 1995).

Arteriitis cranialis (Abb. 20.7)

Der früher verwendete Name Arteriitis temporalis ist irreführend, da er den Eindruck vermittelt, daß die A. temporalis als einziges Gefäß beteiligt ist. Daher sollte besser der Begriff Arteriitis cranialis gebraucht und be-tont werden, daß außer den Aa. renales alle Arterien des Körpers betroffen sein können. In einem klassischen Fall bekommt ein älterer Patient (sehr selten unter 60 Jah-ren) Schmerzen und Berührungsempfindlichkeit über einer offensichtlich angeschwollen A. temporalis auf ei-ner oder beiden Seiten. Auch die anderen oberflächli-chen Arterien des Kopfes können beteiligt sein, und Schmerzen in der Okzipitalregion mit lokaler Berüh-rungsempfindlichkeit können leicht als „Spannungs-kopfschmerz" fehldiagnostiziert werden.

Obwohl der Zustand relativ selten ist, sollte man sicherheitshalber solange davon ausgehen, daß alle

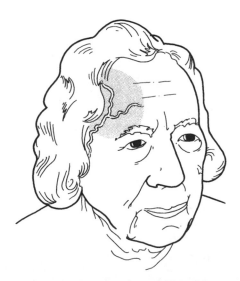

Obwohl Schwellung, Rötung und Berührungsempfindlichkeit der A. temporalis und Kopfschmerzen im Versorgungsgebiet der Arterie die wichtigsten Kenn-zeichen der Krankheit sind, treten sie nur in einem klassischen Fall auf. Diffuse Kopfschmerzen sind möglich. Falls die A. occipitalis beteiligt ist, kommt es zu Berührungsempfindlichkeit und einer Schwellung in der Okzipitalregion. Das Alter des Patienten, meistens über 60 Jahre, sollte den Ausschluß von neural-gischer Migräne oder fazialer Migränesyndrome ermöglichen. Allgemeines Unwohlsein und eine erhöhte BSG oder eine hohe Konzentration von C-reaktivem Protein (CRP) sind diagnostisch entscheidend.

Abb. 20.7 Arteriitis cranialis

Kopfschmerzen, die bei über 60jährigen einsetzen, durch Arteriitis cranialis verursacht werden, bis eine andere Ursache gefunden wird.

In der Praxis läßt sich dies leicht durch die sofortige Messung der BSG erreichen. Ist diese erhöht, ist eine sofortige Behandlung mit hochdosierten Steroiden angezeigt, und man sollte sofort eine Biopsie der A. temporalis oder jeder anderen berührungsempfindlichen Arterie veranlassen. Schon die Reaktion auf Steroide ist gewöhnlich diagnostisch entscheidend – der Kopfschmerz wird innerhalb von Stunden erheblich gelindert. Eine eingehende Befragung ergibt gewöhnlich, daß sich der Patient schon seit einiger Zeit allgemein krank gefühlt hat, mit generalisierten Muskelschmerzen, die manchmal bis zu einer voll entwickelten Polymyalgia rheumatica reichen, Appetitverlust und daraus resultierender Gewichtsabnahme und sogar leichtem Fieber. Diese Symptome gehen alle innerhalb weniger Tage nach Behandlungsbeginn zurück. Gelegentlich kann die BSG täuschend normal sein, und manchmal ist bei Patienten mit einer sehr hohen BSG eine Biopsie ohne pathologischen Befund, so daß in diesen Fällen die Reaktion auf Steroide die wichtigste Stütze der richtigen Diagnose ist.

Die wichtigsten Kennzeichen der Kopfschmerzen sind, daß sie häufig generalisiert sind und daß die Kopfhaut sehr berührungsempfindlich sein kann. Dies, und daß die Kopfschmerzen nachts gewöhnlich stärker sind, führt häufig zu Schlaflosigkeit und der Klage, daß es der Patient nicht aushalten kann, wenn sein Kopf das Kissen berührt. Es kann zu vorübergehender Amaurose oder transitorischen ischämischen Attacken im Versorgungsgebiet der Aa. vertebrales und basilaris oder anderer Arterien kommen. Eine Beteiligung der Aa. carotides externae kann zu einer Claudicatio des Kiefers beim Kauen oder Sprechen und einer ischämischen Nekrose der Zungenspitze führen. Patienten können sich mit einseitiger Blindheit und minimalen Kopfschmerzen vorstellen, und erst, wenn einige Monate später auch das andere Auge erblindet, führt eine BSG zur Diagnose.

Der Grund für die sofortige Behandlung mit Steroiden ist das hohe Risiko einer Erblindung aufgrund der Beteiligung der retinalen Blutgefäße, zu der es bei ungefähr 50 % der unbehandelten Patienten kommen kann. Diese Gefahr verringert sich in den ersten sieben Behandlungstagen rasch. In den ersten fünf bis sieben Tagen sollten 20 mg Prednisolon pro Tag in Form von Filmtabletten gegeben werden, die ihren Inhalt im Darm freisetzen. Anschließend kann die Dosierung in Schritten von 5 mg über drei bis sechs Wochen auf 5 mg pro Tag herabgesetzt werden. Dabei kann man sich bei der Reduzierung der Dosis entweder nach den Kopfschmerzen oder der BSG richten. Viele Patienten erholen sich nach einer Behandlung von ein bis zwei Jahren vollständig, aber bei einigen kommt es zu wiederholten Rezidiven, so daß sie dauerhaft mit niedrigen Dosen von 2,5–5 mg Prednisolon behandelt werden müssen. Dies kann besonders bei älteren Frauen zu Osteoporose führen, doch muß man dieses Risiko akzeptieren.

Posttraumatische Kopfschmerzen

Dieser Zustand wird zuletzt behandelt, weil seine Symptome viele der bereits angesprochenen Punkte unterstreichen. Bei Patienten mit ernsthaften Verletzungen, die ein chirurgisches Eingreifen erfordern, sind Kopfschmerzen überraschend selten. Treten in dieser Situation Kopfschmerzen auf, sprechen sie gewöhnlich auf einfache Analgetika an und scheinen nur selten ernsthafte Schwierigkeiten zu verursachen.

Nach leichteren Kopfverletzungen kommt es häufig zu einer lokalen Berührungsempfindlichkeit am Ort der Verletzung, besonders bei denjenigen Patienten, bei denen eine kleine Beule zurückgeblieben ist, die entweder auf eine lokale Lazeration oder eine Blutung unter der Galea aponeurotica zurückzuführen ist. Diese Patienten sind häufig besorgt, daß ihre Kopfschmerzen durch eine viel größere Beule auf der Innenseite des Schädels ausgelöst werden, und sie glauben, daß sie eine „Gehirnerschütterung" oder eine „Hirnschädigung" haben. Diese Befürchtungen garantieren, daß die Kopfschmerzen chronisch werden, so daß erneute Untersuchungen erforderlich sind, um die Patienten, deren Freunde behaupten, daß selbst 10 Jahre nach Kopfverletzungen noch Blutgerinnsel auftreten können, zu beruhigen, daß keine neuen Entwicklungen vorliegen. Diese Symptome sind der häufigste Grund für gutachtliche Überweisungen an einen Neurologen.

Posttraumatische, durch Angst aufrechterhaltene Kopfschmerzen bestehen aus einem Engegefühl im Kopf mit lokalisierter Berührungsempfindlichkeit an der Stelle der ursprünglichen Verletzung und werden gewöhnlich von Konzentrationsschwäche, Gedächtnisstörungen, Sehstörungen und Schwindelgefühlen begleitet. Sie haben viele Symptome mit Spannungskopfschmerzen gemeinsam, und die Schwierigkeit dieser Diagnose wurde bereits erörtert.

Erschwerend kommt hinzu, daß posttraumatische vaskuläre (migräneartige) Kopfschmerzen ziemlich häufig sind und eine spezielle Komplikation von Traumen der Stirn, der Augenhöhle oder des Gesichts sind. Die üblichen Symptome von Migräne – pulsierende Schmerzen, Schwindel, Müdigkeit und Reizbarkeit – sind vorhanden und manchmal so schwer, daß der Patient arbeitsunfähig wird.

Als Beispiel für die Komplexität posttraumatischer Kopfschmerzen und zur erneuten Betonung der Bedeutung einer genauen Bestimmung der Art der Kopfschmerzen, bevor man ein Urteil über die Ätiologie abgibt, ist der folgende Fall von Interesse.

Fallbeispiel VI

Ein 32jähriger Lastwagenfahrer wurde beim Reifenwechsel schwer verletzt, weil er die falschen Schrauben löste und ihm die äußere Felge auf Brust und Gesicht fiel. Dadurch wurde sein Gesicht so weit nach hinten disloziert, daß die Oberkieferknochen

Tabelle 20.1 Fragebogen für die Diagnose von Kopfschmerzen

Kopfschmerz	Klassische Migräne	Gewöhnliche Migräne	Bing-Horton-Syndrom	Spannungs-kopfschmerz	Psychotischer Kopfschmerz	Kopfschmerz bei Hirndruck-steigerung	Arteriitis cranialis
Alter und Geschlechts-verhältnis	Jedes Alter M = F	Mittleres Alter F > M	30–50 Jahre F < M ++	Jedes Alter M = F	Mittleres Alter M = F	Eher bei Kindern	Über 60 Jahre M = F
Lokalisation	Frontal Einseitig Kann Seite wechseln	Frontotempo-ral, okzipital oder orbital Häufig beidseitig	Streng frontal und in Auge, Nasenloch und Wange	Um den ganzen Kopf oder Druck auf dem Scheitel	Lokaler Schmerz in einem Punkt Druck auf dem Scheitel	Dumpfer, berstender Schmerz im ganzen Kopf	Oberflächlich, gewöhnlich/ oft einseitig und über Schläfe
Qualität der Schmerzen	Pochend Pulsierend Klopfend	Dumpfer Schmerz Stechen im Auge, wie von einem „Bündel Nadeln"	Starker, stech-ender Schmerz im Auge	Enges Band um den Kopf	Gewicht auf dem Scheitel	Schwacher Schmerz ohne auffällige Qualität	Brennendes, wundes Gefühl
Besondere Kennzeichen	Klassischer-weise pulsierend	Beidseitig, aber Schmerz ist hinter einem oder beiden Augen maximal	Kongestionier-tes Auge Tränenfluß und Rhinorrhoe Pupille erweitert Ptose des Augenlides	Wird bei Streß schlimmer	Ständig vor-handen und verhindert jegliche Aktivität	Kurze Wellen	Berührungs-empfindlich-keit der Kopf-haut oder der Schläfe über betroffenen Gefäßen
Tageszeit-licher Verlauf	Nachts, beim Aufwachen oder an Wochenenden	Beim Auf-wachen oder später am Tag unter Streß	Am häufigsten nachts Wie ein Uhrwerk	Gegen Abend stärker	Anhaltend, klingt laut Aussage des Patienten nie ab	Hauptsächlich beim Auf-wachen, klingt bis mittags ab	Gewöhnlich nachts stärker
Verschlim-mernde Faktoren	Häufig keine Alkohol Wetter	Helles Licht Lärm Anspannung Wetter	Alkohol Saisonal (kann jedes Jahr zur gleichen Zeit auftreten)	Streß Angst (besonders vor einem Tumor)	Keine, tritt oft nach belasten-dem Vorfall auf, unterhält sich dann aber selbst	Bücken Husten Niesen	Berührungen oder Kämmen der Haare im betroffenen Gebiet
Lindernde Faktoren	Ruhe Dunkler Raum Ergotamin Sumatriptan Schlaf	Ruhe Dunkler Raum Medikamentö-se Prophylaxe	Kurze Attacken (20 min bis 2 h) Sumatriptan, wenn Attacken > 30 min	Tranquilizer Urlaub Berufliche Veränderung	Anti-depressiva	Besserung im Stehen Steroide (Dexa-methason) Operation	Gute Reaktion auf Predniso-lon
Begleit-symptome	Visuelle Phänomene Übelkeit Erbrechen Diarrhoe Verwirrtheit	Dumpfer Schmerz Anhaltend Sehr beein-trächtigend Stimmungs-umschwung nach Kopf-schmerzen	Während der Attacken kön-nen sich eine partielle Oku-lomotorius-lähmung oder ein Horner-Syndrom entwickeln	Andere Sym-ptome von Angst, nicht zuletzt wegen der Kopf-schmerzen	Gewichts-verlust Weinen Schlaflosigkeit Konzentra-tionsschwäche	Erbrechen Verschwom-menes Sehen Andere Sym-ptome der zu-grundeliegen-den Läsion Stauungs-papillen	Gewichts-verlust Abgespannt-heit Muskel-schmerzen Verschwom-menes Sehen Schmerzen in Kiefer/Zunge beim Essen oder Sprechen

unter der Schädelbasis lagen. Sein Brustkorb war „leck geschlagen," wie es der Chirurg in seinem Bericht treffend beschrieb. Ein großangelegter maxillofazialer Eingriff stellte die Anatomie seines Gesichts in gewissem Umfang wieder her, aber neun Monate später kam er mit heftigen Kopfschmerzen wieder. Es war keine Überraschung, daß die Kopfschmerzen beidseitig frontal und anhaltend waren und nicht auf die alle vier Stunden erfolgende Einnahme von Demerol (einem synthetischen Narkotikum) ansprachen. Auffällig an der Anamnese waren der dumpfe Schmerz im hinteren Teil der Augen und die Lichtscheu. Trotz der offensichtlichen Schwere seiner bekannten Gesichtsverletzungen wurden posttraumatische, migräneartige Kopfschmerzen diagnostiziert. Zuvor war er verdächtigt worden, zu simulieren oder unter psychischer Spannung zu leiden, die auf die Tatsache zurückzuführen war, daß er wegen des selbstverschuldeten Unfalls keine Entschädigung erhielt und schon mehrere Tausend Dollar an Behandlungskosten schuldete. Trotz all dieser zusätzlichen Faktoren war er innerhalb von 24 Stunden nach dem Beginn einer Behandlung mit Ergotamin schmerzfrei und blieb es drei Monate, bis er nicht mehr zur Nachsorge erschien.

Die Auswirkungen von Verletzungen auf das ZNS werden in Kapitel 23 eingehend besprochen.

Medikamente, die Kopfschmerzen auslösen

Orale Kontrazeptiva und Hormonsubstitutionstherapien können Migräne auslösen oder bereits bestehende Migränekopfschmerzen verschlimmern. Weniger bekannt ist, daß nicht-steroidale Antirheumatika, insbesondere Indometacin und Acemetacin, migräneartige Kopfschmerzen provozieren können. Phenylessigsäure, Propionsäure und ähnliche Substanzen können Kopfschmerzen verursachen. Sulfasalazin und seine Derivate Olsalazin und Mesalazin, die bei der Behandlung von Colitis ulcerosa eingesetzt werden, führen häufig zu leichten Kopfschmerzen.

Da diese Medikamente alle langfristig verwendet werden, ist der Zusammenhang mit den Kopfschmerzen manchmal nicht sofort zu erkennen.

Zusammenfassend gilt, daß die *Anamnese* die wichtigste, wenn nicht die einzige, Grundlage für die Beurteilung eines Patienten mit Kopfschmerzen darstellt. Körperliche Symptome sind – selbst bei Patienten mit einer ernsten Grundkrankheit – äußerst ungewöhnlich, und das Fehlen von Stauungspapillen bei der körperlichen Untersuchung ist für einen erfahrenen Neurologen keineswegs beruhigend. Trotzdem muß bei jedem Patienten eine komplette und sorgfältige körperliche Untersuchung durchgeführt werden, auch wenn die Diagnose schon sicher festzustehen scheint. Die Stärke der Kopfschmerzen ist nicht proportional zur Schwere der Grundkrankheit, und die am stärksten verängstigten und beeinträchtigten Patienten leiden wahrscheinlich unter einer Form der Migräne. Kopfschmerzen aufgrund ernster Ursachen spielen in der Anamnese des Patienten gewöhnlich eine untergeordnete Rolle. Man sollte bei der Anamnese systematisch vorgehen, um keine wichtigen Details zu übersehen. Tabelle 20.1 zeigt einen Vorschlag für einen Fragebogen, der dies erleichtert und in dem alle auffallenden Symptome aufgeführt sind.

21 Gesichtsschmerz

Bei der Erörterung von Kopfschmerzen (Kapitel 20) wurde die Bedeutung der Anamnese für die Differentialdiagnose besonders hervorgehoben. Das Gleiche gilt für das Symptom von Gesichtsschmerzen, aber anders als beim Kopfschmerz haben einige der Gesichtsschmerzsyndrome immer typische anamnestische Merkmale. Dies gilt besonders für die Trigeminusneuralgie, die wahrscheinlich der stärkste bekannte Schmerz und der Gesichtsschmerz ist, an dem alle andere Zustände gemessen werden.

Es gibt einige weit verbreitete falsche Auffassungen über Gesichtsschmerz. Die bekannteste ist die, daß jeder Schmerz, der nicht sofort als Trigeminusneuralgie zu erkennen ist, automatisch auf einem als „atypischer Gesichtsschmerz" bezeichneten Zustand beruht. Tatsächlich ist „atypischer Gesichtsschmerz" aus anamnestischer Sicht genauso „typisch" wie Trigeminusneuralgie. Dies unterstreicht die Bedeutung der Anamnese. Bei Kopfschmerzen ist kein anatomisch abgegrenztes Gebiet erforderlich, da der Schmerz von neuralem, vaskulärem oder muskulärem Gewebe ausgehen kann. Die Schmerzen können sich daher ohne Rücksicht auf das anatomische Substrat beidseitig, bis in den Hals oder weit auf das Gesicht ausdehnen.

Für die genaue Diagnose von Gesichtsschmerzen ist eine detaillierte Kenntnis der Anatomie des N. trigeminus notwendig. Diese wurde in Kapitel 6 ausführlich besprochen. Das für dieses Kapitel wichtige sensible Versorgungsgebiet des Nerven ist in Abbildung 21.1 zusammengefaßt.

Im Zusammenhang mit Gesichts- und Kopfschmerzen muß kurz auf Krankheiten der Zähne und der Nebenhöhlen eingegangen werden. Ein kranker Zahn im Oberkiefer kann zu ipsilateralen Kopfschmerzen führen, die aber räumlich nicht mit den Zahnschmerzen zusammenhängen und bis in die Orbita und in das Gesicht ausstrahlen können. Ein kranker Zahn im Unterkiefer kann zu beträchtlichen Schmerzen im Versorgungsgebiet des N. mandibularis, dem dritten Trigeminusast, führen. Dabei können auch tief im Ohr Schmerzen auftreten. In beiden Fällen beherrschen die Schmerzen im betroffenen Zahn die Symptomatik, so daß leicht erkennbar sein sollte, daß die Schmerzen durch einen kranken Zahn ausgelöst werden.

Sinusitis ist ähnlich. Experimentelle Arbeiten haben gezeigt, daß die Auskleidung der Nebenhöhlen relativ schmerzunempfindlich ist, und daß der größte Teil der Schmerzen bei Sinusitis auf dem durch die Kongestion der Nasenschleimhaut und der Nasenmuscheln verursachten Druck innerhalb der Nebenhöhlen beruht. Da dies zu einer verstopften Nase und zu Ausfluß von Nasensekret führt, sollte sich die Diagnose anhand dieser Symptome leicht stellen lassen. Dies bedeutet auch, daß beim Fehlen dieser Symptome die traditionelle Suche nach Hinweisen auf eine chronische subklinische Nebenhöhleninfektion oder Nasenpolypen als Erklärung für wiederholte Anfälle von Schmerzen im Gesicht unnötig ist. Der häufige Befund einer leichten Schwellung der Schleimhaut im Antrum ist von zweifelhafter Aussagekraft.

Unter der Voraussetzung, daß so etwas wie eine chronische subklinische Nebenhöhleninfektion, die Gesichtsschmerz verursacht, existiert, wurden verschiedene ätiologische Hypothesen aufgestellt. Die populärste dieser Hypothesen besagte, daß durch die Nebenhöhleninfektion verschiedene periphere Nerven und Ganglien gereizt würden, so daß sie Schmerzen verursachten. Man beschrieb Entitäten wie die Vidianus-Neuralgie, die Neuralgia sphenopalatina und Neuralgia petrosa und entwickelte eine Reihe chirurgischer Eingriffe zur Entfernung der betreffenden Nerven und Ganglien. Inzwischen hat man diese Zustände als faziale Migränesyndrome erkannt und sie umfassen den Bing-Horton-Kopfschmerz und die Sluder-Neuralgie. Ein wichtiges Kennzeichen dieser Syndrome besteht darin, daß gewöhnlich Serien von Attacken mit lange – manchmal Jahre – anhaltenden Remissionen auftreten, wodurch sich der scheinbare Erfolg der chirurgischen Eingriffe erklärt, die zufällig kurz vor einer bevorstehenden natürlichen Remission durchgeführt wurden. Eine kritische Beurteilung dieser Behandlungsmethoden konnte die über sie gemachten Behauptungen nicht bestätigen und die meisten wurden wieder aufgegeben.

Obwohl man inzwischen die fazialen Migränesyndrome und die psychologische Ätiologie atypischer Gesichtsschmerzen erkannt hat, werden bei vielen Patienten mit Gesichtsschmerzsyndromen noch immer unwirksame zahn- und kieferchirurgische Eingriffe und Drainagen der Nebenhöhlen durchgeführt. Offensichtlich sind diese überholten Theorien über die Mechanismen von Gesichtsschmerzen – nicht nur in der breiten Öffentlichkeit – sehr langlebig.

Trigeminusneuralgie (Tic douloureux)

Zu Recht wird großer Wert auf die Tatsache gelegt, daß der Schmerz bei einer Trigeminusneuralgie sich niemals über das vom N. trigeminus versorgte Gebiet hinaus erstreckt. Allerdings wird nicht ausreichend berücksich-

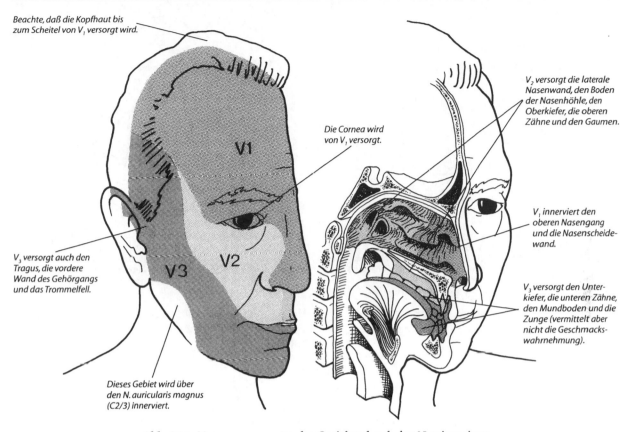

Beachte, daß die Kopfhaut bis zum Scheitel von V_1 versorgt wird.

Die Cornea wird von V_1 versorgt.

V_2 versorgt die laterale Nasenwand, den Boden der Nasenhöhle, den Oberkiefer, die oberen Zähne und den Gaumen.

V_1 innerviert den oberen Nasengang und die Nasenscheidewand.

V_3 versorgt auch den Tragus, die vordere Wand des Gehörgangs und das Trommelfell.

V_3 versorgt den Unterkiefer, die unteren Zähne, den Mundboden und die Zunge (vermittelt aber nicht die Geschmackswahrnehmung).

Dieses Gebiet wird über den N. auricularis magnus (C2/3) innerviert.

Abb. 21.1 Nervenversorgung des Gesichts durch den N. trigeminus

tigt, daß die Schmerzen gewöhnlich nicht das ganze Versorgungsgebiet eines Trigeminusasts, geschweige denn das gesamte Versorgungsgebiet des N. trigeminus betreffen. In der Mehrzahl der Fälle verläuft der Schmerz entlang der Grenzlinie zwischen den Versorgungsgebieten des dritten und zweiten beziehungsweise der zwischen denen des zweiten und ersten Trigeminusasts (Abb. 21.2 und 21.3). Außerdem ist bemerkenswert, daß der erste Trigeminusast (der N. ophthalmicus) nur in weniger als 5 % der Fälle beteiligt ist. Hieraus ergibt sich ein wichtiger praktischer Gesichtspunkt: Eine der unwahrscheinlichsten Ursachen für Schmerzen des Auges oder der Stirn ist Tic douloureux. Die häufigste Ursache für Schmerzen in dieser Region ist Migräne. Ein symptomatischer Tic douloureux ist extrem selten. Seine Erkennung wurde in Kapitel 6 beschrieben, in dem Sie auch einige lehrreiche Fallbeispiele finden.

Lokalisation der Schmerzen

Die Schmerzen treten in zwei Zonen auf, der Mund-Ohr-Region, die in ungefähr 60 % der Fälle betroffen ist, und der Nase-Orbita-Region bei 30 % der Fälle.

Schmerzen in der Mund-Ohr-Region (Abb. 21.2) breiten sich von der Region des unteren Eckzahns nach hinten bis zu einer Lokalisition tief im Ohr aus. Die Schmerzen können aber auch in der umgekehrten Richtung vom Ohr zum Kiefer ausstrahlen, doch ist dies weniger häufig der Fall. Ziemlich oft breitet sich der Schmerz auch um das Kiefergelenk herum in den Oberkiefer aus. Er verläuft daher entlang der Grenzlinie zwischen dem zweiten und dritten Trigeminusast und ist nicht auf den dritten Trigeminusast beschränkt.

Schmerzen in der Nase-Orbita-Region (Abb. 21.3) schießen typischerweise vom Nasenloch zum inneren und/oder äußeren Rand der Orbita hinauf. Der Bulbus selbst schmerzt nicht, scheint aber unter Umständen von Schmerzen umgeben zu sein. Patienten beschreiben diesen Schmerz oft als „glühenden Schürhaken, der die Nase hinaufgeschoben wird," und bemerken, daß das Auge ziemlich schmerzlos zu sein scheint, aber von einem „Rand höllischer Schmerzen" umgeben ist. Diese plastischen Beschreibungen sind der einzige Weg, um sich eine Vorstellung von der Stärke dieser Schmerzen zu machen. Hier beginnt der Schmerz im zweiten Trigeminusast, breitet sich aber bis hinauf zur Augenbraue in das Versorgungsgebiet des ersten Trigeminusasts aus. Nur sehr selten erstreckt er sich weiter nach oben. Auf dem Höhepunkt einer Attacke kann es dem Patienten schwerfallen, den Schmerz so genau zu lokalisieren, aber die vorausgehenden stechenden Schmerzattacken treten in den oben beschriebenen Regionen auf und können gewöhnlich genau lokalisiert werden.

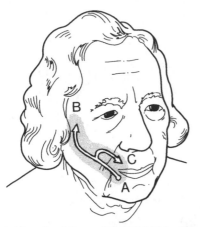

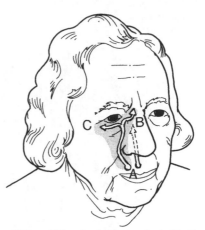

Der Schmerz strahlt von A nach B aus und ist eine tiefe Wahrnehmung wie von einer Reihe heißer Nadelstiche, gefolgt von einem brennenden Gefühl. Auf dem Höhepunkt der Schmerzen kann auch C beteiligt sein. Weniger häufig schießt der Schmerz von B nach A oder C. Kauen, Sprechen, Lächeln oder heiße oder kalte Flüssigkeiten im Mund sind die wichtigsten auslösenden Faktoren. Der N. ophthalmicus (V₁) ist in weniger als 5 % der Fälle beteiligt.

Abb. 21.2 Trigeminusneuralgie in der Mund-Ohr-Region. Diese Verteilung der Schmerzen liegt bei 60 % der Fälle vor

Der Schmerz schießt von A (dem oberen Eckzahn oder der Oberlippe) zur Umgebung des Auges nach B oder C. Die Gebiete B und C können auch Triggerpunkte sein. Die wichtigsten Regionen dieses Versorgungsgebiets, die durch Berührung getriggert werden, sind der Nasenflügel und das äußere Drittel der Oberlippe. Sind die Zähne empfindlich, triggern auch heiße und kalte Flüssigkeiten im Mund.

Abb. 21.3 Trigeminusneuralgie in der Nase-Orbita-Region. Diese Verteilung der Schmerzen liegt bei 30 % der Fälle vor

Qualität der Schmerzen

Der Schmerz bei Tic douloureux ist charakteristisch. Er beginnt als ein Gefühl, als ob „Elektrizität", „glühende Nadeln" oder „glühende Kugeln aus einem Maschinengewehr" die betroffene Region treffen. Diese Empfindung verstärkt sich rasch zu furchtbaren Schmerzen, die tief im Gesicht wahrgenommen werden und auf die oben beschriebenen Regionen beschränkt sind. Sie dauern nur wenige Sekunden, werden dann aber von einem sehr unangenehmen oder einem brennenden Gefühl abgelöst, als ob ein glühender Schürhaken durch das Gesicht gezogen worden wäre. Die Schmerzen sind nicht anhaltend, obwohl auf dem Höhepunkt einer schweren Attacke die Episoden so rasch aufeinanderfolgen können, daß der Patient nie vollkommen schmerzfrei ist. Attacken können im Abstand von wenigen Minuten oder ein- bis zweimal täglich auftreten.

Triggern der Schmerzen

Das dritte wichtige Kennzeichen des Zustands ist das Phänomen des „Triggerns" (vom englischen *trigger*, Abzug an einer Feuerwaffe). Die Schwere einer Attacke wird anhand der Frequenz der Schmerzattacken beurteilt, die wiederum in enger Beziehung dazu steht, wie leicht die Schmerzattacken getriggert werden können.

Attacken in der Mund-Ohr-Region werden besonders durch Bewegungen getriggert, weshalb Kauen, Lächeln und Gähnen auslösende Faktoren sind. In dieser Region werden Schmerzen weniger häufig durch kutane Reize

ausgelöst, aber heiße oder kalte Flüssigkeiten, die den unteren Eckzahn oder die Unterlippe berühren, können ebenfalls Schmerzattacken provozieren.

Dagegen werden Schmerzen in der Nase-Orbita-Region gewöhnlich durch kutane Triggerpunkte ausgelöst. Diese befinden sich am Nasenflügel, dem äußeren Drittel der Oberlippe und am inneren Ende der Augenbraue. Heiße und kalte Flüssigkeiten im Mund sind ebenso wie Schneuzen und Zähneputzen wirksame Stimuli. Auf dem Höhepunkt einer Attacke kann die Haut so empfindlich sein, daß schon ein Luftzug im Gesicht vom Umblättern der Seite eines Buches, eine Augenbewegung, ein Stolpern oder ein plötzliches Geräusch ausreichen, um eine Schmerzattacke auszulösen.

Variation im Tagesverlauf

Ein besonderes Kennzeichen der Trigeminusneuralgie und ein weiteres wichtiges Unterscheidungsmerkmal zu migräneartigen neuralgischen Schmerzen ist die Seltenheit von Schmerzattacken in der Nacht. Falls sich die Patienten nicht aus Versehen auf die betroffene Seite drehen, ist ihr Schlaf normalerweise ungestört. Dies kann nur schwer allein auf eine Verringerung der auslösenden Reize zurückgeführt werden. Attacken bei Tag sind die Regel, und bei Patienten auf dem Höhepunkt einer Attacke ist eine Untersuchung fast unmöglich. Das unwillkürliche Zusammenzucken beim Versuch, die betroffene Seite des Gesichts zu berühren, ist diagnostisch für den Zustand. Dies gilt auch für die verwahrloste Erscheinung des Patienten, der sich nicht waschen, rasieren oder die Zähne putzen kann. Bei einem Anfall kann der

Patient unter Umständen nicht sprechen. Falls er es doch wagt, spricht er wie ein Bauchredner und versucht, die Lippen oder die Zunge nicht zu bewegen.

Natürlicher Verlauf und Behandlung

Der natürliche Verlauf besteht darin, daß die Attacken immer häufiger auftreten, obwohl anfangs Monate oder Jahre zwischen den Episoden liegen können, so daß die Genauigkeit der bei der ersten Attacke gestellten Diagnose in Zweifel gezogen werden kann, wenn ein zweiter Anfall mit großer Latenz auftritt. Die Tendenz zu verlängerten Remissionen bestimmt den therapeutischen Ansatz. Es ist unvermeidlich, daß die Schmerzen erneut auftreten, und gewöhnlich können mit zunehmender Häufigkeit die Attacken leichter getriggert werden, so daß sie eine stärkere Beeinträchtigung darstellen. Daher muß man sich für eine klar umrissene Therapie entscheiden, sobald die Diagnose feststeht. Man nimmt an, daß dieser sehr charakteristische und äußerst schmerzhafte Zustand erst deshalb im 17. Jahrhundert klar erkannt wurde, weil er bei alten Menschen auftritt und vor dieser Zeit zu wenige Menschen lange genug lebten, um ihn zu bekommen. Trigeminusneuralgie kann zwar in der Kindheit auftreten, aber mit Ausnahme von Patienten mit Multipler Sklerose, die nur ungefähr 3 % der Fälle stellen, sind die meisten Patienten über 60 Jahre alt.

Bei Patienten unter 60 Jahren sollte eine intrakranielle Durchtrennung der Nervenwurzel oder eine neurovaskuläre Dekompression ins Auge gefaßt werden. Bei Patienten über 60 und jenen, die einen intrakraniellen Eingriff scheuen, ist die stereotaktische Thermokoagulation des Ganglion Gasseri eine weniger riskante Alternative. Die Nachteile chirurgischer Eingriffe sind ein gewisser Grad an Anästhesie, der an sich schon eine Beeinträchtigung darstellen kann, oder ein sogar noch unangenehmerer Zustand, ein dysästhetisches Schmerzsyndrom in dem tauben Gebiet, das als Anaesthesia dolorosa bekannt ist. Wegen dieser negativen Auswirkungen chirurgischer Maßnahmen ist eine medikamentöse Behandlung nicht nur vorzuziehen, sie ist auch häufig völlig zufriedenstellend, so daß nur bei einem sehr kleinen Teil der Patienten, bei dem eine pharmakologische Behandlung versagt, ein chirurgischer Eingriff in Betracht gezogen werden muß.

Obwohl Carbamazepin als Medikament der Wahl angesehen wird, kann es bei diesen älteren Patienten ernste Nachteile haben. Es wird häufig vergessen, daß vor der Einführung von Carbamazepin Therapien mit Phenytoin sehr erfolgreich waren, das noch immer eine nützliche Rolle bei der Behandlung spielt. Bei Phenytoin ist die Wahrscheinlichkeit behindernder zerebellärer Nebenwirkungen sehr viel geringer.

Der Hauptvorteil von Carbamazepin ist, daß es schnell wirkt. Eine Dosis von 100 mg kann innerhalb von zwei Stunden zu einer deutlichen Linderung führen:

Ist dies aber nicht der Fall, sollte eine höhere Dosierung versucht werden. Die effektive Dosis sollte drei bis vier Mal pro Tag am besten eine Stunde vor den Mahlzeiten eingenommen werden. Nur wenige ältere Patienten vertragen mehr als 200 mg pro Tag. Sobald eine effektive Dosierung von Carbamazepin bestimmt wurde – und besonders, wenn es zu Übelkeit und Schwindel kommt –, kann die gleichzeitige Gabe von Phenytoin beträchtliche Vorteile bieten. Man sollte mit einer Dosis von 100 mg pro Tag beginnen. Phenytoin benötigt dann etwa fünf bis sieben Tage, bis es eine therapeutische Konzentration erreicht. Wird in dieser Zeit die Carbamazepindosis nicht herabgesetzt, zeigen sich sogar noch stärker ausgeprägte toxische Wirkungen. Normalerweise ist es möglich, die Carbamazepindosis nach fünf Tagen zu halbieren, und nach ein bis zwei Wochen kann es unter Umständen nur als Bedarfsmedikation zur Ergänzung der Wirkung von Phenytoin eingesetzt werden. Auf diese Weise können selbst 90jährige Patienten wirksam behandelt werden. In diesem Stadium kann sich als letzter Nachteil von Phenytoin und Carbamazepin eine allergische Hautreaktion einstellen. In einem Zeitraum zwischen drei Wochen und bis zu sechs Monaten nach Behandlungsbeginn mit einem der beiden Medikamente kann sich ein starker Hautausschlag bilden, so daß das Medikament sofort abgesetzt werden muß. Wird keines der Medikamente vertragen, muß ein chirurgischer Eingriff in Betracht gezogen werden. Bisher stehen keine anderen erprobten pharmakologischen Therapien zur Verfügung, aber mit der Einführung von Oxcarbazepin, einem Carbamazepinderivat, bei dem das Risiko von Hautausschlag geringer ist, wird zukünftig eine wirksame alternative Behandlung zugänglich.

Psychogene Gesichtsschmerzsyndrome

Analog zu den im vorigen Kapitel beschriebenen zwei Arten von psychologisch bedingten Kopfschmerzen gibt es zwei Arten psychogener Gesichtsschmerzen. Dabei handelt es sich um die als atypischer Gesichtsschmerz und als psychotischer Gesichtsschmerz bekannten Zustände, die überwiegend bei Frauen auftreten.

Atypischer Gesichtsschmerz (Abb. 21.4)

Atypischer Gesichtsschmerz wird zuerst fälschlicherweise auf eine Zahn- oder Nebenhöhlenkrankheit zurückgeführt, und viele Patienten sind zahnlos und haben zahlreiche chirurgische Eingriffe hinter sich, bevor sie an einen Neurologen überwiesen werden. Zu diesem Fehler kommt es, weil das erste Symptom fast immer Schmerzen in der Maxillarregion sind, die anfangs für Zahnschmerzen gehalten werden. Der Schmerz wird als tief, brennend und anhaltend beschrieben. Der Beginn ist anders als beim Tic douloureux nicht stechend. Auch wenn der Patient darauf besteht, daß die Schmerzen unerträglich sind, ist sein Affekt häufig nicht entsprechend, und sein Gesichtsausdruck unterscheidet sich stark von dem eines Patienten mit Tic douloureux.

Der Schmerz dehnt sich gewöhnlich, wie in Abbildung 21.4 gezeigt, in drei Richtungen aus. Er strahlt hinter das Ohr, den Hals hinunter oder zur kontralateralen Maxillarregion aus. Alle diese Ausbreitungsrichtungen schließen einen Tic douloureux sofort aus und sollten Befürchtungen über eine organische Grundlage der Schmerzen zerstreuen, da sie die anatomischen Grenzen des Versorgungsgebiets des N. trigeminus eindeutig überschreiten. Die wichtigste Differentialdiagnose ist migräneartige Gesichtsneuralgie. Schließlich können die Schmerzen beidseitig den ganzen Kopf und Hals betreffen, und manche Patienten klagen, daß sich die Schmerzen manchmal bis auf die Arme oder den Rumpf ausbreiten.

Je länger die Anamnese ist, desto bizarrer sind die Qualität und die Verteilung der Schmerzen. Da es bei manchen Patienten Jahre dauert, bis sie an einen Neurologen überwiesen werden, können bei der Konsultation einige ziemlich phantastische Symptome vorliegen. In diesem Zustand hat die Beschreibung der Schmerzen häufig wahnhafte Züge und die Patienten klagen zum Beispiel, daß „die Knochen verfaulen" oder daß sie große, vorübergehende „Schwellungen im Gesicht" haben. Die Patienten umklammern häufig ihr Gesicht, während Patienten mit Tic douloureux ihr Gesicht zwar abschirmen, aber sorgfältig darauf achten, daß sie es nicht berühren. In manchen extremen Fällen verhüllen

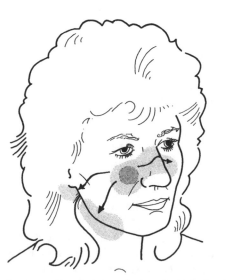

Überwiegend sind Frauen bis zum mittleren Alter betroffen. Normalerweise liegt eine Depression vor. Der Schmerz beginnt normalerweise im Oberkiefer. Zuerst breitet sich der Schmerz auf die andere Seite und nach hinten bis unter und hinter das Ohr aus. Schließlich kann er sich bis zum Nacken und über die gesamte Kopfhälfte ausbreiten. Ähnelt manchmal der neuralgischen Migräne, der wichtigsten Differentialdiagnose.

Abb. 21.4 Atypischer Gesichtsschmerz

die Patienten ihr Gesicht mit Handtüchern oder Schals, scheinbar, um es zu schützen. Vermutlich dient dies aber eher als eine Art Tapferkeitsmedaille. Außerdem ist bemerkenswert, daß diese Patienten immer einen Freund oder Angehörigen mitbringen, der erklären soll, wie stark die Schmerzen geworden sind. Dieses Szenario ist schon an sich diagnostisch entscheidend.

Psychotischer Gesichtsschmerz

Psychotischer Gesichtsschmerz kann eine Erweiterung des oben beschriebenen Zustands sein (genauso, wie bei einem Patienten mit Spannungskopfschmerz noch psychotischer Kopfschmerz hinzukommen kann) oder er kann akut in reiner Form auftreten. Der Gesichtsschmerz ist in dem Sinn psychotisch, daß der Patient trotz der Dauer der Symptome und trotz aller dagegen sprechenden Beweise fest davon überzeugt ist, daß eine bedrohliche Ursache zugrundeliegt, die nur mit der Zeit aufgedeckt werden kann. Wahrscheinlich ist das der Grund, warum sich die Patienten unbedingt operieren lassen wollen und medikamentöse Therapien schon nach Tagen – häufig wegen phantastischer und unglaublicher Nebenwirkungen – abbrechen. Bei psychotischem Gesichtsschmerz ist der Schmerz gewöhnlich auf ein einziges Gebiet beschränkt ist (die Zunge ist ein bevorzugter Platz), und es kommt früh zu wahnhaften Symptomen. Zusätzlich zu den üblichen Schmerzen und den nicht vorhandenen Schwellungen oder Verfärbungen der Zunge oder des Gesichts liegt immer eine unterschwellige Krebsangst vor. Die Patienten sind fast immer weiblich und lassen sich weder durch gutes Zureden noch durch negative Untersuchungsergebnisse davon abbringen, selbst wenn die Symptome seit 10–15 Jahren bestehen, was keinesfalls ungewöhnlich ist.

Behandlung psychogener Gesichtsschmerzen

Atypischer Gesichtsschmerz spricht bei frühzeitiger richtiger Diagnose gut auf eine Kombination von Tranquilizern und Antidepressiva an. Sobald wahnhafte Züge auftreten, nimmt die Chance einer wesentlichen Linderung der Symptome rasch ab. Das gleiche gilt für psychotischen Gesichtsschmerz, obwohl hier niemand für eine verzögerte Überweisung verantwortlich gemacht werden kann, da die Patienten häufig auf keine Behandlung ansprechen. Man muß der Versuchung widerstehen, eine chirurgische Nervendurchtrennung zu empfehlen: Der Schmerz wird dadurch nicht gelindert, und häufig tritt eine Anaesthesia dolorosa an seine Stelle, ein schmerzhaftes Taubheitsgefühl des denervierten Gebiets. Eine Überweisung an einen Psychiater ist nutzlos und führt häufig nur zu einer neuen Runde von Überweisungen an eine andere Gruppe von Chirurgen.

Faziale Migränesyndrome (Abb. 21.5)

Es wurden bereits viele Eponyme von autonomen Neuralgien erwähnt, die alle Varianten von Migräne sind und das Gefäßsystem des Gesichts betreffen. Zu ihnen gehört der Bing-Horton-Kopfschmerz, der im vorigen Kapitel besprochen wurde. Schwellungszustände der Nase und Schmerzen tief im Auge sind Symptome dieses Zustands. Dies gilt auch für alle fazialen Migränetypen. Die Patienten berichten auch von stechenden Schmerzen im Ohr oder einem Gefühl, als ob der Processus mastoideus aufgeblasen worden wäre. Die Patienten sollten eingehend befragt werden, ob sie bei Anfällen von Gesichtsschmerz derartige Symptome haben.

Sluder-Neuralgie

Die Sluder-Neuralgie ist vielleicht trotz ihrer relativen Seltenheit der typischste dieser Zustände. Der Schmerz wird als dumpf und berstend mit einer zeitweise pochenden Komponente beschrieben. Häufig hat er eine heiße oder brennende Qualität, und das Gesicht kann sich im betroffenen Gebiet röten. Die Schmerzen können an der Nasenwurzel, in der Wange oder dem Auge und besonders im Ohr oder dem Gebiet des Processus mastoideus lokalisiert sein. Im Ohr kann die Natur der Schmerzen akut lanzinierend sein, als ob ein Dolch ins Ohr gestoßen und gedreht würde. In der Region des Processus mastoideus wird er häufig als Gefühl beschrieben, als ob das Ohr mit einer Luftpumpe aufgepumpt worden wäre. Gewöhnlich treten Schmerzen tief hinter dem Auge auf, die Schwellungszustände der Nase können aber variieren, wie es auch beim Bing-Horton-Kopfschmerz der Fall ist. Die Schmerzen können hinunter auf die Seite des Halses, auf die Wange und in die Kiefer oder die Zunge ausstrahlen. Die Schmerzen beginnen vorzugsweise nachts und können den Patienten wecken, obwohl sie nur selten so stark sind wie bei Bing-Horton-Kopfschmerz. Anders als Bing-Horton-Kopfschmerz können sie auch tags auftreten, können aber auch zu bestimmten Zeiten rezidivieren. Die Sluder-Neuralgie tritt fast nur bei Frauen auf und ist möglicherweise eine weibliche Variante des Bing-Horton-Kopfschmerzes, die ebenso wie dieser dazu neigt, in Clustern aufzutreten und eine jahreszeitliche Variation zu zeigen, und ebenfalls gut auf die im vorigen Kapitel besprochene Kombination von Methysergidmaleat und Lithiumcarbonat anspricht.

Andere Migränevarianten

Eine Migräne, die die A. temporalis betrifft, kann von einer sichtbaren Schwellung und Berührungsempfindlichkeit der Arterie begleitet werden. Dies führt leicht zur Fehldiagnose einer Arteriitis cranialis, wenn man das Alter der Patientin nicht berücksichtigt: 30jährige Frauen leiden nicht an Arteriitis cranialis!

Karotidodynie ist ein veralteter diagnostischer Begriff für einen pochenden Schmerz in der Seite des Halses, der – wie postuliert wurde – auf einer durch Migräne verursachten Schwellung und Berührungsempfindlichkeit der A. carotis beruht. Ähnliche Symptome können im Verlauf von ansonsten typischen Migränekopfschmerzen auftreten, und Patienten mit Sluder-Neuralgie berichten häufig über Schmerzen in diesem Gebiet. Leichter Druck auf das Gefäß ist schmerzhaft, aber starker Druck kann – ebenso wie Druck auf die A. temporalis superficialis bei gewöhnlicher Migräne – die Schmerzen vorübergehend völlig zurückgehen lassen.

Bei allen fazialen Migränesyndromem sind die wichtigen Hinweise ein stechender, pochender Schmerz hinter der Orbita oder ein dumpfes, berstendes Gefühl im

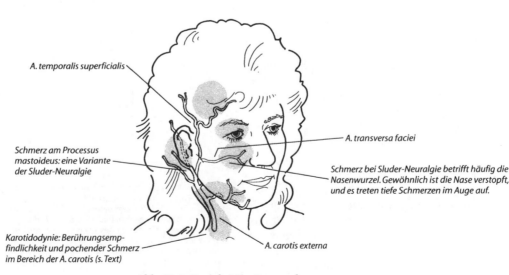

Abb. 21.5 Faziale Migränesyndrome

Ohr. Diese Syndrome treten hauptsächlich bei Frauen im Alter zwischen 25 und 50 Jahren auf. Bei Patientinnen, die ihr ganzes Leben lang unter typischer Migräne gelitten haben, ist es nicht ungewöhnlich, daß sie in der Menopause eine stärker lokalisierte Neuralgie in Auge, Nasenloch, Kiefer oder Ohr bekommen. Diese führt häufig zu beträchtlicher Beunruhigung, da sich diese Attacken so stark von ihren früheren unterscheiden und gewöhnlich viel hartnäckiger sind. Dieses Muster von Kopfschmerzen scheint auch bei Patientinnen häufig zu sein, die vor kurzem mit einer Hormonsubstitutionstherapie begonnen haben. Bevor man den Patientinnen Methysergid und Lithiumcarbonat gibt, die sich wahrscheinlich als wirksamste Behandlung erweisen, ist es ratsam, die Hormonsubstitutionstherapie versuchsweise abzusetzen.

Zosterneuralgie (Abb. 21.6)

Diese Neuralgie bereitet nur selten diagnostische Schwierigkeiten, weil der auslösende Herpes zoster normalerweise offensichtlich ist. Allerdings besteht in den drei bis fünf Tagen zwischen dem Einsetzen der anfänglichen Schmerzen und der Bildung der Bläschen zu Beginn des Herpes zoster ein beträchtliches diagnostisches Problem. Zoster ophthalmicus tritt bei älteren Patienten auf, und der anfängliche Schmerz in der Stirn kann eine Arteriitis cranialis vortäuschen. Die BSG ist nicht sehr hilfreich, da sie durchaus erhöht sein kann, auch wenn später Herpes zoster als Diagnose bestätigt wird.

Eine tägliche Untersuchung, bis die Bläschen in der Augenbraue oder auf der Stirn erscheinen, ist der beste Weg, um die Diagnose zu bestätigen oder auszuschließen. Die Bläschen tauchen gewöhnlich am vierten oder fünften Tag auf, und bei ihrem Erscheinen können die Schmerzen zurückgehen. Bessern sich die Schmerzen nicht, ist es wichtig, die stärksten Analgetika einzusetzen, die zur Bekämpfung der Schmerzen erforderlich sind, da ein starker Verdacht besteht, daß eine mangelnde Schmerzlinderung in diesem Stadium für ein sich anschließendes Syndrom von postherpetischer Neuralgie prädisponieren könnte. Der Einsatz von Aciclovir kann die Zahl der Bläschen und die anschließende Vernarbung einschränken, es gibt aber keine Hinweise darauf, daß sein Einsatz oder die Gabe von Steroiden das Risiko der Entstehung einer Zosterneuralgie verringert.

Da die Patienten häufig alt und einsam sind, hilft die frühzeitige Verabreichung von Antidepressiva zusammen mit den Analgetika, eine depressive Reaktion zu verhindern. Amitriptylin und Imipramin mit ihrer positiven Wirkung auf neuralgische Schmerzsyndrome können eine besondere Rolle bei der frühen Behandlung haben, müssen aber bei älteren Menschen vorsichtig und in niedriger Dosierung eingesetzt werden.

Behandlung

Falls sich eine Zosterneuralgie entwickelt, was bei ungefähr 30 % der Patienten mit Zoster ophthalmicus der Fall ist, geht der anfängliche Schmerz in eine anhaltende, dumpfe, brennende Empfindung über, die durch die Berührung der Augenbrauen oder das Kämmen der Haare verstärkt wird. Dabei sind nicht die Narben empfindlich, sondern die normale Haut zwischen ihnen: Die Narben sind in Wirklichkeit anästhetisch. Die Schmerzen können nach 12–18 Monaten remittieren, doch ist dies keinesfalls sicher, und Patienten mit anhaltenden Schmerzen bereiten gewaltige therapeutische Schwierigkeiten. Das Selbstmordrisiko ist hoch, und da eine wirksame Therapie fehlt, kann die Gabe von sedierenden Analgetika erforderlich sein.

Werden durch Berührungen leicht starke Schmerzen ausgelöst, können 100 mg Phenytoin pro Tag hilfreich sein, und durch die zusätzliche Gabe von 10 mg Amitriptylin läßt sich eine weitere Verbesserung erreichen. Ältere Patienten vertragen keine höheren Dosen. Man hat vorgeschlagen, das betroffene Gebiet 28 Tage lang mit 0,025 %iger Capsaicinsalbe einzureiben und die Verwendung bei Erfolg fortzusetzen. Leider führt diese Salbe zu starken Reizungen, und nur wenige Patienten können sie erfolgreich anwenden. Häufig betreffen die schlimmsten Schmerzen das Augenlid und das Auge selbst. Da aber ein Kontakt der Salbe mit diesem Bereich unbedingt vermieden werden muß, ist ein völliger Behandlungserfolg unmöglich. Man kann sich nur schwer vorstellen, daß diese Behandlungsmethode bei Zosterneuralgie im Versorgungsgebiet des N. ophthalmicus jemals akzeptable Ergebnisse erzielen wird.

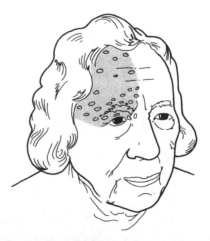

Ist bei sehr alten Menschen am häufigsten und folgt gewöhnlich auf Zoster ophthalmicus. Obwohl das ganze Gebiet schmerzt, ist der Schmerz in der Augenbraue und um das Auge besonders stark. Die zurückbleibenden, dünnen, papierartigen, weißen Narben sind anästhetisch. Die intakte Haut zwischen den Narben ist dagegen berührungsempfindlich. Der Schmerz ist anhaltend und brennend. Berühren der Augenbraue oder Kämmen kann starke Schmerzen auslösen. Der Zustand kann sich nach mehreren Jahren in gewissem Umfang spontan zurückbilden.

Abb. 21.6 Zosterneuralgie

Costen-Syndrom (temporomandibuläre Osteoarthritis) (Abb. 21.7)

Es ist sehr umstritten, ob das Costen-Syndrom eine echte Entität ist. Es ist allerdings sicher, daß eine Osteoarthritis des Kiefergelenks vorkommt und zu Schmerzen führt, die beim Kauen am stärksten und oft nur dann vorhanden sind. Das Gelenk selbst ist bei der Palpation berührungsempfindlich, doch kann dies mit einer Berührungsempfindlichkeit der A. temporalis verwechselt werden. Die Schmerzen können nach vorne ins Gesicht oder nach oben in den M. temporalis ausstrahlen. Der Zustand kann durch Prothesen gelindert werden, die einen übermäßigen Kieferschluß verhindern. Wie bei Zahn- und Nebenhöhlenkrankheiten ist es problematisch, wenn man annimmt, daß eine Gelenkkrankheit Schmerzen im Gesicht verursachen kann, ohne daß das Gelenk selbst schmerzt. Bei Patienten mit atypischem Gesichtsschmerz und fazialen Migränesyndromen wird häufig vermutet, daß sie unter dem Costen-Syndrom leiden, und sie werden wegen dieser Diagnose einer großen Zahl von erfolglosen zahnmedizinischen und maxillofazialen Eingriffen unterzogen. Der Weltrekord für erfolglose Operationen bei einem Patienten mit atypischem Gesichtsschmerz liegt bei 122 separaten Eingriffen über einen Zeitraum von 20 Jahren.

Andere Ursachen von Gesichtsschmerz

Arteriitis cranialis wurde bereits mehrmals erwähnt. Von besonderem Interesse sind Fälle, bei denen die Arterien zur Kaumuskulatur und der Zunge an dem Prozeß

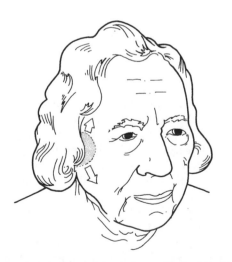

Der Schmerz geht eindeutig vom Kiefergelenk aus und breitet sich auf das Gesicht und nach oben in den M. temporalis aus. Das Gelenk ist berührungsempfindlich, und Schmerzen können durch Kauen oder einfach nur das Öffnen des Mundes ausgelöst werden. Der Schmerz klingt fast komplett ab, wenn der Mund geschlossen und ruhig gehalten wird.

Abb. 21.7 Costen-Syndrom (temporomandibuläre Osteoarthritis)

beteiligt sind. In diesen Fällen kann sich der Patient mit einer „intermittierenden Claudicatio" der Mm. masseteres, der Gesichtsmuskeln oder in der Zunge vorstellen. Das Alter des Patienten ist immer ein Hinweis auf diesen Zustand, und die Diagnose muß bei Patienten über 60 Jahren mit Kopf- oder Gesichtsschmerzen immer in Betracht gezogen werden.

Von den Schmerzen bei Angina pectoris ist bekannt, daß sie zusätzlich zu der üblicheren Ausstrahlung entlang des Arms bis hinauf in den Hals oder den Unterkiefer ausstrahlen können.

Fallbeispiel I

Eine 73jährige Frau hatte ziemlich starke beidseitige Schmerzen im Ober- und Unterkiefer, die beim Gehen und besonders an kalten Tagen auftraten. Kurz nach dem Beginn dieser Schmerzen bemerkte sie ein Engegefühl im Thorax. Die Schmerzen in den Kiefern waren das subjektive Hauptsymptom und am stärksten. Sie wurde an einen Kardiologen überwiesen, und eine anschließende Untersuchung bestätigte die Diagnose von Herzschmerzen, die in die Kiefer weitergeleitet wurden.

Maligne Krankheiten in der Schädelbasis, die häufig durch die direkte Ausbreitung eines Karzinoms im Nasenrachenraum verursacht werden, schädigen häufig den ersten und zweiten Trigeminusast. Bei Gesichtsschmerz oder einem gefühllosen Fleck in den Versorgungsgebieten dieser Äste sollte daher solange ein Karzinom des Nasenrachenraums als Ursache angesehen werden, bis eine andere gefunden wird. Ein schmerzloses Taubheitsgefühl am Kinn ist ein besonders ernstes Symptom und beruht wahrscheinlich auf einer malignen Krankheit, wenn keine Verletzung des Unterkiefers bekannt ist. Die überraschende Tatsache, daß bei einer malignen Infiltration des N. trigeminus Taubheitsgefühl anstelle von Schmerz auftritt wurde in Kapitel 6 anhand von Fallbeispielen eindrücklich gezeigt.

Tumoren im Kleinhirnbrückenwinkel verschieben gewöhnlich die Wurzel des N. trigeminus, aber Schmerzen, die einem Tic douloureux ähneln, sind selten. Eine sorgfältige Untersuchung solcher Fälle ergibt normalerweise andere Symptome, zum Beispiel einen abgeschwächten Kornealreflex oder Taubheit, die nicht mit der Diagnose von Tic douloureux in Einklang stehen. Allerdings kann Tic douloureux als Komplikation zweier struktureller Störungen im Kleinhirnbrückenwinkel und in der Schädelbasis auftreten, der Paget-Krankheit und der Platybasie aufgrund von seniler Osteoporose. Diese beiden Krankheiten verändern die Anatomie der Felsenbeinspitze, so daß es zu einer Reizung der Trigeminuswurzel kommen kann. Beide Krankheiten können durch Nativaufnahmen des Schädels diagnostiziert werden.

Eine aneurysmatische Erweiterung der A. carotis im Sinus cavernosus führt zu einer Schädigung des ersten Trigeminusasts und zu starken Schmerzen in Stirn und Auge. Dieser Zustand ist mit multiplen Augenmuskelläh-

Tabelle 21.1 Fragebogen für die Diagnose von Gesichtsschmerzen

	Trigeminus-neuralgie	Atypischer Gesichtsschmerz	Migräneartiger Gesichtsschmerz	Zoster-neuralgie	Costen-Syndrom
Alter und Geschlecht	Über 50 Jahre F > M 3:1 R > L 5:1	F > M 30–50 Jahre (selten bei Männern)	M = F Gewöhnlich zwischen 30 und 40 Jahren	F > M Über 70 Jahre	Ältere Frauen
Lokalisation	Unterkiefer – Ohren Oberlippe – Nase **Streng** einseitig	Maxillargebiet Ganzes Gesicht Oft **beidseitig**	Überall Tiefe Augenschmerzen oder Gefühl einer Schwellung im Processus mastoideus, Schmerzen in den Nebenhöhlen oder Zahnschmerzen	Versorgungsgebiet von V$_1$ Am stärksten in der Augenbraue	In oder vor dem Kiefergelenk
Qualität der Schmerzen	Sekundenlang wie heiße Nadeln, gefolgt von starken Schmerz	Wird nur als „anhaltend" oder „unerträglich" beschrieben	Pochend oder pulsierend Tränenfluß oder Kongestion der Bindehaut	Sehr stark Anhaltendes Brennen und Jucken	Starke Schmerzen im Gelenk Strahlen nach vorn aus
Besondere Symptome	Einseitig Isolierte Attacken, die sich auch bei starken Schmerzen auseinanderhalten lassen	Ausgedehnt beidseitig Anhaltend Beeinträchtigt Schlaf und Aktivitäten des täglichen Lebens	Sporadische Attacken Patient fühlt sich zwischen den Attacken gesund Häufig nachts oder frühmorgens	Berührungsempfindliche Gebiete zwischen den weißen Narben des Herpesausschlags	Über Kiefergelenk Schmerzen beim **Essen**
Verschlimmernde Faktoren	Heiße/kalte Flüssigkeiten im Mund oder Kauen Schneuzen, Lächeln oder Sprechen	Keine. Viele Patienten klagen aber nach vielen Konsultationen über Triggern	Alkohol Hormonsubstitutionstherapie Häufig saisonal Kalt > warm	Berühren des betroffenen Gebiets Kalter Luftzug	Kauen Gähnen Sprechen
Lindernde Faktoren	Carbamazepin Phenytoin Chirurgische Behandlung: Mikrovaskuläre Dekompression oder stereotaktische Thermokoagulation	Antidepressiva Tranquilizer Begrenzter Erfolg bei voller Manifestation des Syndroms	Prophylaxe: Methysergid mit Lithiumcarbonat Akute Attacke: Ergotamin Sumatriptan (Inj.)	Phenytoin Antidepressiva können nötig werden Imipramin und Amitriptylin sind am wirksamsten	Nach maxillofazialer Untersuchung: Bißkorrektur oder Operation

mungen und einem kongestionierten Auge verbunden, so daß die Diagnose nicht schwerfallen sollte. Von dieser Krankheit sind vor allem ältere Frauen mit hohem Blutdruck betroffen (siehe Kapitel 5).

Eine Ektasie der A. basilaris bei älteren Patienten mit Bluthochdruck kann zu einer beträchtlichen Verschiebung des Hirnstamms führen und sich in Form einer Trigeminusneuralgie manifestieren (siehe Kapitel 11).

Die Beurteilung eines Patienten mit Gesichtsschmerz hängt von einer sehr genauen Beschreibung der Lokalisation, der Natur und des Verhaltens der Schmerzen ab. Bis auf wenige Ausnahmen ist eine körperliche Untersuchung gewöhnlich ohne pathologischen Befund, und in solchen Fällen, in denen eine Untersuchung von Nutzen ist, findet man normalerweise eindeutige körperliche Symptome. Daher ist es wichtig, bei einem Patienten mit Gesichtsschmerz eine detaillierte Anamnese aufzunehmen und alle Hirnnerven sorgfältig zu untersuchen. Dieser Vorgang ist ziemlich zeitaufwendig, und man sollte für eine ordentliche Untersuchung mindestens 40 Minuten ansetzen. Eine schnell gestellte Diagnose ist wahrscheinlich falsch. Tabelle 21.1 zeigt die wichtigsten Symptome der verschiedenen Gesichtsschmerzsyndrome.

Dieser absichtlich umfassende Titel wurde gewählt, um die Tatsache zu betonen, daß Bewußtseinsveränderung kein Synonym für Epilepsie ist. Aus der Sicht des Patienten hat die Diagnose Epilepsie weitreichende Auswirkungen auf seine beruflichen und sozialen Aktivitäten, und in manchen Fällen können die Patienten ihren Arbeitsplatz verlieren, weil sie nicht mehr Auto fahren dürfen. In einigen Ländern gibt es auf der Grundlage viktorianischer Anschauungen über die Ursache und die Natur der Epilepsie noch immer Gesetze, die es Epileptikern verbieten, zu heiraten und Kinder zu haben. Man muß zwar die zum Schutz des Patienten und der Öffentlichkeit dienenden Einschränkungen bei Epileptikern akzeptieren, aber eine Fehldiagnose kann ernste Konsequenzen haben. Nur eins ist schlimmer, als das Unvermögen eine Epilepsie richtig zu diagnostizieren, und zwar die falsche Diagnose von Epilepsie, wenn der Patient eine andere Krankheit hat oder vielleicht nur ohnmächtig geworden ist.

Manche Patienten erhalten zu Unrecht Antikonvulsiva, weil sich der behandelnde Arzt zu stark auf die Aussagekraft des EEGs verlassen hat. Häufig wird dem EEG die Rolle des Schiedsrichters bei klinisch unsicheren Fällen überlassen, wobei es zu diagnostischen Fehlern in beide Richtungen kommen kann. Die Diagnose muß fest auf der Anamnese gründen und insbesondere auf eventuell vorhandenen Augenzeugenberichten. Ein solcher Bericht ist jede Mühe wert, wenn man einen Augenzeugen eines Anfalls finden kann. Ein Ferngespräch oder ein detaillierter Brief, die spezielle Punkte klären, können die Diagnose völlig verändern.

Da Epilepsie so ein umfangreiches Thema ist, werden nur einigermaßen klassische, erkennbare Anfälle behandelt. In Grenzfällen sollte der Rat eines Neurologen eingeholt werden. Die Differentialdiagnosen werden ausführlicher als in neurologischen Lehrbüchern üblich vorgestellt, da die Alternativen aus dem Gebiet der Allgemeinmedizin stammen und sich häufig ohne den Rat eines Neurologen diagnostizieren lassen.

Epileptische Phänomene

Die epileptischen Phänomene wurden in den letzten Jahren neu klassifiziert, und heute liegt eine komplexe internationale Klassifizierung vor, die zwar viele verschiedene epileptische Formen auf der Grundlage klinischer Phänomene und damit verbundener EEG-Befunde erklärt, die aber die Situation für neurologische Neulin-

ge und Allgemeinärzte kaum einfacher gemacht hat. Da sich dieses Buch hauptsächlich an diese Gruppen wendet, orientiert sich die Erörterung der Epilepsie hier an einem traditionelleren Rahmen. Selbst bei Verwendung dieser einfachen Klassifizierung sind Fehler bei der Erkennung der Art der Epilepsie und der angemessenen Therapie häufig, anerkanntermaßen den beiden wichtigsten Säulen einer erfolgreichen Diagnose und Behandlung von Epilepsie.

Traditionell werden epileptische Anfälle drei Gruppen zugeordnet: Petit-mal-Anfälle, komplexe partielle Anfälle (die früher als psychomotorische oder Temporallappenanfälle bezeichnet wurden) und Grand-mal-Epilepsie (Bewußtlosigkeit mit oder ohne motorische Entladungen). Es gibt erhebliche Mißverständnisse über die genaue Bedeutung dieser Begriffe, und eine Fehldiagnose kann zu ernsten therapeutischen Fehlern führen. Der wichtigste Irrtum ist der fast universelle Glaube, daß der Begriff „Petit mal" eine wörtliche Übersetzung ist und schlicht und einfach jeden kurzen Anfall oder einen Anfall bezeichnet, bei dem der Patient zwar fällt, aber nicht wirklich krampft oder inkontinent wird.

Petit mal (generalisierte Absence)

Petit mal beschreibt die am leichtesten zu erkennende und konstanteste Variante der Epilepsie. Es ist sehr selten und stellt weniger als 2 % aller Fälle von Epilepsie. Die Anfälle beginnen normalerweise in der Kindheit im Alter zwischen fünf und 10 Jahren. Es ist sehr ungewöhnlich, daß die Anfälle erst nach dem 12. Lebensjahr einsetzen. Die Episoden dauern 1–10 Sekunden und bestehen aus einer kurzen Bewußtseinsminderung. Die motorische Aktivität kann sich auf ein Flattern der Augenlider oder eine kurze Zuckung der Hände beschränken. Der Gesichtsausdruck kann relativ normal bleiben, und die Gesichtsfarbe ändert sich nicht. Der Patient ist am Ende des Anfalls nicht verwirrt und nimmt die Unterhaltung oder das Spielen wieder auf, als ob nichts geschehen wäre. Das Kind ist sich nicht bewußt, daß ein Anfall aufgetreten ist. Falls es etwas bemerkt, geschieht dies häufig aufgrund der Reaktion Dritter, und das Kind spürt mit der Zeit, daß irgend etwas vorgefallen sein muß. Die Anfälle können mehrmals pro Minute und sogar mehrere hundert Mal pro Tag auftreten. Der erste Hinweis kann Schulversagen sein, und ein vorher aufmerksames und geschicktes Kind kann hinter seine Klassenkameraden zurückfallen. Die Anfälle selbst können so kurz sein, daß sie unbemerkt bleiben, und da sich das Kind der Ereignisse nicht bewußt ist, kann es genauso wenig verstehen, was schief läuft. Häufig lenken die Geschwister die Aufmerksamkeit auf die Absencen.

Das EEG ist pathognomonisch. Die pathologische Veränderung besteht aus generalisierten Serien von Spitzen-Wellen-Komplexen mit einer Frequenz von 2–3 Hz, die *immer* mit einem beobachteten Anfall verbunden sind. Diese können während der Aufzeichnung in Ruhe auftreten und können besonders leicht durch Hyperventilation ausgelöst werden, die man bei kleinen Kindern am besten dadurch erreicht, daß man sie bittet, ein Windrad anzutreiben, das man ihnen vor das Gesicht hält. Die Assistentin, die das EEG aufzeichnet, notiert jeden beobachteten Anfall auf der Aufzeichnung, zum Beispiel „starrender Blick", „Augenlid flattert", „hat aufgehört zu zählen" oder „hyperventiliert nicht mehr". Schreibt die Assistentin „nichts gesehen" über eine solche Entladung, ist die Diagnose Petit mal *nicht* bestätigt. Dies ist die häufigste Ursache für eine Fehldiagnose und kann den Irrtum eines falschen klinischen Verdachts bezüglich der Art der Anfälle verschlimmern. Bei *jedem* Epileptiker ist das häufigste Ereignis im EEG eine kurze Serie von Spitzen-Wellen-Komplexen. Dies muß nicht bedeuten, daß der Patient ein Petit mal hat, wenn die Assistentin nicht *jedes Mal* einen gleichzeitigen klinischen Petit-mal-Anfall notiert. Nichtneurologen, die einen EEG-Bericht lesen, bemerken, daß Spitzen-Wellen-Komplexe mit 2–3 Hz aufgetreten sind, und schließen daraus sofort, daß die Diagnose Petit mal lautet. Dies ist wegen der sich möglicherweise ergebenden therapeutischen Schwierigkeiten ein gravierender Fehler.

Das Medikament der Wahl zur Behandlung von Petit mal ist Ethosuximid in einer Dosierung von 250–500 mg pro Tag. Die Wirkung ist dramatisch und tritt sofort ein, und häufig sind geringe Dosen von 250–500 mg morgens und nachmittags ausreichend. Falls eine Fehldiagnose gestellt wurde und der Anfall eine atypische Absence oder ein komplexer partieller Anfall ist, kann Ethosuximid sogar auslösend wirken und zur Verschlimmerung der Epilepsie oder zum Einsetzen von Grand-mal-Anfällen führen, wodurch der diagnostische Fehler noch verschlimmert wird. Aus diesem Grund wird zur Behandlung von Petit mal häufig Valproat eingesetzt, bei dem kein Risiko besteht, daß andere Arten epileptischer Anfälle verstärkt werden.

Bei einem richtig diagnostizierten Fall ist die Gefahr gering, daß andere Arten von Anfällen hinzukommen, und die meisten Kinder sind bei Eintritt in die Pubertät anfallsfrei, so daß dann die Medikamente sicher abgesetzt werden können. Allerdings ist es bei einer Fehldiagnose nicht selten, daß die Pubertät den Beginn von Grand-mal-Epilepsie ankündigt. Diese folgt auf die Anfälle, die in Wirklichkeit komplexe partielle Absencen waren, und verändert die günstige Prognose völlig, die den Eltern bei der ursprünglichen falschen Diagnosestellung mitgeteilt wurde.

In Großbritannien kann auch eine gesellschaftlich begründete diagnostische Ungenauigkeit vorkommen. In einigen Kreisen ist das sehr gutartig klingende „es ist nur ein Petit mal" akzeptabler als die Diagnose Epilepsie, und man trifft manchmal Patienten in den 20ern, die trotz unbestreitbarer Grand-mal-Epilepsie weiter an dem Glauben festhalten, daß ihre Anfälle keine „Epilepsie" im gesellschaftlich inakzeptablen Sinn sind. Einige haben sogar den Führerschein gemacht, weil sie glauben, daß sie nicht an Epilepsie leiden.

Komplexe partielle Anfälle (Temporallappen- oder psychomotorische Epilepsie)

Eine verwirrende Gruppe epileptischer Phänomene geht vom Temporallappen aus. Kurze Episoden dieses Typs werden am häufigsten irrtümlich als „Petit mal" diagnostiziert. Diese „leichteren" Anfälle unterscheiden sich durch viele Symptome von Petit mal, nicht zuletzt deshalb, weil Petit mal bei Patienten über 20 Jahren eine unwahrscheinliche Diagnose ist.

Bei Kindern kann die Differentialdiagnose schwierig sein, aber eine sorgfältige Anamnese ergibt gewöhnlich die folgenden Hinweise:

1. Das Kind wird blaß und leidet offensichtlich.
2. Es klagt über Bauchschmerzen, Übelkeit oder seltsame Wahrnehmungen im Damm.
3. Es läuft zu seinen Eltern und hält sich an ihnen fest, kann aber nicht beschreiben, was geschieht.

Es besteht kein Zweifel darüber, daß sich das Kind *bewußt* ist, daß etwas nicht stimmt. Dies steht in völligem Widerspruch zu echtem Petit mal, bei dem das Kind als letztes merkt, daß etwas ungewöhnliches mit ihm vorgeht. Der Anfall kann sehr kurz sein, vielleicht 5–10 Sekunden, oder mehrere Minuten dauern. Häufig folgt auf einen Anfall ein Zeitraum, in dem das Kind verwirrt und schläfrig ist. Das Kind nimmt eine vorausgegangene Unterhaltung oder ein Spiel nicht wieder da auf, wo sie unterbrochen wurden. Manchmal kann unkontrolliertes Lachen Teil des Anfalls sein. Dies wird als „gelastische" Epilepsie bezeichnet.

Bei älteren Patienten können auf eine epigastrische Wahrnehmung, die häufig beschrieben wird, als ob etwas innerhalb des Abdomens oder des Thorax „aufsteigen" würde, Blässe, Lippenschmatzen oder Kaubewegungen und komplexere, „zombieartige" Aktivitäten folgen. Manchmal wiederholen die Patienten irrelevante Sätze, sind aber zu keiner Unterhaltung fähig. Diese Sätze können immer gleich sein. Eine Patientin sagte zum Auftakt aller dokumentierten Anfälle: „Was für ein seltsamer Platz für einen Teppich."

Anschließend ist sich der Patient gewöhnlich dessen bewußt, daß er einen Anfall hatte, da er verwirrt, „erledigt" oder müde ist, kann sich aber an keine Ereignisse aus der Zeit erinnern, in der sein Bewußtsein getrübt war. Der Patient kann sich unter Umständen daran erinnern, daß er unmittelbar vor dem Anfall ein Gefühl der Vertrautheit mit der Situation (Déjà vu) hatte, oder daß er sein eigenes Zimmer oder die Umgebung nicht erkennen konnte (Jamais vu). Manchmal glaubt der Patient vor einem Anfall, daß er die Worte, die gerade gesprochen werden, bereits kennt (Déjà entendu), oder sogar, daß er genau weiß, was als nächstes gesagt wird.

In anderen Fällen kann ein plötzlicher unangenehmer Geschmack im Mund (gustatorische Aura) oder ein plötzlicher unangenehmer Geruch (olfaktorische Aura) wahrgenommen werden. Diese Phänomene sind äußerst kurz: Der Patient kann deshalb den Geruch oder Geschmack nicht mit Sicherheit erkennen, er ist aber immer unangenehm. Man nimmt an, daß diese letzteren Phänomene vom Uncus gyri hippocampi ausgehen und bezeichnet sie manchmal als „Unzinatus-Anfälle".

Gelegentlich bemerken die Patienten Veränderungen ihrer Wahrnehmung der Zeit: Entweder scheint alles in Zeitlupe abzulaufen, oder alles scheint beschleunigt zu sein. Dies kann einer der Gründe dafür sein, daß der Patient die Dauer seines Anfalls anders einschätzt als Beobachter. Das Gefühl des Patienten, daß er sich „komisch" fühlte oder „eine Sekunde lang eingenickt ist", kann in Wirklichkeit einen Zeitraum von mehreren Minuten sehr seltsamen Verhaltens und motorischer Aktivitäten umfassen, an die er sich nicht erinnert. Wegen der Amnesie und der komplexen motorischen Aktivität kommen die Patienten unter Umständen in einem anderen Zimmer, oder wenn der Anfall auf der Straße auftritt, mehrere hundert Meter vom angestrebten Ziel entfernt wieder zu sich.

Patienten können derartige Episoden monate- oder jahrelang haben, ohne ihre Bedeutung zu erkennen. Manchmal kommen sie erst ans Licht, wenn sich der Anfall zu einem generalisierten Anfall entwickelt oder ein nächtlicher Anfall beobachtet wird und wenn die Befragung des Patienten bezüglich anderer Episoden eine klassische Anamnese früherer Anfälle dieser Art ergibt.

Komplexe partielle Anfälle sind zweifellos die häufigste Art von Anfällen im Erwachsenenalter und am schwierigsten medikamentös zu behandeln. Fast alle Fortschritte bei Therapeutika für Epilepsie haben sich aus Versuchen entwickelt, diese spezielle Anfallsart zu beherrschen, aber leider gibt es noch kein universell wirksames Medikament für die Kontrolle komplexer partieller Anfälle, obwohl sich all diese Medikamente bei Grand-mal-Anfällen als ähnlich wirksam erwiesen haben.

Zur Zeit sind die Medikamente der Wahl Carbamazepin (100–400 mg pro Tag) oder Valproat (200–1000 mg pro Tag). Die Dosierung wird zur Anfallsunterdrückung eingestellt und in einem geringerem Umfang an der Serumkonzentration des Antikonvulsivums orientiert. 300–600 mg Phenytoin täglich, dessen Serumkonzentration überwacht wird, können erfolgreich sein, verschlimmern aber gelegentlich komplexe partielle Anfälle. Diese drei Wirkstoffe stehen an erster Stelle. In den letzten drei Jahren sind drei weitere Medikamente auf den Markt gekommen, die zusammen mit den oben genannten eingesetzt werden. Dabei handelt es sich um Lamotrigin (50–200 mg zwei Mal täglich), Vigabatrin (500-1000 mg zwei Mal täglich) und Gabapentin (300–600 mg pro Tag). Sie können eine erhebliche Reduktion der Anfälle bewirken, führen aber selten zur Anfallsfreiheit. Zwei von Diazepam abgeleitete Medikamente, Clonazepam (0,25–2,0 mg pro Tag) und Clobazam (von 10 mg nachts bis zu 10 mg pro Tag) können äußerst wirksam sein. Es wird aber behauptet, daß die Wirkung rasch nachläßt. Diese Ansicht wird zur Zeit eingehend untersucht.

Tonisch-klonische Anfälle (Grand-mal-Anfälle)

Diese epileptischen Ereignisse werden im allgemeinen am schnellsten als „Anfälle" erkannt. Die wichtigste Voraussetzung ist, daß der Patient das Bewußtsein verliert und zu Boden fällt, wenn er nicht gestützt wird. Eine kurze Vorwarnung (die Aura) ist möglich, die auch häufig ein Symptom komplexer partieller Anfälle ist, und der Zusammenbruch kann von unwillkürlichen Bewegungen oder Inkontinenz begleitet werden oder nicht.

Definitionsgemäß sind für tonisch-klonische Anfälle eine Reihe unwillkürlicher Bewegungen erforderlich. Verwendet man aber den allgemeineren Begriff Grand-mal-Anfälle, ist eine der Varianten, die am schwersten von Synkopen zu unterscheiden ist, diejenige, die als „akinetischer Anfall" bekannt ist. Bei derartigen Episoden fällt der Patient plötzlich nach vorn auf das Gesicht und kommt nach einer kurz anhaltenden Starre wieder zu Bewußtsein. Das Fehlen von Prodromalsymptomen und die häufigen Verletzungen, insbesondere von Nase und Augenbrauen, sind wertvolle Hinweise auf die Diagnose dieser Art von Epilepsie. Diese Form ist bei schwer hirngeschädigten Patienten besonders häufig und eine klare Indikation für das Tragen eines Sturzhelms. Diese Patienten sind leicht an den vielen Narben an Augenbrauen und Lippen, der gebrochenen Nase und den fehlenden Schneidezähnen zu erkennen.

Klassische Grand-mal-Anfälle mit tonisch-klonischen Bewegungen lassen nur wenige Zweifel über ihre Natur aufkommen. Sie treten meistens im Schlaf oder unmittelbar nach dem Erwachen auf. Tagsüber sind Anfälle viel weniger häufig. Wenn der Patient wach ist, kann der Anfall ohne Vorwarnung eintreten: Der Blick des Patienten wird plötzlich starr, er scheint im Zimmer umherzuschauen, und der Körper versteift sich. Die Kontraktion der Atemmuskeln kann zu einem Stöhnen oder einem Schrei (Initialschrei) führen, und der Patient stürzt dann zu Boden und kann sich verletzen. Die Schwere der Verletzungen hängt völlig von den Umständen ab. Anfälle im Badezimmer sind besonders gefährlich, während Anfälle im Bett nur wenig riskant sind. In dieser Zeit wird der Patient zunehmend anoxisch. Sein Gesicht wird hellrot, und er scheint die Bauchpresse zu betätigen und nimmt schließlich einen zunehmend dunkleren Farbton an. Zu diesem Zeitpunkt kann sich der Patient in die Zunge gebissen haben oder harninkontinent gewesen sein. Plötzlich wird der Patient schlaff und beginnt nach weiteren 10–15 Sekunden wieder röchelnd zu atmen. Falls der Mund verletzt wurde, bildet sich jetzt Schaum, und aus dem jetzt entspannten Mund fließt ein erschreckender Schwall von Blut.

Versuche, den Mund mit verschiedenen metallenen oder hölzernen Hilfsmitteln gewaltsam zu öffnen, sind wenig hilfreich. Sie erleichtern die Atmung nicht, da der Patient ohnehin nicht atmet, schädigen gewöhnlich die Zähne, und wenn sich der Patient noch nicht in die Zunge gebissen hat, öffnen sie die Zähne weit genug, daß die Zunge Schaden nimmt, wenn der Mund sich wieder fest schließt. Aus ähnlichen Gründen ist das Anlegen einer Sauerstoffmaske nutzlos, obwohl es die Umstehenden beruhigt. Falls möglich – und dies ist manchmal schwer zu erreichen – sollte der Patient auf die Seite oder das Gesicht gerollt werden, so daß er annähernd eine stabile Seitenlage einnimmt.

Der Patient beginnt dann rhythmisch zu zucken. Die Zuckungen können fokal in einer Extremität einsetzen. Ist dies der Fall, muß man es notieren. Normalerweise ist der Beginn generalisiert, rhythmisch und symmetrisch. Bei den Bewegungen ist die Haltung des Patienten gewöhnlich gebeugt, und eine forcierte Streckung des Rückens sollte mißtrauisch machen (siehe unten), obwohl der Kopf so stark nach hinten gegen den Boden oder eine Wand schlagen kann, daß weitere Verletzungen auftreten. In dieser Situation ist es am besten, die Bewegungsfreiheit des Patienten nicht einzuschränken und dabei aber sicherzustellen, daß er sich nicht an harten Gegenständen verletzt. In diesem Stadium sollten etwaige absichtliche Bewegungen oder Widerstand ebenfalls Verdacht wecken. Diese klonische Phase kann mehrere Minuten dauern. Anschließend wird der Patient völlig schlaff und fällt in einen tiefen Schlaf, aus dem er nicht geweckt werden kann. Gelingt es, den Patienten zu wecken, ist er gewöhnlich verwirrt. Dieser Zustand wird noch verschlimmert, wenn der Patient feststellt, daß sein Schlafzimmer voller Nachbarn, Sanitätern oder Polizisten ist – ein Szenario, das sich im ganzen Land Nacht für Nacht wiederholt.

Da die meisten Patienten ihre Anfälle im Bett beim Aufwachen oder kurze Zeit später bekommen, sehen Neurologen nur überraschend wenige tatsächliche Anfälle. Dies führt dann häufig dazu, daß man sofort an der organischen Grundlage eines derartigen Anfalls zweifelt, wenn zufällig ein Patient in der Klinik einen Anfall bekommt.

Obwohl Harninkontinenz und Verletzungen als typisch für Epilepsie angesehen werden, können beide auch bei anderen Arten von Bewußtlosigkeit vorkommen, einschließlich „einfacher Ohnmachten", besonders, wenn der Patient an einem gefährlichen Ort wie dem Badezimmer oder einer öffentlichen Toilette ohnmächtig wird. An diesen Orten kommt es sehr häufig zu Ohnmachten, weil die Prodromalsymptome den Patienten veranlassen, einen abgeschlossenen Raum aufzusuchen, in dem er sich

erbrechen kann. Diese Symptome sollten immer sehr sorgfältig beurteilt werden. Weniger als die Hälfte der Patienten mit Epilepsie war während eines Anfalls inkontinent, und nur sehr wenige haben sich jemals ernsthaft verletzt. Patienten, die mit voller Blase ohnmächtig werden, können aber harninkontinent werden und sich Verletzungen zuziehen, die denen bei einem Anfall ähneln, wenn sie in einer gefährlichen Situation bewußtlos werden. Obwohl der epileptischen Aura immer eine große Bedeutung beigemessen wird, ist das Prodromalsymptom eines bevorstehenden Anfalls häufig ein sehr kurzes merkwürdiges Gefühl, das für den betreffenden Patienten einzigartig ist, oder einfach das Bewußtsein, daß es erneut zu einem Anfall kommen wird. Es besteht nie aus einem längeren Zeitraum, in dem sich der Patient zunehmend sonderbar und krank fühlt, und der Patient wird fast nie sagen: „Ich glaube, ich werde ohnmächtig." Wenn der Patient noch Zeit hat, Andere aufmerksam zu machen, handelt es sich mit großer Wahrscheinlichkeit um eine Ohnmacht und nicht um einen Anfall.

Einer anderen Variante der Grand-mal-Epilepsie, die man erkennen können muß, geht ein morgendlicher Myoklonus voraus. Dies entdeckt man häufig nur durch eine direkte Frage, da der Patient dessen Bedeutung möglicherweise nicht erkannt hat. Der Patient hat normalerweise bemerkt, daß beim Aufwachen, Zähneputzen, Schminken oder Essen kurze unkontrollierte Zuckungen auftreten, die dazu führen, daß er etwas verschüttet oder sich verletzt. Rückblickend erkennen sie häufig, daß Grand-mal-Anfälle immer nur als Höhepunkt einer Reihe solcher Zuckungen auftraten und daß kein Risiko eines späteren Anfalls besteht, wenn sie früh morgens keine Myoklonien haben. Häufig findet man im EEG spezifische Veränderungen, und für diese Variante existiert eine wirksame Behandlung, die später besprochen wird.

Die Diagnose von Epilepsie bedeutet nicht, daß der Patient einen Hirntumor hat. In Wirklichkeit ist das Risiko hierfür außerordentlich gering. Selbst in dem Lebensjahrzehnt mit der maximalen Inzidenz von Hirntumoren (zwischen 45 und 55 Jahren) haben Prospektivstudien gezeigt, daß bei weniger als 10 % dieser besonders ausgewählten Gruppe, die sich mit einem ersten Anfall vorstellen, schließlich ein Hirntumor gefunden wird.

Hirntumoren können sich in allen Altersgruppen als Epilepsie manifestieren. Bei Kindern unter 15 Jahren sind Gliome sehr selten, aber das Risiko erhöht sich von 0,02 % im Alter von unter 15 Jahren auf 10 % bei 50jährigen. Eine sorgfältige Anamneseerhebung und eine gründliche körperliche Untersuchung sind sehr wichtig, um Patienten mit Verdacht auf einen Tumor zu erkennen. In jeder Altersgruppe sollte man einem fokalen Beginn, bleibender Schwäche oder Taubheitsgefühl nach einem Anfall und fokalen Veränderungen im EEG auf den Grund gehen. Allerdings sind bei Kindern Anfälle mit fokalem Beginn, fokale EEG-Veränderungen und eine postparoxysmale Lähmung so häufig, daß diese Befunde nur selten eine unheilvolle Bedeutung haben.

Bei Erwachsenen ist verbleibende Schwäche nach einem Anfall ein sehr ernstes Symptom, und es ist vielleicht falsch, bei dieser Gruppe den Begriff postparoxysmale Lähmung mit seiner gutartigen Bedeutung zu benutzen. Findet man eine passende fokale EEG-Veränderung, ist eine weitergehende Untersuchung angebracht. In diesem Stadium sind Nichtneurologen gewöhnlich ziemlich glücklich, wenn ein Hirn-CT keine pathologische Veränderung zeigt. Der Neurologe läßt sich nicht so leicht beruhigen. „Einmal Verdacht auf einen Tumor, immer Verdacht auf einen Tumor," ist eine nützliche Regel. Mehrere Beispiele hierfür finden Sie in Kapitel 8. Früher bekamen Patienten ungefähr 5–15 Jahre nach der ersten Untersuchung neurologische Symptome, und die erneute Untersuchung ergab dann einen Tumor, der schon die ganze Zeit vorhanden war. Manche könnten das als ernsten diagnostischen Fehler betrachten. Bedenkt man aber die möglichen Konsequenzen eines chirurgischen Eingriffs am Gehirn, ist es für den Patienten ein großer Vorteil, wenn sein Tumor 15 Jahre lang nicht entdeckt wird.

Die Fallbeispiele XXXII und XXXVI in Kapitel 8 zeigen deutlich, wie wichtig es ist, die Diagnose Epilepsie immer wieder zu überprüfen, und daß immer die Möglichkeit einer zugrundeliegenden Läsion besteht, mögen auch die Anamnese noch so lang und das EEG noch so beruhigend oder irreführend sein. Dies muß betont werden, weil das EEG 50 Jahre lang als wichtiges diagnostisches Hilfsmittel und maßgebende Untersuchung auf dem Gebiet der Diagnose von Epilepsie und der Kollapsbehandlung angesehen wurde. Für den Nichtneurologen hat es den Status eines Orakels angenommen, und Patienten, die eindeutig einen Anfall hatten, wird unter Umständen erlaubt, wieder Auto zu fahren, weil das EEG normal war. Umgekehrt kann es einem Patienten, der nur ohnmächtig geworden ist und das Pech hat, daß „vorsichtshalber" ein EEG abgeleitet wird, das leichte Abweichungen zeigt, passieren, daß ihm der Führerschein entzogen wird und er daraufhin seinen Arbeitsplatz verliert. Das EEG sollte bei der Beurteilung von Patienten mit „merkwürdigen Anfällen" und Kollapsen nur eine untergeordnete Rolle spielen.

Stellt man bei einem Patienten einen Hirntumor fest, müssen die chirurgische Zugänglichkeit und die möglichen körperlichen Folgen des Eingriffs die Vorgehensweise bei der Operation bestimmen und nicht der pure Nachweis des Tumors. Die Auffassung, daß medikamentös nicht behandelbare Epilepsie auf einen Tumor hinweist, ist weit verbreitet, doch ist dies sicher nicht der Fall. Statt dessen ist Epilepsie in Verbindung mit einem Hirntumor häufig leicht zu beherrschen. Die einzige Ausnahme bilden frontale Tumoren, die recht oft zu Status epilepticus führen (siehe Kapitel 8).

Behandlung tonisch-klonischer Anfälle

Die drei Standardmedikamente, Phenytoin, Carbamazepin und Valproat, haben nachweislich die gleiche Wirksamkeit und können bei 70 % der Fälle tonisch-klonische Anfälle völlig unterdrücken. Versagt das zuerst eingesetzte Medikament, sollte die Gabe eines der ergänzenden Antikonvulsiva Lamotrigin, Vigabatrin oder Gabapentin oder einer Kombination zweier Standardmedikamente in Betracht gezogen werden. Es wird zunehmend betont, nachts eine höhere Dosis einzunehmen, um sedierende Nebenwirkungen zu vermindern. Dadurch wird aber auch die gefährlichste Zeit im Schlaf oder gleich nach dem Erwachen wirksam abgedeckt. In Fällen, bei denen die Anfälle immer zu diesen Zeiten aufgetreten sind, können geringere Dosen ausreichen, die die Serumkonzentration aufrechterhalten.

Das Erkennen morgendlicher Grand-mal-Anfälle, denen Myoklonien vorausgehen, ist therapeutisch wichtig. Valproat kann über Nacht überaus wirksam sein. Alternativ können auch 0,5–2 mg Clonazepam über Nacht völlig wirksam und eine einfachere Medikation sein, wenn der Patient insgesamt nur wenige Grand-mal-Anfälle hatte. Falls diese beiden Medikamente nicht wirken sollten, kann Methsuximid (300 mg nachts) wirksam sein. Anders als bei Ethosuximid, einem nahe verwandten Wirkstoff, scheint hier nicht das Risiko einer Auslösung von Grand-mal-Anfällen zu bestehen, und Methsuximid kann bei dieser Variante der Epilepsie äußerst wirksam sein.

Das Medikament, das man schließlich auswählt, und die genaue Dosierung hängen vom einzelnen Patienten ab. In manchen Kreisen ist die Überwachung der Serumkonzentration fast zu einem Glaubenssatz geworden, ihr Nutzen besteht aber hauptsächlich darin, daß so festgestellt werden kann, ob der Patient die Medikamente auch tatsächlich einnimmt und sie normal metabolisiert. Nur selten läßt sich die Epilepsie schnell kontrollieren, indem man erzwingt, daß die Konzentration des Medikaments auf die sogenannte „therapeutische Konzentration" ansteigt. Bei manchen Patienten können die Anfälle vollständig unterdrückt werden, ohne daß diese Standardwerte jemals erreicht werden. Man muß erkennen, daß der Sinn der Übung die Verhinderung von Anfällen ist und nicht das Erreichen einer „idealen" Serumkonzentration.

Unkontrollierbare Epilepsie

Es ist eine traurige Tatsache, daß bei Epilepsie infolge von Hirnschädigungen im Kleinkindalter, nach Hirnverletzungen oder nach Schlaganfällen eine völlige Unterdrückung der Anfälle unter Umständen unmöglich ist. Allerdings läßt sich durch eine geeignete Medikation fast immer eine Verbesserung erzielen, die den Aufwand rechtfertigt. Sind alle Versuche vergebens, muß man sich einige wichtige Fragen stellen, bevor man akzeptiert, daß es sich wirklich um unkontrollierbare Epilepsie handelt. Die erste – „ist es überhaupt Epilepsie?" – ist vielleicht überraschend und Thema des nächsten Abschnitts. In spezialisierten Zentren beruhen ungefähr

30 % der Fälle mit unkontrollierbarer „Epilepsie" auf anderen Ursachen für Kollaps und Pseudoanfälle.

„Wurde die Epilepsieform richtig identifiziert?" Werden komplexe partielle Anfälle als Petit mal fehldiagnostiziert, kann die Gabe von Ethosuximid nicht nur die Zahl der Anfälle erhöhen, sondern auch Grand-mal-Anfälle begünstigen. Umgekehrt kann der Einsatz von Phenytoin bei Petit mal einen Petit-mal-Status provozieren. Deshalb ist Valproat in der pädiatrischen Praxis so populär, da es bei beiden Typen von Epilepsie wirksam ist.

Gelegentlich *verschlimmern* bei einem Patienten alle Standardantikonvulsiva die Situation und lösen sogar einen Status epilepticus aus. Falls die Aufnahme eines neuen Wirkstoffs in die Medikation von einer Verschlimmerung der Anfälle begleitet wird, sollte man diese Möglichkeit immer in Betracht ziehen.

Die Möglichkeit, daß toxische Konzentrationen aller Standardantikonvulsiva Krämpfe *auslösen* können, wird häufig übersehen. Diese Situation kann bei komplexen Therapien mit mehreren Antikonvulsiva auftreten, oder wenn andere Medikamente angewendet werden ohne metabolische Wechselwirkungen zu berücksichtigen.

Schließlich sollte man die Möglichkeit in Betracht ziehen, daß der Patient übermäßig viel Alkohol konsumiert oder andere Medikamente erhalten hat, die epileptogen wirken können. Dazu gehören Antidepressiva, Antipsychotika, Malariamittel und Amantadinhydrochlorid. Die Gruppe, die am häufigsten unwissentlich eingenommen wird, sind die – gelegentlich nicht rezeptpflichtigen – Antihistaminika. Diese können wegen allergischer Reaktionen oder gastrointestinaler Verstimmung im Urlaub genommen werden, wenn man Epileptiker nicht ausdrücklich auf diese Gefahr hinweist.

Pseudoanfälle
(nicht organische epileptische Ereignisse)

Angehörige und andere Ärzte sind immer wieder überrascht, warum Patienten Vorfälle simulieren sollten, die so große Auswirkungen auf ihre gesellschaftliche Akzeptanz und andere Aktivitäten haben. Es besteht aber kein Zweifel, daß Pseudoanfälle sehr viel häufiger sind, als allgemein angenommen wird. Aus diesem Grund werden sie auch von nicht spezialisierten Ärzten zu selten diagnostiziert. Diese Schwierigkeit erhöht sich noch, wenn ein Patient mit echter Epilepsie seine echten Anfälle mit Pseudoanfällen anreichert, um aufzufallen oder schwierigen Situationen aus dem Weg zu gehen. Dies ist besonders bei hospitalisierten Patienten häufig.

Nicht organische Anfälle haben einige auffällige Kennzeichen:

1. Sie treten zufällig und in der Öffentlichkeit auf: Tatsächlich gehören gewöhnlich bei weitem die meisten Episoden, die im Wartebereich neurologischer Ambulanzen vorkommen, zu dieser Variante.

2. Die eingenommene Körperhaltung ist normalerweise diagnostisch wichtig und ist überstreckt oder opisthotonisch mit überstrecktem Rücken. Dies kann der Patient nur auf der Seite liegend erreichen. Diese besondere Körperhaltung wurde als „hysterische Epilepsie" bezeichnet.

3. Typischerweise hält der Patient die Augen fest geschlossen. Bei echter Epilepsie sind die Augen offen und die Bulbi sind normalerweise nach oben abgewichen. Versuchen, die Augen zu öffnen, setzen die Patienten starken Widerstand entgegen. Gelingt es aber, sieht man, wie sich die Augen von oben unter den Lidern hervor nach unten bewegen und gerade nach vorne blicken, so daß ein normales Bell-Phänomen auftritt. Schließt ein Patient, der bei Bewußtsein ist, die Augen, bewegen sich die Bulbi automatisch nach oben. Bei einem bewußtlosen Patienten blicken die Augen dagegen geradeaus, und dies ist offensichtlich auch beim Öffnen der Augenlider so. Dieser Befund sollte an sich schon ausreichen, um einen aggressiven Nachweis eines intakten Kornealreflexes überflüssig zu machen, der beim bewußtlosen Patienten abgeschwächt ist oder fehlt.

4. Bewegungen der Extremitäten sind gewöhnlich zuckend und unregelmäßig und können halb zielbewußt werden. Versucht ein Anwesender den Patienten zu bewegen, ist ein Schlag oder ein Tritt in Richtung der betreffenden Person diagnostisch wichtig. Entsprechend führen Versuche, den Babinski-Reflex auszulösen, zu einem dramatischen Zurückziehen der Beine oder einem ebenso kräftigen Tritt in die Richtung des Untersuchers.

Später, wenn der Patient ruhig daliegt und scheinbar bewußtlos ist, kann Flattern der Augenlider ein herausragendes Symptom sein, und der Patient kann unter Umständen durch Suggestion beeinflußt werden. Sagt man beispielsweise einer Schwester, daß sich der Patient normalerweise auf die linke Seite dreht, tut er gewöhnlich genau das. In einem besonders dramatischen Fall wurde ich ans Krankenbett gerufen, als sich ein Patient „erholt" hatte, der mir dann Schläge androhte, wenn ich noch einmal so über ihn sprechen würde, während er „bewußtlos" sei. Dabei hatte ich den anwesenden Krankenschwestern nur die Symptome erläutert, die zeigten, daß die Episode kein epileptischer Anfall war.

Fallbeispiel I

Eine 22jährige Studentin im ersten Semester wurde aus einem Krankenhaus in Nordengland verlegt, um näher bei ihrer Familie zu sein. Sie wurde seit einer Woche von ihrem Onkel, einem Konsiliararzt, wegen Status epilepticus behandelt. Auf dem Transport erhielt sie eine Diazepaminfusion und hatte weiterhin eindeutig nicht organische epileptische Episoden, während derer ein EEG mit 16 Kanälen normal blieb. Man konfrontierte sie mit dieser Situation und versprach ihr, daß sie bald wieder Auto fahren dürfe, wenn sie aufhörte. Diese Methode erwies sich als wirksamer als die intravenöse Medikation. Später gab sie zu, daß sie plötzlich Zweifel gehabt hatte, ob sie das richtige Studienfach gewählt hatte. Drei Jahre später schrieb sie einen Brief, indem sie sich dafür bedankte, wie sie behandelt worden war, und bestätigte, daß sie ihren akademischen Grad mit Auszeichnung erhalten hatte.

Dieser Fall unterstreicht auch den Nachteil einer Versorgung durch einen Angehörigen. Niemand hatte gewagt, die Möglichkeit einer nicht organischen Störung vorzuschlagen, weil der ursprüngliche behandelnde Arzt und die Patientin verwandt waren.

Pflegekräfte, die sich so verhalten, können weitere Schwierigkeiten bereiten, indem sie mydriatische Augentropfen nehmen, sich selbst Insulin oder Schilddrüsenhormon spritzen oder indem sie künstlich eine Sepsis erzeugen. Sie können auch absichtlich harn- und stuhlinkontinent werden, um die Ereignisse weiter zu dramatisieren. Es ist wichtig, solche Patienten als krank und hilfsbedürftig anzusehen und nach Stellung der richtigen Diagnose für geeignete psychologische und medizinische Hilfe zu sorgen.

Elektroenzephalographie (EEG)

Das EEG hat den großen Vorteil, daß es ungefährlich, kostengünstig und leicht zu wiederholen ist. Leider sind EEG-Befunde relativ unspezifisch, und ihr Wert hängt von der sorgfältigen Korrelation mit der Anamnese und den körperlichen Befunden ab. Aus diesem Grund sollte jeder Arzt, der ein EEG anfordert, eine klare Vorstellung von den Informationen haben, die es liefern soll. Das EEG kann sowohl falsch-negative als auch falsch-positive Ergebnisse liefern, und schwerwiegende Fehler lassen sich nur vermeiden, wenn man sich dieser Einschränkungen bewußt ist.

Technik

Der Patient sitzt in einem bequemen Stuhl in einem ruhigen Raum. Dann werden entweder mit Salzlösung getränkte Tupfer oder Elektroden mit Saugnapf an international übereinstimmenden Positionen der Kopfhaut befestigt. Die Sicherstellung eines guten elektrischen Kontakts zur Vermeidung von Artefakten erfordert großes technisches Geschick. Die Aufzeichnung erfolgt auf einer Maschine mit mehreren Kanälen und mit speziellen Anordnungen der Elektroden in anterior-posterioren und transversen Anordnungen, um ein Netz von Informationen zu erhalten. Dadurch kann eine Veränderung in zwei Ebenen isoliert werden.

Bei der Aufzeichnung in Ruhe sitzt der Patient still auf dem Stuhl und schließt und öffnet auf Kommando seine Augen. Auf diese Weise erhält man den grundle-

genden Alpha-Rhythmus, der beim Öffnen der Augen normalerweise „blockiert" wird (d.h., daß er sich abschwächt oder verschwindet). Dann beginnt die erste provokative Prozedur. Man bittet den Patienten, drei Minuten lang zu hyperventilieren. Dies läßt sich besser erreichen, wenn beim Ausatmen die Luft möglichst vollständig ausgestoßen wird, anstatt durch tiefes Einatmen. Normalerweise verursacht die Hyperventilation eine Verlangsamung des Rhythmus und eine Erhöhung der Amplitude. Dieser Effekt kann durch Hunger verstärkt werden, weshalb auf dem EEG immer notiert wird, wann der Patient seine letzte Mahlzeit zu sich genommen hat. Hunger hebt etwaige Veränderungen hervor und kann bei epileptischen Patienten epileptische Entladungen auslösen. Schließlich wird vor dem Patienten ein Stroboskop aufgestellt und die Frequenz der Lichtblitze variiert. Bei vielen Gesunden kommt es zu einer Reaktion, die phasische Potentiale über dem Okzipitalpol mit der Frequenz der Lichtblitze verursacht. Bei photosensibler Epilepsie können epileptische Entladungen und sogar ein epileptischer Anfall ausgelöst werden.

Besteht ein starker klinischer Verdacht auf Epilepsie oder eine intrazerebrale Läsion und das Standard-EEG ist normal, können weitere provozierende Maßnahmen zusammen mit speziellen Anordnungen der Elektroden eingesetzt werden. Die innere und untere Oberfläche des Temporallappens ist für normal plazierte Elektroden unzugänglich. Eine Elektrode im Rachen oder häufiger ein Draht, der mit einer speziellen Nadel unter der Schädelbasis eingeführt wird, eine sogenannte Sphenoidalelektrode, kann zum Nachweis von Veränderungen in diesem Gebiet verwendet werden. Diese spezielle Aufzeichnungstechnik kann mit einer Aufzeichnung unter Schlafentzug oder im Schlaf verbunden werden. Sieht man ununterbrochene Krampfpotentiale, kann die intravenöse Gabe von Diazepam während der Aufzeichnung sehr aufschlußreich sein, und normalerweise hört die abnorme Aktivität sofort auf.

Interpretation

Eine vollständige Erörterung der EEG-Veränderungen würde mehrere Kapitel erfordern. Hier können nur die wichtigsten Wellenformen kurz erwähnt werden.

Alpha-Rhythmus

Der Alpha-Rhythmus besteht aus einer zyklischen Aktivität mit einer Frequenz von 8–12 Hz, ist am leichtesten in den okzipitalen Ableitungen zu erkennen und zeigt sich bei geschlossenen Augen. Die Wellen sind normalerweise über der dominanten Hemisphäre etwas kleiner. Das einseitige Fehlen des Alpha-Rhythmus könnte eine Läsion in der betreffenden Hemisphäre anzeigen.

Beta-Rhythmus

Ein Beta-Rhythmus besteht aus schneller Aktivität mit einer Frequenz von 20–22 Hz und ist gewöhnlich in den frontalen Ableitungen maximal ausgeprägt. Bei ängstlichen Patienten ist er verstärkt und wird durch alle Sedativa und Tranquilizer erheblich gesteigert. Eine Asymmetrie der Beta-Aktivität kann auf eine zugrundeliegende Läsion auf der Seite der Reduktion hinweisen, ist aber weniger verläßlich als eine asymmetrische Alpha-Aktivität. Ist der Beta-Rhythmus bei Patienten auffällig, von denen nicht bekannt ist, daß sie Sedativa erhalten, kann man einen Beruhigungsmittelmißbrauch vermuten.

Theta-Rhythmus

Theta-Wellen haben eine Frequenz von 5–7 Hz und verursachen die meiste diagnostische Verwirrung. Sie sind normalerweise in der Kindheit vorhanden, nehmen aber mit der Ausreifung des EEGs im Jugendalter ab. Bei Hyperventilation treten sie häufig wieder auf, und eine leichte symmetrische „Erhöhung der Theta-Aktivität" in den temporalen Ableitungen ist von zweifelhafter Aussagekraft. Wie bei anderen Rhythmen ist auch hier eine ausgeprägte Asymmetrie wichtig und läßt auf eine Läsion im Temporallappen auf der Seite der Theta-Aktivität schließen. Häufig findet man ziemlich ausgeprägte Veränderungen des Theta-Rhythmus, ohne daß CTs oder MRTs anschließend einen pathologischen Befund ergeben.

Delta-Rhythmus

Delta-Wellen sind die wichtigsten und bedrohlichsten Veränderungen, die ein EEG zeigen kann. Sie bestehen aus langsamen Wellen mit sehr geringer bis extrem hoher Amplitude und Frequenzen von 1–4 Hz. Bei Kindern sieht man Delta-Wellen häufig in den Aufzeichnungen in Ruhe, und sie werden durch Hyperventilation erheblich verstärkt. Bei Kindern ist dies nicht pathologisch, bei Erwachsenen dagegen sehr bedenklich. Eine fokale Veränderung der Delta-Wellen weist fast immer auf eine gravierende Läsion im darunter liegenden Gehirn hin.

Der Einsatz der Elektroenzephalographie bei der Untersuchung von Anfällen von Bewußtlosigkeit wurde bereits weiter oben erörtert. Hier muß wieder die Bedeutung einer sorgfältigen klinischen Beurteilung des Anfalls unterstrichen werden. Das EEG kann nicht bestätigen, ob jemand Epilepsie hat oder nicht, und wenn sicher ist, daß es sich bei dem Anfall um eine Synkope handelt, ist ein EEG unnötig. Hatte der Patient dagegen einen eindeutigen epileptischen Anfall, kann ein normales EEG die Diagnose nicht entkräften. Eine Überinterpretation leichter Veränderungen kann einen Patienten, der nur ohnmächtig wurde, zu jahrelangen unnötigen Beschränkungen und Antikonvulsiva verdammen. Sogar noch schlimmer ist es, wenn ein Epileptiker nicht behandelt wird und seine normalen Aktivitäten fortsetzen darf, weil das EEG normal ist.

Der potentielle Wert des EEGs ist bei verschiedenen Arten von Epilepsie unterschiedlich. Bei Petit mal ist das EEG immer verändert, wobei Spitzen-Wellen-Entladungen bei 2–3 Hz immer von einem beobachteten Anfall begleitet werden. Bei Grand-mal-Epilepsie ist das anfangs aufgenommene EEG bei 40 % der Patienten normal, obwohl sich die Ausbeute positiver Ergebnisse erhöhen kann, wenn in den folgenden Monaten mehrere weitere EEGs aufgenommen werden. Der „falsch negative" Anteil kann bei Patienten mit nächtlicher Epilepsie und akinetischem Grand mal sogar noch höher sein. Gehen akinetischem Grand mal oder Grand mal Myoklonien voraus, kann ein charakteristisches Muster von „Polyspikes" und Wellen gefunden werden. Dieses besteht aus mehreren Spitzen hoher Amplitude, denen eine langsame Welle folgt, in allen Ableitungen und ähnelt in gewissem Umfang der Veränderung bei Petit mal, wird aber nicht unbedingt von einem beobachteten Anfall begleitet.

Das EEG ist bei der Nachsorge von Epileptikern von begrenztem Wert, wenn nicht trotz negativer CTs und MRTs weiterhin eine zugrundeliegende Läsion vermutet wird. Das EEG kann normal werden, wenn Kinder mit Epilepsie heranreifen, auch wenn die Anfälle anhalten. Umgekehrt kann das EEG von Patienten, die seit Jahren anfallsfrei sind, noch immer starke Veränderungen aufweisen. In solchen Fällen ist das Risiko eines Rezidivs hoch, wenn die Behandlung abgebrochen wird.

Die einzige eindeutige Indikation für die Wiederholung eines EEGs liegt dann vor, wenn die Diagnose Epilepsie nicht sicher ist, wenn sich die Art der Anfälle nicht bestimmen läßt, oder wenn völlig neue Symptome auftreten, die an sich schon die Durchführung eines EEGs rechtfertigen. Die Einführung der simultanen Videoüberwachung des Patienten hat den Nutzen des EEGs bei der Bestimmung der Art der Anfälle erhöht. Sie ist besonders wertvoll, wenn zur Erfassung eines Anfalls eine langfristige Aufzeichnung erforderlich ist.

Die Verwendung ausgefeilterer graphischer Darstellungen der EEG-Daten führt zu beeindruckenden Ergebnissen, hat aber den diagnostischen Nutzen des EEGs nicht sehr verbessert. Die Einführung von 24-Stunden-EEGs mit einem tragbaren Gerät mit sechs Ableitungen ist von größerem Wert, besonders, wenn es Zeugen für die im Aufzeichnungszeitraum dokumentierte Episode gibt. Leider kann das Gerät während des Anfalls beschädigt werden, und ein Patient, bei dem nicht organische Anfälle vermutet wurden, löste die Verbindung zu dem Aufzeichnungsgerät und zerschlug es. 24-Stunden-Aufzeichnungen sind besonders bei Patienten mit Verdacht auf nicht organische Pseudoanfälle nützlich. Sie haben gewöhnlich weiterhin Anfälle, und selbst wenn man die unvermeidlichen Bewegungsartefakte in Rechnung stellt, ist ziemlich klar, daß keine begleitenden epileptischen Entladungen auftreten.

Bei der Untersuchung von vermuteten intrakraniellen Läsionen gibt es mehrere Schwierigkeiten. Einerseits kann es vorkommen, daß recht umfangreiche extrazerebrale Läsionen keine EEG-Veränderungen verursachen, während kleine intrazerebrale Tumoren viele Jahre lang subtile oder sogar generalisierte EEG-Veränderungen hervorrufen können, bevor weitere Untersuchungen das Vorhandensein eines Tumors bestätigen (siehe Fallbeispiele in früheren Kapiteln). Liegen deutliche klinische Befunde vor, bestätigt das EEG normalerweise die Lokalisation der Läsion, kann aber keine eindeutigen Hinweise auf ihre Natur geben. Beispielsweise ist anhand des EEGs keine Unterscheidung zwischen einem kürzlichen Schlaganfall und einem Tumor möglich.

Bei der Untersuchung von Kopfschmerzen beruhen die Schwierigkeiten auf der großen Vielfalt der Veränderungen, von denen im Zusammenhang mit Migräne berichtet wurde, Veränderungen, die selbst auf eine neoplastische Läsion bei einem Individuum „ohne Migräne" schließen lassen.

Nachdem ich die Beschränkungen des EEGs hervorgehoben habe, ist es korrekt, erneut auf seinen enormen Wert als einfache, sichere und kostengünstige Voruntersuchung hinzuweisen. Das EEG bleibt bei Patienten mit atypischen psychiatrischen Störungen und Demenz eine äußerst nützliche Untersuchungsmethode und ist die erste Untersuchung, die bei Verdacht auf Epilepsie indiziert ist.

Status epilepticus

Die gefürchtetste und potentiell tödliche Komplikation bei Epilepsie ist ein Grand-mal-Status. Dieser tritt auf, wenn Krampfanfälle aufeinanderfolgen, *ohne* daß der Patient zwischen den Episoden wieder zu Bewußtsein kommt.

Abscencenstatus und Status psychomotoricus führen zu einem verwirrten Dämmerzustand, in dem der Patient teilweise zu sich kommt, die Augen starr blicken und dann glasig werden, der Kopf herabfällt und Speichel aus dem Mund fließt. Unter Umständen kann der Patient stöhnen, scheint dann wieder zu sich zu kommen und kann beginnen, den Kopf zu heben. Daraufhin wiederholt sich der ganze Vorgang. Dieser Zustand kann mehrere Tage dauern und ist besonders häufig bei schwer hirngeschädigten Patienten. Ein leichterer Status epilepticus dieser Art ist nicht lebensbedrohlich, kann aber das bereits beeinträchtigte Gehirn weiter schädigen.

Ein Grand-mal-Status ist lebensbedrohlich und muß sofort wirksam behandelt werden. Die Letalität erreicht unbehandelt 60 %, und selbst bei passender Behandlung sterben noch 10 % der Patienten. Es gibt Hinweise, daß der Status um so schwerer zu behandeln ist, je länger er anhält, so daß der Rat eines Experten eingeholt werden sollte, sobald klar wird, daß sich die Anfälle nicht beherrschen lassen.

Behandlung

1. Finden Sie die Ursache, falls möglich. Dazu können versäumte Medikamenteneinnahme, auslösende Medikamente oder Alkohol, interkurrente Infektionen (einschließlich Meningitis), Stoffwechselstörungen (einschließlich Hypoglykämie) oder ein neuer zerebraler Krankheitsprozeß bei einem epileptischen Langzeitpatienten gehören.

2. Man sollte für eine vollständige Unterstützung der Kreislauf- und Atmungsfunktion mit einem intravenösen Zugang sorgen. Man entnimmt eine Blutprobe für hämatologische und biochemische Routineuntersuchungen sowie die Bestimmung von Medikamentenkonzentrationen.

3. Eine Infusion von Glukose und Kochsalzlösung ergänzt durch Vitamin B_1 sollte begonnen werden.

4. Diazepam sollte intravenös gegeben werden. Dabei muß man nachprüfen, ob der Patient vor der Aufnahme bereits intravenös oder rektal Diazepam erhalten hat. In Europa gibt man gewöhnlich einen Bolus von 10 mg und wiederholt dies einmal innerhalb der ersten 60 Minuten. In den USA zieht man eine Infusion mit einer Geschwindigkeit von 2 mg/min bis zu einer maximalen Dosis von 20 mg vor. Beide Verfahren wirken bei ungefähr 80 % der Patienten, und es besteht kein Zweifel, daß die Wirksamkeit von Diazepam die Behandlung dieses Zustands verändert hat.

5. Hat der Patient aus irgend einem Grund seine normale Medikation nicht eingenommen, sollten, sobald die Serumkonzentrationen bestimmt wurden, seine üblichen Medikamente wieder gegeben werden, nötigenfalls über eine Magensonde. Wird diese einfache Vorsichtsmaßnahme außer Acht gelassen, ist das Risiko eines weiteren Status hoch, wenn die Akutmedikation abgesetzt wird.

6. Ist der Patient nicht als Epileptiker bekannt oder erhält er kein Phenytoin, kann als nächstes Medikament Phenytoin intravenös verabreicht werden, wenn Diazepam nicht wirkt. In solchen Fällen sollten 50 mg/min bis zu einer Gesamtdosis von 250 mg gegeben werden. Hierbei sollte das EKG überwacht werden, da Phenytoin einen Herzblock auslösen kann. Die gesamte Initialdosis (i.v. + oral) sollte 15 mg/kg nicht überschreiten (ungefähr 900 mg bei einem Erwachsenen). Erhält der Patient bereits Phenytoin, sollte nur die intravenöse Initialdosis von 250 mg gegeben werden, bis die gewünschte Serumkonzentration erreicht ist.

7. Greifen diese Maßnahmen nicht (Krämpfe treten auch 60 Minuten nach Abschluß dieser Maßnahmen auf) infundiert man in Großbritannien Chlormethiazol mit einer Geschwindigkeit von 0,7 g/h. Der Patient erhält die 0,8 %ige Lösung mit einer Geschwindigkeit von 60 Tropfen/min solange, bis die Krämpfe aufhören. Dann wird die Tropfgeschwindigkeit allmählich auf 10 Tropfen/min verringert, während andere Antikonvulsiva ihre Wirkung entfalten können.

8. Patienten, die anfangs auf Diazepam ansprechen und dann einen Rückfall haben, können weiter mit einer Diazepaminfusion behandelt werden, doch kann die intravenöse Gabe von 0,1 mg/kg Clonazepam über 24 Stunden in manchen Fällen wirksamer sein. Jede dieser beiden Maßnahmen ist die Behandlung der Wahl bei leichterem, partiellen Status epilepticus.

9. Der Einsatz intravenöser Barbiturate ist nicht empfehlenswert. Hat der Patient bereits Diazepam erhalten, ist die Gefahr einer Atemdepression hoch, und die mit der Zeit nachlassende Wirksamkeit von Barbituraten kann sogar weitere Anfälle auslösen.

10. Falls alle Maßnahmen fehlschlagen, kann eine Allgemeinnarkose mit Muskelrelaxantien und Überdruckbeatmung durchgeführt werden. Leider wird dadurch das Problem nur aufgeschoben, und es besteht die Gefahr, daß die fortgesetzte unkontrollierte epileptische Hirnaktivität weitere zerebrale Schädigungen verursacht, obwohl durch diese Vorgehensweise keine Krämpfe mit begleitender Anoxie mehr auftreten. Diese Behandlung sollte nur dann erfolgen, wenn zu erwarten ist, daß die gegen andere interkurrente Krankheiten ergriffenen Maßnahmen und neu angesetzte Antikonvulsiva in angemessener Zeit wirken werden und daß der Patient nicht nach Beendigung der Narkose sofort in den Status zurückfällt.

Bei jedem Patienten mit Status epilepticus ist es sehr wichtig, *schnell* den Rat eines Experten einzuholen. Tabelle 22.1 enthält einen Leitfaden zur Differentialdiagnose epileptischer Ereignisse.

Synkopen

Synkopen, vasovagale Synkopen oder einfache Ohnmachten sind die wichtigsten Differentialdiagnosen bei einem Patienten, der einen Anfall von Bewußtlosigkeit oder, salopper ausgedrückt, einen „Blackout" hatte. Eine sorgfältig aufgenommene Anamnese sollte die Diagnose ermöglichen. Diagnostische Schwierigkeiten entstehen normalerweise dann, wenn ein Anwesender mit vorgeblichem medizinischem Wissen sicher einen epileptischen Anfall diagnostiziert. Ältere pensionierte Krankenschwestern stellen besonders häufig diese übereilte Diagnose, und es kann sehr schwer sein, den Schaden, der dadurch angerichtet wird, wieder gut zu machen. Häufig befinden sich Patienten, die in einem Zahnarztstuhl oder bei einer Blutentnahme in einer Arztpraxis kollabieren, in der gleichen Situation, und zwar einfach deshalb, weil das medizinische Personal falsch interpretiert, was es sieht, und eher dazu neigt, eine Diagnose zu stellen, als zu dokumentieren, was es miterlebt hat. Die Umstände des Anfalls können sehr viel wichtiger sein als die Diagnose von Augenzeugen.

Der Anfall ist häufig lagebedingt, und es ist in der Tat äußerst selten, daß ein Anfall in einer anderen Körperhaltung als im Sitzen oder Stehen auftritt.

Es gibt zwei wichtige Voraussetzungen:

1. Der Patient ist häufig wegen einer anhaltenden oder akuten emotional belastenden Situation für einen Kollaps prädisponiert.
2. Damit es tatsächlich zum Anfall kommt, müssen die körperlichen Umstände auslösend sein.

Ein sehr heißer Tag, langes Stehen, heiße, stickige Räume, ein heißes Bad oder starke Bauchschmerzen können für einen plötzlichen Blutdruckabfall prädisponieren. Steht der Patient bereits unter emotionalem Streß, ist ein Anfall wahrscheinlicher. Kommt es innerhalb eines relativ kurzen Zeitraums zu mehreren Anfällen, ist es fast sicher, daß sich der Patient gerade mitten in einer emotionalen Krise befindet, wenn er das vielleicht zuerst auch nicht zugibt. Selbst wenn kleine Kinder plötzlich regelmäßig in der Schule ohnmächtig werden, bilden häufig familiäre Belastungen den Hintergrund für eine Serie von Kollapsen.

Die meisten Patienten, die zu Synkopen neigen, hatten bereits im frühen Teenageralter Ohnmachtsanfälle in der Schule, in der Kirche, in der Periode oder in belastenden Situationen. In diesem Alter scheinen Mädchen und Jungen gleich empfindlich zu sein, obwohl Anfälle bei Mädchen leichter vorherzusagen sind und manchmal aufgrund von Dysmenorrhoe mit der Periode in Zusammenhang stehen. Bei Jungen ist es weniger wahrscheinlich, daß die Tendenz zu Ohnmachtsanfällen auch im Erwachsenenalter anhält, während Mädchen, die im Teenageralter regelmäßig ohnmächtig wurden, dies häufig auch als Erwachsene tun. Bei männlichen Patienten jeden Alters sind Ohnmachtsanfälle gewöhnlich mit emotionaler Belastung unter provozierenden Umständen verbunden.

In einigen Fällen kann eine Ohnmacht fast blitzartig einsetzen. Dies ist häufig in offensichtlich dramatischen Situationen der Fall, zum Beispiel beim Anblick von Blut, bei schweren emotionalen Schocks oder extremer Angst, in denen man schon von vornherein annehmen würde, daß es sich um eine Ohnmacht handelt. Leider gibt es bei derartigen Anfällen keine klassischen Prodromalsymptome, und die Wahrscheinlichkeit ist größer, daß auf dem Höhepunkt des Anfalls einige konvulsive Bewegungen auftreten können. In solchen Fällen sollten die Umstände als diagnostisch entscheidend angesehen werden. Überraschend oft fallen Menschen bei Erste-Hilfe-Kursen in Ohnmacht, wenn sie Videos von Verletzungen gezeigt bekommen, und trotz der offensichtlichen Provokation diagnostizieren die anderen Teilnehmer fast immer einen epileptischen Anfall.

Bei einer typischen Synkope gibt es eine ziemlich lange Prodromalphase, in der sich der Patient matt fühlt. Diese Phase wird häufig als Hungergefühl, Kälte mit Gänsehaut, plötzliche Hitzewallung, Benommenheit oder als klammes Gefühl beschrieben. Das Schwindelgefühl wird von Lichtpunkten begleitet, oder dem Patienten wird schwarz vor Augen. Geräusche scheinen lauter zu werden, bis plötzlich Stille herrscht, die der übliche

Tabelle 22.1 Differentialdiagnose der verschiedenen Epilepsieformen

Epilepsie	Petit mal (Abscencen)	Komplexe partielle Anfälle	Grand mal	Akinetischer Grand mal
Alter	5–15 Jahre	Jedes Alter	Jedes Alter	Jedes Alter
Beginn	Plötzlich	Längere Prodromalphase	Wenn überhaupt, nur sehr kurze Aura	Patienten stürzen plötzlich nach vorn
Dauer	5–10 Sekunden	Von wenigen Sekunden bis zu Stunden oder Tagen	2–5 Minuten	30–60 Sekunden
Art des Anfalls	Kurze Bewußtseinstrübung, nehmen vorausgegangene Aktivität wieder auf	Länger anhaltendes verändertes Verhalten: kann in einem Grand-mal-Anfall münden	Zuerst Starre mit Zyanose (tonische Phase), dann generalisierte Zuckungen (klonische Phase), dann Schlaf	Plötzlicher Sturz ohne Aura; sehr kurzer Anfall; wenige oder keine Zuckungen, aber hohes Verletzungsrisiko
Symptome im Gesicht	Augenlider können zucken oder abwesender Blick	Blässe; ängstlicher, verwirrter Blick; Lippenschmatzen oder Kaubewegungen; blicken um sich	Bewußtlosigkeit Augen drehen sich nach oben oder zur Seite	Keine besonderen Symptome Gesicht ist durch wiederholte Verletzungen von Augenbrauen, Nase und Zähnen gezeichnet
Extremitäten	Leichte Zuckungen der Arme, Auftreten von Bewegungen ist aber ungewöhnlich	Bedächtige, „zombieartige" Bewegungen oder Herumnesteln an der Kleidung	Generalisierte Zuckungen Achten Sie am Anfang auf **fokale** Zuckungen und/oder nachher auf fokale Schwäche	Zuerst steif, dann ziemlich bewegungslos Röchelnde Atmung
Ende des Anfalls	Plötzlich Keine Verwirrtheit	Verwirrtheit und Amnesie	Verwirrtheit, Schläfrigkeit, Kopfschmerzen	Oft starke Kopfschmerzen
Kontinenz	Sehr selten inkontinent	Selten inkontinent	Gelegentlich inkontinent	Gelegentlich inkontinent
EEG	Immer pathologisch verändert und pathognomonisch Epileptische Entladungen sind immer mit einem klinischen Anfall verbunden	Häufig verändert: Sphenoidalelektrode kann Aussagekraft erhöhen	Zwischen den Anfällen bei 40 % der Patienten normal	Kann normal sein oder generalisierte Veränderungen aufweisen

Auftakt zum tatsächlichen Eintritt der Bewußtlosigkeit ist. Häufig geschieht dies, wenn der Patient unvernünfigerweise aufsteht, „um frische Luft zu schnappen" oder zur Toilette zu gehen. Es gelingt ihm so, einen gefährlicheren Ort zu erreichen, und eine anderenfalls gewöhnliche Ohnmacht in eine Kopfverletzung zu verwandeln.

Es wird allgemein angenommen, daß der Patient wieder zu sich kommt, sobald er zu Boden fällt, da die Blutversorgung des Gehirns wiederhergestellt wird, aber in vielen Fällen erlangen die Patienten erst nach mehreren Minuten ihr Bewußtsein zurück. Wird dies außer Acht gelassen, kann eine ernstere Ursache für den Kollaps vermutet werden. Während des Kollabierens werden die Patienten leichenblaß und beginnen, stark zu schwitzen. Dies ist eine Reaktion auf die Adrenalinausschüttung und ist das genaue Gegenteil eines epileptischen Anfalls,

bei dem die Farbe des Patienten normal bleibt oder er sogar errötet oder leicht bläulich im Gesicht wird, als ob er die Bauchpresse betätigen würde.

Bei einer Ohnmacht kann die „leichenblasse" Erscheinung den Eindruck vermitteln, daß der Patient tot ist, und diese Ansicht wird dadurch bestärkt, daß der Puls kaum tastbar ist. Wahrscheinlich sind viele scheinbar erfolgreiche Wiederbelebungen durch Laien auf eine falsche Interpretation des natürlichen Verlaufs einer schweren Ohnmacht zurückzuführen. Das vielleicht wichtigste Merkmal, das man aus der Anamnese des Patienten entnehmen kann, ist, daß er sich, wenn er wieder zu sich kommt, fühlt, als ob er aus einem tiefen Schlaf erwacht und Stimmen in scheinbar großer Entfernung hört, die über ihn oder mit ihm sprechen. Es dauert eine Weile, bis der Patient wieder sehen kann und dann Gesichter sieht, die auf ihn herabblicken. Zu diesem Zeitpunkt fühlt sich der Patient häufig kalt und fröstelt, während ihm unmittelbar vor dem Kollaps sehr heiß war, und es können nun rasch Übelkeit und Erbrechen folgen.

Versucht der Patient sofort aufzustehen, kann es durchaus zu einem erneuten Kollaps kommen, und falls dies eindeutig dokumentiert wird, ist es ein weiterer eindeutiger Hinweis auf eine Synkope. In Rückenlage können Ohnmachten nur bei einigen seltenen pathologischen Zuständen auftreten. Dazu gehören diabetische autonome Neuropathie, Tabes dorsalis, Shy-Drager-Syndrom (autonome Neuropathie und Parkinsonismus), die Spätphase der Schwangerschaft und schwerer Blutverlust.

Der Sauerstoffmangel im Gehirn beruht auf einer Beeinträchtigung der zerebralen Blutzirkulation, die die Ursache für den Verlust des Bewußtseins ist. Hält man den Patienten absichtlich aufrecht oder läßt ihn sich nicht flach hinlegen, kann ein epileptischer Anfall folgen. Die wohl öffentlichste Demonstration, wie man sich bei einer Synkope nicht verhalten darf, wurde vor einigen Jahren im Fernsehen gezeigt, als der Präsident der Vereinigten Staaten, George Bush, bei einem Bankett in Japan ohnmächtig wurde: Anstatt ihn flach hinzulegen, wurde er sofort von einer Gruppe von Anwesenden auf die Beine gezerrt. Es bestehen nur geringe Zweifel, daß mit zunehmendem Alter das Risiko steigt, daß eine einfache Synkope mit einem epileptischen Anfall endet.

Bei ungefähr 15 % ansonsten klassischer Synkopen bewegen sich die Bulbi des Patienten nach oben, und man beobachtet ein generalisiertes Zucken der Extremitäten, das vielleicht besser als Zittern oder Jaktation anstatt als Krampf beschrieben wird. Selbst wenn zu einer anfangs eindeutigen Synkope ein ausgeprägterer epileptischer Anfall hinzukommt, muß man den Patienten nicht als Epileptiker betrachten, selbst wenn es um seine Fahrerlaubnis geht. Während einer Synkope gelingt es dem Patienten wegen der relativ langen Prodromi normalerweise, relativ langsam zu fallen, so daß der Zusammenbruch einem umfallenden Sack Kartoffeln ähnelt. Gelegentlich verletzen sich die Patienten. Dies ist besonders wahrscheinlich, wenn sie sich auf der Straße, in einer Toilette oder einem Badezimmer aufhalten, und es kann zu Harninkontinenz kommen, wenn die Blase des Patienten gerade voll ist.

In dieser Situation ist ein EEG nur selten hilfreich. Die meisten Neurologen würden kein EEG veranlassen, wenn sie sicher sind, daß der Vorfall eine Ohnmacht war. Dies liegt daran, daß ungefähr 20 % der nicht-epileptischen Patienten leichte EEG-Veränderungen haben und daß derartige Befunde zu diagnostischer Verwirrung führen können. In dieser Situation verläßt man sich am besten auf sein klinisches Urteil und bittet den Patienten, weitere Anfälle zu melden. Außerdem sollte man sich die Mühe machen, Augenzeugenberichte einzuholen.

Spezielle Arten von Synkopen

Es gibt mehrere Formen von Synkopen, die bei Männern auftreten können: das Karotissinussyndrom (das auch als vasovagale Synkope bekannt ist), die Hustensynkope, die Miktionssynkope und die Krampfsynkope.

Beim Karotissinussyndrom kommt es zu einer sofortigen Ohnmacht, wenn der Patient die Seite des Halses berührt. Dazu kann es bei einer Drehung des Kopfes, beim Tragen eines engen Kragens oder beim Rasieren kommen. Das Karotissinussyndrom kann leicht für eine arterielle Krankheit wie eine Thrombose der A. carotis oder eine vertebrobasiläre Ischämie gehalten werden. Es ist äußerst selten.

Eine Hustensynkope tritt am Ende eines langen Hustenanfalls auf, der die gleiche Wirkung wie ein langer Valsalva-Versuch hat: Der venöse Abfluß wird beeinträchtigt und das Herzminutenvolumen verringert. Sie ist bei Patienten mit Emphysem häufig.

Fallbeispiel II

Ein 29jähriger Mann war zum Ausschluß von Epilepsie an ein anderes Krankenhaus überwiesen worden, und man vereinbarte einen Termin für 12 Monate später. Er hatte zwei Anfälle im Abstand von drei Tagen gehabt, und man hatte ihm gesagt, daß er bis zum Untersuchungstermin nicht Auto fahren sollte. Einige Monate später vereinbarte er mit einem anderen Krankenhaus einen früheren Termin. Die Verzögerung hatte ihn leider schon seinen Arbeitsplatz gekostet. Er wurde sechs Monate nach der ursprünglichen Überweisung untersucht. Am Tag vor seinem ersten Anfall war seine Schwester innerhalb von vier Stunden nach Einsetzen der Symptome an einem toxischen Schocksyndrom gestorben. Er hatte eine Grippe gehabt, und während er an jenem Abend lange husten mußte, erreichte er ein Stadium, in dem er nicht mehr ausatmen konnte, so daß sein Gesicht blau anlief und er kollabierte. Dieser Vorfall wiederholte sich 48 Stunden später, während er im Bett lag. Hier handelte es sich eindeutig um eine Hustensynkope mit verheerenden Auswirkungen auf seinen Arbeitsplatz. Wahrscheinlich hatte ihn der Tod seiner Schwester für die Ohnmachten prädisponiert.

Die Miktionssynkope ist ein unangenehmes und potentiell gefährliches Syndrom. Die Anfälle treten auf, wenn der Patient aus dem warmen Bett aufstehen muß, um Wasser zu lassen. Sie kommen nur bei Männern vor, die, während sie im Stehen gegen eine hypertrophierte Prostata pressen, unabsichtlich den Valsalva-Versuch durchführen. Man hat auch spekuliert, daß die plötzliche Entleerung der Blase eine Reflexwirkung hat. Wie auch immer ist das Ergebnis eine Synkope, die in einer Toilette oder einem Badezimmer verheerend sein kann. Damit kann eine anfängliche Ohnmacht mit einer schweren Kopfverletzung enden. Ältere Männer mit Nykturie sollten daher besser im Sitzen urinieren.

Die Krampfsynkope scheint ein anderer Zustand zu sein, für den Männer besonders empfänglich sind.

Der Patient wacht wegen starker Krämpfe in einer Wade auf. Die instinktive Reaktion besteht darin, aus dem Bett zu springen und sich auf das betroffene Bein zu stellen. Die Kombination aus plötzlichem Aufrechtstehen und dem starken Schmerz führt zu einem schlagartigen Blutdruckabfall und einer Synkope, die leicht in epileptischen Symptomen gipfeln kann. Die Umstände sollten die Diagnose erlauben, aber bei diesen Patienten wird häufig eine nächtliche Epilepsie fehldiagnostiziert, weil die genauen Umstände nicht berücksichtigt werden.

Fallbeispiel III

Ein 63jähriger Mann wurde wegen einer Persönlichkeitsveränderung acht Jahre nach der Diagnose von Epilepsie überwiesen. Man bemerkte, daß kurz nach der ursprünglichen Diagnose zwei EEGs und ein CT ohne pathologische Befunde angefertigt worden waren. Die kürzliche Persönlichkeitsveränderung umfaßte Reizbarkeit, Konzentrationsschwäche, Verlust des Interesses an Arbeit und Hobbys, Schlafstörungen, Impotenz und Affektstarre. Er schien unter einer typischen depressiven Krankheit zu leiden. Als er nach der Epilepsie gefragt wurde, sagte er, daß es seltsam war, daß alle Anfälle auftraten, wenn er Schmerzen hatte. Die weitere Befragung ergab, daß der erste Anfall auftrat, als er sich einen Finger in der Autotür eingeklemmt hatte. Die nächsten neun Episoden traten immer mitten in der Nacht auf, wenn er wegen eines Krampfes im Bein aus dem Bett sprang. Dabei war er einige Male harninkontinent gewesen. Weitere Fragen ergaben, daß er als Junge während der Schulversammlungen in Ohnmacht fiel und daß sein Vater und seine Schwester ähnliche Anamnesen hatten. Seit der ersten Diagnose erhielt er 300 mg Phenytoin pro Tag, und seine Frau führte die starke Veränderung seiner Persönlichkeit und Stimmung und vor allem die Impotenz auf das Medikament zurück. Nach dem Absetzen des Antikonvulsivums gab es nicht die leiseste Wiederholung, und seine Depression ging ohne medikamentöse Behandlung zurück.

Hyperventilationstetanie

Diese Episoden werden manchmal auch als Hyperventilationssynkopen bezeichnet, obwohl fast nie ein Patient tatsächlich das Bewußtsein verliert. Viele ängstliche Patienten, die mit „Schwindel" überwiesen werden, leiden unter diesem Zustand. Ist der Patient erst einmal in einer HNO-Klinik, wird gewöhnlich eine vollständige Untersuchung auf Schwindel durchgeführt, obwohl die Patienten nur über ein „benebeltes", „leichtes" Gefühl im Kopf klagen. Wahrscheinlich könnte viel Geld gespart werden, wenn unnötige Untersuchungen bei dieser Patientengruppe vermieden würden.

Der Patient ist gewöhnlich ängstlich, und in sehr vielen Fällen löst eine bestimmte Angstsituation die Anfälle aus. Daher sollte man die Patienten zuerst danach fragen, ob die Anfälle an einem bestimmten Ort oder in einer bestimmen Situation auftreten.

Fallbeispiel IV

Eine 38jährige Frau wurde das erste Mal in einer Rehabilitationsklinik untersucht. Sie war im Krankenhaus 10 Jahre unter der Diagnose Epilepsie behandelt worden, die trotz vieler Veränderungen in ihrer Therapie weiterhin regelmäßig auftrat. Die Episoden waren typisch für Panikattacken mit Schwindelgefühl. Als sie über das zeitliche Muster ihrer Anfälle befragt wurde, berichtete sie, daß sie immer tags, auf der Straße und, auf Nachfrage, immer am selben Platz auftraten. Es stellte sich heraus, daß an dieser Stelle einige Jahre vor ihren ersten Anfällen ihre Mutter beim Überqueren der Straße angefahren und getötet worden war. Das Absetzen der Antikonvulsiva, die Gabe eines leichten Tranquilizers und Gespräche führten dazu, daß die Anfälle aufhörten.

Diese Patientin hatte über 10 Jahre eine neurologische Klinik mit der Diagnose Epilepsie aufgesucht, bevor ihr die Frage gestellt wurde, die die wahre Natur ihrer Episoden ans Licht brachte.

Dieser Zustand betrifft fast ausschließlich Frauen, und Anfälle in Supermärkten oder vollen Läden sind so häufig, daß der Begriff „Supermarktsyndrom" angemessen zu sein scheint. Der Anfall entwickelt sich gewöhnlich, während die Patientin in der Schlange an der Kasse steht. Die Patientinnen berichten, daß sie entweder die Waren zurück in die Regale stellen oder ihren Einkaufswagen stehen lassen und aus dem Laden stürzen. Bei den weniger häufigen Fällen, in denen Männer betroffen sind, scheinen Episoden beim Autofahren extrem häufig zu sein, und viele der Patienten werden mit dem Krankenwagen von Haltebuchten gebracht, in denen sie nach einem Anfall parkten. Einige Patienten bemerken in dieser Situation als erstes Symptom bevorstehender Schwierigkeiten ein Gefühl, als ob die Straße eine Böschung hinauflaufen würde, aber die Hauptsymptome sind Atemlosigkeit und schließlich Schmerzen in der Brust, und die Verdachtsdiagnose lautet immer auf Herzanfall.

Attacken bei Tag können mit echten Panikattacken gekoppelt sein, die aus unklaren Gründen häufig nachts auftreten. Typischerweise fühlt sich der Patient bereits beim Aufwachen atemlos, hat ein Engegefühl in der Brust und schnappt nach Luft. Darauf folgt rasch eine generalisierte Parästhesie, Benommenheit und sogar eine Verdunkelung des Gesichtsfelds. Derartige Episoden scheinen aufzuhören, wenn der Patient zu erschöpft ist, um die Hyperventilation fortzusetzen, die dem Zustand zugrundeliegt. Häufig werden Fehldiagnosen von Asthma, Myokardinfarkt, Magen-Darm-Blutung und Epilepsie gestellt.

Patienten, deren Anfälle immer in verschiedenen Angstsituationen auftreten, scheinen gut anzusprechen, wenn ihnen der Mechanismus ihrer Attacken erklärt wurde, und dies häufig nach langen, unwirksamen Psychotherapien. Ein wichtiges Problem scheint zu sein, daß die Patienten den Eindruck bekommen, daß der Arzt ihre Symptome wegen der psychologischen Grundlage für eingebildet hält. Sie wissen, daß dies nicht der Fall ist, so daß jede Beruhigung auf taube Ohren trifft. Obwohl die Anfälle von Angst bestimmt werden, darf man die Schwere und die erschreckende Wirkung der körperlichen Symptome nicht unterschätzen. Die voll ausgeprägte Symptomatik kann sich nur bei einem Angstzustand mit erhöhten Blutwerten der Katecholamine entwickeln. Es ist unmöglich, einen voll entwickelten Anfall allein durch Hyperventilation zu reproduzieren.

Bei einem typischen Anfall fühlt sich der Patient plötzlich benommen und beschreibt häufig ein Gefühl, als ob sein „Kopf vom Körper weg treibt." Dabei kann er eine Depersonalisation erleben, als ob er sich selbst in einem Theaterstück beobachtet. Die Umgebung wirkt plötzlich bedrückend und bedrohlich. Beim Gehen fühlt er sich, als ob er Wasser tritt und hin und her schwankt. Die Beine fühlen sich sehr schwer an, und die Hände, Füße und häufig das Gesicht beginnen zu kribbeln und taub zu werden. Der Gedanke, daß sie kollabieren werden und sich zum Narren machen, läßt sie vor Schreck erstarren. Anwesende Freunde raten ihnen, tief durchzuatmen. Dies ist aber das Schlechteste, was sie tun können, da dies die Situation nur verschlimmert und verlängert.

Der physikochemische Mechanismus des Zustands beruht darauf, daß unterbewußte Hyperventilation, häufig nicht mehr als eine Reihe resignierter Seufzer, den CO_2-Partialdruck in den Lungenbläschen reduziert. Da das Blut so alkalotisch wird, fällt die Kalziumkonzentration, wodurch es zu feinen kribbelnden Mißempfindungen in den Extremitäten und um den Mund kommt. Die Muskeln werden schwach, und der Patient benutzt fast immer den Ausdruck: „Meine Knie sind weich geworden." In diesem Stadium wird die Brustmuskulatur müde und tut weh. Die resultierenden Schmerzen steigern die Angst der Patienten. Bei Männern führt dies unweigerlich zum Verdacht auf einen Myokardinfarkt. Die Patienten klagen, daß es ihnen vorkommt, als ob ihr Brustkorb in einem Schraubstock stecken würde, und daß sie nicht tief genug einatmen können. Zu diesem Zeitpunkt führt der parallele Anstieg des O_2-Partialdrucks zu einem zerebralen Gefäßkrampf, der weiteres Schwindelgefühl – aber keinen Schwindel im eigentlichen Sinn – und kleine schwarze Punkte vor den Augen verursacht. Die klassische tetanische Haltung der Hände, die gewöhnlich als diagnostisches Symptom des Zustands abgebildet wird, ist in Wirklichkeit überraschend selten. Dies kann einer der Gründe sein, warum diese Diagnose so häufig nicht gestellt wird.

In einigen Fällen chronischer leichter Angst wird ein dynamisches Gleichgewicht erreicht, in dem sich der Patient immer leicht benommen fühlt und es ihm „schwindelig" wird, sobald die Angst zunimmt. Wie wichtig es ist, solche Patienten von denen mit echtem Schwindel zu unterscheiden, wurde in Kapitel 7 besprochen. Ist dieses Symptom mit peripheren Parästhesien verbunden, kann fälschlicherweise Multiple Sklerose diagnostiziert werden. Jedesmal, wenn in einem Zeitungsartikel Multiple

Sklerose beschrieben wird, kommt es zu einer Epidemie von Patienten mit diesen Symptomen, die davon überzeugt sind, daß sie diese Krankheit haben. Gelegentlich stößt man so auf Patienten, die wirklich an Multipler Sklerose leiden, aber häufiger sind Patienten, die sich nicht beruhigen lassen und deren Lebensqualität dadurch unwiderruflich leidet. Dies ist die Kehrseite von Versuchen der Medien, die Öffentlichkeit aufzuklären. Viel gutes Zureden, und manchmal nur viel Zeit, ist nötig, bevor die Symptome des Patienten schließlich abklingen.

Ein sehr gefährlicher und gut bekannter Jungenstreich besteht darin, daß in hockender Stellung forcierte Hyperventilation mit dem Valsalva-Versuch kombiniert wird. Dies führt zu einem Bewußtseinsverlust, und gelegentlich verursacht der kombinierte metabolische und anoxische Insult einen epileptischen Anfall. Darüber hinaus können bei der Aufzeichnung eines EEGs durch zwei- bis dreiminütige Hyperventilation pathologische Veränderungen verdeutlicht werden. Dies kann bei einigen Epileptikern, die darauf bestehen, daß ihre Anfälle an Streßsituationen gebunden sind, ein prädisponierender Faktor sein.

Sturzanfälle (Drop attacks)

Sturzanfälle sind ein weiterer Zustand, der fast ausschließlich weibliche Patienten betrifft. Anfälle können in fast jedem Alter auftreten, sind aber bei älteren Patientinnen häufiger. Einige Patientinnen berichten, daß sie alle 5–10 Jahre isolierte Episoden haben, die zwischen dem 20. und 30. Lebensjahr einsetzten. Die Ätiologie ist unsicher, und es gibt keine Hinweise, daß Epilepsie, vorübergehende ischämische Attacken oder irgendein anderer erkennbarer pathologischer Zustand die Ursache ist. Die Anfälle erfolgen ohne Vorwarnung und normalerweise beim Gehen. Die Patientinnen vergleichen die Wahrnehmung gelegentlich mit einem Handkantenschlag in die Kniekehle. Sie haben keinen Schwindel, sind nicht verwirrt und ihr Bewußtsein ist nicht beeinträchtigt.

Die Patientin wird fast nach vorne geworfen, zuerst auf die Knie und dann auf Gesicht und Kinn. Gelingt es ihr, die Arme nach vorn zu strecken, ist oft eine Colles-Fraktur die Folge. Die Knie und die Nase sind ständig abgeschürft und geprellt, aber die Patientin kann, falls ihre Verletzungen das zulassen, ohne das Risiko eines wiederholten Anfalls sofort aufstehen. Für die Patientinnen sind diese Vorfälle immer sehr peinlich, wenn Passanten ihnen helfen, ihre Einkäufe von der Straße aufzusammeln. Darauf folgt die Suche nach einem unebenen Pflasterstein, und wenn nichts gefunden wird, bekommen die Schuhe schuld. Eine Patientin hatte 20 Paar Schuhe, die sie nicht mehr anzog und die zu unschuldigen Opfern dieser Schlußfolgerung wurden. Eine ältere Dame griff einen Mann an, der ihr aufhelfen wollte, weil sie überzeugt war, daß er sie von hinten gestoßen hätte und an dem Sturz schuld sei.

Die Anfälle können einige Wochen oder Monate lang recht häufig auftreten und dann aufhören, oder nur einmal jährlich für mehrere Jahre. Es besteht kein Zweifel, daß füllige Patientinnen mit hochhackigen Schuhen besonders gefährdet sind, aber dünne mit vernünftigem Schuhwerk sind nicht ausgenommen.

Eine sorgfältige Exploration ergibt häufig, daß die Patientin im Augenblick des Sturzes von einer Seite auf die andere schaute, entweder beim Überqueren der Straße oder beim Schaufensterbummel, und man sollte ihr raten, dies nicht zu tun. Sich am Arm eines Begleiters festzuhalten, hat nur begrenzten Wert, und häufig fallen der Begleiter und die Patientin wegen der unerwarteten Wucht des Sturzes zusammen hin. Der natürliche Verlauf dieser merkwürdigen Störung rechtfertigt, daß man die Patientin beruhigt, daß die Anfälle nicht bedrohlich zu sein scheinen und schließlich irgendwann aufhören.

Obwohl plötzliche Stürze ohne Bewußtseinsverlust bei Patienten mit Tumoren des Corpus pineale und intraventrikulären Zysten beschrieben wurden, sind intensive Untersuchungen bei einer Patientin mit einer klassischen Anamnese von Sturzanfällen nicht gerechtfertigt.

Zerebrovaskuläre Verschlußkrankheit

Es wird zwar allgemein angenommen, daß „kleine Schlaganfälle" bei älteren Menschen kurze Episoden von Bewußtlosigkeit verursachen, aber die Beweise hierfür sind spärlich. Tatsächlich ist ein Bewußtseinsverlust während eines Schlaganfalls anders als bei massiven Hirnblutungen oder zerebralen Embolien ungewöhnlich. Es scheint daher unwahrscheinlich zu sein, daß ein „kleiner Schlaganfall" ohne beobachtbare Folgeerscheinungen eine Bewußtlosigkeit verursachen kann. Die meisten Patienten, die einen Schlaganfall hatten und nicht aphasisch wurden, können die Abfolge der Ereignisse sehr detailliert schildern. Daher muß man immer wachsam gegenüber den anderen Ursachen von Bewußtseinsverlust bei älteren Patienten sein und darf nicht einfach die Diagnose „kleiner Schlaganfall" stellen.

Transitorische globale Amnesie

Dies ist ein weiterer relativ seltener und interessanter Zustand, der bei Patienten mittleren Alters und beiderlei Geschlechts auftritt. Er besteht aus Episoden totaler Amnesie, die Minuten bis viele Stunden dauern und während derer sich der Patient bezüglich fortlaufender körperlicher Aktivitäten vollkommen normal verhält. Unterhält er sich aber, stellt er immer wieder dieselbe Frage und hat die Antwort typischerweise innerhalb von 15–30 Sekunden völlig vergessen. Diese besondere Beobachtung erlaubt die Diagnose, aber die Fähigkeit des Patienten, eine Reihe von Aktivitäten fortzusetzen, ist recht außergewöhnlich.

Es sind Patienten bekannt, die 80 km oder weiter gefahren sind, gewöhnlich zu einem Ziel, das sie kennen, aber aus keinem klaren Grund. Andere kommen mit Einkäufen nach Hause, die sie nicht machen wollten, und einige berichteten von komplexen Tätigkeiten, an die sie sich nicht erinnern können und die ohne Zwischenfälle verliefen, zum Beispiel einer Fahrt mit dem Wohnwagen durch Frankreich, einem Geschäftsabschluß oder vom Einhalten eines Termins beim Friseur, wobei zwei Fahrten quer durch Kairo nötig waren. Einige der frühesten berichteten Fälle folgten auf das Eintauchen in kaltes Wasser, aber in den letzten Jahren habe ich mehrere Fälle gesehen, die nach heißem Duschen, und drei, die während des Geschlechtsverkehrs auftraten.

Von über 100 von mir persönlich untersuchten Patienten hatten 70 % eine Anamnese von Migräne und bei 17 % war bekannt, daß sie beim Beginn der Amnesie gerade einen Migräneanfall hatten. Auch bei anderen Reihenuntersuchungen wurde diese Verbindung festgestellt, und wahrscheinlich beruht der Zustand auf einer beidseitigen Ischämie im medialen Temporallappen, die von einem migränebedingten Gefäßkrampf der Aa. cerebri posteriores ausgelöst wird. Diese Ansicht wird auch durch die häufige Verbindung mit Migräneattacken gestützt, die in mehreren Fällen mit migränebedingten visuellen Phänomenen kortikalen Typs begannen (siehe Kapitel 3).

Hier soll nun einer der dramatischsten Fälle detailliert vorgestellt werden, da er Beispiele für viele diagnostisch wichtige Symptome liefert. Dieser Patient litt *nicht* unter Migräne.

Fallbeispiel V

Ein 50jähriger Mann mußte geschäftlich nach London und fuhr einen Tag früher hin, um einen Parkplatz am Treffpunkt zu suchen. Er bemerkte ein kleines Restaurant, in dem er vor der Heimfahrt am nächsten Tag essen wollte. Am Tag des Treffens führte er eine Stunde lang Verhandlungen und erinnerte sich, daß er sagte, daß er zu seinem Wagen gehen wollte, um einige weitere Muster zu holen. Zwei Stunden später befand er sich auf der Überholspur der Hauptausfallstraße im Süden Londons und konnte sich nicht an die Zwischenzeit erinnern. Ziemlich verunsichert fuhr er zu seiner Fabrik. Dort bestätigte man, daß man bei dem Treffen angerufen hatte und herausfand, daß er gegangen war, daß er aber den Vertrag, der Gegenstand des Treffens gewesen war, abgeschlossen hatte. Er fand Kleingeld in seiner Tasche, das, wie er wußte, an diesem Morgen noch nicht dagewesen war, und schloß daraus, daß er vielleicht wie beabsichtigt in das Restaurant gegangen war. Er kehrte am nächsten Tag mit dem Zug zurück (er war zu verängstigt, um Auto zu fahren) und ging in das Restaurant. Er wartete einen ruhigen Augenblick ab und fragte ängstlich, ob er am Tag zuvor im Restaurant gewesen war. Zu seiner Überraschung wurde ihm bestätigt, daß er tatsächlich dagewesen war, und zwar zwei Mal. Man erzählte ihm, daß er etwas abwesend gewirkt hatte, und als er seine Rechnung bezahlte, fragte, ob er sie schon bezahlt hätte. Das Personal war ziemlich besorgt und beobachtete ihn deshalb, wie er zu seinem Wagen ging, einstieg, wieder ausstieg und zurück zum Restaurant kam, um zu fragen, ob er gerade dort gewesen war. In den vier Jahren seit dieser Episode wiederholte sich die Amnesie nicht.

Das Ausmaß an geistiger und körperlicher Aktivität, an die sich dieser Patient nicht erinnern konnte, ist erstaunlich. In den letzten Jahren stellte sich heraus, daß nicht nur das Kurzzeitgedächtnis für ungefähr 15–30 Sekunden verloren geht, sondern daß es während der Episode auch einen retrograden Gedächtnisverlust geben kann, der Monate oder Jahre zurückreicht, und sich nach dem Anfall fast völlig zurückbildet. Während des Anfalls kann der Patient unter Umständen das Haus, in dem er wohnt, den Wagen in der Einfahrt oder selbst kürzlich erworbene Freunde nicht erkennen. In einem Fall erkannte eine Patientin nicht einmal ihren anwesenden Ehemann. Der nächste Fall ist ein gutes Beispiel für einen retrograden Gedächtnisverlust.

Fallbeispiel VI

Eine 47jährige Maklerin verließ um 19 Uhr 15 das Haus, um nach einem leichten Essen einen Aerobic-Kurs zu besuchen. Sie hatte keine Erinnerungen an die Ereignisse zwischen dem Zeitpunkt, als sie die Hälfte der Wegstrecke von 11 km zwischen ihrem Haus und dem Veranstaltungsort zurückgelegt hatte, und dem Aufwachen am nächsten Morgen. In dieser Zeit besuchte sie den ganzen Aerobic-Kurs, ohne aufzufallen. Sie kam eine Stunde später als üblich nach Hause, und ihr Mann bemerkte ein sonderbares Verhalten. Sie schien nicht zu wissen, wo sie gewesen war, und fragte immer wieder, wer die ganzen Blumenzwiebeln auf das Fenstersims gelegt hatte, obwohl sie es am Abend vorher selbst getan hatte. Alle 30 Minuten fragte sie ihren Mann nach den Blumenzwiebeln. Ihr Mann fragte sie dann nach ihrer Tochter. Sie glaubte, daß ihre Tochter noch in einer Wohnung lebte, aus der sie schon vor etlichen Monaten ausgezogen war, und erinnerte sich nicht daran, daß sie am nächsten Tag einen Vertrag über die neue Wohnung ihrer Tochter abschließen sollte und wie hoch die Kaution war. Ihr Mann überredete sie, zu Bett zu gehen. Als sie am nächsten Morgen aufwachte, fragte er sie sofort, wieviel Kaution sie für die Wohnung ihrer Tochter zahlen mußte. Sie antwortete sofort richtig und fragte ihn, warum um Himmels willen er ihr eine derart dumme Frage stellte. Sie war wieder völlig normal und konnte sich nicht an den vorausgegangenen Abend erinnern. Sie hatte eine eindeutige Anamnese früherer Migräneattacken mit visuellen Phänomenen vom beidseitig okzipitalen ischämischen Typ.

Die Prognose ist ausgezeichnet. Ungefähr 10 % der Patienten können weitere Episoden haben, bei den allermeisten kommt es aber nicht zu einer Wiederholung, obwohl sie sich sehr davor fürchten, da die Attacke fast so einen starken Eindruck auf sie macht wie der Zeitraum der Amnesie bei Patienten nach einer Kopfverletzung. Außerdem grübeln sie ständig über die fehlende Zeitspanne in ihrem Leben, und wie sie sich während der Attacke verhalten haben.

Migräne und Bewußtseinsverlust

Das Interesse am Auftreten von Attacken veränderten Bewußtseins in Verbindung mit Migräne hat wieder erheblich zugenommen, und die Verbindung zwischen Migräne und transitorischer globaler Amnesie wurde weiter oben detailliert geschildert.

Es gibt drei andere Varianten: eine pathologische Schläfrigkeit, die Narkolepsie ähnelt; ausgedehnte Synkopen, die möglicherweise auf einem Krampf der A. basilaris mit Hirnstammischämie beruhen; und mit Migräne verbundene epileptische Anfälle. Obwohl Migräne und Epilepsie häufige Zustände sind, zeigen einige Reihenuntersuchungen eine Prävalenz der Epilepsie von 10 % bei Migränepatienten, während sie in der Gesamtbevölkerung nur 0,8 % beträgt. Viele Patienten mit Migräne sind auf dem Höhepunkt einer Attacke in Ohnmacht gefallen, ohne daß der Verdacht aufkam, daß dies ein epileptischer Anfall war. Ohnmachten sind besonders bei Patienten mit starkem Erbrechen, Bauchschmerzen und Diarrhoe häufig. Die Möglichkeit, daß Epilepsie in Verbindung mit Migräne auftritt, sollte bei allen Patienten in Betracht gezogen werden, die sowohl Kopfschmerzen als auch Ohnmachtsanfälle haben. Es gibt Berichte über Patienten, die immer nur auf dem Höhepunkt einer Migräneattacke epileptische Anfälle hatten. Es ist auch bemerkenswert, daß die Kopfschmerzen nach einem epileptischen Anfall viele Symptome bezüglich ihrer Qualität und ihrer Lokalisation mit Migräne gemeinsam haben.

Starke Müdigkeit, die zu einem unwiderstehlichen Schlafbedürfnis führt, kann als Vorzeichen von Migräne auftreten, und einige Migränepatienten sind glücklicherweise so müde, daß sie einschlafen können. Dies gilt besonders bei Migräne in der Kindheit und könnte die Ursache für die Kürze der Anfälle in dieser Altersgruppe sein.

Patienten mit Symptomen einer vasospastischen vertebrobasilären Ischämie bei Migräne bemerken, daß sie sich – zusätzlich zu Sehstörungen, verwaschener Sprache, Gleichgewichtsstörungen und generalisierten Parästhesien – schwindelig, desorientiert und schläfrig fühlen. Kommen noch Erbrechen, rasende Kopfschmerzen und Nackensteife hinzu, kann die Differentialdiagnose von Subarachnoidalblutung und Meningitis selbst den erfahrensten Kliniker auf eine harte Probe stellen.

Menière-Krankheit und Bewußtseinsverlust

In die ursprüngliche Beschreibung des Syndroms, das seinen Namen trägt, nahm Menière „einen Ohnmachtszustand" als Teil einer typischen Attacke auf. Sicher ist die Tendenz zu Stürzen während des schweren Schwindels verständlich, aber einige Patienten scheinen im Verlauf eines Anfalls tatsächlich das Bewußtsein zu verlieren. Die Differentialdiagnose umfaßt Anfälle von Temporallappenepilepsie mit vorausgehendem Schwindel (eine seltene, aber gut bekannte Variante) und Basilarismigräne mit

Schwindel und Bewußtlosigkeit. Die typischen akustischen Phänomene bei der Menière-Krankheit sind ein wichtiger Hinweis auf die Diagnose (siehe Kapitel 6).

Narkolepsie

Narkolepsie wurde bei den Schlafstörungen in Kapitel 10 ausführlich behandelt. Im jetzigen Zusammenhang muß man wissen, daß sie aus einem unwiderstehlichen Schlafbedürfnis besteht, daß der Patient aber leicht geweckt werden kann. Es wäre falsch, die Episoden als Anfälle von Bewußtlosigkeit zu betrachten, obwohl sie vom Standpunkt der Verkehrssicherheit als Zustand angesehen werden, der fahruntüchtig macht.

In der Realität wird man auf die Patienten häufig erst nach einem Unfall aufmerksam, und eine Behandlung ist gewöhnlich sofort erfolgreich. Zur Lösung dieses Problems wäre eine bessere Information der Allgemeinheit über die Krankheit erforderlich. Da aber eine effektive Behandlung mit Hilfe von Amphetamin erfolgt, besteht oft ein überraschender Widerstand gegen diese Diagnose, selbst wenn der Patient ärztlichen Rat gesucht hat. Obwohl die Krankheit lebenslang anhält, ist es nicht selten, daß der Patient und sein praktischer Arzt den Neurologen fragen, ob der Patient seine Medikamente jetzt absetzen kann, da es ihm „besser" geht. Sobald die Narkolepsie diagnostiziert wurde, muß die Behandlung permanent erfolgen, und es ist ratsam, daß man den Patienten wie bei Epilepsie bittet, nicht mehr Auto zu fahren, wenn er aus irgendeinem Grund seine Medikamente nicht mehr einnimmt.

Herzkrankheiten

Setzt der Herzschlag für länger als einige Sekunden aus, kommt es zu einem Bewußtseinsverlust. Die häufigste Ursache ist ein Adams-Stokes-Anfall bei Patienten mit einem kompletten Herzblock. Der langsam schlagende denervierte Ventrikel kann für 5–30 Sekunden aufhören zu schlagen. Dies führt zu einem akuten Bewußtseinsverlust ohne Aura, wobei der Patient häufig nicht bemerkt, daß etwas geschehen ist.

Fallbeispiel VII

Ein sehr adipöser Mann mittleren Alters wurde nach einem Sturz von einer Leiter stationär aufgenommen. Er konnte sich nicht erklären, warum er gestürzt war. Bei der Anamnese hatte er sechs Adams-Stokes-Anfälle und entschuldigte sich am Ende dafür, daß er „eingeschlafen" sei. Er hatte einen kompletten Herzblock, der durch einen kürzlichen stummen Myokardinfarkt verursacht worden war.

Fallbeispiel VIII

Ein 98jähriger Bauingenieur, der sich teilweise zur Ruhe gesetzt hatte (er ging nur noch an zwei Tagen pro Woche in seine Firma in der Londoner City), wurde mit der Diagnose Epilepsie überwiesen. Er war sich nicht ganz sicher, was geschehen war, und sagte, daß er seiner Meinung nach einfach nur „eingenickt" war, aber daß ihm Freunde gesagt hätten, daß er ausgesehen hätte, als ob er während des Anfalls sterben würde, und ihm geraten hätten, einen Arzt aufzusuchen. Bei der Untersuchung fiel er plötzlich nach hinten, wurde leichenblaß und hatte einen Herzstillstand. In der Annahme, daß es sich um einen seiner Anfälle handelte, wagte man, keine Maßnahmen einzuleiten, und nach ungefähr 30 Sekunden bekam er wieder Farbe, entschuldigte sich, daß er unkonzentriert gewesen wäre, und fragte, was er als nächstes tun sollte. Sein Ruhepuls betrug 42, sein Blutdruck war normal, und er hatte keine weiteren pathologischen Befunde. Im Verlauf der Untersuchung hatte er drei weitere Anfälle, und er wurde sofort für die Implantation eines Herzschrittmachers verlegt. Er starb im Alter von 104 Jahren.

Bei solchen Attacken wird der Patient plötzlich bewußtlos und extrem blaß. Im weiteren Verlauf des Anfalls kommt es zu einer rasch zunehmenden Zyanose, bis das Herz wieder anfängt zu schlagen, und der Patient plötzlich errötet, wenn das hellrote, stark mit Sauerstoff angereicherte arterielle Blut aus den Gefäßen der Lunge wieder zu zirkulieren beginnt. Der Patient kommt dann schlagartig wieder zu Bewußtsein.

Patienten mit Herzklappenkrankheiten, insbesondere mit Aortenstenose, neigen zu Synkopen. In einigen Fällen sind paroxysmale Herzrhythmusstörungen die Ursache, und bei allen Fällen von Synkopen ist eine sorgfältige Untersuchung des Herzens angezeigt, selbst bei jenen Fällen, die auf den ersten Blick wie eindeutige vasovagale Synkopen wirken.

Fallbeispiel IX

Eine 73jährige Frau stellte sich mit äußerst merkwürdigen Episoden vor. In den letzten vier Wochen hatte sie vier Episoden vorübergehender Schwäche in ihrem rechten Bein gehabt, das sich wie ein „Bleiklumpen" anfühlte. Dies dauerte nur zwei bis drei Minuten und hatte sich immer vollständig zurückgebildet. Die Episode, die zu ihrer Überweisung führte, ereignete sich, als sie eilig eine Straße überquerte. Plötzlich fiel sie nach vorn auf die Straße. Ein Wagen näherte sich, und als sie versuchte aufzustehen, stellte sie fest, daß beide Beine schwach waren, so daß sie auf allen Vieren in Sicherheit kroch. Es dauerte fünf Minuten, bis sie wieder stehen konnte. Am nächsten Morgen war sie fit genug, um im Sprechzimmer eine praktische Vorführung zu geben. Vier Jahre zuvor war eine Hysterektomie zur Entfernung eines Uteruskarzinoms durchgeführt worden, und anschießend erhielt sie eine Strahlentherapie. Bei der körperlichen Untersuchung waren die einzigen Befunde die Überbleibsel einer Bellschen Lähmung, die sie im Alter von 28 Jahren erlitten hatte. Man stellte eine Verdachtsdiagnose auf transitorische Ischämie, die aber unsicher war, weil die Arme nicht beteiligt gewesen waren und beim letzten Anfall beide Beine betroffen waren, ohne daß andere Symptome auf eine Beteiligung des Hirnstamms hinwiesen. Röntgenaufnahmen der oberen Halswirbelsäule zum Ausschluß einer Instabilität oder anderen Läsion ergaben keinen pathologischen Befund. In den nächsten drei Wochen bekam sie Ödeme an den Fußknöcheln und intermittierende

Attacken so schwerer Dyspnoe, daß sie nicht mehr sprechen konnte. Kardiovaskuläre Untersuchungen durch einen Neurologen und einen Kardiologen waren normal. Der Kardiologe glaubte, daß multiple Lungenembolien die wahrscheinlichste Ursache für ihre letzten Anfälle von Dyspnoe waren. Allerdings ergaben weitere Untersuchungen einen gestielten Tumor im rechten Vorhof, der sich bei der Operation als metastatisches Uteruskarzinom in der V. cava inferior erwies und sich bis hinauf in den Vorhof erstreckte. Ihre Kollapse beruhten vermutlich auf einer zeitweisen Blockade der Trikuspidalklappe. Sie starb sechs Monate später nach einer partiellen Exzision des Tumors und Strahlentherapie.

Eine autonome Neuropathie kann über Veränderungen von Herzfrequenz und -rhythmus und einen Ausfall der peripheren vaskulären Innervation zu Synkopen führen. Die Routineuntersuchung von Patienten mit möglichen kardial bedingten Synkopen sollte daher die Reaktion der Pulsfrequenz auf den Valsalva-Versuch und eine Prüfung auf orthostatische Hypotonie beim Aufstehen einschließen. Kann das Herz nach dem Valsalva-Versuch seine Schlagfrequenz nicht beschleunigen und fallen sowohl der systolische als auch der diastolische Druck, weist dies auf eine autonome Neuropathie hin, so daß weitere Untersuchungen erforderlich sind.

Hypoglykämie

Obwohl viele Lehrbücher spezielle Tabellen zur Unterscheidung zwischen diabetischem und hypoglykämischem Koma enthalten, ist die Differenzierung gewöhnlich einfach. Bei einem Patienten, der in ein diabetisches Koma fällt, trübt sich das Bewußtsein über einen Zeitraum von mehreren Stunden zunehmend, während der Beginn bei Hypoglykämie wahrhaft „synkopal" sein kann. Ein hypoglykämisches Koma kann bei Patienten auftreten, die orale Antidiabetika oder Insulin erhalten, und so schwer sein, daß es epileptische Anfälle auslösen kann. Trotz der offensichtlichen Verbindung scheinen Diabetologen diesen Zusammenhang nur überraschend widerstrebend anzuerkennen und verlangen elektroenzephalographische Untersuchungen. Bei der Einführung von Humaninsulin wurde plötzlich eine überraschende Zahl von Diabetikern mit nächtlicher Epilepsie überwiesen, und trotz der Erfahrungen mit Epilepsie unter diesen Umständen bei Patienten mit langwirkenden Insulinen gab es anfangs Widerstände, Hypoglykämie als Ursache anzuerkennen. Dieses Dilemma wurde noch weiter verschärft, wenn Untersuchungen des Blutzuckers nach einer Episode normale oder sogar hohe Werte lieferten. Erst als nachts regelmäßig die Zuckerwerte bestimmt wurden, wurde die Hypoglykämie identifiziert. In den letzten zehn Jahren wurde bei keinem einzigen insulinpflichtigen Diabetiker mit neu aufgetretenen epileptischen Anfällen, der an mich überwiesen wurde, Epilepsie nachgewiesen. Bei sorgfältiger Beurteilung stellte sich bei allen heraus, daß sie unter unerkannter Hypoglykämie litten.

Fallbeispiel X

Eine 19jährige Diabetikerin, die Humaninsulin erhielt, wurde überwiesen, weil nächtliche Anfälle eingesetzt hatten. Diese waren alle ungefähr um 2 Uhr 30 aufgetreten. Die Eltern hatten nach jeder Episode den Blutzucker gemessen und immer Werte zwischen 5 und 7 mmol gefunden. Man hatte ihr bereits versichert, daß die Anfälle nicht auf Hypoglykämie beruhen könnten, aber die Regelmäßigkeit der Anfälle und das Timing waren äußerst ungewöhnlich für Epilepsie. Die Eltern folgten dem Vorschlag, ihre Tochter um 1 Uhr 45 zu wecken und ihren Blutglukosespiegel zu messen, und innerhalb weniger Tage fanden sie Werte von nur 1,5 mmol. Die Anfälle hörten sofort auf, als ihre Diabetestherapie angepaßt wurde.

Primäre Hypoglykämie ist ziemlich selten, wird aber häufig vermutet. Die Prodromalsymptome bei einem Patienten, der hypoglykämisch wird, ähneln sehr den Vorzeichen einer Synkope. In beiden Situationen werden diese Symptome durch die Adrenalinfreisetzung infolge des Blutdruckabfalls beziehungsweise des fallenden Blutzuckers hervorgerufen. Im Frühstadium von Hypoglykämie kommt es häufig zu einer Verhaltensänderung, bei der oft – gelegentlich starke – Aggressionen auftreten. Zunehmende Blässe, Schwitzen und schließlich Gähnen sind die wichtigsten körperlichen Hinweise auf diese Diagnose. Jeder pathologisch schläfrige Patient, der ständig gähnt oder ungewöhnliches oder unangemessenes Verhalten an den Tag legt, sollte bis zum Beweis des Gegenteils als hypoglykämisch angesehen werden. Wird der Zustand nicht erkannt, kann dies tragische oder tödliche Folgen haben.

Fallbeispiel XI

Eine 30jährige Frau wurde in eine neurologische Klinik verlegt, nachdem sie im Koma in ein Allgemeinkrankenhaus aufgenommen worden war. Dort war bei der Aufnahme ein Blutglukosespiegel von 3,5 mmol notiert worden. Die Anamnese begann drei Jahre früher mit Episoden unangemessenen und verschlossenen Verhaltens, die nur Minuten anhielten und mehrmals am Tag auftraten. Ihr Vater war im Alter zwischen 40 und 50 Jahren an einem malignen Thymustumor gestorben, und dies wurde als einer der Gründe für ihre Ängstlichkeit angesehen. Sie war von einem beratenden Neurologen untersucht worden, der annahm, daß sie Panikattacken hatte, und man empfahl eine Behandlung mit Chlorpromazin. Am Tag vor der stationären Aufnahme hatte sie ihren schlimmsten Anfall gehabt, der zwei Stunden dauerte. Während des Anfalls erhielt sie von ihrem Hausarzt intramuskulär 50 mg Chlorpromazin. Sie erwachte einige Stunden später, redete mit ihrem Ehemann und ging zur Toilette. Sie ging wieder zu Bett und schien zu schlafen. Zwölf Stunden später konnte sie nicht mehr geweckt werden und wurde in das erste Krankenhaus gebracht. Bei der Überweisung in die neurologische Klinik hatte sie außer einem verringerten Tonus, abgeschwächten Reflexen und einem positiven Babinski auf der rechten Seite keine pathologischen Befunde. Da die Bluttests erst zwei Stunden zuvor gemacht worden waren, wurden sie bei der Aufnahme nicht wiederholt. Nach einem normalen CT wurde eine Lumbalpunktion durchgeführt. Die Glukosekonzentration lag im Liquor und im Blut unter 1,00 mmol, die Kalziumkonzentration im Serum betrug 3,15 mmol/l und die Phosphatkonzentration 0,84 mmol/l. Dies ließ auf die gleichzeitige Anwesenheit eines Insulinoms und eines Nebenschilddrüsentumors schließen, und man diagnostizierte eine multiple endokrine Adenomatose Typ I. Ihre Blutglukose konnte unter erheblichen Schwierigkeiten im Normalbereich gehalten werden, aber nach fünf Tagen war klar, daß sie irreversible Hirnschäden erlitten hatte. Ihre Familie lehnte eine Obduktion ab.

Dieser Fall ist ein praktisches Beispiel für die Bedeutung der Familienanamnese und die Gefahren einer psychologischen Diagnose, wenn der Patient immer gleich ablaufende Episoden hat. Ängstliche Patienten haben gewöhnlich eine Kombination von Symptomen, die ständig variieren und häufig in bestimmten Situationen auftreten.

Sobald ein hypoglykämischer Patient das Bewußtsein verliert, besteht die reale Gefahr, daß sich ein epileptischer Anfall anschließt. Hier ist die sofortige Injektion von Glukose angezeigt. Wird die Hypoglykämie durch einen schweren epileptischen Anfall kompliziert, besteht ein beträchtliches Risiko für eine Hirnschädigung. Trotz einer angemessenen Substitution kann es, wenn das Koma länger andauerte und insbesondere nach einem epileptischen Anfall, wegen der kombinierten metabolischen und anoxischen Schädigung mehrere Stunden dauern, bis der Patient wieder zu sich kommt. Wird diese Diagnose vermutet und ist eine Verzögerung wahrscheinlich, bis der Patient in ein Krankenhaus gebracht werden kann, muß man unbedingt intravenös Glucagon oder Glukose injizieren, auch wenn dadurch eine biochemische Bestätigung verhindert wird. Die beträchtlichen Gefahren einer länger anhaltenden Hypoglykämie für das Nervensystem dürfen keinesfalls unterschätzt werden. Hypoglykämische Episoden werden häufig nicht erkannt, wenn es zu neurologischen Phänomenen ohne Bewußtseinsverlust kommt. Bei jüngeren Patienten wird man Hypoglykämie bei der Differentialdiagnose eher in Betracht ziehen als bei älteren, bei denen dann irrtümlich transitorische ischämische Attacken diagnostiziert werden. Der folgende Fall ist ein typisches Beispiel für diese Situation.

Fallbeispiel XII

Eine 22jährige Frau wurde wegen häufiger Synkopen überwiesen. Sie war innerhalb von vier Jahren mehrere Male im Koma in verschiedene Krankenhäuser eingeliefert worden. Sie hatte allmählich eine spastische Dysarthrie entwickelt, und man hatte Multiple Sklerose vermutet, obwohl die Komaattacken als ungewöhnlich angesehen wurden. Als schließlich bei ihrer ersten Aufnahme in eine neurologische Klinik während eines Anfalls ihr Blutzucker überprüft wurde, betrug er 0,5 μmol. Später wurde ein Inselzelltumor gefunden. Bei keiner der früheren Aufnahmen war ihr Blutzucker gemessen worden.

Bei dieser Patientin war das Koma der entscheidende Hinweis auf die Diagnose, aber es scheint so, als ob die schleichende Entwicklung neurologischer Befunde als Ursache und nicht als Auswirkung dieser Episoden angesehen wurde.

Patienten mit Inselzelltumoren haben häufig überraschend niedrige Nüchtern-Blutzuckerwerte, und erst wenn diese Werte erheblich unterschritten werden, treten Symptome auf.

Ein ausgezeichnetes Beispiel für Hypoglykämie mit fokalen neurologischen Phänomenen finden Sie in Kapitel 9 (Fallbeispiel I). Dies war eine klassische Fehldiagnose, und in diesem speziellen Fall bestätigte der direkte Augenschein, daß wirklich keine der äußeren Manifestationen von Hypoglykämie vorhanden waren.

Das folgende kurze Fallbeispiel soll am Ende dieses Kapitels über „Ohnmachten und sogenannte merkwürdige Anfälle" noch einmal darauf hinweisen, wie wichtig bei *jedem* bewußtlosen Patienten eine Bestimmung des Blutzuckers und der Medikamentenkonzentrationen ist, auch wenn die Möglichkeit einer Hypoglykämie oder einer Medikamentenvergiftung noch so unwahrscheinlich sein mag.

Fallbeispiel XIII

1961 kollabierte ein 30jähriger Beamter an einem Briefkasten. Als der Krankenwagen eintraf, war er klinisch tot. Er wurde im Krankenwagen wiederbelebt und auf die Intensivstation eingeliefert. Man machte alle damals möglichen hämatologischen, biochemischen, kardiologischen und neurologischen Untersuchungen, um die Ursache für den Kollaps zu finden. Alle Ergebnisse waren normal. Drei Tage später meldete sich der Bruder des Patienten in der Klinik, der soeben den Abschiedsbrief erhalten hatte, den sein Bruder vermutlich gerade eingeworfen hatte, als er kollabierte. Selbst nach 72 Stunden wurde noch eine sehr hohe Barbituratkonzentration gefunden. Wegen der Umstände seines Kollapses war nie eine Medikamentenüberdosis in Betracht gezogen worden. Leider starb der Patient trotz Intensivpflege an einer irreversiblen Hirnschädigung.

Dieser Fall kam mir einige Jahre später wieder in den Sinn, als das neurochirurgische Team um meinen Rat bat, weil sie bei einem Mann eine Angiographie durchführen wollten, der bewußtlos in einem Hotelzimmer mit dem Bitte-nicht-stören-Schild an der Tür gefunden worden war. Er hatte abgeschwächte Reflexe, aber normale Pupillenreaktionen. Ich schlug vor, zuerst ein Screening auf eine Medikamentenüberdosis zu machen, und dieses bestätigte eine sehr hohe Barbituratkonzentration. Der Patient erholte sich vollständig.

Einer der häufigsten Gründe für eine Überweisung an eine neurologische Klinik ist die Untersuchung einer Episode veränderten Bewußtseins. Zwischen den Episoden findet man gewöhnlich keine körperlichen Symptome, und das EEG liefert nur selten diagnostische Informationen. Die Diagnose hängt daher völlig von einer detaillierten Anamnese und von Augenzeugenberichten ab.

Tabelle 22.2 Differentialdiagnose nicht epileptischer Anfälle

Attacken	Vasovagale	Hyperventilation	Sturzanfälle (Drop attacks)	Adams-Stokes	Hypoglykämie
Alter/ Geschlecht	Junge M > F Gewöhnlich Teenager M – isolierte Attacke F – häufig Wiederholungen	F > M	Frauen mittleren oder höheren Alters	M und F jeden Alters	M und F jeden Alters
Situationen	Kirche Tanzveranstaltungen Wirtshäuser Schlangestehen	Überfüllte Läden Supermärkte Fahrstühle/Rolltreppen Männer: oft im Auto	Immer beim Gehen	Jederzeit Nicht belastungsbedingt	Ausgelassene Mahlzeiten Medikamentenmißbrauch Falsche Anwendung von Insulin (auch absichtlich)
Prodromalsymptome	Schwaches, heißes, „schwimmendes" oder klammes Gefühl Verschwommenes Sehen Gehör wird schwächer	Länger anhaltendes Schwindelgefühl Parästhesien in den Extremitäten und um den Mund Weiche Knie	Keine; normalerweise sehr akuter Beginn	Keine; sehr akuter Beginn	Persönlichkeitsveränderung Verwirrtheit Aggression Hunger Schwitzen Gähnen
Bewußtsein	Kurz bewußtlos; erinnern sich oft an Sturz	Werden nur sehr selten bewußtlos	Immer bei Bewußtsein Peinlich berührt	Kurz bewußtlos; glauben, daß sie eingenickt sind	Bewußtlos und können krampfen
Dauer des Anfalls	Sekunden, wenn sie nicht gestützt oder aufrecht gehalten werden; Anfall kann dann länger dauern	Längerer Anfall; endet durch Erschöpfung	Nur Sekunden	Bis zu 30 Sekunden oder tödlicher Herzstillstand	Minuten – Stunden, wenn nicht diagnostiziert Krampfen oder fallen Können sich verletzen
Veränderung der Hautfarbe	Leichenblaß; schwitzen	Blaß; schwitzen vor Angst oder Anstrengung durch Hyperventilation	Normal	Anfangs blaß; zyanotisch während des Anfalls; erröten anschließend	Blaß; schwitzen stark
Erholung	Plötzlich; aber häufig folgt Erbrechen	Anfall hört wegen Erschöpfung langsam auf	Plötzlich und komplett	Plötzlich und komplett	Langsam; noch einige Stunden verwirrt
Auslösende Faktoren	Angst Schmerzen (bes. viszerale) Blutverlust Hitze/Aufregung Furcht, gruseliger Vorfall oder Film	Angst und Panikattacken, besonders in Situationen, in denen bereits Anfälle auftraten	Unbekannt Fast alle treten beim Gehen auf	Kompletter Herzblock mit Asystolie	Zu hohe Insulindosis Antidiabetika Inselzelltumor Retroperitoneales Sarkom
Spezielle Formen	Miktionssynkope Hustensynkope Karotissinussyndrom Krampfsynkope	„Supermarktsyndrom"			

Falls die Anamnese des Patienten, in der er auch wiedergibt, was ihm Anwesende über den Vorfall erzählten, nicht alle Zweifel ausräumen kann, sollte man sich unbedingt die Mühe machen, Augenzeugen zu befragen. Auch der überweisende Arzt kann einen wichtigen Beitrag leisten, wenn er den Patienten bei der Überweisung bittet, Augenzeugen zu finden, zu befragen und wenn möglich in die Klinik mitzubringen. Dadurch wird häufig eine Fehldiagnose verhindert, Zeit gespart und unnötige Untersuchungen vermieden.

Tabelle 22.2 soll die Anamneseerhebung und die Differentialdiagnose erleichtern.

23 Trauma und Nervensystem

Kopfverletzungen und ihre Komplikationen

Unfälle, die zu Kopfverletzungen führen, sind eine zunehmend wichtige Ursache für Tod und Morbidität bei Kindern und jungen Erwachsenen. Die Komplikationen und Folgen von Kopfverletzungen bereiten viele Schwierigkeiten bei der Behandlung, und einige von ihnen können eine lebenslange medizinische Überwachung erfordern. Da viele der Unfälle im Urlaub passieren, wenn der Patient gefährlichen Hobbys nachgeht, oder Verkehrsunfälle sind, kann es vorkommen, daß die erste Beurteilung der Situation von einem Arzt vorgenommen werden muß, der keine speziellen Erfahrungen im Umgang mit Kopfverletzungen hat. Die Notwendigkeit, den Patienten in eine Fachklinik zu bringen, kann dazu führen, daß er nacheinander von verschiedenen Ärzten überwacht wird. Dies ist der Grund für die mangelnde Kontinuität der Beurteilung seines Zustands, die für die Früherkennung drohender Katastrophen bei der Behandlung von Kopfverletzungen so wichtig ist. Nach der Behandlung kehrt der Patient in die Aufsicht seines Hausarztes zurück, der einige hundert Kilometer entfernt leben kann. Kommt es schließlich zu Ereignissen wie einem epileptischen Anfall, ist dessen volle Bedeutung nur schwer zu beurteilen, wenn nicht ein vollständiger Bericht über die ursprüngliche Kopfverletzung zur Verfügung steht. Zog sich der Patient die Verletzung im Ausland zu, kann die Beschaffung derartiger Details unter Umständen schwierig sein.

Der obige Abschnitt ist die unveränderte Einleitung dieses Kapitels aus der ersten Auflage. Sie konnte so übernommen werden, weil die grundlegenden Punkte gleich geblieben sind. Sie dient als nützlicher Ausgangspunkt für einen Überblick über die Veränderungen, die sich in den letzten 20 Jahren in der Beurteilung und Behandlung von Patienten mit Kopfverletzungen ergeben haben. Durch diese Veränderungen hat sich zwar die Prognose für das Überleben verbessert, sie hatten aber nur wenig Einfluß auf das Behandlungsergebnis. Außerdem brachten sie zwei neue Zustände hervor, das apallische Syndrom und den Hirntod.

Vorschriften über das Tragen von Sicherheitsgurten und Sturzhelmen, bessere Sicherheitstechnik in Autos und bessere Schutzausrüstungen im Freizeitsektor, etwa beim Reiten oder Fahrradfahren, haben zu deutlichen Verbesserungen der Sicherheit, einem auffallenden Rückgang schwerer Kopfverletzungen und einer dramatischen Reduktion von maxillofazialen Verletzungen geführt. Leider hat sich nichts daran geändert, daß Kinder aus dem Fenster fallen, auf unsichere Konstruktionen klettern und auf die Straße laufen und schwere Verletzungen erleiden. Dazu müssen wir noch schwere Traumen hinzuzählen, die Kindern von ihren Eltern, Freunden oder Geschwistern beigebracht werden. Ein subdurales Hämatom bei einem Säugling beruht sehr wahrscheinlich auf einer Verletzung, die ein „Betreuer" durch zu heftiges Schütteln verursacht hat.

Die Dokumentation hat sich bei Patienten, die im Ausland verletzt wurden, sehr verbessert, und die Patienten kommen heute gewöhnlich mit ihren Röntgenaufnahmen und CTs an, so daß die weitere Behandlung auf einer sichereren Grundlage steht, als dies früher oft der Fall war. In dieser Hinsicht haben Patienten und Ärzte auf der ganzen Welt den Pionierarbeiten der Glasgower Neurochirurgen sehr viel zu verdanken. Ihre Arbeit bei der Aufstellung der grundlegenden Standards für die Beurteilung und die weitere Behandlung von Kopfverletzungen und die fast universelle Übernahme der Glasgow-Komaskala waren ein herausragender Fortschritt, der die Verlegung eines Patienten von einer Klinik in eine andere hinsichtlich seiner weiteren Genesung sicherer macht. Diese Skala wurde eingeführt, als CTs noch nicht leicht zugänglich waren, und diente dazu, solche Patienten zu identifizieren, bei denen eine Röntgenkontrastdarstellung zum Nachweis intrakranieller Hämatome erforderlich war. Heute hat die Glasgow-Komaskala ihren größten Nutzen in der Verlaufsbeurteilung, während sie früher eine wichtige Rolle bei der Aufdeckung von Frühsymptomen einer Verschlechterung hatte, die ein sofortiges Eingreifen nötig machte.

Die Computertomographie erlaubt eine Früherkennung potentiell tödlicher akuter epiduraler Hämatome und die Diagnose von sich später schleichend entwickelnden chronischen subduralen Hämatomen. Das sogenannte „akute" subdurale Hämatom war schon immer wegen seiner schlechten Prognose bekannt, die auf dem gleichzeitig bestehenden darunter liegenden Hirnschaden beruht, und das CT hat bestätigt, daß das subdurale Hämatom die Folge einer Blutung aus einer schweren Hirnkontusion ist, die gewöhnlich den Frontalpol oder den Temporallappen betrifft. Die Prognose ist dabei in Wirklichkeit die der zugrundeliegenden Hirnverletzung und nicht die des subduralen Hämatoms, und die Prognose dieser Gruppe hat sich durch die genauere Früherkennung nur wenig geändert. Die starken Verbesserungen in der Intensivpflege, die das Überleben von Patienten ermöglichen, die vor nur 20 Jahren an ihren Verletzungen gestorben wären, haben leider zu schwer hirngeschädigten Patienten, die langfristig gepflegt werden müssen, und zwei neu entdeckten Zuständen geführt: dem apallischen Syndrom und dem Hirntod.

Weiter unten in diesem Kapitel werden die wichtigen Unterschiede zwischen Kopfverletzungen bei Kindern und bei Erwachsenen getrennt behandelt, da es einige Unterschiede in den klinischen Symptomen und in deren Ausgang gibt. Die allgemeine Behandlung ist bei allen Altersgruppen dieselbe und wird ausführlich besprochen. Die wichtigen altersbedingten Unterschiede werden hervorgehoben.

Anfangsuntersuchung des bewußtlosen Patienten

Schwere Kopfverletzungen treten häufig zusammen mit anderen gravierenden Verletzungen auf. Es gibt fast keine Komplikation, die ein Kopfverletzter prinzipiell überleben kann und die innerhalb der ersten paar Stunden zum Tode des Patienten führt, aber viele allgemeinchirurgische Zustände, wie eine Herzbeuteltamponade, ein gerissener Lungenhilus, Rupturen von Leber, Milz oder Niere oder größere Blutungen aus Frakturen, an denen der Patient schon in der ersten Stunde nach dem Unfall sterben kann, wenn sie nicht rasch erkannt und behandelt werden. Dennoch ist das chirurgische Team oft so besorgt, weil der Patient bewußtlos ist, daß man eine Verschlechterung seines Zustands zuläßt und ihn an anderen Verletzungen sterben läßt, während ein unangebrachtes und nutzloses CT aufgenommen wird. Wird ein Computertomograph in einem allgemeinen Kreiskrankenhaus auf diese Weise eingesetzt, kann dies für den Patienten große Nachteile haben. Leider hat der Besitz eines Computertomographen in vielen Krankenhäusern zu der Auffassung geführt, daß er ein Ersatz für eine sofortige Untersuchung durch einen Neurologen oder Neurochirurgen ist.

Als Sofortmaßnahme müssen die Atemwege mit einem Endotrachealtubus offengehalten oder bei schweren Kiefer- und Gesichtsverletzungen eine Tracheotomie durchgeführt werden. In diesem Stadium ist Anoxie möglicherweise der wichtigste Faktor in der Pathophysiologie des Hirnödems. Der Blutdruck muß stabilisiert werden. Dabei soll man sich an die einfache Regel erinnern, daß ein *fallender Blutdruck* ein wichtiger Hinweis auf einen chirurgischen Schock ist, und daß ein chirurgischer Schock fast nie die Folge von Blutungen aus Kopfverletzungen ist – außer bei kleinen Kindern, bei denen es durch Verletzungen der Kopfhaut zu schweren Blutverlusten kommen kann.

Die Symptome steigenden Hirndrucks mit der Möglichkeit tödlicher Verlagerungen des Gehirns sind AN-STEIGENDER BLUTDRUCK, VERLANGSAMUNG DES PULSES und LANGSAMER WERDENDE ODER PERIODISCHE ATMUNG.

Die Symptome einer okkulten inneren Blutung und der Entwicklung eines chirurgischen Schocks sind FAL-

LENDER BLUTDRUCK, RASCHER FLACHER PULS und SCHNELLE ATMUNG.

Das sollte man sich leicht merken können, aber in den letzten zwei Jahren starb beinahe ein Patient im Computertomographen an massivem Blutverlust aus Becken- und Oberschenkelfrakturen, weil die im zweiten, fett gedruckten Abschnitt genannten Symptome von einem orthopädischen Team als Hinweise auf einen „Druckkonus" interpretiert wurden. Das CT war vollkommen normal.

Wann immer ein Patient eine Kopfverletzung erlitten hat, besonders, wenn es sich um maxillofaziale Verletzungen handelt, muß man sofort die Möglichkeit einer gleichzeitigen Verletzung der Halswirbelsäule – die in ungefähr 10 % solcher Fälle auftritt – berücksichtigen und den Kopf mit einer Halskrause ruhig stellen, bis eine Instabilität oder Fraktur der Halswirbelsäule ausgeschlossen wurde. Dadurch wird zwar häufig die Intubation erschwert, doch muß man dies unbedingt berücksichtigen, bevor man eine Intubation versucht.

Ein Emphysem am Hals und/oder in der Thoraxwand zeigt Rupturen von Luftröhre, Speiseröhre oder Lunge an. Gebrochene Rippen oder Thoraxwandflattern mit paradoxer Atmung deuten – falls sie von abfallendem Blutdruck und schnellem Puls begleitet werden – auf eine größere intrathorakale Läsion hin, etwa eine Avulsion der Lunge, einen Hämatopneumothorax oder eine Herzbeuteltamponade.

Ein stumpfes Trauma der Bauchhöhle läßt sich unter Umständen von außen an Hautabschürfungen erkennen. Bei der Ankunft sollte man aber den Bauchumfang in Nabelhöhe messen und dokumentieren und das Maßband für Wiederholungsmessungen griffbereit halten. Zunehmender Bauchumfang, fehlende Darmgeräusche oder Hinweise auf einen chirurgischen Schock ohne andere erkennbare Ursache können eine Ruptur von Leber, Milz oder Niere anzeigen. Eine abdominale Parazentese ist nicht narrensicher, so daß eine Laparotomie notwendig sein kann. Das sofortige Legen eines Blasenkatheters erlaubt den Beginn einer genauen Flüssigkeitsbilanz, und Hämaturie kann auf eine Schädigung von Niere oder Blase durch das Trauma hinweisen.

Während diese Anfangsuntersuchungen und Sofortmaßnahmen durchgeführt werden, sollte ein Mitglied des Teams versuchen, so viele Informationen wie möglich über die Art des Unfalls und den Zustand des Patienten, als er gefunden wurde und während des Transports in die Klinik, zu erhalten. Ob er das Bewußtsein wiedererlangte, unterwegs bewußtlos wurde, ob er zu irgendeinem Zeitpunkt ging oder redete, ob er Alkohol getrunken oder Medikamente oder Drogen genommen hat oder ob er ein bekannter Epileptiker oder Diabetiker ist, können in diesem Stadium der Beurteilung sehr wichtige zusätzliche Informationen sein.

Vom Ende der Liege aus kann man viele einfache neurologische Beobachtungen machen, während andere Kollegen die Atemwege offenhalten, Infusionen anlegen und Thorax und Abdomen untersuchen. Das Reaktionsvermögen des Patienten auf Schmerzen kann erkennbar sein, und man kann unter Umständen erkennen, daß sich ein Arm, die Extremitäten auf einer Seite oder ein Bein während dieser Maßnahmen nicht bewegen. Dies könnte auf die Möglichkeit einer Plexusverletzung, eine sich entwickelnde Hemiparese oder Paraplegie hinweisen. Spontane Augenbewegungen, Stöhnen oder Versuche zu sprechen und Husten bei der Intubation, der einen intakten Würgreflex anzeigt, sind leicht zu beobachtende beruhigende Zeichen. Hat sich der unmittelbare Zustand des Patienten stabilisiert, kann eine eingehendere neurologische Untersuchung versucht werden.

Der Kopf

Bei einer äußeren Untersuchung des Kopfes und einer Palpation mit behandschuhten Händen erkennt man Gebiete mit Prellungen, Schwellungen und Platzwunden und möglicherweise sogar tastbare Verformungen des Schädels. Kleine wichtige Platzwunden können übersehen werden, wenn Kopf und Haare des Patienten durch Blutungen aus Nase und Gesicht blutverschmiert sind, und diese erste Palpation ist sehr wichtig, um die Art und den Winkel des Schlags oder der Schläge gegen den Kopf zu bestimmen. Etwaige Platzwunden sollten, falls nötig, vor dem Nähen im Operationssaal unter Vollnarkose sondiert werden, wenn keine unkontrollierte Blutung vorliegt.

Die Augen

Inspizieren Sie die Augen des Patienten. Gibt es Hinweise auf ein lokales Trauma der Augenbrauen oder der Lider? Ist die Cornea abgeschürft? Öffnen sich die Augen auf Aufforderung oder Schmerz oder spontan? Besteht bei geöffneten Augen eine Ptose eines der Oberlider? Ist eines der Augen exophthalmisch? Falls eine Blutung in die Conjunctiva vorliegt, die von hinter dem Auge nach vorn kommt, deutet dies auf eine Fraktur der mittleren Schädelgrube hin.

Liegt eine Deviation der Augen auf eine Seite vor? Besteht eine Deviation eines Auges in eine ungewöhnliche Richtung? Diese Beobachtungen können eine Verletzung des Hirnstamms oder eine Läsion der Augenmuskelnerven anzeigen. Ist eine Pupille bereits lichtstarr und erweitert, besteht die Möglichkeit einer lokalen Verletzung, einer Okulomotoriuslähmung oder eines Sehnervenabrisses. Diese Symptome muß man aber sofort erkennen, da eine spätere Entwicklung dieser Befunde auf eine fortschreitende Tentoriumherniation hindeuten könnte. Aus diesem Grund sollte man keine Mydriatika in die Augen tropfen, um die Untersuchung des Augenhintergrunds zu erleichtern, die nur durchgeführt werden sollte, um zu bestätigen, daß die Retina nicht geschädigt wurde und daß die Sehnervenpapillen in diesem Stadium normal erscheinen.

Die Nase

Falls vorhanden, sollte Ausfluß aus der Nase untersucht werden. Ist er wäßrig oder wie Blut mit Wasser gemischt? Beide Befunde könnten eine nasale Liquorrhoe durch eine Fraktur des Bodens der vorderen Schädelgrube oder durch die Stirnhöhle oder die Ethmoidalplatte anzeigen. Tritt eine fortgesetzte Blutung auf, kann eine größere Verletzung der venösen Sinus die Ursache sein, so daß dringend chirurgisch eingegriffen werden muß.

Die Ohren

Untersuchen Sie die Ohren. Bei direkten Verletzungen des äußeren Ohrs oder bei Gesichtsverletzungen kann Blut in den Gehörgang eindringen und eine Blutung von innen heraus vortäuschen. Reinigen Sie den äußeren Gehörgang vorsichtig und achten Sie auf wäßrigen Ausfluß, der eine Otoliquorrhoe sein kann. Dann liegt ein offener Schädelbruch vor. Fließt Blut durch ein gerissenes Trommelfell aus, ist eine Fraktur des Felsenbeins sicher. Ist das Trommelfell intakt, kann es nach außen gewölbt und dunkel gefärbt sein. Dies weist auf eine Blutung ins Mittelohr hin und läßt die gleichen Schlüsse zu. In den nächsten 24 Stunden können sich über dem Gebiet des Warzenfortsatzes Hämatome bilden, die eine Fraktur der mittleren Schädelgrube anzeigen.

Das Gesicht

Falls es die Gesichtsverletzungen erlauben, sollte die Symmetrie des Gesichts untersucht werden. Sind spontane Bewegungen vorhanden, muß nichts weiter getan werden. Falls nicht, und wenn der Patient nicht zu tief eingetrübt ist, kann durch Druck auf den N. supraorbitalis eine Grimasse ausgelöst werden. Eine akute Lähmung des 2. Motoneurons auf einer Seite zeigt gewöhnlich eine Querfraktur des Felsenbeins und eine schwere Verletzung der Schädelbasis an. Die Position von Platzwunden, besonders über den Knochenvorsprüngen, kann bedeuten, daß möglicherweise lokale Nervenverletzungen von motorischen Ästen des N. facialis oder von sensiblen Ästen des N. trigeminus vorliegen. Gibt es Hinweise auf Schädigungen eines dieser Nerven? Insbesondere, wenn sich das Auge nicht schließt oder wenn die Cornea unempfindlich zu sein scheint, müssen sofort Maßnahmen zum Schutz der Cornea ergriffen werden.

Die Extremitäten

Die Extremitäten sollten einzeln untersucht werden. In diesem Stadium kann dies aufgrund von Schienen, wegen intravenöser Zugänge, die geschützt werden müssen, oder wegen gebrochener Gliedmaßen technisch äußerst schwierig sein. Ist der Tonus normal? Wenn ein Arm schlaff und der Tonus des anderen normal ist, kann eine Ausrißverletzung des Plexus vorliegen. Dies ist eine besonders häufige Komplikation von Kopfverletzungen bei Motorradfahrern. Dieser Verdacht läßt sich durch fehlende Reflexe in der betroffenen Extremität bestätigen. Ist der Tonus in einer Extremität oder beiden Extremitäten auf einer Seite gesteigert, kann dies ein Frühsymptom einer Pyramidenbahnläsion sein, das, wenn es bald nach der Verletzung auftritt, gewöhnlich auf eine Schädigung in Höhe des Hirnstamms hinweist. Die Reflexe auf der betroffenen Seite können durchaus gesteigert sein. Bei bewußtlosen Patienten ist der Babinski auf beiden Seiten fast zwangsläufig positiv. Sind beide Beine schlaff, reflexlos und fehlt der Babinski-Reflex, ist die Wahrscheinlichkeit einer Paraplegie aufgrund einer Verletzung der Brust- oder Lendenwirbelsäule extrem hoch. Man sollte die Reaktion der einzelnen Extremitäten auf Schmerz dokumentieren. Die bevorzugte Methode am Arm besteht darin, daß man die obere Thoraxwand zwickt oder einen Kugelschreiber in das Nagelbett preßt. Bei den Beinen zwickt man die Haut des Beins oder löst den Babinski-Reflex aus. Man sollte darauf achten, ob die ausgelösten Reaktionen zielgerichtet (z.B. Abwehrbewegungen) oder einfach nur eine Beugungs- oder Strecksynergie der Extremität sind. Falls auf einer Seite oder mit einem Bein keine Reaktion auf schmerzhafte Reize erfolgt, muß man auch daran denken, daß dies möglicherweise auf einem Sensibilitätsdefizit beruht.

All diese Beobachtungen sollten eine sofortige Schlußfolgerung darüber erlauben, ob Hinweise auf eine fokale Verletzung des Gehirns, des Rückenmarks oder der größeren Nervenplexus vorliegen. Sie liefern auch eine Menge grundlegender Informationen für Eintragungen in die Glasgow-Komaskala, die in den nächsten Tagen ein ausgezeichnetes Mittel ist, um zu beurteilen, ob sich aus neurologischer Sicht der Zustand des Patienten verbessert oder verschlechtert. Dies wird später noch ausführlicher behandelt.

Neurologische Untersuchungen

Vorausgesetzt, daß der Zustand des Patienten stabil ist, sollten Röntgenaufnahmen des Schädels, der Hals-, Brust- und Lendenwirbelsäule gemacht werden. Es hat erhebliche Vorteile, wenn man zuerst die Halswirbelsäule aufnimmt, um eine Instabilität oder Luxationsfraktur auszuschließen, bevor man eine Röntgenaufnahme des Schädels wagt, für die eine sorgfältige Ausrichtung des Kopfes unter Streckung der Halswirbelsäule nötig ist.

Bei möglichen Halsverletzungen ist die Aufnahme der Schädelbasis besonders schwierig, mit der sich unter diesen Umständen 50 % der Frakturen der Schädelbasis nachweisen lassen. Ein CT liefert sehr viel genauere Aufnahmen der Schädelbasis.

Die Aufnahmen des Schädels sollten eine gerade seitliche und eine gerade anteroposteriore (A/P) einschließen. Die A/P-Aufnahme ist für den Nachweis von Frakturen der Orbita und von Flüssigkeitsspiegeln in den Sinus sehr nützlich. Mit der lateralen Aufnahme lassen sich am besten Schädeldachfrakturen nachweisen, insbesondere solche, die die Aa. meningeae mediae durchtrennen. Die Anwesenheit von Luft im Schädel und Flüssigkeitsspiegel in den Sinus sphenoidales und ethmoidales bestätigen eine offene Schädelfraktur die durch die Dura mit der Nasenhöhle in Verbindung steht. Bei Schädelaufnahmen ist die Meinung eines Experten wichtig. Bei 80 % der tödlichen Kopfverletzungen sind auf den Röntgenaufnahmen Schädelbrüche zu erkennen.

Man kann darüber streiten, ob im Anschluß sofort ein CT aufgenommen werden sollte. Wenn sich der Zustand des Patienten seit der Verletzung stetig verschlechtert hat und alle anderen Ursachen für die Verschlechterung ausgeschlossen wurden, sollte ein CT gemacht werden, weil die Möglichkeit besteht, daß die Verschlechterung auf einem sich sehr rasch entwickelnden epiduralen Hämatom beruht. Dies ist unwahrscheinlich, wenn auf den Nativaufnahmen sichtbare Frakturen fehlen. In den meisten Fällen ist auf dem CT nur sehr wenig zu sehen. Die Oberflächenzeichnung und die Grenze zwischen grauer und weißer Substanz können etwas verwischt sein, und unter Umständen findet man einige kleinere Blutungen im Gebiet des Corpus callosum und des oberen Hirnstamms, aber der normale Gesamteindruck kann täuschen. Ein CT nach 12–24 Stunden kann ganz anders aussehen und ist unter Umständen sehr viel informativer. Es kann klare Hinweise auf ein diffuses oder fokales Hirnödem, den Verlust der Differenzierung zwischen weißer und grauer Substanz und der Oberflächenzeichnung liefern. Außerdem kann er oft intrazerebrale Blutungen zeigen, die auf den ursprünglichen CTs nicht zu sehen waren. Blut und Flüssigkeitsspiegel in den Sinus, besonders in den Sinus ethmoidales und sphenoidales, können sichtbar sein, und intrakranielle Luft ist in Form kleiner, pechschwarzer Bläschen zu erkennen. Leider zeigen diese Befunde keine behandelbaren Läsionen an, und falls sich der Zustand des Patienten weiter verschlechtert, können sie durchaus auf die Wahrscheinlichkeit eines tödlichen Ausgangs hinweisen. Der Zeitplan für weitere CTs hängt von den Fortschritten des Patienten ab, es ist aber unwahrscheinlich, daß sich nach mehr als 24 Stunden noch neue Hämatome bilden, deren chirurgische Entleerung vorteilhaft wäre. Nach zwei bis drei Tagen ist eine plötzliche Verschlechterung des zerebralen Status eher auf eine traumatische Fettembolie, eine Lungenembolie oder auf disseminierte intravaskuläre Gerinnung zurückzuführen als auf neue intrakranielle pathologische Prozesse.

Andere, weniger häufige Störungen können starke Veränderungen der Hirnfunktion bewirken. Dazu gehören Störungen des Elektrolythaushalts und eine posttraumatisch gesteigerte Sekretion von antidiuretischem Hormon, die zu Hyponatriämie führen kann, die wiederum zu weiterem Hirnödem oder Diabetes insipidus prädisponiert. Dieser kann besonders stark sein, wenn der Patient Steroide erhält. Beide Zustände sollten anhand der Flüssigkeitsbilanz und durch zwei Messungen der Elektrolytkonzentration pro Tag schnell aufgedeckt und durch eine Begrenzung der Flüssigkeitszufuhr beziehungsweise die Substitution des Hormons behandelt werden.

noch immer wertvolle Informationen liefern. Die schlechteste Punktzahl ist 3, wenn der Patient überhaupt nichts tun kann, und die maximale Punktzahl beträgt 15, wenn der Patient in jeder Hinsicht normal reagiert. In einigen neurochirurgischen Kliniken wurde die Glasgow-Komaskala so enthusiastisch angenommen, daß selbst bei Patienten, die wegen einer lumbalen Bandscheibenoperation aufgenommen wurden, auf den Entlassungspapieren die Punktzahl der Glasgow-Komaskala mit 15 angegeben wird. Die beste Antwort wird als Punkt in dem Kästchen auf der entsprechenden Zeile aufgezeichnet, so daß der allgemeine Trend der Beobachtungen auf einen Blick zu erkennen ist.

Die Glasgow-Komaskala

Die Glasgow-Komaskala ist in Tabelle 23.1 gezeigt. Sie kann auch von nichtärztlichem Personal nützlich verwendet werden und liefert an verschiedenen Zentren vergleichbare Resultate. Sie basiert auf drei Hauptfunktionen: Augenöffnung, beste motorische Antwort und verbale Antwort. Schwere maxillofaziale oder Augenverletzungen können die Beobachtung der Augen behindern, und die beste motorische Antwort kann durch Frakturen und Lähmung beeinträchtigt werden. Die verbale Antwort wird gegebenenfalls durch einen Endotrachealtubus oder eine mögliche verletzungsbedingte Aphasie erheblich beeinflußt. Unter diesen Umständen muß die Skala natürlich modifiziert werden, sollte aber

Traditionelle Beobachtung bei Kopfverletzungen

Vor der Einführung der Glasgow-Komaskala bestand die Beobachtung von Kopfverletzungen in einer Überwachung der Pupillengröße und -reaktionen, von Störungen der Augenbewegungen beim Puppenkopfphänomen und der Entwicklung neuer Symptome in den Extremitäten. Daneben wurden Puls, Atemfrequenz und Blutdruck gemessen. Der Einwand gegen diese Parameter ist, daß sie keine Verschlechterung des Zustands anzeigen, sondern erst eindeutig abnorm werden, wenn der Patient schon fast das Endstadium erreicht hat. Wenn der Patient erst eine lichtstarre, erweiterte Pupille und eine Hemiplegie hat, ist er bereits dem Tode nah und schon nicht mehr im Stadium der Verschlechterung. Allerdings

Tabelle 23.1 Glasgow-Komaskala

		Name										
Datum:	**Zeit:**											
Augenöffnung												
Spontanes Öffnen	A4											
Augenöffnung auf Ansprache	A3											
Augenöffnung auf Kneifen	A2											
Keine Augenöffnung	A1											
Beste motorische Antwort												
Befolgung einfacher Anweisungen	M6											
Gerichtete Abwehrbewegungen	M5											
Fluchtreaktion (Wegziehen)	M4											
Beugesynergie	M3											
Strecksynergie	M2											
Keine motorische Antwort	M1											
Verbale Antwort												
Orientiert	V5											
Verwirrt oder desorientiert	V4											
Unzusammenhängende Wortäußerungen	V3											
Unverständliche Lautäußerungen	V2											
Keine verbale Reaktion	V1											
Gesamtpunktzahl (3–15)												

werden diese Parameter an den meisten Kliniken weiterhin überwacht, und besonders in den ersten 24 Stunden ist die Entdeckung einer einseitigen Veränderung der Pupillengröße noch immer ein verläßlicher Indikator für eine drohende Verschlechterung, auch wenn sich zu diesem Zeitpunkt die anderen Parameter noch nicht wesentlich verändert haben. In Situationen, in denen keine aufwendigen Untersuchungstechniken verfügbar sind, bleibt die Pupillengröße das verläßlichste körperliche Symptom bei der Behandlung von Kopfverletzungen.

Pupillenreaktionen

Unter der Voraussetzung, daß die beobachteten Pupillenreflexe zu Beginn auf beiden Seiten gleich waren und nicht durch lokale Verletzungen oder Medikamente verändert sind und daß die Beobachtung nicht durch ein zunehmendes Ödem der Augenlider behindert wird, ist *jede* einseitige Veränderung der Pupillensymmetrie oder der Reaktivität auf Licht ein wertvolles körperliches Symptom. Es zeigt nur sehr selten eine falsche Lateralisation und deutet, solange nicht das Gegenteil bewiesen wird, auf eine ipsilaterale Einklemmung in den Tentoriumschlitz hin. Natürlich muß diese nicht auf einem operablen Hämatom beruhen. Sie kann auf einem fortschreitenden Ödem in einer schwer traumatisierten Hemisphäre beruhen, aber als Indikator dafür, daß man die Situation noch einmal überdenken sollte, sind Veränderungen der Pupillen wahrscheinlich unentbehrlich. In der Vergangenheit hat diese eine Beobachtung hunderte von Leben gerettet, und es wäre ziemlich unklug, ihren Wert in der Zukunft zu vergessen.

Abnorme Augenbewegungen

Tief bewußtlose Patienten liegen mit offenen Augen und starren geradeaus, und man muß die Augenlider mit Pflastern geschlossen halten, um die Cornea zu schützen. Wandernde Augenbewegungen, besonders wenn sie immer zur selben Seite gerichtet sind, zeigen eine einseitige Schädigung des Hirnstamms an und sind ein prognostisch ungünstiges Zeichen. Wenn die Augen unbeweglich sind und sicher ist, daß der Hals nicht verletzt ist, kann durch eine Prüfung des Puppenkopfphänomens die Intaktheit der Hirnstammfunktionen in Höhe der mittleren Brücke nachgewiesen werden. Nimmt man den Kopf des Patienten in die Hände und dreht in um 45° auf die Seite, sollte der Blick gerade nach vorn gerichtet bleiben, wenn die Funktion des Hirnstamms normal ist. Auf- und Abbewegungen können ebenso geprüft werden, und zeigen die Unversehrtheit des oberen Hirnstamms. Nur ein Ausfall der Augenbewegungen bei einer oder all diesen Bewegungen ist pathologisch. Eine alternative Prüfung besteht darin, daß man etwa 20 ml Eiswasser in den äußeren Gehörgang injiziert, vorausge-

setzt, daß das Trommelfell intakt ist. Dadurch wird ein Nystagmus mit Schlagrichtung auf die gekühlte Seite ausgelöst. Diese Prüfung kann dann auf der anderen Seite wiederholt werden. Dies ist bei Patienten mit Halsverletzungen die sicherste Testmethode.

Die Extremitäten

Die Beurteilung des Tonus und der Bewegungen der Extremitäten ist eine subjektivere Prüfung und ist nur dann aussagekräftig, wenn sie immer vom selben Beobachter durchgeführt wird. Der passive Tonus in der Extremität, das Ausmaß des Zurückziehens bei Schmerz, und ob die Reaktion eine Beugung oder Streckung ist, die Lebhaftigkeit der Reflexe sowie jede Veränderung der Babinski-Reflexe können eine meßbare Verbesserung oder Verschlechterung anzeigen. Manchmal schreitet die Besserung auf einer Seite deutlich schneller fort als auf der anderen. Dies ist ein Hinweis auf eine Hemiparese, während der Patient langsam wieder zu Bewußtsein kommt.

Eine eindeutige Verschlechterung des Zustands, zunehmender Tonus oder Abnahme der Bewegungen auf einer Seite sollten eine progressive Läsion der kontralateralen Hemisphäre anzeigen. Dies kann ein *falsch lateralisierendes Symptom* sein. Wird das Gehirn auf eine Seite gestoßen, zum Beispiel von rechts nach links, kann der linke Hirnschenkel gegen den harten Rand des Tentoriums gequetscht werden, wodurch es zu einer Hemiparese auf der *gleichen* Seite der Läsion kommt. Ipsilateral zur Läsion kommt es zu einer Pupillenerweiterung, die fast nie ein falsch lateralisierendes Symptom ist. Diese Information ist für Ärzte äußerst wichtig, die gezwungen sind, Kopfverletzungen ohne die Vorteile eines Computertomographen zu behandeln, der jeden ihrer Schritte lenkt.

Vitalzeichen

Die Bedeutung der richtigen Interpretation eines steigenden Blutdrucks und einer abnehmenden Pulsfrequenz wurde bereits betont. Eine Zeitlang wurden Veränderungen im Muster der Atmung als wichtiger Indikator für die neurale Schädigung im Gehirn diskutiert, doch hat sich dies nicht als praktikabel erwiesen und wird nur selten zur Überwachung von Patienten mit Kopfverletzungen eingesetzt.

Bis jetzt hat sich die Erörterung mit der Behandlung der unmittelbar lebensbedrohlichen Auswirkungen des Traumas und mit den Beobachtungen beschäftigt, die notwendig sind, um die Entwicklung behandelbarer, später auftretender Komplikationen nachzuweisen, die das Nervensystem betreffen. Aus praktischen Gründen ist dies die Aufdeckung von intrakraniellen Hämatomen, die zu einer Verschiebung des Gehirns führen.

Intrakranielle Hämatome

Sechzig Prozent der Patienten mit tödlichen Kopfverletzungen sterben, bevor sie ein Krankenhaus erreichen. Dies beruht gewöhnlich auf schweren Schädelbasisbrüchen mit Zerreißungen der großen venösen Sinus oder des intrakraniellen Abschnitts der A. carotis. Von den Überlebenden, die schließlich sterben, sterben 70 % innerhalb der nächsten 24 Stunden, 80 % in der ersten Woche und 90 % innerhalb eines Monats.

Achtzig Prozent der tödlichen Verletzungen hängen mit Schädelbrüchen zusammen, und das Vorliegen eines Schädelbruchs erhöht das Risiko, daß sich ein behandlungsbedürftiges Hämatom bildet, um das 400fache. Von den Patienten, die das Krankenhaus lebend erreichen, sterben 75 % infolge intrakranieller Blutungen. Bei 25 % der Fälle sind epidurale Blutungen die Ursache. Werden sie entdeckt und behandelt, kommt es bei 75 % der Patienten zu einer ausgezeichneten Rückbildung. Intradurale Blutungen (die früher als akute subdurale Blutungen bezeichnet wurden) verursachen in Verbindung mit der schweren zugrundeliegenden Hirnschädigung 50 % der Todesfälle, und bei den meisten Überlebenden bleiben schwere neurologische Behinderungen zurück.

Bei 90 % der Erwachsenen, die traumatische Hämatome bekommen, sind Schädelbrüche vorhanden. Bei Kindern kann sich dagegen auch ohne eine Fraktur ein tödliches Hämatom entwickeln. Deshalb können, auch wenn eine Fraktur ein eindeutiges Risiko bedeutet, normale Röntgenaufnahmen des Schädels Blutungen nicht vollkommen ausschließen, insbesondere nicht bei Kindern. Man sollte daher alle Patienten mit Schädelbrüchen stationär beobachten, auch wenn keine klare Anamnese von Bewußtseinsverlust vorliegt. Jeder Patient der das Bewußtsein verloren hat, sollte stationär beobachtet werden, auch wenn er sich zum Zeitpunkt der Untersuchung bereits völlig erholt zu haben scheint und auf den Röntgenaufnahmen kein Schädelbruch zu sehen ist. Aus dieser Gruppe werden gelegentlich Patienten entlassen, die anschließend sterben (Abb. 23.1).

Früher machte man großes Aufheben um das sogenannte freie Intervall, in dem ein Patient, der bewußtlos geschlagen wurde, zu sich kommt und scheinbar wieder normal ist, bis er ins Koma fällt und stirbt. Diese Abfolge von Ereignissen tritt bei weniger als 15 % der Patienten mit epiduralen Hämatomen auf. Bei den meisten folgt auf das Koma ein tieferes Koma und der Tod, wenn das zugrundeliegende Hämatom nicht gefunden und entfernt wird. Patienten im freien Intervall verhalten sich manchmal unangemessen oder streitsüchtig, insbesondere, wenn sie getrunken haben oder einen epileptischen Anfall hatten, und erinnern sich später überhaupt nicht mehr an ihre „luzide Periode." Führt man dieses Verhalten auf die Wirkung des Alkohols oder auf eine abnorme Persönlichkeit zurück und veranlaßt die Unterbringung des Patienten, anstatt ihn zu beobachten, begeht man einen schweren Fehler.

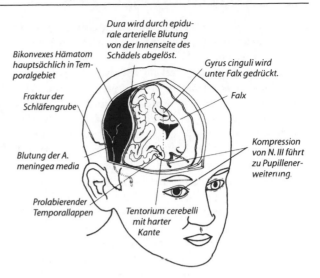

Abb. 23.1 Akutes epidurales Hämatom

Hat man sie identifiziert, kann die Entleerung epiduraler Hämatome, massiver subduraler Hämatome und manchmal sogar die Resektion der darunter liegenden geschädigten Gehirnregion lebensrettend sein. Gelegentlich ist die Entleerung eines einzigen, tiefen intrazerebralen Hämatoms nach einem Trauma gerechtfertigt, wenn es schon allein durch seine Größe lebensbedrohend ist.

Seit der Einführung des CTs in allgemeinen Krankenhäusern ist es überraschend, bei wie wenigen Patienten eine neurochirurgische Intervention tatsächlich nötig ist. Obwohl intrakranielle Hämatome die Hauptursache für Todesfälle sind, hat die Mehrzahl der Patienten nur Hirnödeme und multiple kleine intrazerebrale Blutungen, die einer chirurgischen Behandlung nicht zugänglich sind. Viele dieser Patienten sterben, und die Überlebenden tragen oft bleibende neurologische Schäden davon. Die Behandlung dieser Patientengruppe bleibt die größte Herausforderung auf dem Gebiet der Kopfverletzungen.

Behandlung einer Verschlechterung, die NICHT auf einem Hämatom beruht

Bei den meisten schweren Kopfverletzungen führt ein unbeherrschbares Hirnödem zu Tod und Behinderung. Man hat verschiedene Behandlungsmethoden versucht, und einige sind trotz geringer Hinweise auf ihren Nutzen noch immer im Einsatz.

Eine Mannitolinfusion kann kurzfristig positive Auswirkungen haben und einen Patienten lange genug überleben lassen, um einen Computertomographen oder eine neurochirurgische Klinik zu erreichen. Wird aber kein behandelbares Hämatom gefunden, ist der Nutzen von Mannitol nur von kurzer Dauer, da es in die extrazelluläre Flüssigkeit im Gehirn übertritt und der osmotische Effekt abnimmt. Eine langfristige Gabe mit Drucküberwachung konnte keine positive Langzeitwirkung nachweisen.

Kurz nachdem die starken positiven Auswirkungen von Glukokortikoiden auf durch Tumoren verursachte Hirnödeme nachgewiesen worden waren, kam ihr Einsatz bei Kopfverletzungen in Mode, und manchmal wurden geradezu kühne Dosen – bis zu 48 g Dexamethason in 24 Stunden – verabreicht. Positive Auswirkungen ließen sich bei Steroiden nie nachweisen, sie verursachen aber zahlreiche andere Störungen – Bluthochdruck, Diabetes, Magenerosion und Störungen des Elektrolythaushalts –, die den Zustand des Patienten weiter gefährden.

Hyperventilation, die während der neurochirurgischen Anästhesie so erfolgreich bei der akuten Senkung des intrakraniellen Drucks ist, bleibt bei verletzungsbedingtem Ödem wirkungslos und kann wegen der gefäßverengenden Wirkung der Hyperoxämie die Hirnschädigung sogar noch verstärken. Um eine Hyperventilation zu erreichen, muß der Patient kurarisiert werden, so daß eine ordentliche neurologische Beobachtung nicht mehr möglich ist. Es konnte keine positive Wirkung nachgewiesen werden.

Die Barbituratnarkose wurde benutzt, weil Tiere, denen ein Hirntrauma beigebracht wurde, eine höhere Überlebensrate hatten, wenn sie vorher mit Barbituraten behandelt worden waren. Dies spiegelt sich in der klinischen Situation kaum wider, und Beweise für eine positive Wirkung liegen nicht vor. Wie bei der Hyperventilation wird eine genaue klinische Untersuchung unmöglich, sobald der Patient durch das Barbiturat tief narkotisiert ist.

Leider hat sich die Prognose bei diesen Patienten durch keine dieser Techniken verändert, und für eine Verbesserung des Ausgangs müssen erst noch neue Behandlungsmethoden entwickelt werden.

Hydrocephalus communicans

Einer der wichtigsten, auf CTs basierenden Fortschritte in der Behandlung ist die Entdeckung eines Hydrocephalus communicans als Spätfolge schwerer Kopfverletzungen. Er tritt bei Patienten auf, die infolge von Schädelbrüchen, zerrissenen Blutgefäßen oder Hirnverletzungen starke Blutungen in den Subarachnoidalraum haben. Zu jedem Zeitpunkt zwischen 10 Tagen und mehreren Wochen nach der akuten Verletzung kann es zu einer relativ schnellen generalisierten Verschlechterung des Bewußtseinszustands, zu Verhaltensänderungen oder der Entwicklung neuer beidseitiger körperlicher Symptome kommen, und CTs können eine ausgeprägte Erweiterung des Ventrikelsystems zeigen. Diese beruht auf einer Blockade der Liquorzirkulation an den Arachnoidalzotten. Der gleiche Zustand kann auch nach Meningitis oder bei sehr hohen Proteinwerten im Liquor infolge eines Guillain-Barré-Syndroms oder eines spinalen Tumors auftreten.

Ein ventrikuloperitonealer Shunt kann eine erfreuliche Besserung bewirken, und häufig ist der erreichte Zustand besser als der vor der akuten Verschlechterung. Die routinemäßige Durchführung eines CTs drei Wochen nach der Verletzung scheint bei jedem Patienten mit stark bluthaltigem Liquor ratsam zu sein, um die frühesten Anzeichen dieser Komplikation zu erkennen. Leider bringt das Legen des Shunts weitere Komplikationen mit sich. Nach dem Eingriff können subdurale Hämatome entstehen, und es besteht das Risiko einer Epilepsie und Infektionsgefahr. Bei einer klaren Indikation für einen Shunt muß man diese Risiken aber akzeptieren und sich auf sie vorbereiten.

Tödlicher Ausgang

Aus der vorausgegangenen Erörterung geht hervor, daß Patienten mit schweren Kopfverletzungen trotz gekonnter Behandlung und großen Fortschritten in der Intensivmedizin noch immer sterben können. Moderne Behandlungsmöglichkeiten haben zwei neue Syndrome geschaffen: das apallische Syndrom und den Hirntod bei schlagendem Herzen, das früher als Kriterium zur Feststellung des Todes diente.

Apallisches Syndrom

Zuerst scheint sich der Patient zu erholen. Die Augen können sich öffnen und scheinen sogar umherzublicken. Man kann gelegentlich einige Bewegungen der Extremitäten beobachten, und Blutdruck und Atmung werden ohne Unterstützung aufrechterhalten. Leider kommt es zu keiner weiteren Besserung. Es zeigen sich keine Hinweise, daß der Patient Empfindungen oder Wahrnehmungen hat, und er läßt keine Reaktion auf seine Umgebung oder auf Ansprechen erkennen. Man nahm an, daß dieses Syndrom auf einer Schädigung im oberen Hirnstamm beruht, aber pathologische Befunde von dem am längsten in diesem Zustand Überlebenden haben eine diffuse Schädigung in der Region des Thalamus als wahrscheinliche Ursache ergeben.

Hirntod

Dieser Zustand ist wegen der Transplantationschirurgie wichtig geworden. Während man sich früher einfach dazu entschloß, den Respirator auszuschalten, sobald klar war, daß irreversible Hirnschäden aufgetreten waren, wurde diese Situation plötzlich als diagnostisch schwierig und als ethisches Dilemma angesehen. Dies spiegelt den traditionellen Glauben wieder, daß der Patient noch lebt, wenn das Herz schlägt. Zum Nachweis einer irreversiblen Hirnschädigung muß man zeigen, daß die Reflexaktivität des Hirnstamms zur Aufrechterhaltung der Atmung und der Schutzreflexe vollständig aufgehört hat. Die Pupillen sind erweitert und lichtstarr, der Kornealreflex fehlt, die Augenbewegungen beim Puppenkopfphänomen fehlen, es gibt keinen schützenden Würgreflex und keine Spontanatmung. Die meisten dieser Symptome lassen sich leicht mit klinischen Standarduntersuchungen nachweisen, einschließlich einer Kaltwasserspülung des Ohrs. Zum Nachweis des Ausfalls der Atmungsregulation ohne Auslösung einer Hyperkapnie ist eine Oxygenierung der Lungen über einen Katheter durch den Endotrachealtubus erforderlich, während die Pumpe fünf Minuten abgestellt wird. Falls der Patient in dieser Zeit nicht zu atmen versucht, ist der Test positiv. Dieser Test muß in den nächsten 24 Stunden wiederholt werden, um den Abbruch der künstlichen Beatmung zu rechtfertigen.

Andere Komplikationen

Bei einigen Patienten treten Schwierigkeiten auf, die den oben besprochenen Zuständen nicht entsprechen und schwer zu behandeln sind.

Locked-in-Syndrom

Das Locked-in-Syndrom tritt besonders bei Schlaganfällen im unteren Hirnstamm oder bei einer Schädigung infolge einer atlantoaxialen Dislokation auf. Der Patient wird dadurch tetraplegisch und kann nicht mehr schlucken oder sprechen, man kann aber nachweisen, daß seine Wahrnehmung intakt ist. Die einzigen Bewegungen, die er ausführen kann, sind Blinzeln und Augenbewegungen. Mit Hilfe von Ja- und Neinfragen kann man die Kommunikationsfähigkeit des Patienten prüfen. Bei guter Pflege können diese Patienten jahrelang überleben.

Coma vigile

Dieser Zustand kann auf eine beidseitige Schädigung des Frontallappens oder des oberen Hirnstamms durch Verletzungen oder neurochirurgische Eingriffe folgen. Die Augen bewegen sich, der Patient kann unter Umständen kauen, schlucken und spontan atmen und sich sogar gelegentlich bewegen, zeigt aber keine Anzeichen, daß er sprechen oder irgend etwas anderes ausführen kann als diese einfachen Bewegungsmuster. Er kann dem Pflegenden mit den Augen durch das Zimmer folgen, aber es werden keine absichtlichen Bewegungen oder Kommunikationsversuche beobachtet. Bei guter Pflege kann dieser Zustand Jahre dauern.

Posttraumatische Aphasie

Hat der Patient ausgedehnte Schädigungen in der dominanten Parietalregion erlitten – häufig läßt sich dies an-hand motorischer Symptome feststellen –, kann er expressive und rezeptive Aphasie haben, und seine Unfähigkeit, zu kommunizieren oder einfachen Aufforderungen zu gehorchen außer mit leeren Blicken und Verständnislosigkeit, kann eine globale Aphasie anzeigen. Auch diese Patienten können bei guter Pflege lange überleben.

Spätkomplikationen von Kopfverletzungen

Falls der Patient so viel Glück hat, daß er die ursprüngliche Verletzung überlebt, kein Hämatom entwickelt und sich von internistischen, chirurgischen und orthopädischen Komplikationen erholt, ist es sehr wahrscheinlich, daß eine Reihe langfristiger Komplikationen von praktischer und rechtsmedizinischer Bedeutung auftritt.

Amnesie

Im Zusammenhang mit Kopfverletzungen kommen zwei Arten von Amnesie vor, die lange als verläßliche Indikatoren für die Schwere *diffuser* Hirnschädigungen galten.

Retrograde (prätraumatische) Amnesie

Diese besteht aus einer Amnesie für das eigentliche Ereignis und eine variable Zeitspanne vor der Verletzung. Dies ist für die eindeutige Diagnose „Kopfverletzung" obligatorisch und der wichtigste Faktor bei der Diagnose einer sogenannten „Gehirnerschütterung". Die Amnesie betrifft häufig einen überraschend kurzen Zeitraum: Der Patient kann sich an Ereignisse erinnern, die nur wenige hundert Meter vor dem Unfall geschahen. Dagegen haben die Patienten unter Umständen keine Erinnerungen an den Zweck ihrer Reise und manchmal auch nicht an die Ereignisse dieses Tages. Es kann auch zu monate- oder jahrelang zurückreichender retrograder Amnesie kommen, die gewöhnlich mit sehr schweren Schädigungen der Temporal- oder Frontallappen verbunden ist, und gelegentlich erkennt der Patient nach seiner Entlassung aus der Klinik das Haus nicht mehr, in dem er vielleicht schon fünf Jahre lebt. Diese Erinnerungen kehren nicht mehr zurück, und das ist für den Patienten immer sehr beunruhigend.

Anterograde (posttraumatische) Amnesie

Diese Art der Amnesie zeigt eine engere Korrelation mit der Schwere der Verletzung und wird als der Zeitraum definiert, bevor der Patient wieder vollständig orientiert ist und kontinuierliche Erinnerungen hat. Dieser Endpunkt ist manchmal nur sehr schwer zu bestimmen. Es ist nicht selten, daß Patienten entlassen werden, bei denen jeder von einer völligen Genesung überzeugt ist und die dann in der Nachsorge die Ärzte, die sie betreut haben, und die Station, auf der sie vor ihrer Entlassung mehrere Wochen verbrachten, nicht erkennen und sich nicht an ihren Krankenhausaufenthalt erinnern.

Die Dauer der anterograden Amnesie hängt mit den folgenden Definitionen der Schwere der Verletzung zusammen:

- weniger als 5 Minuten – sehr leichte Verletzung
- 5–60 Minuten – leichte Verletzung
- 1–24 Stunden – mittlere Verletzung
- 1–7 Tage – schwere Verletzung
- 7–30 Tage – sehr schwere Verletzung
- 30 Tage und länger – extrem schwere Verletzung

Epilepsie

Zwischen früh und spät einsetzender Epilepsie als Komplikation von Kopfverletzung bestehen wichtige Unterschiede, die manchmal zu Verwirrung führen. Bei Kindern sind Anfälle, die sich anschließend als isolierte epileptische Ereignisse erweisen, in engem Zusammenhang mit der Verletzung besonders wahrscheinlich.

Frühe Epilepsie

Früh einsetzende Epilepsie tritt definitionsgemäß innerhalb der ersten sieben Tage nach der Verletzung auf. In diesem frühen Stadium spiegeln manche der Episoden Stoffwechselstörungen aufgrund von Anoxie oder Störungen des Elektrolythaushalts und die Auswirkungen anderer Verletzungen wider, zum Beispiel schwere Sepsis oder Fieber, und sind damit keine Folge der Hirnverletzung. Nur ungefähr 5 % der Patienten haben frühe Anfälle, und von diesen bekommen 25 % später weiter Anfälle. Außerdem ist die Prognose günstig, und nur bei wenigen Patienten entwickelt sich eine ständige Anfallsbereitschaft, die eine langfristige medikamentöse Behandlung erfordert.

Spätepilepsie

Spät einsetzende Epilepsie beginnt erst nach mindestens sieben Tagen. Sie ist gewöhnlich eine Auswirkung der Hirnschädigung und tritt bei 15 % der schwer hirngeschädigten Patienten auf, und die Epilepsie manifestiert sich bei fast allen vor Ablauf des ersten Jahres. Leider hält die Epilepsie bei 75 % dieser Patienten an und muß auch noch 10 Jahre später medikamentös behandelt werden.

Es hat gewisse Vorteile, nach einem einzigen frühen Anfall, insbesondere bei Kindern, keine Behandlung mit Antikonvulsiva einzuleiten, vorausgesetzt, daß ein weiterer Anfall die Rückbildung der Kopf- oder anderer Ver-

letzungen nicht gefährdet. Beispielsweise ist bei einem Patienten, der bewußtlos ist und künstlich beatmet wird, eine Behandlung obligatorisch. Bei einem Patienten, der bei Bewußtsein ist und sich gut erholt, könnte eine Behandlung aber gefahrlos unterlassen werden und sich letztlich als unnötig erweisen. Dagegen muß bei spät beginnender Epilepsie nicht nur sofort eine Behandlung eingeleitet werden, sondern man sollte den Patienten auch darauf hinweisen, daß er sehr wahrscheinlich lebenslang behandelt werden muß. Es liegen keine überzeugenden Beweise vor, daß die sofortige prophylaktische Gabe von Antikonvulsiva bei allen Patienten mit Kopfverletzungen die Entwicklung von früh oder spät einsetzender Epilepsie verhindert, und die hohen empfohlenen Aufsättigungsdosen haben bei Patienten in schlechter klinischer Verfassung Nachteile. Die routinemäßige Prophylaxe mit Antikonvulsiva wurde nicht allgemein eingeführt.

Kopfschmerzen

Obwohl die breite Öffentlichkeit Kopfschmerzen für eine typische und unvermeidliche Folge einer Kopfverletzung hält, ist es überraschend, wie selten nach einem schweren Schädelhirntrauma Kopfschmerzen auftreten. Einige leicht verletzte Patienten bekommen eine vaskuläre Art von Kopfschmerzen, auch wenn sie vorher keine Migräne hatten, und diese Schmerzen scheinen besonders leicht durch Verletzungen der Augenbrauen oder der Gesichtsknochen ausgelöst zu werden. Als allgemeine Regel gilt, daß die Patienten, die behaupten, daß ihr Leben durch unerträgliche Kopfschmerzen völlig zerstört wird, schreckliche Unfälle mit minimalen Verletzungen überlebt haben. Die Symptomatik dieser Kopfschmerzen ähnelt gewöhnlich der von Spannungskopfschmerzen, und sie sind wahrscheinlich psychogener Natur. Gewöhnlich kennen diese Patienten überhaupt nicht genügend Superlative um die Stärke ihrer Schmerzen zu beschreiben, machen aber bezüglich der genauen Lokalisation und des Verhaltens der Kopfschmerzen überraschend vage Angaben und werden häufig sehr ärgerlich, wenn man hartnäckig versucht, eine genauere Beschreibung zu bekommen.

Unsicherheit und Schwindel

Der wichtige Unterschied zwischen der Klage über Unsicherheit und Schwindel wurde in Kapitel 6 ausführlich erörtert. Auch nach einer Kopfverletzung ist diese Unterscheidung von großer Bedeutung. Nach heftigen Schlägen gegen den Kopf, besonders in der Okzipitalregion oder in Verbindungen mit Frakturen des Felsenbeins, ist ein schwerer anhaltender Schwindel, der nur langsam über ein Stadium mit gutartigem Lagerungsschwindel zurückgeht, eine sehr häufige und leicht zu erklärende

Komplikation. Unspezifische, aber stark behindernde Unsicherheitsgefühle folgen gewöhnlich auf relativ unbedeutende Traumen und werden oft von unerträglichen, unspezifischen Kopfschmerzen begleitet, die oben beschrieben wurden.

Konzentrationsschwäche

Patienten mit ausgeprägter Amnesie nach einer Kopfverletzung haben beträchtliche Schwierigkeiten mit dem sofortigen Abruf von Gedächtnisinhalten und dem Kurzzeitgedächtnis. Dies zeigt sich sehr deutlich, wenn sie nach Hause kommen. Sie grübeln gewöhnlich auch ständig über die Lücke in ihrem Gedächtnis nach. Es ist, als ob sie über eine riesige Mauer springen müßten, um Zugriff auf ihr Langzeitgedächtnis zu erhalten, und es gelingt ihnen niemals völlig, mit dieser Schwierigkeit zurechtzukommen. Konzentrationsschwäche ohne Gedächtnisstörung tritt bei scheinbar unbedeutenden Traumen auf und ist die dritte Komponente der als postkommotionelles Syndrom bekannten Trias.

Postkommotionelles Syndrom

Dies ist ein sehr umstrittenes Syndrom von großer rechtsmedizinischer Bedeutung. Es ist zweifellos die häufigste Folgeerscheinung von Kopfverletzungen und tritt in seiner schwersten Form bei Patienten auf, die nach allen anderen Kriterien nur ein minimales Trauma hatten: Viele haben nicht einmal das Bewußtsein verloren, sondern bei äußerst leichten Unfällen einen Schlag gegen den Kopf bekommen. Die Trias besteht aus „schrecklichen" Kopfschmerzen, anhaltender „Unsicherheit" und „Konzentrationsschwäche". Es wird heftig diskutiert, ob dieses Syndrom nur eine psychologische Folge von Kopfverletzungen oder ein echtes Syndrom ist, das eine Hirnschädigung anzeigt. Eine sorgfältige psychometrische Untersuchung kann dabei helfen, in einigen Fällen Hinweise auf eine Hirnverletzung nachzuweisen, es herrscht aber breite Übereinstimmung, daß dieses Syndrom psychogener Natur ist. In einigen Fällen wird diese Ansicht durch das Vorliegen offensichtlich nicht organischer körperlicher Befunde gestützt, die bereits in anderen Kapiteln beschrieben wurden. Solche Befunde sollten vielleicht besser als „funktionell" bezeichnet werden, anstatt die konkreter klingenden, aber abwertenden Begriffe „Hysterie" oder „Simulation" zu verwenden, die sich nicht streng definieren lassen.

Anosmie

Ein Ausfall des Geruchssinns mit gleichzeitiger Beeinträchtigung der Geschmackswahrnehmung kompliziert 7 % der Kopfverletzungen und folgt am häufigsten auf Traumen am Hinterhaupt. Man vermutet, daß die feinen Nervenfasern in der Siebbeinplatte durch die Vor- und Zurückbewegung des Gehirns abgerissen werden. Eine unvollständige Schädigung kann zu Dysosmie führen, bei der alle Wahrnehmungen von durchdringenden Düften oder widerlichem Gestank überlagert werden. Dieser Zustand bildet sich nicht zurück und ist für den Patienten eine potentielle Gefahr, da er unter Umständen Feuer, anbrennende Speisen, austretendes Gas oder Benzindämpfe nicht wahrnehmen kann.

Sehstörungen

Erst nach vollständiger Rückbildung schwerer Verletzungen zeigt sich das volle Ausmaß der Schädigung der Sehbahn und des Sehnerven oder der Augenmuskelnerven. Dabei kann es entweder zu Gesichtsfeldausfällen oder behinderndem Doppeltsehen kommen. Anhand der Informationen aus den Kapiteln 2 und 4 sollte die Lokalisation der Schädigung relativ einfach sein.

Gesichtslähmung

Eine Lähmung aufgrund einer Läsion des 1. Motoneurons des N. facialis kann ein Teil der nach einer Schädigung der Hemisphäre verbleibenden Hemiparese sein. Eine Lähmung infolge Läsion des 2. Motoneurons des N. facialis kann als Komplikation bei Felsenbeinfrakturen auftreten. Bei 20 % der Fälle sind Querfrakturen (Abb. 23.2) nach einem Schlag auf den Hinterkopf die Ursache. Dabei tritt die Lähmung gewöhnlich sofort ein, und nur bei 50 % kommt es zu einer Rückbildung. Längsfrakturen (Abb. 23.3) aufgrund eines direkten Schlags auf die Seite des Kopfes verursachen 80 % der Fälle. Die Lähmung erscheint typischerweise einige Tage nach der Verletzung, und die Prognose für eine Rückbildung ist ausgezeichnet. Es wurde behauptet, daß die Gabe von Steroiden bei diesen Fällen hilfreich ist, doch ist dies zweifelhaft, und das Risiko von Steroiden in Gegenwart einer offenen Fraktur ist ein offensichtlicher Nachteil.

Persönlichkeitsveränderung und Demenz

Häufig klagen die Angehörigen – und manchmal auch die Patienten selbst – nach Kopfverletzungen darüber, daß sich ihre Persönlichkeit – gewöhnlich zum schlechteren – verändert hat. Der Patient wird dann beispielsweise als aufbrausend, reizbar, aggressiv und unliebsam beschrieben. In Verbindung mit komplexen partiellen Anfällen infolge einer Schädigung des Temporallappens können besondere Schwierigkeiten auftreten, da einige der Verhaltensänderungen eine Folge der Beschränkungen sind, die die Epilepsie dem Patienten bei der Wiederaufnahme seiner früheren Lebensgewohnheiten auf-

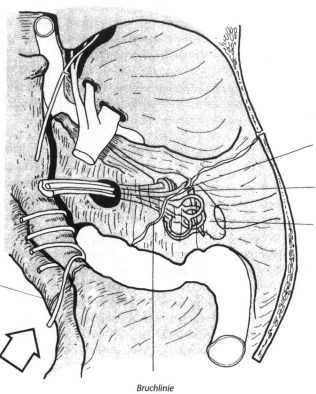

Fraktur kann durch das Mittelohr verlaufen und Labyrinth
und Cochlea zerstören.

Läsionen von N. VII sind häufig
und gewöhnlich dauerhaft.

Blut in Paukenhöhle, Trommelfell zerreißt aber nur selten.

Bruchlinie erstreckt sich bis in
den Rand des Foramen occipitale
magnum.

Trauma ist oft gegen den kontralateralen Hinterkopf gerichtet.
Die Bruchlinie setzt sich über das
Foramen occipitale magnum
hinweg fort.

Bruchlinie

Abb. 23.2 Querfrakturen des Felsenbeins

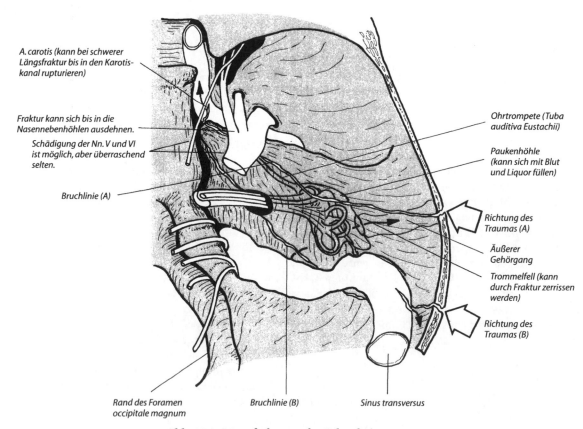

A. carotis (kann bei schwerer
Längsfraktur bis in den Karotiskanal rupturieren)

Fraktur kann sich bis in die
Nasennebenhöhlen ausdehnen.

Schädigung der Nn. V und VI
ist möglich, aber überraschend
selten.

Bruchlinie (A)

Ohrtrompete (Tuba
auditiva Eustachii)

Paukenhöhle
(kann sich mit Blut
und Liquor füllen)

Richtung des
Traumas (A)

Äußerer
Gehörgang

Trommelfell (kann
durch Fraktur zerrissen
werden)

Richtung des
Traumas (B)

Rand des Foramen
occipitale magnum

Bruchlinie (B)

Sinus transversus

Abb. 23.3 Längsfrakturen des Felsenbeins

erlegt. Eine schwere Schädigung des Frontallappens kann zu einem auffälligen Verlust gesellschaftlicher Zuwendung und einer Abwendung von Freunden und Angehörigen führen, so daß der Patient nur noch isolierter und schlechter gelaunt wird. Diese Veränderungen können das Leben des Patienten völlig zerstören, sind trotzdem nur schwer zu definieren und zu quantifizieren und stoßen häufig auf wenig Verständnis, da keine sichtbare Behinderung vorliegt, zum Beispiel eine Hemiplegie, die eher eine teilnahmsvolle Reaktion hervorruft. Man findet auch immer mehr Hinweise, daß einige Überlebende schwerer Kopfverletzungen in den letzten 20 Jahren bei Erreichen des mittleren Alters einen intellektuellen Verfall zeigen, der möglicherweise mit einem Verlust neuronaler Reserven infolge der Verletzung zusammenhängt. Bei einigen dieser Patienten wurde vorher nie ein CT aufgenommen, und bei der Aufnahme eines CTs findet man Anzeichen einer ausgedehnten Atrophie und bei einigen Patienten Veränderungen, die für einen lange bestehenden, unerkannten Hydrocephalus communicans sprechen, der vermutlich eine Folge ihrer ursprünglichen Verletzung ist.

Besondere Symptome von Kopfverletzungen bei Kindern

Ungefähr 15 % der Kinder, die auf chirurgischen Stationen aufgenommen werden, haben Kopfverletzungen. Kopfverletzungen in der Kindheit weisen mehrere Besonderheiten auf.

Kinder können anfangs kränker erscheinen als Erwachsene. Selbst relativ leichte Verletzungen können zu Schläfrigkeit, Verwirrtheit und Erbrechen führen, ohne daß dies notwendigerweise eine ernste Bedeutung hat. Dennoch gelten die Regeln für die stationäre Aufnahme und Beobachtung.

Das Rückbildungspotential von schweren Schädelhirnverletzungen ist bei Kindern sehr viel größer als bei Erwachsenen. Zusätzlich zu den üblichen Ursachen von Kopfverletzungen in jeder Altersklasse bestehen bei Kindern spezielle Risiken, zum Beispiel Stürze von hoch gelegenen Balkonen, Verletzungen von Schaukeln und Karussells und, zunehmend erkannt, Traumen, die den Kindern durch Eltern und andere Pflegepersonen beigebracht werden.

Eine andere Art potentiell tödlicher Verletzungen bei Kindern, die leicht übersehen wird, sind penetrierende Läsionen im Gebiet der Orbita, die zum Beispiel durch Stricknadeln, spitze Stöcke oder Bleistifte verursacht werden. Ein kleiner Riß in der Haut oder vielleicht ein Holzsplitter kann den Eingang eines Wundkanals markieren, der durch den Schädelknochen und die Dura bis ins Gehirn führt. Bei derartigen Verletzungen kommt es häufig nicht zu einem Bewußtseinsverlust, und erst wenn sich nach einigen Tagen Meningitis oder Hirnabszeß einstellen, zeigt sich die Schwere der ursprünglichen Verletzung.

Nach Kopfverletzungen bekommen Kinder sehr leicht eine Hirnschwellung, die rasch zu Verwirrung und Schläfrigkeit führt. Die Hirnschwellung muß sorgfältig von einem intrakraniellen Hämatom unterschieden werden, und falls der Verdacht auf eine sich entwickelnde fokale Läsion besteht, ist ein CT angezeigt (wenn es zur Verfügung steht).

Epileptische Anfälle treten bei Kindern sehr leicht auf, und nach jeder Verletzung, die schwer genug ist, um einen Bewußtseinsverlust herbeizuführen, kann es innerhalb von Minuten zu einem Anfall kommen. In dieser Situation besteht eine doppelte Gefahr: Entweder wird die Kopfverletzung für schwerer gehalten, als sie wirklich ist, weil der postparoxysmale Zustand mit einer Hirnschwellung verwechselt wird, oder die ganze Situation wird für einen Anfall und seine Folgen gehalten, und die Entwicklung der Komplikationen der unerkannten Kopfverletzung wird übersehen. Das Kind, das sich scheinbar „gesund schläft", kann tatsächlich gerade ins Koma fallen.

Zwischen der scheinbaren Schwere der Verletzung, die aus der Sturzhöhe oder der Geschwindigkeit des Fahrzeugs abgeleitet wird, und dem Risiko von Komplikationen besteht keine verläßliche Beziehung. Der elastische Schädel eines Kindes bricht weniger leicht als der eines Erwachsenen, und bei Kindern sind Schädelbasisbrüche sehr viel seltener. Bei Kindern, die keine Schädelfraktur erlitten haben, ist das Risiko, daß sich ein intrakranielles Hämatom bildet, viel größer als bei Erwachsenen. Dagegen kann selbst ein leichter Schlag ohne Bewußtseinsverlust eine Schädelfraktur und ein tödliches epidurales Hämatom verursachen, während die gleiche Verletzung bei einem anderen Kind zwar wegen Schläfrigkeit und Erbrechen Anlaß zur Beunruhigung sein kann, sich aber nach wenigen Tagen vollständig zurückbildet. Bei Kindern gelten dieselben Regeln für die stationäre Aufnahme und Beobachtung wie bei Erwachsenen.

Alle Kinder, die das Bewußtsein verloren haben, müssen stationär aufgenommen werden. Eine Schädelfraktur oder die Möglichkeit einer penetrierenden Verletzung erfordern eine stationäre Aufnahme, unabhängig davon, ob das Kind bewußtlos wurde oder nicht. Man sollte auch andere ernste Verletzungen der Halswirbelsäule, des Thorax oder der Bauchorgane ausschließen. Sie müssen unbedingt daran denken, daß Kopfverletzungen auch in der Kindheit nur *selten* zu chirurgischem Schock führen.

Bei einigen Kindern kommt es, kurz bevor sie bewußtlos werden, zu einer Phase, in der sie verwirrt und reizbar sind. Dies sollte als bedrohliches Zeichen angesehen werden, auch wenn das Kind auf den ersten Blick aktiver wirkt als vorher.

Vorausgesetzt, daß keine Komplikationen aufgetreten sind, wird das Kind nach einer Verletzung mit länger anhaltender Bewußtlosigkeit unweigerlich ein Stadium der Verwirrtheit durchlaufen. Die Anwesenheit der Eltern beschleunigt die volle Rückbildung. Fremde Gesichter in einer unbekannten Umgebung verschlimmern die Verwirrtheit meistens noch, so daß diese Zeit für das Kind noch belastender wird. Eine frühe Entlassung in die häusliche Umgebung fördert die Rückbildung, aber in dieser Zeit sind wöchentliche Nachuntersuchungen eine Beruhigung für die Eltern und den Arzt.

Wie beim Erwachsenen können in den Wochen nach der Kopfverletzung chronische subdurale Hämatome auftreten. Eine etwaige Verschlechterung der schulischen Leistungen, Kopfschmerzen, Schläfrigkeit, Gangunsicherheit, Doppeltsehen oder Erbrechen sollten Verdacht wecken. Beim Säugling ist Erbrechen ein wichtiges Frühsymptom und normalerweise findet man gespannte Fontanellen. Bei älteren Kindern sind die Symptome weniger deutlich, zumal Kinder Kopfschmerzen nicht auf die gleiche Weise wahrnehmen oder darüber klagen wie Erwachsene. In diesen Fällen kann sich der Kopfumfang erhöhen, obwohl keine Fontanellen mehr vorhanden sind, die sich vorwölben können. Dabei trennen sich entweder die Schädelnähte, oder es kann sich eine Wölbung des Schädels bilden, die gewöhnlich in der Schläfengrube über dem Hämatom auftritt.

Fallbeispiel I

Ein 12jähriger Junge stürzte aus 4 m Höhe auf Beton. Er erinnerte sich nicht daran, ob er ohnmächtig wurde, aber daran, daß er mit dem Kopf anschlug. Seinen Eltern sagte er nichts. Einige Wochen später klagte er über Sehstörungen und leichte Kopfschmerzen. Er war nicht schläfrig und seine schulischen Leistungen hatten nicht nachgelassen. Bei der Untersuchung hatte er eine Wölbung des Schädels über dem linken Ohr, starke Stauungspapillen und auf der rechten Seite gesteigerte Reflexe. Er hatte ein sehr großes subdurales Hämatom in der linken Schläfengrube.

Obwohl bei Kindern epileptische Anfälle unmittelbar nach einem Trauma häufiger sind als bei Erwachsenen, ist das Risiko einer posttraumatischen Epilepsie bei ihnen nicht größer. Sofort auftretende Anfälle können auf ein erhöhtes Risiko weiterer Anfälle hindeuten, aber in vielen Fällen stellt sich heraus, daß frühe Anfälle keine langfristige Bedeutung haben. Allgemein gilt, daß, je länger nach der Verletzung der erste Anfall auftritt, die Wahrscheinlichkeit um so höher ist, daß das Kind weitere Anfälle haben wird. Das Risiko späterer Anfälle, selbst wenn in der akuten Phase keine auftreten, ist stark erhöht, wenn eine Schädelimpressionsfraktur, ein Hämatom, das entleert werden mußte (besonders ein akutes subdurales Hämatom), oder eine Infektion nach einer penetrierenden Verletzung vorlagen. Daher sollte man Kinder aus diesen Kategorien in den ersten zwei Jahren nach der Verletzung prophylaktisch mit Antikonvulsiva behandeln.

Glücklicherweise kommt es bei Kindern nach Kopfverletzungen nicht zum postkommotionellen Syndrom. Allerdings besteht insofern eine gewisse Ähnlichkeit, als daß Kinder, die nach einer Kopfverletzung unter Verhal-

tensstörungen leiden, gewöhnlich eine relativ leichte Verletzung hatten. Außerdem zeigt eine sorgfältige Exploration häufig, daß bereits ihr prämorbides Verhalten auffällig war. Sehr häufig kam es zu der Kopfverletzung unter Umständen, die an dem normalen Verhalten des Kindes zweifeln lassen. Häufig ist das häusliche Umfeld unbefriedigend, und die Schwierigkeiten bei der Behandlung solcher Kinder sind erheblich.

Am anderen Ende der Skala stehen übermäßig beschützende Eltern und Lehrer, die das Kind in eine schwierige Situation bringen, weil sie es zu lange von der Schule fernhalten, besondere Zugeständnisse machen und das Kind an der Wiederaufnahme seiner normalen Aktivitäten, besonders am Spielen, hindern. Da letzteres die einzige Entspannung während der Schulwoche bietet, schätzen die Kinder dieses Verbot nur selten. Es ist wichtig, daß man dem Kind gestattet, seine normalen Aktivitäten so früh wie möglich wieder aufzunehmen. Selbst bei einer schweren Kopfverletzung ist das Rückbildungspotential sehr hoch und wird nicht komplett ausgeschöpft, wenn das Kind unnötig geschont wird.

Besonderheiten von Kopfverletzungen bei Erwachsenen

Da die Mehrzahl der Kopfverletzungen bei Erwachsenen durch Verkehrs- oder Arbeitsunfälle verursacht wird, ist aus gutachtlichen Gründen eine vollständige und sehr genaue medizinische Dokumentation erforderlich. Falls der Patient alkoholisiert ist, ist es sehr gefährlich, Schläfrigkeit, Verwirrtheit und Ataxie allein auf den Alkohol zurückzuführen. Der folgende Fall ist ein klassisches Beispiel für dieses Problem.

Fallbeispiel II

Ein 38jähriger Epileptiker ging jeden Freitagabend aus und betrank sich dabei gewöhnlich, wodurch häufig ein epileptischer Anfall ausgelöst wurde. Da er wegen seiner Medikamente eigentlich keinen Alkohol zu sich nehmen sollte, nahm er diese außerdem nicht ein, um Komplikationen zu vermeiden. Als er eines Abends mit seinem Bruder von einer solchen Tour zurückkehrte, hatte er auf der Treppe einen Anfall und stürzte ungefähr 2,5 m tief bis in den Flur. Sein Bruder brachte ihn wie üblich ins Bett, um seinen Rausch auszuschlafen. Am nächsten Morgen konnte er ihn nicht wecken. Die Pupillen des Patienten waren stark erweitert, asymmetrisch und lichtstarr. Beide Beine waren spastisch und der Babinski war auf beiden Seiten positiv. Er hatte eine tastbare Fraktur genau über dem Scheitel. Sein Zustand war weder postparoxysmal, noch auf den Alkoholgenuß zurückzuführen, sondern er hatte große bilaterale epidurale Hämatome.

Man muß auch daran denken, daß bei starken Trinkern wegen der Beeinträchtigung der Blutgerinnung nach einer Kopfverletzung ein erhöhtes Risiko subakuter oder chronischer subduraler Hämatome besteht.

Fallbeispiel III

Ein Mann, der 1960 67 Jahre alt war, war wegen der Untersuchung eines Magengeschwürs im Krankenhaus. Einen Tag nachdem er Bariumbrei erhalten hatte, stellte man eine rechtsseitige Gesichtslähmung fest. Weitere Untersuchungen zeigten eine leichte Hemiparese, die sich über Nacht entwickelt hatte. Eine Liquoruntersuchung ergab einen erhöhten Proteingehalt. Der Druck war normal. Er gab an, daß er sieben Jahre zuvor bewußtlos gewesen war, nachdem ihn ein Auto überfahren hatte. Eine Karotisangiographie zeigte ein enormes chronisches subdurales Hämatom über der linken Hemisphäre. Bei der Operation war die Kapsel um das Hämatom ungefähr 1 cm dick.

Der Grund für den akuten Beginn der Symptome bei einer Läsion, die eindeutig seit vielen Jahren die gleiche Größe gehabt hatte, ist unbekannt. Wäre dies nicht bei einem Krankenhausaufenthalt passiert, wäre es zweifellos für einen leichten Schlaganfall gehalten worden. Andererseits hätte man ihn dann nicht den unbestrittenen Risiken einer Lumbalpunktion ausgesetzt, die glücklicherweise ohne Zwischenfall verlief. Der Umgang mit diesem Fall vermittelt sehr gut, wie gering die Zahl der damals verfügbaren Untersuchungsmethoden war. Eine Lumbalpunktion wurde als weniger riskant als eine Karotisangiographie angesehen, die man damals mit Hilfe einer direkten Punktion der Arterie unter Vollnarkose durchführte.

Gelegentlich sieht man Patienten, bei denen die Anamnese und die Symptome auf den klassischen Ablauf der zu erwartenden Ereignisse hinweisen. Leider gilt dies nicht für alle Patienten.

Fallbeispiel IV

Ein 71jähriger Mann stürzte, als er an Bord eines Kreuzfahrtschiffs ging. Er fiel auf seine linke Schulter und verletzte sich am Kopf. Er lehnte alle Behandlungsversuche ab, da er die Kreuzfahrt nicht versäumen wollte, und außer Schmerzen in der linken Schulter verlief die Reise ohne besondere Ereignisse. Er war sich sicher, daß er zu keinem Zeitpunkt bewußtlos gewesen war. Sieben Wochen später hatte er in der Kirche eine Reihe von Zuckungen im linken Arm, die 60 Sekunden dauerten und bei denen es sich fast sicher um fokale Epilepsie handelte. In den nächsten sieben Tagen ließ er wiederholt Gegenstände aus der linken Hand fallen, und beim Autofahren verzog er das Steuer nach links auf den Randstein und parkende Autos zu. Er nahm an, daß dies auf die Schulterschmerzen zurückzuführen sei. In den drei Tagen bevor er untersucht wurde, nahm die Schwäche im linken Arm zu, und er wurde immer schläfriger und hatte zum ersten Mal in seinem Leben leichte rechtsseitige Kopfschmerzen. Er war völlig über Zeit und Ort orientiert, zog es aber vor, daß seine Frau die Anamnese berichtete. Bei der Untersuchung war sein Gang auf der linken Seite hemiparetisch. Augensymptome lagen nicht vor. Er hatte eine eindeutige, durch eine Läsion des 1. Motoneurons des N. facialis verursachte Gesichtslähmung, eine linksseitige pyramidale Schwäche und links einen positiven Babinski. Auf der linken Seite hatte er einen deutlichen sensiblen Neglect. Er hatte einen Sinusrhythmus ohne Geräusche und einen Blutdruck von 170/80. CTs zeigten eindeutig ein großes subdurales Hämatom, das erfolgreich entleert wurde.

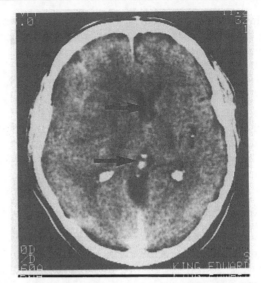

Starke Verschiebung der Mittellinie. Rand des subduralen Hämatoms ist nicht sichtbar.

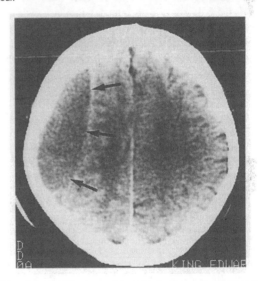

Rand des subduralen Hämatoms zeichnet sich deutlich ab. Es verschiebt die Hemisphäre nach unten und links.

Fallbeispiel IV Subdurales Hämatom zwei Monate nach der Verletzung

Diese Anamnese war so typisch für ein subdurales Hämatom, daß es zu schön schien, um wahr zu sein. In dem Brief, den ich an den Hausarzt diktierte, bevor ich die CTs sah, hielt ich es für vernünftig, auch auf die Möglichkeit eines Glioms hinzuweisen. Glücklicherweise zeigte in diesem Fall eine klassische Anamnese auch wirklich eine klassische Läsion an.

Chronisches subdurales Hämatom

Die Betrachtung des chronischen subduralen Hämatoms im Kapitel über Kopfverletzungen ist zwar angebracht, es muß aber darauf hingewiesen werden, daß sich bei den meisten Patienten das verursachende Schädeltrauma nicht mit Sicherheit identifizieren läßt. Es gibt mehrere auffallende Besonderheiten.

1. Ein chronisches subdurales Hämatom ist nach schweren Kopfverletzungen ziemlich ungewöhnlich. Patienten haben dann gewöhnlich entweder ein akutes epidurales oder ein akutes intradurales Hämatom (frühere Bezeichnung: subdurales Hämatom), das von einer darunter liegenden Hirnschädigung begleitet wird.
2. Bei mehr als der Hälfte der Patienten läßt sich kein Trauma identifizieren, obwohl häufig die Geschichte vom „Aufstehen unter einer offenen Schranktür" oder vom „Zusammenstoß mit einem Türrahmen" erzählt wird, deren Aussagekraft aber oft unsicher ist.
3. Selbst bei verdächtigeren Traumen – wenn ein Patient zum Beispiel gegen die Wand eines Schwimmbeckens prallt (siehe Fallbeispiel V) oder eine Garagentür auf den Kopf bekommt – besteht der Patient gewöhnlich darauf, daß er bei dem Vorfall nicht bewußtlos und noch nicht einmal bewußtseinsgetrübt war und daß er die Verletzung damals nicht für gravierend hielt.

Fallbeispiel V

Eine pensionierte 75jährige Frau stellte sich nach einem linksseitigen, möglicherweise epileptischen Anfall vor, der so untypisch war, daß auch eine transitorische ischämische Attacke vermutet wurde. Das einzige körperliche Symptom war ein positiver Babinski auf der linken Seite. Ein CT zeigte ein großes chronisches subdurales Hämatom. Sie erinnerte sich, daß sie vor einem Jahr beim Rückenschwimmen gegen die Wand des Schwimmbeckens geprallt war. Das Hämatom wurde durch ein Bohrloch entleert. Dies führte aber nur zu einer enttäuschend geringen Veränderung der CTs. Kurz vor der Entleerung hatten hämatologische Standarduntersuchungen eine BSG von 37 ergeben. Zu dieser Zeit war sie symptomlos (sie hatte keine Kopfschmerzen). Drei Wochen später wurde sie mit starken rechtsseitigen Kopfschmerzen und verschwommenem Sehen aufgenommen, und man nahm ein Rezidiv des Hämatoms an. Das CT war unverändert, aber die BSG betrug 116. Die Kopfschmerzen klangen einige Stunden nach der Gabe von Prednisolon ab, obwohl eine anschließende Biopsie der A. temporalis negativ war. Die Ursache der postoperativen Ereignisse scheint mit Sicherheit eine Arteriitis cranialis zu sein. Ein sechs Monate später aufgenommenes CT war völlig normal und zeigte eine komplette Rückbildung des Hämatoms.

4. Zugrundeliegende Störungen können den Patienten für den Zustand prädisponieren. Hier ist Alkoholismus ein wichtiges Beispiel, bei dem das Risiko häufiger Kopfverletzungen mit einer Beeinträchtigung der Blutgerinnung kombiniert ist, aber bei Antikoagulantien und hämorrhagischen Diathesen besteht die gleiche Gefahr. Das ältere, atrophische Gehirn ist besonders verletzlich, und die sich entwickelnden Symptome werden in dieser Altersklasse leicht auf Gefäßkrankheiten oder Demenz zurückgeführt.

Fallbeispiel VI

Einer 78jährige Frau wurde ein künstliches Hüftgelenk implantiert, und sie erhielt drei Tage vor ihrer vollständigen Mobilisation subkutanes Heparin. Der postoperative Verlauf war unauffällig und sie ging nach Hause. Drei Wochen später kam sie mit einer zehntägigen Anamnese von kurzen Episoden rechtsseitiger Schwäche zurück, deren Symptomatik völlig mit transitorischen ischämischen Attacken vereinbar war, und die aufnehmenden Ärzte begannen eine Therapie mit Aspirininfusionen. Ein CT zeigte ein extrem großes subdurales Hämatom, das chirurgisch entleert werden mußte.

5. Für diesen Zustand ist charakteristisch, daß **keine** charakteristischen Symptome vorliegen. Der Beginn kann sehr akut sein, wie in einem früheren Fallbeispiel geschildert, und einen Schlaganfall vortäuschen. Er kann aber auch schleichend sein und einen Tumor vortäuschen. Der Zustand kann auch epileptische Anfälle auslösen oder sogar transitorischen ischämischen Attacken ähneln.

Die typische Lokalisation dieser Hämatome ist in Abbildung 23.4 gezeigt. Die Blutung ist eine venöse Sickerblutung mit niedrigem Druck, die auf einer Ruptur der Venen beruht, die die kortikalen Venen mit dem Sinus sagittalis verbinden. Weshalb die Entwicklungsgeschwindigkeit bei den verschiedenen Typen so stark variiert, und der genaue Mechanismus, über den sich der Inhalt von Blut in eine dünne, gelbe Flüssigkeit umwandelt, ist unbekannt. Ansammlungen dieser Flüssigkeit werden oft als „subdurale Hygrome" bezeichnet, da es nur minimale oder keine Hinweise auf eine vorausgegangene Blutung gibt.

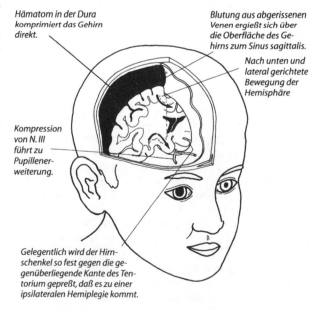

Hämatom in der Dura komprimiert das Gehirn direkt.

Blutung aus abgerissenen Venen ergießt sich über die Oberfläche des Gehirns zum Sinus sagittalis.

Nach unten und lateral gerichtete Bewegung der Hemisphäre

Kompression von N. III führt zu Pupillenerweiterung.

Gelegentlich wird der Hirnschenkel so fest gegen die gegenüberliegende Kante des Tentorium gepreßt, daß es zu einer ipsilateralen Hemiplegie kommt.

Abb. 23.4 Chronisches subdurales Hämatom

Kann, abhängig von verschiedenen Faktoren, akut, subakut oder chronisch sein (s. Text). Gewöhnlich weit oben im Parietalgebiet.

Traumatische Läsionen des Rückenmarks

Obwohl die Hals- und die Lendenwirbelsäule die am wenigsten unterstützten Teile der Wirbelsäule sind, schützt ihre Beweglichkeit sie in gewissem Umfang vor einer Schädigung. Die meisten schweren Rückenmarksverletzungen treten im thorakalen Bereich, besonders zwischen Th6 und Th12, auf. Sind keine pathologischen Veränderungen der Wirbel vorhanden (durch Steroide verursachte Osteoporose, Metastasen), ist eine erhebliche Kraft nötig, um einen Bruch der Brustwirbelsäule zu bewirken. Die Kraft kann komprimierend sein, zum Beispiel bei einem Sturz aus großer Höhe auf die Füße, oder auf Hyperflexion beruhen, wenn ein Gewicht auf den Rücken fällt. Die benötigte Kraft ist so groß, daß diese Frakturen häufig von einer Durchtrennung des Rückenmarks begleitet werden. Verletzungen des Halsmarks, die zwar weniger häufig sind, sind wegen der Atemlähmung die Ursache für die Mehrzahl früher Todesfälle.

Verletzungen der Halswirbelsäule

1. Mechanismen und Ergebnisse von Frakturen der Halswirbelsäule sind in den Abbildungen 23.5 und 23.6 gezeigt. Sie können das Ergebnis eines Traumas sein, das wie gezeigt von vorne oder hinten auf den Kopf einwirkt.
2. Eine atlantoaxiale Dislokation kann auch bei Patienten mit rheumatoider Arthritis vorkommen und beruht dort auf der Degeneration der Ligamente oder auf der Auflösung des Dens axis. Dies ist gewöhnlich, aber nicht immer, bei Patienten der Fall, die Steroide erhalten.

Fallbeispiel VII

Eine 71jährige Frau wurde auf einer orthopädischen Station aufgenommen, weil sie seit vier Wochen eine zunehmende generalisierte Schwäche hatte. Diese hatte mit einem Gefühl begonnen, als ob sie auf Brennesseln stünde, und nach zwei Wochen waren in den Händen ähnliche Symptome aufgetreten. Zu diesem Zeitpunkt konnte sie nicht mehr gehen und bekam dann eine zunehmende Schwäche in den Armen. Sie hatte keine Hirnnervensymptome. Bei der Patientin waren wegen rheumatoider Arthritis mehrere Gelenkimplantationen und andere orthopädische Eingriffe durchgeführt worden, und sie erhielt täglich 5 mg Prednisolon. Wegen der deformierten Gelenke war die neurologische Untersuchung sehr schwierig. Alle Reflexe fehlten und es ließ sich kein deutlicher Babinski-Reflex auslösen. Die motorische Schwäche stimmte mit einer pyramidalen Verteilung überein. Alle sensiblen Modalitäten waren trotz der sensiblen Symptome intakt. Ein MRT zeigte eine starke Subluxation des Atlantoaxialgelenks, so daß der Dens axis durch das Foramen occipitale magnum in die hintere Schädelgrube hineinragte. Trotz ihres Alters und ihrer Gebrechlichkeit konnte sie nach der transoralen Entfernung des Dens axis und einer rückwärtigen Stabilisierung des Zervikalkanals acht Wochen später an Krücken gehend entlassen werden. Sie hatte links einen Spitzfuß.

Diese Patientin war ursprünglich mit Verdacht auf eine durch rheumatoide Arthritis verursachte periphere Neuropathie aufgenommen worden, weil die Reflexe fehlten.

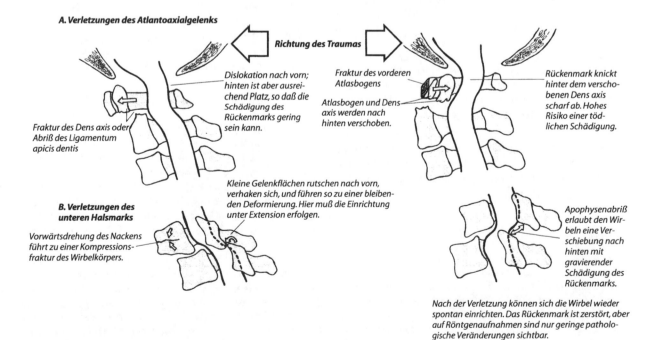

A. Verletzungen des Atlantoaxialgelenks

Richtung des Traumas

Dislokation nach vorn; hinten ist aber ausreichend Platz, so daß die Schädigung des Rückenmarks gering sein kann.

Fraktur des Dens axis oder Abriß des Ligamentum apicis dentis

Fraktur des vorderen Atlasbogens

Atlasbogen und Dens axis werden nach hinten verschoben.

Rückenmark knickt hinter dem verschobenen Dens axis scharf ab. Hohes Risiko einer tödlichen Schädigung.

B. Verletzungen des unteren Halsmarks

Vorwärtsdrehung des Nackens führt zu einer Kompressionsfraktur des Wirbelkörpers.

Kleine Gelenkflächen rutschen nach vorn, verhaken sich, und führen so zu einer bleibenden Deformierung. Hier muß die Einrichtung unter Extension erfolgen.

Apophysenabriß erlaubt den Wirbeln eine Verschiebung nach hinten mit gravierender Schädigung des Rückenmarks.

Nach der Verletzung können sich die Wirbel wieder spontan einrichten. Das Rückenmark ist zerstört, aber auf Röntgenaufnahmen sind nur geringe pathologische Veränderungen sichtbar.

Abb. 23.5 Mechanismus von Verletzungen der Halswirbelsäule: Gewalteinwirkung von hinten

Abb. 23.6 Mechanismus von Verletzungen der Halswirbelsäule: Gewalteinwirkung von vorn

Dieses Beispiel zeigt, wie genau die Untersuchung bei Patienten mit anderen schweren Gebrechen sein muß, die mögliche diagnostische Falle fehlender Reflexe und die geringen sensiblen Befunde selbst bei Patienten mit herausragenden subjektiven Symptomen.

3. Atlantoaxiale Dislokationen in der Kindheit können eine ungewöhnliche protrahierte Myelopathie auslösen. Die Verletzung entsteht häufig bei einem Sturz von einer Schaukel auf den Hinterkopf. Es kann zu einer akuten vorübergehenden Tetraparese kommen, die weniger als 30 Minuten dauert und sich komplett zurückbildet. Ungefähr 20 Jahre später bekommt der Patient eine fortschreitende Tetraparese, die durch Episoden einer akuten Tetraparese nach einer Beugung des Nackens, durch Niesen oder bei Schlägen auf den Rücken unterbrochen wird. Diese beruhen vermutlich auf wiederholten leichten Traumen, die auf die gleitende Dislokation bei der Beugung des Nackens zurückgehen. (Die anatomischen Gegebenheiten im Gebiet des Foramen occipitale magnum zeigt Abb. 23.7.)

Fallbeispiel VIII

Ein 38jähriger Mann wurde überwiesen, weil sein Gang wegen einer spastischen Tetraparese immer unbeholfener wurde. Wegen einer retrolentalen Fibroplasie war sein Sehvermögen eingeschränkt. Im Alter von vier Jahren war er von einer Schaukel gefallen und ungefähr 20 Minuten bewußtlos und komplett gelähmt gewesen. Nach der Rückbildung war er völlig taub. Dies ließ auf eine beidseitige Schläfenbeinfraktur schließen. Ansonsten ging es ihm bis vier Jahre vor seiner Überweisung gut. In diesem Zeitraum wurden seine Extremitäten steif, und er wurde unbeholfen. Er spielte oft eine Abart des Amerikanischen Fußballs ohne genau festgelegte Regeln, und seine Freunde stellten fest, daß man ihn durch einen festen Stoß in der Mitte des Rückens am besten stoppen konnte. Er verlor dann den Ball, fiel zu Boden und war vorübergehend tetraplegisch. Wahrscheinlich führten diese wiederholten Insulte zu seiner spastischen Tetraparese. Man fand eine gleitende Dislokation des Atlantoaxialgelenks.

4. Frakturen der Halswirbelsäule zwischen C1 und C3 sind normalerweise tödlich, da sie unweigerlich die Atmung beeinträchtigen. Die beiden nächsten Fälle sind extreme Beispiele.

Fallbeispiel IX

Ein 9jähriges Mädchen wurde von einem langsamen Fahrzeug angefahren. Sie war stark zyanotisch, atmete aber spontan, als sie von der Mannschaft des Krankenwagens abgeholt wurde. Bei der Aufnahme war sie bewußtlos und apnoisch. Nach der Stabilisierung wurde eine Fraktur des rechten Oberschenkels, eine Luxationsfraktur der rechten Schulter und eine starke Abknickung der Dornfortsätze von C1 und C2 gefunden, die auf einen Abriß des hinteren Ligamentum flavum auf dieser Höhe hinwies. Die klinischen Symptome in den Extremitäten waren die einer schlaffen

Quadriplegie. Ein CT zeigte eine Blutung um den Hirnstamm und das obere Rückenmark. Sie wurde künstlich beatmet, bekam aber 12 Stunden später eine starke Bradykardie, die zum Herzstillstand führte.

Fallbeispiel X

Ein 17jähriger Junge wollte Selbstmord begehen, indem er mit einem Seil um den Hals vom Absatz eines Treppenhauses sprang. Die Fallhöhe wurde auf ungefähr 4 m geschätzt. Sein Vater litt unter schwerem Parkinsonismus und seine Mutter hatte sich einige Monate zuvor ertränkt. Als er abgeschnitten wurde, atmete er noch. Er atmete noch 20 Minuten spontan weiter bis ungefähr 300 m von der Notaufnahme. Bei der Ankunft war er stark zyanotisch und die Einführung des Endotrachealtubus war äußerst schwierig. Wie sich später zeigte, lag das daran, daß sich die Luftröhre vom unteren Ende des Larynx abgelöst hatte. Röntgenaufnahmen der Halswirbelsäule zeigten eine typische Axisfraktur mit beidseitigem Bruch der Bogenwurzel (Hangman's fracture). Nach der operativen Wiederherstellung der Luft- und der Speiseröhre kam er wieder zu Bewußtsein, war aber komplett tetraplegisch und mußte beatmet werden. Durch Augenbewegungen und Blinzeln konnte er zeigen, daß er im Vollbesitz seiner geistigen Fähigkeiten war. Er lebte fünf Wochen an einem Beatmungsgerät, bevor er an einer pulmonalen Infektion starb.

5. Frakturen der mittleren Halswirbelsäule in Höhe von C3/4 sind potentiell gefährlicher, da das Rückenmark hier weniger Platz hat, um der Belastung auszuweichen und das Risiko einer Atemlähmung auf diesem Niveau maximal ist. Hier brechen auch mit größerer Wahrscheinlichkeit Fragmente der Wirbel ab und komprimieren das Rückenmark, und Frakturen des Querfortsatzes können die A. vertebralis schädigen. Dadurch können Hirnstammsymptome oder eine weitere vaskuläre Schädigung des Rückenmarks unterhalb dieses Niveaus verursacht werden (siehe Kapitel 14, Blutversorgung des Rückenmarks).

Fallbeispiel XI

Ein korpulenter 70jähriger Jäger wurde von seinem Pferd abgeworfen und landete auf dem Kopf. Er stand auf und stieg, wie es sich für einen Jäger gehört, wieder auf sein Pferd und ritt 10 – 15 Minuten weiter, bevor er wegen zunehmender Beschwerden im Nacken abstieg und um Hilfe bat. Er wurde dann noch einige Kilometer in einem Land Rover querfeldein transportiert, bis er an einen Krankenwagen übergeben werden konnte, wo man ihm glücklicherweise eine Halskrause anlegte. In der Notaufnahme zeigten Röntgenaufnahmen der Halswirbelsäule eine Luxationsfraktur in Höhe von C3/4 und man legte ihm Extensionszangen an. In dieser Phase hatte er keine neurologischen Symptome. 48 Stunden später bekam er infolge eines Infarkts im Versorgungsgebiet der linken A. cerebri posterior eine rechtsseitige Hemianopsie. Man nahm an, daß dieser Infarkt auf einer Läsion der A. vertebralis beruhte und wahrscheinlich durch einen Embolus verursacht wurde, da er keine anderen Hirnstammsymptome hatte. Zwei Jahre später bekam er epileptische Anfälle, die gewöhnlich durch starken Alkoholgenuß ausgelöst wurden. Als er 10 Jahre nach die-

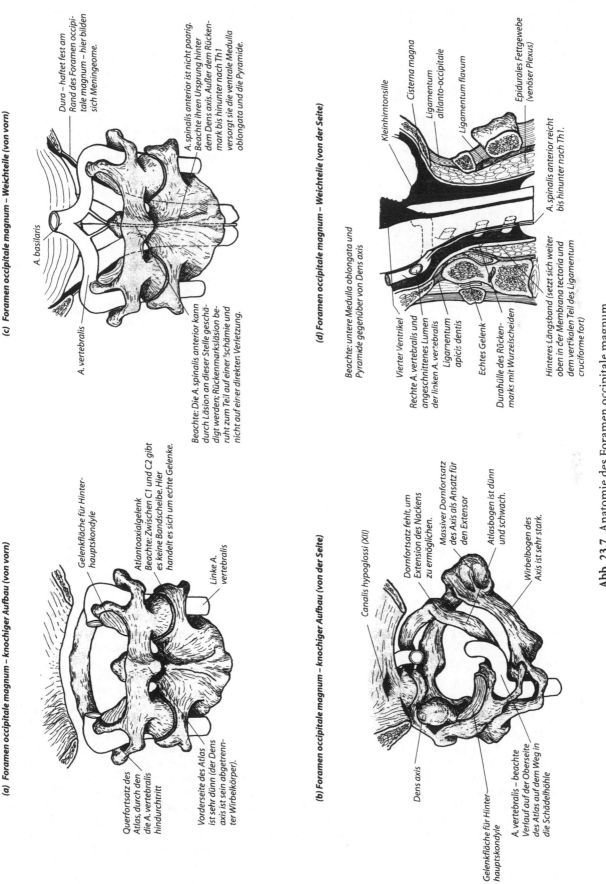

(a) Foramen occipitale magnum – knochiger Aufbau (von vorn)

Gelenkfläche für Hinter-hauptskondyle

Atlantoaxialgelenk
Beachte: Zwischen C1 und C2 gibt
es keine Bandscheibe. Hier
handelt es sich um echte Gelenke.

Linke A. vertebralis

Querfortsatz des
Atlas, durch den
die A. vertebralis
hindurchtritt

Vorderseite des Atlas
ist sehr dünn (der Dens
axis ist sein abgetrenn-
ter Wirbelkörper).

(c) Foramen occipitale magnum – Weichteile (von vorn)

Dura – haftet fest am
Rand des Foramen occipi-
tale magnum – hier bilden
sich Meningeome.

A. spinalis anterior ist nicht paarig.
Beachte ihren Ursprung hinter
dem Dens axis. Außer dem Rückenmark bis hinunter nach Th1
versorgt sie die ventrale Medulla
oblongata und die Pyramide.

A. basilaris

A. vertebralis

Beachte: Die A. spinalis anterior kann
durch Läsion an dieser Stelle geschädigt werden; Rückenmarksläsion beruht zum Teil auf einer Ischämie und
nicht auf einer direkten Verletzung.

(b) Foramen occipitale magnum – knochiger Aufbau (von der Seite)

Canalis hypoglossi (XII)

Dornfortsatz fehlt, um
Extension des Nackens
zu ermöglichen.

Massiver Dornfortsatz
des Axis als Ansatz für
den Extensor

Atlasbogen ist dünn
und schwach.

Wirbelbogen des
Axis ist sehr stark.

Dens axis

A. vertebralis – beachte
Verlauf auf der Oberseite
des Atlas auf dem Weg in
die Schädelhöhle

Gelenkfläche für Hinter-hauptskondyle

(d) Foramen occipitale magnum – Weichteile (von der Seite)

Beachte: untere Medulla oblongata und
Pyramide gegenüber von Dens axis

Kleinhirntonsille

Cisterna magna

Ligamentum
atlanto-occipitale

Ligamentum flavum

Epidurales Fettgewebe
(venöser Plexus)

Vierter Ventrikel

Rechte A. vertebralis und
angeschnittenes Lumen
der linken A. vertebralis

Ligamentum
apicis dentis

Echtes Gelenk

Durahülle des Rücken-
marks mit Wurzelscheiden

A. spinalis anterior reicht
bis hinunter nach Th1.

Hinteres Längsband (setzt sich weiter
oben in der Membrana tectoria und
dem vertikalen Teil des Ligamentum
cruciforme fort)

Abb. 23.7 Anatomie des Foramen occipitale magnum

sem Vorfall seinen 80. Geburtstag feierte, klagte er nur darüber, daß er wegen des Gesichtsfeldausfalls und der Epilepsie nicht Auto fahren konnte.

Klinische Symptome von Verletzungen der Halswirbelsäule

Die klinischen Symptome einer Schädigung in beliebiger Höhe werden anfangs durch ein Stadium von spinalem Schock beherrscht, in dem unterhalb der Läsion eine komplette schlaffe Lähmung vorliegt. In dieser Phase liefern die sensiblen Befunde die besten Hinweise auf das Ausmaß und die Schwere der Schädigung. Sobald sich das Rückenmark erholt (die Natur des spinalen Schocks ist noch nicht aufgeklärt), kehrt der Tonus in den Extremitäten unterhalb der Höhe der Verletzung zurück, und das Ausmaß der lokalen Schädigung wird sichtbar, wenn sich die verbleibende Schwäche und die Atrophie der versorgten Muskeln zeigen.

Zentrales Rückenmarkssyndrom

Nimmt man eine Fraktur im mittleren Bereich der Halswirbelsäule als Beispiel, kommt es akut zu einer schlaffen Tetraparese, aber der Patient kann eine leicht zuckende Bewegung in den Füßen zeigen, und die Wahrnehmung von Nadelstichen in den sakralen Dermatomen kann in gewissem Umfang erhalten bleiben. Dieses Bild ist für ein zentrales Rückenmarkssyndrom typisch, dessen Symptomatik der einer fortgeschrittenen Syringomyelie recht ähnlich ist. Im Lauf der Zeit nimmt die Kraft in den Extensoren der Beine wieder zu, und die Reflexe werden gesteigert. Einige Fingerbewegungen können zurückkehren, aber in den Muskeln, die von den Wurzeln C4, C5 und C6 versorgt werden, bleiben Atrophie und Schwäche bestehen. Die Sensibilität bessert sich gewöhnlich, aber normalerweise bleibt ein leichter Ausfall der Wahrnehmung geführter Bewegungen in den Füßen zurück. Nach der Rückbildung kann ein anhaltendes unangenehmes zentrales Schmerzsyndrom zurückbleiben. Der folgende Fall ist ein ausgezeichnetes Beispiel für diesen Zustand.

Fallbeispiel XII

Ein 58jähriger Maschinist rutschte von einem Kessel ab und landete 3 m tiefer auf Kopf und Schultern. Er konnte sofort seine Arme und Beine nicht mehr bewegen und die Sensibilität war von den Schultern abwärts ausgefallen. Die Atmung war nicht betroffen, und bei seiner Ankunft im Krankenhaus schien er bemerkenswert „unbekümmert" zu sein. Bei der Untersuchung hatte er einen schlaffen Tonus in allen Extremitäten, die Reflexe in den Armen fehlten und die in den Beinen waren ziemlich gesteigert, aber wegen des Sensibilitätsverlusts ließ sich der Babinski-Reflex nicht auslösen. Er konnte beide Beine etwas bewegen, wobei er ganz leicht die Hüftgelenke beugen und die Kniegelenke strecken konn-

te, war aber nicht in der Lage, Füße und Zehen zu bewegen. Er konnte keine Bewegungen in den Beinen wahrnehmen. Seine Arme waren komplett gelähmt, und unterhalb von Th1 waren alle sensiblen Modalitäten ausgefallen. Über den zervikalen Dermatomen hatte er eine überempfindlichen Bereich. Eine Röntgenaufnahme des Thorax zeigte eine Lähmung der rechten Hälfte des Zwerchfells und eine Fraktur des Dornfortsatzes von C5. Die Stabilität der Wirbelsäule war nicht beeinträchtigt. Innerhalb der nächsten 24 Stunden signalisierte ein zunehmendes Brennen in den zervikalen Dermatomen eine Schädigung des zentralen Halsmarks. Die Rückbildung erfolgte nur extrem langsam, aber sechs Monate später konnte er mit Hilfe eines Gehbocks wieder gehen und war nicht mehr inkontinent. Die schwerste Behinderung war eine Beeinträchtigung der Wahrnehmung geführter Bewegungen in den Beinen und eine beeinträchtigte Schmerz- und Temperaturempfindung im Schulterbereich.

Eine andere häufige Ursache für Frakturen der Halswirbelsäule sind Kopfsprünge ins flache Ende eines Schwimmbeckens. Dabei schlägt der Patient mit der Stirn auf dem Grund auf und bricht sich die Halswirbelsäule im mittleren bis unteren Bereich. Es folgt ein klassisches Beispiel für diesen Mechanismus, das die gesamte Anamnese und die Folgen einer derartigen Verletzung zeigt, da der Unfall 1976 geschah und der Patient bis 1990 betreut wurde.

Fallbeispiel XIII

Ein 30jähriger Mann machte einen Kopfsprung in den Swimmingpool eines Hotels, der an dieser Stelle 1,5 m tief war. Er erinnerte sich, daß er mit der Oberseite des Kopfes auf dem Grund aufschlug. Dann bemerkte er, daß er auf dem Grund des Beckens lag, und zwar bei vollem Bewußtsein, aber völlig bewegungsunfähig war. Er konnte sich umschauen und seinen Mund fest geschlossen halten. Ein Gärtner bemerkte, daß er nicht mehr auftauchte und zog ihn heraus. Er lag am Rand des Pools, konnte atmen, aber weder Arme noch Beine bewegen und war von den Schultern abwärts gefühllos. Er wurde ins Krankenhaus gebracht. Dort wurden wegen eines Bruchs in Höhe der Wirbel C5/6 Extensionszangen angelegt. Er konnte sich drei Wochen nicht bewegen. Dann begannen sich seine Beine zu bewegen, und es waren leichte Kontraktionen der proximalen Armmuskeln zu sehen. Die obere Grenze des Sensibilitätsverlusts sank bis zum oberen Thorax, und er bemerkte ausdrücklich, daß die Wahrnehmung in den Achselhöhlen und auf der Innenseite der Arme abnorm blieb. Er war auch überrascht, daß das Gebiet, in dem eine Reithosenanästhesie auftritt einschließlich Penis und Skrotum, sich verglichen mit dem Rest seines Körpers normal anfühlte, und er hatte häufig Erektionen, während er noch katheterisiert war. Nach fünf Monaten begann er mit Gehhilfen zu gehen. Als er zwei Jahre nach dem Unfall das erste mal für eine Begutachtung untersucht wurde, hatte er folgende Befunde: Die von den Wurzeln C7, C8 und Th1 innervierten Muskeln waren stark atrophiert und schwach; beide Beine hatten einen erhöhten Tonus mit minimaler pyramidaler Schwäche, alle Reflexe waren extrem gesteigert und beide Babinskis waren negativ. Die Sensibilitätsprüfung ergab einen beidseitigen Ausfall der Wahrnehmung von Nadelstichen unterhalb von C6. Die Sensibilität der sakralen Dermatome war völlig intakt. Die Hinter-

strangsensibilität (Vibrationsempfindung und Wahrnehmung geführter Bewegungen) war in Armen und Beinen intakt. In den letzten 12 Jahren hat sich sein Zustand weiter leicht gebessert, und er arbeitet noch immer als Sportreporter.

Dies ist ein besonders gutes Beispiel für eine sakrale Aussparung infolge der Erhaltung des peripheren Rückenmarks, die sich auch in der intakten Hinterstrangsensibilität und einem letztlich minimalen pyramidalen Defizit in den Beinen widerspiegelt. Die Hauptwucht der Verletzung traf die graue Substanz des Rückenmarks gerade unterhalb der Läsion.

Behandlung

Solange der neurologische Zustand stationär ist oder sich bessert, zielt die Behandlung auf die Reposition einer etwaigen Subluxation. Dabei verwendet man Extensionszangen und die nötigen Gewichte zur Aufrechterhaltung dieser Reposition. Ist die Reposition nach sechs Wochen noch instabil, kann eine operative Fixierung nötig werden.

Die wichtigsten Indikationen für ein chirurgisches Eingreifen sind ein Fortschreiten der neurologischen Symptome oder radiologische Hinweise darauf, daß ein Fragment des Wirbelkörpers oder -bogens das Rückenmark weiterhin komprimiert.

Thorakolumbale Verletzungen

Einfache Kompressionsfrakturen der oberen Lendenwirbel sind bei älteren Patienten ziemlich häufig, und eine Kompressionsfraktur mit einer Rückenmarkskompression kann das erste Symptom einer malignen Krankheit sein, insbesondere der Prostata oder von primären Malignomen des Wirbels beim Myelom. Kompressionsfrakturen können auch in der tonischen Phase von Grandmal-Anfällen auftreten. In den meisten Fällen wird das Rückenmark nicht geschädigt, und es ist nur eine symptomatische Behandlung erforderlich.

Bei einer schweren Subluxationsfraktur des Wirbels mit einem vollständigen Abriß der Ligamente und Frakturen der kleinen Gelenkflächen kommt es zu einer totalen Zerstörung des Rückenmarks. Die sehr instabile Fraktur sintert häufig zusammen, bevor der Patient das Krankenhaus erreicht. In solchen Fällen ist die Rückenmarksschädigung irreversibel, und man muß eine Infektion der Harnwege und Dekubitus verhindern und abwarten, daß der Reflextonus zurückkehrt. Die Lage, in der der Patient gepflegt wird, kann darüber entscheiden, ob er eine Tetraplegie in Flexions- oder eine Tetraplegie in Extensionshaltung bekommt. Für die Rehabilitation ist letztere wünschenswerter.

Subluxationsfrakturen unterhalb von L1 schädigen die Cauda equina, und da diese aus peripheren Nerven

besteht, ist das Potential einer Rückbildung hoch. Eine völlige Reposition ist nötig und zur Vermeidung einer weiteren Schädigung der Cauda equina kann eine Fixierung erforderlich sein. Berstungsbrüche des Wirbels L1 sind bei männlichen Patienten besonders verheerend, da sie wegen der Schädigung des sympathischen Plexus hypogastricus, der auf der Vorderseite dieses Wirbels liegt, Impotenz verursachen.

Manchmal kann ein ungewöhnlicher Mechanismus der Verletzung zu einer Fehldiagnose führen, besonders wenn die in der Notaufnahme gemachten Röntgenaufnahmen die Läsion nicht deutlich genug zeigen. Der folgende Fall demonstriert, wie wichtig es ist, kein vorschnelles Urteil über die Persönlichkeit und das Verhalten des Patienten zu fällen.

Fallbeispiel XIV

Ein 20jähriger Kunststudent wurde in die Notaufnahme gebracht, nachdem er von einem Schlitten auf den unteren Rücken gefallen war. Er hatte starke Schmerzen und die Röntgenaufnahmen zeigten nur die Wirbelsäule von L1 abwärts. Die Aufnahmen waren normal, und er wurde entlassen. Anhaltende Schmerzen und die Entwicklung beidseitiger Spitzfüße führten zu seiner Aufnahme. Rückblickend stellte er fest, daß er damals Schwierigkeiten mit der Defäkation und Harnträufeln hatte und impotent war, aber nicht nach diesen Funktionen gefragt worden war. Außerdem hatte er so starke Schmerzen gehabt, daß er auf diese Symptome nicht achtete. Leider machten die Aufzeichnungen deutlich, daß man ihn für einen „seltsamen Jungen" von der Fakultät für Kunst hielt, der seine Symptome erfunden hatte. Man verweigerte ihm auch Analgetika, weil man fälschlicherweise annahm, daß er ein Drogenproblem hätte. Daraufhin ließ er sich entlassen. Erst mehrere Wochen später wurden erneut Röntgenaufnahmen gemacht, weil seine Symptome anhielten. Diese zeigten eine Trümmerfraktur des Wirbelkörpers von Th11. Trotz klar dokumentierter Symptome von Läsionen des 1. und 2. Motoneurons und anhaltender Sphinkterstörungen sagte man ihm damals, daß nichts mehr getan werden könnte. Ein Orthopäde, der ein Jahr später um eine zweite Meinung gebeten wurde, wies Knochenfragmente im Spinalkanal nach, die die Cauda equina schädigten und entfernt wurden. Als der Patient fünf Jahre später für ein Gutachten untersucht wurde, hatte er leider noch immer eine Kombination von Störungen des 1. und 2. Motoneurons, die typisch für eine Schädigung des terminalen Abschnitts des Rückenmarks und der Cauda equina waren. Er hatte noch immer eine gestörte Blasenfunktion und konnte nicht ejakulieren.

Diese Kombination körperlicher Symptome und Befunde ist diagnostisch für eine Läsion der Cauda equina, und mit Blick auf das hohe Rückbildungspotential war es ein schwerer Fehler, daß die zugrundeliegende Fraktur nicht erkannt und behandelt wurde.

Spätkomplikationen

In den letzten Jahren wurde zunehmend erkannt, daß ein syringomyelisches Syndrom ein Rückenmarkstrauma komplizieren kann. Dabei kann es ein bis 15 Jahre dauern, bis sich der neurologische Zustand verändert. Das Erstsymptom sind gewöhnlich Schmerzen oberhalb des Niveaus der Läsion, gefolgt von der Entwicklung weiterer Symptome einer Schädigung des 2. Motoneurons in diesem Gebiet. Myelographie und neuerdings CT und MRT haben bestätigt, daß dieses Syndrom auf einem syringomyelischen Hohlraum beruht, der sich im geschädigten Gebiet bildet und ausdehnt. Man hat auch gezeigt, daß ein ähnliches Syndrom auf scheinbar leichte Verletzungen folgen kann, insbesondere des Halsmarks. Manchmal kann es später zur Entwicklung körperlicher Symptome kommen, wenn die Schwere der ursprünglichen Verletzung nicht richtig eingeschätzt wurde.

Fallbeispiel XV

Ein 1,96 m großer 33jähriger Mann wurde wegen fortschreitender Unbeholfenheit, Gehstörungen und einem Gefühl beim Husten überwiesen, als ob ein elektrischer Schlag seinen Nacken hinauf und in die Beine ausstrahlen würde. Dies war deshalb besonders belastend, weil er ein begeisterter Amateurbasketballspieler war. Vier Jahre zuvor hatte er versucht, sieben marodierende Soldaten daran zu hindern, die Geburtstagsfeier seiner 21jährigen Schwester zu stören. Sein Kopf wurde durch Schläge und Tritte schwer verletzt, und er wurde bewußtlos. Seine linke Schulter war gebrochen, und sein linker Arm war seit damals schwach. Drei Monate nach dem Unfall kam er zu einem Orthopäden, der festhielt, daß beide Trizepssehnenreflexe fehlten. Die Verantwortlichen wurden wegen Körperverletzung verurteilt. Bei der körperlichen Untersuchung hatte er im rechten Arm erhöhten Tonus, einen stark gesteigerten Bizepssehnen- und Supinatorreflex, und der Trizepssehnenreflex fehlte. Die Fingerbeugerreflexe waren beidseitig gesteigert. Er hatte keine fokale Schwäche und keinen Sensibilitätsverlust. Die Beine waren spastisch mit Klonus, der rechts stärker ausgeprägt war, und die Babinski-Reflexe waren positiv. Die Vibrationsempfindung war am linken Bein ausgefallen. Auf der rechten Seite war die Wahrnehmung von Nadelstichen von C7 abwärts ausgefallen. Nativaufnahmen und eine CT-Myelographie zeigten eine gravierende Rückenmarkskompression bei C5/6 und C6/7, die durch Bandscheibenfragmente und Knochenhypertrophie verursacht wurde. Eine chirurgische Entfernung aller Bandscheibenfragmente und Osteophyten hatte ein ausgezeichnetes Ergebnis, aber der Patient konnte nicht wieder Basketball spielen.

Die Symptome dieses Patienten waren zweifellos eine unentdeckte Folge der ursprünglichen Verletzungen, und sie brauchten trotz der außergewöhnlichen körperlichen Aktivität des Patienten vier Jahre, um sich zu entwickeln.

Wirbelsäulenverletzungen werden im allgemeinen von Orthopäden behandelt, da die neurologischen Schäden gewöhnlich sofort auftreten und irreversibel sind. Umstehende, die Besatzung des Krankenwagens und das Personal der Notaufnahme haben eine große Verantwortung, da sie die neurologische Schädigung bei unsachgemäßer Erstversorgung verschlimmern können. Bei Verdacht auf eine Wirbelsäulenverletzung darf der Patient nur sehr vorsichtig bewegt werden, bis eine Instabilität der Wirbelsäule ausgeschlossen wurde.

24 Neurologische Komplikationen systemischer Störungen

In diesem Buch wurde immer wieder betont, wie wichtig es ist, Systemkrankheiten zu erkennen, die sich als neurologische Krankheit manifestieren. In einem regionalen Krankenhaus spielt die neurologische Abteilung eine wichtige Rolle bei der Beurteilung von Patienten, bei denen bereits eine bestimmte Krankheit diagnostiziert wurde und die anschließend eine neurologische Störung bekommen haben. Ein potentieller Neurologe muß daher allgemeinmedizinische und -chirurgische Krankheitszustände und ihr Potential, neurologische Störungen zu verursachen, sehr gut kennen. Obwohl viele dieser Zustände bereits an anderer Stelle erwähnt wurden, glaube ich, daß eine Zusammenstellung einiger dieser Krankheiten in diesem letzten Kapitel sinnvoll ist. Der Stoff wird in acht Abschnitten behandelt.

- Schwangerschaft und Wehen
- Diabetes mellitus und Glukosestoffwechsel
- Kollagenose
- Endokrine und metabolische Krankheiten einschließlich Alkoholismus
- Kardiovaskuläre Krankheiten
- Tumorleiden
- Infektionskrankheiten
- Neurokutane Störungen und dermatologische Manifestationen neurologischer Krankheiten

Neurologische Komplikationen von Schwangerschaft und Wehen

Eklampsie

Eklampsie ist die schwerste Komplikation der Schwangerschaft. Sie ist der letzte Ausdruck eines unkontrollierten Bluthochdrucks in der Schwangerschaft und beruht vermutlich auf immunologischen Mechanismen, auch wenn in vielen Fällen ein übergroßer Uterus das Hauptsymptom ist. Am besten läßt sie sich durch eine geschickte Behandlung der Präeklampsie vermeiden, die durch eine rasche Gewichtszunahme, Proteinurie und ein Ansteigen des Blutdrucks gekennzeichnet ist. Am häufigsten ist sie bei der ersten Schwangerschaft, bei Hydramnion, bei Mehrlingsschwangerschaften und bei Patientinnen mit bereits bestehendem Diabetes mellitus oder Nierenkrankheiten. Eklampsie wird durch einen akuten unkontrollierbaren Anstieg des Blutdrucks, Schmerzen im Thorax, Verwirrtheit, Schläfrigkeit und das Auftreten fokaler oder generalisierter Anfälle an-

gekündigt. Nach den Anfällen können die Patientinnen aufgrund von Hirnödem oder multiplen petechialen Blutungen im Gehirn bewußtlos bleiben. Unter diesen Umständen beträgt die Sterblichkeit 10 %

Bei den meisten Patientinnen tritt Eklampsie unmittelbar vor oder während der Wehen auf, und die Gefahr nimmt rasch ab, sobald der Uterus entleert ist. Bei einigen Frauen kann die Eklampsie einige Tage nach der Geburt beginnen, so daß jede Patientin, die Präeklampsie hatte, weiter überwacht werden muß.

Die Anfälle sollten durch intravenöse Gabe von Diazepam oder Barbituraten kontrolliert werden, und bei komatösen Patientinnen sollte das Hirnödem mit intravenösem Dexamethason oder Mannitol verringert werden.

Fallbeispiel I

Eine 21jährige Erstgebärende mit einer Zwillingsschwangerschaft bekam beim Einsetzen der Wehen Eklampsie und hatte drei Grand-mal-Anfälle. Durch einen sofortigen Kaiserschnitt konnte der Blutdruck unter Kontrolle gebracht werden, aber 48 Stunden später hatte die Patientin das Bewußtsein noch nicht wieder erlangt. Ein EEG zeigte Delta-Aktivität mit großer Amplitude, obwohl die körperliche Reaktion auf Tiefenschmerz auf eine rechtsseitige Hemiparese schließen ließ. Sie erhielt intravenös Dexamethason, kam 72 Stunden nach der Geburt wieder zu sich, und verließ das Krankenhaus ohne Folgeerscheinungen.

Schlaganfälle

Die Schwangerschaft kann auch von weniger spezifischen zerebrovaskulären Krankheitsformen als Eklampsie begleitet werden. Zerebrale Aneurysmen und zerebrale Angiome können in der Schwangerschaft aufgrund von Blutdruckänderungen oder einer veränderten Hämodynamik rupturieren.

Zerebrale Venenthrombosen sind eine typische Spätkomplikation der Schwangerschaft und treten mit besonders großer Wahrscheinlichkeit bei Patientinnen mit Sichelzellanämie auf. Die Thrombose erfolgt gewöhnlich zwei bis drei Wochen nach der Geburt. Das klinische Bild hängt von Ort und Ausmaß der Thrombose ab. Lokalisierte kortikale Venenthrombosen können zu fokalen Defiziten, wie schlaffer Monoparese, führen, aber eine Thrombose des Sinus sagittalis oder transversus verursacht Schläfrigkeit, Koma und Stauungspapillen und kann tödlich verlaufen. Selbst in leichteren Fällen bleiben erhebliche Behinderungen zurück, und die Inzidenz von Epilepsie ist in späteren Jahren hoch. In den letzten

Jahren stellte sich in vielen Fällen, die früher als zerebrale Venenthrombosen diagnostiziert worden wären, heraus, daß es sich um arterielle vaskuläre Läsionen handelte. Wenn die Diagnose **Venenthrombose** zutreffend ist, können Antikoagulantien indiziert sein.

In den Wehen können embolische Schlaganfälle auftreten, wenn entweder Luft oder Fruchtwasser in die Venen des Uterus gepreßt werden. Gewöhnlich ist eine Lungenembolie die Folge, aber gelegentlich kann es auch zu einer zerebralen Embolie kommen. Heute hält man es zunehmend für wahrscheinlich, daß diese auf einer paradoxen Embolie durch ein potentiell offenes Foramen ovale beruht, das durchgängig wird, wenn der Druck im rechten Vorhof erhöht ist.

Eine andere sehr seltene Störung, die in der Schwangerschaft und im Wochenbett auftreten kann, ist thrombotische Mikroangiopathie. Diese führt zu Fieber, hämolytischer Anämie und multiplen vaskulären Läsionen im Gehirn. Gewöhnlich führt ein einfaches hämatologisches Profil zur Diagnose (siehe auch Abschnitt über Kollagenose).

Hirn- und Rückenmarkstumoren

Bestimmte Hirntumoren können durch eine Schwangerschaft verschlimmert werden. Dies beruht entweder auf einer vermehrten Gefäßversorgung oder auf hormonellen Veränderungen. Vaskuläre Tumoren wie Meningeome und Tumoren der Hypophyse, die sich in der Schwangerschaft ohnehin vergrößert, sind besonders betroffen.

Fallbeispiel II

Eine 26jährige Erstgebärende erlitt im letzten Drittel der Schwangerschaft eine Reihe fokaler Anfälle im rechten Arm. Eine gründliche Untersuchung nach der Geburt zeigte ein großes linksseitiges parasagittales Meningeom, das erfolgreich entfernt wurde.

Fallbeispiel III

Eine 30jährige Frau hatte während zweier früherer Schwangerschaften unter einer leichten Paraparese gelitten, und man vermutete Multiple Sklerose. Bei ihrer dritten Schwangerschaft war die Paraparese stärker und verschlimmerte sich nach der Niederkunft. Untersuchung und Exploration zeigten ein ausgedehntes, in der Mitte und dorsal gelegenes Lipom.

Fallbeispiel IV

Bei einer 36jährigen Frau entwickelte sich in der Schwangerschaft rechts eine partielle Okulomotoriuslähmung. Nach der Geburt konnte sie nicht stillen und bekam auch keine Menstruation. Sie wurde zwei Jahre später an einen Neurologen überwiesen, als ihr Sehvermögen beeinträchtigt wurde. Bei der Untersuchung wurden neben der partiellen Okulomotoriuslähmung eine bitemporale Hemianopsie und Optikusatrophie gefunden. Untersuchung und Exploration ergaben ein sehr großes zystisches Hypophysenadenom.

Man muß auch an einen Tumor denken, der eine spezielle Komplikation der Schwangerschaft ist: die Blasenmole oder das Chorioblastom. Die Diagnose ist eindeutig, wenn sich die Schwangerschaft als Blasenmole erweist; weniger klar ist, daß ein Chorioblastom in ungefähr 15 % der Fälle auf eine scheinbar normale Schwangerschaft folgen kann, wie das nächste Fallbeispiel zeigt.

Fallbeispiel V

Eine 25jährige Hausfrau aus Yorkshire besuchte ihre Schwiegereltern. Sie hatte vor vier Monaten eine normale Schwangerschaft vollendet. Seit der Schwangerschaft litt sie unter Appetitlosigkeit und hatte stark abgenommen. Sie stillte aber immer noch sechs Mal am Tag. Während der Fahrt war ihr etwas übel gewesen, und sie hatte leichte Kopfschmerzen bekommen. Innerhalb der nächsten 36 Stunden wurden die Kopfschmerzen immer stärker, und sie begann sich zu erbrechen. In den 18 Stunden vor ihrer Aufnahme war Doppeltsehen aufgetreten. Bei der körperlichen Untersuchung hatte sie Stauungspapillen, und die Augenbewegungen waren nicht konjugiert. Sie hatte keine Symptome einer Läsion der langen Bahnen, und die Babinski-Reflexe waren negativ. Ein CT zeigte multiple zerebrale Metastasen in den Hemisphären, im Hirnstamm und in der hinteren Schädelgrube. Eine Röntgenaufnahme des Thorax zeigte ebenfalls mehrere Metastasen. Eine Ultraschalluntersuchung des Bauchraums ergab vier unabhängige Läsionen in der Leber. Der Uterus wirkte groß, obwohl sich der Gynäkologe unsicher war, ob dies 4 Monate nach der Niederkunft pathologisch war. Die Konzentration von menschlichem Choriongonadotropin (HCG) betrug 188 000 Einheiten und ließ keinen Zweifel an der Diagnose. Sie wurde zur Chemotherapie in eine Spezialklinik verlegt, starb aber vier Tage später an ihrer Krankheit.

Epilepsie

Frauen im gebärfähigen Alter, die orale Verhütungsmittel verwenden, müssen sich darüber im klaren sein, daß ein hochdosiertes Präparat nötig ist, wenn sie enzyminduzierende Wirkstoffe wie Phenytoin, Carbamazepin oder Barbituratderivate einnehmen, da die Enzyminduktion die Wirksamkeit der Pille herabsetzt. Hinweise, daß die Pille selbst Epilepsie auslösen kann, liegen nicht vor.

Epilepsie wird durch eine Schwangerschaft gewöhnlich nicht ernsthaft beeinflußt, obwohl manche Patientinnen im Spätstadium etwas häufiger Anfälle bekommen können. Das größte Risiko besteht in den wenigen Tagen nach der Geburt, wenn die Patientinnen ihren ersten Anfall seit Monaten oder Jahren haben können. Aus diesem Grund ist es sehr wichtig, daß die Medikamente auch während der Wehen nicht abgesetzt werden.

Während der Schwangerschaft nehmen die Serumkonzentrationen von Antikonvulsiva ab. Führt dies aber nicht zu vermehrten Anfällen, erscheint es sinnlos, nur die Serumkonzentration zu behandeln. Nach der Schwangerschaft ist das Stillen nur dann problematisch, wenn die Patientin stark sedierende Medikamente wie

Barbituratderivate einnimmt. Alle Antikonvulsiva werden mit der Muttermilch ausgeschieden und können Hautausschläge auslösen, wenn der Säugling allergisch auf das verwendete Medikament reagiert.

Aus Besorgnis über das teratogene Potential von Antikonvulsiva wird manchmal vorgeschlagen, die Medikamente in der Schwangerschaft abzusetzen. Dies ist nicht empfehlenswert. Bestand vor der Schwangerschaft eine eindeutige Indikation für eine Behandlung mit Antikonvulsiva, ist es wegen des erhöhten Anfallsrisikos in der Schwangerschaft und nach der Geburt unbedingt erforderlich, daß die Medikamente weiter eingenommen werden. Unter diesem Gesichtspunkt sollte man vielleicht den Wirkstoff einsetzen, bei dem die geringste Gefahr besteht, und dieser ist nach allgemeiner Auffassung Carbamazepin. Bei Phenytoin und Valproat wurde eindeutig nachgewiesen, daß sie zu fetalen Syndromen führen können, und man sollte sie daher nicht geben, wenn Carbamazepin wirksam ist.

Nach der Geburt sollte man unbedingt auf die Gefahr für das Kind hinweisen, wenn die Mutter beim Wickeln oder Baden einen Anfall bekommt. Das Kind sollte daher auf dem Fußboden gewickelt und nie gebadet werden, wenn nicht eine dritte Person anwesend ist. Sie könnten dies jetzt als übertriebene Schwarzseherei betrachten, aber ich kenne einen Fall, in dem eine Frau nach einem Anfall in ihrem Badezimmer zu sich kam und feststellte, daß ihr 2jähriges Kind weinend in der Badewanne stand, während ihr 6monatiges Baby in 7 cm Wasser ertrunken war. Dieses Beispiel macht deutlich, daß dieser Rat lebenswichtig ist, und wird Ihren Patientinnen im Gedächtnis bleiben.

Multiple Sklerose

Multiple Sklerose tritt bei Frauen im gebärfähigen Alter auf, so daß ein zufälliges Zusammentreffen mit einer Schwangerschaft sehr wahrscheinlich ist. Die Krankheit kann sich in der Schwangerschaft manifestieren, und gelegentlich sieht man Patientinnen, die nur in der Schwangerschaft Schübe hatten. Dies steht in auffälligem Widerspruch zum normalen Verhalten von manifester MS, die in der Schwangerschaft gutartig verläuft. Allerdings ist in den drei Monaten nach der Geburt das Risiko eines Rückfalls hoch. Für das Ausmaß dieses Risikos werden sehr unterschiedliche Zahlen angegeben, und manche Reihen haben ein Risiko von 25 % ergeben. Mir fällt es schwer, nicht von einer Schwangerschaft abzuraten, da ich mich noch lebhaft an zwei Patientinnen erinnere, die infolge eines durch eine Schwangerschaft ausgelösten Rückfalls verstarben. Aus all diesen Gründen ist eine Beratung der Patientinnen in dieser Situation sehr schwierig, und man muß das Risiko gegen den Kinderwunsch abwägen und auch die Möglichkeit berücksichtigen, daß die Mutter durch ein zukünftiges Fortschreiten der Krankheit nicht mehr für ihre junge Familie sorgen kann.

Fallbeispiel VI

Eine 36jährige Frau bekam einen akuten Schub von Multipler Sklerose, als sie ihr drei Monate altes Baby stillte. Sie sah verschwommen, hatte Konzentrationsschwäche, Wortfindungsstörungen, generalisierte Schwäche und Ataxie, Harnverhaltung, Schwierigkeiten beim Schlucken und konnte nicht schreiben. Die Symptome begannen sich zu bessern, und sechs Monate später sprach sie verwaschen, hatte eine leichte Ataxie, gesteigerte Reflexe, und die Babinski-Reflexe waren positiv. Im weiteren Verlauf dieses Jahres schienen sich die körperlichen Symptome vollständig zurückgebildet zu haben. Der Neurologe, der sie in Italien betreute, riet ihr dringend von einer weiteren Schwangerschaft ab, aber 1989 wurde sie schwanger. Innerhalb von Wochen wurde sie ataktisch, konnte kaum gehen, und die Babinski-Reflexe waren wieder positiv. Sie hatte eine Fehlgeburt. Ein zu dieser Zeit aufgenommenes MRT zeigte typische Läsionen der weißen Substanz, und sie erhielt ACTH (adrenokortikotropes Hormon), das aber nur eine minimale Besserung bewirkte. Sie erhielt dann intravenös Methylprednisolon, auf das sie wieder nur wenig oder gar nicht ansprach. Zu diesem Zeitpunkt konnte sie nicht mehr frei stehen und ihre intellektuellen Fähigkeiten hatten sich erheblich verschlechtert, so daß sie nicht mehr rechnen oder sich zusammenhängend unterhalten konnte. Sie kam nach England zurück. Dort zeigten sich Hinweise auf eine beidseitige pyramidale Beteiligung, schwere Ataxie und eindeutige Anzeichen von Demenz. In diesem Stadium zeigte ein MRT eine starke, generalisierte Demyelinisierung der weißen Substanz, wobei trotz ihrer Symptome der Befall des Kleinhirns und des Hirnstamms minimal war. Sie wurde in ein Pflegeheim aufgenommen, in dem sie immer verwirrter wurde und weder ihren Mann noch ihren Sohn erkannte. Schließlich wurde sie zu einem kompletten Pflegefall. Sie starb 18 Monate nach dem Beginn ihres zweiten Multiple-Sklerose-Schubs, der fast sicher durch die zweite Schwangerschaft ausgelöst worden war.

Wahrscheinlich haben die meisten Neurologen einen derartigen Fall gesehen, und es ist sehr schwierig, angesichts einer solchen Tragödie bei der Frage nach Schwangerschaften ein unvoreingenommener Berater zu sein. Die Anzeichen dafür, daß ein Risiko besteht, sind überwältigend. Es wird allerdings noch diskutiert, wie hoch dieses Risiko ist. Aus persönlicher Erfahrung sind Schübe, die unter diesen Umständen auftreten, wie in diesem Fall, besonders schwerwiegend.

Myasthenia gravis

Auch Myasthenia gravis tritt bei jungen Frauen auf. Bei vielen Patientinnen bessert sich die Myasthenie in der Schwangerschaft und rezidiviert drei Wochen nach der Geburt. Das Kind kann mit einem vorübergehenden myasthenischen Syndrom oder einer Cholinrezeptorenblockade geboren werden, und die Behandlung dieser Zustände erfordert beträchtliches Geschick. Das neonatale myasthenische Syndrom klingt gewöhnlich innerhalb einer Woche ab. Wird eine Thymektomie für nötig gehalten, sollte diese durchgeführt werden, bevor sich die Patientin auf eine Schwangerschaft einläßt. Bei den modernen Therapieformen für Myasthenia gravis mit

Steroiden und Immunsuppressiva besteht das Risiko einer Mißbildung des Fetus, und bei einer solchen Behandlung ist von einer Schwangerschaft abzuraten.

Schwangerschaftschorea

Schwangerschaftschorea ist wegen des Rückgangs von rheumatischem Fieber selten geworden, da sie gewöhnlich ein Rezidiv einer vorausgegangenen Chorea minor (Sydenham) in der Schwangerschaft darstellt. Die Bewegungsstörung kann gut auf Diazepam oder Clonazepam ansprechen. In hartnäckigen Fällen wurde Haloperidol empfohlen, doch kann dieses zu einer akuten oder tardiven Dyskinesie führen. Es werden immer mehr durch die Antibabypille ausgelöste Fälle erkannt, und das folgende Beispiel dokumentiert eine solche Chorea mit anschließender schwerer Schwangerschaftschorea.

Fallbeispiel VII

Eine 18jährige Frau wurde aufgenommen, weil sie seit zwei Wochen unter Zuckungen der rechten Gesichtshälfte und der Zunge litt, auf die rasch choreiforme Bewegungen des rechten Arms und Beins folgten. Die Zuckungen waren so stark, daß die Patientin Schwierigkeiten beim Sprechen und Schlucken hatte. Klinisch lag eine diffuse choreiforme Bewegungsstörung vor, obwohl die meisten Bewegungen auf der rechten Seite auftraten. Sie hatte zuvor keine Form von rheumatischem Fieber gehabt, und eine kürzliche Streptokokkeninfektion ließ sich nicht bestätigen. Man hielt es daher für wahrscheinlich, daß die Störung damit zusammenhing, daß sie seit kurzem die Antibabypille nahm. Diese wurde abgesetzt, und innerhalb von drei Wochen klangen die Bewegungen vollständig ab. Zwei Jahre später wurde sie schwanger. Bis zur 17. Woche verlief alles normal. Dann entwickelte sich sehr schnell eine generalisierte Chorea, insbesondere der bulbären Muskeln, die so stark war, daß sie nicht mehr sprechen und schlucken konnte und künstlich ernährt werden mußte. Sie nahm keine anderen Medikamente ein und hatte keine anderen Symptome. Mit 5 mg Haloperidol ließen sich die Bewegungen gut unterdrücken. Zwei Monate später fühlte sie sich sehr schlecht, und man stellte den Tod des Fetus fest, der bei seiner Entfernung multiple Entwicklungsstörungen aufwies. Die Medikamente wurden abgesetzt, und die choreiformen Bewegungen traten nicht mehr auf.

Dieser Fall ist nicht nur ein gutes Beispiel für die hormonellen Verhältnisse bei Chorea, sondern zeigt auch, daß dieser Zustand in schweren Fällen lebensbedrohlich sein kann. Da die Patientin vor der 17. Schwangerschaftswoche keine Medikamente erhielt, ist unsicher, ob diese die Entwicklungsstörungen des Fetus verursachten, doch war die Behandlung unerläßlich.

Periphere Nervenläsionen

Das Karpaltunnelsyndrom ist die häufigste neurologische Komplikation in der Schwangerschaft. Nachts kann es sehr stark sein, und tagsüber völlig abklingen. Selbst auf dem Höhepunkt der Symptomatik können Untersuchungen der Nervenleitung normale Ergebnisse liefern. Das Syndrom kann auf Diuretika oder das Tragen von Schienen bei Nacht ansprechen und klingt nach der Geburt ab. Eine operative Dekompression ist in der Schwangerschaft nur sehr selten notwendig.

Kreuzschmerzen und lumbale Wurzelschmerzen sind ziemlich häufig und wurden auf eine Schlaffheit der Ligamente, eine Kompression des N. ischiadicus durch den Kopf des Babys und lumbale Wurzelläsionen zurückgeführt. Diese Symptome bilden sich gewöhnlich nach der Geburt zurück, und es scheint sicher zu sein, daß sie rein mechanisch bedingt sind.

Meralgia paraesthetica aufgrund einer Kompression oder Dehnung des N. cutaneus femoris lateralis kann entweder in der Schwangerschaft, während sich das Abdomen nach vorne ausdehnt, oder sogar nach der Geburt auftreten, wenn der Bauch plötzlich flach wird. Der N. obturatorius kann zwar durch Eingriffe bei der Entbindung verletzt werden, aber Schädigungen sind recht selten. Diese Zustände werden in den Kapiteln 16 und 17 ausführlicher behandelt.

Neurologische Komplikationen bei Diabetes mellitus und Störungen des Glukosestoffwechsels

Bei Diabetes kann es zu vielen neurologischen Komplikationen kommen, die zumeist auf begleitenden Gefäßkrankheiten beruhen, insbesondere auf Veränderungen in den Arteriolen.

Periphere Nervenläsionen

Diabetische periphere Neuropathie tritt am häufigsten bei Patienten mit Typ-II-Diabetes auf und weniger bei juvenilen Diabetikern. Ob diese Form der symmetrischen Schädigung auf einer Gefäßkrankheit beruht, ist nicht sicher.

Mononeuritis multiplex ist sehr häufig und zweifellos die Folge von Druck auf einen Nerv, der durch eine Beeinträchtigung der Mikrozirkulation druckempfindlich geworden ist. Zu dieser Kategorie gehören auch Infarkte des oberen Teils des N. femoralis oder der oberen lumbalen Wurzeln. Dieser Zustand ist als diabetische Amyotrophie bekannt.

Bei 90 % der Diabetiker finden sich Hinweise auf eine diffuse vegetative Funktionsstörung, aber glücklicherweise haben nur relativ wenige Patienten merkliche klinische Symptome. Die wichtigsten Störungen sind Potenzprobleme und orthostatische Hypotonie. Obwohl immer angegeben wird, daß nächtliche Diarrhoe ein spezifischer Hinweis auf diese Diagnose ist, bestehen über die Gültigkeit dieser Beobachtung beträchtliche Zweifel, und es gibt keine theoretische Grundlage für ihr Auftreten.

Läsionen der Augenmuskelnerven

Isolierte Lähmungen der Augenmuskeln sind eine häufige Komplikation, und man hat nachgewiesen, daß sie auf einem Infarkt der Augenmuskelnerven beruhen. Diese werden in Kapitel 5 vollständig behandelt. Der folgende Fall ist ein gutes Beispiel für diesen Zustand bei einem Diabetiker.

Fallbeispiel VIII

Ein 50jähriger Lateinmerikaner stellte sich mit einer schmerzhaften Okulomotoriuslähmung vor. Man führte dies auf seinen bekannten Diabetes zurück und führte keine Angiographie durch. Das Vertrauen in diese Diagnose wurde aber dadurch erschüttert, daß eine Woche später auf derselben Seite eine Trochlearislähmung auftrat. Innerhalb weniger Tage waren auch die kontralateralen Nn. oculomotorius und trochlearis betroffen, und die Diagnose schien nun sicherer zu sein. Eine komplette Erholung aller betroffenen Nerven bestätigte sechs Wochen später diese Annahme.

Sehstörungen

Sehstörungen sind bei Diabetes häufig, der noch immer eine der Hauptursachen für Erblindung ist. Gewöhnlich beruht diese auf einer retinalen arteriellen oder venösen Krankheit und auf Katarakt. Da bei Diabetikern ein hohes Risiko für Krankheiten der Herzkranzgefäße und der zerebralen Gefäße besteht, ist eine Amaurosis fugax aufgrund von Emboli aus der A. carotis oder dem Herzen häufig, und es kann zu einer ischämischen Optikusneuropathie kommen. Es liegen Berichte über akute, wenn auch seltene Fälle von Optikusneuropathie in Verbindung mit Diabetes vor.

Gefäßkrankheiten von Gehirn und Rückenmark

Bei Diabetikern sind alle Arten von Schlaganfällen sehr viel häufiger als in der Durchschnittsbevölkerung. Außerdem wirken sich Mikroangiopathien bei Diabetikern besonders auf die Capsula interna, die Basalganglien und das Rückenmark aus. Dabei kommt es unter anderen zu Pseudobulbärparalyse (Kapitel 9), arteriosklerotischem Rigor (Kapitel 12) und zur Thrombose der A. spinalis anterior (Kapitel 14).

Metabolische Syndrome

Ketoazidotisches diabetisches Koma

Die Behandlung des diabetischen Komas gehört zu den Aufgaben des Allgemeinarztes, und dieser Abschnitt beschränkt sich daher auf die Erkennung des Zustands. Neurologische Kliniken müssen ständig mit Patienten im diabetischen Koma rechnen. Früher gab es Fälle, in denen die Diagnose erst nach einer Liquoruntersuchung gestellt wurde, die eine stark erhöhte Glukosekonzentration ergab. Das CT ist beim diabetischen Koma ebenfalls normal. Da sich die Glukosekonzentration im Serum heute leicht und sofort bestimmen läßt, ist die Gefahr sehr gering, ein diabetisches oder hypoglykämisches Koma zu übersehen, aber früher wurde die Glukosekonzentration nicht routinemäßig bestimmt. Das extremste Beispiel war ein Patient, der aus einem allgemeinen Kreiskrankenhaus in eine neurologische Klinik verlegt worden war und bei dem die Diagnose erst gestellt wurde, als der Biochemiker die Glukosekonzentration im Liquor bestimmt hatte, der bei einer Pneumoenzephalographie gewonnen worden war. Im allgemeinen beginnt ein diabetisches Koma subakut und ist gewöhnlich eine Komplikation einer interkurrenten Krankheit, etwa einer Harnwegsinfektion oder einer Lungenentzündung, die oft schon einige Tage besteht, bevor der Patient komatös wird. Eine sorgfältig erhobene Anamnese über die Art, wie das Koma beginnt, ist sehr wichtig. Trotzdem kann die Diagnose enorm schwierig sein. Der folgende Fall ist ein gutes Beispiel.

Fallbeispiel IX

Ein 30jähriger Mann, seit vielen Jahren Diabetiker, war bei normaler Gesundheit, als seine Frau an einem Freitagabend ihre Mutter besuchte. Als sie am folgenden Sonntagnachmittag zurückkehrte, fand sie ihren Mann im Koma. Bei der Ankunft im Krankenhaus war er blaß, komatös, schwitzte und hatte einen niedrigen Blutdruck. Die klinische Symptomatik ließ auf eine Hypoglykämie schließen, und er erhielt unmittelbar nach der Entnahme einer Blutprobe zur Bestimmung der Glukose- und Elektrolytkonzentration intravenös Glukose. Kurz nach der Aufnahme bekam er fokale und generalisierte Anfälle. Er hatte Fieber, Nackensteife war aber nicht nachweisbar. Der Blutzucker bei seiner Ankunft lag bei 1200 mg%. Er starb innerhalb von 20 Minuten nach der Aufnahme. Bei der Obduktion stellte man fest, daß er unter Miliartuberkulose und tuberkulöser Meningitis litt, die wahrscheinlich die infektiösen Ursachen für das diabetische Koma waren.

Hyperglykämisches, hyperosmolares, nicht ketoazidotisches Koma

Dieser zunehmend bekannte Zustand ist neurologisch wichtiger, da seine klinischen Manifestationen einen großen Bereich neurologischer Phänomene umfassen. Dazu gehören fokale oder generalisierte epileptische Anfälle, vorübergehende oder progressive „schlaganfallähnliche" Bilder, ein „tumorartiger" Verlauf, ein extrapyramidales Syndrom oder ein komatöser Zustand mit subakutem Beginn. Die vorherrschenden metabolischen Kennzeichen sind eine ausgeprägte Hyperglykämie und Hypernatriämie sowie eine erhebliche Erhöhung der Osmolarität des Serums. Eine Ketoazidose, das Symptom des diabetischen Komas, tritt nicht auf, und der Zustand ist nicht unbedingt eine Komplikation eines manifesten oder subklinischen Diabetes. Tatsächlich kennt man den zugrundeliegenden Mechanismus nicht, und nach der Rückbildung finden sich häufig nur minimale Hinweise auf einen Diabetes. Der wichtigste klinische Hinweis auf die Diagnose ist eine extrem starke Dehydration bei einem Patienten, der erst seit wenigen Stunden krank ist.

Fallbeispiel X

Eine 68jährige pensionierte Oberschwester wurde komatös ins Krankenhaus aufgenommen. Ihre Pupillen reagierten normal, der Babinski war beidseitig positiv, und sie war erheblich dehydratisiert. Sie war am selben Tag noch völlig gesund gewesen, aber Angehörige hatten bemerkt, daß sie übermäßig durstig gewesen war und ungewöhnlich große Mengen von Coca Cola getrunken hatte. Dann wurde ihre Sprache verwaschen, sie hatte aphasische Sprachstörungen und bekam eine leichte rechtsseitige Hemiparese. Auf der Fahrt ins Krankenhaus fiel sie ins Koma. Kompliziert wurde der Fall dadurch, daß sie seit einigen Monaten Vorhofflimmern hatte und daß einige Monate vorher Diabetes durch eine gründliche Untersuchung ausgeschlossen worden war. Ihr Zustand verschlechterte sich weiter, und beide Pupillen erweiterten sich und wurden lichtstarr. Zu diesem Zeitpunkt maß man im Serum 860 mg% Glukose und eine Natriumkonzentration von 158 mmol/l, die Osmolarität des Serums konnte aber nicht bestimmt werden. Eine Ketoazidose lag nicht vor. Über Nacht wurden 11 l hypotonische Kochsalzlösung und 5 % Dextroselösung infundiert. Am nächsten Morgen war sie wieder bei Bewußtsein und erholte sich innerhalb von 24 Stunden komplett. Es blieben keine körperlichen Symptome zurück. Ursprünglich war als Grund für die Überweisung eine zerebrale Embolie mit anschließendem Hirnödem diagnostiziert worden.

Der wichtigste Hinweis auf die Diagnose war, daß sie trotz extremen Dursts und großer Flüssigkeitsaufnahme bei der Aufnahme stark dehydratisiert war.

Hypoglykämische Zustände

Hypoglykämie hat viele wichtige neurologische Auswirkungen:

1. Sie kann verändertes oder psychotisches Verhalten verursachen.
2. Sie kann neurologische Herdsymptome verursachen, die einen Schlaganfall vortäuschen.
3. Sie kann fokale oder generalisierte Anfälle auslösen, die zum Koma führen.
4. Wird sie nicht entdeckt, kann eine fortschreitende neurologische Krankheit entstehen.

Das hypoglykämische Koma wird zwar sehr oft ausführlich vorgestellt, aber den wichtigen klinischen Zuständen ohne Koma wird nicht die nötige Aufmerksamkeit geschenkt, so daß sie leicht übersehen werden, wenn man diese Möglichkeiten nicht gleichermaßen berücksichtigt.

1. Ein hypoglykämisches Präkoma kann zu Verhaltensänderungen führen, wobei sich der Patient häufig aggressiv oder dissozial verhält. Bei mit Insulin behandelten Diabetikern beruht dies gewöhnlich darauf, daß sie eine Mahlzeit ausgelassen haben, oder auf einer unerwarteten körperlichen Anstrengung. Bei Patienten mit autonomen insulinproduzierenden Tumoren ist eine Hypoglykämie nachts wahrscheinlicher, wenn die Nahrungsaufnahme ausbleibt und die Insulinproduktion unverändert anhält. Bei jedem Patienten mit einem starken nächtlichen Verwirrtheitszustand sollte man daher einen insulinproduzierenden Tumor vermuten.

2. Bei Patienten mit einer beeinträchtigten zerebralen Durchblutung kann Hypoglykämie Herdsymptome wie vorübergehende Hemiparese, Aphasie oder Apraxie verursachen. Tierexperimente haben ergeben, daß sich nach der Ligatur einer A. carotis in dem schlecht durchbluteten Areal Herdsymptome bilden, wenn Hypoglykämie ausgelöst wird. Deshalb könnten transitorische ischämische Attacken bei Diabetikern eher auf hypoglykämischen Episoden mit schlechter Durchblutung auf einer Seite beruhen als auf zerebralen Embolien. Diese Möglichkeit sollte bei insulinpflichtigen Patienten in Betracht gezogen werden, wenn sich nur minimale Hinweise auf eine Embolie der A. carotis finden und die Behandlung mit Aspirin und Antikoagulantien nicht erfolgreich ist.

3. Bei einigen hypoglykämischen Patienten können rein fokale oder generalisierte epileptische Anfälle auftreten. Hypoglykämie sollte bei jedem Patienten mit einem ersten Anfall dringend als mögliche Ursache in Erwägung gezogen werden. Leider hat sich der Blutzuckerspiegel durch autoregulatorische Mechanismen häufig bereits wieder normalisiert, wenn der Patient die Klinik erreicht. Ein normaler Blutzuckerspiegel schließt daher bei entsprechend deutlicher Symptomatik eine Hypoglykämie nicht mit letzter Sicherheit aus. Das Fallbeispiel X in Kapitel 22 ist ein ausgezeichnetes Beispiel für einen Fall, in dem diese Möglichkeit scheinbar ausgeschlossen wurde.
Wird die Natur dieser Anfälle nicht erkannt, könnten fortschreitende Hirnschädigungen als Folge wiederholter hypoglykämischer Insulte auftreten. Es ist auch wahrscheinlich, daß die Anfallsaktivität für die Hirnzellen, denen gleichzeitig ihr wichtigster Metabolit fehlt, doppelt schädlich ist. Nach der Wiederherstellung eines normalen Blutzuckerspiegels kommt der Patient nicht immer so schnell zu Bewußtsein, wie man erwartet. Für einen Patienten mit einem schweren hypoglykämischen epileptischen Anfall ist es nicht ungewöhnlich, daß die komplette Rückbildung 12–24 Stunden dauert.

4. Wiederholte hypoglykämische Episoden können eine irreversible Schädigung der Basalganglien, des Kleinhirns, des Kortex und des Hippocampus verursachen. Dadurch kann es zu fortschreitender Demenz, Spasti-

zität mit Dysarthrie, extrapyramidalen Syndromen und Ataxie kommen. Es gibt Berichte über ein Syndrom bei Patienten mit chronischer Hypoglykämie, das der Motoneuronkrankheit ähnelt, obwohl dieses sehr selten zu sein scheint.

In den letzten Jahren wurden viele insulinpflichtige Diabetiker an den Autor mit der Diagnose nächtlicher Epilepsie und der Bitte um neurologischen Rat überwiesen. Bei der weiteren Untersuchung wurde bei keinem dieser Patienten eine Epilepsie bestätigt, und bei allen wurde nachgewiesen, daß sie wegen des Insulins hypoglykämisch waren. Da das Risiko einer Hypoglykämie nachts am größten ist und auch die meisten idiopathischen epileptischen Anfälle nachts auftreten, ist es sehr leicht, die Möglichkeit einer Hypoglykämie zu übersehen. Um diese Möglichkeit zu bestätigen oder auszuschließen, müssen entschlossene Anstrengungen unternommen werden. (Siehe auch den Abschnitt über Bewußtseinsveränderungen bei Hypoglykämie in Kapitel 22.)

Neurologische Komplikationen bei Kollagenosen

Die Kollagenosen umfassen verschiedene Störungen, deren gemeinsame pathologische Grundlage diffuse entzündliche Veränderungen im Bindegewebe sind, insbesondere in dem der Blutgefäße. Die Ätiologie dieser Störungen beruht auf veränderten Immunmechanismen. Ziemlich häufig überlappen die Symptome der verschiedenen Zustände, und in Kombination mit einer ausgedehnten Arteriitis erhöht sich die Letalität sogar noch weiter. Gewöhnlich spiegelt sich in den neurologischen Komplikationen dieser Störungen das Ausmaß und die Schwere der Gefäßveränderungen wider.

Systemischer Lupus erythematodes

Diese Störung betrifft überwiegend weibliche Patienten (85 % der Fälle). Neurologen sollten sich besonders dessen bewußt sein, daß einige Fälle durch Medikamente ausgelöst werden, die bei der Behandlung neurologischer Störungen eingesetzt werden. Dazu gehören Hydralazin (bei akuter hypertensiver zerebrovaskulärer Verschlußkrankheit), Procainamid (ein Muskelrelaxans), Trimethadion und Diphenylhydantoin (Antikonvulsiva). Die pathologische Läsion besteht aus einer fibrinoiden Degeneration der Wände der kleinen Arterien und Arteriolen. Die wichtigste nichtneurologische Auswirkung ist die Beteiligung von Gelenken, Haut, Herz und Nieren.

Fokale oder generalisierte epileptische Anfälle oder akute psychotische Schübe können bis zu 30 % der Fälle komplizieren: 50 % der Patienten mit systemischem Lupus erythematodes haben abnorme EEGs. Die Ursache für diese zerebralen Manifestationen sind mikrovaskuläre Läsionen, die bei den Patienten auch Schlaganfälle, choreiforme Bewegungsstörungen, Lähmungen der Augenmuskelnerven, periphere Neuropathien, Mononeuritis multiplex, Polymyositis und das Guillain-Barré-Syndrom auslösen können. Gefäßveränderungen in der Retina können zu Sehstörungen führen, und das Erscheinungsbild des Augenhintergrunds kann Stauungspapillen ähneln.

Rheumatoide Arthritis

Bei dieser Störung ist hauptsächlich das Bindegewebe in der Umgebung der Gelenke betroffen, aber in der Mehrzahl der Fälle gibt es auch Anzeichen für eine systemische Störung. Die häufigsten neurologischen Komplikationen sind ein Karpaltunnelsyndrom aufgrund von Veränderungen der Weichteile um das Handgelenk und eine Kompression des N. ulnaris aufgrund der Verwendung von Krücken oder wegen längerer Bettlägerigkeit, durch die das Ellenbogengelenk stark belastet wird.

In sehr schweren Fällen kann eine diffuse periphere Neuropathie oder eine Mononeuritis multiplex auftreten. Ursprünglich wurde vermutet, daß der Einsatz von Steroiden die Neuropathie verursachte, aber es ist wahrscheinlich, daß die Gabe von Steroiden einfach nur mit der Schwere der Störung und der Überlappung mit ernsteren Störungen korreliert. Der Einsatz hochdosierter Steroide erhöht auch das Risiko einer Steroidpsychose, einer Steroidmyopathie und einer Auflösung oder Fraktur des Dens axis. Diese letzteren Zustände können fälschlicherweise als Fortschreiten der Krankheit angesehen werden anstatt als neurologische Komplikationen der Behandlung.

Die Behandlung von rheumatoider Arthritis mit Penicillamin hat zu neuen Komplikationen geführt. Nebenwirkungen dieses Medikaments können ein myasthenisches Syndrom und eine entzündliche Myopathie sein (Kapitel 19).

Bei seit langem bestehenden Fällen kommt es zu einer erheblichen Muskelatrophie, und obwohl diese zu einem großen Teil auf Inaktivität zurückzuführen ist, findet man bei 5 % der Fälle Hinweise auf eine entzündliche Muskelkrankheit. Diese muß von Steroidmyopathie unterschieden werden, die als Komplikation einer sehr langen Behandlung mit relativ niedrig dosierten Steroiden auftreten kann.

Die schwerste neurologische Komplikation beruht auf einer Fraktur oder einer Auflösung des Dens axis. Die Fraktur kann akut beim Niesen oder bei einem Sturz geschehen oder, wie auch die Auflösung des Dens axis, auf Röntgenaufnahmen von Patienten gefunden werden, die über Nackenschmerzen klagen. Das Ergebnis ist eine akute oder fortschreitende Tetraparese, die tödlich verlaufen kann. Durch diese Komplikation kann sich die Behinderung des Patienten schleichend verschlimmern, und dies kann leicht für ein Fortschreiten der Krankheit gehalten werden (siehe Fallbeispiel VII in Kapitel 23).

Panarteriitis nodosa

Panarteriitis nodosa ist die Kollagenose mit der höchsten Letalität und tritt anders als systemischer Lupus erythematodes und rheumatoide Arthritis überwiegend bei männlichen Patienten auf (80 % der Fälle). Der Altersschwerpunkt ist ähnlich und liegt in der Gruppe der 20- bis 40jährigen. Eine sehr ähnliche Störung wurde als Reaktion auf Sulfonamide, Penicillin und Diphenylhydantoin beschrieben.

Die wichtigste pathologische Läsion ist eine Panarteriitis mit einer Zerstörung aller Schichten der Arterienwand mit lokaler Thrombose und gelegentlichen Rupturen des Gefäßes mit Mikroblutungen.

Die üblichen neurologischen Manifestationen beruhen auf Infarkten in den peripheren Nerven und den Nervenwurzeln. Die Krankheit ist eine der häufigsten Ursachen für Mononeuritis multiplex, aber ebenso oft kommt es zu Infarkten mehrerer Nervenwurzeln, die besonders die Wurzeln C5–C7 und L2–L4 betreffen. Sobald der Patient durch derartige Läsionen behindert wird, ist das Risiko weiterer Kompressionslähmungen extrem hoch.

Hirnnervenlähmungen und Schlaganfälle sind möglich, kommen aber nur selten vor.

Die gefährlichste Komplikation dieser Krankheit beruht auf einer Mikroangiopathie der Nierenarteriolen, die häufig zu unkontrollierbarem Bluthochdruck führt. Bei einigen Patienten entwickelt sich auch eine Polymyositis, und die Gabe hochdosierter Steroide zur Behandlung der Grundkrankheit kann eine Steroidmyopathie verursachen, wodurch sich die diagnostischen Schwierigkeiten noch erhöhen.

Fallbeispiel XII

Ein 48jähriger Flugzeugkonstrukteur hatte seit mehreren Jahren unter unerklärlichem Asthma gelitten. Innerhalb weniger Wochen verlor er an Gewicht und fühlte sich sehr krank. Innerhalb weniger Tage bekam er beidseitige Lähmungen der Nn. ulnares und mediani. Seine BSG und die Zahl der eosinophilen Leukozyten war erhöht. Er erhielt Steroide, und es kam zu einer völligen Remission der systemischen Manifestationen und einer langsamen Rückbildung der Nervenläsionen. Einige Wochen später konnte er nicht mehr gehen, da sich rasch eine ausgeprägte Schwäche beider Hüftbeuger und des M. quadriceps entwickelte. Ein EMG bestätigte eine akute entzündliche Myopathie. Die Steroiddosis wurde erhöht, und die Muskelkraft besserte sich rasch. In diesem Zeitraum klang das spät aufgetretene Asthma komplett ab, das er seit vier Jahren vor dem Beginn der neurologischen Symptomatik gehabt hatte, und 18 Monate lang ließ sich sein Zustand gut beherrschen. Dann bekam er eine akute internukleäre Ophthalmoplegie mit starkem Schwindelgefühl und Ataxie infolge eines Schlaganfalls im Hirnstamm. Darüber hinaus zeigten sich Anzeichen eines ausgedehnten Befalls der Lunge und der Nieren, und er starb sechs Monate später an renalen Komplikationen.

In diesem Fall legt der Beginn mit einer Lungenkrankheit und Asthma nahe, daß es sich um eine Variante der Panarteriitis nodosa handeln könnte, die als Churg-Strauss-Syndrom bekannt ist, aber eine derart starke Beteiligung der Nieren ist relativ ungewöhnlich. Der folgende Fall ist ein eindeutiges Beispiel für dieses Syndrom.

Fallbeispiel XIII

Ein 36jähriger Mann hatte seit vier Jahren periodisch unter Asthma gelitten, das mit bis zu 60 mg Prednisolon pro Tag behandelt wurde. Zwischen den Episoden, die gewöhnlich durch Virusinfektionen ausgelöst wurden, war er vollkommen gesund, und man hatte keine andere Diagnose in Betracht gezogen. Einen Tag bevor er nach Australien fliegen wollte, entwickelte sich über der Außenkante des linken Fußes ein Taubheitsgefühl. Bei der Ankunft hatte er eine komplette Läsion des linken N. ischiadicus. Zwei Tage später bekam er starke Bauchschmerzen und Symptome eines Darmverschlusses. Bei der Laparotomie fand man viele Nekrosen am Darm, die durch Vaskulitis verursacht waren. Man diagnostizierte ein Churg-Strauss-Syndrom und behandelte ihn mit hochdosierten Steroiden und Immunsuppressiva. Noch in der Klinik entwickelte sich eine Läsion des rechten N. peronaeus und des linken N. radialis. Er hatte in drei Wochen ungefähr 25 kg abgenommen, und bei den Läsionen handelte es sich sehr wahrscheinlich um Kompressionslähmungen, da sie sich rasch zurückbildeten. Als er drei Monate nach diesen Ereignissen zum ersten Mal von einem Neurologen in Großbritannien untersucht wurde, hatte er eine komplette Läsion des N. ischiadicus. Anschließend bekam er wegen der Steroide einen insulinpflichtigen Diabetes und hatte nachts epileptische Anfälle, die durch Hypoglykämie ausgelöst wurden. Die Läsion des N. ischiadicus besserte sich langsam, und vier Jahre später war die Rückbildung fast komplett. Seine Nierenfunktion wurde die ganze Zeit sorgfältig überwacht und blieb zufriedenstellend. Während der aggressiven Behandlung der Vaskulitis blieb sein Asthma völlig unter Kontrolle.

Eine weitere ungewöhnliche Form dieser Störung, die bei jungen Patienten auftritt, wird als Cogan-Syndrom bezeichnet, eine Kombination aus interstitieller Keratitis, beidseitigen vestibulären Symptomen und Taubheit.

Fallbeispiel XIV

Eine 26jährige Hausfrau bekam linksseitige Kopfschmerzen, fühlte sich zunehmend unwohl und nahm an Gewicht ab. Der Kopfschmerz war mit Schwindel verbunden. Diese Symptome gingen teilweise zurück und traten dann rechts wieder auf. Die klinischen Befunde und otoneurologische Untersuchungen ließen auf eine Läsion im linken Kleinhirnbrückenwinkel schließen, und die Allgemeinerkrankung legte nahe, daß sie durch ein metastatisches Karzinom verursacht wurde. Während der neurochirurgischen Untersuchungen entwickelte sich eine beidseitige Keratitis, die BSG stieg rasch auf 140 mm, und die Zahl der eosinophilen Leukozyten stieg auf 40 %. Hochdosierte Steroide führten zu einer raschen Remission aller Symptome, obwohl sie eine starke Hörminderung behielt.

Obwohl die BSG häufig als altmodischer und unverläßlicher Test angesehen wird, bleibt sie eine wichtige Untersuchungsmethode für den Neurologen. Die Geschwindigkeit, mit der das Ergebnis vorliegt, und die fast durchweg starke Erhöhung bei Patienten mit Kollagenosen kann durch keinen anderen Test erreicht werden.

Polymyositis

Diese akute entzündliche Muskelkrankheit kann als Komplikation bei jeder der bereits besprochenen Kollagenosen auftreten. Sie tritt auch als Primärerkrankung auf und ist manchmal eine paraneoplastische Komplikation. Sie wird in Kapitel 19 ausführlich behandelt.

Sklerodermie

Sklerodermie ist durch eine Verdickung des Kollagens in der Haut gekennzeichnet, die zu den für diese Störung typischen Hautveränderungen führt und ähnliche Veränderungen im Darm hervorruft, die Malabsorption verursachen können. Der Zustand kann auch in Verbindung mit systemischem Lupus erythematodes und Dermatomyositis auftreten.

Zu den klinischen Manifestationen gehören das Raynaud-Phänomen und selten Muskelschwäche und Hinweise auf eine Schädigung der kutanen Nerven in der verdickten Haut. Bei dieser Krankheit helfen Steroide nicht.

Sjögren-Syndrom

Das Sjögren-Syndrom wird im letzten Abschnitt dieses Kapitels über dermatologische Störungen und das ZNS erörtert.

Polymyalgia rheumatica

Diese Störung wird auch in Kapitel 19 behandelt. Sie tritt bei älteren Patienten auf und ist durch starke nächtliche Muskelschmerzen in den Extremitäten und im Bereich von Schulter- und Beckengürtel gekennzeichnet. Gewöhnlich wird sie von Allgemeinsymptomen und einer erhöhten BSG begleitet. Bei einigen dieser Patienten entwickelt sich später eine Arteriitis cranialis. Die Reaktion auf Steroide ist dramatisch und für die Diagnose entscheidend.

Thrombotische Mikroangiopathie

Hierbei handelt es sich um eine extrem seltene und letztlich tödliche Krankheit, die durch akute hämolytische Anämie und Thrombopenie beherrscht wird. Der Beginn ist gewöhnlich akut mit Bauchschmerzen, Fieber, Erbrechen, Kopfschmerzen und Gelbsucht. Schnell kommen Verwirrtheit, Delirium und Koma mit epileptischen Anfällen, Hemiplegie und fast jede andere Form von Schlaganfall hinzu.

Die wichtigsten pathologischen Läsionen beruhen auf starken, akuten entzündlichen Veränderungen in den Wänden der Arteriolen. Dazu kommen Thrombosen und viele petechiale Blutungen in der ganzen Hirnsubstanz, aber besonders im Kortex. Ganz selten verläuft die Krankheit rezidivierend über mehrere Jahre, aber sie ist schließlich fast immer tödlich. Steroide können hilfreich sein.

Die Häufigkeit, mit der sich Kollagenosen als akute neurologische Notfälle manifestieren, bedeutet für den Neurologen eine beträchtliche Verantwortung, diese Gruppe von Krankheiten zu erkennen. Der Wert der BSG als orientierende Untersuchung wurde bereits erwähnt, sie kann aber in einigen Fällen auch normal sein.

Neurologische Komplikationen endokriner und metabolischer Krankheiten

Obwohl es einige spezifische Komplikationen gibt, die mit Veränderungen der Hormonspiegel an sich verbunden sind, spiegelt die neurologische Beteiligung bei endokrinen Störungen in vielen Fällen Veränderungen im Elektrolytstoffwechsel wider. Störungen des Elektrolythaushalts werden in den Kapiteln über Muskel- und periphere Nervenkrankheiten ausführlicher behandelt. Hier ist die Erörterung deshalb sehr knapp gehalten, und es wird auf detailliertere Beschreibungen in anderen Kapiteln verwiesen.

Hyperthyreose

Bei einem thyreotoxischen Exophthalmus mit Ophthalmoplegie (Kapitel 5) beruht der Exophthalmus wahrscheinlich auf einer übermäßigen Thyreotropinproduktion oder lang anhaltenden schilddrüsenstimulierenden Hormonwirkungen, aber das Doppeltsehen beruht nicht nur auf der Verschiebung des Bulbus. Häufig kann eine Schwäche der Mm. rectus superiores und laterales vorliegen, die, wie sich gezeigt hat, auf entzündlichen Veränderungen in den betroffenen äußeren Augenmuskeln beruht.

Thyreotoxische Myopathie tritt öfter bei Männern auf, auch wenn Hyperthyreose bei Frauen sehr viel häufiger ist. Manchmal treten keine deutlicheren Hinweise auf die Störung auf, und dieser Zustand wird dann als „maskierte Hyperthyreose" bezeichnet. Der akute Beginn mit Schwäche, Atrophie und gesteigerten Reflexen in den Armen kann Motoneuronkrankheit vortäuschen (Kapitel 19). Die Muskelschwäche klingt meistens überraschend schnell ab, wenn wieder ein euthyreoter Zustand hergestellt wird. Hyperthyreose tritt auch bei einigen Patienten mit periodischer Lähmung auf, besonders bei Asiaten, und betrifft auch ungefähr 10 % der Patienten mit Myasthenia gravis.

Die akute thyreotoxische Krise mit Fieber, Delirium, epileptischen Anfällen und Koma ist selten geworden, weil sich die peripheren Wirkungen des Schilddrüsenhormons heute über eine Betarezeptorenblockade sofort kontrollieren lassen.

Außer dem klassischen Tremor der Hände bei Hyperthyreose kann es zu einer seltenen, aber dramatischen Komplikation kommen. Dabei setzen aufgrund der Hormonwirkung auf die Basalganglien akute choreiforme Bewegungen ein (Kapitel 12).

Eine weitere wichtige Gruppe von Patienten sind die, bei denen Vorhofflimmern infolge von Hyperthyreose zu einer zerebralen Embolie geführt hat, die ein Erstsymptom von Hyperthyreose sein kann.

Myxödem

Das Karpaltunnelsyndrom ist eine häufige Komplikation bei Myxödem (Kapitel 16). Bei Kretinismus und Myxödem bei Erwachsenen ist eine proximale Muskelschwäche ziemlich häufig (Kapitel 19). Obwohl immer betont wird, daß Psychosen als Komplikation von Myxödem auftreten können, sind sie extrem selten. Gewöhnlich beherrschen völlige geistige Apathie und körperliche Trägheit das klinische Bild. Bei Myxödem ist auch eine akute zerebelläre Funktionsstörung möglich, aber äußerst selten (Kapitel 12).

Nebenschilddrüsenüberfunktion

Die Komplikationen einer Nebenschilddrüsenüberfunktion stehen in direktem Zusammenhang zur Erhöhung der Kalziumkonzentration im Serum. Diese kann zu einer variablen proximalen Muskelschwäche führen (Kapitel 19) oder zu einer tiefgreifenden Persönlichkeitsveränderung, die gelegentlich das Ausmaß einer Psychose haben kann (Kapitel 10). Sie kann auch eine dramatische choreiforme Bewegungsstörung auslösen (Kapitel 12).

Nebenschilddrüsenunterfunktion

Man nimmt an, daß die niedrige Kalziumkonzentration im Serum die Ursache der Komplikationen bei einer Unterfunktion der Nebenschilddrüse ist, obwohl der genaue Mechanismus bei weitem noch nicht klar ist. Bei Kindern kann sich Hypokalzämie in Form von Krämpfen und Stauungspapillen manifestieren, die die Untersuchungen in eine rein neurologische Richtung lenken, wenn diese ungewöhnliche Manifestation nicht erkannt wird. Es kann zu extrapyramidalen Störungen kommen, gewöhnlich choreiformen Bewegungen, verbunden mit Kalziumablagerungen in den Basalganglien. Tetanie kann durch leichte Hyperventilation ausgelöst werden

oder spontan auftreten. Proximale Muskelschwäche ist möglich (Kapitel 19). Es liegen Berichte über psychotische Persönlichkeitsveränderungen vor, doch sind diese sehr viel seltener als bei Hyperkalzämie. Bei Erwachsenen sind Katarakte häufige Komplikationen einer unerkannten chronischen Hypokalzämie.

Cushing-Syndrom

In den aktiven Phasen dieser Krankheit können psychische Veränderungen infolge hoher endogener Steroidkonzentrationen eine „Steroidpsychose" auslösen. Entsprechend kommt es zu einer proximalen „Steroidmyopathie", die zusammen mit der Ablagerung von Fett über Nacken und Schultern bei Patienten mit dem vollentwickelten Syndrom zu einem sogenannten Büffelhöcker führt.

Wird die Krankheit durch einen hormonproduzierenden Tumor der Hypophyse verursacht, können bitemporale Gesichtsfeldausfälle (Kapitel 3) oder Lähmungen der Augenmuskelnerven (Kapitel 5) auftreten. Nach einer Nebennierenresektion kann eine Hypertrophie der Hypophyse zu ähnlichen Störungen führen, die gewöhnlich mit einer starken Hyperpigmentierung verbunden sind.

Addison-Krankheit

Die Symptomatik dieser Störung wird von einer geistigen und körperlichen Lethargie und Trägheit bestimmt. Es kommt zu einer leichten proximalen Myopathie mit leichter Ermüdbarkeit, und bei körperlicher Anstrengung treten häufig Muskelkrämpfe auf. Die Störung wird leicht irrtümlich auf Angst oder Depressionen zurückgeführt, wenn man die klinischen Hinweise Hyperpigmentierung und Synkopen infolge der begleitenden Hypotonie nicht erkennt.

Akromegalie

Im Frühstadium dieser Krankheit kommt es zu einer beträchtlichen Zunahme der Muskelkraft, die parallel zu den starken Veränderungen des Gesichts und der Größenzunahme von Händen und Füßen verläuft. Wird dann die Hypophyse durch das wachsende eosinophile Adenom geschädigt, entsteht eine proximale Muskelschwäche, während sich ein Panhypopituitarismus entwickelt. Der Tumor kann das Chiasma opticum komprimieren und so eine bitemporale Hemianopsie auslösen. Das übermäßige Wachstum der Hände führt häufig zu einem Karpaltunnelsyndrom, und es wurde auch schon von Druckläsionen des N. peronaeus berichtet. Ungefähr 20 % der Patienten mit Akromegalie leiden unter Diabetes mit all seinen neurologischen Folgen.

Hypophysenvorderlappeninsuffizienz

Die Symptome des Panhypopituitarismus, einschließlich der durch Hypophysentumoren verursachten Sehstörungen, wurden in Kapitel 3 beschrieben. Die durch den Tumor selbst verursachten Störungen können mit Symptomen von Myxödem und Addison-Krankheit kombiniert sein.

Unangemessene ADH-Sekretion

Hyponatriämie kann viele Ursachen haben, aber eine speziell für den Neurologen interessante Form beruht auf einer unangemessenen Sekretion von ADH (antidiuretischem Hormon). Den Begriff „unangemessen" habe ich verwendet, da normalerweise bei einer Abnahme der Serumkonzentration von Natrium und der Osmolarität ein hypotonischer Urin ausgeschieden wird und die ADH-Sekretion abnimmt. Wird weiter ADH sezerniert, bilden die Nieren hyperosmolaren Urin und scheiden weiter Natrium aus, so daß sich die Situation noch verschlimmert. Dies ist eine sehr einfache und unvollständige Beschreibung einer äußerst komplexen metabolischen Situation.

Die neurologische Bedeutung des Zustands beruht darauf, daß das Syndrom selbst Symptome auslösen kann, die auf eine intrakranielle Krankheit hinweisen, und eine Reihe intrakranieller Krankheiten – etwa zerebrale Metastasen und andere neurologische Krankheiten wie das Guillain-Barré-Syndrom – können tatsächlich eine unangemessen ADH-Sekretion *verursachen*. Die neurologischen Manifestationen beruhen auf einer Wasserintoxikation und umfassen typischerweise Verwirrtheit, Kopfschmerzen, Übelkeit und Erbrechen. Später kann der Patient in ein Koma fallen und epileptische Anfälle bekommen. Die Symptome können von Tag zu Tag sehr verschieden sein.

Viele Fälle werden durch ein kleinzelliges Bronchialkarzinom verursacht, und gelegentlich sezerniert der Tumor selbst ADH. Die Schwierigkeiten bei der Unterscheidung des klinischen Bildes von dem bei multiplen zerebralen Metastasen sind offensichtlich, sie ist aber leicht, wenn man die Bedeutung einer abnorm niedrigen Natriumkonzentration im Serum erkennt.

Dieser Zustand kann als Komplikation bei Meningitis, Subarachnoidalblutungen, Hirntumoren, dem Guillain-Barré-Syndrom und bei Kopfverletzungen auftreten. In diesem Zusammenhang wurden auch Myxödem und akute Porphyrie genannt, und die zerebralen Symptome werden oft der Grundkrankheit zugeschrieben und nicht auf die potentiell tödliche Störung des Elektrolythaushalts zurückgeführt.

Der Zustand läßt sich durch eine Beschränkung der Flüssigkeitsaufnahme auf weniger als 1000 ml pro Tag relativ einfach behandeln. Elektrolytsubstitution hilft nicht und ist nur bei Patienten angebracht, die komatös sind oder krampfen, um die Wasserintoxikation möglichst schnell zu vermindern. Bei verwirrten, komatösen oder krampfenden Patienten ist eine routinemäßige Untersuchung der Elektrolyte sehr wichtig.

Fallbeispiel XV

Ein 18jähriger Student wurde nach einem Motorradunfall in die Klinik aufgenommen. Bei der Ankunft war er bei Bewußtsein, aber bemerkenswert verwirrt. Er bestand darauf, betrunken zu sein, und daß es 22 Uhr sei. Tatsächlich war er völlig nüchtern und es war 16 Uhr. Er blutete aus beiden Ohren, aber auf der Röntgenaufnahme war keine Fraktur zu sehen. Anstatt sich zu erholen, wurde er in den nächsten 12 Stunden immer verwirrter und die Natriumkonzentration im Serum fiel auf 119 mmol/l. Er schied noch immer konzentrierten Urin aus (spezifisches Gewicht 1030). Ein EEG zeigte eine langsame Aktivität über der linken Frontalregion, die auf eine Contre-coup-Prellung des linken Frontallappens hindeutete. Seine Flüssigkeitsaufnahme wurde sofort begrenzt, und Untersuchungen der Osmolarität ergaben eine niedrige Osmolarität des Serums mit 252 mmol/l, während die des Urins 723 mmol/l betrug. Innerhalb von 24 Stunden verschwand die Verwirrtheit, und das EEG normalisierte sich. Er erholte sich ohne Komplikationen.

Der bemerkenswert akute Beginn der Verwirrtheit bei diesem Patienten läßt den Schluß zu, daß er eine Hirnprellung mit Ödem hatte, die durch die gleichzeitige Entwicklung einer unangemessenen ADH-Sekretion mit Wasserintoxikation rasch verschlimmert wurde. Manchmal wird dieser Zustand trotz verdächtiger Störungen der Elektrolytkonzentrationen völlig außer Acht gelassen.

Fallbeispiel XVI

Ein 56jähriger Mann wurde zur Untersuchung einer präsenilen Demenz überwiesen. Diese hatte kürzlich akut begonnen. Die Anamnese war ungewöhnlich, weil sich sein Verhalten zweimal für mehrere Wochen normalisiert hatte. Bei der Aufnahme betrug die Natriumkonzentration im Serum 112 mmol/l. Eine Anfrage beim überweisenden Krankenhaus ergab, daß während der beiden Aufenthalte wegen eines akuten Verwirrtheitszustands die Natriumkonzentration im Serum unter 120 mmol/l gelegen hatte. Eine Röntgenaufnahme des Thorax und eine Bronchoskopie ergaben keinen pathologischen Befund, aber bei Bronchialspülungen fand man Zellen, die ein kleinzelliges Bronchialkarzinom anzeigten. Die Symptome konnten durch eine Beschränkung der Flüssigkeitsaufnahme kontrolliert werden, und er wurde in das überweisende Krankenhaus zurückverlegt, in dem er einige Monate später an der Metastasierung des Tumors starb.

Alkoholismus

Die neurologischen Komplikationen von Alkoholismus werden hier besprochen, weil sie im Grunde die metabolischen Effekte und nicht die direkten toxischen Wirkungen des Alkohols widerspiegeln. In Großbritannien ist Alkoholismus ein untergeordneter, aber leider zunehmender Teil der neurologischen Praxis. In den USA und Westeuropa sind diese Komplikationen dagegen extrem häufig.

Die alkoholbedingte periphere Neuropathie, die am engsten mit der Änderung des Niacinstoffwechsels zusammenhängt, ist die häufigste Komplikation. Sie wird in Kapitel 18 beschrieben. Akute Kompressionslähmungen, die entstehen, weil der betrunkene Patient auf den empfindlichen Nerven liegt, sind ebenfalls häufig. Gewöhnlich sind die Nn. radialis und peronaeus betroffen (Kapitel 16 und 17).

Es liegen Berichte über akute und chronische alkoholbedingte Muskelveränderungen vor. Die Symptome der akuten Form ähneln den Auswirkungen einer plötzlichen Anstrengung auf untrainierte Muskeln: Bewegungen sind schmerzhaft, und es kann zu Myoglobinurie kommen. Die chronische Form besteht aus einer leichten generalisierten Myopathie (Kapitel 19). Es kann auch eine Degeneration des Kleinhirns auftreten. Diese kann entweder akut und teilweise reversibel oder chronisch und irreversibel mit einer massiven Degeneration des rostralen Kleinhirnlappens verlaufen (Kapitel 12).

Akute Wernicke-Enzephalopathie (Polioencephalopathia haemorrhagica superior) ist immer mit einer Schädigung des Hippocampus und des Corpus mamillare verbunden, die zu der akuten, als Korsakow-Syndrom bekannten Gedächtnisstörung führt. Die Hirnstammsymptome wurden in Kapitel 11 beschrieben. Die sofortige Gabe sehr hoher Dosen von Vitamin B_1 kann eine Rückbildung der potentiell tödlichen Hirnstammläsionen bewirken, aber die Gedächtnisstörung spricht unterschiedlich an und bildet sich nie völlig zurück.

Eine ungewöhnliche und fast spezifische Komplikation des Alkoholmißbrauchs ist eine akute akustische Halluzinose. Bei diesem Zustand sind akustische Halluzinationen – häufig Musik – mit paranoiden Gedanken verbunden. Die akute akustische Halluzinose und Delirium tremens sind *Alkoholentzugssyndrome*. Beide treten häufig bei Alkoholikern auf, die aus anderen Gründen in ein Krankenhaus aufgenommen wurden. Bei jedem Patienten der zwei bis drei Tage nach der Aufnahme einen epileptischen Anfall hat, sollte man Alkoholmißbrauch vermuten, da dieser zeitliche Verlauf für einen Anfall bei Alkoholentzug typisch ist, es sei denn, daß für den Patienten Alkohol eingeschmuggelt wird, um seinen Bedarf zu decken. In dieser Form beginnt Delirium tremens häufig mit einer Reihe epileptischer Anfälle, gefolgt von starker Verwirrtheit und körperlicher Unruhe, Sympathikotonie und lebhaften visuellen Halluzinationen.

Bei Patienten, die in den ersten Tagen nach ihrer stationären Aufnahme wegen anderer Störungen oder einer geplanten Operation einen Anfall haben, sollte man immer einen möglichen Mißbrauch von Alkohol oder Beruhigungsmitteln in Betracht ziehen.

Neurologische Komplikationen von Herzkrankheiten

Die häufigste Herzkrankheit ist der Myokardinfarkt. Da dieser nur eine Manifestation einer generalisierten Ge-

fäßkrankheit ist, überrascht es kaum, daß ungefähr 40 % der Patienten mit einem Schlaganfall später an einem Myokardinfarkt sterben.

Während und nach einem akuten Myokardinfarkt besteht unmittelbar das Risiko, daß die Durchblutung des Gehirns in der Schockphase beeinträchtigt wird. Später besteht die Gefahr einer zerebralen Embolie, wenn sich der Blutkreislauf erholt und sich ein parietaler Thrombus von der geschädigten Herzwand löst. In einigen Reihenuntersuchungen wurde festgestellt, daß bis zu 30 % der zerebralen Emboli aus dem Herzen stammen. Versuche, diese Komplikation mit Antikoagulantien zu verhindern, können zu einer Subarachnoidalblutung führen. Glücklicherweise spielen Antikoagulantien bei der Behandlung von Myokardinfarkten keine große Rolle mehr, aber die Verwendung thrombolytischer Wirkstoffe hat ein neues Risiko für Hirnblutungen geschaffen.

Eine angeborene Herzkrankheit birgt viele Risiken. Eine Aortenisthmusstenose ist mit einer hohen Inzidenz von zerebralen Aneurysmen verbunden, die fast sicher eine direkte Folge des Bluthochdrucks sind. Das Risiko einer Subarachnoidalblutung ist hoch, und Subarachnoidalblutungen bei Kindern unter 15 Jahren sollten immer als Hinweis auf diese Möglichkeit gesehen werden.

Angeborene Herzfehler können wegen des chronischen Sauerstoffmangels im Gehirn, Polyzythämie und Hirnabszeß (das Blut umgeht die Filterwirkung des Lungenkreislaufs) zu Komplikationen führen.

Fallbeispiel XVII

Ein 29jähriger Mann, der viel länger überlebt hatte, als prognostiziert, hatte einen Truncus arteriosus, einen Vorhofseptumdefekt und einen Ventrikelseptumdefekt mit einer kompensatorischen Polyzythämie von 24 g/l. Seine körperliche Belastbarkeit war stark eingeschränkt. Im Urlaub bekam er einige fokale Anfälle der linken Hand. Sein Kardiologe glaubte, daß diese von der Polyzythämie verursacht wurden, und nahm einen Aderlaß vor. Später bekam er einen Grand-mal-Anfall mit postparoxysmaler Schwäche des linken Arms. Aus einer Blutkultur wurde Staphylococcus aureus isoliert, und ein Radionuklid-Scan zeigte eine Läsion im rechten Parietallappen. Er wurde an einen Neurologen überwiesen, und ein CT zeigte das typische Bild eines Hirnabszesses. Wegen seiner Lage kam der Neurochirurg zu dem Schluß, daß er mit intravenösen Antibiotika behandelt werden sollte. Es kam nur zu einem weiteren fokalen Anfall. Eine Folge von CTs zeigte eine zufriedenstellende Rückbildung der Läsion. Als er ein Jahr nach diesen Ereignissen zum letzten Mal untersucht wurde, war sein Gesundheitszustand wieder wie üblich.

Angeborene und erworbene Krankheiten der Aorten- und Mitralklappen prädisponieren für eine bakterielle Endokarditis. Diese kann eine zerebrale Embolie, einen Hirnabszeß oder mykotische Aneurysmen verursachen, die sich typischerweise an der Trifurkation der A. cerebri media bilden und eine beträchtliche Größe erreichen können.

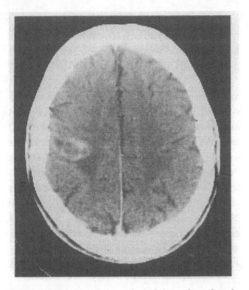

Fallbeispiel XVII Hirnabszeß infolge der durch einen angeborenen Herzfehler verursachten Zyanose

Bei der modernen chirurgischen Behandlung von Herzklappenkrankheiten, die zwar durch den Einsatz der Herz-Lungen-Maschine für die Operation am offenen Herzen viel sicherer geworden ist, besteht das Risiko, daß durch ein Blutgerinnsel oder eine Luftembolie während des Eingriffs oder danach ein Schlaganfall verursacht wird.

Die Beurteilung von Patienten, die Synkopen hatten, erfordert immer eine sorgfältige Auskultation des Herzens, um Läsionen der Aorten- oder Mitralklappen zu entdecken. Bei Patienten, die über Synkopen bei körperlicher Anstrengung klagen, sollte man nach Hinweisen auf einen Vorhofseptumdefekt oder eine Krankheit der Pulmonalklappe suchen. Das Stethoskop bleibt ein wichtiger Teil der diagnostischen Ausrüstung des Neurologen. Bei älteren Patienten kann wegen einer möglicherweise zugrundeliegenden Herzrhythmusstörung eine ambulante EKG-Überwachung notwendig sein.

Neurologische Komplikationen von Tumorleiden

Die Neurologie maligner Krankheiten ist ein Thema für sich, so daß hier nur einige allgemeine Bemerkungen gemacht werden können.

Trotz vieler äußerst interessanter, aber sehr seltener Fernkomplikationen von Tumorleiden, bleibt die Tatsache bestehen, daß sich bei der Mehrzahl der Patienten mit einer durch ein Tumorleiden verursachten neurologischen Störung herausstellt, daß sie Metastasen haben oder unter einer Komplikation der chirurgischen, radiologischen oder onkologischen Behandlung leiden. Zu den seltenen, an anderer Stelle erwähnten paraneoplastischen Komplikationen zählen periphere Neuropathie (Kapitel 18), Po-

lymyositis (Kapitel 19), Lambert-Eaton-Syndrom (Kapitel 18), limbische Enzephalitis (Kapitel 10), zerebelläre Degeneration (Kapitel 12) und unangemessene ADH-Sekretion (siehe oben). Ein postulierter Zusammenhang zwischen Motoneuronkrankheit und viszeralen Neoplasmen konnte nicht bestätigt werden.

Bedenkt man die starke Ausbreitung und den chronischen klinischen Verlauf maligner Lymphome, ist es überraschend, daß sie relativ wenige neurologische Komplikationen verursachen, es sei denn durch eine direkte Ausbreitung. Am häufigsten trifft man wohl auf eine Rückenmarkskompression auf mittlerem thorakalem Niveau beim Hodgkin-Lymphom und auf eine Infiltration der Meningen bei den Leukämien. Eine Pilzmeningitis durch *Cryptococcus neoformans* (Kryptokokkenmeningitis) kann bei Zuständen auftreten, die die Immunabwehr schwächen. Der Erreger läßt sich am besten durch eine Tuschepräparation des Liquors nachweisen. Progressive multifokale Leukoenzephalopathie war früher ein sehr seltener Zustand, der auf einer opportunistischen Virusinfektion des ZNS bei Patienten mit chronischen Krankheiten beruhte, insbesondere solcher, die zu veränderten Immunmechanismen führen. Seit dem Aufkommen von AIDS ist diese Störung ziemlich häufig geworden. Sie bleibt aber weiterhin eine wichtige Komplikation chronischer Tumorleiden, die vor dem Tod nur sehr schwer zu diagnostizieren ist. Sie führt zu einer rasch fortschreitenden Krankheit, bei der Hirnstamm- und Kleinhirnsymptome mit Verwirrtheit und Schläfrigkeit verbunden sind. Diese Krankheit verläuft immer tödlich, und die Patienten sterben gewöhnlich innerhalb weniger Monate.

Ein veränderter Immunstatus kann auch für die Entwicklung eines schweren oder sogar generalisierten Herpes zoster prädisponieren. Dieser Zustand kann als Komplikation bei chronischen malignen Lymphomen und chronischer lymphatischer Leukämie auftreten.

Zu den Metastasen (die Quellen und Lokalisationen der häufigen Metastasen im ZNS wurden in den Kapiteln 8 und 15 beschrieben) kommen die neurologischen Nebenwirkungen zytotoxischer Medikamente und die Strahlenschäden am Rückenmark – insbesondere nach Bestrahlungen des Brustraums (Kapitel 14) –, an der Cauda equina (Kapitel 15) und am Plexus brachialis (Kapitel 16).

Vorsichtshalber möchte ich daran erinnern, daß aus der Tatsache, daß ein Patient früher ein Tumorleiden hatte, nicht notwendigerweise folgt, daß jede neue Störung eine Komplikation dieses Malignoms ist. Bis zur zweifelsfreien Diagnose muß man deshalb allen Möglichkeiten gegenüber aufgeschlossen sein.

Fallbeispiel XVIII

Eine 42jährige Frau, bei der vor vier Jahren wegen eines Mammakarzinoms eine Mastektomie durchgeführt worden war, bekam Diabetes insipidus und einen bitemporalen Gesichtsfeldausfall.

Als Ursache schien eine Metastase festzustehen, da diese Sympto-
matik als Komplikation von Brustkrebs bekannt ist. Sie erhielt
mehrere Monate lang Steroide und andere Hormone, ohne daß
sie auf die Behandlung ansprach. Schließlich wurden eine weitere
Untersuchung und eine chirurgische Exploration unternommen.
Dabei fand man ein zystisches Kraniopharyngeom, das erfolg-
reich reseziert wurde. (Dieser Fall ereignete sich 1961, also lange
bevor bildgebende Verfahren die Diagnose vereinfacht haben.)

Infektionskrankheiten und das Nervensystem

Im allgemeinen ist eine Infektion des Nervensystems die
Komplikation einer Infektion an einer anderen Stelle.
Beispielsweise kann man eine Meningokokkenmeningitis als Komplikation einer durch Meningokokken verursachten Sepsis betrachten, tuberkulöse Meningitis ist
eine Komplikation aufgrund des Zusammenbruchs einer
tuberkulösen Läsion oder von Miliartuberkulose, und
Herpes zoster, Listeria-monocytogenes- und Kryptokokkenmeningitis sind opportunistische Infektionen des
Nervensystems bei einer konsumierenden Krankheit
oder einem veränderten Immunstatus.

Die Meningen und der Subarachnoidalraum können
von Viren, Bakterien, Treponemen und Pilzen infiziert
werden. Die relative Häufigkeit dieser Ursachen variiert
in verschiedenen Regionen der Welt erheblich, und virale und bakterielle Infektionen zeigen manchmal eine
jahreszeitliche Variation.

Ein klassischer Fall von Meningitis ist unverwechsel-
bar, aber es gibt viele abortive Manifestationen, die zu
einer Verzögerung der Diagnose mit tödlichem Ausgang
führen können. Außerdem können einige häufige Störungen Meningitis so gut vortäuschen, daß eine sofortige Lumbalpunktion angebracht zu sein scheint. Zu diesen Situationen gehören alle fiebrigen Erkrankungen im
Kindesalter, akute Grippe, ein starker Migräneanfall
oder eine Subarachnoidalblutung. In all diesen Situationen ist ein CT wünschenswert (wenn verfügbar), bevor
man die Lumbalpunktion durchführt. Dadurch läßt sich
ausschließen, daß Nackensteife bei einem schläfrigen
Patienten auf einem Druckkonus beruht. Bei solchen Patienten kann eine Lumbalpunktion tödlich sein. Eine
Lumbalpunktion sollte man erst dann durchführen,
wenn man sich darüber im klaren ist, welche Informationen man erhalten wird und ob eine Gefahr zu bestehen scheint. In Großbritannien sterben schätzungsweise
100 Patienten pro Jahr nach unüberlegten Lumbalpunktionen (siehe auch Kapitel 15).

Die Diagnose einer Meningitis kann bei Säuglingen
und alten Patienten schwierig sein. Tuberkulöse Meningitis kann in jedem Alter eine „tumorähnliche" Symptomatik hervorrufen. Im Säuglingsalter kann das Kind ungewöhnlich still werden oder nur gelegentlich kurze
Schreie von sich geben. Nackensteife ist unter Umständen nur schwer zu entdecken, und das Kind kann einfach nur als febriler, ruhiger, teilnahmsloser und schlaf-

fer Säugling daliegen. Ein epileptischer Anfall ist ein
häufiges Frühsymptom von Meningitis im Säuglingsalter und kann einen Hinweis auf die Diagnose liefern.

Im Alter kann die Diagnose unter anderem durch einen afebrilen Verlauf erschwert werden oder dadurch,
daß Verwirrtheit und Delirium die neurologische Symptomatik beherrschen. Es können auch Herdsymptome
infolge einer zerebralen Venenthrombose auftreten, die
einen Schlaganfall vortäuschen.

Lokale Entzündungen des Gehirns, Thrombosen der
venösen Sinus, eine Blockade der Liquorzirkulation oder
Hirnnervenlähmungen können in jedem Alter zu irreführend fokalen Erstsymptomen führen. Entwickeln sich
diese Komplikationen im späteren Verlauf der Krankheit, kann eine Überprüfung der Diagnose und eine
symptomatische Behandlung nötig werden. Viele dieser
Komplikationen treten bei falsch oder nicht ausreichend
behandelter Meningitis auf.

Klassische Symptome

Bei typischer akuter Meningitis umfaßt die klinische
Symptomatik einen febrilen Beginn, starke Kopfschmerzen mit Lichtscheu und die rasche Entwicklung von
Nackensteife und Rückenschmerzen. Die als Kernig-Zeichen und Brudzinski-Nackenzeichen bekannten Symptome sind nur weitere Anhaltspunkte für eine Entzündung der Meningen und ändern kaum etwas an der diagnostischen Bedeutung der Nackensteife. Die Ähnlichkeit der Kopfschmerzen und der generalisierten Myalgie
mit der Prodromalphase von Grippe ist offensichtlich.
Wird die Meningitis nicht diagnostiziert und behandelt,
können rasch Schläfrigkeit, Erbrechen und schließlich
ein Koma folgen. Unterschiedliche Formen von Meningitis betreffen verschiedene Altersklassen und rufen spezielle Symptome hervor, die diagnostisch wertvoll sein
können.

Meningokokkenmeningitis

Neisseria meningitides bleibt der häufigste Erreger. Die
Infektionsrate weist jahreszeitliche Schwankungen auf
mit einer Häufung von Januar bis Juni und eine Verbindung mit großen Menschenansammlungen. Die Krankheit beginnt immer als Meningokokkensepsis, die auch an
sich schon tödlich verlaufen kann. Die Infektion betrifft
gewöhnlich die Gruppe der unter 12jährigen und beginnt
als akute Pharyngitis mit Fieber und kann sich rasch zu
Petechien und in einigen Fällen zu einem lebhaft roten
Exanthem ausweiten. In dieser Gruppe kann eine massive
intravaskuläre Gerinnung auftreten, die zu Schock und
Kreislaufkollaps führt. Dies ist als Waterhaus-Friderich-
sen-Syndrom bekannt. Der Kollaps wurde früher auf die
hämorrhagische Nekrose der Nebennieren zurückgeführt, und man empfahl eine Therapie mit hochdosierten

Steroiden, aber heute ist klar, daß diese potentiell tödliche Situation auf einer Kombination aus endotoxischem Schock, der vaskulitischen Komponente und Myokarditis beruht. Durch eine gute Intensivpflege und geeignete Antibiotika hat sich die Überlebensrate erheblich erhöht. Heute scheint es, als ob Steroide keinen Nutzen hätten.

Der Beginn der Meningitis wird häufig von einem Herpes-simplex-Ausschlag um den Mund begleitet. Es kann zu metastatischen eitrigen Entzündungen der Augen, Gelenke und Knochen kommen, die den weiteren Verlauf komplizieren. Spätkomplikationen treten bei richtig diagnostizierter und behandelter Meningokokkenmeningitis nur relativ selten auf.

Penicillin ist das Medikament der Wahl, obwohl in Großbritannien die meisten Fälle noch immer von sulfonamidempfindlichen Erregern verursacht werden. Die Dosierung beträgt bei Erwachsenen 20 000 000 Einheiten pro Tag und bei Kindern 250 000 Einheiten/kg/Tag. Das Penicillin wird immer intravenös verabreicht. Bei dieser Krankheit ist eine intrathekale Penizillingabe nicht indiziert. Bei Überempfindlichkeit gegen Penicillin sind 100 mg/kg/Tag Chloramphenicol wirksam.

Haemophilus-influenzae-Meningitis

Haemophilus-influenzae-Meningitis tritt fast ausschließlich bei Kindern unter fünf Jahren auf. Sie beginnt gewöhnlich langsamer und anfangs können die Symptome der Meningitis minimal sein. Das Kind ist unter Umständen nur schläfrig und febril. Eine besondere Komplikation bei Haemophilus-influenzae-Meningitis ist die Tendenz zur Bildung von subduralen Empyemen. Diese können zu einem Rezidiv oder zur späteren Entwicklung neurologischer Herdsymptome führen. Die Ursache hierfür ist häufig eine ungenügende Behandlung mit Ampicillin. Man hat auch eine enge Verbindung mit einer unangemessenen ADH-Sekretion festgestellt: Daher sollte man eine Flüssigkeitsüberladung vermeiden und die Serumkonzentration von Natrium sorgfältig überwachen.

Chloramphenicol in einer Dosierung von 75 mg/kg/Tag über mindestens 10 Tage ist noch immer das Medikament der Wahl. Verwendet man Ampicillin, ist eine hohe Dosierung nötig: 400 mg/kg/Tag sollten als Infusion gegeben werden. Bei 10–20 % der Fälle findet man ampicillinresistente Stämme, so daß die alleinige Verwendung von Ampicillin nicht mehr empfohlen wird.

Pneumokokkenmeningitis

Pneumokokkenmeningitis ist relativ selten. Am häufigsten tritt sie – oft als Komplikation einer Lungeninfektion – bei sehr kleinen Kindern und alten Männern auf. Dieser Erreger ist am häufigsten beteiligt, wenn die Dura durch einen Schädelbruch, eine Krankheit des Mittelohrs oder eine Nebenhöhleninfektion geschädigt ist.

Der Erreger kann das Gehirn bei Patienten mit Pneumokokkenpneumonie auch über die Blutbahn erreichen. Diese Form der Meningitis hat die höchste Letalität. Dies erscheint paradox, wenn man bedenkt, daß der Erreger äußerst penicillinempfindlich ist. Die Gefahr geht von der raschen Bildung eines dicken, basalen Exsudats, eines Hirnödems und von kortikalen Venenthrombosen aus. Die komplette Elimination des Erregers kann schwierig sein, und bei Patienten mit zugrundeliegenden Infektionsquellen, etwa einem Schädelbasisbruch, kann es zu mehrfachen Rezidiven kommen. Eine unangemessene ADH-Sekretion ist eine häufige Komplikation und bleibende Taubheit eine häufige Folgeerscheinung.

Der Zustand wird vorzugsweise mit Penicillin behandelt. Die Dosis beträgt bei Erwachsenen 12–20 Millionen Einheiten pro Tag i.v. (150 mg/kg/Tag) und bei Kindern 250 000 Einheiten/kg/Tag i.v. Bei Patienten mit einer Überempfindlichkeit gegen Penicillin wird Chloramphenicol (100 mg/kg/Tag) empfohlen.

Weitere Erreger

Auch andere grampositive und gramnegative Erreger können Meningitis auslösen. Aus diesem Grund verwendete man bei Patienten, bei denen keine klinischen Hinweise auf einen bestimmten Erreger vorlagen und bei denen die Gram-Färbung des Liquors kein klares Ergebnis lieferte, traditionell eine Kombination der drei Wirkstoffe Penicillin, Chloramphenicol und Sulfadiazin. Diese drei Medikamente wurden solange gegeben, bis der Erreger identifiziert werden konnte. Kürzlich wurden Therapien vorgeschlagen, bei denen Kanamycin und Gentamycin mit Penicillin kombiniert werden, und viele verwenden Breitbandantibiotika wie Ampicillin oder Cephalosporine. In den meisten Krankenhäusern geht man bei der Verordnung von Antibiotika so vor, daß der Bakteriologe empfiehlt, welche Antibiotika bei Meningitis einzusetzen sind, wenn sich der Erreger nicht sofort identifizieren läßt. Die alte Kombinationstherapie war bemerkenswert erfolgreich und dürfte noch immer einen gewissen Wert haben, wenn spezielle Wirkstoffe und der Rat eines erfahrenen Bakteriologen nicht so leicht zugänglich sind.

Zur Zeit werden – bei freier Auswahl von Antibiotika – die folgenden empirischen Behandlungsmethoden empfohlen: ein Aminoglykosid mit Ampicillin oder einem Cephalosporin bei Neugeborenen, Chloramphenicol mit Ampicillin oder einem Cephalosporin bei bis zu 6jährigen, und Penicillin mit einem Cephalosporin bei allen anderen. Diese Kombinationen sind so gewählt, daß sie gegen die Erreger, die in den einzelnen Altersklassen am wahrscheinlichsten sind, die größte bakterizide Wirkung haben.

Bei der Behandlung von Meningitis ist der wichtigste Punkt, daß man nach der Diagnosestellung eine *angemessene* Dosis des passenden Antibiotikums geben muß. Therapeutische Fehlschläge beruhen meistens darauf, daß die richtigen Antibiotika nicht ausreichend dosiert werden, oder daß man in der irrigen Annahme, daß es sich um einen seltenen oder antibiotikaresistenten Erreger handelt, spezielle Antibiotika wie Cloxacillin oder ein Cephalosporin allein einsetzt.

Eine intrathekale Therapie ist bei der Behandlung von Meningitis nur selten indiziert: Durch den falschen Einsatz intrathekaler Antibiotikainjektionen sind schon therapeutische Katastrophen aufgetreten. Die richtige intrathekale Dosis beträgt bei Penicillin 20000 Einheiten in wäßriger Lösung. Diese sollte aktuell hergestellt werden. Eine andere Verdünnung oder ein anderes Verdünnungsmittel sollten nicht verwendet werden. Eine routinemäßige Anwendung wird nicht empfohlen. Der intrathekale Einsatz von Streptomycin wird im nächsten Abschnitt behandelt.

Tuberkulöse Meningitis

Tuberkulöse Meningitis ist eine der ernstesten Komplikationen von Tuberkulose. Sie entsteht durch die hämatogene Aussaat des Erregers.

Tuberkulöse Meningitis kann zwar in jedem Alter auftreten, aber die maximale Inzidenz liegt zwischen dem zweiten und fünften Lebensjahr. Der Beginn kann sich durch Teilnahmslosigkeit, Lethargie, Appetitlosigkeit und Gewichtsverlust ankündigen. Die meningitische Phase kann sehr akut einsetzen, wobei es zu akuten Lähmungen der Augenmuskelnerven, Erbrechen, Kopfschmerzen und epileptischen Anfällen kommen kann, die in ein Koma münden.

Bei Erwachsenen können diese Symptome ebenfalls auftreten, doch kann der Beginn sehr schleichend sein, und manchmal stehen Intelligenzstörungen und Persönlichkeitsveränderungen im Vordergrund. Bei allen Patienten, die sich irgendwie krank fühlen und Kopfschmerzen und Verhaltensveränderungen haben, sollte man eine tuberkulöse Meningitis vermuten.

Die Diagnose kann durch die Liquorbefunde gestützt werden. Gewöhnlich ist die Zahl der Zellen leicht erhöht (50–300 Zellen, hauptsächlich Lymphozyten), und der Proteingehalt ist ein wenig zu hoch, während der Glukosespiegel normal oder ein wenig zu niedrig ist. Derartige Liquorbefunde sind auch bei einigen anderen, weiter unten erörterten Zuständen möglich, aber falls keine andere Diagnose gestellt werden kann, sollte man grundsätzlich auf Verdacht eine Tuberkulosebehandlung beginnen, während man auf das Ergebnis der Liquorkultur wartet.

Der folgende Fall ist ein ausgezeichnetes Beispiel für diese Situation, obwohl die Diagnose zu spät gestellt wurde, um erfolgreich eingreifen zu können.

Fallbeispiel XIX

Eine 38jährige Frau wurde mit ihrer 10jährigen Tochter in ein Allgemeinkrankenhaus aufgenommen. Beide litten unter einer akuten Atemwegserkrankung, die als Mykoplasmapneumonie bestätigt wurde. Die Tochter erholte sich schnell und wurde entlassen, während die Mutter nicht auf die Behandlung ansprach und weiter eitriges Sputum produzierte. Innerhalb von drei Wochen wurde sie zunehmend verwirrt und schläfrig. Am Tag vor der Überweisung an einen Neurologen begann sie doppelt zu sehen und war nicht mehr bei vollem Bewußtsein. Bei der ersten Untersuchung konnte sie nur solange wach bleiben, daß jeweils eine Prüfung abgeschlossen werden konnte. Sie hatte keine Stauungspapillen, und die einzigen körperlichen Befunde waren eine linksseitige Abduzenslähmung und ein linksseitig positiver Babinski. Sie wurde sofort in eine neurologische Klinik verlegt. Dort zeigte ein CT einen Hydrozephalus. Der Liquor hatte einen Proteingehalt von 2,4 g/l, enthielt 45 Lymphozyten/mm³ und der Glukosespiegel lag bei 0,9 mmol/l (Blutglukose 7 mmol/l). Diese Werte waren in völligem Einklang mit der Diagnose tuberkulöse Meningitis, und man begann, sie mit einer Kombination aus vier Tuberkulostatika zu behandeln. Der Hydrozephalus verschlimmerte sich, so daß ein Shunt gelegt werden mußte. Aufeinanderfolgende CTs zeigten ausgedehnte basale und Hirnstamminfarkte. Sie blieb an den Rollstuhl gebunden und war intellektuell stark beeinträchtigt. Nach zehn Tagen wurde Mycobacterium tuberculosis aus dem Liquor isoliert.

Dieser Fall ist ein typisches Beispiel für die diagnostischen Schwierigkeiten bei einer Krankheit, der sehr selten geworden ist, und die Rolle der Mykoplasmainfektion ist in diesem Fall unklar: Sicher ist, daß sie den Beginn der tuberkulösen Meningitis verschleiert hat. Es scheint keine typische Manifestation von tuberkulöser Meningitis zu geben, und nur wenn man diese diagnostische Möglichkeit bei allen verwirrten oder schläfrigen Patienten mit Kopfschmerzen berücksichtigt, besonders wenn sich Hirnnervensymptome zeigen, kann eine Fehldiagnose vermieden werden.

Die Behandlung erfolgt mit drei oder vier der folgenden Wirkstoffe: Streptomycin, Isoniazid, Ethambutol, Pyrazinamid und Rifampicin. Alle dringen ausreichend in die entzündeten Meningen ein. Die intrathekale Gabe von Streptomycin ist nur selten angezeigt. Entscheidet man sich aber für eine intrathekale Therapie, wird nur eine Dosis von 50–100 mg verwendet, die in einer Spritze mit Salzlösung und Liquor verdünnt und dann langsam injiziert wird. In schweren Fällen wurde der Einsatz von Kortikosteroiden empfohlen, doch ist dieser Ansatz noch umstritten. In gewissem Umfang hängt die Auswahl der anfangs verwendeten Wirkstoffe von der bekannten Antibiotikaresistenz lokaler Bakterienstämme ab. Streptomycin wird normalerweise zu Beginn in einer Dosis von 1 g pro Tag vier bis sechs Wochen lang gegeben. Später erhält der Patient sechs Monate lang zwei Mal wöchentlich 1 g des Wirkstoffs. Isoniazid wird in mehreren Einzeldosen (insgesamt 8–10 mg/kg/Tag) zusammen mit 50 mg Pyridoxin pro Tag gegeben, um einer Neuropathie vorzubeugen. Rifampicin wird als Einzeldosis von 600 mg/Tag eingesetzt. Ethambutol erhält der Patient sechs Wochen in einer Dosierung von 15 mg/kg/Tag, und das Farbensehen sollte sorgfältig überwacht werden. Pyrazinamid wird in einer Dosierung von 30 mg/kg/Tag gegeben.

Der exakte Therapieplan und die eingesetzte Kombination ist von Patient zu Patient unterschiedlich und kann später entsprechend der Empfindlichkeit der Kulturen gegenüber verschiedenen Wirkstoffen und beim Auftreten von Nebenwirkungen verändert werden. Dabei kann es vorkommen, daß eines oder mehrere Medikamente abgesetzt werden müssen. Auch die Dauer der Behandlung ist variabel. Die Reaktion ist häufig ziemlich stark, und die Patienten sträuben sich, die Behandlung fortzusetzen, wenn sie sich gesund fühlen. Allgemein wird empfohlen, die endgültige Behandlung mit normalerweise drei Wirkstoffen ein Jahr lang fortzusetzen.

Gutartige lymphozytäre Meningitis (Virusmeningitis)

Die Enteroviren und das Mumpsvirus sind die Hauptursachen dieser Krankheit. Sie beginnt gewöhnlich mit einer grippeartigen Prodromalphase mit Fieber, Muskelschmerzen und Kopfschmerzen. Das Einsetzen von Nackensteife kündigt die meningitische Phase an. Normalerweise scheint der Patient klinisch nicht besonders krank zu sein, auch wenn Lichtscheu und Unwohlsein herausragende Symptome sind.

Der Liquor enthält gewöhnlich zwischen 30 und 300 Zellen, fast alle Lymphozyten, obwohl in den ersten 24 Stunden der Krankheit bis zu 10 % der Zellen Neutrophile sein können. Die anderen Werte sind gewöhnlich normal, und ein deutlicher Anstieg des Proteingehalts oder eine Verringerung der Glukosekonzentration sollte ernsthafte Zweifel an dieser Diagnose wecken.

Eine spezielle Behandlung ist nicht erforderlich, und die Krankheit klingt normalerweise in 7–10 Tagen ab. Außer bei der als lymphozytäre Choriomeningitis bekannten Variante sind Rezidive ungewöhnlich, obwohl einige Wochen lang leichte Kopfschmerzen anhalten können. Man sollte die Patienten darauf hinweisen, daß diese Krankheit sehr gutartig ist und die meisten Patienten nicht einmal ins Krankenhaus müssen. Das Wort „Meningitis" ist so erschreckend, daß man auf Patienten trifft, die sich 20 Jahre nach einer Virusmeningitis noch immer unnötige Sorgen machen, ob sie eine Hirnschädigung davongetragen haben.

Die lymphozytäre Choriomeningitis ist ziemlich selten und wird von dem durch Mäuse übertragenen LCM-Virus verursacht. Sie ist durch eine sehr hohe Zellenzahl von bis zu 5000 Lymphozyten und einen langwierigeren Verlauf gekennzeichnet.

Bei Patienten mit „steriler" Meningitis muß man sehr vorsichtig sein, besonders wenn sie vor ihrer stationären Aufnahme bereits Antibiotika erhalten haben. Wenn der Liquor Neutrophile enthält, der Proteingehalt deutlich erhöht ist oder die Glukosekonzentration niedrig ist, müssen noch mehrere andere Krankheiten berücksichtigt werden. Dazu gehören anbehandelte bakterielle Meningitis, tuberkulöse Meningitis, Hirnabszeß, Hirntumoren, Schlaganfälle oder eine maligne Infiltration der Meningen. Pilzmeningitis, die in Mitteleuropa äußerst ungewöhnlich ist, sollte ebenfalls in Betracht gezogen werden, insbesondere bei Patienten mit malignen Lymphomen.

Man sollte immer eine Liquorkultur anlegen, um Tuberkulose oder ungewöhnliche Erreger wie *Listeria monocytogenes* nachzuweisen, und zum Nachweis von *Cryptococcus neoformans* sollte eine Tuschefärbung ausgeführt werden. Bei einer hohen Zellenzahl und einer niedrigen Zuckerkonzentration ist auch eine histologische Untersuchung auf maligne Zellen sinnvoll. Anderenfalls könnte eine Meningeosis carcinomatosa für bakterielle Meningitis gehalten werden.

In diesen Fällen ist eine gründliche Nachsorge erforderlich, und vor der Entlassung sollte eine erneute Liquoruntersuchung durchgeführt werden. Bei Patienten mit typischer lymphozytärer Meningitis ist dies gewöhnlich nicht nötig, man sollte aber Rekonvaleszentenserum abnehmen und versuchen, das verursachende Virus zu bestimmen.

Neurokutane Störungen und dermatologische Begleiterscheinungen neurologischer Krankheiten

In diesem Buch wurde wiederholt auf Neurofibrome, die im Rahmen einer Neurofibromatose auftreten, und die enge Verbindung mit anderen malignen und gutartigen Tumoren des ZNS hingewiesen. Auch die tuberöse Sklerose wurde erwähnt. Die Erörterung der anderen Krankheiten – und insbesondere ihrer dermatologischen Kennzeichen – aus dieser Gruppe von Erbkrankheiten soll hier folgen. Auch einige Infektionskrankheiten werden von charakteristischen kutanen Manifestationen begleitet. Einige seltene Hautkrankheiten können von neurologischen Störungen kompliziert werden. Schließlich führen viele der in der Neurologie verwendeten Medikamente zu Hautausschlägen, von denen einige nur durch einen bestimmten Wirkstoff ausgelöst werden. Ich habe versucht, einen großen Teil dieses Materials in diesem Abschnitt zusammenzufassen.

Neurophakomatosen

Es gibt Störungen, die auf einer genetisch bedingten Dysplasie des neuroektodermalen Gewebes beruhen und die Haut, die Retina und die darunter liegenden neuralen Gewebe betreffen. Es handelt sich um Neurofibromatose, tuberöse Sklerose (Bourneville-Krankheit), von Hippel-Lindau-Syndrom (Angioblastomatose), Sturge-Weber-Syndrom (enzephalofazialen Nävus) und Ataxia teleangiectasia (Louis-Bar-Syndrom).

Neurofibromatose

Diese Krankheit wird autosomal dominant mit einer Prävalenz von 35:100000 vererbt. Der Defekt liegt auf Chromosom 17. Neurofibromatose wird heute in acht Formen als NF I–VIII eingeteilt. 50 % der neuen Fälle beruhen auf Mutationen. NF V betrifft ein einzelnes Segment mit einer kutanen Pigmentstörung und einem zugrundeliegenden Wirbel- oder neuralen Defekt; NF VI besteht aus Café-au-lait-Flecken ohne zugrundeliegende Läsion; NF VII ist eine spät einsetzende Variante und NF VIII ist eine unsichere Gruppierung mit weniger klassischen Symptomen. Die wichtigen Formen sind NF I und NF II.

NF I (von Recklinghausen-Krankheit). Die kutanen Manifestationen sind Café-au-lait-Flecken, kutane Knötchen, Pigmentflecken in den Achselhöhlen und Lisch-Knötchen (kleine Hamartome in der Iris). Die neuralen Manifestationen umfassen Neurofibrome an Nervenwurzeln und peripheren Nerven, Neurofibrome des N. trigeminus und der Plexus cervicalis und lumbalis (mit einem hohen Risiko einer malignen Entartung) und pilozytische Astrozytome des N. opticus und der Brücke. Tumoren des N. acusticus sind extrem selten, man findet aber zerebrale Astrozytome an anderen Stellen und Neurofibrome an anderen Hirnnerven.

Bei einigen Patienten kann der Zustand mit einer geistigen Retardierung, Kleinwuchs und zahlreichen Knochenmißbildungen verbunden sein. Die Inzidenz von Phäochromozytomen beträgt 5 %.

Wenn Eltern ein betroffenes Kind haben und sich bei keinem von beiden Hinweise auf die Krankheit finden, ist das Risiko, ein weiteres betroffenes Kind zu bekommen 1:10000 (das Risiko der Normalbevölkerung). Ist ein Elternteil betroffen, beträgt das Risiko 50 %.

Das folgende Beispiel verdeutlicht einige klinische und genetische Kennzeichen dieses Zustands (in Kapitel 6, Fallbeispiel V, finden Sie ein Beispiel für die Größe von intrakraniellen Tumoren bei dieser Krankheit).

Fallbeispiel XX

Ein 3jähriges Mädchen stieß mit Gegenständen zusammen, konnte ihr Spielzeug nicht aufheben oder nach angebotenen Objekten greifen. Man stellte fest, daß sie blind war und eine beidseitige Optikusatrophie hatte. Bei der allgemeinen Untersuchung hatte sie generalisierte Café-au-lait-Flecken, aber keine tastbaren Hautknötchen. Als ihrer Mutter, die im sechsten Monat schwanger war, erklärt wurde, daß die Krankheit des Kindes möglicherweise mit den braunen Flecken zusammenhing, fragte sie: „Solche wie diese?" Sie zog ihren Rock nach oben und zeigte, daß ihr ganzer linker Oberschenkel von einem großen Café-au-lait-Fleck bedeckt war. Eine Untersuchung des Kindes ergab ein ausgedehntes beidseitiges Gliom des N. opticus und des Chiasma opticum. Das zweite Kind war nicht betroffen.

NF II (beidseitige Akustikusneurinome). NF II wird autosomal dominant vererbt; der genetische Defekt wurde auf Chromosom 22 gefunden, und es ist ein Gentest verfügbar. Die relativ wenigen begleitenden Café-au-lait-Flecken sind gewöhnlich sehr blaß. Es sind nur wenige Hautknötchen vorhanden, die hauptsächlich auf dem Rücken auftreten. Neurofibrome der Nervenwurzeln sind häufig, aber andere Tumoren des ZNS sind selten. Ein ausgezeichnetes Beispiel für diesen Zustand finden Sie in Fallbeispiel IV in Kapitel 6.

Tuberöse Sklerose (Bourneville-Krankheit)

Auch diese Krankheit wurde zuerst von von Recklinghausen identifiziert, die erste vollständige Beschreibung wird aber Bourneville zugeschrieben. Die Krankheit wird autosomal dominant vererbt. Die Penetranz ist niedrig und die Expression variabel. Aus diesem Grund kommt es zu sehr atypischen klinischen Bildern und die Prävalenz ist deshalb schwer zu bestimmen, man nimmt aber an, daß sie bei 1–2:100000 liegt.

Es gibt viele Arten von Hautläsionen. Am schwierigsten zu entdecken ist der Naevus depigmentosus, der aber gewöhnlich schon bei der Geburt vorhanden ist. Gewöhnlich findet man ihn mit Hilfe eines Wood-Lichts am Rumpf. Die zweite Hautläsion ist die Chagrinlederhaut, ein Gebiet mit gelber, verdickter Haut im Lumbalbereich (ein Harmatom), die später in der Kindheit entdeckt wird, und die klassische Läsion, das Adenoma sebaceum, tritt unter Umständen erst im Teenageralter oder später auf. Dieses besteht aus gelblich-roten Läsionen in den Nasiolabialfalten und auf den Wangen. Die Läsionen sind Angiofibrome und werden gewöhnlich für Akne gehalten, wenn sie nicht auffällig gerötet sind. Café-au-lait-Flecken können auftreten. Subunguale Fibrome sind fleischige Läsionen, die unter oder entlang der Nägel gefunden werden und typisch sind.

Eine Ophthalmoskopie kann multiple retinale Hamartome ergeben, die wie Maulbeeren aussehen, und durch eine genaue Inspektion der Iris lassen sich unter Umständen mangelhaft pigmentierte Bereiche finden.

Die neurologischen Komplikationen hängen mit dem Vorhandensein von subependymalen Hamartomen im Ventrikelsystem zusammen, die im späteren Leben so groß werden können, daß sie die Liquorzirkulation blockieren. Der Zustand ist häufig mit einer geistigen Retardierung verbunden, aber man findet heute auch immer mehr Patienten mit normaler Intelligenz. Unten finden sie ein gutes Beispiel. Die häufigste Komplikation ist Epilepsie, und im Säuglingsalter ist tuberöse Sklerose die häufigste erkennbare Ursache von Epilepsie, die von Hypsarrhythmie (Blitz-Nick-Salaam-Anfällen) begleitet wird. In Kapitel 12 finden sie im Abschnitt über Blitz-Nick-Salaam-Anfälle ein CT, das diese Läsionen im Säuglingsalter zeigt. Einige Patienten bekommen erst im späteren Leben Epilepsie.

Fallbeispiel XXI

Ein 11jähriger Junge stellte sich mit Epilepsie vor, die aus komplexen partiellen und Grand-mal-Anfällen bestand. Er war hochintelligent, und bei der Routineuntersuchung wurden keine pathologischen Abweichungen bemerkt. Das EEG zeigte generalisierte epileptische Veränderungen. Die Epilepsie konnte völlig unter Kontrolle gebracht werden, und er wurde jährlich nachuntersucht. Als Teenager bekam er eine normale Akne. Im Alter von 16 Jahren entwickelten sich innerhalb von drei Wochen Kopfschmerzen, Erbrechen und Stauungspapillen. Ein CT zeigte nicht nur einen großen Tumor, der die Liquorzirkulation blockierte, sondern auch multiple subependymale Läsionen, die für tuberöse Sklerose typisch waren. Eine Untersuchung mit dem Wood-Licht zeigte Naevi depigmentosi. Man fand ein subunguales Fibrom und einige der Läsionen im Gesicht waren leicht gerötet. Man hielt sie für einen minimalen Hinweis auf ein Adenoma sebaceum. Nach der Operation erholte er sich komplett, und die Epilepsie blieb unter Kontrolle. Läsionen an anderer Stelle wurden nicht nachgewiesen.

Hamartome von Niere, Lunge, Herz, Leber und Milz sind möglich, und insbesondere die Rhabdomyome des Herzens können Arrhythmien verursachen oder sich als intrakardiale Tumoren manifestieren. Bei Patienten mit tuberöser Sklerose sollten Synkopen eine sorgfältige Untersuchung des Herzens veranlassen.

Von Hippel-Lindau-Syndrom (Angioblastomatose)

Diese sehr seltene autosomal dominante Krankheit hat eine variable Penetranz. Die retinalen Hämangioblastome können zur Erblindung führen, und die zerebellären Hämangioblastome können akute Blutungen in die hin-

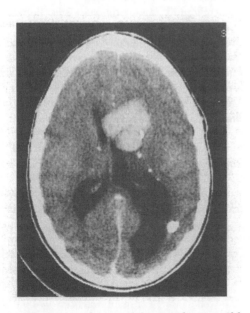

Fallbeispiel XXI Undiagnostizierte tuberöse Sklerose, die sich wegen eines intraventrikulären Tumors als Hydrozephalus manifestiert

tere Schädelgrube verursachen (Kapitel 11). Diese beiden Läsionen kommen nur selten bei einem Patienten zusammen vor. In den Eingeweiden können Zysten auftreten. Der folgende Fall zeigt, wie wichtig es ist, die familiäre Inzidenz zu erkennen.

Fallbeispiel XXII

Ein 56jähriger Mann wurde als Notfall aufgenommen, nachdem er bei einer Beerdigung zusammengebrochen war. Er berichtete, daß ihm plötzlich sehr schwindelig geworden war, daß er starke Kopfschmerzen bekommen hatte und sich übergeben mußte. Die Trauergemeinde und er glaubten, daß dies emotionell bedingt sei, aber er mußte sich weiterhin erbrechen, die Kopfschmerzen wurden schlimmer und er wurde schläfrig, so daß er ärztlichen Rat suchte. Bei der Untersuchung hatte er einen Nystagmus und eine Kleinhirnsymptomik. Er wurde gefragt, bei wessen Beerdigung er gewesen war, und es stellte sich heraus, daß es die seiner Schwester war, die an einem Hirntumor gestorben war. Er konnte sich nicht an den Namen des Tumors erinnern, bis man den Begriff „Hämangioblastom" nannte, den er sofort erkannte. Die Untersuchung ergab, daß er eine intrazerebelläre Blutung aus einen zerebellären Hämangioblastom hatte, das in diesem Fall ohne jeden Zweifel familiär war.

Sturge-Weber-Syndrom (enzephalofazialer Nävus)

Das Sturge-Weber-Syndrom ist eine seltene und sporadische Krankheit. Der betroffene Patient wird mit einem Naevus flammeus im Versorgungsgebiet des N. trigeminus geboren. Dieser Defekt kann von einem kleinen erdbeergroßen Makel bis zu einer großen verhärteten und purpurfarbenen arteriovenösen Mißbildung reichen, die die ganze Gesichtshälfte bedeckt. Eine beidseitige Beteiligung ist selten.

Wenn die Läsion das Auge betrifft, kann ein Glaukom zur Erblindung führen. Die häufigste neurologische Komplikation ist Epilepsie, die auf einer Fehlentwicklung der Großhirnrinde beruht, gewöhnlich in der ipsilateralen parieto-okzipitalen Region. Diese ist auf Röntgenaufnahmen häufig an einer girlandenförmigen Kalzifikation in den Hirnwindungen zu erkennen. Die Epilepsie läßt sich manchmal nur schwer kontrollieren, und die zerebrale Läsion kann mit einer Hemiparese oder Gesichtsfeldausfällen verbunden sein. Die Röntgenaufnahme in Abbildung 24.1 zeigt die typische Kalzifikation.

Ataxia teleangiectasia (Louis-Bar-Syndrom)

Dies ist eine autosomal rezessiv vererbte Krankheit mit einer Prävalenz von 1:40 000 und vielen kutanen Manifestationen. Das auffälligste und wichtigste Symptom ist die Teleangiektasie der Bindehäute, der Augenlider, der Ohren und des Gesichts, der beugenden Teile der Extremitäten und der Handrücken. Läsionen können auch auf dem Gaumen gefunden werden. Es kommt zu vorzeitigen Alterungserscheinungen (Progerie) der Haut und des Haars mit Alopezie, die im Gegensatz zum Hirsutismus der Extremitäten steht. Café-au-lait-Flecken können auftreten, und in warmen Hautgebieten kommt es zu einer Hyperpigmentierung. Vitiligo ist ein mögliches Spätsymptom.

Die neurologischen Manifestationen bestehen aus einer Degeneration des Kleinhirns, des Hirnstamms und des extrapyramidalen Systems mit Ataxie, Störungen der Blickbewegungen und extrapyramidalen Symptomen, die eine schwere fortschreitende Behinderung verursachen.

Die Todesursache sind gewöhnlich rezidivierende Infektionen des Brustraums infolge des Immundefekts. Ungefähr 10–15 % der Patienten bekommen als Kinder retikuloendotheliale Malignome oder – wenn sie bis ins Erwachsenenalter überleben – epitheliale Tumoren.

Kutane Manifestationen neurologischer Krankheiten

Sjögren-Syndrom

Diese Störung wurde hier aufgenommen, weil die auffälligsten Symptome die trockenen Augen, der trockene Mund und die trockenen mukokutanen Gebiete sind (das Sicca-Syndrom). Es kann zu einer großen Bandbreite von neurologischen Manifestationen und Beteiligungen anderer Organe kommen, aber neurologisch am wichtigsten sind periphere Neuropathie, Nervenkompressionssyndrome, Mononeuritis multiplex, entzündliche Läsionen des Rückenmarks, niedriggradige proximale Myopathie und Meningoenzephalitis. Das Verhalten der Läsionen des ZNS und die MRT-Befunde sind denen bei Multipler Sklerose bemerkenswert ähnlich. Wahrscheinlich wird dieser Zustand zu selten erkannt.

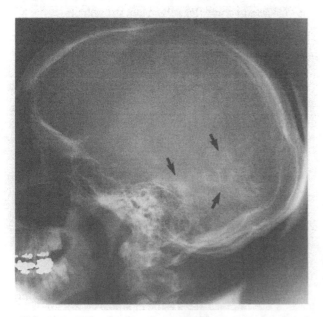

Abb. 24.1 Girlandenförmige Kalzifikation in den kortikalen Gyri beim Sturge-Weber-Syndrom

Dermatomyositis (Lilakrankheit)

Dieser Zustand kann isoliert, als Komplikation anderer Kollagenosen oder in Verbindung mit einem zugrundeliegenden Tumorleiden auftreten. Dermatomyositis wird in Kapitel 18 ausführlich behandelt. Die kutanen Manifestationen bestehen aus einer lilafarbenen oder weinroten Verfärbung der Augenlider und verdickten, roten Flecken über den Nagelbetten und der Dorsalseite der Finger. Sie können auch auf der Dorsalseite der Extremitäten gefunden werden. Bei genauer Betrachtung kann man eine Teleangiektasie der Nagelbetten erkennen. Die neurologische Läsion ist eine entzündliche proximale Myopathie.

Hartnup-Krankheit

Dieser seltene Zustand ist durch einen pellagraartigen Ausschlag auf exponierten Hautarealen gekennzeichnet und mit intermittierender zerebellärer Ataxie verbunden (Kapitel 12).

Behçet-Krankheit

Diese bei Europäern sehr seltene Krankheit ist durch rezidivierende schwere ulzeröse Veränderungen der Schleimhaut des Mundes und der Genitalien gekennzeichnet. Gelegentlich tritt ein Erythema nodosum auf. Als neurologische Begleiterscheinung kommt es zu einer rezidivierenden Meningoenzephalitis oder Krankheitsschüben, die denen bei Multipler Sklerose ähneln. Früher hieß es, daß die Prognose bei Fällen mit neurologischer Beteiligung ungünstig sei. Dies konnte aber durch intensive Studien nicht bestätigt werden. Die gefährlichsten Läsionen scheinen Geschwüre des Darms zu sein, bei denen die Gefahr einer Perforation und einer Venenthrombose besteht. Der Mechanismus und die Natur dieses Zustands sind noch unklar, und zur Zeit werden Therapien mit Prednisolon, Colchicin und Thalidomid überprüft.

Incontinentia pigmenti

Dieses sehr seltene Erbleiden wird dominant vererbt, manifestiert sich aber nur bei weiblichen Patienten. Man nimmt an, daß männliche Embryonen mit diesem Gen im Uterus absterben. Der Zustand ist durch einen blasigen Ausschlag in der Kindheit gekennzeichnet, der sich zu schuppigen, übermäßig pigmentierten Gebieten weiterentwickelt, die ein streifiges Aussehen haben. Auf betroffenen Stellen der Kopfhaut wachsen wollige Haare einer anderen Farbe. Incontinentia pigmenti ist mit Entwicklungsstörungen der Zähne und verschiedenen Mißbildungen der Augen verbunden. Bei 80 % der Patienten ist das Nervensystem beteiligt. Dabei kann es zu geistiger Retardierung, epileptischen Anfällen und der Entwicklung einer spastischen Paraparese kommen.

Infektionskrankheiten des ZNS, die mit Hautläsionen verbunden sind

Neugeborene können sich mit Herpes simplex, *Listeria monocytogenes*, *Candida albicans* und Röteln infizieren. Diese Infektionen manifestieren sich auf der Haut und können neurologische Störungen verursachen, können aber im Rahmen dieses Buches nicht behandelt werden. In der Kindheit können alle viralen Exantheme von neurologischen Komplikationen begleitet werden, gewöhnlich einer Enzephalopathie oder einer Meningoenzephalitis.

Die beiden Exantheme von besonderem Interesse sind Masern, die eine akute Enzephalitis oder die Spätkomplikationen einer subakuten sklerosierenden Panenzephalitis verursachen können, und die Komplikationen der Windpocken, die zu einer akuten, potentiell tödlichen Enzephalitis, der völlig reversiblen Querschnittsmyelitis oder zu zerebellären Symptomen führen können, die typischerweise in den Wochen nach der Erstinfektion auftreten.

Coxsackie- und ECHO-Viren können Hautausschläge hervorrufen, die mit aseptischer Meningitis und Meningoenzephalitis assoziiert sein können.

Meningokokkenmeningitis wird typischerweise von einem makulopapulösen Hautausschlag begleitet, der petechial und bei stark betroffenen Patienten sogar Purpura-artig werden kann. Der charakteristische Hautausschlag erlaubt die Stellung der richtigen bakteriellen Diagnose schon vor der Liquoruntersuchung.

Pneumokokken- und Meningokokkenmeningitis können mit einem perioralen Herpesausschlag verbunden sein, der ein diagnostischer Hinweis auf den verursachenden Erreger ist.

Die durch *Borellia burgdorfi* verursachte Lyme-Krankheit wird durch Zecken übertragen. Die typische Hautläsion ist als Erythema chronicum migrans bekannt. Dabei handelt es sich um einen erythematösen Ausschlag, der sich um die Bißstelle ausbreitet. Die häufigste neurologische Manifestation ist eine Gesichtslähmung, es wurden aber auch schon Radikulopathie und periphere Neuropathie gefunden.

Herpes zoster kann jede einzelne Nervenwurzel befallen oder bei Patienten mit geschwächter Immunabwehr generalisiert auftreten. Die klassischen Lokalisationen sind der erste Trigeminusast, wobei auch Lähmungen der Augenmuskelnerven auftreten können, oder das Ganglion geniculi in Verbindung mit einer Bellschen Lähmung. Ist einer dieser Nerven von Herpes zoster betroffen, kann es zu einer Beteiligung des Hirnstamms kommen. Eine Querschnittsmyelitis ist eine häufige Komplikation bei einer Beteiligung thorakolumbaler Wurzeln. Bei einer Beteiligung zervikaler, lumbaler oder sakraler Wurzeln werden häufig die motorischen Wurzeln beeinträchtigt, und

eine sorgfältige Untersuchung der thorakalen Myotome ergibt häufig eine segmentale Schwäche als Begleiterscheinung von Herpes zoster an einer thorakalen Wurzel.

Das Vogt-Koyanagi-Harada-Syndrom ist eine seltene Störung, von der man annimmt, daß sie eine immunologische Grundlage hat und durch Viren ausgelöst wird. Die Hautläsionen bestehen aus einer fleckförmigen Depigmentierung der Haare und der Augenlider und Alopecia areata. Das Syndrom ist mit einer Netzhautablösung und Meningoenzephalitis verbunden.

Lepra hat viele kutane Manifestationen und wurde in Kapitel 19 besprochen. Die äußerst variablen kutanen Manifestationen der Syphilis können im Rahmen dieses Textes nicht dargestellt werden, könnten aber hinsichtlich der erneuten Ausbreitung dieser Krankheit in Zukunft wieder an Bedeutung gewinnen.

In der Neurologie verwendete Medikamente, die zu Hautausschlägen führen können

Überempfindlichkeitsreaktionen der Haut beruhen auf vier Mechanismen und können von einer leichten Hautreizung über eine starke Schuppung bis zu einem potentiell tödlichen anaphylaktischen Schock reichen.

Patienten sagen häufig, daß sie gegen alle Medikamente „allergisch" sind. Gewöhnlich meinen sie damit, daß ihnen der Gedanke, Medikamente einzunehmen, unangenehm ist, und man kann garantieren, daß sie schon wenige Stunden nach der ersten Dosis anrufen und eine Reihe echter und eingebildeter Nebenwirkungen aufzählen. Man sollte die Patienten deshalb allgemein auf erwartete Wirkungen der Medikamente, etwa eine Sedierung, und mögliche Nebenwirkungen bei Überdosierung hinweisen. Außerdem sollte man alle Symptome erwähnen, bei deren Auftreten die Medikamente sofort abgesetzt werden sollten, zum Beispiel pfeifendes Atmen bei β-Blockern oder Hautreizungen bei Antikonvulsiva. Warnt man die Patienten nicht, nehmen manche Patienten die Medikamente trotz ernster Nebenwirkungen weiter ein, während andere sie schon nach einer einzigen Dosis absetzen und Wochen später bei der Nachuntersuchung berichten, daß die Medikamente nicht gewirkt hätten.

Hautausschläge sind potentiell die ernstesten Nebenwirkungen vieler in der Neurologie verwendeter Wirkstoffe. Die häufigsten Ausschläge sind symmetrische, juckende, gerötete, makuläre oder papulöse Eruptionen auf der Dorsalseite der Extremitäten und am Rumpf. Wenn sich rasch ein generalisierter Ausschlag bildet, sollte das Medikament sofort abgesetzt werden. Jede Reaktion, bei der sich Blasen bilden, ist potentiell am gefährlichsten, und eine erneute Gabe des Medikaments könnte tödlich sein. Erythema exsudativum multiforme, ein sich ausbreitender, geröteter Fleck, der ein erhöhtes oder bullöses Zentrum haben kann, ist möglicherweise ernst und muß unter Umständen mit Steroiden behan-

delt werden, wenn es zu einer Blasenbildung im Mund-
und Genitalbereich kommt. Die ganze Haut kann anschließend Blasen bilden und sich abschälen, und der
Ausgang ist möglicherweise tödlich. Dieser Zustand
wird als Stevens-Johnson-Syndrom bezeichnet.

Antikonvulsiva

Barbiturate

Barbiturate und Barbituratderivate wie Primidon verursachen häufig Hautreaktionen mit ausgedehntem Exanthem oder rezidivierender lokaler Reizung (eine fixe
Arzneimitteldermatitis). Sie können Lichtempfindlichkeit und in seltenen Fällen den blasigen Ausschlag von
Porphyrie auslösen.

Phenytoin

Phenytoin kann einen einfachen allergischen Hautausschlag auslösen, es kann aber auch einen äußerst komplexen Zustand verursachen, der eine Kollagenose oder ein
retikuloendotheliales Malignom vortäuschen kann mit
Hautausschlag, Fieber, Gelenkschmerzen, Vergrößerung
von Leber und Milz und hämatologischen Veränderungen. Ob Phenytoin akneartige Hautläsionen bei Epileptikern auslöst, ist noch umstritten, es führt aber bei einer
langfristigen Anwendung mit Sicherheit zu einer Verdickung der Gesichtshaut, einer Vergröberung der Ge-
sichtszüge und zu einer Hypertrophie des Zahnfleisches.

Carbamazepin

Carbamazepin kann zu starken Hautreaktionen führen,
die gewöhnlich innerhalb von Wochen nach der ersten
Einnahme oder manchmal erst nach vielmonatiger Einnahme ohne Komplikationen auftreten. Bei vielen Patienten scheint es eine Kreuzreaktion mit Phenytoin zu
geben, so daß in diesen Fällen die Behandlung einer Trigeminusneuralgie äußerst schwierig ist.

Valproat

Es kann zu generalisierten Hautreaktionen kommen, die
aber weniger häufig zu sein scheinen als bei anderen Wirkstoffen. Allerdings wurden bei einigen Patienten Haarausfall und Veränderungen der Haarstruktur festgestellt.

Lamotrigin

Ungefähr 2 % der Patienten, die Lamotrigin einnehmen,
bekommen einen Hautausschlag, gewöhnlich innerhalb

von Tagen nach Behandlungsbeginn. Die Inzidenz kann
durch die Gabe sehr niedriger Anfangsdosen verringert
werden.

Antidepressiva und Tranquilizer

Amitriptylin

Amitriptylin, das in der Neurologie als Antidepres-
sivum, zur Prophylaxe von Migräne oder als unterstüt-
zendes Mittel bei der Schmerztherapie breite Anwendung findet, kann in seltenen Fällen Hautausschläge auslösen.

Benzodiazepine

Diese Gruppe von Wirkstoffen verursacht nur selten
Hautausschläge, und deshalb können Clonazepam und
Clobazam besonders bei solchen Epileptikern nützlich
sein, die auf Barbituratderivate und Carbamazepin reagiert haben.

Phenothiazine

Phenothiazine können eine schwere generalisierte Exfo-
liation auslösen. Lichtempfindlichkeit ist häufig, und bei
manchen Patienten kann ein lupusartiges Syndrom auftreten. Patienten, bei denen sich eine intrahepatische
Gallestauung entwickelt, bekommen Gelbsucht.

Lithium

Lithiumcarbonat kann einen akneartigen Ausschlag und
Haarausfall verursachen. Bereits bestehende Hautkrankheiten, die durch trockene Haut gekennzeichnet sind,
insbesondere Psoriasis, können verschlimmert werden.

Medikamente gegen Migräne

Propranolol

Obwohl Hautreaktionen ungewöhnlich sind, kann ein
generalisierter ekzematöser Ausschlag auftreten und
Psoriasis verschlimmert werden.

Nifedipin

Wirkstoffe, die die Kalziumkanäle blockieren, scheinen
zwar keine Hautausschläge zu verursachen, aber ihr Einsatz wird durch eine unannehmbare Rötung von Gesicht,
Händen und Füßen beschränkt.

Methysergidmaleat

Hautreaktionen sind selten, aber Haarausfall kann vorkommen.

Antiparkinsonika

Amantadin

Dieser Wirkstoff führt zu einer spezifischen Hautläsion, der Livedo reticularis, einem fleckigen roten Ausschlag, der von Ödem der Fußknöchel begleitet wird, hauptsächlich die Unterschenkel und selten die Arme betrifft. Die Livedo reticularis kann selbst noch sechs bis neun Monate nach Behandlungsbeginn auftreten. Falls dieser Zustand den Patienten nicht zu sehr belastet, führt eine weitere Gabe des Medikaments nicht zu einer Verschlimmerung.

Levodopa

Berichte über Hautausschläge liegen nicht vor, aber Haarausfall ist möglich, und es besteht der Verdacht, daß gutartige Melanome durch die Verwendung von Levodopa in maligne umgewandelt werden könnten.

Medikamente zur Behandlung von Schlaganfällen

Antikoagulantien

Heparin- und Cumarinantikoagulantien können zu Haarausfall führen. Cumarinderivate wurden mit kutaner Vaskulitis mit schwerer Hautulzeration in Verbindung gebracht. Dazu kommt es innerhalb von Tagen nach Behandlungsbeginn besonders in fettreichen Gebieten des Rumpfes. Diese ernste Komplikation macht unter Umständen eine chirurgische Wundtoilette erforderlich.

Aspirin

Aspirin kann verschiedene Arten von Hautausschlägen verursachen, einschließlich Erythema nodosum und Dermatitis exfoliativa. Es kann Lupus erythematodes und Nesselausschläge verstärken.

NSAIDs

Einige dieser Wirkstoffe haben zu teilweise ernsten Hautausschlägen mit anaphylaktischen Reaktionen geführt. Psoriasis kann sich in einigen Fällen bessern, in anderen verschlimmern.

Kortikosteroide

Steroide werden häufig zur Behandlung von Hautausschlägen eingesetzt, die durch andere Medikamente verursacht wurden. Häufig wird vergessen, daß Steroide, insbesondere in den bei neurologischen Krankheiten verwendeten Dosen, ernste Hautläsionen auslösen können. Bei älteren Patienten ist besonders das Dünnerwerden der Haut problematisch, das dann schon bei leichten Verletzungen zu Blutergüssen und einer Ablösung der Haut führt. In jedem Alter besteht das Risiko einer bakteriellen oder Pilzinfektion der Haut, und Akne kann erheblich verstärkt werden.

Die vorausgegangene Erörterung der kutanen Komplikationen neurologischer Krankheiten und ihrer Behandlung ist keinesfalls erschöpfend, unterstreicht aber erneut, daß ein Neurologe beträchtliche Kenntnisse der Allgemeinmedizin und -chirurgie benötigt, um in seinem Fachgebiet, das häufig als eng umgrenzt und theoretisch gilt, effektiv zu praktizieren.

In diesem Buch wurde immer besonderer Wert darauf gelegt, daß der Patient als Ganzes zu beurteilen ist, einschließlich seiner Persönlichkeit und seiner Reaktion auf die Krankheit, und daß man immer die Möglichkeit in Betracht ziehen muß, daß die neurologischen Symptome eine Fernkomplikation einer Krankheit an anderer Stelle sein könnten. Es gibt nur sehr wenige internistische oder chirurgische Krankheiten, die keine neurologischen Auswirkungen haben, und häufig ermöglicht erst die Identifizierung der zugrundeliegenden Krankheit durch den Neurologen eine wirksame Behandlung. Leider ist dies bei vielen klassischen neurologischen Krankheiten nicht möglich, die häufig als einziges Interesse und Aufgabenbereich des Neurologen gesehen werden.

Neurologen sollten als Allgemeinärzte angesehen werden, die sich auf die Auswirkungen *aller* Krankheiten auf das Nervensystem und seine Funktionen spezialisiert haben, und nicht nur als Hüter einer langen Liste seltener, unbehandelbarer, eponymer Syndrome.

Vorschläge für weiterführende Literatur und Studien

Die Ablehnung, in diesen Band zur Rechtfertigung sämtlicher Aussagen unzählige Verweise aufzunehmen, mag auf den ersten Blick ignorant oder eingebildet erscheinen. Ich hoffe aber, daß aus mehreren Gründen keines von beidem der Fall sein wird.

Dieser Band ist als Einführung in die einschüchternde Thematik neurologischer Krankheiten gedacht, die zeigen soll, „wie es gemacht wird". Der Textfluß würde durch ständige Verweise doch nur unterbrochen, und außerdem ist es unwahrscheinlich, daß Studenten sie nachschlagen, selbst wenn sie als Fußnote erscheinen. Jeder, der Zugang zu einer Bibliothek oder zu einem Computer hat, ist in der Lage, sofort an sämtliche aktuelle Verweise heranzukommen. Aus diesem Grund enthalten jetzt viele Bände Listen von Verweisen, die länger als die eigentlichen Kapitel sind.

Die Information, die hier abgedeckt wird, ist weitgehend anerkanntes Basiswissen in der klinischen Diagnose, das von Dozenten, in Gesprächen mit Kollegen und in 35jähriger persönlicher Erfahrung auf diesem Gebiet gesammelt wurde. Der Text versucht, dieses Wissen mit der Anatomie und der Physiologie des Nervensystems zu verknüpfen, und baut dabei auf leicht zugänglichen Informationen auf. Ich hoffe, nichts davon erscheint kontrovers oder gar wissenschaftlich neu. Dieser Band ist als praktischer Führer gedacht, der in seiner Originalausgabe dadurch bahnbrechend war, daß er das vorklinische Basiswissen beinhaltete, das man braucht, um die klinische Neurologie zu verstehen.

Themenbezogene Fachzeitschriften beinhalten jetzt so detaillierte Zitate, daß ausführliche Verweisverzeichnisse in Lehrbüchern für Studenten zunehmend überflüssig werden. Es muß darauf hingewiesen werden, daß jeder sofort Experte für irgendeine Krankheit werden kann, wenn er eine Diagnose gestellt und sich mit entsprechender Literatur befaßt hat. Das Knifflige daran ist aber, zuerst die richtige Diagnose zu finden. Das Ziel dieses Lehrbuches ist es, die ersten Schritte auf diesem Weg zu ermöglichen.

In Großbritannien verkaufen viele Studenten unmittelbar, nachdem sie die oft als unwichtig angesehenen Prüfungen in Anatomie und Physiologie bestanden haben, ihr Skelett und ihre Grundlehrbücher. Das ist jedoch ein schwerer Fehler. In der klinischen Praxis zeigt sich dann plötzlich die anhaltende Bedeutung dieser Informationen. Es ist daher vorteilhaft, die Bücher und Mitschriften sowie das Skelett zu behalten.

Falls man während des Studiums Zeit dafür findet, ist es sehr interessant, sich auch einmal mit der Geschichte der Medizin zu befassen, und zwar nicht nur, um die klinischen Fähigkeiten vergangener Jahrhunderte zu bewundern, sondern auch, um ein Bewußtsein dafür zu bekommen, wieviel von unserem heutigen Wissen auf diese unsicheren Anfänge zurückgeht. Die Biographien vieler „Namen", nach denen Syndrome benannt wurden, sind außerdem eine interessante Lektüre. In den letzten Jahren erschienen einige Bücher über die Personen, die sich hinter diesen nunmehr alltäglichen medizinischen Begriffen verbergen.

Für die anatomischen Grundlagen sind jedoch die dicken Standardwerke der Anatomie immer noch die besten Nachschlagewerke. Für ein besseres Verständnis sollten allerdings Anatomiebücher mit Photographien herangezogen werden, die die alten Farbzeichnungen von vor 30 Jahren abgelöst haben.

Werke, die zum Nachdenken anregen, wie Grants „Method of Anatomy" und Sodemans „Pathologic Physiology", können das Lernen von Fakten erleichtern. Spezielle Texte über die Anatomie der peripheren Nerven, Embryologie, Neuroanatomie und Neurophysiologie sollten dann das Grundwissen erweitern.

Im klinischen Abschnitt des Studiums scheinen auf den ersten Blick in Anbetracht der knapp bemessenen Zeit für das Studium der Neurologie Kurznachschlagewerke sinnvoller zu sein. Man muß aber dann entweder stur auswendig lernen, oder ist auf eine erhebliche Unterstützung durch Tutorien angewiesen, ehe das Wissen überhaupt eingesetzt werden kann. Dagegen ist es effektiver, sich erst einmal in einem der Hauptwerke in ein Gebiet einzulesen, besonders dann, wenn einem ein Patient dazu den Anstoß gegeben hat. Leider zeigt ein kurzer Einsatz auf einer neurologischen Station nur einen kleinen Ausschnitt dieser Fachrichtung. Auf anderen Stationen sollte man immer auf Patienten achten, die eine koexistierende neurologische Krankheit oder eine neurologische Komplikation der Krankheit beziehungsweise der Behandlung haben. Dies verdeutlicht, wie weit die Neurologie in alle Fachrichtungen hineinreicht.

Heutzutage sind die Standardwerke der Neurologie um einiges besser geschrieben und illustriert als ihre älteren, pedantischen und oft langweiligen Vorgänger aus den 1950ern und 1960ern. Allerdings greifen auch sie auf eine traditionelle Anordnung von Inhalten zurück und versäumen oft, darauf hinzuweisen, wie man zunächst einmal überhaupt zu einer neurologischen Diagnose kommt. Sobald man bei einem Patienten, den man untersucht hat, eine Diagnose gestellt hat, können diese Texte einen Überblick über das betreffende Thema geben. Außerdem ist es nützlich, wenn man zwei oder drei Standardwerke vergleicht, um eine ausgewogene Sichtweise zu erreichen.

Weil Lehrbücher nach ein paar Jahren unweigerlich überholt sind, sollte man die ausgezeichneten Fachzeitschriften nutzen, die zum Zeitpunkt der Veröffentlichung meistens auf dem allerneuesten Stand sind. Für diesen Zweck außergewöhnlich gut geeignet sind „The Medical Clinics of North America" und „Neurological Clinics", da sich die Herausgeber bevorzugt mit aktuellen und kontroversen Themen von ungewöhnlichen Standpunkten aus befassen. Dies ist provokativ und lehrreich zugleich. „Seminars in Neurology" gibt kurz gefaßte, themenbezogene Bände heraus, die vielleicht eher als Kurznachschlagewerk für Studenten geeignet sind, die die Vorstellung eines Falles vorbereiten. Man sollte sich auch die anderen Bände von „Clinics" über Themen wie Intensivpflege, Orthopädie, Infektionskrankheiten und radiologische Diagnostik ansehen, da sie alle hin und wieder Artikel über neurologisch relevante Themen enthalten, die zu einer anderen Sichtweise verhelfen und weiterreichendes Interesse wecken können.

Schließlich wäre als aktueller Zugang zur Literatur mit kurzen Übersichtsartikeln die Reihe „Current Topics" zu nennen, die jährlich eine sechsbändige Übersicht über alle wichtigen Themen der Fachgebiete herausgibt und eine Datenbank erstellt hat, die über das Quellenverzeichnis des Journals oder über Diskette zugänglich ist. Diese wurde zu einem äußerst wertvollen Bestandteil der Bibliothek eines jeden Neurologen.

Es sollte trotz allem nicht vergessen werden, daß die beste Lernmethode darin besteht, Patienten zu untersuchen und die Fälle mit Kollegen und Lehrern zu diskutieren, die eine ausgewogene Annäherung an den vorliegenden klinischen Fall ermöglichen sollten. Gehen Sie nicht davon aus, daß die absoluten Wahrheiten niedergeschrieben wurden, und daß alles Gedruckte notwendigerweise wahr ist. In Zeitschriften, die Leserbriefe veröffentlichen, finden sich genügend Aussagen über die Zweifel und ständigen Kontroversen, die sogar veröffentlichte und mehrfach rezensierte Unterlagen betreffen. Wenn man in solchen Zeitschriften spezielle Verweise nachschlägt, sollte man nicht vergessen, die Leserbriefe der kommenden zwei bis drei Monate durchzusehen, um herauszufinden, ob die Stichhaltigkeit der gegebenen In-

formationen angezweifelt wird und welche Schlüsse daraus gezogen wurden. Mittlerweile publizieren einige Zeitschriften Leserbriefe zu kontroversen Themen, um es Befürwortern beider Seiten zu ermöglichen, ihre Ansichten darzulegen und Daten beizusteuern. Diese Informationen sind eher für erfahrene Fachleute von Nutzen als für Studenten, zeigen aber deutlich, daß sich das klinische Wissen ständig verändert.

Um den Ursprung klinischer Fähigkeiten zu verstehen, bieten sich als Quellen die alten Jahrgänge neurologischer Zeitschriften in allen Sprachen zwischen 1920 und 1960 an, von denen heute viele als klassische Beschreibungen von Symptomen und Krankheiten angesehen werden. Zu jener Zeit waren die Beziehungen zwischen klinischen Fähigkeiten und Neuropathologie ein häufiges Thema, schon deshalb, weil es damals noch keine anderen Diagnosemethoden gab. Wer sich einmal die Zeit nimmt, diese alten Zeitungen durchzusehen, wird garantiert durch ihren Informationsgehalt belohnt. Leider werden diese alten Bände viel zu selten genutzt.

In dem scheinbar esoterischen, wenn auch faszinierenden Gebiet der Neurologie kann man sich maximales Vergnügen an dem Fachgebiet verschaffen, indem man herausfindet, was sich früher ereignete und wie der gegenwärtige Stand der Fähigkeiten erreicht wurde. Dann sollte man überlegen, was der gegenwärtige Stand überhaupt ist, und was davon in 10 Jahren noch gültig sein wird. Die Computertomographie bleibt der größte Fortschritt auf dem Gebiet der bildgebenden Verfahren, und das ist gerade 20 Jahre her. Vor 15 Jahren hätte man die heute durch die Kernspintomographie mögliche Qualität der Darstellung für Science Fiction gehalten.

Viele junge Fachärzte für Neurologie haben mir bestätigt, daß ihnen als Studenten durch die Lektüre der ersten Ausgabe dieses Buches das Fach weniger einschüchternd erschien und daß es sie motivierte, eine Laufbahn als Neurologe zu beginnen. Wenn das stimmt, dann hoffe ich, daß sie den Geist der Aufmerksamkeit für anamnestische und klinische Details erhalten werden. Diese Fähigkeiten bilden noch immer die Grundlage des Fachgebiets und sind Wegweiser beim Einsatz der hochentwickelten diagnostischen Geräte, die heute existieren und sich damals, als die erste Ausgabe gerade geschrieben und veröffentlicht wurde, erst am Horizont zeigten.

Sachverzeichnis

Springer
Verlag
und
Umwelt

Als internationaler wissenschaftlicher
Verlag sind wir uns unserer besonderen
Verpflichtung der Umwelt gegenüber
bewußt und beziehen umweltorientierte
Grundsätze in Unternehmens-
entscheidungen mit ein. Von unseren
Geschäftspartnern (Druckereien,
Papierfabriken, Verpackungsherstellern
usw.) verlangen wir, daß sie sowohl
beim Herstellungsprozess selbst als
auch beim Einsatz der zur Verwendung
kommenden Materialien ökologische
Gesichtspunkte berücksichtigen.
Das für dieses Buch verwendete Papier
ist aus chlorfrei bzw. chlorarm
hergestelltem Zellstoff gefertigt und im
pH-Wert neutral.

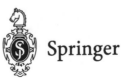 Springer

Printed by Publishers' Graphics LLC USA
MO20120905-344